TRAITÉ PRATIQUE

MALADIES DES YEUX

PARIS. — IMPRIMERIE DE E. MARTINET, RUE MIGNON, 2.

TRAITÉ PRATIQUE

DES

MALADIES DES YEUX

PAR

SOELBERG WELLS

PROFESSEUR D'OPHTHALMOLOGIE AU KING'S COLLEGE A LONDRES

TRADUIT DE L'ANGLAIS

PARIS

LIBRAIRIE GERMER BAILLIÈRE

RUE DE L'ÉCOLE-DE-MÉDECINE, 17

1873

Tous droits réservés

TRAITÉ

MALADIES DES YEUX

INTRODUCTION

Afin d'éviter dans le cours de cet ouvrage les répétitions inutiles, je pense qu'il est à propos de faire dans cette introduction une description rapide des modes d'examen de l'œil les plus importants et les plus fréquemment employés, et aussi une énumération des médicaments et des applications d'un usage fréquent dans la pratique ophthalmologique.

Renversement de la paupière supérieure. — Cette opération doit souvent être pratiquée, soit qu'on soupçonne derrière la paupière la présence d'un corps étranger, soit qu'on désire appliquer quelques remèdes sur la membrane qui la tapisse intérieurement. Plusieurs procédés ont été conseillés pour faciliter le renversement de la paupière ; mais le meilleur est, sans contredit, le suivant : Le malade étant engagé à regarder en bas, le chirurgien saisit légèrement les cils du centre de la paupière supérieure entre le pouce et l'index de la main gauche, et tire à lui la paupière en l'abaissant et en l'amenant en quelque sorte en dehors du globe de l'œil. Il place ensuite l'extrémité de l'index de sa main droite au centre de la paupière, à un demi-pouce de son bord libre. Il tourne alors, par un mouvement rapide, l'extrémité de la paupière sur l'extrémité de son index (qui sera appuyé en bas). En pressant légèrement le bord de la paupière retournée contre le bord supérieur de l'orbite, on verra clairement apparaître tout le pli rétro-tarsal, et la paupière sera complétement retournée. Dans les cas exceptionnels où le malade est très-susceptible et contracte avec force le muscle orbiculaire, il peut être nécessaire d'employer, soit une sonde, soit l'extrémité d'une plume ou d'un crayon, dont on se sert, au lieu du doigt, pour retourner la paupière. Mais, en règle générale, le doigt est plus facile à employer : on peut n'avoir pas toujours une sonde sous la main, et tout ce qui ressemble à un instrument effraye généralement les malades ; de plus, il arrive souvent qu'on réussit à retourner la paupière avec le doigt avant même que le malade ait eu le temps de résister. Le chirurgien peut encore se placer en arrière, appuyer la tête du malade sur sa poitrine, et retourner la paupière dans cette position.

Éclairage oblique ou focal. — Il est constamment nécessaire d'employer l'éclairage oblique pour se rendre compte de l'état des structures de la moitié antérieure du globe de l'œil. A l'aide de cet éclairage, on peut examiner avec une grande minutie les différents aspects de la cornée, de l'iris, de la pupille et de la lentille, et même la partie la plus antérieure de l'humeur vitrée. Voici comment on doit s'y prendre pour ce mode d'examen. On place une lampe presque en face du malade, et un

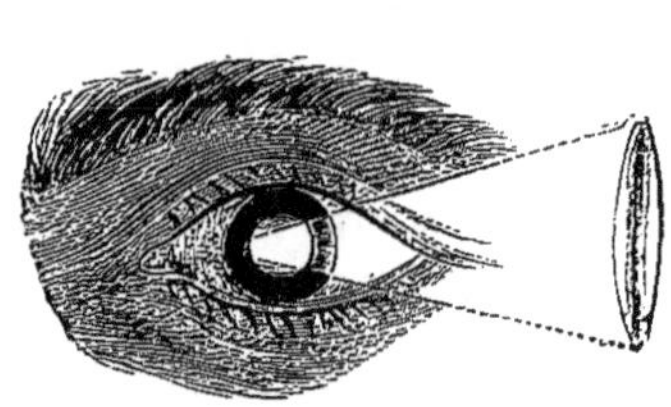
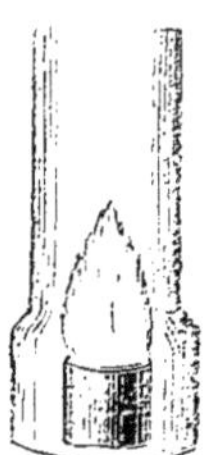

FIG. 1.

peu sur le côté, à une distance de deux pieds à deux pieds et demi (fig. 1), de façon que la lumière soit de niveau avec son œil ; la lumière est alors concentrée sur la cornée ou la lentille cristalline par une puissante lentille biconvexe dont le foyer est de deux pieds et demi. L'observateur doit alors placer son œil sur un des côtés du malade, de façon à recevoir les rayons qui émanent de l'œil de ce dernier. En inclinant le cône de lumière qu'on fait passer d'une partie à une autre de la cornée ou de la lentille, on peut rapidement, quoique complétement, les examiner dans toute leur étendue et découvrir la plus légère opacité. Afin de produire une plus grande image, on peut employer une seconde lentille comme verre grossissant. Les opacités de la lentille ou de la cornée apparaîtront, à l'éclairage oblique (lumière réfléchie), d'une couleur blanchâtre ou gris clair, tandis qu'avec l'ophthalmoscope (lumière transmise), elles apparaîtront comme des points noirs sur un fond d'un rouge brillant.

Le mode d'examen de l'œil avec l'ophthalmoscope sera décrit tout au long dans la partie qui traite de l'ophthalmoscope.

Pour constater le *degré de tension intra-oculaire*, on procède de la manière suivante : On dit au malade de regarder en bas et de fermer à demi les paupières ; le chirurgien applique alors ses deux index à la partie supérieure du globe de l'œil, derrière la région de la cornée. Il appuie légèrement un de ses index contre l'œil, afin de le maintenir, tandis que l'autre presse l'œil et estime la valeur de la tension : il s'assure ainsi si le globe peut être facilement plissé, ou si c'est une dureté pierreuse qui ne cède pas du tout, même à une pression considérable du doigt. Un débutant fera bien de se familiariser complétement avec le degré normal de la tension, en examinant un certain nombre d'yeux à l'état normal ; il sera alors sûr de ne pas être embarrassé par le degré de tension d'un cas individuel. Il pourra aussi faire la différence avec l'autre œil du malade (s'il est sain), et établir ainsi une comparaison. S'il y a de l'œdème des paupières, un chémosis de la conjonctive, ou si les yeux sont petits et enfoncés, il sera difficile d'estimer exactement le degré de tension.

J'appelle particulièrement l'attention sur les signes que M. Bowman a imaginés pour désigner les différents degrés de tension du globe de l'œil ; ces signes sont très-utiles non-seulement dans la pratique, mais aussi dans les observations, et sont une garantie de l'exactitude des constatations.

C'est en 1862 que M. Bowman a attiré sur ce sujet l'attention des médecins dans son excellent article : *On Glaucomatous Affections and their treatment by Iridectomy* (1), lu à la réunion annuelle de l'Association médicale anglaise. Il dit dans cet article : « J'ai depuis longtemps dirigé spécialement mon attention sur ce sujet (tension du globe), et particulièrement dans ces dernières années, pendant lesquelles il a pris tant d'importance. Il m'a paru possible et pratiquement utile de distinguer trois degrés de tension, et, pour la commodité et la sûreté des notes, j'ai désigné ces degrés par des signes spéciaux (2). »

T représente *tension;* Tɴ, tension normale. Le signe interrogatif (?) exprime un *doute;* en pareille matière, nous devons souvent nous en contenter. Les numéros qui suivent la lettre T sur la même ligne indiquent le degré d'accroissement de la tension; ou si le T est précédé par un —, la diminution de la tension, comme c'est expliqué plus bas. Ainsi :

T3, *troisième* degré, ou *tension extrême :* les doigts ne peuvent pas plisser l'œil, même par une ferme pression.

T2, *second* degré, ou tension considérable : le doigt peut légèrement plisser l'enveloppe extérieure.

T1, *premier* degré : accroissement léger, mais positif, de la tension.

T2) tension réduite par degrés successifs, le doigt peut s'enfoncer
T3)   dans les tuniques. État difficile à rendre par des mots.

(1) *British Med. Journ.*, 11 oct. 1862, p. 378.

(2) « Depuis la publication de cet article, j'ai simplifié les signes avec le concours de mon ami le professeur Donders, afin de les rendre d'un usage plus général. La forme simplifiée est celle qu'on trouve ci-dessus. »

Dans la pratique usuelle, quelques médecins peuvent regarder ces degrés comme des raffinements ; mais pour des observations exactes dans lesquelles la nature et le cours de diverses affections du globe sont activement suivis, je les ai trouvés très-utiles et parfois aussi précis qu'on peut le désirer.

On doit aussi se rappeler que la tension normale varie dans une certaine mesure, suivant l'âge, le tempérament des individus, et suivant les états différents du sujet, affaiblissement ou réplétion. L'expérience familiarise bientôt avec ces variétés, qui n'ont rien à faire avec les degrés anormaux de la tension. Les médecins comprendront combien cette question du *degré de la tension* est importante, s'ils considèrent de quelle utilité peut être le pouvoir d'estimer exactement par le toucher dans les cas variés d'*affections de la tête.*

Examen de l'acuité de la vision. — Pour cet examen, on emploie des *caractères types.* Il y en a plusieurs dont les plus employés sont ceux de Jæger et Snellen. Les premiers cependant ne donnent pas un résultat exact et parfait, car une personne peut lire le n° 1 de Jæger très-facilement et n'avoir pas cependant une acuité de vue normale.

Snellen a fait une série de caractères types qui répondent parfaitement à ce *desideratum.* Les lettres sont carrées, et leur volume s'accroît dans une proportion définie, de façon que chaque nombre soit vu à un angle de 5 minutes. Ainsi le n° 1 est vu par un œil normal à la distance d'un pied, à un angle de 5 minutes ; le n° 2 à 2 pieds, et ainsi de suite. Règle générale, ces nombres ne peuvent pas être vus distinctement à une plus grande distance.

Si l'œil a perdu, si l'acuité de la vision est diminuée, il faudra un angle plus considérable que celui de 5 minutes pour voir les lettres, afin d'obtenir des images rétinales plus grandes (1).

Le n° 1 ne peut pas être lu à la distance d'un pied, mais seulement peut-être les n°ˢ 4 ou 5. Nous pouvons aisément calculer le degré de puissance de la vue. Ainsi :

La distance extrême à laquelle les types sont reconnus (*d*), divisée par la distance à laquelle ils apparaissent à un angle de 5 minutes (D), donne la formule de l'acuité de la vision (V) :

$$V = \frac{d}{D}.$$

(1) D'après l'avis du professeur Longmore, le docteur Snellen a donné, dans la deuxième édition de ses *Caractères types,* plusieurs tables contenant des séries de figures et de nombres seuls pour servir à examiner les recrues de l'armée anglaise. Pour plus ample information au sujet de l'examen de la vue des recrues, je renvoie le lecteur à l'excellent « *Ophthalmic Manual* » du professeur Longmore, dont je recommande la lecture aux chirurgiens de la milice et du corps des volontaires. — Les *Caractères types* se trouvent chez MM. Williams et Norgate, Henniter street, Covent-Garden.

Si d et D sont trouvés égaux, et que le n° 20 soit visible à une distance de 20 pieds, alors $V = \frac{20}{20} = 1$; en d'autres termes, l'acuité de la vision est normale. Si, au contraire, d est moins que D, et si le n° 20 est visible seulement à 10 pieds, le n° 10 seulement à 2 pieds, et le n° 6 seulement à un pied, ces trois cas sont exprimés ainsi :

$$V = \frac{10}{20} = \frac{1}{2}; \ V = \frac{2}{10} = \frac{1}{5}; \ V = \frac{1}{6}.$$

d peut être quelquefois plus grand que D, et le n° 20 peut être visible à une distance qui dépasse 20 pieds ; en pareil cas, l'acuité de la vision dépasse la limite normale.

Il faut avouer cependant que quelques malades, surtout ceux qui appartiennent aux classes inférieures de la société, éprouvent souvent une certaine difficulté à lire couramment ces types composés de lettres carrées. Cela vient de l'habitude qu'ils ont toujours eue de lire des caractères ordinaires dont les lettres sont d'une épaisseur inégale et différentes au double point de vue de la dimension et de la définition. J'emploie par conséquent en général les caractères types de Jæger pour me rendre compte de la rapidité avec laquelle on peut lire les petits caractères, et de ceux de Snellen pour estimer avec certitude l'acuité de la vision.

Quand on examine l'acuité de la vision, il est souvent très-important de s'assurer au juste de l'état du champ de vision. Voici comment on s'y prend pour y arriver sûrement : On place le malade en face de soi à une distance de 15 à 18 pouces, et on lui dit de regarder avec l'œil qu'on veut examiner dans l'un des yeux de l'opérateur. Le malade doit tenir sa main sur un de ses yeux, afin que celui qu'on examine soit seul en cause. L'œil droit du malade doit regarder l'œil gauche de l'opérateur, et *vice versâ*. Placé dans cette position, chaque mouvement de l'œil peut être aussitôt saisi et examiné. Tandis que le malade continue à fixer l'œil du médecin, celui-ci remue une de ses mains et la porte dans des directions différentes à travers toute l'étendue du champ de vision (en haut, en bas et latéralement), et voit ainsi jusqu'à quelle distance de l'axe optique sa main reste visible ; il rapproche alors la main de l'axe optique, et examine jusqu'à quelle hauteur le malade peut compter les doigts dans différentes directions. Le nombre des doigts étendus doit être constamment changé, et l'examen doit être répété plusieurs fois, afin qu'on soit bien sûr que le malade compte en réalité, et qu'il n'hésite pas dans ses réponses et ne devine pas seulement. De cette façon, on doit arriver à découvrir facilement si le champ de vision a une étendue normale, s'il est défectueux, ou s'il manque complétement dans certaines directions.

On peut appeler cette partie du champ dans laquelle le malade peut encore distinguer un objet, tel que la main, un morceau de craie, etc., le *champ quantitatif de vision*, en opposition à cette portion plus petite dans laquelle il peut compter les doigts et qui peut être désignée sous le nom de *champ qualitatif de vision*.

La manière suivante d'examiner le champ est encore plus sûre, et j'engage beaucoup à l'adopter dans tous les cas où il est important d'avoir un relevé exact de l'étendue de ce champ, comme dans le glaucome, le décollement de la rétine, etc. A l'aide de ce procédé, on peut tenir un compte exact de l'état du champ pendant le cours de la maladie, ou comparer son étendue avant et après une opération. On place le malade devant un grand tableau noir éloigné de 12 à 15 pouces ; on lui fait fermer un œil, et on lui dit de regarder fixement avec l'autre un point rond marqué à la craie dans le centre du tableau ; on doit avoir soin de placer ce point de niveau avec l'œil du malade. Un morceau de craie fixé dans un manche noir est alors avancé graduellement de la périphérie du tableau vers le centre, et le point où la craie commence à devenir visible est marqué sur le tableau. En répétant ce procédé sur toute l'étendue du champ, les différents points sur lesquels les objets commencent à devenir visibles se trouvent réunis par une seule ligne qui indique en réalité le contour du champ quantitatif de vision. L'étendue du champ qualitatif de vision doit être ensuite examiné, et il reste à marquer à quelle distance du point central le malade peut compter les doigts dans différentes directions. Ces points, une fois trouvés, doivent être marqués sur le tableau, et les marques réunies ensuite l'une avec l'autre à l'aide d'une ligne qui sera de couleur ou de forme différente, et qui indiquera l'étendue quantitative du champ de vision, de façon que les deux lignes ne puissent pas se confondre. Il est à peine nécessaire d'ajouter qu'on doit prendre des précautions pour que, pendant toute la durée de l'expérience, l'œil du malade reste constamment fixé sur le point central, que l'autre œil soit tenu fermé, et que la distance entre le malade et le tableau soit exactement maintenue. L'étendue intérieure du champ variera naturellement suivant la proéminence du nez du malade.

Il est encore plus commode de tracer le dessin du champ sur une grande feuille de papier bleu placée contre le tableau ; cela épargne la peine de recopier le dessin. Ces cartes doivent être gardées, afin d'être examinées plus tard ou comparées avec d'autres qu'on pourra faire à une période plus avancée de la maladie. Si cependant on ne peut pas agir ainsi, il faut prendre note de la forme du champ visuel et de la distance à laquelle le malade peut voir dans différentes parties. On atteint ce but par un procédé très-simple que j'ai quelquefois adopté.

Le tableau est divisé en quatre parties égales par une ligne verticale et une ligne horizontale d'environ 4 pieds de longueur, qui se réunissent et se croisent au centre; chaque quart est divisé à son tour en deux parties égales par une autre ligne, de sorte que le tout se trouve divisé en huit parties égales, comme le montre la figure suivante (fig. 2), qui représente la division du champ pour l'œil gauche. Pour l'œil droit, la position des lettres doit être renversée. Ainsi, *se*, seront *es*, et ainsi de suite pour les autres.

Voici la signification de ces lettres :

MV, méridien vertical qui divise le champ en deux moitiés latérales.

MH, méridien horizontal qui divise le champ en partie supérieure et partie inférieure.

La partie supérieure du champ est subdivisée en quatre parties.

La partie inférieure est aussi subdivisée en quatre parties.

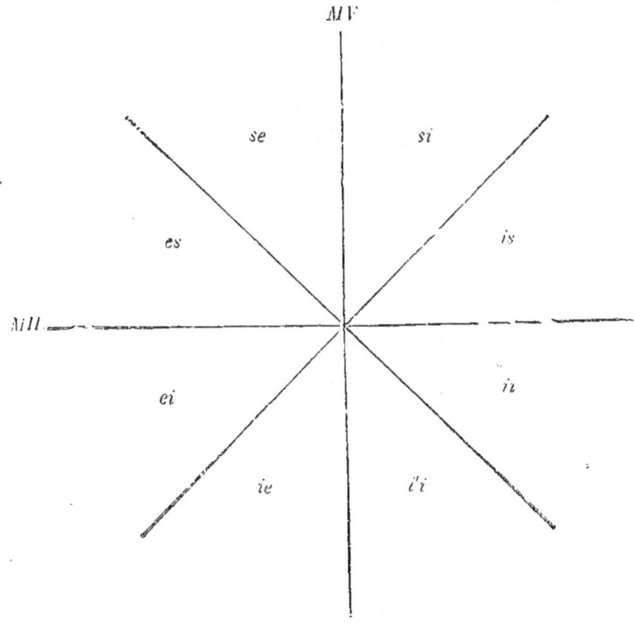

FIG. 2.

MOITIÉ SUPÉRIEURE.

se, segment supérieur et extérieur.
es, segment extérieur et supérieur.
si, segment supérieur et intérieur.
is, segment intérieur et supérieur.

MOITIÉ INFÉRIEURE.

ei', segment intérieur et inférieur.
i'e, segment inférieur et extérieur.
ii', segment intérieur et inférieur.
i'i, segment inférieur et intérieur.

Le mode d'examen du champ de vision du malade doit être celui que nous venons de décrire quand on se sert d'un tableau uni. Les divisions servent seulement de cadre à la carte du champ, et en rendent le dessin plus facile et plus rapide. La limite des champs quantitatifs et qualitatifs doit être marquée à la fois sur chacune des lignes de division et entre ces mêmes lignes; la distance de chacune de ces marques au centre du tableau doit être mesurée et son étendue en pouces placée contre chaque marque. Un petit fac-simile du champ de vision ainsi obtenu peut être dessiné sur un petit livre de notes, le champ étant divisé aussi en huit parties, les extrémités et les mesures de la carte étant copiées, afin de pouvoir conserver sous un petit volume un souvenir exact de la forme et de l'étendue du champ de vision.

Mais la vue du malade peut être assez fatiguée pour qu'il lui soit impossible de compter les doigts même dans l'axe optique; cela se présente dans des cas de cataracte, dans des cas graves de glaucome, où l'on peut seulement distinguer la lumière de l'obscurité. Il peut cependant être d'une grande importance de savoir si le champ de vision a gardé oui ou non son étendue normale. On s'en assure par le procédé suivant : Le malade, ayant fermé un œil, doit élever sa main sur le même niveau que son œil, à une distance de 12 à 18 pouces, puis diriger son regard sur sa main. Une bougie allumée est alors promenée sur différents points du champ visuel, et le point le plus éloigné auquel elle reste visible dans les directions variées est noté. La bougie doit être alternativement cachée ou découverte, afin qu'on puisse s'assurer de la vérité des réponses du malade. On doit avoir soin de masquer la lumière quand on la change de place. On peut aussi envoyer la lumière sur différentes parties du globe de l'œil à l'aide du miroir de l'ophthalmoscope; en pareil cas, on questionne le malade sur la direction suivant laquelle la lumière lui paraît venir.

M. Pridgin Teale a inventé une modification de ce système en subdivisant le tableau (déjà divisé par des lignes verticales, horizontales et diagonales) par une série de cercles concentriques. Il y a en outre un disque voyageur de carton blanc qui peut être dirigé de l'extrémité du tableau au centre, le long de la ligne diagonale et des autres lignes : c'est un objet commode et facilement reconnaissable. Il y a aussi un appui pour placer la tête du malade, qui le maintient à une certaine distance du tableau. Il marque une bonne vision par le signe +, une vision imparfaite par le signe —, et l'absence de vision par 0. Des diagrammes en blanc sont préparés; ils forment une copie des marques du tableau sur une échelle d'un quart de pouce pour un pouce.

Wecker se sert d'un autre procédé : Il emploie un grand tableau noir vers le centre duquel on peut amener dans une direction radiée un nombre de petites boules blanches d'ivoire qui marquent l'étendue du champ de vision ; aussitôt que les boules atteignent la limite du champ, elles se retournent et présentent au malade leur surface postérieure, qui est noire. La position des boules blanches sur le fond noir du tableau donne le dessin du champ de vision et sa délimitation exacte.

Image double (diplopie). — On sait qu'un objet ne paraît unique que lorsque les deux axes optiques sont fixés sur lui : par conséquent, toute déviation pathologique d'un des axes optiques doit nécessairement causer de la diplopie. En effet, et quelle que soit la nature de cette déviation, les rayons émanant de l'objet ne tombent plus sur des portions identiques de la rétine. Quand la diplopie est très-faible, les images doubles ne sont pas distinctement définies, mais semblent posées délicatement l'une sur l'autre, de sorte que les objets apparaissent comme environnés d'une auréole.

Il y a deux sortes de diplopie :

1° *Diplopie homonyme (ou directe).* — Dans cette diplopie, l'image qui est à la droite du malade appartient à son œil, droit et l'image gauche à l'œil gauche.

2° *Images doubles croisées.* — Dans ce cas, l'image placée à la droite du malade appartient à son œil gauche, et celle placée à gauche à son œil droit.

La première de ces diplopies est toujours produite (excepté dans les cas d'incoordination de la rétine) par du strabisme convergent ; car si l'œil est dévié en dedans de l'objet perçu, les rayons venant de cet objet tomberont sur la partie interne de la rétine, et l'image (suivant les lois de projection) sera projetée au dehors, comme dans la figure 3.

I est l'œil droit, dont l'axe optique est fixé sur l'objet *b*. — II est l'œil gauche, dont l'axe optique *cd* dévie en dedans de l'objet ; les rayons de *b* tombent par conséquent sur *e*, portion de la rétine interne par rapport à la tache jaune *d*, et l'image est par conséquent projetée en dehors en *f*. — *b* et *f* sont des images doubles homonymes, l'image *b* qui est à la droite du malade appartenant à son œil droit, et l'image *f* à son œil gauche.

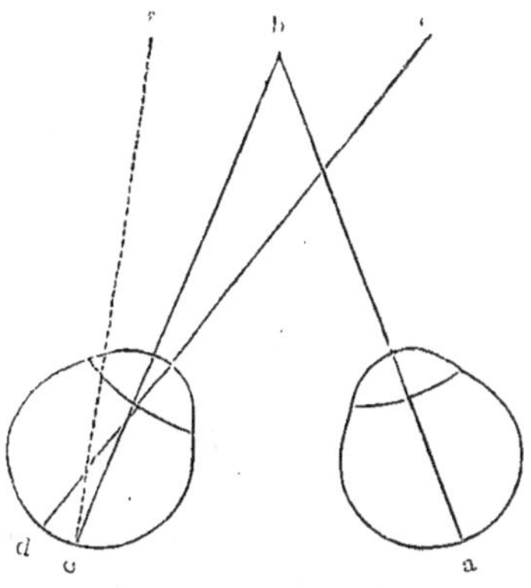

Les images doubles croisées s'élèvent

Fig. 3.

par suite d'un strabisme divergent, car, comme un des yeux est dévié en dehors de l'objet, les rayons de cet objet tombent sur une portion de la rétine externe par rapport à la tache blanche ; l'image est projetée en dedans et se croise avec celle de l'autre œil, comme dans la figure 4.

I est l'œil droit, dont l'axe optique est fixé sur l'objet *b*. — II est l'œil gauche, dont l'axe optique *cd* est dévié en dehors de l'objet ; les rayons de celui-ci tombent sur *e*, portion de la rétine externe à la tache blanche *d*, et l'image est projetée en *f* et croise l'image *b* ; l'image *f* placée à la main droite du malade appartient à l'œil gauche, et l'image *b* placée à sa gauche à l'œil droit. Si le strabisme est en haut et se borne à un seul œil, les rayons tombent sur la partie supérieure de la rétine, et l'image se projette *en arrière* de celle de l'œil sain. L'inverse a lieu si le strabisme est en bas, parce qu'alors les rayons tombent sur la partie inférieure de la rétine, et

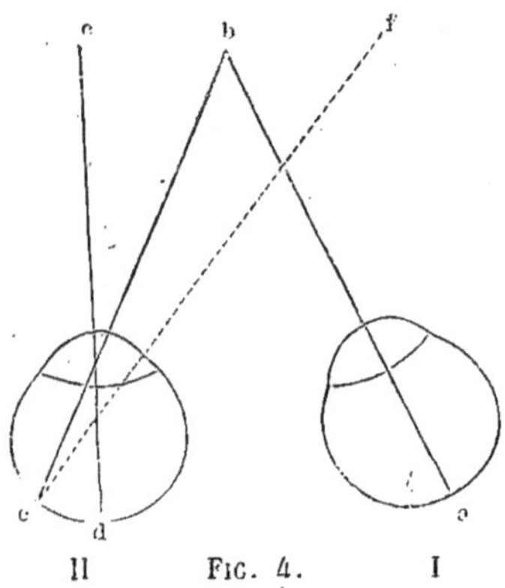

Fic. 4.

l'image se projette *au-dessus* de celle de l'œil sain. On ne doit jamais oublier d'examiner si la diplopie est monoculaire ou binoculaire ; dans ce dernier cas, la diplopie disparaît en fermant l'un des yeux.

Examinons (1) maintenant l'action des prismes. Quand un rayon de lumière tombe sur un prisme, il est réfracté vers sa base. Si, par exemple, pendant que nous regardons un objet à huit pieds de distance (une bougie allumée) avec nos deux yeux, un prisme dont la base est tournée vers le nez est placé devant l'œil droit, les rayons de la lumière sont déviés vers la base du prisme et tombent sur une portion de la rétine interne à la tache jaune ; ils sont par conséquent projetés au dehors et produisent une diplopie homonyme. Toutefois, comme nous voyons facilement des images doubles, l'œil cherchera à les réunir par un mouvement en haut qui ramènera de nouveau les rayons sur la tache jaune (par une contraction du muscle

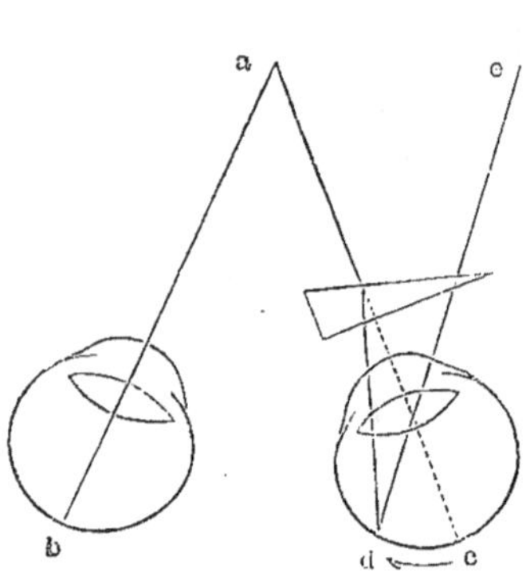

Fig. 5.

(1) En examinant les images doubles d'un malade, il est commode de placer un morceau de verre rouge devant l'œil sain ; ce qui permet de distinguer les deux images par leurs couleurs différentes, en même temps qu'on affaiblit l'image de l'œil sain, et de la rapprocher davantage de celle de l'œil malade, qui, à cause des rayons qui tombent sur une partie excentrique de la rétine, sera moins intense à proportion de la distance du point de la tache blanche sur lequel tombent les rayons.

droit externe), mais en même temps causera un strabisme divergent, ainsi que l'explique la figure 5. Soit *b* l'axe optique de l'œil gauche fixé sur une bougie éloignée de huit pieds. Maintenant, si l'on place un prisme (la base tournée vers le nez) devant l'œil droit, les rayons sont réfractés vers la base du prisme, et ne tombent pas, comme dans l'autre œil, sur la tache jaune, mais sur une partie de la rétine interne à la tache jaune, et l'image est projetée en dehors en *e*. Ainsi la diplopie homonyme se produit, et pour l'empêcher, le muscle droit externe se contracte et attire l'œil en dehors, de façon à porter la tache blanche *c* au point *d*, vers lequel les rayons sont déviés par le prisme. Comme les rayons de l'objet vont tomber maintenant dans les deux yeux sur la tache blanche, la vision unique en résultera, mais accompagnée de strabisme divergent de l'œil droit.

Le contraire aura lieu si nous retournons le prisme de manière que la base soit vers la tempe ; car alors les rayons seront déviés vers une portion de la rétine en dehors de la tache blanche, l'image sera projetée en dedans, croisera celle de l'œil gauche, et une diplopie croisée en sera la conséquence. Afin d'y remédier, le droit interne va se contracter, ramènera l'œil en dedans de façon à porter la tache blanche à ce point sur lequel les rayons sont déviés par le prisme.

Bandage compresseur. — La forme du bandage à employer, aussi bien que son mode d'application, est d'une grande importance pratique, et varie suivant l'effet qu'on désire obtenir. Si le bandage est appliqué seulement pour maintenir un pansement sur l'œil, ou pour empêcher le mouvement des paupières, ou pour garantir l'œil contre les effets de la lumière ou du froid, il doit être très-simple, et le bandage de Liebreich remplit parfaitement ce but. Mais de Graefe a démontré que le bandage et les compresses pouvaient avoir souvent une grande valeur thérapeutique : en particulier, ils peuvent arrêter ou limiter l'inflammation suppurative de la cornée, qui se développe parfois chez les personnes âgées ou décrépites, après un coup ou une opération telle que l'extraction de la cataracte. En pareil cas, le bandage Liebreich ne peut pas suffire, il faut avoir recours au bandage à pression de de Graefe.

Le bandage de Liebreich est une bande de coton tricoté de douze pouces de long sur deux pouces et demi de large. A l'une des extrémités il y a deux cordons, l'un qui tourne derrière la tête, l'autre qui forme une croix avec le premier en passant sur le sommet de la tête. L'autre bout du bandage a aussi un cordon qui doit être attaché, sur le côté de la tête opposé à l'œil malade, au cordon qui tourne par derrière. Les principaux avantages de ce bandage sont d'être parfaitement solide, de rester dans sa position primitive sans faire de pli, et de pouvoir être défait pour changer le pansement, sans que le malade soit obligé de lever la tête de dessus l'oreiller. Si l'on trouve que la bande tricotée est trop lourde, on peut la remplacer par une bande de mousseline fine ou de tissu élastique. On doit appliquer le bandage sur le pansement suivant : On fait fermer doucement les yeux au malade, et l'on place un morceau de linge doux sur les paupières, de façon à recueillir tout ce qui s'écoule. On place ensuite par-dessus ce morceau de linge de petits coussinets de charpie (1) ou d'ouate, particulièrement dans le creux qui existe à la partie extérieure du globe de l'œil et derrière la partie supérieure de l'orbite, afin de remplir le vide et de placer le tout sur un niveau égal à celui du centre. La pression doit être uniforme, aussi grande sur une partie de l'œil que sur l'autre, particulièrement sur le globe de l'œil, autrement cela causerait de la gêne et même de la douleur. Les petits bourdonnets de charpie doivent être placés de façon que la paupière supérieure soit légèrement étendue en travers du globe de l'œil dans une direction latérale, et que les paupières soient ainsi maintenues immobiles. Les deux points principaux de pression doivent être au canthus interne et au canthus externe, de sorte que le globe de l'œil soit seulement pressé par la paupière supérieure doucement appuyée sur lui.

De Graefe (2) emploie trois formes différentes de bandages compressifs : 1° le *temporaire;* 2° le *compresseur régulier;* 3° le *bandage à pression.*

1° Le *bandage temporaire* consiste simplement en une bande de coton tricoté, ayant environ quinze pouces de long sur un pouce trois quarts de large, qu'on place sur l'œil et qu'on maintient à l'aide de deux cordons. En pareil cas, je trouve le bandage de Liebreich grandement préférable ; mais, pour les formes suivantes, c'est différent, car, comme nous allons le voir, on peut régler le degré et le mode de pression avec une rectitude impossible à obtenir avec le bandage de Liebreich.

2° Le *compresseur régulier* est un bandage long de deux pieds sur un pouce et demi de large. Les deux tiers extérieurs sont de flanelle très-fine et très-souple, le tiers central de coton tricoté. Après avoir recouvert l'œil de charpie ou d'ouate, comme nous l'avons indiqué plus haut, on ajuste le bandage de la manière suivante : Une extrémité s'applique sur le front, juste au-dessus de l'œil malade, et passe de là au côté opposé du front et par-dessus l'oreille, jusqu'à la partie antérieure de la tête ; la portion de coton tricoté est alors amenée par-dessus l'oreille et portée en haut sur la compresse. Le bandage étant alors passé de nouveau à travers le front, son extrémité est fortement épinglée. L'autre œil peut

____

(1) *A. f. O.*, IX, 2 ; voy. aussi dans *R. L. O. H. Rep.*, IV, 2.

(2) On appelle *charpie,* de la toile défilée qu'on coupe en petits carrés et qu'on défile ensuite. La charpie est ensuite remise en petits bourdonnets plus frais que la ouate.

être fermé avec un petit emplâtre; s'il est nécessaire d'y placer aussi des compresses, on devra y appliquer un bandage séparé.

3° Le *bandage à pression* est un bandage fait aussi d'une flanelle fine et douce de la même longueur que le précédent et d'un pouce un quart de large; il est inventé pour obtenir l'immobilité complète de l'œil et pour exercer sur cet organe une pression graduée considérable. Une des extrémités de ce bandage se place sur la joue environ à mi-chemin, entre la mâchoire et l'oreille du côté malade, puis on porte le bandage sur la compresse (sans la serrer trop) et on lui fait traverser le front et la tête en arrière; après cela, il passe derrière l'oreille, et, dans un second tour en quelque sorte vertical, monte de nouveau sur la compresse et presse fortement sur elle. Le bandage passe alors comme la première fois à travers le front, à la partie antérieure de la tête, et repasse encore sur la compresse, mais cette fois sans la serrer.

Sangsue artificielle du docteur Heurteloup. — Cet instrument est très-utile pour enlever du sang dans les maladies intra-oculaires situées profondément, telles que les inflammations de la choroïde, de la rétine et du nerf optique; car, afin de soulager la circulation intra-oculaire, il est indispensable que la déplétion soit rapide, et l'on trouve que dans les inflammations des tuniques profondes de l'œil, la déplétion par les sangues est presque inutile, tandis que les effets de la sangsue artificielle sont très-considérables.

Cet instrument est composé d'un petit foret cylindrique tranchant et d'un tube aspiratoire de verre complété d'un piston imperméable à l'air. Le foret peut être placé de façon à faire l'incision de la profondeur voulue et est travaillé par un cordon qui, sous l'influence d'une traction, produit une évolution rapide du foret et une incision profonde de la peau. L'instrument doit être appliqué à la tempe et les cheveux préalablement rasés sur ce point, car autrement ils pénétreraient entre la peau et le bord du tube, ce qui amènerait l'entrée de l'air. L'incision doit être assez profonde (la profondeur varie suivant l'épaisseur de la peau), afin que le sang puisse couler librement et vite. Le piston à air comprimé doit être ensuite appliqué sur l'incision, et à l'aide de quelques tours rapides la peau est en quelque sorte aspirée dans le tube. Le sang coule alors rapidement et la vis du piston peut être remuée suivant l'écoulement du jet, de sorte qu'il n'existe aucune lacune entre le tampon et la colonne de sang; la vis ne doit pas être remuée trop vite, car autrement on produirait une vive douleur. Le cylindre de verre (qui tient environ une once de sang) sera rempli en trois ou quatre minutes. Le tampon du cylindre sera trempé dans l'eau chaude avant l'opération, pour qu'il gonfle et s'adapte dans le tube. Le bord de ce dernier, qui est appliqué sur la peau, devra être graissé, afin d'être bien adhérent à la peau et d'empêcher l'entrée de l'air. Avec un peu de pratique, on peut faire l'opération doucement, quoique efficacement, et sans causer au malade beaucoup de douleur; des fomentations chaudes seront appliquées ensuite de façon que l'écoulement du sang continue librement. Comme l'écoulement du sang près de l'œil cause toujours un accroissement considérable dans le flux du sang aux parties voisines, le malade sera tenu dans une chambre obscure pendant les vingt-quatre heures suivantes, jusqu'à ce que la période de réaction soit passée. La vue est d'abord un peu diminuée et indistincte, mais au bout de trente ou trente-six heures les heureux effets de la déplétion se font généralement sentir.

Douche oculaire. — L'instrument le moins cher et le plus commode est un morceau de gomme élastique en forme de tube, de quatre pieds et demi de longueur environ. Ce tube porte à l'une de ses extrémités une pomme, et à l'autre une sorte de conduit métallique recourbé qu'on suspend dans un vase plein d'eau. Le jet d'eau qui s'échappe à travers la pomme a environ de douze à quinze pouces de haut, et la force avec laquelle il tombe sur l'œil peut être réglée en rapprochant ou en éloignant le malade de l'appareil. Cette douche oculaire doit être préférée à celle qu'on applique sur l'œil lui-même au moyen d'une tasse, car alors le jet est trop fort, et souvent il augmente l'irritation au lieu de la calmer. Ce moyen doit être employé soir et matin, ou même plus souvent, si les yeux sont chauds et fatigués; la douche doit durer deux ou trois minutes; les paupières doivent être fermées et le jet doit tomber doucement sur elles.

Le pulvérisateur d'eau de Mathieu (à Paris), ou l'instrument employé pour l'éther par le docteur Richardson, sont aussi très-commodes et très-agréables.

CHAPITRE PREMIER

MALADIES DE LA CONJONCTIVE

I. — Hypérémie de la conjonctive.

Il n'est pas rare de voir une hypérémie de la conjonctive, qu'il est d'une grande importance pratique de distinguer de la forme bénigne de la conjonctivite. Dans le premier cas, nous trouvons, en retournant les paupières, que leur membrane interne est d'un rouge anormal, un peu enflée et traversée par des réseaux bien marqués de vaisseaux sanguins, qui rendent les glandes de Meibomius en quelque sorte indistinctes. L'accroissement de la rougeur peut s'étendre au pli rétro-tarsal, à la caroncule, au pli semi-lunaire et même à la conjonctive oculaire, de sorte que le blanc de l'œil paraît injecté. Les papilles de la conjonctive peuvent être aussi légèrement enflées et bouffies; ce qui donne une apparence rude et veloutée à la partie interne des paupières. Le malade éprouve généralement de la cuisson et de la démangeaison dans l'œil, une sensation de pesanteur dans les paupières, et parfois une certaine difficulté à les tenir ouvertes. Ces sensations deviennent plus pénibles pendant la soirée et surtout au contact de la lumière artificielle. Il y a quelquefois une légère tendance au larmoiement quand les yeux sont exposés au vent ou à la fumée, mais on ne trouve pas de traces d'un écoulement muqueux.

Cet état hypérémique peut être le résultat d'un travail continu sur de petits objets, tels que la lecture, la gravure, le travail du microscope, surtout à l'aide d'une forte lumière artificielle. C'est aussi quelquefois un symptôme réflexe de l'hypérémie de la choroïde et de la rétine. Ainsi, chez les personnes dont la vue est très-courte et qui sont atteintes de sclérotico-choroïdite postérieure, on remarque souvent que la conjonctive s'enflamme, si elles persistent longtemps à coudre ou à lire, etc... Le même résultat se produit chez les personnes dont les yeux sont hypermétropes et qui n'emploient pas de lunettes ou qui ont des verres trop faibles, en sorte que leur puissance d'accommodation est fatiguée et surmenée.

L'hypérémie peut être aussi causée par un état irritant de l'atmosphère, tel qu'un vent froid, de la poussière, etc...; ou bien elle peut être due à des irritants mécaniques, tels qu'un corps étranger logé sous la paupière ou dans la cornée, le renversement des cils ou une obstruction des passages lacrymaux.

Le traitement de l'hypérémie de la conjonctive est très-simple, et sera surtout dirigé contre la cause. Si la maladie a été amenée par le travail, on doit le faire cesser ; et si le malade est hypermétrope, il faut lui conseiller des lunettes appropriées; la douche oculaire ou le pulvérisateur seront souvent employés et les paupières baignées avec une lotion qu'on laisse évaporer, ce qui soulagera beaucoup la sensation de pesanteur des paupières.

Les lotions suivantes sont très-utiles en pareil cas :

> ℞ Sirop d'éther nitrique................. 4 grammes.
> Vinaigre aromatique.................... 6 gouttes.
> Eau distillée .... 6 gouttes.

Pour être appliquée avec une éponge sur les paupières fermées trois ou quatre fois par jour et être laissée évaporer.

> ℞ Éther............................ 8 à 16 grammes.
> Alcoolat de romarin................. 110 grammes.

Pour être employée de même que la précédente, mais en plus petite quantité, surtout si la peau est très-susceptible ou très-délicate. Les meilleures lotions astringentes sont composées de deux ou quatre grains de sulfate de zinc ou d'acétate de plomb dans quatre ou six parties d'eau. Un morceau de mousseline saturé avec cette lotion doit être placé sur les paupières pendant quinze ou vingt minutes; ce pansement doit être répété plusieurs fois par jour et quelques gouttes de la lotion doivent entrer dans l'œil.

Mais si l'hypérémie est devenue chronique, ces applications ne pourront pas suffire, et il sera nécessaire d'appliquer une ou deux gouttes d'un collyre faible (5-10 centigr. pour 30 gram. d'eau) de sulfate de zinc ou même de nitrate d'argent sur la conjonctive; le sulfate de cuivre et aussi le lapis (1) peuvent être appliqués en substance. La douche oculaire ou des compresses froides pourront être employées après ces applications. Je dois appeler l'attention sur une erreur populaire très-répandue : on

(1) Le *lapis divinus* se compose de parties égales de sulfate de cuivre, de nitrate de potasse et d'alun. Tous ces ingrédients sont moulés en forme de baguette.

croit se fortifier les yeux en plongeant la figure dans de l'eau froide, quand les paupières sont ouvertes. Cette manière d'agir doit être évitée, car elle produit souvent de l'irritation et de l'hypérémie de la conjonctive.

II. — Ophthalmie catarrhale.

Le nom de simple conjonctivite doit, je pense, être mis de côté; ce n'est, en effet, que la forme la plus bénigme de l'ophthalmie catarrhale, et il n'y a par conséquent aucune raison pour en faire une maladie distincte.

Dans un cas d'ophthalmie catarrhale, on constate, en retournant les paupières, que la conjonctive est rouge, vasculaire, enflée, de telle sorte que les glandes de Meibomius sont cachées complétement ou en partie. L'hypérémie commence à la partie tarsale de la conjonctive, à laquelle elle peut s'arrêter dans beaucoup de cas peu graves. Généralement cependant elle s'étend bientôt au pli rétro-tarsal, à la caroncule, au pli semilunaire et à la conjonctive oculaire, pour arriver presque à l'extrémité du bord de la cornée.

Quand la maladie diminue, la vascularité en retrace la marche dans la direction inverse. Il est important de distinguer la vascularité de la conjonctive oculaire de celle du tissu subconjonctif (1). La première est caractérisée par un réseau superficiel de vaisseaux d'une couleur écarlate ou rouge-brique qui remontent jusqu'à l'extrémité de la cornée et se meuvent librement sur la sclérotique. Les mailles de ce filet sont grandes et épaisses, surtout vers la région du pli rétro-tarsal. Sur ces mailles et entre elles on aperçoit des taches rouges de sang, extravasé surtout près de la cornée; cependant ces épanchements sont visibles aussi sur la conjonctive palpébrale et près du pli rétro-tarsal. Si la conjonctive oculaire est seule intéressée, la sclérotique blanche paraîtra brillante à travers les mailles vasculaires; mais si le tissu con-

(1) On distingue trois sortes de vascularité du globe de l'œil : 1° Les vaisseaux subconjonctifs sont d'un rouge-brique, leur réseau est considérable et se meut librement. Ils sont formés de veines et d'artères. 2° Les vaisseaux subconjonctifs sont d'une teinte rosée, leur réseau étant plus petit et les vaisseaux s'irradiant dans des directions parallèles vers le bord de la cornée, autour de laquelle ils forment une zone rosée : ces vaisseaux sont surtout veineux. 3° Les vaisseaux de la sclérotique, qui n'apparaissent pas comme des vaisseaux individuels, mais comme de petites taches rouges mal définies qui donnent une teinte d'un rouge bleu à la surface de la sclérotique. Pour plus ample information au sujet des vaisseaux sanguins de l'œil, je dois renvoyer le lecteur aux importantes recherches de Leber (*A. f. O.*, XI, 1, 1) et aussi à celles de Donders (*Klin. Monatsblat*, 1854).

jonctif est aussi injecté, on voit alors des vaisseaux parallèles fins et d'une teinte rosée qui vont s'irradiant vers la cornée, autour de laquelle ils forment une zone rose ; ces vaisseaux ne sont pas mobiles sur la sclérotique.

Les paupières sont généralement rouges et enflées, leur température peut être légèrement accrue; mais aucun de ces symptômes n'est marqué comme dans l'ophthalmie purulente.

Parfois l'œdème des paupières est si considérable, que la paupière supérieure pend comme un pli épais et recouvre la paupière inférieure. Les bords des paupières sont en général rouges et enflés, et à la dernière période ils sont douloureux et excoriés par suite de l'écoulement et de la sécrétion altérée des glandes de Meibomius. Cette irritation peut, au bout d'un certain temps, produire de la blépharite marginale.

Le degré de l'enflure des paupières ne correspond pas nécessairement à l'intensité de la maladie ou à la rougeur de la conjonctive. Ainsi, chez les sujets faibles, on trouve parfois un grand œdème des paupières qui nous conduirait à supposer une forme grave de la maladie, et cependant, en ouvrant l'œil, on est surpris de ne trouver qu'une légère injection de la conjonctive oculaire et palpébrale et peu ou pas d'écoulement; en pareil cas, il faut examiner si le malade n'est pas atteint d'un orgelet ou s'il n'a pas été piqué par un insecte sur la paupière.

Dans les cas plus graves d'ophthalmie catarrhale, la conjonctive devient très-boursouflée, surtout dans la région du pli rétro-tarsal, de sorte que, en retournant beaucoup les paupières, on la voit apparaître comme un ou plusieurs anneaux d'un rouge plus ou moins foncé tout autour du globe de l'œil. La caroncule et le pli semi-lunaire sont aussi enflés et ont un aspect charnu, coloré d'un rouge noir. A un degré moins avancé de l'affection, l'enflure de la conjonctive est solide, et il y a un éclat particulier, une sorte d'apparence brillante à la surface interne des paupières. Plus tard tout cela se ramollit, cette enflure devient exactement semblable à l'autre, et la conjonctive tombe facilement en plis. Les papilles de la conjonctive deviennent très-bouffies et très-enflées, en sorte que la conjonctive prend cet aspect dur et velouté désigné sous le nom de *granuleux* (1). Dans les cas graves, et particulièrement chez les personnes âgées et après l'usage continué des applications froides, la conjonctive oculaire peut aussi devenir enflée (chémosis), ce qui est dû à une infil-

______

(1) En me servant du mot *granuleux* pour désigner cet aspect de la conjonctive, je dois insister sur la nécessité de ne pas confondre cet état avec le véritable état granuleux des paupières, ce qui arrive assez souvent et produit une grande confusion, non-seulement dans le diagnostic, mais encore dans le traitement recommandé pour ces affections. Dans le premier cas, l'aspect granuleux est dû simplement à l'état infiltré et charnu des papilles, tandis que les vraies granulations sont une nouvelle formation d'un caractère tout à fait différent.

tration séreuse ou même plastique du tissu conjonctif et subconjonctif. Dans la majorité des cas, cependant, le chémosis est très-léger.

L'écoulement varie comme quantité et comme qualité, suivant la période et l'intensité de l'affection. Dans les premières périodes, c'est seulement en général un accroissement de la sécrétion des larmes. Mais l'écoulement devient bientôt après plus opaque et plus fibreux, et d'un rouge jaunâtre; il est composé alors d'albumine pour la plus grande partie, et de parcelles de cellules épithéliales. A mesure que la maladie fait des progrès et que les symptômes inflammatoires augmentent, l'écoulement devient plus abondant et prend un caractère muco-purulent par suite des cellules de pus qui sont suspendues dans le mucus. L'écoulement prend alors une teinte jaune clair et une consistance plus épaisse et comme crémeuse. Dans les cas peu graves, la quantité de l'écoulement est si petite, qu'il peut aisément passer inaperçu; parfois, c'est seulement par le renversement considérable des paupières que l'on aperçoit un léger filet jaune qui est presque caché et enveloppé dans les plis de la conjonctive ou collecté sous la forme de petites bulles jaunes dans l'angle de l'œil. Les cils sont en général collés ensemble le matin, par l'écoulement et la sécrétion altérée et exagérée des glandes de Meibomius.

Il y a généralement peu de douleur dans l'ophthalmie catarrhale. Le malade se plaint seulement d'une sensation de chaleur et de démangeaison dans les paupières, sensation qui le force à les frotter souvent. Cette sensation augmente vers le soir et se manifeste, surtout quand il lit ou écrit à la lumière artificielle, ou s'il se trouve au milieu de beaucoup de monde ou de fumée de tabac. Les paupières sont roides et lourdes, en sorte qu'il est difficile de les ouvrir, ce qui arrive surtout si elles sont un peu contractées et pressent sur le globe de l'œil. Un des symptômes les plus caractéristiques est la sensation de corps étrangers, telle que des parcelles de sable, de grès ou de verre pulvérisé, qui seraient logées sous les paupières. Cette sensation est évidemment due, ainsi que l'a fait remarquer Mackenzie, au frottement des papilles tuméfiées contre la conjonctive oculaire. Cette sensation nous rappelle que les symptômes de l'ophthalmie catarrhale, injection conjonctivale et subconjonctivale, larmoiement, douleur, etc., peuvent être produits par un corps étranger, et que, par conséquent, la surface interne des deux paupières aussi bien que la cornée doivent être examinées avec soin, afin qu'on puisse savoir au juste s'il y a oui ou non un corps étranger.

Il y a généralement un léger degré de photophobie. Mais si ce symptôme est plus accusé, surtout s'il est accompagné de larmoiement, d'injection de la subconjonctive et de douleur considérable autour de l'œil et plus spécialement sur le sourcil et sur le côté du nez (névralgie ciliaire), cela indique une grande irritation des nerfs ciliaires.

La vue est juste assez affectée pour que les objets puissent apparaître troubles et indistincts, comme si on les apercevait à travers un verre dépoli; cet effet est dû à la présence sur la cornée d'une petite quantité d'écoulement. Le malade se plaint aussi de petites mouches volantes, semblables à des traînées de perles flottant à travers le champ de vision; cet effet est produit par le mucus et par de petites parcelles d'épithélium amenées sur la cornée par les mouvements des paupières. Pour la même raison, la flamme d'une bougie paraît souvent être environnée d'un cercle de couleur qui disparaît seulement quand le malade se frotte les paupières : il est à peine nécessaire de dire que cet effet ne doit pas être confondu avec le cercle lumineux qui semble entourer la flamme, et qui est un des symptômes prémonitoires les plus importants du glaucome.

L'ophthalmie catarrhale peut être causée par des changements soudains dans l'atmosphère, par une exposition au froid, aux courants d'air, à l'humidité ou à une grande chaleur, et à une vive lumière, comme celle qui vient d'une forge ou d'un grand fourneau. Un séjour prolongé dans des chambres chaudes, mal ventilées, pleines de monde et de fumée, peut aussi produire cette maladie, de même qu'un abus des organes de la vue, surtout à la lumière artificielle. On la rencontre aussi concurremment avec les affections de la membrane muqueuse du nez ou des organes respiratoires, dont elle peut être un symptôme partiel. La conjonctive peut aussi devenir malade comme continuation du tégument commun dans les affections exanthémateuses aiguës, telles que la petite vérole, la scarlatine, la rougeole, et aussi dans les érysipèles, l'herpès zoster et l'eczéma de la face. L'ophthalmie catarrhale peut être aussi consécutive dans les affections des paupières, telles que l'ectropion ou le distichiasis, ou dans celles de l'appareil lacrymal. En réalité, l'épiphora qui est produit par un obstacle quelconque à la libre sécrétion des larmes est une cause assez fréquente d'inflammation chronique et obstinée de la conjonctive ; cette inflammation disparaît complétement aussitôt que l'affection lacrymale est guérie. La conjonctivite peut aussi être le résultat de la présence ignorée de corps étrangers ou de lésions produites par des causes mécaniques ou des irritants chimiques.

Enfin cette maladie peut être produite par la contagion, surtout si elle est grave, si l'enflure est considérable et qu'elle s'étende jusqu'au pli rétro-tarsal de la paupière supérieure, et si l'écoulement a un caractère muco-purulent. Elle se reproduit presque toujours telle qu'elle, et c'est seulement dans des cas très-rares qu'elle donne lieu à la forme purulente ou diphthéritique.

Le *pronostic* de l'ophthalmie catarrhale est favorable, cette affection étant très-docile au traitement. Les formes bénignes durent généralement quelques jours, les plus graves sont guéries en deux ou trois semaines. La cornée est rarement intéressée, et même, s'il se forme là des ulcères, ils sont généralement superficiels et périphériques, en sorte que ce qui peut arriver de plus grave, c'est une légère opacité. Seulement, en quelques cas très-graves et sous l'influence d'un traitement maladroit, la cornée et l'iris peuvent être impliqués d'une façon sérieuse.

Si l'on néglige l'affection, elle peut devenir chronique, et en pareil cas elle est très-obstinée et rebelle, surtout chez les personnes âgées. La conjonctive devient flasque et rude, et cet état peut amener de la cornéite superficielle ou de l'ectropion, surtout dans la paupière inférieure.

Le *traitement* variera suivant la période et la gravité de la maladie. Si l'œil est très-irritable, s'il y a de la photophobie, du larmoiement, de la névralgie ciliaire, accompagnés d'injection conjonctivale bien marquée, on évitera avec soin les lotions astringentes, qui pourraient accroître l'irritabilité ou même produire de l'inflammation de l'iris ou de la cornée. On devra retourner les paupières et examiner avec soin s'il n'y a pas de corps étranger sur la conjonctive ou sur la cornée. Si l'on ne découvre rien, on doit constater l'état exact de la conjonctive palpébrale et oculaire, de la cornée et de l'iris; car ces symptômes d'irritation pourraient être dus à de l'ophthalmie phlycténulaire ou à un commencement d'inflammation de la cornée ou de l'iris. Quand l'œil est dans cet état, il est souvent impossible de décider si c'est simplement un cas d'ophthalmie catarrhale au début, accompagnée de symptômes d'une gravité exceptionnelle et d'irritation ciliaire, ou si c'est un cas d'iritis ou de cornéite incidente. Le plus sage est toujours de réserver le diagnostic, jusqu'à ce que le vrai caractère de l'affection se prononce et permette d'alléger les manifestations de l'irritation par des applications adoucissantes. En agissant ainsi, on se met en garde contre des erreurs souvent très-graves dans le traitement. Car, si c'est un cas d'ophthalmie catarrhale, les astringents pourront être employés aussitôt que les symptômes d'irritation auront diminué et que l'écoulement aura pris le caractère muco-purulent; si, d'autre part, c'est un cas de cornéite ou d'iritis, le traitement aura été quand même plus judicieux, car l'usage des astringents, surtout des astringents les plus puissants, aurait été très-pernicieux.

Le malade devra garantir ses yeux contre le froid et l'humidité, et s'abstenir de lecture et de travaux, surtout à la lumière artificielle.

Afin de soulager la névralgie ciliaire, on fera sur l'œil des fomentations chaudes de pavot; seulement, si le malade est rhumatisant, l'humidité pourrait produire un œdème considérable des paupières, et pour cette raison des flanelles chaudes et sèches devront être préférées.

Une solution d'atropine (10 centigr. pour 30 gram. d'eau) sera versée par gouttes dans les yeux deux ou trois fois par jour, et l'onguent suivant à la belladone servira à faire des frictions sur le front :

℞ Extrait de belladone............ 50 centigrammes.
Chlorure de mercure ammoniacal .. 25 centigrammes.
Axonge .... 30 grammes.

Mêlez.

Une partie de cet onguent servira aux frictions trois ou quatre fois par jour; la friction terminée, on couvrira le front d'un morceau de papier ou de tissu léger, afin d'empêcher l'onguent de durcir et de se sécher. On ne doit pas laver le front avant l'instant de la réapplication. Au bout de deux ou trois jours, on verra apparaître une légère éruption papuleuse : il faudra alors cesser les frictions.

Quand les symptômes aigus d'irritation ont diminué et que ceux de l'ophthalmie catarrhale, principalement l'écoulement muco-purulent, commencent à paraître, on doit se servir des astringents. Dans les cas bénins, lorsque la rougeur de la conjonctive n'est pas intense, que l'écoulement est surtout muqueux et logé sous forme de petits flocons jaunes et fibreux dans le pli rétro-tarsal ou dans les angles de l'œil, une solution de sulfate de zinc ou de cuivre (de 5 à 10 centigr. pour 30 gram. d'eau distillée) doit être versée par gouttes dans l'œil deux ou trois fois par jour. Si les vaisseaux sanguins sont très-dilatés et la conjonctive flasque et relaxée, on devra préférer une solution de tannin (0,20 à 0,40 centigr. pour 30 gram. d'eau). J'ai aussi employé avec succès le chlorure de zinc (0,2 à 0,5 centigr. pour 30 gram.), qui est très-recommandé par M. Critchett.

Mais si l'inflammation est grave, si l'écoulement est copieux, crémeux et épais, ces remèdes ne pourront pas longtemps suffire, et il faudra en arriver à l'emploi du nitrate d'argent. La force de la solution variera suivant l'épaisseur et la quantité de l'écoulement. En général, une solution de 10 à 15 centigrammes est excellente; voici comment on l'emploie : On prend un pinceau de poils de chameau ou un tuyau de plume à l'aide duquel on introduit à l'intérieur de la paupière inférieure une forte goutte de la solution. Cette opération doit être faite trois ou quatre fois par jour; on doit ensuite frotter les paupières avec le doigt, afin que la solution soit mise en contact avec toute la conjonctive. La sensation de gravier et de sable que le malade éprouve, aussi bien que le larmoiement, deviennent moins pénibles, et disparaissent au bout de cinq à six heures. Quand ces symptômes apparaissent de nouveau, le collyre doit être de nouveau appliqué. Si l'affection est ancienne et que l'écoulement soit épais et copieux, on devra employer une solution plus forte (20 à

30 centigr. par 30 gram.). Avant l'application du collyre, on doit enlever l'écoulement à l'aide d'une injection pratiquée entre les paupières avec de l'eau tiède; cette précaution rend l'action du collyre beaucoup plus efficace. Après chaque introduction du collyre astringent, on applique sur les paupières des compresses d'eau froide qu'on garde d'un quart d'heure à une demi-heure, et qu'on change aussitôt qu'elles deviennent chaudes. C'est pour le malade un grand soulagement, car ces compresses diminuent la douleur et l'irritation produite par la lotion.

L'eau tiède doit être injectée entre les paupières toutes les deux ou trois heures, afin d'enlever entièrement l'écoulement. Mackenzie a conseillé d'employer au lieu d'eau tiède la lotion suivante :

<pre>
℞ Bichlorure de mercure...........   5 centigrammes.
  Chlorhydrate d'ammoniaque.......   30 centigrammes.
  Eau distillée..................   150 grammes.
</pre>
Mêlez.

Une cuillerée à bouche de cette lotion doit être mélangée avec une partie égale d'eau chaude. Dans les cas peu graves, des fomentations seront pratiquées avec ce liquide trois ou quatre fois par jour, et l'on en laissera entrer quelques gouttes dans l'œil. Dans les cas graves, on s'en servira pour injecter toute la conjonctive.

Un peu de cérat ou du cold-cream sans parfum devra être appliqué sur le bord des paupières, afin de les empêcher d'adhérer. S'il y a des croûtes sur les cils, on les ramollira avec de l'eau chaude, et on les retirera ensuite avec beaucoup de précaution, afin de ne pas produire d'excoriation. Si les bords ou les angles des paupières sont excoriés, l'onguent au précipité rouge (5 à 10 centigr. pour 2 gram. d'axonge) sera appliqué soir et matin sur les parties douloureuses. L'onguent faible au nitrate de mercure peut aussi être employé.

Les personnes qui soignent les malades doivent savoir que l'écoulement de l'ophthalmie catarrhale est contagieux, et que les éponges, serviettes, etc., employées pour le malade doivent être mises de côté avec soin et ne pas être employées pour autre chose. Quelques auteurs ont exprimé des doutes sur le caractère contagieux de l'ophthalmie catarrhale; mais je puis affirmer que, dans ma pratique extérieure, j'ai vu souvent plusieurs membres de la même famille atteints consécutivement de cette maladie. Un traitement constitutionnel est à peine nécessaire; le tube digestif doit être surveillé, le ventre libre, et, si le malade est faible et en mauvais état, on doit administrer des toniques.

III. — Ophthalmie purulente.

(Syn. : Ophthalmie des Égyptiens, ophthalmie contagieuse, ophthalmie militaire.)

Il est impossible de tracer une ligne de démarcation entre l'ophthalmie catarrhale aiguë et l'ophthalmie purulente, car cette dernière peut être regardée comme une forme plus grave d'ophthalmie catarrhale dans laquelle tous les symptômes de cette affection existent à un degré plus intense. L'œdème des paupières est plus considérable, ainsi que la chaleur et la rougeur qui l'accompagnent ; la conjonctive palpébrale et oculaire plus injectée et plus enflée, les papilles plus tuméfiées et plus proéminentes. Le chémosis est aussi plus considérable, et l'écoulement plus épais, plus abondant et plus contagieux. L'inflammation n'est pas seulement limitée à la conjonctive, mais elle s'étend plus profondément et envahit aussi le tissu subconjonctif ; de sorte qu'il n'y a pas seulement une sécrétion d'écoulement muco-purulent sur la surface libre de la conjonctive, mais aussi une infiltration de lymphe séro-plastique dans la substance de cette membrane. En outre, la cornée est plus souvent et plus gravement intéressée que dans l'ophthalmie catarrhale.

Au début, le malade éprouve de la chaleur et de la démangeaison dans l'œil, comme si un corps étranger, tel que du sable ou du grès, était logé derrière les paupières. Les bords des paupières arrivent à être collés ensemble, et de petites boules de matière se collectent et se durcissent sur les cils et dans les coins de l'œil. Si l'on retourne les paupières, on voit que la membrane qui les tapisse est enflée, vasculaire, et d'un rouge uniforme qui ne permet pas de distinguer les glandes de Meibomius. Le pli rétro-tarsal, la caroncule, le pli semi-lunaire et la conjonctive oculaire sont aussi anormalement rouges et enflés. Les paupières sont rouges, luisantes et boursouflées. Au début, il y a seulement un larmoiement considérable ; mais l'écoulement prend bientôt son caractère muco-purulent. On y rencontre des flocons de pus et des parcelles en suspension de cellules épithéliales.

A cette période, les symptômes sont ceux de l'ophthalmie catarrhale ; mais, à mesure que la maladie marche, ils deviennent plus graves : le malade éprouve de vives douleurs dans l'œil et autour de l'œil ; ces douleurs peuvent même s'étendre à la partie correspondante de la tête, surtout si l'inflammation a un caractère sthénique. Dans ce dernier cas, il y a aussi des symptômes fébriles. Généralement, la douleur diminue aussitôt que l'écoulement devient purulent. Cependant la douleur peut devenir plus vive encore si la cornée devient malade, et surtout si l'iris ou les autres tissus du globe sont envahis par l'inflammation. Dans l'inflammation générale du globe de l'œil (panophthalmie), la douleur est souvent insupportable.

Le larmoiement et la photophobie augmentent bientôt; les paupières deviennent si enflées, que la paupière supérieure pend comme un pli lourd et épais, et qu'elles ne peuvent être écartées ou retournées qu'avec la plus grande difficulté. Elles sont rouges, luisantes, œdématiées, et, si on les presse fortement, elles paraissent tendres sous le doigt. Leur température, quoique notablement accrue, n'atteint jamais un degré élevé, et cela, joint à l'absence de mollesse, est très-important dans le diagnostic différentiel entre l'ophthalmie purulente et l'ophthalmie diphthéritique. La conjonctive devient enflée et vasculaire, et des taches de sang épanché sont visibles sur la portion oculaire et palpébrale. Les papilles sont très-tuméfiées et proéminentes, ce qui donne une apparence rude et villeuse à la partie intérieure des paupières. A mesure que leur volume s'accroît, elles s'aplatissent sur les côtés, parce qu'elles sont pressées l'une contre l'autre, et elles apparaissent en rangées et sans base distincte. La proéminence peut être assez considérable pour prendre l'aspect d'une excroissance de chou-fleur. Elles saignent fréquemment et sous l'influence du plus léger attouchement, parce que leur épithélium est très-mince et s'écorche facilement. Le pli rétro-tarsal est très-enflé, et, si l'on retourne les paupières, on aperçoit des cercles épais, rouges, charnus, qui entourent le globe de l'œil. La conjonctive oculaire devient très-vasculaire et est le siége d'un épanchement séreux et même plastique qui s'étend dans le tissu subconjonctif. Ce chémosis est beaucoup plus marqué que dans l'ophthalmie catarrhale, et peut être assez considérable pour former autour de la cornée une sorte de muraille haute, rouge, semi-transparente, qui recouvre ses bords plus ou moins complétement, et qui même parfois s'avance entre les paupières. Le chémosis est plus proéminent au côté externe et interne de la cornée, dans l'espace triangulaire en face de l'orifice palpébral, car la pression des paupières comprime l'enflure chémotique au-dessus et au-dessous. Par suite de l'enflure et du poids considérable des paupières et du chémosis, les vaisseaux qui alimentent la cornée sont comprimés et la nutrition de la cornée diminue proportionnellement. C'est ce qui explique la grande tendance de la cornée à la suppuration et à l'ulcération dans les cas graves d'ophthalmie purulente. Quant à ce qu'on pense du caractère irritant et malfaisant de l'écoulement qu'on accuse de produire l'affection de la cornée, c'est erroné.

A mesure que la maladie avance, l'écoulement devient plus abondant, plus opaque, plus épais, plus crémeux, et, à cause de son mélange avec le sang, prend souvent une teinte jaune rougeâtre. Son abondance est telle que parfois il sort d'entre les paupières quand elles sont ouvertes, et coule le long des joues; les cils en sont englués et collés ensemble par petits paquets. Ce liquide se collecte dans le pli rétro-tarsal et à la surface de la cornée, dans le creux formé par le chémosis, et il peut aisément être pris par un observateur superficiel pour de la suppuration de la cornée. D'ailleurs, on doit toujours enlever l'écoulement de dessus la cornée avant de se prononcer sur la nature de cet écoulement. En enlevant le liquide de la surface de la conjonctive palpébrale, on voit que cette dernière est rouge, luisante, villeuse et juteuse ; cet aspect nous permet de distinguer au premier coup d'œil la maladie qui nous occupe de la conjonctivite diphthéritique. Quelquefois cependant l'écoulement, plus tenace, tient à la surface de la conjonctive comme une membrane fine, de sorte qu'il ne peut pas être facilement enlevé, mais il doit être enlevé quand il apparaît sous la forme de petits flocons. En pareil cas, on trouve que cette membrane est superficielle et que l'apparence de la conjonctive en arrière est exactement semblable à celle que nous venons de décrire. Par conséquent, il est erroné d'employer le mot de *conjonctivite diphthéritique* seulement parce que l'écoulement est plus tenace et se présente en petits flocons, car non-seulement les symptômes de la véritable ophthalmie diphthéritique sont très-différents, mais encore ils demandent un traitement tout autre. Rien n'empêche cependant de donner à cette forme le nom d'*ophthalmie membraneuse*. Nous la rencontrerons quelquefois mélangée aux formes d'ophthalmies purulentes ou diphthéritiques.

Le principal danger dans l'ophthalmie purulente est de voir la cornée intéressée ; le moindre obscurcissement de cette dernière doit toujours être regardé comme un symptôme fâcheux, surtout s'il se montre à une période peu avancée de la maladie et s'il y a dans l'ophthalmie quelques tendances au caractère diphthéritique. A une période plus avancée, ce symptôme est moins grave ; cependant on doit examiner avec soin l'aspect de la cornée, et cela tous les jours ; dans les cas graves, il serait préférable de l'examiner plus souvent encore, et, si c'est possible, à des intervalles de quelques heures. La cornée sera intéressée surtout si l'inflammation est très-grave, la température des paupières très-élevée, le chémosis considérable, ferme, et accompagné d'une photophobie considérable, de larmoiement et de névralgie ciliaire. La douleur est généralement intermittente, et souvent très-vive, surtout pendant la nuit. Elle peut s'étendre profondément dans l'orbite et dans le côté correspondant de la face et de la tête. En examinant la cornée, on pourrait peut-être découvrir sur ses bords ou sur sa surface de petits phlyctènes qui deviennent bientôt des ulcères. Quelquefois il y a une infiltration séreuse (œdème) de la cornée qui peut être limitée à la périphérie, et qui donne à cette cornée un aspect obscur et nuageux. Si cette opacité est considérable et s'étend jusque sur le centre de la cornée, la vue peut être profondément altérée, ou une infiltration de lumière grise peut apparaître circonscrite à une partie de la cornée et disparaître quand l'ophthalmie diminue, ou bien encore elle peut devenir plus dense et prendre une teinte jaune. En général, l'infiltration devient facilement de l'ulcère; mais cet ulcère, dans les cas favorables, reste superficiel et ne laisse après lui qu'une très-légère opacité de la cornée; parfois même rien ne reste, une fois l'affection terminée. Mais si l'infiltration ou l'ulcère est large et profond, une opacité dense peut en être le résultat, et la vue sera considérablement altérée, surtout si l'opacité se trouve placée au centre de la cornée. L'ulcère, au lieu de rester superficiel, peut s'accroître rapidement, gagnant à la fois en profondeur et en circonférence, et amener une perforation étendue de la cornée, accompagnée de prolapsus de l'iris, de la sortie de la lentille, et peut-être d'une partie de l'humeur vitrée, ces faits étant probablement suivis de la formation d'un staphylôme considérable.

Quand la cornée se rompt, le malade est tout à coup soulagé de la vive douleur qu'il éprouvait, et ce soulagement est accompagné d'un jet de liquide qui coule sur sa joue. Si l'ulcère est grand, la cornée, ayant été amincie et attendrie sur ce point, peut parfois se boursoufler avant que la perforation se produise. Le caractère dangereux de l'ulcère s'accroît avec son étendue, car la perforation aura un volume proportionné à sa grandeur.

Quelquefois plusieurs infiltrations se forment l'une à côté de l'autre et se collectent, ce qui donne lieu à un grand ulcère. Dans certains cas, la perforation, si elle n'est pas trop considérable, est la marche la plus favorable; car, en pareil cas, l'ulcère, au lieu de s'étendre en circonférence, commencera tout de suite à se fermer.

La perforation de la cornée peut donner lieu aux complications suivantes : 1° prolapsus de l'iris; 2° synéchie antérieure; 3° cataracte capsulaire centrale; 4° déplacement ou oblitération de la pupille; 5° staphylôme antérieur. (Pour plus ample information, voy. le chapitre qui traite des *ulcères de la cornée.*)

Si la perforation de la cornée est peu considérable, une petite portion de l'iris tombera contre elle; si l'humeur aqueuse s'échappe, la lymphe s'épanchera au fond de l'ulcère, et l'iris, devenant adhérent à la cornée sur ce point, donnera lieu à une synéchie antérieure. La papille sera entraînée vers le point d'adhésion et plus ou moins déplacée, ou bien encore elle sera partiellement ou totalement impliquée dans la synéchie. Si la perforation est extrêmement petite (semblable à celle que produit une aiguille fine), la réaccumulation de l'humeur aqueuse peut passer à travers n'importe quelle petite adhésion formée entre l'iris et la cornée, et, en pareil cas, il n'y aura pas de synéchie antérieure. Quand la perforation se produit au centre de la cornée, la lentille vient se mettre en contact avec le fond de l'ulcère, et il peut se former une cataracte capsulaire centrale et antérieure. Si la cornée cède dans une grande étendue, une portion de l'iris peut être poussée dans l'ulcère et causer un prolapsus de l'iris, qui peut prendre de grandes dimensions à cause de l'humeur aqueuse qui se collecte à l'intérieur et qui le fait enfler. On a donné à une petite protubérance de ce genre le nom de *myiocéphale*. La lentille peut s'échapper avec une partie considérable de l'humeur vitrée, si la rupture de la cornée est grande, et alors le globe de l'œil peut s'atrophier; ou l'iris peut tomber dans l'ouverture, devenir adhérent à la cornée et couvert de lymphe, ce qui lui donne une apparence cicatricielle, et cédant graduellement à la pression intra-oculaire, devenir de plus en plus proéminent, ce qui cause un staphylôme total ou partiel.

Une forme particulièrement dangereuse d'ulcère est celle qui apparaît sous la forme d'un petit ulcère en forme de croissant près du bord de la cornée (généralement le bord inférieur, qui apparaît comme s'il avait été égratigné par l'ongle). Les bords de l'ulcère deviennent bientôt infiltrés et prennent une teinte jaune. Il s'étend en profondeur et gagne rapidement de plus en plus loin autour de la cornée, jusqu'à ce qu'il se forme une perforation ou une eschare considérable de la cornée. Comme cette forme d'ulcère est située tout près du bord de la cornée, le chémosis la cache souvent, et il est facile de ne pas l'apercevoir au début.

Dans les cas très-graves d'ophthalmie purulente, quand les symptômes inflammatoires sont très-développés, la perforation d'une grande partie et même de la totalité de la cornée peut se produire en quelques heures. La cornée perd sa transparence, devient d'un gris blanchâtre qui passe bientôt au jaune, est plissée et presque opaque. Elle cède bientôt à la pression intra-oculaire, se crève, et le globe de l'œil s'atrophie.

L'iritis peut survenir quand l'ulcération s'est étendue aux couches les plus profondes de la cornée, ou quand la perforation a eu lieu. Si l'affection est grave, le malade éprouve une vive névralgie ciliaire, de la photophobie et du larmoiement. S'il y a une portion de la cornée qui reste assez claire pour nous permettre de voir l'iris, il nous paraît décoloré ; la papille est contractée, irrégulière, peut-être même obstruée par de la lymphe, ou bien il peut y avoir du pus dans la chambre antérieure. L'inflammation peut s'étendre de l'iris aux autres tissus de l'œil et avoir pour résultat une inflammation générale du globe (panophthalmie accompagnée de douleurs atroces). Le pannus ne se rencontre que rarement dans les cas aigus d'ophthalmie purulente, et seulement lorsque les papilles ont été très-enflées depuis le commencement de la maladie et que leur frottement contre la cornée a causé une cornéite vasculaire superficielle. Ce symptôme se rencontre plus fréquemment dans l'ophthalmie chronique. Il est intéressant d'observer que si la cornée a été atteinte de pannus avant l'attaque d'ophthalmie purulente, il y a moins de danger de la voir s'ulcérer et suppurer que si elle est transparente. Ce fait important a été utilisé dans le traitement par inoculation du pannus sur les paupières granuleuses.

L'ophthalmie purulente a généralement une durée de trois ou quatre semaines; elle peut cependant devenir chronique, durer des mois et même des années et se montrer très-rebelle. C'est surtout dans le cas où les papilles restent enflées et proéminentes, car, par suite de leur frottement constant contre la cornée, le pannus se produit souvent. L'état de relâchement de la conjonctive peut aussi donner lieu à de l'ectropion ; cette affection peut aussi parfois venir de ce que les paupières, renversées pendant le cours de la maladie, n'ont pas été soigneusement replacées.

Causes. — L'ophthalmie purulente peut se développer dans une ophthalmie catarrhale aiguë, soit par suite de l'accroissement des symtômes, soit comme continuation de la cause originelle, soit par suite de négligence, soit par erreur dans le traitement. Les mêmes causes qui peuvent donner lieu à l'ophthalmie catarrhale, l'exposition au froid, à une lumière trop vive, les courants d'air, etc., etc., peuvent aussi produire la forme purulente. Cette forme est quelquefois épidémique, et en pareil cas des irritants légers, qui en toute autre circonstance auraient causé une simple conjonctivite catarrhale, produisent l'ophthalmie purulente. Des localités malsaines, une atmosphère viciée, des chambres pleines de monde et mal ventilées, le froid, la grande chaleur, la poussière éclatante, rendent plus intenses les caractères de l'épidémie. Ces causes se rencontrent fréquemment dans les lieux où plusieurs personnes sont réunies, tels que les ateliers, les asiles, les hôpitaux d'enfants trouvés et les grandes casernes. Si une fois l'ophthalmie purulente ou même l'ophthalmie catarrhale se déclare dans des établissements de ce genre, il est souvent très-difficile d'arrêter l'épidémie avant qu'elle ait causé des ravages considérables. Si les soldats en marche ou dans un camp sont exposés à une grande chaleur, à une lumière éclatante et à des vents chauds qui apportent avec eux des nuages de sable ou de poussière, comme cela se passe dans les Indes et en Égypte, l'ophthalmie se montre bientôt parmi eux, et de là viennent les termes d'ophthalmies *égyptienne* et *militaire*. Ces noms doivent être abandonnés, car ces affections n'ont aucun des caractères spéciaux nécessaires pour être classées parmi les maladies *sui generis*. Les épidémies, en pareil cas, ont la forme d'ophthalmie purulente, mais elles peuvent parfois être des ophthalmies granuleuses ou catarrhales graves. En outre, ces affections peuvent passer de l'une à l'autre, ou même exister côte à côte dans la même armée. Ce fait étant connu, on peut facilement comprendre les caractères confus et variés qui ont été accordés à l'ophthalmie appelée militaire, au double point de vue de la gravité et de la contagion.

La contagion est la cause la plus fréquente, car le pouvoir contagieux de l'écoulement est souvent très-considérable ; cela varie pourtant suivant la gravité et la période de la maladie. Piringer (1) a fait un grand nombre d'expériences intéressantes pour juger le pouvoir contagieux de l'écoulement ; il a trouvé que pendant la période la moins avancée et aussi dans les cas chroniques, en un mot quand l'écoulement est clair, aqueux et transparent, il est à peine contagieux. Mais il le devient un peu lorsque, quoique encore aqueux, il prend un caractère muco-purulent ; en ce cas il donne lieu généralement à une forme bénigne de la maladie. La puissance de contagion s'accroît en proportion de l'intensité de la maladie et de la nature purulente de l'écoulement. Suivant le même auteur, l'écoulement d'une ophthalmie purulente grave, appliqué à une conjonctive saine, peut reproduire la maladie dans une période de six à douze heures; l'écoulement d'un cas modérément grave la reproduit dans une période de douze à trente-six heures; celui d'un cas bénin, dans une période de soixante à soixante-dix heures, et celui d'une ophthalmie chronique dans une période de soixante-douze à quatre-vingt-seize heures. Il est de la plus grande importance pratique de se rappeler que l'écoulement d'une ophthalmie de forme purulente ne reproduit pas toujours la forme purulente, mais peut donner lieu à une conjonctivite granuleuse catarrhale ou même diphthéritique ; de même que l'écoulement de la diphthérite catarrhale et celui de l'ophthalmie granuleuse aiguë peuvent produire l'ophthalmie purulente. La forme spéciale de conjonctivite qui se développe est décidée par les causes atmosphériques locales, constitutionnelles et aussi par l'âge du malade. Ainsi de Graefe dit qu'à Berlin (2) la matière contagieuse de l'ophthalmie des nouveau-nés, appliquée aux yeux d'enfants de deux ou trois ans, produit généralement la conjonctivite diphthéritique, tandis que, appliquée à des adultes, elle donne lieu à l'ophthalmie purulente ou quelquefois à l'ophthalmie granuleuse.

Les yeux sains sont plus rapidement et plus gravement affectés par l'inoculation de la matière contagieuse que ceux qui sont atteints de la forme vasculaire, de cornéite, et plus spécialement de pannus. Des inoculations répétées diminuent le pouvoir contagieux de l'écoulement, de même que le mélange avec l'eau : le pouvoir contagieux est presque complétement perdu si on le délaye dans 100 parties d'eau. La gonorrhée et les écoulements du vagin peuvent aussi produire l'ophthalmie puru-

(1) Pringer, *Die Blennorrhœ in Menschenauge.* Grätz, 1849.
(2) *Deutsche Klinik*, 1864, p. 79.

lente. Il paraît certain que l'air est souvent conducteur de la contagion, surtout si plusieurs personnes malades d'ophthalmie purulente (forme grave) sont enfermées ensemble dans une salle petite et mal ventilée. De Graefe pense qu'en pareil cas, l'affection se propage en partie par les éléments constituants de l'écoulement répandu dans l'atmosphère et en partie par l'air expiré par les poumons ; l'écoulement passant dans le nez, en bas des passages lacrymaux. Le même fait se produit dans le catarrhe nasal ordinaire, dont la nature contagieuse dépend surtout de l'air expiré.

Le *pronostic* à porter en cas d'ophthalmie purulente dépend de la gravité et de la période de la maladie, et aussi du caractère dominant de l'épidémie si elle existe. Il peut être favorable si l'affection a une forme muco-purulente bénigne et si elle est due à des causes spontanées ; si elle a été produite par la contagion et que la matière inoculée ait été principalement muqueuse. En outre, si la rougeur et l'enflure des paupières sont légères ; si l'inflammation est surtout limitée à la conjonctive palpébrale, ou si elle s'étend à la conjonctive oculaire ; si le chémosis est séreux et mou, ni dur ni plastique ; si l'écoulement est clair et restreint, la cornée saine, le caractère de l'épidémie bénin sans aucune tendance à la forme de conjonctivite diphthéritique. Nous devons, d'autre part, être réservés dans notre pronostic et même portés à un jugement défavorable, si l'inflammation est très-intense, le chémosis dur et lardacé et assez considérable pour environner la cornée et la recouvrir ; s'il y a des ulcérations de la cornée, particulièrement si elles sont étendues, si elles ont apparu de bonne heure dans la maladie, et si l'inflammation montre un caractère diphthéritique.

Traitement. — Si l'attaque est grave, le malade sera renfermé dans une chambre obscure ou même dans son lit. La chambre doit être bien ventilée, et une quantité suffisante d'air frais doit y pénétrer, surtout si elle est occupée par plusieurs malades. Si c'est possible, on devra séparer ceux qui sont atteints de formes graves de ceux qui sont atteints de formes bénignes. Il est inutile de dire que dans les casernes, les pensions, etc., les individus bien portants doivent être séparés de ceux qui sont atteints d'ophthalmie. Il sera bon d'examiner leurs yeux chaque jour, afin de saisir les premiers symptômes de la maladie ; les malades et ceux qui les soignent doivent connaître le caractère contagieux de la maladie, qui continue aussi longtemps que l'écoulement reste opaque et muqueux. Un soin spécial doit être pris pour les éponges, les serviettes, l'eau, etc.; tout ce qui a été employé pour les malades ne doit pas être employé par les autres. Afin de se sauvegarder, les médecins du service et les gardes doivent porter des lunettes bleues recourbées, surtout pendant l'application des collyres ou en injectant les yeux, parce qu'alors un peu de la matière pourrait sauter dans leurs yeux. Si par accident un peu de l'écoulement s'introduit dans un œil bien portant, on fera tout de suite une injection d'eau tiède sous les paupières afin de l'enlever, et l'on versera une goutte de solution faible de nitrate d'argent (10 centigr. pour 30 gram. d'eau, ou de sulfate de zinc, sur la conjonctive). Si la maladie n'a atteint qu'un œil, l'autre doit être fermé hermétiquement et sans perdre de temps. Le bandage compresseur ordinaire ne suffirait pas en pareil cas, car l'écoulement pourrait passer à travers, surtout pendant la nuit, et passer par-dessus le nez jusque dans l'œil sain. La meilleure protection, en pareil cas, est la compresse suivante, recommandée par de Graefe. Un coussinet de charpie ou d'ouate est appliqué sur les paupières et recouvert par un emplâtre de diachylon fixé par du collodion, de manière à empêcher complétement l'arrivée de l'air; cette compresse devra être enlevée deux fois par jour et l'œil nettoyé et examiné avec soin. S'il y a de la rougeur, de l'enflure de la conjonctive ou un peu d'écoulement, on ne continuera pas le pansement, quoique dans certains cas la pression continuée ait paru arrêter l'attaque. Une goutte d'une solution faible de sulfate de zinc ou de nitrate d'argent sera tout de suite appliquée. Des compresses de glace ont été conseillées par Piringer, qui dit avoir arrêté ainsi les attaques.

En général, il y a peu de troubles constitutionnels, excepté quand la maladie est très-grave, et spécialement dans l'ophthalmie gonorrheuse, qui est souvent accompagnée de symptômes fébriles marqués. Si la langue est chargée et épaisse, un purgatif actif devra être administré et le ventre tenu libre. Si le malade est pléthorique, s'il a de la fièvre, on prescrira des rafraîchissants salins et un régime débilitant. Autrefois le traitement par les déplétions était poussé à l'excès et la vénésection employée si souvent, que j'ai lu la relation d'un cas dans lequel le malade fut saigné « aussi longtemps que le sang put couler du bras » (Wardrop). Maintenant ce traitement a été heureusement presque complétement abandonné, et la vénésection n'est pour ainsi dire plus employée. Nous trouvons souvent des malades affligés d'ophthalmie purulente qui sont faibles et cachectiques, chez lesquels un pareil traitement eût été aussi nuisible que peu approprié. Dans tous les cas semblables, les toniques surtout, la quinine et le fer avec peut-être un peu d'ammoniaque, devront être largement administrés; les malades devront avoir à la fois un régime nourrissant et léger avec de la viande une ou deux fois par jour, et, si c'est nécessaire, une quantité modérée de stimulant. Pour cela nous devons être guidés par des considérations individuelles; s'il y a de l'insomnie et de l'agitation, on devra administrer un narcotique le soir, car c'est un grand bienfait que le repos d'une bonne nuit.

On doit porter surtout son attention sur le traitement local; l'œil doit

être fréquemment débarrassé de l'écoulement, les paupières étant ouvertes, un petit jet d'eau tiède ou d'eau mélangée de lait doit être versé
doucement sur elles, jusqu'à ce que l'écoulement soit complétement enlevé. Le meilleur est d'employer pour cela une petite seringue dont l'extrémité est doucement introduite entre les paupières. On doit tenir cette
seringue avec beaucoup de délicatesse et de soin, autrement cela pourrait irriter et meurtrir l'œil et peut-être même frotter contre la cornée.
La garde doit bien prendre garde à ce qu'aucune goutte de ce fluide ne
vienne dans ses yeux. Dans les cas graves, on doit nettoyer l'œil ainsi
toutes les heures ou toutes les deux heures; dans les cas bénins, il sera
suffisant de le faire trois ou quatre fois par jour. Une lotion de bichlorure
de mercure peut être employée au lieu d'eau chaude pour nettoyer l'œil.
Les croûtes qui se forment sur les cils devront être détrempées avec de
l'eau chaude et doucement enlevées, de manière à ne pas excorier les
paupières. On appliquera, matin et soir, un peu de cérat sur les bords
des paupières, afin de les empêcher de se coller. Si elles deviennent douloureuses, on remplacera le cérat par de l'onguent citrin. Si la température des paupières n'est que modérément accrue, on emploiera des
compresses froides une heure ou deux après l'application des caustiques,
et l'on aidera ainsi à l'action astringente du caustique sur les vaisseaux
sanguins, en même temps qu'on modérera ainsi la réaction qu'il produit. Mais si l'attaque est très-grave et que les paupières soient rouges,
enflées et chaudes, l'usage temporaire de l'eau froide ne suffit plus, et il
faudra avoir recours à une application constante de compresses glacées.
Des bourdonnets de charpie légèrement humides, et assez grands pour
recouvrir les deux paupières, seront placés sur un bloc de glace jusqu'à
ce qu'ils soient devenus complétement froids. On les applique alors sur
les paupières, en ayant soin de les changer aussitôt qu'ils acquièrent
la moindre chaleur. On doit avoir plusieurs de ces bourdonnets sur la
glace, afin qu'il y en ait toujours un de prêt à placer; si la température
des paupières est très-élevée, il faudra les changer toutes les trois ou
quatre minutes. Il est absolument nécessaire, par conséquent, d'avoir
une garde pour chaque malade, ou au moins pour deux. Si l'on n'est pas
très-attentif dans l'application des compresses de glace, il vaut mieux
s'en abstenir, car leur usage peut être plus nuisible qu'utile. On peut
alors employer avec succès le pansement à l'eau froide ou la lotion de
Goulard. Quand les paupières deviennent plus fraîches et moins rouges,
le malade commence à trouver l'extrême froid désagréable; alors on
peut substituer la lotion de Goulard aux compresses glacées ; il peut même
devenir nécessaire d'arriver à l'usage des fomentations chaudes. On peut
aussi se servir d'un petit jet d'eau qui coule constamment sur les paupières à l'aide d'un petit siphon uni à un réservoir placé à la tête du lit.

La déplétion locale est souvent très-avantageuse s'il y a de la névralgie ciliaire accompagnée d'une grande enflure, de rougeur et d'une grande chaleur des paupières ; et si ces symptômes ne cèdent pas rapidement à l'application des compresses froides, on se trouve bien d'appliquer des sangsues. La meilleure place pour cela est la tempe, à un pouce environ du canthus externe ; car, si elles sont placées tout près des paupières, elles produisent souvent un œdème considérable qui peut s'étendre jusqu'à la joue ; leur nombre peut varier de quatre à huit suivant les cas. On les mettra deux par deux afin que l'effet puisse être prolongé, et l'on devra faciliter la perte du sang par des fomentations chaudes.

Si les paupières sont très-enflées, très-tendues et pressent beaucoup sur le globe de l'œil, et surtout si la cornée commence à devenir malade, la commissure externe des paupières devra être divisée : cette opération a pour résultat non-seulement de mitiger la pression douloureuse des paupières sur la cornée et sur le globe de l'œil, mais aussi de permettre aux vaisseaux qui sont divisés de saigner librement, ce qui soulage beaucoup la circulation des portions externes de l'œil. L'incision doit être faite à travers la peau et les fibres de l'orbiculaire, mais non pas à travers la membrane muqueuse, sans cela on pourrait produire un ectropion.

Il nous reste maintenant à considérer la partie la plus importante du traitement, c'est-à-dire l'application topique des astringents et des caustiques. Au début de la maladie, quand l'écoulement est encore modéré, on doit faire attention à ne pas employer un caustique trop fort, surtout si les paupières sont dures et que la conjonctive et les papilles ne soient pas très-enflées, car il pourrait alors y avoir une tendance à la conjonctivite diphthéritique, qu'on aggraverait beaucoup par la libre cautérisation. Aussitôt que l'écoulement est devenu plus abondant et qu'on a vu paraître les symptômes de la véritable ophthalmie purulente, les astringents peuvent être plus énergiquement employés. Le choix du médicament et son mode d'application dépendront des circonstances. Si le traitement s'adresse à des malades hors de l'hôpital et qu'on les voie seulement tous les deux ou trois jours, il sera à propos de leur indiquer un remède qui puisse être facilement et efficacement appliqué par quelque personne de service. En pareille circonstance, je donne la préférence à l'injection de zinc et d'alun que l'on emploie en général à l'hôpital ophthalmique de Moorfield, à Londres. La force de cette injection et le nombre d'applications varient suivant la gravité de la maladie : je prescris généralement une solution de 10 centigrammes de sulfate de zinc et de 20 à 30 centigrammes d'alun pour 30 grammes d'eau distillée. On injecte ce liquide entre les paupières avec une seringue de verre toutes les quinze ou trente minutes pendant la journée, et toutes les deux heures pendant la nuit. A mesure que le mieux se produit, on emploie moins fréquemment ce remède. Tous les deux ou trois jours, le chirurgien appliquera une ou deux gouttes d'une forte solution de nitrate d'argent (50 centigr. pour 30 grammes d'eau) à l'intérieur des paupières : on peut encore les introduire sur la conjonctive, à l'aide d'un pinceau de poils de chameau ; dans l'intervalle, les injections seront continuées. On injectera de l'eau tiède toutes les demi-heures afin d'enlever l'écoulement.

On se trouverait très-bien d'une solution de nitrate d'argent (50 centigr. pour 30 grammes d'eau si le cas est grave), qu'on versera goutte à goutte dans l'œil toutes les cinq ou six heures avec un tuyau de plume ou avec un pinceau de poils de chameau. Les gouttes sont beaucoup plus difficiles à faire entrer que l'injection, et il vaut toujours mieux, si c'est possible, que le chirurgien s'en charge lui-même. Mon ami M. Moos a soigné avec beaucoup de succès, à l'hôpital de Moorfield, les malades du dehors affectés d'ophthalmies purulentes ou gonorrhéiques très-graves. Le traitement qu'il a employé lui avait été, je crois, suggéré par le professeur Donders. Les paupières étant bien retournées, il appliquait une fois par jour, avec un pinceau de poils de chameau, une très-forte solution de nitrate d'argent sur la conjonctive ($1^{gr},50$ pour 30 grammes). Dans l'intervalle, le malade devait faire, toutes les heures ou toutes les demi-heures, une injection avec de l'alun. Il prenait en même temps à l'intérieur du fer ou du quinine.

Mais si le malade est à l'hôpital, ou peut être visité fréquemment par le chirurgien, il est préférable d'appliquer le nitrate d'argent en substance, parce qu'on peut, de cette façon, régulariser et limiter ses effets, et empêcher son contact avec la cornée ou la conjonctive oculaire. Ce résultat est impossible à obtenir avec la solution. Seulement, comme cette dernière est facilement décomposée, si l'écoulement est considérable, ces effets sont ainsi atténués. Il est absolument nécessaire, pour l'application du nitrate d'argent, que ce soit le chirurgien ou un assistant habile qui se charge de ce soin, qu'il est impossible de laisser à une garde. Nous devons à de Graefe (1) l'explication scientifique de l'action du nitrate d'argent dans l'ophthalmie purulente et des conseils très-clairs et très-exacts sur la manière de l'appliquer. Pendant un séjour prolongé que j'ai fait à Berlin, j'ai vu de Graefe l'employer avec succès dans beaucoup de cas d'ophthalmie purulente.

Le nitrate d'argent pur est trop fort pour être appliqué en substance à la conjonctive ; son action escharotique est trop forte. Il produit une eschare épaisse qui s'enlève difficilement, et comme la partie superficielle de la conjonctive se détruit facilement, des cicatrices profondes pour-

______

(1) De Graefe, *On diphtheritic Conjunctivitis* (*A. f. O.*, vol. I).

raient se produire. On doit donc l'affaiblir en le mélangeant avec une moitié ou deux tiers de nitrate de potasse.

Voici comment l'application doit être faite : On retourne avec soin les paupières, de façon à voir facilement le pli rétro-tarsal; les plis de la conjonctive de la paupière supérieure et inférieure doivent couvrir la cornée, de façon à la protéger contre l'action du caustique. Le crayon de nitrate d'argent mitigé est alors légèrement passé sur chaque portion de la surface de la conjonctive palpébrale, surtout dans la région rétro-tarsale. Une solution d'eau salée est ensuite appliquée avec un gros pin-ceau de poils de chameau, afin de neutraliser le nitrate d'argent. Les fragments caséeux de chlorure d'argent qui se forment seront lavés avec de l'eau froide propre avant de replacer les paupières. On peut très-faci-lement régler l'action du caustique. Si l'on ne désire qu'un effet léger, le crayon ne sera passé qu'une ou deux fois très-légèrement sur la conjonc-tive; si l'on désire une action plus considérable, on emploiera ce crayon avec plus de force et de liberté. La neutralisation à l'aide de l'eau salée ne doit pas se faire immédiatement après l'application du caustique, ex-cepté dans les cas où l'on ne désire produire qu'un effet très-léger. Cependant, quel que soit le résultat qu'on désire, on ne doit pas attendre plus de dix à quinze secondes.

En règle générale, le caustique ne doit pas être appliqué à la conjonc-tive oculaire, car, comme elle n'est que secondairement affectée, son en-flure et son inflammation diminuent à mesure que les conditions de la conjonctive palpébrale deviennent meilleures. Cependant on peut être forcé d'agir autrement si le chémosis est assez considérable pour s'avan-cer entre les paupières et ne cède pas aux incisions. Mais en pareil cas on devra toucher très-légèrement çà et là, et l'eau salée devra être im-médiatement appliquée.

Si l'enflure de la conjonctive est très-considérable, il faudra la scari-fier largement avec un scalpel ou avec le scarificateur de Desmarres, tout de suite après la neutralisation du caustique. On aidera à l'écoule-ment du sang par l'application d'éponges chaudes et en pressant légère-ment les paupières entre les doigts; les incisions des papilles devront être très-superficielles, autrement il resterait des cicatrices profondes. On ne doit jamais scarifier les paupières avant l'application du nitrate d'ar-gent, car ce dernier agirait trop fortement sur la conjonctive incisée. Si le chémosis est considérable, des incisions s'irradiant vers la cornée de-vront être pratiquées, soit avec un scalpel, soit avec une paire de ciseaux; on peut aussi enlever avec des ciseaux un petit pli de la conjonctive près du bord extérieur de la cornée. Des compresses de glace seront appli-quées tout de suite après la cautérisation, pour diminuer la réaction inflammatoire et aider à la contraction des vaisseaux sanguins.

Si nous surveillons l'œil après la cautérisation, nous verrons qu'il devient très-chaud et très-douloureux, que cet état pénible est accompagné d'un accroissement dans l'écoulement muqueux et dans le larmoiement. Les eschares formées sur la conjonctive palpébrale deviennent, après trente ou soixante minutes, semblables à de petits flocons enroulés d'un blanc jaune; celles de la conjonctive oculaire restent en quelque sorte plus allongées. Les symptômes inflammatoires diminuent bientôt, la conjonctive devient moins enflammée, le larmoiement et l'écoulement purulent diminuent, et l'on arrive à la période de rémission, pendant laquelle l'épithélium est régénéré. Après cette période, la condition première qui existait avant l'application du caustique semble réapparaître. La conjonctive devient plus rouge et plus enflée, l'écoulement s'accroît, les symptômes inflammatoires s'exaspèrent. C'est alors qu'il est très-important de renouveler la cautérisation pour arrêter cette troisième période avant qu'elle soit arrivée à son intensité première. De cette façon on peut arriver par degrés à prolonger la période de rémission et à diminuer l'intensité de la période inflammatoire. Il suffit généralement d'appliquer le crayon une fois par vingt-quatre heures; dans quelques cas plus graves, il peut être nécessaire de le faire plus fréquemment; mais on ne doit jamais y avoir recours avant que l'écoulement purulent se soit établi de nouveau.

De Graefe a prouvé que l'effet du nitrate d'argent (quoiqu'il augmente momentanément la congestion) est surtout de contracter les vaisseaux sanguins et d'accélérer la circulation retardée dans l'ophthalmie purulente, en même temps que la conjonctive est vasculaire et congestionnée, et que ses vaisseaux sont dilatés. En outre, l'infiltration séreuse de la conjonctive est considérablement tempérée par l'effusion séreuse qui suit la cautérisation. C'est là la période de rémission pendant laquelle la couche épithéliale de la conjonctive est régénérée.

Si la cornée s'obscurcit, on versera goutte à goutte une solution d'atropine (30 centigr. pour 30 grammes d'eau distillée) dans l'œil trois ou quatre fois par jour. Si le crayon est employé, on ne se servira pas de la solution ci-dessus avant le retour de la période de rémission; si le nitrate d'argent est employé en liquide, cette solution sera appliquée dans les intervalles et environ deux heures après la première.

S'il y a un ulcère profond de la cornée qui menace de la perforer, on peut tout de suite pratiquer la paracentèse en perçant le fond de l'ulcère et en laissant l'humeur aqueuse s'écouler doucement. L'ouverture de la cornée sera alors extrêmement petite, une partie de l'iris tombera sur elle, la lymphe viendra se collecter, et la pression intra-oculaire n'existant plus, l'ulcère commencera à se cicatriser au fond. La réaccumulation de l'humeur aqueuse suffit en général pour détacher de la cornée la portion de l'iris; si cependant une petite synéchie antérieure persistait, on ferait usage de gouttes d'atropine, afin de l'enlever si c'est possible. On sera peut-être dans la nécessité de répéter plusieurs fois la paracentèse si le fond de l'ulcère est boursouflé par l'humeur aqueuse. Par ces paracentèses répétées, on peut souvent limiter l'ulcère, et obtenir, en définitive, qu'il ne reste sur la cornée que peu ou point d'opacité. Mais si on laisse l'ulcère s'ouvrir de lui-même, l'ouverture sera beaucoup plus large, car le fond de l'ulcère s'étend avant que la cornée cède. L'humeur aqueuse s'échappera avec une force considérable et entraînera l'iris, et même peut-être la lentille, si la perforation est considérable dans l'ouverture de la cornée, et l'on peut avoir ainsi une synéchie antérieure ou même un prolapsus de l'iris. Si, dans ce dernier cas, le prolapsus ne cédait pas à l'action de l'atropine, il faudrait le piquer avec une aiguille fine, et permettre à l'humeur aqueuse distendue de s'échapper, ce qui causerait l'affaissement du prolapsus. On doit répéter cela plusieurs fois, jusqu'à ce que le prolapsus se rétrécisse et enfin disparaisse. Si cette terminaison ne se produit pas naturellement, on devra couper le prolapsus avec une paire de ciseaux, après qu'on l'aura percé. Si la lentille est tombée dans l'ouverture et qu'elle se présente au travers, elle doit être tout d'abord déplacée, en même temps peut-être qu'une petite partie de l'humeur vitrée. On fera ensuite une incision à la partie centrale de la cornée perforée, avec le couteau étroit à cataracte de de Graefe; si une partie de l'iris sort, elle sera tirée au dehors et coupée. La capsule sera lacérée largement avec l'épinglette, et la lentille sortira alors facilement si une légère pression est faite sur l'œil. En général, un peu d'humeur vitrée s'exsude, et les lèvres de l'incision deviennent adhérentes. Un bandage compresseur solide sera soigneusement appliqué, de façon à maintenir l'œil immobile et à presser en arrière l'humeur vitrée. Si celle-ci montre une tendance à se boursoufler à travers l'incision et à empêcher ainsi une cicatrisation solide, on devra la percer et en laisser un peu échapper, le bandage étant ensuite réappliqué. On peut ainsi sauver une partie suffisante de cornée claire pour permettre la conservation d'un degré suffisant de vision par la formation d'une pupille artificielle.

Si la maladie est devenue chronique, le nitrate d'argent devra être moins fréquemment employé et tout au moins alterné avec le sulfate de cuivre en substance. Un crayon de sulfate de cuivre passé légèrement sur la conjonctive palpébrale, surtout dans la région rétro-tarsale, une fois par jour, pourra le remplacer. On peut encore employer une solution de sulfate de cuivre (30 centigr. pour 30 gram.) versée goutte à goutte dans l'œil malade une ou deux fois par jour. Il ne faut pas oublier que les astringents doivent être changés de temps à autre, parce que la conjonctive s'y accoutume et qu'ils perdent leur puissance. On doit donc alterner

le sulfate de cuivre avec un collyre de sulfate, d'acétate, ou de chlorure
de zinc, d'alun, d'acétate de plomb ou de vin d'opium. On peut encore
appliquer sur la conjonctive de l'onguent au précipité rouge ou blanc. Si
les papilles sont très-enflées et qu'il y ait de petites proéminences semblables à des choux-fleurs, il faudra exciser ces excroissances avec des
ciseaux.

IV. — Ophthalmie gonorrhéique.

L'ophthalmie gonorrhéique est l'une des plus dangereuses et des plus
virulentes maladies des yeux; dans la plupart des cas, elle se présente
avec les symptômes d'une ophthalmie purulente grave, accompagnés
quelquefois par des troubles constitutionnels bien accusés.

Aussitôt après l'infection, le malade éprouve une sensation de picotement et de cuisson dans l'œil, comme si un petit grain de sable était venu
se loger derrière les paupières. L'œil devient rouge, aqueux, irritable, et
les bords des paupières sont quelquefois collés ensemble par un léger
écoulement d'un blanc grisâtre. Ces symptômes s'aggravent rapidement,
et la maladie prend bien vite les caractères d'une ophthalmie purulente
grave. Les paupières sont très-enflées, rouges, chaudes, œdématiées; la
conjonctive est vasculaire, enflée et villeuse; le chémosis est souvent considérable, enveloppant et recouvrant la cornée, et sortant à travers les
paupières. L'écoulement est épais et crémeux, et parfois si considérable,
qu'il suinte à travers les paupières, et, lorsqu'elles sont ouvertes, coule
sur la joue. Il y a toujours un grand danger pour la cornée, qui est souvent affectée d'une ulcération profonde et étendue ; cette ulcération amène
souvent très-vite la perforation. Les symptômes constitutionnels sont souvent graves ; les malades sont dans un grand état de faiblesse, leur santé
générale ayant été altérée peut-être par l'existence de la gonorrhée.

Quelquefois la maladie montre dès le début une tendance marquée au
caractère de la conjonctivite diphthéritique, ce qui la rend spécialement
dangereuse pour l'œil. En pareil cas, on voit la conjonctive, qui, au lieu
de l'apparence rouge, vasculaire et succulente, qu'elle a dans l'ophthalmie
purulente ordinaire, devient pâle, molle et infiltrée par une exsudation
fibrineuse. L'écoulement est aussi complétement différent : il est clair,
gris et aqueux. Il y a des cas d'ophthalmie gonorrhéique qui sont assez
violents pour détruire la cornée en l'espace de quelques heures : ce sont
ceux d'une forme diphthéritique, ou tout au moins d'un caractère mixte.
En Angleterre, cette forme est très-rare, et, parmi les cas nombreux
d'ophthalmie gonorrhéique que j'ai soignés ou observés, je n'ai jamais
rencontré que la forme purulente.

L'ophthalmie gonorrhéique est toujours le résultat de la contagion, et la doctrine de la métastase (qui a été autrefois si répandue) est presque insoutenable aujourd'hui. L'affection peut être produite à toutes les périodes de la maladie uréthrale ; mais cependant c'est la troisième semaine qui peut être désignée comme l'instant le plus dangereux, parce que c'est l'instant où l'écoulement est abondant, épais et pernicieux. J'ai vu cependant l'écoulement d'une blennorrhée donner lieu à une ophthalmie gonorrhéique grave et même destructive. Les médecins, malheureusement, négligent quelquefois de mettre leurs malades en garde contre le danger de la contagion de l'écoulement uréthral. J'ai rencontré plusieurs cas d'ophthalmie gonorrhéique destructive dans lesquels les malades n'avaient pas été avertis par leur médecin du caractère contagieux de l'écoulement.

L'ophthalmie gonorrhéique est beaucoup plus fréquente chez les hommes que chez les femmes, et l'œil droit est le plus souvent attaqué, la main droite étant celle qu'on emploie pour se laver, etc., et, par conséquent, étant plus capable que l'autre de porter à l'œil le virus.

Si l'on voit le malade tout de suite après l'inoculation, il faut immédiatement laver l'œil à fond avec de l'eau tiède additionnée d'une ou deux gouttes d'une solution faible de nitrate d'argent (10 centigr. pour 30 grammes), et recommencer ce lavage après un intervalle de quelques heures. Des compresses de glace peuvent aussi être employées ; l'autre œil doit être tout de suite protégé contre la contagion par un bandage hermétique. Le traitement est le même que pour l'ophthalmie purulente ; la santé générale du malade sera soutenue par des toniques et un régime fortifiant. Mais si la maladie a des tendances vers la forme diphthéritique, on doit rejeter l'usage des astringents (surtout du nitrate d'argent), et la maladie doit être traitée par les mêmes principes que dans la conjonctivite diphthéritique : compresses de glace, sangsues, et parfois emploi du mercure.

V. — Ophthalmie des nouveau-nés.

Pour parler exactement, on doit dire que cette ophthalmie n'est pas une forme spéciale, car elle a les caractères, soit de l'ophthalmie purulente, soit de l'ophthalmie catarrhale. Quelques remarques spéciales doivent pourtant être faites sur le traitement à suivre. L'inflammation paraît généralement d'abord sur un œil, l'autre ne devenant malade que quelques jours plus tard, et si l'on n'a pas pris de mesures préventives. Les symptômes de la maladie varient depuis ceux d'une conjonctivite catarrhale bénigne jusqu'à ceux d'une ophthalmie purulente grave. A cause du relâchement des tissus, il y a une grande infiltration séreuse et de l'enflure des paupières, même dans les cas les plus bénins. Les papilles de la conjonctive deviennent aussi enflées et proéminentes, et il y a souvent une grande tendance à l'ectropion.

Il a été dit par plusieurs auteurs que la cornée est plus fréquemment intéressée chez les enfants que chez les adultes; mais cette opinion ne paraît pas fondée, quoique la suppuration de la cornée ne soit que trop fréquente par suite de la faiblesse et des mauvaises conditions dans lesquelles se trouvent la plupart des enfants victimes de la négligence des nourrices : cette négligence se rencontre surtout chez les nourrices qui prennent des nourrissons dans les hôpitaux.

La contagion est une cause très-fréquente de la maladie. L'infection vient souvent d'un écoulement leucorrhéique ou peut-être gonorrhéique pendant le passage de l'enfant à travers le vagin. Mais on doit toujours se rappeler que les autres écoulements du vagin, aussi bien que l'écoulement gonorrhéique, peuvent produire cette ophthalmie. La maladie peut être aussi causée par le manque de soin des nourrices, qui essuient ou lavent les yeux de l'enfant avec une serviette ou une éponge salie par un écoulement vaginal. Souvent aussi l'ophthalmie n'est pas due à la contagion, et alors elle est causée par l'effet irritant d'une lumière brillante ou d'un vent froid auquel l'enfant est soudainement exposé, ou par un manque de propreté dans le lavage des yeux. Ceci est prouvé lorsque, par exemple, la maladie n'apparaît que plusieurs semaines après la naissance. Si elle était due à la contagion, il n'en serait pas ainsi, car on a vu par l'inoculation que la période d'incubation varie de douze à soixante-dix heures.

La marche de l'ophthalmie des nouveau-nés est généralement moins intense que celle de l'ophthalmie purulente (due à la contagion) chez les adultes.

Quoique la conjonctivite diphthéritique pure ne se rencontre jamais chez les enfants nouveau-nés, nous rencontrons cependant quelquefois des formes mixtes, dans lesquelles, pendant les premiers stades, l'ophthalmie purulente montre une tendance plus ou moins marquée vers la forme diphthéritique. Les paupières ne sont pas molles et flasques (pâteuses), mais dures et leur température est élevée. La surface de la conjonctive est d'un gris jaunâtre pâle, les papilles sont peu enflées, et l'écoulement, au lieu d'être épais et crémeux, est clair, fibrineux et presque floconneux, de sorte qu'il adhère à la conjonctive et qu'il faut l'enlever avec une pince, ce qui laisse à découvert une surface rouge et succulente. Ces symptômes particuliers sont dus à la stase des vaisseaux sanguins, et la masse fibrineuse ne pénètre pas dans la substance de la conjonctive comme dans la forme diphthéritique.

Le pronostic se base sur la gravité de l'attaque, sur l'état de la cornée, et, s'il y a une épidémie, sur la nature générale de cette épidémie.

Traitement. — Le premier traitement est préventif. Tout de suite après la naissance, il faut laver les yeux avec de l'eau chaude et répéter souvent ce lavage. Les éponges, les serviettes, etc., doivent être très-propres et servir seulement à cet usage. Les mains de la nourrice et de la mère (surtout si elle souffre d'un écoulement vaginal) doivent être soigneusement lavées avant de toucher aux yeux de l'enfant. Si c'est dans un asile que la maladie se déclare, les enfants qui en sont atteints doivent être séparés des autres et avoir des gardes spéciales. En outre, ils ne doivent pas être réunis ensemble dans de petites salles mal ventilées, mais avoir suffisamment d'air frais.

Si les yeux sont rouges et irritables, s'il y a un écoulement dans les coins ou sur les cils, un faible collyre de sulfate de zinc (5 à 16 centigr. pour 30 grammes) sera employé deux ou trois fois par jour, et les yeux fréquemment nettoyés. Mais si l'écoulement est épais, crémeux et considérable, il faudra avoir recours à des astringents plus puissants. Pour les malades hors de l'hôpital, que l'on peut voir seulement deux ou trois fois par semaine, le meilleur remède est l'injection avec le collyre d'alun et de zinc :

℞ Sulfure de zinc.................	10 centigrammes.
Alun........................	20 centigrammes.
Eau distillée	30 grammes.

Un peu de ce collyre sera injecté avec une seringue de verre entre les paupières, tous les quarts d'heure ou toutes les demi-heures pendant le jour, et toutes les trois ou quatre heures pendant la nuit. La fréquence de l'injection doit être en rapport avec la gravité de la maladie. Les yeux devront être nettoyés avant l'emploi du collyre par une injection d'eau tiède, pratiquée entre les paupières, afin d'enlever l'écoulement. Si l'on peut voir le malade chaque jour, ou même plus souvent, le nitrate d'argent mitigé, en substance, pourra être employé avec avantage, car on règle et on localise ses effets mieux que ceux des injections ou du collyre. Les bords des paupières devront être enduits matin et soir d'un peu de cérat ou d'onguent citrin, si elles sont excoriées; pour les cas plus graves, d'autres remèdes locaux sont indiqués, sangsues, scarifications, compresses froides, etc. Mais malheureusement, il sera très-difficile de les employer utilement, excepté dans un hôpital spécial ou dans la pratique privée. Les gardes ou les parents sont souvent si peu soigneux dans l'application des compresses froides, qu'elles font plus de mal que de bien.

S'il y a une tendance à la stase dans la circulation de la conjonctive et à la formation des membranes nommées ci-dessus, les astringents devront être employés avec beaucoup de précaution, et leur effet surveillé de près. Si le nitrate d'argent mitigé est employé en substance, on doit en user peu, le neutraliser tout de suite par de l'eau salée, et faire suivre la cautérisation de larges scarifications et d'applications de compresses froides sur les paupières. Wecker recommande en outre d'administrer de petites doses de calomel pendant que dure cet état de cyanose de la conjonctive. Les affections de la cornée doivent être traitées de la même manière que dans l'ophthalmie purulente; la santé de la mère ou de la nourrice doit être aussi surveillée. Si l'enfant est faible et que l'ophthalmie ait une tendance à devenir chronique, et que la mère soit souffrante, on doit prescrire des toniques et un régime fortifiant.

VI. — Conjonctivite diphthéritique.

Cette maladie, extrêmement dangereuse, est heureusement très-rare en Angleterre; je n'ai jamais rencontré encore un cas de vraie conjonctivite diphthéritique, mais pendant mon séjour à Berlin j'ai pu en voir plusieurs cas dans la clinique de de Graefe. Cette maladie est fréquente à Berlin et a souvent un caractère grave et épidémique.

Le premier symptôme est une enflure rapide et considérable des paupières, qui sont à la fois dures, fermes, très-chaudes et extrêmement sensibles, de sorte que le malade frémit à la seule idée de les voir toucher. L'enflure et la dureté des paupières deviennent bientôt si grandes, qu'elles peuvent à peine être ouvertes et qu'il est impossible de les retourner ; tandis que dans l'ophthalmie purulente, nous avons vu que, quoique très-enflées, les paupières sont molles, flasques, insensibles au toucher, que leur température est peu élevée et qu'on peut facilement les retourner.

La conjonctive est d'abord quelque peu rouge, mais elle prend bientôt une teinte jaune, grisâtre, surtout au pli rétro-tarsal; elle n'est pas molle, rouge, succulente et villeuse, comme dans l'ophthalmie purulente, mais épaisse, unie et un peu luisante. La teinte gris-jaunâtre est due surtout à l'infiltration gélatino-fibrineuse de la substance de la conjonctive qui comprime les vaisseaux sanguins et produit un retard considérable, ou même un arrêt dans la circulation. Ces nombreux épanchements sanguins sont visibles sur la conjonctive. Le chémosis est pâle et jaune, et l'infiltration n'est pas séreuse et transparente, mais solide et fibrineuse; elle presse sur les vaisseaux sanguins, les rétrécit, et de là le grand danger de voir la cornée attaquée par la maladie. Quand les paupières sont ouvertes, il s'en échappe un flux de larmes brûlantes mélangées peut-être de quelques parcelles de fibrine jaune, mais complétement différente de l'écoulement épais et crémeux de l'ophthalmie purulente.

Même une scarification profonde de la conjonctive ne peut produire un écoulement sanguin considérable, car le liquide qu'on obtient est clair, peu abondant et d'un jaune rougeâtre ; parfois même l'incision ne donne lieu à aucun écoulement.

L'écoulement de la surface de la conjonctive a souvent la forme de petits morceaux réticulés, minces, jaunâtres et de grandeur variée. Dans plusieurs cas, on voit se former des membranes épaisses qui sont si adhérentes, qu'elles peuvent être enlevées par grands morceaux qui forment comme de petits moules sur les paupières et à la surface du globe de l'œil. Si on les enlève de force, il y a parfois un écoulement de sang considérable, mais on ne trouve pas, comme dans l'ophthalmie purulente, la conjonctive dénudée, rouge, succulente et villeuse ; mais on rencontre une autre couche d'infiltration fibrineuse gris jaunâtre. En réalité, cette dernière couche n'est pas seulement déposée à la surface de la conjonctive, mais elle s'étend plus ou moins profondément dans le stroma.

La maladie n'est pas toujours accompagnée de symptômes inflammatoires aussi graves, mais elle peut suivre un cours moins dangereux et plus bénin. Elle peut se développer comme affection primitive, ou être consécutive à une ophthalmie purulente qui a pris le caractère diphthéritique.

Dans la forme primitive, l'affection débute généralement avec beaucoup de violence. Elle montre en deux ou trois jours tous les symptômes caractéristiques, et peut même, pendant cette courte période, atteindre son summun d'acuité. Arrivée là, elle peut rester stationnaire pendant quelques jours, et passer graduellement à la seconde période ou période *blennorrhagique*, qui est caractérisée par les symptômes suivants : La dureté des paupières diminue et elles deviennent molles et flasques, de façon qu'on puisse facilement les retourner sans causer de douleur. La surface de la conjonctive prend un aspect plus vasculaire et succulent ; çà et là de petits débris d'exsudation fibrineuse se détachent de la conjonctive, qui saigne plus ou moins librement. Les infiltrations situées profondément diminuent par degrés, et cette diminution est accompagnée par une diminution correspondante de la dureté et de la rudesse de la conjonctive, qui paraît alors vasculaire, succulente, villeuse, en même temps que l'écoulement devient abondant, épais et crémeux. En réalité, arrivée à ce point, la maladie a tous les caractères de l'ophthalmie purulente, avec cette seule différence qu'il y a une grande tendance à la formation de cicatrices et au rétrécissement de la conjonctive. Parfois il y a une rémission après la période purulente, et les symptômes diphthéritiques apparaissent de nouveau avec plus ou moins d'acuité. Ces retours peuvent se présenter plusieurs fois dans le cours de la maladie. C'est, en général, ce qui arrive quand les astringents ont été employés trop tôt ou d'une façon trop énergique.

La conjonctivite diphthéritique est une maladie beaucoup plus dangereuse que l'ophthalmie purulente, à cause de la fréquence et de la gravité
des complications du côté de la cornée. Une ulcération ou une suppuration étendue de la cornée n'est que trop fréquente dans cette affection.
La conjonctive dense, rude, infiltrée, presse sur la cornée et sur les vaisseaux sanguins, qui la nourrissent de telle sorte que la nutrition de la
cornée est profondément altérée et que la suppuration peut ne pas tarder
à s'établir. Si la cornée est au moment d'être compromise, on voit que
son éclat est légèrement diminué, sa surface légèrement nuageuse et sa
couche épithéliale en quelque sorte enlevée. Il se développe aussi une
infiltration jaune qui devient très-vite un ulcère; cet ulcère gagne rapidement en profondeur et en circonférence jusqu'à ce qu'il ait envahi une
grande quantité de la cornée. Parfois même l'ulcère s'étend jusqu'à la
membrane de Descemet; la base de l'ulcère devient en quelque sorte plus
transparente et est boursouflée en avant par l'humeur aqueuse. La vue du
malade est temporairement meilleure, et il est soutenu par le vain espoir
que son œil est sain; mais malheureusement la perforation arrive généralement vite. Si la maladie est très-grave et que la cornée ait été intéressée dès le début, la cornée tout entière peut suppurer, se rompre et
l'œil peut se vider, ou au moins une quantité considérable des organes
peut s'échapper. La perforation est bientôt arrêtée par une exsudation
glutineuse qui vient coller sur la cornée les bords de la partie prolapsée
de l'iris. Si la cornée devient malade très-vite après le commencement
de la maladie, le danger est plus grand, et au contraire les ulcères qui se
produisent à une période plus avancée gagnent moins rapidement et
montrent une grande tendance à se limiter. Nous trouvons aussi, comme
dans l'ophthalmie purulente, que les yeux dans lesquels il existe des
ulcères vasculaires de la cornée ou un pannus vasculaire, sont moins
exposés parce que la nutrition de la cornée peut se continuer par les
vaisseaux sanguins qui se trouvent à sa surface, et qu'ainsi le danger de
la suppuration est amoindri.

Le pronostic est très-grave si la maladie est intense, si le caractère
de l'épidémie (si elle existe) est pernicieux et si le malade est adulte. Il
devient plus favorable chez les enfants vers la fin de l'épidémie; et surtout si le premier stade de la maladie n'est pas trop grave.

En portant notre pronostic, nous devons surtout être guidés par la
gravité des symptômes inflammatoires, la quantité de l'exsudation fibrineuse, l'enflure et la rudesse des paupières et du chémosis, et surtout par
l'état de la cornée. Si cette dernière devient malade très-vite après que la
maladie s'est déclarée (entre vingt-quatre et trente-six heures), ou pendant la première période, avant que la vascularisation se soit établie,
on peut regarder l'œil comme perdu. Si la cornée n'est pas encore atta-

quée jusqu'à ce que la seconde période (ophthalmie purulente) soit établie, le pronostic est plus favorable ; mais, même dans ce cas, nous devons nous rappeler qu'il peut y avoir une rechute qui mette de nouveau l'œil en danger.

Les causes de la conjonctivite diphthéritique sont les mêmes que celles qui peuvent produire les autres inflammations de la conjonctive, mais on doit accorder que de certaines particularités constitutionnelles déter-minent souvent les caractères de la maladie. Les causes telles que le froid, le courant d'air, l'inoculation, etc., produiront dans un cas l'ophthalmie purulente et granuleuse, et dans l'autre l'ophthalmie diphthéritique ; et quoiqu'elle affecte généralement les deux yeux, on peut cependant sau-vegarder le second. Cette maladie est plus fréquente chez les personnes faibles et scrofuleuses et surtout chez les enfants entre deux et cinq ans, d'une constitution faible, délicate, ou affectés de syphilis héréditaire. Dans ce dernier cas, la maladie se trouve concurremment avec le croup ou la diphthérite. La contagion est aussi une cause très-fréquente, car l'écou-lement de la conjonctivite diphthéritique est extrêmement contagieux. Si on l'applique à une conjonctive saine, il se produit en général une conjonctivite diphthéritique, mais cela n'est pas nécessairement vrai. Quelquefois la maladie est épidémique ; c'est ce qui arrive surtout dans certaines parties de l'Allemagne et particulièrement à Berlin.

L'usage excessif et maladroit des caustiques dans le traitement de l'ophthalmie purulente (particulièrement celle des enfants) peut donner à cette maladie une forme diphthéritique.

Quant au *traitement*, il faut avouer qu'il a malheureusement très-peu d'influence pendant la première partie de la maladie.

Le premier soin du médecin doit être d'arracher le malade à toutes les influences pernicieuses qui pourraient entretenir ou aggraver la maladie, et tous ses efforts doivent tendre à en empêcher la marche ascendante.

Si les symptômes inflammatoires assument le type sthénique, il devient encore plus nécessaire de chercher à les diminuer ; si les paupières sont très-enflées, très-rouges, chaudes, roides et douloureuses, il faudra em-ployer presque sans interruption des compresses de glace que l'on chan-gera aussitôt qu'elles deviendront chaudes. Pendant la formation de la seconde période (vascularisation), il est inutile de les employer aussi fré-quemment, et, quand cette période est complétement établie, on ne doit plus s'en servir qu'après la cautérisation. Le froid agit en neutralisant la stase par la contraction des vaisseaux, et il agit comme un sédatif, en donnant quelques rémissions à la douleur. Cependant, si l'ulcération étendue de la cornée existe, on doit remplacer les compresses froides par des fomentations chaudes, afin de produire une accélération dans la vascularité de la conjonctive. Dernièrement quelques chirurgiens, entre autres Berlin (1) et Mooren (2), ont recommandé de substituer les fomentations chaudes aux compresses de glace, en prétendant que ce procédé amène plus rapidement la maladie à sa seconde période. Ainsi elles peuvent être avantageuses quand l'ulcération de la cornée a lieu pendant la première période et que l'ulcère ne montre pas de tendances à se limiter ou à se vasculariser ; car la tendance à la nécrose est aggravée d'une façon marquée par l'application du froid ou des caustiques. Mooren, qui employait toujours des compresses de glace, les a remplacées dans ces dernières années par des cataplasmes chauds aidés de dérivatifs internes. Mais il admet lui-même que la maladie n'a jamais eu à Dusseldorf la même intensité qu'à Berlin.

Les déplétions locales pourraient rendre service, mais malheureusement la maladie se développe si souvent chez des individus anémiques et cachectiques, qu'on peut très-rarement en faire usage. Chez les adultes surtout, si la maladie est due à la contagion et que le sujet soit fort et robuste, on se trouvera bien de mettre plusieurs sangsues à la tempe ou à l'angle supérieur du nez. On devra mettre trois ou quatre sangsues à la fois, et aussitôt qu'elles tombent, les remplacer par d'autres. Seulement il faut avoir soin de ne pas pousser ce remède trop loin, surtout chez les personnes faibles, car, en affaiblissant le malade, on accroît le danger de voir la cornée se gangrener. Dans quelques cas très-graves, trente ou quarante sangsues (Wecker), ou même un nombre plus considérable encore (de Graefe), ont été appliquées avant qu'aucune impression ait été produite sur la maladie.

La scarification sert peu ou point pendant la première période, car, ainsi que nous l'avons dit, on obtient une très-petite quantité de sang, et même parfois ce procédé peut être nuisible et ouvrir la porte à une infiltration fibrineuse considérable. Mais lorsque la seconde période est bien établie, quand la conjonctive est plus vasculaire et qu'il y a à l'intérieur un épanchement de sérum, la scarification est souvent utile. Les incisions doivent être plus profondes que dans l'ophthalmie purulente et l'écoulement du sang maintenu par la pression des paupières.

Afin de hâter la vascularisation et l'élimination de l'infiltration fibrineuse de la conjonctive, on doit placer le malade aussi vite que possible sous l'influence du mercure, afin que la salivation soit produite dans une période de trente à quarante heures. Le mercure peut être administré à l'intérieur, sous la forme de calomel et d'opium (2 à 5 centigr. toutes les deux ou trois heures), par doses qui varieront avec l'âge du malade (de 2 à 4 grammes d'onguent mercuriel qui sera employé trois fois par jour). Dans des cas très-

____

(1) *Kl. Monatsbl.*, 1864.
(2) *Ophthalmiatrichc Beobachtungen*, p. 70.

giaves, la rapidité avec laquelle l'infiltration fibrineuse se produit est si grande, que la cornée devient malade et que l'œil se perd avant que l'influence du mercure ait pu se répandre dans tout le système. En outre, l'usage de ce remède est souvent contre-indiqué par l'état faible et cachectique du malade.

Quand la maladie passe à la seconde période et prend de plus en plus les caractères de l'ophthalmie purulente, on doit commencer graduellement l'emploi du nitrate d'argent mitigé. Mais, au début, la cautérisation doit être employée avec beaucoup de soin et de discrétion, parce qu'il y a toujours à craindre une rechute si on l'employait tout de suite trop librement. Si les symptômes de stase réapparaissent, la cautérisation doit être immédiatement abandonnée jusqu'à ce qu'ils aient disparu et que la maladie ait repris son caractère purulent.

VII. — Ophthalmie granuleuse.

Il a déjà été dit que dans l'ophthalmie purulente et catarrhale, les papilles de la conjonctive sont souvent enflées, hypertrophiées, de manière à former des élevures plus ou moins proéminentes sur la conjonctive palpébrale. Elles apparaissent sous la forme de petites élevures d'un rouge brillant ou bleuâtre, veloutées, succulentes; elles n'ont pas de pédicules distincts, mais semblent passer par-dessus dans le tissu de la conjonctive. Elles sont rangées et limitées à cette partie de la conjonctive qui contient les papilles. Elles commencent à une ligne environ de l'extrémité libre des paupières, s'étendent légèrement derrière le bord tarsal; leurs côtés sont généralement aplatis à cause de la pression des papilles les unes contre les autres. Elles sont souvent très en relief vers les angles de l'œil, et prennent aussi des proportions considérables près du pli rétro-tarsal, où elles apparaissent comme de grandes excroissances ou verrues. Le nom de paupières granuleuses n'est que trop souvent donné à cet aspect hypertrophié des papilles, au lieu d'être réservé aux vraies granulations, qui sont des formations néo-plastiques et non pas des papilles enflées. A cet égard, la plus grande confusion règne encore, et cette confusion n'a pas seulement des inconvénients matériels pour le diagnostic, mais aussi des inconvénients réels pour le traitement de la maladie. Ce qui a beaucoup aidé à la confusion sur la nature réelle de l'ophthalmie granuleuse, c'est que les vraies granulations sont généralement accompagnées dans le cours de leur développement par une enflure et une hypertrophie considérable des papilles. Si ces dernières deviennent très-proéminentes, les granulations peuvent être cachées par elles. Stellwag de Carion donne le nom de *papillary trachoma or granulations* (1) à ces papilles hypertrophiées, et je ne vois aucun inconvénient à leur conserver ce nom, pourvu qu'on se rappelle qu'elles diffèrent à la fois, par leur nature et par leur mode de développement, des véritables granulations.

Avant de considérer l'ophthalmie granuleuse, je dois appeler l'attention sur un état vésiculaire particulier de la conjonctive qui sert souvent de prodrome à cette affection. Il est très-surprenant que cet état, qui a été décrit avec tant de soin par les écrivains du continent, surtout par Stromeyer, Bendz et Warlomont, ait passé presque inaperçu pour tant d'ophthalmographes anglais. Cependant nous devons à deux chirurgiens militaires anglais très-distingués (2) la connaissance de ces faits ; ils ont appelé sur ce sujet l'attention des médecins, et les ont mis à même de connaître un état de l'œil qui est très-important pour tous ceux qui ont la charge de la santé d'une grande réunion d'hommes, tels que soldats, malades d'hôpital, etc.

Cette condition vésiculaire de la conjonctive se reconnaît aux symptômes suivants : En retournant la paupière inférieure, on découvre sur elle de petits corps ronds et transparents, semblables à de petits grains de sagou ou à des vésicules herpétiques, qui sont situés immédiatement derrière l'épithélium. Ils apparaissent surtout d'abord sur la paupière inférieure et peuvent rester limités à cette région ; mais ils s'étendent généralement à la paupière supérieure, et j'ai vu quelques cas rares dans lesquels ils empiétaient sur une portion de la conjonctive oculaire. Les vésicules sont quelquefois isolées et peu nombreuses, étant jetées çà et là sur la conjonctive, surtout près de l'angle extérieur de l'œil. Dans d'autres cas, elles sont réunies sur la conjonctive palpébrale et sur le pli rétro-tarsal. On ne peut pas vider leur contenu en les piquant, et c'est en cela qu'elles diffèrent de celles de l'herpès et de l'excroissance séreuse de l'épithélium de la conjonctive, qui se rencontrent parfois dans l'ophthalmie catarrhale ; dans ce dernier cas, les vésicules sont plus grandes. Les vésicules sont formées par le stroma du tissu connectif, qui contient des cellules avec nucléoles, comme des corpuscules de lymphe avec un peu de fluide. Elles sont entourées par une couche délicate de tissu connectif condensé qui n'a pas de membrane extérieure, mais qui passe dans le tissu voisin, qui est moins condensé. Avec une aiguille fine, on peut souvent réussir à les enlever complétement. Elles paraissent être identiques dans leur structure avec les follicules des intestins, et quelquefois ces vésicules paraissent sans produire aucun changement dans la conjonctive ; cependant, en général,

(1) *Pracktische Augenheilkunde*, 3ᵉ édit., 1867, p. 404.

(2) Je renvoie le lecteur aux articles intéressants de *military ophthalmia* par le docteur Franck et par le docteur Marston. Le premier de ces articles a paru dans *Army medical Blue Book*, 1862, et le second dans *Archives of Medicine*, nᵒ 11, 1862, de Beale.

SOELBERG WELLS.   4

il y a un accroissement de la vascularité de cette membrane avec un peu d'enflure, surtout au pli rétro-tarsal. Les vaisseaux de la conjonctive sont très-apparents et souvent d'un rouge bleuâtre bronzé. Ils envoient de petits vaisseaux vers les vésicules, qui peuvent paraître arrangées comme de petits grains transparents ; mais cette condition hypérémique peut servir quelquefois à dissimuler la présence des vésicules, surtout si elles sont petites, peu nombreuses, et par conséquent peuvent passer inaperçues, surtout pour un observateur superficiel. Si la conjonctive est examinée à travers un verre grossissant, on les distinguera facilement.

Si l'hypérémie de la conjonctive est légère, ces vésicules peuvent exister pendant longtemps, des mois ou des années, sans produire une gêne sensible ou aucun symptôme inflammatoire. Le malade peut ignorer qu'il y a quelque chose d'anormal dans son œil, ou bien il peut éprouver une sensation légère de démangeaison ou de picotement ; les cils étant un peu collés ensemble tous les matins. Il peut y avoir aussi une tendance à l'irritation des yeux pendant qu'il lit ou écrit, surtout à la lumière artificielle. Quelquefois ces symptômes sont même tout à fait absents.

Cet état vésiculaire de la conjonctive est dû à l'agrandissement des follicules lymphatiques fermés de Krause, qui sont situés directement au-dessous de l'épithélium et qui ne sont pas apparents dans l'état normal de la conjonctive, mais qui deviennent enflés et agrandis quand cette membrane est dans un état d'irritation. Stromeyer(1) appelle spécialement l'attention sur ces granulations vésiculaires, mais il suppose qu'elles sont des produits pathologiques et n'existent pas dans une conjonctive saine. Cependant les recherches de Krause et du docteur Schmidt de Berlin ont prouvé qu'elles sont des organes physiologiques qui ne sont pas visibles à l'œil nu tant que la conjonctive est à l'état normal, mais qui sont capables de s'agrandir jusqu'au volume de grains de sagou, par suite de la prolifération de leur contenu, et plus particulièrement des éléments de tissu connectif, quand la conjonctive est dans un état d'irritation chronique.

Il reste une question très-importante qui n'a pas été jusqu'ici résolue d'une manière satisfaisante, c'est celle-ci : Les véritables granulations sont-elles formées des corps vésiculaires ou plutôt des follicules de Krause, ou sont-elles une formation néo-plastique distincte, due à la prolifération des éléments des cellules du tissu connectif de la conjonctive. La première opinion est acceptée par des observateurs éminents, tels que Bendz et Stromeyer ; mais un argument considérable contre cette opinion est fourni par ce fait que les véritables granulations se produisent quelquefois dans des situations où ces follicules manquent plus ou moins

____

(1) Stromeyer, *Maximen der Kriegsheilkunst,* 1861.

complétement, comme par exemple dans la conjonctive oculaire. Wecker soutient que les véritables granulations sont des formations néoplastiques voisines des tubercules et dues à une prolifération du contenu des cellules du tissu connectif. Il ajoute qu'elles sont formées par une masse de nucléoles réunis qui laissent entre eux peu ou pas de tissu connectif. Un peu plus tard, la quantité de tissu connectif augmente et forme une masse grumeleuse, gélatineuse et demi-transparente, qui contient une petite quantité de graisse. Les nucléoles diminuent comme nombre, et ils ne sont bientôt plus que répandus épars sur le tissu connectif. C'est un fait important que la transformation de cette masse gélatineuse à une période plus avancée en un tissu fibrillaire dense. Ce tissu a une grande tendance à se contracter, ce qui cause une destruction plus ou moins considérable du véritable tissu de la conjonctive. Il se forme un tissu cicatriciel dur, qui donne un aspect vergé et tendineux à la surface interne des paupières ; cette surface se raccourcit graduellement, le pli rétro-tarsal est presque oblitéré, les cartilages tarsaux s'attirent, et ainsi se forment le trichiasis et l'ectropion.

Je n'ai jamais eu occasion de suivre distinctement la transformation des vésicules en vraies granulations, car ces faits se rencontrent moins fréquemment dans la pratique civile que dans la pratique militaire. En outre, nous ne pouvons pas surveiller nos malades aussi constamment et d'aussi près. On les suit parfois pendant quelque temps avec des granulations vésiculaires, et ensuite on les perd de vue. On a la même difficulté pour déterminer si un cas donné de granulations aiguës ou chroniques a été précédé par un état vésiculaire des paupières ; car il a déjà été dit que ce dernier état peut exister pendant longtemps avant que le malade s'en aperçoive. La réponse à ces questions dépend beaucoup, je crois, des observations qui ont été faites par nos confrères de l'armée, qui ont plus d'occasions encore d'examiner constamment le développement de la maladie depuis la première période (vésiculaire) jusqu'à la dernière, et sur ce sujet leur expérience est de la plus haute importance.

Mais que nous acceptions ou que nous n'acceptions pas cette théorie que les granulations vésiculaires sont le premier symptôme de l'ophthalmie granuleuse et peuvent devenir de vraies granulations ; ce qui ne fait pas le moindre doute, c'est qu'on doit les regarder comme une cause prédisposante. Il est dès lors nécessaire de reconnaître leur existence aussitôt que possible, surtout quand un grand nombre de personnes sont réunies ensemble, comme dans les pensions, les ateliers et les casernes. Cet état vésiculaire de la conjonctive doit être surveillé avec le plus grand soin, car il se développe surtout chez des individus qui vivent dans une atmosphère viciée et dans de mauvaises conditions hygiéniques. Des mesures hygiéniques doivent être adoptées, et si cela est nécessaire, les malades soumis à un traitement. Car, si ces granulations vésiculaires étaient laissées à elles-mêmes, et que des yeux ainsi disposés soient soumis aux influences irritantes de l'atmosphère et à celles qui résultent des marches et des campements, l'exposition au vent, à la poussière, au courant d'air, du soleil éblouissant, une épidémie d'ophthalmie granuleuse se déclarerait très-probablement, et il est impossible de prévoir jusqu'où iraient ses ravages. Il est intéressant à noter que Stromeyer (1) a rencontré des granulations vésiculaires chez des animaux domestiques, surtout chez des cochons, et ce qui est curieux, c'est que ces maladies sont en proportion de la saleté dans laquelle se trouvent ces animaux. Ces observations se rapportent très-bien avec celles qui ont été faites sur les hommes par le même Stromeyer (2), qui a remarqué que les granulations vésiculaires se rencontrent surtout chez les individus peu soigneux qui ont des habitations renfermées, sales et mal ventilées.

Le docteur Marston, qui a eu beaucoup d'occasions d'étudier les phénomènes de l'ophthalmie granuleuse, est d'accord avec Stromeyer; il a trouvé (3) les granulations vasculaires beaucoup plus fréquentes parmi les classes les plus pauvres à Gozo, surtout quand les familles étaient nombreuses et vivaient pêle-mêle dans des cabanes renfermées avec des animaux domestiques. Quant à l'importance des granulations vésiculaires comme étant l'indice de la viciation de l'atmosphère, il dit : « Je suis si certain que la quantité des maladies vésiculaires des paupières est en raison directe des mauvais arrangements hygiéniques, que je considère la conjonctive palpébrale comme un étalon délicat et évident des conditions hygiéniques d'un régiment. »

Il est très-important, par conséquent, de découvrir les granulations vésiculaires le plus tôt possible, afin que les conditions hygiéniques du dortoir ou de la chambre du malade puissent être examinées avec soin. On devra placer les malades dans des chambres spacieuses, aérées, bien ventilées, et qui ne soient pas exposées à la lumière brillante du soleil. Des ordres précis doivent être donnés pour que la même eau, les mêmes serviettes et les mêmes éponges ne soient pas employées pour les autres; il est du reste préférable, même entre personnes bien portantes, que chacun se lave dans une eau différente. Le mieux est de séparer ceux qui sont atteints de granulations vésiculaires, car je crois que ces granulations sont contagieuses, surtout quand elles sont accompagnées d'enflure de la conjonctive et d'un peu d'écoulement muco-purulent. Les malades devront être tenus au grand air autant que possible, à la condition toutefois qu'ils ne seront pas exposés à la poussière, au vent ou à l'éclat du soleil.

(1) *Loc. cit.*, p. 201.
(2) Stromeyer, *Maximen der Kriegsheilkunst*, 1861.
(3) Stromeyer, *ibid.*, p. 49.

Leur régime doit être nourrissant et facile à digérer. S'ils sont faibles ou scrofuleux, on leur donnera du quinine, du fer, de l'huile de foie de morue, etc. S'il y a une légère conjonctivite avec un peu d'écoulement, où que de petites couches jaunes se forment sur la conjonctive, un collyre légèrement astringent

> ℞ Sulfate de zinc ou acétate de plomb... 5 à 20 centigrammes.
> Eau distillée...................... 30 grammes.

pourra être employé ; ou bien encore on touchera légèrement les paupières avec un crayon de sulfate de cuivre, ou mieux encore de *lapis divinus*. Il n'est pas très-avantageux de piquer les vésicules avec une aiguille. La douche oculaire ou le pulvérisateur est utile et agréable aux malades. J'ai souvent rencontré cet état vésiculaire des paupières parmi les personnes riches chez lesquelles la conjonctive était dans un état d'irritation causé par le froid ou une lumière trop brillante, etc., et où l'on ne pouvait découvrir aucun vice dans l'hygiène. En pareil cas, la maladie cédait vite à de légers astringents, à la douche oculaire et en ayant soin de sauvegarder les yeux contre les causes d'excitation extérieure et intérieure, telles qu'une lecture trop prolongée, etc. La granulation vésiculaire peut aussi être produite par l'emploi de l'atropine trop longtemps continué. J'ai rencontré dernièrement quelques exemples de ce fait. L'abandon de l'atropine et l'emploi d'un collyre légèrement astringent suffisent alors pour faire disparaître les granulations, mais si l'on retourne à l'atropine, une nouvelle poussée apparaît.

Nous devons maintenant laisser de côté les considérations générales sur l'ophthalmie granuleuse. Dans la pratique, nous trouvons que la maladie a deux formes spéciales : la forme *aiguë*, qui est souvent accompagnée de symptômes inflammatoires graves, et la forme *chronique*, dans laquelle ces mêmes symptômes sont modérés et parfois presque complétement absents. Il y a en outre plusieurs cas qui ne peuvent être placés ni dans l'une ni dans l'autre de ces catégories, mais qui ont un caractère mixte. Dans la pratique, il est important d'établir la distinction entre la forme chronique et la forme aiguë, car des méprises graves et sérieuses, venant d'une erreur de diagnostic et de traitement, pourraient aggraver considérablement un cas d'ophthalmie granuleuse aiguë.

A. Ophthalmie granuleuse aiguë.

Si l'attaque est grave, il y a généralement des symptômes inflammatoires très-marqués : les paupières sont rouges, enflées, œdématiées, et, en ouvrant l'œil, on aperçoit un certain degré d'injection conjonctivale et subconjonctivale. Le degré d'enflure conjonctivale varie; quelquefois il est très-considérable, surtout dans la région rétro-tarsale, il peut y avoir aussi un chémosis séreux marqué. La photophobie et le larmoiement sont souvent assez marqués pour que le malade puisse à peine ouvrir l'œil; s'il y réussit cependant, une quantité de larmes brûlantes se répandent sur la joue. Il y a généralement un battement très-douloureux autour de l'œil et même dans toute la partie correspondante de la tête. En retournant les paupières, on trouve la conjonctive vasculaire et enflée, les papilles sont proéminentes, rouges, et succulentes. En regardant de plus près avec ou sans verre grossissant, on aperçoit semés entre les papilles, et souvent presque cachés par elles, de nombreux petits corps ronds et blancs comme de petits grains de sagou, qui ne sont pas limités à la conjonctive palpébrale, mais s'étendent au pli rétro-tarsal. On les voit aussi quelquefois sur la conjonctive oculaire et même sur la cornée, où elles donnent lieu à une inflammation vasculaire superficielle (pannus). Si l'on examine alors la cornée avec la lumière oblique et à travers un verre grossissant, on trouve que cette opacité est composée d'une quantité de petits points gris élevés, avec l'épithélium boursouflé par-dessus. De nombreux vaisseaux sanguins vont de la conjonctive à ces petites taches et ajoutent une teinte plus ou moins rouge à l'opacité de la cornée. Cette opacité vasculaire peut envahir une partie considérable de la cornée et n'est pas limitée à la partie supérieure, comme dans le pannus, produit par le frottement des granulations ou des cils retournés de la paupière supérieure sur la surface de la cornée. Quelquefois de petits ulcères se forment sur le bord de la cornée. Quand la période aiguë a duré quelques jours, les symptômes d'irritation commencent à diminuer. La douleur, la photophobie et le larmoiement diminuent, en même temps les papilles deviennent plus enflées, vasculaires, proéminentes et cachent les granulations; pendant que l'écoulement, qui a été jusqu'alors surtout aqueux, avec peut-être quelques petits flocons jaunes suspendus, devient plus épais et muco-purulent. L'intensité de l'inflammation conjonctivale varie beaucoup; quelquefois elle se rapproche de la forme catarrhale, d'autres fois elle prend un caractère purulent. La période d'ophthalmie purulente dure généralement plusieurs semaines, et ensuite les symptômes diminuent graduellement; les papilles se rapetissent, et les granulations blanches, grains de sagou, peuvent avoir disparu : c'est ce qui arrive quand elles sont absorbées pendant l'état inflammatoire de la conjonctive. Mais un résultat si heureux ne se rencontre pas toujours, et au contraire, au déclin des symptômes inflammatoires et après la diminution des papilles, les points blancs, plus proéminents alors, peuvent reparaître entre elles, l'inflammation n'ayant pas suffi pour les absorber. Si le malade est exposé à une cause nouvelle d'excitation, il peut y avoir rechute et une attaque plus ou moins grave d'ophthalmie aiguë peut survenir; c'est beaucoup moins fréquent cependant que dans la forme chronique.

La contagion est une cause très-fréquente, car l'écoulement d'un œil atteint de granulations aiguës est très-contagieux, surtout pendant la période muco-purulente. Cet écoulement ne reproduit pas nécessairement la même affection, mais comme l'écoulement de l'ophthalmie diphthéritique et purulente, peut donner lieu à de la conjonctivite catarrhale, diphthéritique ou purulente. Cela se décide d'après les circonstances locales et individuelles et d'après le caractère de l'épidémie de conjonctivite qui peut régner alors.

Une autre cause très-ordinaire des granulations aiguës est la mauvaise hygiène. L'usage longtemps continué de l'atropine peut aussi les produire.

Le *pronostic* de l'ophthalmie granuleuse aiguë est généralement favorable, si la véritable nature de l'affection est reconnue dès le début, et qu'un traitement convenable soit adopté. Mais si l'on prend cette affection pour de l'ophthalmie purulente et qu'on la soigne avec des caustiques énergiques, l'intensité de l'irritation sera énormément accrue et l'inflammation pourra même prendre un caractère diphthéritique. Ce qui peut arriver de moins mauvais par suite de ce traitement, c'est la suppression de la salutaire inflammation de la conjonctive, ce qui empêche l'absorption des granulations.

Le *traitement* doit varier avec la nature et la période de l'affection ; on doit surtout se souvenir que, quand les symptômes d'irritation ont cédé, notre but doit être d'obtenir l'absorption des granulations en maintenant à un certain degré l'inflammation de la conjonctive. Le degré de cette inflammation doit être suffisant pour produire l'absorption, mais ne doit jamais devenir assez considérable pour arrêter ou retarder cette absorption.

S'il y a beaucoup de photophobie, de larmoiement et d'irritation ciliaire, on doit rejeter complétement toute application stimulante; des gouttes d'atropine (10 centigr. pour 30 grammes) seront appliquées deux ou trois fois par jour. Si l'on s'aperçoit qu'elles maintiennent ou accroissent l'irritabilité, on les remplacera par un collyre de belladone :

℞ Extrait de belladone................ 2 grammes.
Eau distillée...................... 30 grammes.

qui sera appliqué plus fréquemment et en plus grande quantité. En même temps une pommade composée à la belladone sera employée en frictions sur le front toutes les quatre ou six heures, jusqu'à ce qu'une légère éruption papuleuse se soit produite. Si la douleur autour de l'œil est très-vive, s'il y a des battements qui augmentent vers le soir, on peut appliquer quelques sangsues à la tempe. Des compresses froides ont l'avantage de calmer l'irritation et de diminuer la souffrance, mais il faut s'en servir avec circonspection et en surveillant bien leur effet. Si la conjonctive est très-enflée, surtout dans la région rétro-tarsale, elle pourra être légèrement scarifiée, pourvu qu'on ait bien soin de faire des incisions superficielles afin qu'il ne reste pas de cicatrices.

Quand les symptômes d'irritabilité commencent à céder et que la maladie prend tous les caractères de l'ophthalmie purulente, on doit établir le traitement sur les mêmes principes que pour cette dernière affection. Les mêmes règles serviront pour le choix et le mode d'application des caustiques ; la seule différence est que la cautérisation ne doit pas être aussi souvent répétée, car nous ne devons pas perdre de vue qu'il est nécessaire d'entretenir un certain degré d'irritation, afin de favoriser l'absorption des granulations. On doit seulement avoir soin de ne pas commencer l'usage des caustiques trop tôt, alors que l'œil est encore très-irrité, autrement cette irritation serait très-accrue et il y aurait comme résultat des infiltrations ou même des ulcères de la cornée. Dans ces cas où l'on est indécis, où l'on ne sait pas s'il est temps d'appliquer le nitrate d'argent ou le sulfate de cuivre, le plus sage est de chercher sa voie par des applications plus douces. En pareil cas, on peut essayer une solution faible (30 à 50 centigr. pour 30 grammes) d'acétate de plomb, avec laquelle on badigeonnera les granulations avec un pinceau et qu'on lavera ensuite avec de l'eau chaude. Si cet essai est bien supporté et fait diminuer les symptômes inflammatoires, on peut, au bout de deux ou trois jours, commencer l'usage des caustiques plus énergiques. Mais s'il y a des infiltrations ou des ulcères de la cornée, on ne doit jamais employer l'acétate de plomb, car il précipiterait sur la cornée et produirait des taches très-marquées. De Graefe (1) recommande particulièrement l'emploi de l'eau de chlore pour préparer le chemin aux caustiques plus énergiques dans les granulations aiguës.

Quand le crayon de nitrate d'argent et de potasse est appliqué, il doit être *tout de suite* neutralisé par l'application de l'eau salée. Comme règle, la cautérisation ne doit pas être répétée plus souvent que toutes les quarante-huit heures. On doit prendre bien garde aux ulcères de la cornée, car, s'ils existaient, ils seraient facilement aggravés par l'usage du nitrate d'argent. Quand l'irritation est très-considérable, j'emploie souvent des gouttes d'atropine dans l'intervalle de la cautérisation. Quand l'enflure de la conjonctive et l'écoulement purulent ont diminué, le sulfate de cuivre en substance ou un collyre d'acétate de plomb peut être employé avec avantage. Il a été remarqué qu'en même temps que l'inflammation et le volume des papilles diminuent, les granulations augmentent en

(1) *A. f. O.*, X, 2, 197.

nombre et en volume ; cette tendance à une formation néo-plastique doit
être tout de suite combattue et l'absorption hâtée autant que possible. Pour
cela, on excite l'inflammation par un usage plus fréquent des caustiques,
surtout du sulfate de cuivre, qui a le grand avantage d'accroître l'inflammation sans produire des eschares dures et épaisses.

B. Granulations chroniques.

Au lieu des symptômes très-prononcés d'irritation que nous avons
rencontrés dans l'ophthalmie granuleuse aiguë, les symptômes inflammatoires qui accompagnent la forme chronique sont souvent très-légers
et même quelquefois absents au début de la maladie. C'est pour cela que
certaines personnes peuvent être affectées de granulations chroniques
sans savoir que leurs yeux sont dans une condition anormale. Les
paupières, en pareil cas, sont seulement un peu collées le matin, ou il
y a une légère sensation de rudesse derrière les paupières. En même
temps la paupière supérieure peut pendre, son pli naturel étant plus ou
moins oblitéré et l'ouverture palpébrale, par conséquent, rétrécie. Pendant toute cette période, l'inflammation conjonctivale peut être presque
nulle, et en tout cas elle n'est jamais en rapport avec le nombre des granulations. En retournant les paupières, on signale tout de suite la présence
des granulations, qui apparaissent sous la forme de petits corps blanc
grisâtre, semblables à des grains de tapioca, et qui se trouvent surtout
au pli rétro-tarsal et dans le voisinage des angles de l'œil. Ces granulations
peuvent apparaître aussi sur la conjonctive palpébrale, qui est injectée et
enflée. Dans cette situation, leur taille et leur nombre sont moins considérables que sur le pli rétro-tarsal ; on peut les appeler *granulations
simples* ou, suivant Stellwag, « *granular trachoma* ». En général, cet état
est bientôt suivi par les symptômes inflammatoires. La conjonctive devient
vasculaire, épaisse et enflée ; les papilles hypertrophiées et proéminentes,
avec des granulations semées entre elles. Nous avons là de vraies granulations côte à côte avec les papilles enflées, et Stellwag appelle cette forme
granulations mixtes. Les paupières sont molles, la conjonctive rouge et
enflée, surtout dans la région tarsale, et il y a souvent autour de la cornée un peu de chémosis. L'écoulement, qui était d'abord clair et aqueux
avec quelques petits flocons jaunes en suspension, devient plus épais, plus
abondant et muco-purulent. Les yeux sont très-irritables, et le malade
souffre comme s'il avait des grains de sable, surtout sous la paupière
supérieure ; il ne peut pas supporter le vent, la lumière brillante, la
poussière ou un travail longtemps continué, sans que l'œil devienne
rouge, plein d'eau et enflammé.

Mais tous ces symptômes varient comme intensité, suivant le degré d'inflammation de la conjonctive ; quelquefois c'est une forme catarrhale, bénigne, d'autres fois c'est un type grave et purulent. La marche de la maladie est souvent très-lente, elle peut durer des mois ou même des années. Une grande source d'ennui, de malaises et de danger, c'est la tendance aux rechutes, dont l'intensité est très-variable. Ainsi dans une attaque bénigne de granulations mixtes chroniques, quand cette attaque est presque guérie ; par suite d'une cause irritante, il peut arriver une rechute accompagnée d'une forme plus grave de conjonctivite, et une nouvelle poussée de granulations peut se produire avant que les premières aient eu le temps d'être absorbées. Ces symptômes inflammatoires sont plutôt dus cependant à une nouvelle enflure des papilles qu'à une nouvelle formation de granulations. Quelquefois ces rechutes sont accompagnées par des infiltrations considérables de la cornée. De pareilles rechutes peuvent se représenter souvent, laissant l'œil chaque fois dans une condition plus mauvaise, et donnant lieu à une série variée de complications telles que le pannus, le trichiasis et l'ectropion, etc.

Si l'attaque est grave et que la masse de granulations soit considérable, l'infiltration ne s'étend que trop souvent de la surface à la substance même de la conjonctive. Les granulations deviennent alors plus rouges, plus veloutées, plus proéminentes et d'apparence diffuse (*diffuse trachoma* de Stellwag), et sont souvent divisées par des crevasses profondes. Elles sont alors beaucoup plus difficiles à distinguer des papilles surtout, parce que ces dernières prennent une couleur rouge bronzé et que leur couche épithéliale est devenue plus épaisse.

Si le développement des granulations ne peut pas être arrêté et qu'elles s'étendent profondément dans le stroma de la conjonctive, cette dernière se contracte souvent, s'atrophie, et se change graduellement en une sorte de tissu cicatriciel fibreux. Ces changements peuvent même s'étendre aux cartilages, et les cicatrices prêtent à la surface de la conjonctive une apparence brillante tendineuse et toute spéciale. La conjonctive est occupée par de petites bandes étroites et tendineuses ; les plus longues et les plus marquées sont généralement parallèles et forment à peu près une ligne venant du bord de la paupière. D'autres bandes tendineuses s'étendent dans une forme réticulée vers le pli rétro-tarsal. Mais si l'atrophie de la conjonctive et du cartilage est très-considérable, les vaisseaux sanguins s'oblitèrent graduellement, et la conjonctive prend un aspect pâle, flasque, uniformément tendineux ; les papilles, les follicules et enfin les glandes de Meibomius sont détruits. Il est important de se rappeler qu'un usage trop fréquent des caustiques (surtout du nitrate d'argent en substance ou en solution forte) détruirait la structure délicate de la conjonctive et produirait des cicatrices plus ou moins étendues.

Ces changements s'étendent souvent au pli rétro-tarsal, qui devient tendineux et se contracte de façon que son bord libre soit raccourci et arrondi. Il ne tombe plus en plis sur le point où il est réfléchi de la paupière sur le globe de l'œil, mais parce qu'il est raccourci, il passe presque droit, de sorte que le pli ou cul-de-sac qui doit exister à ce point est oblitéré. Cet état a été appelé *symblépharon postérieur;* si cette adhésion est très-considérable, les paupières ne peuvent pas être complétement fermées, et alors il se produit un certain degré de lagophthalmos.

Ces changements dans la conjonctive sont accompagnés d'une altération et d'une diminution des sécrétions normales; en sorte que sa surface devient sèche, rude et écailleuse. Cette sécheresse est souvent accrue par le rétrécissement ou même l'oblitération des conduits de la glande lacrymale et par l'inflammation de cette partie de la conjonctive.

A cause de l'atrophie et de la contraction de la conjonctive et du cartilage tarsal, celui-ci se raccourcit et se contourne. Si cet effet est léger, il produira seulement une inversion des cils (trichiasis), qui frotteront sur la surface de la cornée. Cette inversion peut être limitée à une portion des cils ou s'étendre sur toute leur étendue. Si la contraction du cartilage est considérable, non-seulement les cils, mais encore le bord libre de la paupière seront roulés en dedans, et il se produira un ectropion. Le frottement continuel des cils et du bord de la paupière contre la cornée irritera celle-ci et produira bientôt une cornéite vasculaire et superficielle (pannus). Ce pannus peut être appelé *traumatique* (Arlt), parce qu'il est produit par le frottement des cils retournés ou des granulations proéminentes ou des papilles, etc., par opposition au pannus qui est le résultat d'une extension des granulations sur la cornée. Le diagnostic différentiel entre ces deux formes est généralement faci'e. Dans la dernière, on peut suivre l'extension de la maladie de la conjonctive oculaire à la cornée. De petites infiltrations grises, rondes, élevées, se forment sur sa surface, juste au-dessous de l'épithélium, et s'étendent sur une partie considérable de la cornée ou même sur toute sa surface. Entre ces petits nodules on voit apparaître des vaisseaux sanguins en nombre plus ou moins considérable. Ces infiltrations laissent souvent après elles des dépressions ou de petits ulcères sur la surface de la cornée. Le pannus traumatique commence presque toujours à la portion supérieure de la cornée s'étendant de la périphérie. Cette disposition vient de ce que les granulations sont généralement plus proéminentes et le trichiasis plus fréquent dans la paupière supérieure que dans la paupière inférieure. Le pannus reste souvent limité à la partie supérieure de la cornée, la partie inférieure continuant à être transparente.

Des granulations chroniques se produisent fréquemment chez les adultes, mais ne se rencontrent que rarement chez les enfants et les vieillards. Les deux yeux deviennent généralement malades en même temps ou un peu plus tard. Il a été soutenu par quelques chirurgiens ophthalmographes (et particulièrement par Arlt) que cette maladie est souvent due à des causes constitutionnelles, particulièrement à la scrofule. Cependant cela ne paraît pas prouvé, quoique cette affection se rencontre souvent chez les individus faibles, scrofuleux ou cachectiques. On peut dire, je pense, que la mauvaise santé est plutôt l'effet que la cause, car la maladie a une marche très-lente et affecte toujours plus ou moins la santé et le moral des malades.

La mauvaise hygiène et la contagion sont aussi les causes principales des granulations chroniques. L'écoulement muco-purulent est très-contagieux et peut reproduire, soit une affection semblable, soit une ophthalmie purulente, catarrhale ou même diphthéritique, de même que ces dernières maladies peuvent produire de la granulation des paupières.

Il est probable que dans l'ophthalmie purulente, la maladie peut être aussi propagée par l'air, surtout s'il y a un écoulement purulent grave et que les malades soient entassés dans de petites chambres fermées et mal ventilées. La maladie peut être épidémique et endémique. Elle se répand rapidement encore parmi les gens qui habitent des endroits très-peuplés, tels que des casernes et des ateliers. Elle se montre beaucoup dans de certains pays où le peuple est réuni pendant une partie de l'année dans de petites cabanes sales et remplies peut-être de fumée et d'exhalations ammoniacales ; elle est très-répandue parmi les Irlandais les plus pauvres et aussi parmi les paysans russes (Wecker).

Le *pronostic* de l'ophthalmie granuleuse chronique peut être favorable, si les granulations sont limitées comme nombre et que le malade ait été soigné dès le début. On doit cependant se souvenir que cette maladie, même dans les cas les plus favorables, est très-portée à se prolonger. Cela arrive surtout s'il y a un grand nombre de granulations, si elles ont envahi le stroma de la conjonctive, et s'il y a une tendance aux rechutes. Quand ces circonstances sont réunies, on peut redouter les complications très-sérieuses telles que le trichiasis, l'ectropion et le pannus ; et ces complications ne se contentent pas d'aggraver les symptômes, elles retardent encore beaucoup la guérison.

Dans le *traitement* de cette maladie, notre premier soin doit être de placer le malade dans les meilleures conditions sanitaires. On ordonnera l'exercice au grand air, en ayant soin toutefois de protéger les yeux contre le vent, la poussière et la clarté du soleil, par des lunettes bleues. Le malade sera averti de fuir toutes les causes d'irritation et surtout la fumée de tabac. J'ai vu souvent des maladies aggravées et prolongées par la station du malade dans des chambres pleines de fumée. C'est pour cette raison qu'on doit absolument proscrire l'usage du tabac, excepté au

grand air et encore dans une mesure très-restreinte. On doit se préoccuper aussi de la santé générale, car le malade peut être faible naturellement. Mais, en tout cas, le cours de la maladie n'est que trop
suffisant pour nuire à sa santé et exercer en même temps une influence
très-fâcheuse sur son esprit. Le régime doit être nourrissant, facile à
digérer, et l'on se trouve généralement bien de l'emploi du vin et d'une
boisson d'orge brassée. Si le malade est scrofuleux et faible, de l'huile de
foie de morue, du fer, du quinine, seront généreusement donnés : en un
mot, rien ne sera négligé pour relever la constitution autant que possible
par l'exercice au grand air, les bains de mer ou même les voyages.

Le traitement local doit être dirigé par cette nécessité de maintenir sur
la conjonctive uu certain degré d'inflammation afin de hâter l'absorption
des granulations. Nos principaux efforts devront tendre à maintenir ce
degré d'inflammation de manière qu'il ne soit pas trop considérable,
et que d'autre part il ne soit pas trop léger pour exercer son pouvoir
absorbant.

On doit surtout se rappeler ce fait exposé par Arlt et Stromeyer, que
l'objet de la cautérisation n'est pas la destruction chimique des granulations, car ce résultat amènerait une blessure trop considérable de la
conjonctive par suite de la destruction des organes sécréteurs, et produirait des cicatrices denses ; mais le but à atteindre est de maintenir un
certain degré d'hypérémie et d'inflammation de la conjonctive nécessaire
à l'absorption des granulations. La nature et la force des caustiques
doivent varier suivant l'effet qu'on veut produire. S'il y a beaucoup d'enflure de la conjonctive et des papilles, mêlée à un écoulement épais,
abondant, muco-purulent, le crayon de nitrate d'argent et de potasse
pourra être appliqué, ses effets étant tout de suite neutralisés par la solution
d'eau salée. La cautérisation peut être répétée toutes les quarante-huit
heures. Si le malade ne peut pas être vu assez souvent pour cela, il devra
employer un collyre de nitrate d'argent (10 à 20 centigr. pour 30 grammes)
ou de sulfate de cuivre de la même force, deux ou trois fois par jour.
Dans ces cas, on peut d'abord essayer d'un collyre d'acétate de plomb ou
d'eau de chlore, afin de voir si la conjonctive supportera le nitrate d'argent. L'emploi de solutions très-fortes de nitrate d'argent (50 centigr. à
1 gramme pour 30 grammes) n'est pas indiqué, car elles pourraient détruire les granulations, et avec elles la structure normale de la conjonctive,
au lieu de favoriser simplement leur absorption. Je crois que le crayon de
nitrate d'argent ou de cuivre est toujours préférable au collyre, car avec
lui on peut régulariser et limiter l'effet de la cautérisation suivant les
besoins, les limitant, si c'est nécessaire, à certaines parties de la conjonctive. Si l'enflure de la conjonctive est considérable et surtout au pli
rétro-tarsal, une scarification superficielle pourra être avantageuse. Après

la cautérisation, on mettra sur les paupières des compresses froides afin de diminuer la réaction inflammatoire ; la douche froide ou le pulvérisateur peuvent remplir le même but. Si la conjonctivite est trop légère pour produire l'absorption des granulations, et qu'elle tende plutôt à encourager leur développement, il sera nécessaire d'accroître l'enflure inflammatoire et l'hypérémie de la conjonctive. Des applications répétées de sulfate de cuivre en substance seront très-efficaces en pareil cas. Le même résultat peut être obtenu par l'application des compresses chaudes sur les paupières. De Graefe (1) s'est très-bien trouvé de ce traitement dans les cas où les granulations ont une tendance marquée à se répandre profondément sur la conjonctive et lorsque l'enflure et l'hypérémie de cette membrane ne sont pas à un degré suffisant. Ces compresses chaudes ne peuvent être employées que pendant une période très-limitée, autrement elles donneraient lieu à une inflammation trop considérable ou à une trop grande irritabilité de l'œil.

Pendant le traitement des granulations chroniques, on sera obligé de changer le caustique, car il perd son efficacité au bout de quelque temps, quand la conjonctive s'y est accoutumée. Ainsi l'alun, l'acétate de plomb, le tannin, peuvent être substitués avec avantage au sulfate de cuivre et au nitrate d'argent. Quelquefois l'acétate de plomb doit être introduit (en poudre très-fine) entre les granulations. Ce traitement, qui fut adopté d'abord par Buys (2), a été pratiqué depuis avec beaucoup de succès, surtout en Belgique. Je m'en suis servi avec avantage dans les cas où les granulations sont proéminentes et charnues, placées en rangs, avec des rainures profondes ou des crevasses entre elles, et lorsque ces granulations n'étaient accompagnées que d'une sécrétion peu importante et d'un larmoiement léger. De la poudre d'acétate de plomb doit être introduite dans ces crevasses jusqu'à ce qu'elles soient complétement remplies. Ce procédé a pour effet, si l'on peut s'exprimer ainsi, d'étouffer les granulations dont la vitalité est détruite ; dès lors leur dimension diminue graduellement, et enfin elles disparaissent. Après cette application, la conjonctive paraît marbrée ou tatouée de rouge et de blanc, les crevasses sont remplies et deviennent bientôt molles et unies. Un fait important à noter avec ce traitement, c'est que l'écoulement cesse d'être contagieux, telle est du moins l'opinion répandue en Belgique, quand l'acétate de plomb a été introduit. Les malades peuvent alors impunément vivre au milieu des personnes bien portantes ; de sorte que les soldats attaqués de granulations des paupières n'ont plus besoin d'être séparés des autres, mais peuvent, si leur santé générale est bonne, remplir leur devoir sans

(1) *A. f. O.*, VI, 2, 147.
(2) Traduction française de M. Makenzie par Warlomont, I, 748.

danger de communiquer la maladie. La meilleure manière d'appliquer l'acétate de plomb est celle-ci : Les paupières ayant été complétement retournées, et le pli rétro-tarsal bien en vue, une petite partie d'acétate de plomb en poudre est prise dans une petite curette et saupoudrée sur les granulations en même temps que bien introduite dans les crevasses afin de les remplir. L'écoulement aqueux de la conjonctive transforme la poudre en un plasma léger qui se répand et remplit les intervalles qui séparent les granulations. Quand l'application a été faite sur chaque partie de la conjonctive granuleuse, un petit jet d'eau froide est envoyé sur cette membrane, soit avec une éponge, soit avec une seringue de caoutchouc, afin d'enlever la quantité superflue de poudre qui s'en va en petits flocons blancs. Les paupières doivent être retournées en même temps, afin de retomber sur la cornée et de la protéger. La poudre doit être mise sur les deux paupières et le jet d'eau envoyé avant de les replacer. Mais si le renversement simultané des deux paupières est difficile, ou que le malade remue toujours, on fera mieux de n'en retourner qu'une à la fois. En pareil cas, le mieux est de commencer par la paupière inférieure; car si l'on applique le plomb d'abord à la paupière supérieure, la paupière inférieure sera tout de suite rouge et baignée de larmes, de sorte qu'il devient non-seulement difficile de voir les crevasses, mais encore d'y faire pénétrer la poudre qui sera bientôt emportée par les larmes. Au lieu de cela, la conjonctive de la paupière supérieure, à cause de sa plus grande étendue, peut être plus aisément séchée, et par conséquent les larmes ont moins d'inconvénient.

Aussitôt après l'application, les larmes s'accroissent, la conjonctive oculaire s'injecte, et cet état peut être accompagné d'une irritation considérable de chaleur et de cuisson dans l'œil, mais ces symptômes cèdent bientôt à l'application des compresses froides. Au bout d'une demi-heure, les paupières seront de nouveau retournées et la conjonctive lavée avec un jet d'eau, afin d'enlever tout ce qui reste de plomb. La conjonctive deviendra alors plus molle et plus unie, les crevasses entre les granulations étant remplies et oblitérées par la poudre. Si l'application a été insuffisante ou trop superficielle, les granulations apparaîtront de nouveau, et leur volume accru nécessitera une nouvelle application du remède. Si l'acétate de plomb est appliqué avec soin et le surplus bien lavé, je puis dire qu'il n'y a jamais d'inconvénient à l'employer. Je ne l'ai jamais vu durcir les paupières et irriter la surface de la cornée. La meilleure manière d'employer la solution d'acétate de plomb est de retourner les paupières, de sécher la conjonctive avec un linge, et d'appliquer ensuite la solution avec une petite brosse sur les granulations, et ensuite de neutraliser la solution au bout de quelques secondes avec de l'eau. La force de la solution variera de 30 à 50 ou 60 centigrammes pour 30 grammes, suivant l'état de la conjonctive, et sera appliquée tous les jours ou tous les deux jours.

Je dois surtout m'élever fortement contre l'application de la liqueur de potasse non diluée sur les granulations, car cela a pour résultat non-seulement de détruire plus ou moins le stroma de la conjonctive, mais encore de donner lieu à de véritables cicatrices qui produisent de l'ectropion, etc.

S'il y a des ulcères de la cornée, le traitement de la conjonctivite par les caustiques doit être continué, mais l'atropine doit être employée de temps à autre. L'application d'un bandage compresseur active souvent et avantageusement la guérison, parce qu'il arrête le développement des granulations et aide à leur absorption, mais on doit en même temps continuer les remèdes locaux. On a même conseillé l'emploi de plaques d'ivoire ajustées sur les paupières dans le but d'exercer sur celles-ci une pression considérable (1).

Le traitement du pannus varie suivant ses causes, son degré et la durée de son cours. S'il vient du frottement exercé par les cils retournés, s'il est causé par des granulations proéminentes, par les papilles ou par de l'ectropion, il faudra s'occuper du traitement de ces affections. Quand elles seront guéries, le pannus disparaîtra. Mais si la granulation des paupières et le pannus sont devenus chroniques, cette affection peut déjouer les traitements les plus variés. Les applications stimulantes et caustiques de toute espèce peuvent être essayées sans aucun bénéfice. Dans certains cas où le pannus n'était ni trop dense ni trop vasculaire, j'ai obtenu de bons résultats avec un collyre composé d'une partie d'huile de térébenthine pour 2 ou 4 parties d'huile d'olive. Une goutte de cette préparation sera introduite une ou deux fois par jour à la partie interne des paupières. Ce collyre a été, je crois, indiqué d'abord par Donders. Si, quand le pannus disparaît, on s'aperçoit que la courbe de la cornée est considérablement altérée ou qu'il reste une opacité centrale, il peut devenir nécessaire de pratiquer une pupille artificielle, soit par l'iridectomie, soit par l'iridodésis.

De Graefe (2) a souvent trouvé très-utile l'eau de chlore dans les cas les plus graves de pannus. Il mentionne spécialement deux cas dans lesquels le pannus était si avancé, que le malade pouvait seulement distinguer la lumière des ténèbres et était presque incapable de compter les doigts. Dans ces deux cas, on avait non-seulement employé pendant plusieurs mois des caustiques variés, tels que le nitrate d'argent, l'acétate de plomb, le sulfate de cuivre, sans obtenir le moindre résultat, mais encore pratiqué

(1) Voyez l'article sur ce sujet par le docteur Stokes (*Dubl. quart. Journal Med. Science*, XLI, 38).

(2) *A. f. O.* X, 2, 198.

l'iridectomie et dans un des cas l'inoculation sans aucun succès. Après l'emploi de l'eau de chlore continué pendant six semaines ou deux mois, l'amélioration était telle que les malades pouvaient trouver seuls leur chemin. Dans des cas moins graves de pannus, l'emploi de l'eau de chlore lui a donné aussi d'excellents résultats.

Pour les cas de pannus très-graves et lorsqu'ils envahissent seulement une partie de la cornée, il faut essayer de la syndectomie. Cette opération, qui a été conseillée d'abord par le docteur Furnari (1), a donné d'excellents résultats lorsqu'on l'a tentée dans des cas où une partie de la cornée était encore claire, de sorte qu'il n'aurait pas été prudent de pratiquer l'inoculation, ou bien encore si pour quelques raisons l'inoculation était inapplicable dans les cas de pannus total. Le but de l'opération est d'empêcher le sang d'arriver à la cornée par une division et un enlèvement partiel, non-seulement des vaisseaux conjonctifs, mais aussi des vaisseaux subconjonctifs. C'est un procédé moins dangereux et moins ennuyeux que l'inoculation. On doit cependant admettre qu'il ne réussit pas toujours; en général, il y a d'abord une amélioration, mais souvent suivie de rechutes.

La syndectomie doit être pratiquée de la manière suivante : on doit chloroformiser le malade, car l'opération est très-douloureuse et très-longue, et écarter les paupières avec le spéculum à arrêt. L'opérateur saisit alors avec des pinces une partie du tissu conjonctif et subconjonctif près de la cornée, afin de rendre l'œil fixe. Il prend alors des ciseaux recourbés et fait à travers la conjonctive une incision circulaire tout autour de la cornée à un huitième de pouce du bord de la cornée et parallèle à celle-ci. Cette bande circulaire ainsi préparée, est excisée près du bord de la cornée et de façon qu'un cercle considérable de la conjonctive puisse être enlevé tout autour de la cornée. Afin que l'œil puisse rouler plus facilement, on laissera debout deux petites parties de la conjonctive près de la cornée, jusqu'à ce que l'opération soit complétement terminée; alors on les enlèvera aussi. Une portion circulaire du tissu subconjonctif correspondant à la plaie de la conjonctive est alors amenée tout près de la sclérotique afin de la supporter complétement ; s'il y a de petites parties du tissu subconjonctif qui restent adhérentes, on peut les enlever avec l'extrémité d'un couteau à cataracte ou à iridectomie. Quelques-uns des plus larges vaisseaux de la cornée peuvent aussi être divisés près de ses bords. Le docteur Furnari conseille de cautériser avec le nitrate d'argent la sclérotique exposée. Ce procédé est pourtant très-dangereux, car il n'est que

_____

(1) *Gaz. méd.*, 1862, n° 4. Voyez aussi un article par M. Bader (*R. L. H. O. Rep.*, IV, 22). Cette opération a reçu des noms variés ; elle était appelée autrefois circoncision de la cornée : on la nomme généralement aujourd'hui syndectomie ou péritomie.

trop capable d'enflammer et de gangréner la sclérotique et la cornée. Des compresses froides seront appliquées jusqu'à ce que les symptômes de réaction inflammatoire aient cédé. Ces symptômes sont généralement modérés et la photophobie douloureuse et le larmoiement disparaissent en l'espace de quarante-huit ou soixante heures. Il est sage de retenir pendant quelques jours le malade à l'hôpital, car, si les symptômes graves d'inflammation se développent, il faut les arrêter tout de suite par le traitement.

Dans les cas de pannus invétéré, lorsqu'il est épais, vasculaire et couvre toute la cornée; lorsque par suite des changements cicatriciels de la conjonctive, il est impossible d'exciter une enflure et une hypérémie suffisante de la conjonctive pour l'absorption des granulations, on peut être forcé de produire une inflammation purulente de la conjonctive par l'inoculation du pus afin que les granulations soient absorbées et la cornée débarrassée, si c'est possible, pendant les progrès de l'inflammation. Ce procédé fut préconisé d'abord par Piringer qui l'a longtemps pratiqué avec succès en Belgique où les granulations sont très-fréquentes parmi les soldats. En Angleterre, il a été employé avec beaucoup de succès, surtout à l'hôpital ophthalmique de Moorfields à Londres, par M. Bader qui l'a introduit. J'ai vu plusieurs cures admirables produites par ce procédé et des malades qui jouissaient de nouveau d'une vue excellente (quelques-uns d'entre eux pouvaient lire le n° 1 de Jaeger) après avoir souffert d'un pannus assez dense pour être incapable même de compter les doigts. Dans la plupart de ces cas, plusieurs autres remèdes avaient été employés sans succès, et je ne connais pas d'autre traitement qui aurait pu rétablir la vue. Le principal danger de ce procédé est de voir l'ophthalmie purulente s'aggraver assez pour produire la suppuration de la cornée et la perte de l'œil. Mais il est surprenant de voir jusqu'où un pannus vasculaire et complet de la cornée peut supporter l'inflammation impunément, et même peut-être comme résultat final ramener à une transparence presque normale. On peut poser comme règle que plus la cornée est vasculaire, moindre est le danger; car les vaisseaux sanguins, si nombreux à sa surface, maintiennent la vitalité pendant que dure l'inflammation purulente. Par conséquent l'inoculation est beaucoup moins sûre, si la vascularité de la cornée n'est que modérée, et elle doit être complétement rejetée si une portion de cette cornée est encore transparente. Un autre danger de l'inoculation c'est que la matière, au lieu de produire une ophthalmie purulente peut donner lieu à la conjonctivite diphthéritique. Heureusement ce danger n'existe pas en Angleterre, mais nous avons vu que dans certaines parties du continent, surtout à Berlin, cette affection n'est que trop commune et que les formes les plus bénignes de conjonctivite produisent souvent les formes les plus virulentes d'ophthalmie diphthéritique. Pour cette raison il est à peine prudent d'inoculer un cas de pannus même avec la matière purulente la plus bénigne, car rien ne garantit l'impunité au point de vue diphthéritique. Van Graefe a appelé spécialement l'attention sur ce point et a été obligé, à cause des risques que l'on court, d'abandonner presque complétement l'inoculation dans le traitement du pannus. En Angleterre les cas de diphthérites sont très-rares, et je n'ai jamais vu un seul cas d'inoculation suivi de conjonctivite diphthéritique.

Beaucoup de chirurgiens sont encore très-effrayés par l'inoculation, mais je crois que si l'on considère combien certains cas de pannus chronique graves sont désespérés, on est justifié d'avance et l'on doit engager fortement le malade à courir quelques légers risques pour obtenir une amélioration sensible de la vue. Je n'hésiterais pas à employer ce moyen dans les cas invétérés de pannus complet et vasculaire dans lesquels les autres remèdes ont été employés sans succès ; en pareil cas on doit admettre que c'est notre dernière ressource, qu'il n'y a pas d'autre chance de reconquérir et de conserver la vue.

On doit prendre le plus grand soin pour choisir la matière purulente et régler sa force suivant les exigences du cas que l'on traite. Plus le pannus est vasculaire et dense, plus la matière employée doit être énergique. Le plus sûr et le meilleur est de prendre la matière sur les yeux d'un enfant atteint d'ophthalmie purulente, surtout si la maladie est à son déclin et qu'il y ait peu ou point d'affection de la cornée. Le pus jaune est plus actif et plus puissant que l'écoulement blanchâtre, de même que celui qui est pris sur l'œil pendant la période aiguë de la maladie.

La matière d'un œil malade après l'inoculation est plus forte que celle d'un enfant, car son acuité paraît être accrue par l'inoculation. La matière gonorrheuse est de beaucoup trop forte et trop dangereuse. Même dans les cas les plus graves je préfère l'écoulement blanchâtre d'un enfant. M. Sanson, qui a acquis une grande expérience sur ce sujet de l'inoculation, a fait remarquer (1) avec beaucoup de justesse qu'en employant la matière gonorrheuse, on court le risque d'employer une matière infectée par le virus syphilitique d'un chancre existant peut-être dans l'urèthre.

Le mode d'inoculation est celui-ci : une goutte de pus, prise dans l'œil d'un enfant atteint d'ophthalmie purulente, doit être placée avec le bout du doigt (ou un pinceau de poils de chameau) à la partie interne de la paupière inférieure où on la laisse. Au bout de vingt-quatre heures d'inoculation les paupières commencent généralement à enfler et deviennent œdémateuses, souvent d'une manière considérable. Il se produit bientôt plus ou moins d'irritabilité de l'œil, de la photophobie et du larmoiement. Au

____

(1) *Roy. Lond. Hosp. Reports*, IV, p. 183.

bout de trois ou quatre jours tous les symptômes d'une ophthalmie purulente se déclarent, ils sont accompagnés par un écoulement épais, crémeux
et abondant. La maladie suit son cours pendant trois ou quatre semaines
au bout desquelles la cornée est généralement beaucoup plus claire et les
granulations considérablement diminuées; cette amélioration continue pendant plusieurs semaines ou même plusieurs mois. Il n'y a plus de traitement à adopter pour arrêter le cours de l'inflammation. Après le deuxième
ou le troisième jour on peut permettre au malade d'enlever l'écoulement
avec une éponge ou un morceau de linge fin et de nettoyer son œil. Mais
quelque grave que soit l'inflammation on doit la laisser suivre son cours
et ne pas la contrarier par l'emploi des lotions astringentes ou caustiques.

On inoculera un œil après avoir fermé l'autre avec soin à l'aide d'une
compresse hermétique de collodion. On doit faire cela surtout si l'œil est
sain. En pareil cas on peut se demander si l'œil malade doit être inoculé,
car il est à craindre que, par suite de manque de soin ou par mauvaise
chance, l'œil sain ne devienne malade. Cette question sera décidée par des
considérations individuelles. La compresse sur l'œil sain sera enlevée
chaque jour afin que l'œil puisse être lavé et nettoyé; en donnant ces
soins on doit faire grande attention à ce qu'aucune matière ne pénètre
dans l'œil.

Un fait très-intéressant et très-important a été indiqué par M. Lawson:
il dit qu'une syndectomie préliminaire paraît rendre l'inoculation moins
dangereuse parce que le tissu conjonctif et subconjonctif ayant été séparé
du tour de la cornée l'intensité de l'inflammation sur ce point est grandement diminuée et la cornée moins capable d'en souffrir. Dans les cas où
le pannus n'est pas très-vasculaire ou n'intéresse pas toute la cornée, et
dans lesquels par conséquent l'induration peut être dangereuse, il sera à
propos de pratiquer d'abord une syndectomie, et alors, quand l'œil sera
à peu près remis, on emploiera l'inoculation.

VIII. — Ophthalmie phlycténulaire.

Cette maladie est généralement précédée par une sensation de chaleur
et de démangeaison dans les paupières et un état aqueux et irritable de
l'œil. Ces symptômes d'irritation s'accroissent jusqu'au moment où se
développe à un degré considérable la photophobie, le larmoiement et la
douleur dans l'œil et autour de l'œil (névralgie ciliaire). La douleur
n'est cependant jamais aussi vive quand les phlyctènes sont limitées à la
conjonctive comme aussi quand elles envahissent la cornée. Il y a aussi

____

(1) *Roy. Lond. Ophth. Hosp. Reports*, IV, p. 185.

plus ou moins d'injection conjonctivale ou subconjonctivale, le degré et
l'étendue de cette injection varient suivant l'intensité et l'étendue de la
maladie, quelquefois l'injection est partielle et limitée à une certaine partie de la conjonctive oculaire; on voit dans ce cas un faisceau en éventail
triangulaire formé par les vaisseaux conjonctifs et qui s'étend de la région
rétro-tarsale vers le bord de la cornée. La base du triangle est tournée
vers le palpébral et son sommet se trouve à la cornée. Derrière la conjonctive injectée on voit une zone vermeille correspondant aux vaisseaux
subconjonctifs. A cette place il y a généralement aussi une légère enflure de la conjonctive (chémosis séreux). Au sommet du triangle des
vaisseaux on voit apparaître une ou plusieurs vésicules herpétiques ou
pustules qui sont semi-transparentes ou d'une couleur blanc jaunâtre et
dont le volume est comparable à celui d'un petit grain de millet. On les
rencontre surtout à la partie extérieure de la cornée, elles sont souvent
symétriques et formées à la partie externe de chacun des yeux. L'épithélium qui couvre les phlyctènes se répand bientôt en laissant une petite
excavation ou ulcère qui diminue rapidement et finit par être complètement absorbée. Dans d'autres cas l'ulcère augmente en volume et en
profondeur, son contenu devient jaune et opaque, mais ensuite il se couvre de nouveau d'épithélium et son contenu est graduellement absorbé.
En même temps que la phlyctène apparaît, les symptômes d'irritation
diminuent, surtout quand l'épithélium cède et que le contenu de la vésicule s'échappe. Comme ce contenu est absorbé, la vascularité décroît,
mais en même temps la conjonctive peut devenir enflée, surtout dans la
région rétro-tarsale ; ce fait est accompagné par un écoulement muco-
purulent ; de sorte qu'en réalité nous nous trouvons en face d'un cas
combiné d'ophthalmie catarrhale et d'ophthalmie phlycténulaire. L'affection peut avoir ce caractère mixte dès le début.

Si les phlyctènes ne sont pas limitées à une portion de la conjonctive
oculaire, mais si elles sont répandues sur ces différentes parties en nombre considérable, la vascularité est bien marquée et diffuse. Les symptômes d'inflammation sont plus prononcés et la névralgie ciliaire, le larmoiement et la photophobie plus considérables. Ce dernier symptôme est
quelquefois excessif dans l'ophthalmie phlycténulaire, surtout chez les
enfants scrofuleux, et n'est pas proportionné au nombre des vésicules.
Les phlyctènes se forment souvent au bord de la cornée, qu'elles enveloppent comme un rang de perles, ou elles apparaissent dans le limbus
conjonctivæ étant en partie sur la cornée et en partie sur la conjonctive.
Très-souvent la maladie apparaît simultanément sur la conjonctive et sur
la cornée, les pustules augmentent quelquefois beaucoup de volume et
s'étendent plus profondément. L'inflammation se répand sur le tissu subconjonctif et même parfois jusqu'aux couches superficielles de la scléro-

tique. La partie correspondante du tissu conjonctif et subconjonctif est souvent alors très-vasculaire et considérablement enflée et épaissie, de sorte que les pustules semblent situées sur une base proéminente. La vascularité (surtout du tissu subconjonctif) est d'une teinte particulière ou d'un rouge bleuâtre bronzé qui est facile à reconnaître. Cette forme est extrêmement prolongée et très-sujette aux rechutes, en sorte que plusieurs mois peuvent s'écouler avant la guérison. Quand les pustules sont très-nombreuses on l'appelle *pannus herpeticus*.

Le pronostic de l'ophthalmie phlycténulaire est généralement favorable, surtout si la maladie est soignée dès le début, si le nombre des phlyctènes est restreint et limité à une partie de la conjonctive, si la cornée n'est pas malade et s'il n'y a pas d'épisclérites. Dans les cas favorables la durée de la maladie est de dix à quinze jours, après lesquels elle disparaît sans laisser de traces. Certains cas très-bénins dans lesquels il se développe seulement une ou deux petites phlyctènes près du bord de la cornée, où il y a peu d'irritabilité et de vascularité, peuvent être guéris en cinq ou six jours avec quelques insufflations de calomel et sans autre traitement. Le principal motif d'ennui et d'inquiétude est la tendance aux rechutes, il arrive souvent que de nouveaux symptômes d'irritation accompagnés de nouvelles phlyctènes apparaissent juste au moment où la maladie paraît complétement guérie. Si l'affection se complique d'épisclérites, elle peut être très-obstinée et se prolonger beaucoup.

L'ophthalmie phlycténulaire est beaucoup plus fréquente chez les enfants, surtout quand ils sont faibles, scrofuleux et d'un tempérament nerveux et excitable. Stelling pense que les irritants locaux qui agissent sur les nerfs ciliaires peuvent la produire. Par exemple : l'usage excessif et prématuré de collyres astringents et puissants dans les ophthalmies alors que l'irritabilité de l'œil est considérable. L'irritation peut être aussi propagée par les autres branches du cinquième des nerfs ciliaires comme dans les cas d'eczéma, d'impétigo de la joue, de la membrane muqueuse du nez, etc.; il ajoute que cette maladie est d'une nature herpétique et lui donne le nom d'*herpes conjonctiva* ; quelques-unes de ces variétés n'ont aucune ressemblance avec l'herpès comme cours.

Le *traitement* doit être surtout dirigé sur les points suivants : diminuer l'irritabilité de l'œil, prévenir les complications, hâter l'absorption des phlyctènes pour empêcher, si c'est possible, les rechutes, et enfin améliorer et fortifier la santé générale du sujet.

Si la photophobie est considérable on placera sur l'œil une compresse de charpie. Par ce moyen on évitera le frottement constant des paupières contre le globe de l'œil, frottement qui accroît considérablement l'irritabilité et empêche la régénération de la couche épithéliale sur la vésicule ou l'ulcère. On doit surtout surveiller ce point si les phlyctènes se dévelop-

pent sur la cornée, car alors, comme nous le verrons plus tard, si l'épithélium qui les couvre est tombé, les fibres nerveuses dénudées de la cornée
sont exposées, ce qui donne lieu à une grande irritabilité de l'œil et à une
photophobie très-intense, symptômes qui disparaissent rapidement aussitôt que les phlyctènes sont de nouveau couvertes par l'épithélium. Chez
les enfants surtout la compresse est utile, car cela les empêche de frotter
constamment leurs yeux avec leur main, procédé qui augmente beaucoup
l'irritation. En outre les compresses diminuent le larmoiement, elles ab-
sorbent les larmes et les empêchent de couler sur la joue, ce qui pourrait causer de l'eczéma et des excoriations de la paupière et de la joue.
La compresse doit être changée toutes les quatre ou cinq heures, l'œil
lavé avec de l'eau tiède et les croûtes enlevées du bord des paupières. Si
ces dernières sont excoriées, on les enduira de cérat ou de pommade faible au nitrate de mercure. Le même remède sera appliqué aux narines si
elles sont écorchées ; on peut encore insérer entre elles un petit bourdonnet
de charpie imbibé d'huile d'olive. Si l'écoulement du nez est très-épais, la
partie interne des narines devra être légèrement touchée avec un crayon
très-fin de nitrate d'argent. Liebreich (1) recommande fortement l'eau de
Labarraque (solution de soude imprégnée de gaz chlore). Si la paupière
inférieure et la joue sont écorchées et eczémateuses on peut mettre sur
les plaies un peu de poudre violette ou de la poudre suivante :

Oxyde de zinc	1,25 à 2 grammes.
Amyl. pulv	60 grammes.

les lotions suivantes sont aussi trouvées très-utiles :

Acétate de plomb	50 centigrammes.
Glycer	6 à 30 grammes.
Eau distillée	150 grammes.

pour être employées trois ou quatre fois par jour. On peut remplacer l'a-
cétate de plomb par du borax (8 grammes). Des gouttes d'atropine peuvent
aussi être employées trois ou quatre fois par jour, mais si l'on s'aperçoit
qu'elles augmentent l'irritabilité de l'œil au lieu de la diminuer, on les
remplacera par un collyre à la belladone (ext. bellad., 12 grammes ; eau
distillée, 60 grammes). L'onguent composé à la belladone sera employé en
friction sur la moitié correspondante du front trois ou quatre fois par jour,
jusqu'à ce qu'une éruption papulleuse légère se soit produite ; quand les
symptômes d'irritation ont cédé on doit essayer l'insufflation du calomel et
l'application de l'onguent au précipité rouge. Ces deux médicaments peu-

____

(1) *Klin. Monatsbl.*, 1864, p. 393.

vent être considérés comme spécifiques dans l'ophthalmie phlycténulaire. Le calomel agit souvent comme un talisman car il fait souvent disparaître complétement dans le cours de deux ou trois jours une phlyctène très-marquée accompagnée d'un haut degré de vascularité. On ne peut s'en servir lorsqu'il y a beaucoup de vascularité, du larmoiement ou de photophobie, parce que cela pourrait être trop irritant, mais, quand ces symptômes ont un peu diminué, on peut commencer à s'en servir par de très-petites quantités afin de trouver sa voie. Les excellents effets produits par ce médicament paraissent dus à une action chimique et non pas à une simple action mécanique irritante; plusieurs expériences faites avec d'autres substances pulvérisées telles que le sucre, la magnésie, etc., n'ont pas réussi. On croit que ce médicament agit sur les glandes de Meibomius ou sur les cellules épithéliales de la conjonctive. Donders a remarqué qu'après cet emploi quelques-uns des plus petits vaisseaux de la conjonctive paraissent oblitérés.

Le calomel doit être pulvérisé et parfaitement sec, de façon à ne pas former de grumeaux sur la conjonctive et sur la cornée, car ces grumeaux agiraient comme des irritants mécaniques. On peut l'appliquer avec un pinceau de poils de chameau que l'on tient légèrement entre le pouce et le second doigt. On envoie la poudre dans l'œil par une chiquenaude légère et rapide pratiquée avec le doigt du milieu. On doit avoir soin de ne pas en envoyer trop, surtout au début, car cela pourrait produire une grande irritation; on renouvellera l'opération tous les jours ou tous les deux jours, suivant les cas, et si les paupières se collent pendant la nuit on l'emploiera moins fréquemment; c'est un excellent remède contre les rechutes et on devra le continuer encore pendant huit ou dix jours après la guérison. Je conseille généralement aux malades de s'en servir de nouveau dès qu'ils éprouvent le plus léger retour d'irritation dans l'œil, car en appliquant le calomel à temps, on réussit généralement à arrêter une attaque nouvelle de la maladie.

Chez les enfants il est très-difficile d'appliquer quoi que ce soit dans l'œil à cause de leur mouvement ou du spasme intense des paupières. La tête du petit malade doit être placée entre les genoux du chirurgien qui est assis ; de cette façon, la tête est assurée et fixée. Un aide, assis en face, tiendra les bras et les jambes de l'enfant. L'opérateur ouvrira ensuite les paupières avec l'élévateur d'argent de Desmarres, ce qui lui permettra de voir complétement le globe de l'œil et d'appliquer le remède. En adoptant ce procédé on gagne beaucoup de temps, on évite beaucoup d'ennui et de plus l'œil malade est moins irrité que par des essais inutiles et répétés.

L'onguent au précipité rouge est aussi un remède excellent ; quoiqu'il ait été employé depuis longtemps dans la pratique ophthalmique, c'est à Pagenstecher que l'on doit les indications précises sur son application et sur l'avantage considérable des doses plus élevées que celles qu'on employait généralement. Il a dernièrement substitué l'oxyde jaune amorphe de mercure à l'oxyde rouge. L'oxyde jaune pouvant arriver à un état parfait de division et ne présentant aucune cristallisation n'adhère par aucun point à la conjonctive (1); il a préconisé une pommade à hautes doses d'acide jaune de mercure pour 30 grammes d'axonge (2). En général j'ai trouvé qu'un onguent à doses plus faibles (50 centigr. pour 30 grammes) était aussi utile et causait moins d'irritation ; on l'appliquera une fois par jour, avec un petit pinceau à l'intérieur des paupières, qui, étant fermées, enlèveront la pommade du pinceau. Après quelques instants on l'enlèvera des paupières entre lesquelles il exsude avec un morceau de linge fin.

La pommade est surtout indiquée quand les symptômes d'irritation ont un peu diminué, mais elle peut être appliquée cependant dans la période aiguë si l'on a soin de l'enlever complétement du sac conjonctival. Elle est aussi très-utile pour combattre la tendance aux rechutes. Dans les cas où l'ophthalmie phlycténulaire est accompagnée de beaucoup d'enflure de la conjonctive et de symptômes de conjonctivite catarrhale, de Graefe a employé avec succès l'eau de chlore qui diminue les symptômes catarrheux, surtout l'enflure, sans causer un degré trop considérable d'irritation, ce qui est le danger principal dans l'emploi du nitrate d'argent ou des astringents puissants. Ce médicament est indiqué aussi dans les ulcères proéminents accompagnés d'inflammation parce qu'il peut hâter la formation de l'épithélium qui recouvre l'ulcère; quelques-uns touchent l'ulcère avec la pointe d'un crayon de nitrate d'argent, mais ce procédé n'est pas sans danger, surtout si l'ulcère est placé près de la cornée, et l'eau chlorée paraît avoir une action préférable.

On ne doit pas conseiller les vésicatoires à la tempe parce que la peau est souvent très-irritable et qu'il y a une grande tendance à l'eczéma. On doit faire une attention spéciale au traitement constitutionnel. Le régime du malade doit être nourrissant et sain, et il doit faire autant que possible de l'exercice au grand air. La propreté doit être particulièrement soignée et les bains froids conseillés si le malade n'est pas trop faible; il n'y a rien de plus nuisible que de le confiner dans l'obscurité à cause de la photophobie, car si l'on agit ainsi l'œil deviendra tellement sensible que la lumière la moins intense ne pourra pas être supportée. Les enfants sont surtout portés à chercher l'obscurité, car ils cachent sans cesse leur tête sur les genoux de leur mère ou sur un lit ou un canapé dans le coin de la chambre, et c'est seulement par des injonctions répétées qu'on obtient

---

(1) *Nassauer Corresp. Bl.*, n° 10, 1858.

(2) Un mémoire très-intéressant du docteur Pagenstecher, sur l'emploi de cet onguent, se trouve dans *Ophthalmic Review*, vol. II, p. 115.

d'eux d'endurer la lumière. Ils devront être graduellement accoutumés à la clarté, leurs yeux protégés si c'est nécessaire par un écran ou une paire de lunettes bleues. Le bandage compresseur ne sera appliqué que si la photophobie et le larmoiement sont très-considérables, et on le mettra de côté dès que ces symptômes auront diminué.

L'emploi de petites doses d'émétique tartrique comme sédatif est souvent utile, surtout quand il y a beaucoup de photophobie. On doit seulement ne pas continuer ce remède pendant trop longtemps car il pourrait débiliter et affaiblir le malade. Les intestins doivent être libres et une purgation de rhubarbe et de jalap ou de calomel et de jalap peut être donnée parfois, surtout aux enfants.

Les toniques et surtout la quinine sont très-utiles. On peut les administrer combinés avec du fer ou avec de l'huile de foie de morue. Les enfants et les adolescents devront prendre de la liqueur cinchonique ou du vin ferrugineux.

La photophobie est souvent très-obstinée, mais, règle générale, est elle plus traitable quand la cornée est malade aussi. Ce spasme des paupières (blépharospasme) est une névrose réflexe due à l'irritation des nerfs de la conjonctive et de la cornée qui produit de l'hyperesthésie du muscle orbiculaire. La photophobie qui vient de ce que les fibres nerveuses dénudées de la cornée sont exposées, sera traitée comme il a été dit ci-dessus par l'application d'une compresse. A mesure que la santé du malade s'améliore et qu'il s'habitue de plus en plus à la lumière, la photophobie disparaît. Chez les enfants il peut être très-avantageux d'employer un remède que j'ai vu réussir pour la première fois dans les mains de de Graefe : c'est de plonger leur tête sous l'eau, ce qui arrête le mouvement de l'action réflexe par la peur de l'enfant. On doit recommencer plusieurs fois dans une même séance, jusqu'à ce que l'enfant ouvre les yeux. J'ai été souvent surpris des résultats obtenus par ce traitement après que tous les autres avaient été inutilement employés. La tête doit être bien plongée sous l'eau de façon que la bouche, le nez et les yeux plongent ; l'enfant tenu dans cette position pendant quelques secondes sera certainement effrayé.

J'ai aussi obtenu beaucoup de profit dans les cas de blépharospasme grave d'une injection sous-cutanée de morphine dans la région du nerf superorbital, la division de ce nerf peut être nécessaire dans la photophobie qui accompagne l'ophthalmie phlycténulaire.

IX. — Ophthalmie exanthémateuse.

Les yeux deviennent souvent malades dans la rougeole et dans la scarlatine. Dans les cas les plus bénins la conjonctive devient hypérémique et il survient parfois des symptômes de conjonctivite catarrhale. Ce n'est qu'exceptionnellement que l'inflammation assume un caractère muco-purulent plus grave conduisant parfois à des ulcères perforants de la cornée ou prolapsus de l'iris et du staphylôme antérieur. Cet état se rencontre surtout chez les enfants d'une diathèse faible et scrofuleuse. La conjonctivite a assez souvent une forme phlycténulaire accompagnée de beaucoup de photophobie, de larmoiement et d'une grande irritabilité de l'œil. Les ulcères étendus de la cornée ou de l'iris sont très-rares.

Dans la plupart des cas le traitement doit être très-simple. Les yeux, protégés contre la lumière, seront fréquemment lavés afin de les débarrasser de l'écoulement, et s'il y a de l'hypérémie, de l'ophthalmie catarrhale ou une inflammation quelconque de la conjonctive, un collyre légèrement astringent de zinc, d'acétate de plomb ou d'alun sera prescrit. S'il y a beaucoup de photophobie ou de larmoiement mêlés à des phlyctènes de la conjonctive ou de la cornée, on introduira dans l'œil des gouttes d'atropine ou de belladone et l'on fera des frictions sur le front avec un onguent composé à la belladone. La santé générale sera en même temps très-surveillée.

Dans la petite vérole les yeux sont parfois plus dangereusement atteints, car l'inflammation est plus grave, et de plus des pustules varioleuses peuvent se former sur les paupières, sur la conjonctive et même sur la cornée. Ces pustules amènent souvent des complications graves et dangereuses ; heureusement, depuis que la vaccine est employée l'ophthalmie varioleuse est beaucoup moins dangereuse qu'auparavant où elle n'amenait que trop souvent la perte de la vue.

S'il se forme un nombre considérable de pustules sur les paupières l'enflure devient si considérable qu'il est impossible d'ouvrir les yeux. Ces pustules se forment aussi quelquefois à l'extrémité de la paupière entre les cils et détruisent les bulbes ; ce qui amène la perte complète des cils (madarosis). Si elles sont situées sur la conjonctive palpébrale près du bord de la paupière elles peuvent oblitérer les ouvertures des glandes de Meibomius et produire un arrêt et une altération dans leur sécrétion ; ou bien encore la pousse et l'arrangement des cils peuvent être troublés et on peut avoir du distichiasis ou du trichiasis. Si les pustules se forment sur le limbus conjonctival, elles sont très-dangereuses, surtout parce qu'elles peuvent s'étendre jusqu'à la cornée. L'opinion répandue que des pustules varioleuses se forment sur la conjonctive et sur la cornée, pendant la période éruptive, a été niée par les docteurs Grégory et Marson. Ce dernier maintient que l'inflammation conjonctivale qui se rencontre dans la petite vérole peut avoir le caractère catarrhal, le caractère muco-purulent ou le caractère phlycténulaire ; ce dernier est peut-être le plus fréquent. Les paupières et l'appareil lacrymatoire sont souvent affectés, ce qui donne lieu à des complications très-obstinées et très-ennuyeuses.

Mais l'œil peut être affligé à une période plus avancée de la maladie, quand les écailles des pustules sont tombées. De là le nom donné par quelques auteurs d'*ophthalmie varioleuse secondaire*. Mackenzie raconte qu'il a vu souvent deux abcès du centre de la cornée et de l'onyx à sa partie inférieure se produire après que l'éruption générale était complétement terminée. En général cela se développe vers le deuxième jour, et cependant il dit que cela peut se produire cinq ou six semaines après que le malade a été guéri de la maladie primitive. Il y a d'abord une infiltration de la cornée qui, en général, devient bientôt un ulcère ; cet ulcère gagne en profondeur et en circonférence, peut perforer la cornée et produire un prolapsus de l'iris ou un staphylôme partiel. Si plusieurs infiltrations semblables s'unissent un grand ulcère ou abcès se forme et produit un leucome étendu, même si la cornée n'est pas perforée. Si la cornée tout entière est détruite par la suppuration, le résultat sera un staphylôme complet. L'inflammation peut attaquer de nouveau les autres parties de l'œil, et ce dernier peut se perdre par suite de panophthalmie.

Le traitement doit être le même que celui de l'ophthalmie de la rougeole et de la scarlatine. Afin de prévenir la formation des pustules sur les paupières on les enduira de glycérine, d'huile d'olive ou de coldcream sans parfum, on devra répéter cette application trois ou quatre fois par jour. Mackenzie conseille de mettre deux ou trois sangsues sur les tempes ou derrière les oreilles. Dans l'ophthalmie varioleuse secondaire il s'est bien trouvé de l'emploi du tartre stibié à petites doses, comme vomitif et purgatif. La santé générale doit être soutenue par des toniques et les intestins surveillés : s'il se forme des pustules sur la conjonctive ou sur les paupières, il faudra les percer et les vider. Si la cornée devient malade et qu'on craigne la perforation, le traitement devra être établi d'après les règles admises pour les perforations des ulcères de la cornée.

Dans les érysipèles de la face la conjonctive est souvent intéressée et il y a aussi une grande enflure des paupières ; la cornée n'est que rarement impliquée.

X. — Xérophthalmie.

Quand cette affection existe la conjonctive est épaisse, sèche, d'un rouge bronzé ; sa surface épithéliale est rude et écailleuse. Si la maladie est étendue les conjonctives palpébrale et oculaire prendront un aspect sale, blanc grisâtre et deviendront rudes, sèches et cuticulaires. Cet état est dû à l'atrophie du tissu conjonctif et subconjonctif et même du cartilage qui subissent des changements cicatriciels dont la nature a déjà été expliquée à propos de l'ophthalmie granuleuse. L'appareil sécréteur de la

conjonctive est plus ou moins détruit et cette membrane prend les caractères du cutis. Par suite de cette perturbation dans les sécrétions de l'œil
celui-ci paraît sec et le malade éprouve une sensation ennuyeuse de chaleur, de sécheresse et de roideur dans les yeux. Les points sont généralement contractés et même oblitérés, le pli semi-lunaire est lui-même
à peine apparent. Il y a en outre toujours plus ou moins de symblépharon
postérieur, de sorte que le trou de la région rétro-tarsale est oblitéré et
que la conjonctive palpébrale passe tout à coup sur le globe de l'œil ;
quelquefois de petits freins existent entre la paupière et le globe. Pendant les mouvements de l'œil, la conjonctive oculaire forme de petits plis
concentriques autour de la cornée. Cette dernière est généralement très-
opaque, en sorte que l'opacité prend le caractère du pannus et s'étend
sur la plus grande partie de la cornée, parfois sur la cornée tout entière.
La surface de la cornée est généralement rude et inégale, et sa sensibilité aussi bien que celle de la conjonctive très-altérée, en sorte que les
irritants mécaniques, tels que la poussière, la saleté, les corps étrangers,
sont à peine sentis et produisent peu ou point d'irritation.

La xérophthalmie est causée en général par une inflammation longue
et grave de la conjonctive et surtout par l'ophthalmie granuleuse diffuse
chronique qui est si apte à produire une atrophie très-étendue et des
cicatrices sur la conjonctive et le cartilage tarsal. Elle peut être aussi
consécutive à la conjonctivite diphthéritique ou encore produite par des
blessures de la conjonctive venues d'acides forts, de chaux, etc., et de l'usage
excessif et trop longtemps continué de caustiques puissants, surtout du
nitrate d'argent. Dans ce dernier cas, nous trouvons les conjonctives palpébrale et oculaire non-seulement sèches et cuticulaires, mais elles sont
aussi décolorées, d'une teinte sale, vert olive, qui est très-laide.

Il n'y a malheureusement aucun traitement très-efficace, on peut seulement essayer de remédier à la sécheresse de l'œil, causée par l'arrêt des
sécrétions normales, par l'emploi fréquent de quelques fluides doux
comme collyre, le lait répond mieux que tout autre à ce qu'on se propose,
j'en ai fait l'expérience et de Graefe l'a aussi très-vivement recommandé.
On se trouve bien aussi quelquefois de l'emploi de la glycérine qui a été
proposée d'abord par M. Taylor. L'effet de ces applications est d'adoucir
et d'enlever les écailles épithéliales dures et parfois de diminuer d'une
façon sensible l'opacité de la cornée.

XI. — Ptérygion.

Cette affection est produite par l'hypertrophie du tissu conjonctif et subconjonctif qui montre çà et là des développements tendineux et fibrineux.
La partie élevée de la conjonctive est traversée par de nombreux vais-

seaux sanguins qui suivent un cours horizontal. Si la vascularité est légère et que l'hypertrophie du tissu ne soit pas considérable, on donne à la maladie le nom de *ptérygion ténu*. Si au contraire l'épaississement est considérable ainsi que le développement des vaisseaux sanguins de façon qu'il y ait comme une élevure rouge très-marquée, en quelque sorte semblable à un muscle, on l'appelle *pterygion crassum*. La forme est toujours triangulaire ou en éventail, la base qui est souvent très-large, tournée vers le pli semi-lunaire ou rétro-tarsal et souvent vers la cornée. Il passe quelquefois près du bord de cette dernière et s'arrête court juste au limbus conjonctival ; — d'autres fois il passe derrière elle et s'étend plus ou moins sur la cornée atteignant quelquefois le centre, mais s'étendant très-rarement au delà. Le sommet n'est pas en général très-pointu mais plutôt arrondi ou dentelé. La portion située sur la cornée est tendineuse plutôt que vasculaire ou est formée d'un tissu connectif comme celui de la sclérotique. Il peut être assez superficiel pour être facilement enlevé ou il peut s'étendre profondément dans la substance de la cornée, de façon à laisser derrière lui un trou ou sillon irrégulier quand on l'enlève. La connexion du ptérygion avec la sclérotique et la cornée n'est pas intime et on peut facilement le soulever avec une pince comme un pli. Mais si les liens tendineux sont denses et considérables dans la portion de la conjonctive, cette laxité est grandement diminuée et l'élevure est plutôt tendue, tiraillée, et empêche dans une certaine mesure les mouvements du globe de l'œil, ce qui cause une sensation de tension douloureuse quand l'œil est remué. Le ptérygion se trouve très-souvent à l'angle interne de l'œil qui correspond à la position du muscle droit interne. Il est quelquefois symétrique dans les deux yeux. On le rencontre moins fréquemment à l'angle extérieur et encore moins en haut ou en bas. Dans quelques cas rares on en voit deux ou même plus sur le même œil. On le rencontre chez les adultes, mais il est beaucoup plus fréquent chez les personnes qui ont passé l'âge moyen et il est très-rare chez les enfants.

Les causes du ptérygion sont souvent obscures et incertaines et sa formation est généralement très-lente et graduelle. Il est évident qu'une exposition longtemps continuée à la chaleur, à la lumière éclatante, au vent, à la poussière et aux irritants chimiques peut le produire en développant une irritation chronique de la conjonctive qui amène graduellement un épaississement et une hypertrophie de cette membrane et du tissu subconjonctif. Il se développe surtout dans des endroits particulièrement exposés à ces influences : ainsi à l'angle interne et externe de la cornée qui est placée dans l'ouverture palpébrale et que les paupières ne protégent pas. J'ai rencontré souvent cette maladie chez des personnes qui avaient habité longtemps des climats chauds, et aussi chez plusieurs individus nés dans les Indes occidentales, ce fait va très-bien avec les observations des auteurs. Cette affection peut aussi être produite par l'ophthalmie catarrhale.

Arlt (1) a donné, je le pense, l'explication la plus raisonnable et la plus probable de la formation de cette maladie dans la plupart des cas. Il pense qu'elle se produit de la manière suivante : Si un ulcère ou une abrasion superficielle (dû peut-être à quelques blessures mécaniques ou chimiques) existe au bord de la cornée, la conjonctive qui est tout près et qui est souvent excoriée et relâchée, surtout chez les personnes âgées, tombe et devient adhérente à l'ulcère pendant qu'elle est en même temps entraînée en quelque sorte vers lui. Ce fait est toujours accompagné d'un certain degré d'irritation et d'infiltration séreuse de la conjonctive qui par suite de l'absorption du sérum devient le siége d'une certaine quantité de contractions et de tiraillements de la membrane. Si les irritants externes continuent à agir sur l'œil on peut facilement comprendre comment cet état est non-seulement maintenu mais augmenté ; la conjonctive étant de plus en plus tirée graduellement et impliquée dans l'apophyse. Hasner (2) a récemment fait remarquer que la connexion entre le tissu conjonctif et subconjonctif au repli conjonctival est souvent relâchée, surtout chez les personnes âgées et que c'est une prédisposante au ptérygion, Une simple hypertrophie du tissu peut suffire alors pour amener la conjonctive, mais ce résultat sera bien plus probable s'il se forme un ulcère ou une excoriation, car pendant la cicatrisation la conjonctive sera plus ou moins attirée.

Cette maladie est souvent peu étendue et peut s'accroître très-lentement, restant presque stationnaire pendant longtemps et même parfois n'allant pas jusqu'à intéresser la cornée. D'autres fois son cours est plus rapide et elle peut s'étendre jusqu'au centre de la cornée, dans ce cas elle affecte plus ou moins la vue et gêne le mouvement de l'œil. Il arrive alors quelquefois que, même quand le ptérygion a été enlevé, la cornée conserve assez d'opacité pour qu'il soit nécessaire de pratiquer une pupille artificielle.

Si le ptérygion est petit et confiné à la sclérotique on peut se trouver bien de l'application d'un collyre astringent tel que le sulfate de cuivre ou de zinc, le vin d'opium et même le nitrate d'argent, surtout s'il y a de l'ophthalmie catarrhale. L'application d'acétate de plomb pulvérisé recommandée dans l'ophthalmie granuleuse a aussi été préconisée (De Condé), mais si la maladie est assez considérable pour gêner le malade dans les mouvements de l'œil, ou si sa position sur la cornée affecte la vue, ces remèdes

(1) *Diseases of the Eye*, 1855.
(2) *Clinical observations.* Prague, 1865.

ne peuvent pas suffire et l'on devra avoir recours au traitement opératoire. Malheureusement celui-ci n'est pas toujours aussi heureux qu'on pourrait le désirer, car si la cornée est intéressée il restera une opacité considérable après l'opération ; et si la base du triangle est large la perte de substance sera considérable et la cicatrice résultante dense, tendineuse, plus ou moins proéminente, de façon à donner lieu à ce qu'on appelle du « *ptérygion secondaire* », et à nécessiter peut-être une nouvelle opération. On y est tout particulièrement exposé si l'excision a été faite et que la plaie soit d'une forme triangulaire.

Il y a plusieurs modes d'opérer qui ont été recommandés mais je me contenterai de décrire les trois méthodes suivantes : 1° excision; 2° transplantation; 3° ligature. De ces trois modes d'opération j'ai trouvé que la transplantation était le meilleur.

1° *Excision.* — Cette opération doit être faite de la manière suivante: On place d'abord le malade sous l'influence du chloroforme et on isole les paupières à l'aide d'un spéculum à ressort. L'opérateur saisit alors le ptérygion avec des pinces finement dentelées et le soulevant, excise avec soin la portion cornéale, soit avec un couteau à cataracte, soit avec les ciseaux recourbés, quand le ptérygion a été détaché de la cornée. La partie conjonctivale doit être excisée à environ une ligne et demie ou deux lignes du bord de la cornée. Les lignes d'excision doivent s'étendre le long du bord inférieur et supérieur du ptérygion dans l'étendue nécessaire et doivent ensuite converger l'une vers l'autre afin de ne pas laisser à la plaie une forme triangulaire, mais de lui donner une forme rhomboïde. Le tissu hypertrophie, ayant été complétement enlevé on doit réunir tout de suite les bords de la plaie de la conjonctive par deux ou trois sutures très-fines. Comme les bords de l'excision peuvent être inégaux et déchiquetés à cause du mouvement de la conjonctive dans le ptérygion, j'ai trouvé commode de passer les cils dans la conjonctive avant l'excision afin d'embrasser le ptérygion dans l'étendue désirable et de faire les incisions en dedans de la ligne des sutures qui sert alors à guider l'opérateur et qui lui permet de la faire plus droite et plus unie. C'est Arlt qui a eu l'idée de donner à la plaie la forme rhomboïdale au lieu de la forme triangulaire. Le principal avantage de cela est que les bords de la plaie peuvent être plus proprement et plus intimement réunis, que cela donne une ligne d'adhésion plus unie et plus droite, et que la tendance à la formation d'une cicatrice épaisse et proéminente est grandement diminuée. En outre, si la plaie est triangulaire les angles de la base du triangle godent et se projettent quand les bords sont unis par les sutures, et la partie centrale de la base peut être attirée vers la cornée et accroître ainsi la tendance à une cicatrice proéminente.

Il n'est pas nécessaire ni même désirable d'enlever le ptérygion jusqu'au pli semi-lunaire ou rétro-tarsal. L'étendue mentionnée ci-dessus suffira généralement. Pagenstecher (1) ne pratique pas l'excision ; mais après avoir opéré la séparation de la cornée et de la sclérotique dans la quantité requise, il le retourne simplement et réunit les bords de la plaie par des sutures. Le ptérygion se rétrécit bientôt, dépérit et disparaît graduellement tout entier.

2° *Transplantation*. — La transplantation, qui est surtout praticable quand le ptérygion est très-considérable, a été introduite par Desmarres (2). Il excise le ptérygion de la cornée et de la sclérotique tout à fait à la base et le retourne ensuite vers le nez. Il fait alors une incision dans la conjonctive près du bord inférieur de la cornée, parallèle à ce bord et suffisamment large pour recevoir le ptérygion, qui est alors inséré dans l'incision et retenu dans cette position par quelques sutures.

Les avantages principaux de ce procédé sont que la conjonctive est préservée, que le ptérygion se rétrécit bientôt dans sa nouvelle situation et qu'il y a beaucoup moins de chances de rechutes que quand l'excision a été pratiquée.

3° L'ingénieuse opération de la ligature a été suggérée (3) par Szokalski. On prend deux petites aiguilles courbées dans lesquelles on introduit les extrémités d'une soie très-fine. L'opérateur alors soulève le ptérygion avec des pinces et fait passer une aiguille à son bord supérieur, près de la cornée, et la passant derrière le ptérygion, la porte en dehors à la partie inférieure (fig. 6). L'autre aiguille est alors passée de la même manière derrière le ptérygion près de sa base. Les aiguilles sont alors enlevées et la ligature est par conséquent divisée en trois parties : extérieure, intérieure et centrale. Les bouts de fil du dehors doivent être attachés solidement de façon à serrer cette partie du ptérygion ; alors on réunit les bouts du fil intérieur, et en dernier lieu les deux bouts de la ligature centrale qui se trouvent au bord inférieur du ptérygion doivent être fortement attachés. Les bouts de ces ligatures doivent être

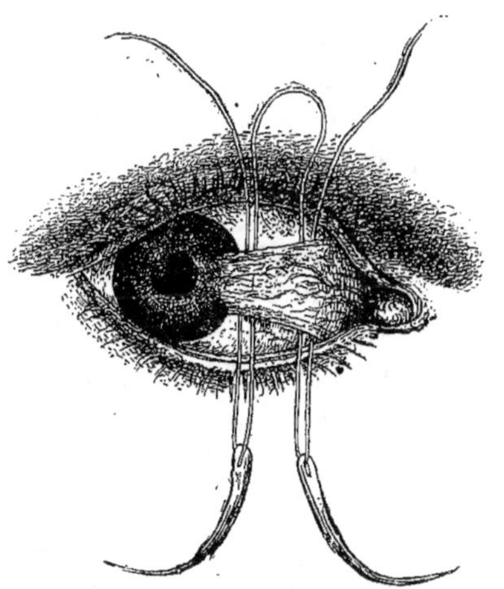

FIG. 6. — Opération de la ligature dans le ptérygion.

(1) *Klinische Beobachtungen*. 1861.
(2) *Maladies des yeux*, II.
(3) *Arch. f. physiol. Heilkunde*, 1845, II.

coupés avec des ciseaux ou attachés à la joue par des bandes adhésives. A la fin du quatrième jour, la partie étranglée du ptérygion peut généralement être facilement enlevée avec des pinces; l'affection, dit-on, ne récidive jamais après cette opération. Il faut prendre garde de confondre un petit point jaune près de la cornée (*pinguetula* ou *pterygium pingue*) avec le vrai ptérygion. Il apparaît souvent sur la conjonctive des personnes âgées, près du bord de la cornée, sous la forme d'une petite élevure jaune. Il n'est pas d'une nature grasse, mais dû à l'hypertrophie du tissu subconjonctif accompagné de l'épaississement de l'épithélium (Meller). Il cause rarement des troubles; mais il devient gênant, et l'on pourrait facilement l'enlever avec une paire de ciseaux.

XII. — Symblépharon.

Dans cette affection, il y a adhésion entre la conjonctive de la paupière et celle du globe de l'œil. Ce *frenum* peut être très-étendu et avoir presque toute la longueur de la conjonctive palpébrale de l'une ou des deux paupières, être adhérent à la surface opposée du globe et limiter considérablement les mouvements du globe de l'œil. L'adhésion, d'autre part, peut être très-limitée, de façon qu'il n'y ait qu'une petite partie de la conjonctive qui passe de la paupière au globe de l'œil, permettant facilement le passage d'un stylet en arrière. L'adhésion peut encore inclure une portion du pli rétro-tarsal; en pareil cas, il n'y a pas de passage. On peut aussi avoir les deux choses combinées; en ce cas, le stylet peut passer seulement dans une partie du chemin. Si la conjonctive palpébrale adhère à la cornée, on donne à l'affection le nom de « *symblepharon cum cornea* »; et il y a quelque ressemblance avec l'aspect et le caractère du ptérygion. Les causes les plus fréquentes de cette affection sont les blessures faites par le métal chauffé au rouge, le plomb en fusion, l'explosion de la poudre à canon, les acides énergiques, ou de la chaux vive. Ces causes produisent une excoriation et une blessure plus ou moins considérable de la conjonctive, des paupières et du globe de l'œil; il se forme des granulations, et les surfaces opposées excoriées deviennent fermement unies. Si ces adhésions ont une étendue limitée, les mouvements constants du globe de l'œil les élargiront graduellement jusqu'à ce que le *frenum* soit considérablement allongé. Des blessures qui pénètrent à travers les paupières dans le globe peuvent aussi produire le symblépharon. Cette affection n'est que rarement due aux ulcérations et aux pustules qui accompagnent l'inflammation de la conjonctive.

L'effet que peut avoir une opération dans le traitement d'un symblépharon dépendra surtout de l'étendue de la lésion : si elle est très-considérable, si elle embrasse le pli rétro-tarsal et produit une adhésion très-

intime entre le globe et la paupière il y a peu à espérer d'une opération.
Les cas les plus favorables, sont ceux dans lesquels une bande étroite passe
comme un pont de la conjonctive palpébrale à la conjonctive oculaire,
de manière qu'un stylet puisse être librement passé derrière. Mais
même les cas dans lesquels l'adhésion passe au pli rétro-tarsal peuvent
être très-améliorés, si le *frenum* est peu considérable. S'il y a une ou
deux bandes membraneuses étroites, elles peuvent être allongées et divisées près du globe, leur réunion empêchée si c'est possible en passant
souvent une sonde, enduite d'huile ou de glycérine, entre les surfaces
ulcérées, ou en les touchant légèrement avec un crayon de nitrate d'argent afin de former une eschare et d'empêcher l'adhésion.

Quand l'adhésion est plus étendue, une simple division du *frenum* ne
pourra suffire parce que les surfaces ulcérées se réuniront toujours à
cause de leur volume considérable ; elles se contractent pendant la granulation, et les surfaces opposées sont attirées l'une vers l'autre. Plusieurs
de ces cas semblent aller bien d'abord ; mais au bout de quelque temps il
y a une rechute, de sorte qu'en définitive l'opération a été de peu ou point
de profit. Afin d'empêcher cette réunion des surfaces, on a proposé depuis
longtemps de placer une petite plaque de verre, d'ivoire ou de corne,
entre la paupière et le globe de l'œil. Ce moyen a été souvent employé
mais n'a jamais réussi, excepté dans les cas où le *frenum* était très-étroit ;
car à mesure que la plaie se cicatrise, les parties environnantes se contractent et repoussent graduellement la plaque. M. Nordsworth (1) emploie un masque de verre au lieu d'une plaque de métal. C'est une coquille de verre semblable à un œil artificiel et qui a une ouverture centrale
pour la cornée. Il a obtenu de grands succès avec cet appareil, dans le
traitement du *frenum* très-étendu et dans les cas de destruction de l'épithélium de la conjonctive où le symblépharon était imminent.

Afin de remédier à cette tendance à la réunion, Arlt a introduit et pratiqué avec succès l'opération suivante (2). La paupière ayant été tirée en
dehors du globe de façon à mettre le *frenum* bien à découvert, l'opérateur passe une aiguille recourbée enfilée d'une soie fine à travers le symblépharon près de la cornée. On dissèque alors avec soin l'adhésion de
la cornée et de la sclérotique jusqu'au pli rétro-tarsal, on retourne
ensuite de manière que la surface conjonctivale se trouve en contact avec
la surface avivée du globe. On prend alors deux aiguilles enfilées, que
l'on passe dans l'épaisseur de la paupière près du bord de l'orbite, et l'on
attache les sutures sur la partie extérieure de la paupière, de façon à
maintenir le symblépharon replié dans la position requise. Si le *frenum*

---

(1) *Roy. Lond. Ophthalm. Hosp. Rep.*, vol. III, 216.
(2) *Prager Vierteljahrschrift*, XI, 161.

n'est pas très-considérable, les bords de la plaie dans la conjonctive oculaire seront réunis par deux ou trois sutures fines. Après l'opération, on
applique des compresses froides. Quand la plaie conjonctivale est guérie,
le symblépharon, qui a considérablement diminué, peut être excisé s'il
gêne le malade.

L'opération que j'ai vue le mieux réussir pour les cas ordinaires de
symblépharon est celle de la transplantation; avec elle on obtient une cure
permanente et c'est à M. Teale que nous la devons (1). Il la décrit de la
manière suivante (1) :

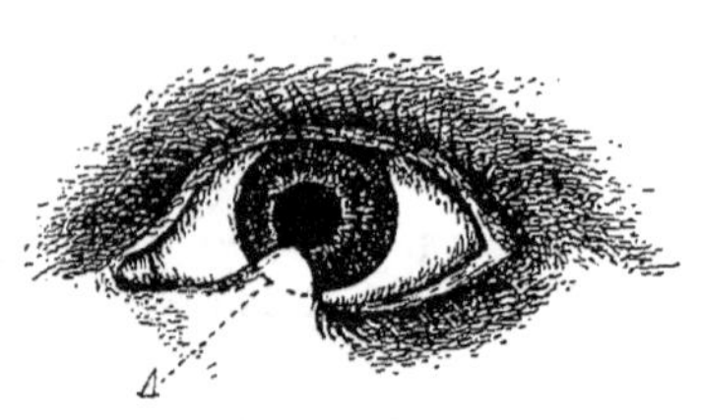

FIG. 7.

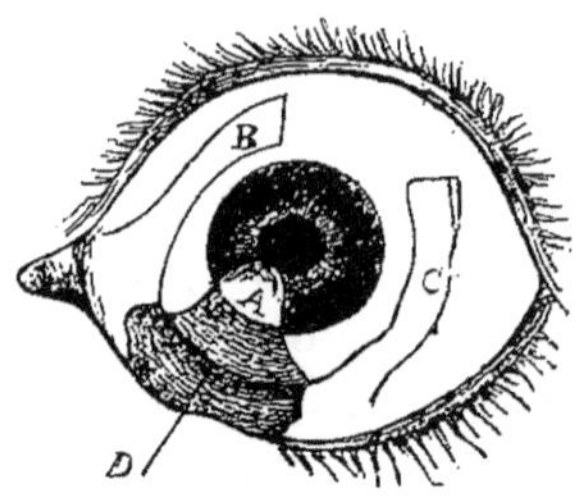

FIG. 8.

« Je fais d'abord une incision à travers la paupière adhérente, d'après
une ligne qui correspond *à la marge* de la cornée cachée (voy. A. fig. 7).
Je sépare la paupière du globe de l'œil jusqu'à ce que le globe remue
aussi librement que s'il n'y avait pas d'adhésion pathologique. Ensuite, le
sommet du symblépharon (A, fig. 8) étant séparé de la peau de la paupière, reste adhérent à la cornée.

» Je forme ensuite deux lambeaux pendants de conjonctive, un partant
de la surface du globe près de l'extrémité intérieure de la surface avivée,
l'autre, de la surface du globe à l'extrémité extérieure. Je trace avec le
couteau de Beer un lambeau de conjonctive (B, fig. 8) large d'un quart
de pouce et long de deux tiers de pouce, qui a sa base à la conjonctive
saine qui limite l'extrémité interne de la surface avivée et son extrémité
passant sur la surface supérieure du globe de l'œil. Le lambeau est alors
disséqué avec soin du globe, jusqu'à ce qu'il soit assez libre pour s'étendre
à travers l'espace vide sans trop de tension. Il faut laisser une épaisseur
suffisante dans le tissu près de sa base. On fait alors de la même manière
un second lambeau à la partie extérieure du globe de l'œil ; en faisant ces
lambeaux, on ne doit prendre que sur la conjonctive, car le tissu subjonc-
tif ne doit pas être touché. On place alors les deux lambeaux dans leur
nouvelle situation (voy. fig. 9). Le lambeau interne B doit s'étendre à travers la surface avivée de la paupière fixée par le sommet à la conjonctive
saine sur le bord extérieur de la plaie. Ce lambeau extérieur est fixé à

(1) *Roy. Lond. Ophth. Hosp. Reports*, III, 253.

travers la surface avivée du globe de l'œil, son sommet attaché à la conjonctive, près de la base du lambeau inférieur. Ainsi les deux lambeaux sont assemblés dans la plaie. Les lambeaux ayant été ajustés dans leur nouvelle position, on assure leur vitalité en excisant la conjonctive près de leur base dans toutes les directions où ils semblent trop tendus, et en réunissant par des points de suture les marges de la pointe d'où l'on a pris la conjonctive transplantée (D, E, fig. 9). Une ou deux autres

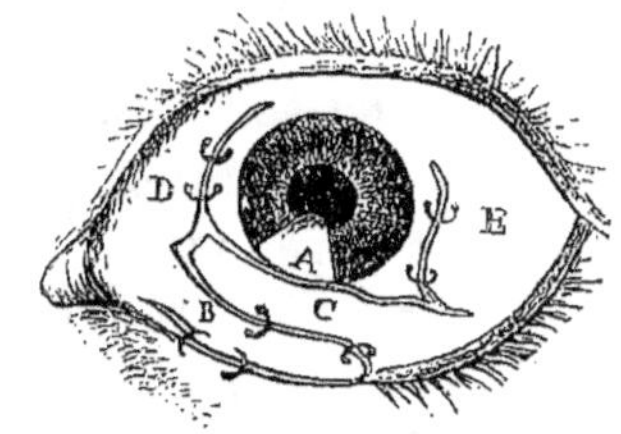

FIG. 9.

sutures doivent être placées pour empêcher le doublement des bords de la conjonctive transplantée. Le sommet de peau laissé sur la cornée s'atrophie bientôt et disparaît. »

<h2 style="text-align:center">XIII. — Anchyloblépharon.</h2>

On désigne ainsi une adhésion cicatricielle plus ou moins étendue, mince et membraneuse, des bords des paupières ensemble. Cela coexiste souvent avec le blépharon, la même cause ayant donné lieu à ces deux affections. Quelquefois l'adhésion est limitée à l'angle interne de l'œil et laisse peut-être une petite ouverture à travers laquelle les larmes peuvent s'échapper et une sonde peut être passée. Des adhésions membraneuses, très-étendues, entre les bords de la paupière, sont généralement congénitales. Les causes les plus fréquentes d'anchyloblépharon sont des blessures chimiques et mécaniques, telles que des brûlures de fer chaud, de plomb fondu, d'acide puissant, etc., etc. Dans ces cas, il y a aussi en général du symblépharon. La *blépharite*, accompagnée d'ulcération du bord des paupières, peut aussi produire cette affection, surtout si les ulcères sont placés en face l'un de l'autre sur les deux paupières et tenus longtemps en contact par un bandage appliqué sur l'œil (Stellwag).

Avant de tenter une opération pour la guérison de l'anchyloblépharon, le chirurgien doit examiner s'il y a en même temps du symblépharon, et dans quelle étendue ; s'il envahit ou non la cornée. Car si la paupière est largement adhérente à la cornée, on retirera peu ou pas de bénéfice d'une opération. S'il y a une petite ouverture au côté nasal, ou si l'anchyloblépharon est partiel, on passera une sonde sous la paupière, afin de voir s'il y a des adhésions entre cette dernière et le globe de l'œil. Si l'adhésion entre les paupières est complète, le meilleur moyen de s'en assurer est de pincer la paupière supérieure et de former un pli, de la tirer ainsi du globe et de dire alors au malade de remuer son œil dans des directions différentes, en sorte qu'on puisse facilement estimer la liberté des mouvements. On doit aussi examiner la quantité de lumière que reçoit le malade, afin de juger, autant que possible, si la cornée et la rétine sont saines.

Si l'adhésion entre les paupières n'est pas très-considérable, si elle consiste en une ou plusieurs petites bandes, on se contentera de la diviser simplement tout près du bord de la paupière ; afin de prévenir l'adhésion des surfaces, on les touchera avec le collodion (Haynes Walton). Si l'anchyloblépharon est complet, mais qu'il existe une petite ouverture près de la partie nasale, on fera passer à travers une petite entaille un guide qui courra derrière l'adhésion qu'on divisera sur lui avec un scalpel. S'il n'y a pas d'ouverture, l'opérateur soulèvera d'abord les paupières du globe de l'œil dans un pli vertical, divisera l'adhésion à cette place et introduira ensuite un guide à l'aide duquel on finira l'opération.

XIV. — Blessures (plaies) de la conjonctive.

Ces lésions peuvent être d'une nature mécanique ou chimique. Les premières produisent la lésion par leur contact avec la conjonctive, développant l'irritation, ou blessant, ou lacérant sa membrane. Les corps étrangers que l'on rencontre le plus souvent sur la conjonctive sont de petits morceaux d'acier, de fer, de verre, de charbon, de paille, de poussière, etc., qui peuvent rester logés à sa surface ou s'enfoncer plus ou moins profondément dans sa structure. La présence d'un corps étranger dans l'œil produit généralement de suite des symptômes très-graves d'inflammation ciliaire. Les paupières sont spasmodiquement contractées, la conjonctive oculaire s'injecte et une zone rose brillante paraît autour de la cornée. Il y a aussi de la photophobie, du larmoiement et une sensation de sable ou de grès dans l'œil ou sous la paupière supérieure. Quelquefois la douleur et la névralgie ciliaire sont considérables et la pupille est contractée. Si le corps étranger est petit et placé simplement sur la conjonctive, les mouvements des paupières, le frottement exécuté par le malade et le larmoiement considérable suffiront pour l'expulser. Si le chirurgien soupçonne la présence d'un corps étranger, il doit examiner avec soin et de près la surface de la conjonctive palpébrale des deux paupières aussi bien que la conjonctive oculaire et la cornée. La paupière inférieure doit être déprimée par le troisième et le quatrième doigt, afin de montrer sa surface interne et surtout le pli rétro-tarsal : en même temps on dira au malade de regarder en haut.

On doit ensuite retourner la paupière, et la membrane muqueuse qui la tapisse sera examinée minutieusement, surtout dans la région rétro-tarsale, car le corps étranger reste souvent caché dans les plis de cette région et peut facilement échapper à l'observation. On a rapporté des cas dans lesquels un corps étranger, qu'on n'avait pas vu, a causé une ophthalmie grave et obstinée. Quand on a trouvé le corps étranger, il faut l'enlever avec une petite lame qu'on passera derrière lui et avec laquelle on l'enlèvera doucement. S'il a pénétré dans la conjonctive, la gouge de M. Haynes Walton sera très-utile pour l'enlever. Si les corps étrangers sont enfoncés dans la conjonctive, surtout si ce sont de petits éclats de verre ou d'acier, leur extraction, pour être plus certaine, doit être pratiquée de la manière suivante : on passe légèrement le doigt sur la surface de la conjonctive, et on les excise peut-être même avec une petite partie de cette dernière. Quelquefois des parcelles impalpables de poussière ou de saletés viennent se placer sur la conjonctive, où elles développent une grande irritation ; en pareil cas, après avoir retourné les paupières, on passe une sonde émoussée sur leur membrane muqueuse et derrière le pli rétro-tarsal qui balayera ces parcelles. La surface de la conjonctive sera alors lavée par un jet d'eau tiède venant d'une éponge ou d'une seringue. Si le sable ou le grès est dans l'œil, il sera enlevé par ce lavage. Après l'extraction d'un corps étranger, un peu d'huile d'olive ou d'huile de ricin doit être introduite par gouttes dans l'œil, et s'il y a eu beaucoup d'irritation, on appliquera des compresses froides sur les paupières.

Les *lésions chimiques* peuvent produire une abrasion plus ou moins étendue de l'épithélium ou une excoriation de la surface de la conjonctive. Si la lésion est grave ou que l'agent chimique soit très-actif, une eschare profonde peut se produire et causer par sa cicatrisation une contraction considérable des tissus voisins. La lymphe plastique se collecte et les surfaces ulcérées de la conjonctive placées en face l'une de l'autre deviennent adhérentes; de là la fréquence du symblépharon et de l'anchyloblépharon après les lésions chimiques. Il se forme quelquefois des ulcères profonds et obstinés dont la surface se recouvre de granulations.

Les blessures causées par la chaux sont malheureusement très-fréquentes et très-dangereuses : cet agent est très-irritant et produit non-seulement la destruction de l'épithélium et de la conjonctive, mais des eschares plus ou moins profondes et étendues de cette membrane et de la cornée. La vue est fréquemment détruite, ou, dans des cas plus favorables, on a un symblépharon étendu. Si l'on voit de suite le malade, une solution faible d'eau et de vinaigre (4 grammes pour 30 grammes d'eau) ou d'acide acétique dilué sera conseillée; on fera avec ces liquides des injections fréquentes sous les paupières; ce qui produira un acétate de chaux innocent. Alors on appliquera quelques gouttes d'huile d'olive ou d'huile de ricin dans l'œil, afin d'adoucir la surface de la conjonctive, et, les deux paupières étant retournées, le chirurgien enlèvera chaque particule de chaux. Tout ceci ayant été fait, on lavera l'œil à l'aide d'un jet d'eau tiède avec une éponge ou une seringue, et on laissera ce jet couler sur la surface de la conjonctive. Quelques gouttes d'huile d'olive seront appliquées trois ou quatre fois par jour, et les eschares qui se forment sur la conjonctive enlevées avec

des pinces. S'il y a de la conjonctivite avec un écoulement muco-purulent, des collyres légèrement astringents de sulfate de zinc ou de nitrate
d'argent peuvent être employés, ou bien encore l'œil peut être lavé souvent avec une lotion de glycérine :

$\text{2\hskip-0.3em/}$ Glycérine........................ 30 grammes.
Eau distillée...................... 200 grammes.

dont une partie pourra entrer dans l'œil. Mais quand les eschares sont
détachées, on ne doit plus employer les astringents, car ils pourraient causer
de l'irritation. Il ne faut pas non plus les employer si l'œil est très-irrité,
très-douloureux et la cornée malade. En pareil cas, des applications adoucissantes sont indiquées, telles que les lotions à la belladone, des frictions
sur le front avec de l'onguent belladoné, des fomentations au pavot, etc.

Des acides puissants, tels que l'acide sulfurique ou nitrique, produisent
des ulcérations étendues de la conjonctive et de la cornée, qui s'accompagnent de symptômes graves d'irritation. En général, cependant, ce sont
les paupières qui souffrent le plus, et les eschares profondes qui peuvent
se produire donnent lieu souvent à de l'entropion.

Après une blessure causée par les acides puissants, l'œil sera injecté avec
une solution faible de carbonate de soude ou de potasse. Afin de neutraliser l'acide, de l'huile d'olive est introduite ensuite goutte à goutte.

XV. — Tumeurs de la conjonctive.

Les polypes se rencontrent parfois dans la conjonctive, surtout au pli
semi-lunaire ou caroncule. Ils apparaissent sous la forme de petites élevures ou excroissances lobulaires roses, et ont un pédicule distinct. Quoiqu'ils soient généralement petits, ils peuvent atteindre le volume d'une
noisette (1) et s'avancer entre l'ouverture des paupières. Ils peuvent être
coupés facilement avec une paire de ciseaux recourbés ou un scalpel, mais
sont capables de saigner assez abondamment. On peut cependant arrêter
aisément l'hémorrrhagie en les touchant légèrement avec un crayon de nitrate d'argent, ce qui, en même temps, s'opposera au retour de la maladie.

Pinguicule. — Cette affection peut être prise par un observateur superficiel pour un ptérygion peu développé, car c'est une élévation petite et
triangulaire située généralement près du bord de la cornée vers lequel sa
base est tournée. Elle se rencontre au bord extérieur ou intérieur de la
cornée, et est due à une hypertrophie du tissu conjonctif et subconjonctif et
des cellules épithéliales ; mais elle ne contient pas de graisse, comme sa
teinte jaune pourrait le faire supposer. On la rencontre surtout chez les

(1) Graefe, *A. f. O.*, I, 1, 289.

personnes âgées, où elle est le résultat d'une irritation chronique de la conjonctive. Le pinguicule reste petit, et stationnaire, ne défigure pas, et a peu d'inconvénient. Cependant si son volume augmente, ou si le malade trouve son aspect désagréable, on peut facilement l'exciser.

Les *tumeurs graisseuses* sont rares et le plus fréquemment placées sur la conjonctive oculaire, à une petite distance de la cornée, entre les muscles recticulaires, surtout le droit supérieur externe, dans le voisinage de la glande lacrymale. Elles sont dues à une hypertrophie et à une extension du tissu adipeux de l'orbite. Elles apparaissent sous la forme de tumeurs molles, jaunes, lobuleuses, élastiques et peuvent atteindre un volume considérable. Elles sont surtout congénitales, et ne deviennent pas très-grosses ni très-apparentes jusqu'à une période assez avancée. Quand elles atteignent un volume considérable, elles peuvent pousser de côté le globe de l'œil et, par leur pression, empêcher les fonctions de la glande lacrymale.

Si la tumeur n'a pas un volume considérable, elle peut être facilement enlevée ; mais on doit prendre bien garde de préserver la conjonctive autant que possible, et l'incision doit être bien fermée par une fine suture.

Tumeurs dermoïdes.—Ces tumeurs, qui sont assez fréquentes, se montrent sur le *limbus conjonctivæ* : elles sont situées en partie sur la cornée et en partie sur la sclérotique ; leur couleur est pâle, d'un jaune blanchâtre ; elles ont environ une ou deux lignes de diamètre et s'élèvent en quelque sorte au-dessus du niveau de la cornée. La surface de la cornée est généralement molle ; mais elle peut devenir lobulaire et donner naissance à un ou deux poils courts : Wardrop (1) mentionne un cas extraordinaire dans lequel douze poils très-longs poussaient au milieu de la tumeur, passaient entre les paupières et tombaient sur les joues ; ces poils n'avaient pas apparu jusqu'à ce que le malade eût seize ans, âge auquel sa barbe commença de croître. La tumeur est généralement congénitale et presque complétement stationnaire. Son volume s'accroît très-lentement pendant la croissance générale du corps ; il peut cependant se développer plus tard la vie et augmenter considérablement. La tumeur graisseuse dans la plus considérable que j'aie rencontrée, je l'ai vue dans la clinique de von Graefe en 1860 ; elle s'étendait sur les deux tiers extérieurs de la cornée, était proéminente, lobulée, et défigurait beaucoup, car elle cachait presque complétement la cornée. On a appelé ces tumeurs dermoïdes à cause de l'analogie presque complète qui existe entre leur structure et celle de la peau ; elles paraissent quelquefois cependant formées seulement d'un tissu connectif élastique et fibrilaire, de substances rudimentaires de la peau, de graisse, de poils et de follicules cébacés. L'accrois-

---

(1) Wardrop, *Morbid Anatomy of the human Eye.*

sement marqué dans leur volume, ou une recrudescence après l'opération, paraît être dû à un accroissement de leur constituant graisseux. Elles peuvent être facilement enlevées; mais il faut avoir bien soin de ne pas les arracher complétement de la cornée, car elles s'étendent parfois très-profondément dans son tissu (1).

Les *excroissances* sont vues quelquefois sur la conjonctive; elles sont rouges, petites, couleur de chair, soit seules, soit réunies en grappe. Elles peuvent se produire sur la conjonctive palpébrale ou oculaire, sur le pli semi-lunaire et avoir une grande ressemblance avec les excroissances du prépuce; elles sont accompagnées en général d'un certain degré de conjonctivite et d'un écoulement clair muco-purulent. — Elles peuvent être coupées de suite avec des ciseaux avant qu'elles aient atteint un volume considérable, ou l'on peut les laisser s'étendre, et alors, si c'est nécessaire, les exciser et toucher légèrement la partie coupée avec le nitrate d'argent.

Kyste. — Le kyste de la conjonctive peut être facilement distingué par sa forme ronde et circonscrite, et par son aspect rose diaphane, la transparence de son contenu étant aisément reconnue par l'illumination oblique. Il peut se produire dans différentes parties de la conjonctive et varie comme volume de celui d'un petit pois à celui d'une noisette ; il l'excède même parfois. Si ces kystes s'étendent dans l'orbite et atteignent un volume considérable, ils peuvent causer plus ou moins de protrusion du globe de l'œil. L'enveloppe des plus petits kystes est généralement très-mince et si peu unie à la conjonctive qu'ils peuvent être très-facilement enlevés.

Cysticerces. — *Les cysticerces* ont été souvent trouvés derrière la conjonctive oculaire et une fois par Sichel derrière la conjonctive palpébrale. On les voit près de l'angle de l'œil sur une portion de la conjonctive, sous l'aspect d'un kyste transparent, rond, bien défini, mobile, et dont le volume varie de celui d'un pois à celui d'un petit haricot. La conjonctive au-dessus et autour du kyste est en quelque sorte hypérémique ; mais si celui-ci est suffisamment mince et transparent, on peut distinguer à l'enveloppe extérieure du kyste une tache particulière jaune ou d'un blanc grisâtre ; c'est la tête et le cou de l'entozoaire, et Sichel dit que cette apparence est caractéristique (1).

Tumeurs cancéreuses. — Les tumeurs cancéreuses se rencontrent quelquefois comme des affections primitives; mais on les trouve bien plus souvent comme des maladies secondaires, après le cancer des paupières ou du globe de l'œil.

(1) Von Graefe, art. « *On dermoïd Tumeurs* », *A. f. O.*, VII, 2, et XII, 227.
(2) *Iconographie ophthalmologique*, p. 702.

Cancer épithélial. — Ce cancer ne se produit pas dans la conjonctive comme une maladie primitive, mais il vient généralement des paupières par extension ; il paraît comme une excroissance ou bouton mou, légèrement lobulaire, au bord de la cornée, et a souvent une ressemblance frappante avec une pustule ou une phlyctène. On peut cependant le distinguer de cette dernière par l'absence de chémosis, d'irritation inflammatoire et d'injection artérielle ; il y a seulement quelques veines tortueuses, dilatées, qui convergent vers la petite tumeur et qui sont accompagnées d'un peu d'infiltration séreuse ; en conséquence, la tumeur augmente de volume et prend une teinte plus rouge: sa surface devient plus nodulée (excroissance de chou-fleur) et se couvre d'un épithélium sec et épais ; ou bien la surface peut se rompre et un écoulement clair et muco-purulent s'échapper de l'ulcère. La tumeur peut envahir la cornée dans une étendue considérable ; mais elle n'est généralement que peu adhérente à celle-ci, en sorte qu'on peut l'enlever presque complétement. Il peut y avoir aussi une opacité considérable au delà des limites de la tumeur, et cette tumeur peut aussi amener une ulcération profonde et étendue ou même une perforation. Si la tumeur a un pédoncule, elle peut être librement déplacée sur la surface de la cornée. Comme toutes les tumeurs cancéreuses, il faudra l'enlever le plus tôt possible, et l'on réunira les bords de la plaie avec des sutures fines, afin que la sclérotique ne soit pas exposée. Ces tumeurs sont très-aptes à se reproduire de suite, et l'on doit répéter l'opération sans perdre de temps. Mais si la tumeur a envahi une partie considérable de la cornée, si elle est intimement unie avec le tissu de cette dernière et si elle a beaucoup affecté la vue, le mieux sera d'enlever l'œil ; mais même cela ne protége pas toujours contre le retour de l'affection, car une nouvelle tumeur peut se développer dans les paupières ou dans le fond de l'orbite. En pareil cas, il est toujours nécessaire d'appliquer la pâte de chlorure de zinc à l'orbite, après l'enlèvement des paupières.

Cancer médullaire. — Ce cancer s'étend presque toujours des paupières ou du globe de l'œil lui-même à la conjonctive ; la cornée ou la sclérotique cède, et la tumeur se développe très-rapidement et envahit les tissus voisins.

Cancer mélanotique. — Ce cancer apparaît sous la forme d'une petite tache ou tumeur d'un rouge noir ou d'un noir brun dans le tissu subconjonctif, près de la cornée, ou au pli semi-lunaire ou caroncule. A mesure que son volume s'accroît, il peut impliquer les paupières, s'étendre derrière elles et donner lieu à des adhésions plus ou moins étendues. La tumeur peut rester stationnaire pendant une longue période et ensuite augmenter rapidement. En outre, elle est très-disposée à reparaître après qu'elle a été enlevée. On doit cependant se souvenir que plusieurs des petites tumeurs noires que l'on appelle, à tort, cancers mélanotiques, sont seulement des sarcomes.

Ulcères syphilitiques. — Ces ulcères se rencontrent quelquefois sur la conjonctive; ils sont toujours situés au bord de la paupière et ressemblent beaucoup à un chancre du prépuce. Dans quelques cas très-rares, ils peuvent se rencontrer au bord de la cornée (1). Nous entrerons plus complétement dans la description de ces ulcères quand nous parlerons des ulcères syphilitiques des paupières.

Nœvus. — Ces tumeurs s'étendent quelquefois de la partie externe des paupières à la conjonctive palpébrale et même à la conjonctive oculaire, et peuvent acquérir un volume considérable si elles ne sont pas tout de suite soumises à un traitement. Elles peuvent se développer primitivement sur la conjonctive ou sur le pli semi-lunaire, et doivent être enlevées le plus tôt possible.

Lithiase. — Ce nom est appliqué à l'endurcissement ou la calcination de la sécrétion des glandes conjonctivales et spécialement des glandes de Meibomius. L'affection apparaît sous la forme de petites concrétions blanches, rondes, grosses comme une tête d'épingle, qui peuvent cependant atteindre un volume plus considérable, sur la surface interne de la conjonctive. Elles peuvent se produire soit isolées, soit semées çà et là sur la surface de la paupière, soit rangées en une file le long de la bande du canal conducteur de la glande. Cette dernière disposition est beaucoup plus rare. A cause de la rudesse que cette affection produit sur la paupière, on peut trouver une irritation considérable et même un certain degré de conjonctivite. Ces petits calculs sont facilement enlevés en incisant la conjonctive au-dessus d'eux et en les prenant avec la pointe d'un couteau à cataracte ou une spatule cannelée. Quelquefois la concrétion est molle, demi-transparente, et paraît à l'ouverture du canal, d'où elle peut être facilement retirée.

Les sécrétions de la caroncule produisent aussi quelquefois ces crétifications; des dépôts de chaux se rencontrent par conséquent dans la caroncule et donnent lieu souvent à de l'enflure et à de l'irritation.

Hémorrhagie de la conjonctive. — L'hémorrhagie est généralement produite par des coups ou des chocs sur l'œil ou sur la figure, ou par des efforts considérables en toussant, en éternuant, et qui causent une rupture de quelques-uns des petits vaisseaux sanguins de la conjonctive. Des ecchymoses se rencontrent aussi dans le cours des inflammations de la conjonctive ou chez les personnes affligées de scorbut. D'autres fois, elles se produisent spontanément sans cause apparente. J'ai rencontré plusieurs cas de cette espèce dans lesquels ces ecchymoses s'étaient pro-

(1) *British. med. Journal,* 18 March 1865.

duites pendant la nuit. Mais l'effusion du sang peut n'être pas due à la rupture d'un vaisseau sanguin de la conjonctive, mais avoir fait graduellement son chemin depuis l'orbite derrière la conjonctive. Ainsi un coup sur le cerveau peut, par contre-coup, produire la fracture d'une partie des parois de l'orbite ; cette fracture est suivie d'une hémorrhagie plus ou moins considérable, et le sang peut faire son chemin derrière la conjonctive. En pareil cas, l'ecchymose n'apparaît pas de suite après l'accident, mais après un intervalle de plusieurs heures.

Les ecchymoses sont généralement situées sur la partie oculaire de la conjonctive, dans le voisinage de la cornée ou dans le pli rétro-tarsal. L'épanchement donne lieu à de petites taches uniformément rouges, qui varient comme nombre et comme volume et qui peuvent être assez considérables pour s'étendre autour de toute la cornée.

Le traitement consistera surtout dans l'application de lotions stimulantes :

> ℞ Br. Arnic.......................... 4 grammes.
> Eau distillée...................... 100 grammes.

qu'on introduira directement dans l'œil, ou qu'on emploiera sur des compresses humides attachées fermement sur l'œil ; un bandage compresseur énergique accélère la guérison plus que tout autre remède.

OEdème. — L'œdème de la conjonctive se rencontre fréquemment dans le cours des inflammations de la conjonctive et des tuniques internes de l'œil, mais il peut se développer spontanément, surtout chez les personnes faibles et âgées, affectées de maladie du rein. Le traitement consiste dans l'application d'un bandage fermé et dans l'usage de collyres légèrement astringents. Quelques incisions superficielles peuvent être faites dans le chémosis avec une paire de ciseaux recourbés. On doit en même temps surveiller la santé du malade.

Emphysème subconjonctif. — Cet emphysème est causé par la fracture du pariétal nasal qui permet à l'air d'arriver dans le tissu subconjonctif, ou par une rupture dans le sac lacrymal ; en pareil cas, l'air pénètre derrière la conjonctive si l'on se mouche. La nature de l'affection peut être reconnue par un craquement particulier que l'on produit en pressant l'enflure avec le doigt. — Une pression considérable le ferait disparaître. Un bandage sera appliqué et, si c'est nécessaire, l'enflure piquée avec une aiguille, afin de permettre à l'air de s'échapper.

CHAPITRE II

MALADIES DE LA CORNÉE

I. — Pannus.

Cette maladie est caractérisée par une opacité vasculaire ou superficielle de la cornée, qui est répandu sur une étendue plus ou moins considérable de celle-ci. L'opacité débute généralement à la périphérie et s'étend graduellement vers le centre ; mais le contraire peut aussi arriver. Cette affection est causée par la formation d'une couche de cellules néo-plastiques derrière l'épithélium et aussi peut-être dans les couches superficielles de la cornée, immédiatement derrière le *lamina* élastique antérieur (membrane de Bowman). Ces cellules néo-plastiques ont une tendance marquée à se développer dans le tissu connectif, et des vaisseaux sanguins se montrent parmi elles. Ces vaisseaux sanguins sont placés derrière l'épithélium et aussi un peu plus profondément derrière le *lamina* élastique antérieur. Si on les examine avec soin on voit qu'ils sont divisés en deux systèmes dont l'un est la continuation directe des vaisseaux conjonctifs et est presque entièrement veineux. Ils forment comme une grande maille, un filet tortueux de vaisseaux, qui couvre une partie de la cornée ou même la cornée tout entière que l'on aperçoit opaque et brumeuse entre les mailles de ce filet. Les autres vaisseaux qui sont surtout artériels sont droits, parallèles, et s'étendent derrière ceux de la conjonctive. Ils viennent de l'anastomose qui existe entre les vaisseaux conjonctifs et les vaisseaux subconjonctifs au pli conjonctival, où ils forment une zone brillante et rosée. Si la vascularité est considérable, ces vaisseaux parallèles sont très-nombreux et donnent un aspect très-rouge au bord de la cornée, qui est aussi quelquefois enflé. Quand la cornée est très-vasculaire et opaque et qu'elle a un aspect très-rouge ou même charnu, la maladie est appelée *pannus crassus*. Si les vaisseaux sanguins sont peu nombreux et éloignés et l'épaississement peu considérable, elle est appelée *pannus tenuis*.

Dans la forme aiguë de la maladie il y a souvent beaucoup de photophobie, de larmoiement et de névralgie ciliaire accompagnés d'une injection conjonctivale et subconjonctivale marquée. Si l'affection a un cours chronique et long, l'irritabilité de l'œil est légère, excepté s'il se développe des exacerbations aiguës : la surface de la cornée devient graduellement plus opaque, rude, irrégulière et sa couche épithéliale hypertrophiée et épaissie, de sorte que la cornée peut avoir à la fin un aspect presque cuticulaire ; ou bien encore l'épithélium peut être répandu sur différents points et produire des facettes superficielles et des irrégularités ; mais la perte de substance peut s'étendre plus profondément et il peut se former des ulcères étendus qui peuvent conduire à la perforation de la cornée et par conséquent à de la synéchie antérieure, au staphylôme, etc. Après que le pannus a existé pendant quelque temps, la cornée devient en quelque sorte plus mince, et, cédant graduellement à la dression intra-oculaire, perd sa rondeur normale et se boursoufle en avant. Ce fait est d'une grande importance pratique, car même si la cornée peut regagner plus tard sa transparence, la vue sera considérablement altérée à cause de cette anomalie dans sa courbe.

Parmi les causes qui peuvent produire le pannus, l'ophthalmie granuleuse est de beaucoup la plus fréquente. En réalité, dans la grande majorité des cas, quand l'opacité est limitée à la partie supérieure de la cornée, elle est due aux paupières granuleuses. En parlant de l'ophthalmie granuleuse, j'ai dit que le pannus pouvait être produit par le frottement de la surface rugueuse de la paupière sur la cornée ou par une extension directe des granulations à la conjonctive oculaire et de là à la cornée. Dans ce dernier cas, de petites infiltrations grises ou jaunes apparaissent près du bord de la cornée et peuvent, si l'attaque est aiguë, s'étendre sur la cornée tout entière. On voit en outre des vaisseaux sanguins passer entre les infiltrations.

L'ophthalmie purulente ou l'ophthalmie phlycténulaire peuvent aussi produire le pannus ; dans le premier cas, l'opacité et la vascularité n'ont pas une étendue considérable, et l'affection est surtout caractérisée par de petites phlycténules ou infiltrations parsemées sur la surface de la cornée.

La maladie peut aussi être produite par le frottement constant et irritant sur la cornée des cils retournés avec ou sans entropion ; par la crétification des glandes de Meibonius (chalazion), par la dessiccation et l'exposition de la cornée aux irritants externes comme dans les cas de lagophthalmos, et en pareil cas elle prend le nom de pannus traumatique. Dans la forme chronique le pannus peut exister pendant plusieurs années sans changement particulier, excepté qu'il amincit peut-être la cornée et altère sa proéminence ; des exacerbations inflammatoires peuvent se reproduire plusieurs fois et laisser chaque fois la vue et l'opacité de la cornée dans une condition plus mauvaise.

Le pronostic est d'autant plus favorable que le pannus est peu étendu, de formation récente, et qu'on peut remédier à la cause qui le produit. Dans plusieurs cas chroniques, surtout dans ceux de pannus crassus, la maladie, même si elle est éventuellement guérie, laisse derrière elle une opacité dense et étendue. S'il y a un leucome central ou si l'iritis s'est développée pendant le cours de la maladie et que la pupille soit fermée, on sera obligé de pratiquer l'iridectomie.

Le traitement qu'on doit adopter dépend surtout de la cause; car si l'on peut faire disparaître cette dernière, le pannus disparaîtra nécessairement. Comme je suis entré dans beaucoup de détails, dans l'article de l'ophthalmie granuleuse, sur le mode de traitement du pannus produit par cette maladie, je ne reviendrai pas sur ce sujet. Dans les cas de pannus traumatique, nos efforts devront être dirigés contre la cause, soit l'entropion, les cils renversés, etc. Le chalazion et l'opacité de la cornée qui peuvent continuer après que la maladie primitive a disparu, doivent être traités par des irritants légers, parmi lesquels se recommandent spécialement l'insufflation du calomel, l'application de l'onguent au précipité rouge ou jaune, du vin d'opium, de l'huile de térébenthine, du sulfate de cuivre ; ces applications hâtent l'absorption des produits morbides par le développement d'une congestion inflammatoire temporaire des vaisseaux sanguins.

<h3 style="text-align:center">II. — Cornéite phlycténulaire (herpès de la cornée).</h3>

Cette maladie accompagne souvent l'ophthalmie phlycténulaire : en réalité ces deux affections sont identiques comme caractère et réclament un mode de traitement semblable.

Comme dans l'ophthalmie phlycténulaire, l'apparition des vésicules sur la cornée est généralement précédée par une sensation de chaleur et de démangeaison dans les paupières, qui est bientôt suivie d'injection conjonctive et subconjonctive, de photophobie, de larmoiement et de névralgie ciliaire. Ce dernier symptôme est souvent léger quand l'affection est limitée à la conjonctive ; il est au contraire très-souvent considérable dans l'herpès de la cornée. Il en est de même de la photophobie, qui est souvent très-intense et très-persistante ; les petites phlyctènes caractéristiques paraissent bientôt sur la surface de la cornée, leur nombre et leur mode de distribution varient beaucoup. Quelquefois il n'y en a qu'une ou deux près de la marge de la cornée ; dans d'autres cas, elles sont plus nombreuses, et on les voit alors soit librement semées sur la surface de la cornée, soit confinées surtout à une partie de cette cornée. Ou bien encore elles peuvent être rangées le long du bord en une file environnant une

portion plus ou moins considérable de la cornée comme un ruban de
perles. Si les phlyctènes sont nombreuses et s'étendent sur une partie
considérable de la cornée (pannus scrofuleux), la vascularité est générale
et la cornée environnée par une zone brillante et rouge de vaisseaux.
En outre, si les pustules sont confinées à une partie de la cornée, l'injection est généralement partielle. Quelquefois les phlyctènes sont très-
superficielles et apparaissent sous la forme de petites vésicules ou pustules transparentes, dont la couverture épithéliale est bientôt répandue,
laissant une petite excoriation qui peut facilement échapper à l'observation,
ce qui conduit à une erreur dans le diagnostic et le mode de traitement.
En général la phlyctène est plus apparente et enfoncée dans la cornée
qu'elle dépasse seulement légèrement par son sommet ; elle apparaît sous la
forme d'une petite infiltration grise circonscrite, environnée par une zone
enflée et opaque de la cornée, surtout si plusieurs phlycténules sont situées
l'une à côté de l'autre. A son sommet il se forme souvent une petite
vésicule transparente qui se fend et laisse voir une surface excoriée dont
le fond est opaque et d'une couleur grise ou jaune grisâtre. Cette excoriation peut s'étendre graduellement en circonférence et en profondeur et
prendre le caractère d'un petit ulcère. Cela se produit surtout si la
phlycténule est située près du centre de la cornée et si l'affection a été
soignée mal à propos par des astringents puissants. S'il n'y a pas de
vésicules transparentes au sommet de la phlycténule celle-ci devient
plus opaque et plus infiltrée et bientôt perdant sa surface épithéliale se
change bientôt en un ulcère gris jaunâtre superficiel. Ces ulcères suivent
généralement un cours favorable, s'ils sont bien soignés, et montrent peu
ou pas de tendance à s'étendre, soit en circonférence, soit en profondeur ;
l'ulcère se couvre d'une couche d'épithélium et se remplit graduellement,
et la cornée regagne plus ou moins de sa transparence. Mais si les infiltrations sont placées très-près l'une de l'autre, deux ou trois peuvent se
réunir et donner lieu à un ulcère étendu qui peut s'accroître en profondeur et même amener la perforation. Cela peut arriver aussi si les infiltrations sont situées profondément dans la cornée et si des irritants
énergiques, tels que nitrate d'argent, sulfate de cuivre, etc., sont localement
employés. Dans la majorité des cas on ne doit pas craindre cette complication, car par un traitement judicieux les excoriations ou petits ulcères
se remplissent vite, la substance cornéale est régénérée, et finalement il
peut ne rester aucune opacité. Il y a d'autres cas dans lesquels le résultat
est moins heureux et où une opacité plus ou moins dense reste après la
maladie.

Il y a une grande tendance aux rechutes : aussitôt que les symptômes
d'irritation et de vascularité diminuent, les phlyctènes disparaissent et la
maladie semble presque guérie ; à ce moment on voit tous les symptô-

mes aigus d'irritation reparaître; une nouvelle éruption de pustules apparaît et l'on a affaire à une rechute grave. Cela peut se produire plusieurs fois de suite, la maladie prend graduellement un caractère chronique; les vaisseaux sont développés sur la cornée qui tend à s'infiltrer, et cet état peut être pris par un observateur superficiel pour de la cornéite fasciculaire. En examinant de plus près, on voit que les vaisseaux sanguins sont plus écartés, que leur nombre est moins considérable, qu'ils ne forment pas une proéminence sur la surface de la cornée, et ne poussent pas l'infiltration devant eux, mais qu'ils l'arrêtent en quelque sorte. Quand de nombreuses phlyctènes sont réunies ensemble sur la cornée et séparées par des vaisseaux sanguins, on donne souvent à l'affection le nom de pannus scrofuleux ou herpétique, surtout si les phlycténules sont situées à la moitié supérieure de la cornée.

Les *causes* qui peuvent produire cette affection sont les mêmes que celles qui donnent lieu à l'ophthalmie phlycténulaire, et elle est aussi plus fréquente chez les enfants et chez les personnes jeunes, d'une constitution faible et scrofuleuse et d'un tempérament nerveux et excitable.

Le *traitement* doit être semblable à celui de l'ophthalmie phlycténulaire. Je dois ici insister énormément sur la nécessité de mettre de côté les caustiques, surtout le nitrate d'argent, car il accroît considérablement l'irritabilité de l'œil, aggrave le caractère de la maladie et augmente la tendance à la névrose et à la perforation du tissu de la cornée. Les caustiques peuvent aussi être cause que l'inflammation s'étend à l'iris et au corps ciliaire. Il peut être posé comme règle, que dans toutes les maladies de la cornée, excepté celles d'un caractère très-chronique, l'usage des caustiques doit être strictement rejeté. Dans la cornéite phlycténulaire, notre premier soin doit être de diminuer la grande irritabilité de l'œil, de prévenir l'extension des phlyctènes ou ulcères et d'aider à la régénération du tissu de la cornée. L'agent le plus utile pour remplir ce but est l'atropine. En réalité ce remède est inappréciable dans le traitement des maladies de la cornée et de l'iris; il exerce une influence heureuse sur la cornée où il agit comme un anesthésique local pendant son passage à travers la cornée dans l'humeur aqueuse; il diminue ainsi considérablement l'irritation de la cornée et des nerfs ciliaires. On en a la preuve lorsqu'on applique une goutte d'atropine à un œil affecté de cornéite aiguë accompagnée de symptômes intenses d'irritation. Si cet œil est examiné une demi-heure après l'application de l'atropine, on remarque une diminution très-marquée dans tous ces symptômes, et le malade lui-même se trouve très-soulagé. L'atropine agit aussi en diminuant la tension intra-oculaire et en débarrassant la cornée d'un certain degré de pression. De là la nutrition et la régénération de la substance sont facilitées. La diminution de la tension intra-oculaire est spécialement avantageuse dans les ulcères profonds de la cornée , comme on peut facilement le comprendre, si l'on se rappelle que la partie la plus mince de lacornée (le fond de l'ulcère, a à soutenir le même degré de pression intra-oculaire qu la partie saine (1). La solution d'atropine (10 centigrammes pour 30 grammes d'eau) sera appliquée à l'œil trois ou quatre fois par jour; si l'on trouve après quelque temps qu'elle accroît l'irritation au lieu de l'alléger, on lui substituera un collyre de belladone, si une quantité notable d'irritation de la conjonctive a été produite et qu'il y ait des granulations vésiculaires; un collyre astringent d'alun, de borax ou de nitrate d'argent (5 centigrammes pour 30 grammes) pourra être employé. Le composé de belladone doit être employé en frictions sur le front trois ou quatre fois par jour, jusqu'à la production d'une légère éruption papuleuse. S'il y a beaucoup de douleur dans l'œil et autour de l'œil et surtout s'il est très-douloureux au toucher, on obtient souvent beaucoup de soulagement par l'application de deux ou trois sangsues à la tempe, ou d'un vésicatoire derrière l'oreille. S'il y a, en même temps que de la photophobie et du larmoiement une élévation sensible de la température des paupières, je me sers avec succès de compresses froides, périodiquement appliquées. On doit faire ces applications trois ou quatre fois par jour et changer les compresses toutes les deux ou trois minutes, aussitôt qu'elles deviennent chaudes. La photophobie se montre souvent très-obstinée et très-rebelle au traitement. Quand on peut rapporter ce symptôme à une abrasion de l'épithélium et à l'é tat des nerfs

(1) Je dois insister particulièrement sur la nécessité absolue d'avoir une solution d'atropine pure et libre de tout acide étranger énergique ou d'esprit-de-vin. Quelques gouttes d'acide sul furique puissant sont quelquefois ajoutées par les pharmaciens quand le sulfate d'atropine n'est pas neutralisé et qu'il est par conséquent imparfaitement soluble. J'ai vu plusieurs cas dans lesquels une solution pure d'atropine avait parfaitement réussi (diminution de l'irritabilité de l'œil, et de l'inflammation), et qui, après une seconde application (faite d'après la même ordonnance, mais par un pharmacien différent), produisait une irritation considérable, accompagnée de douleurs, de rougeur, de larmoiement. Ces symptômes étaient de nouveau détruits par l'emploi d'une solution *pure*. La solution impure étant analysée, on trouvait une petite quantité d'acide sulfurique puissant. De pareils cas prouvent combien la théorie de certains médecins, qu'une petite quantité d'acide puissant ou d'alcool ne cause aucun préjudice, est erronée, même lorsqu'il y a beaucoup d'irritation ciliaire et une inflammation considérable de la cornée ou de l'iris. Je dois cependant ajouter que j'ai rencontré des cas exceptionnels dans lesquels une idiosyncrasie particulière rendait le malade plus intolérant et rebelle même à l'usage d'une solution d'atropine pure et faible. J'ai vu des cas dans lesquels une solution pure d'atropine a produit de l'irritation, de la douleur et même un état érysipélateux de la paupière et de la joue, accompagné par de la rougeur et de l'enflure chémotique de la conjonctive. Cependant, ces cas sont très-rares et n'ont pas la moindre analogie avec ceux dans lesquels l'irritation est causée par l'impureté de la solution. Dans ces derniers cas, une solution pure d'atropine est non-seulement bien supportée, mais elle soulage et diminue l'irritation ciliaire et les symptômes inflammatoires. M. Lawson rapporte aussi quelques cas très-intéressants de cette idiosyncrasie particulière dans un mémoire publié dans *Roy. Lond. Ophth. Hosp. Reports*, VI, 119.

de la cornée, on doit employer un bandage compresseur. Quelquefois il résiste à tous les remèdes et un spasme considérable des paupières (blépharospasme) persiste même après la guérison de la maladie de la cornée. En pareil cas les médicaments que j'ai indiqués à propos de l'ophthalmie phlycténulaire devront être essayés la nuit : les injections sous-cutanées de morphine, l'immersion de la face dans l'eau froide, etc. Enfin si tous ces moyens échouent et qu'en exerçant une pression sur le nerf *super-orbital* on fasse cesser le spasme, on devra se décider à pratiquer une division de ce nerf. J'ai vu souvent des cas de photophobie rebelles céder à un séjour prolongé au bord de la mer, pendant lequel les bains, l'usage des toniques, un régime fortifiant et de l'exercice au grand air aidaient à l'action de l'air salin ; les cas dont je parle avaient résisté à tous les autres remèdes.

L'émétique à petites doses est quelquefois utile et diminue la photophobie et l'irritation ciliaire pendant la période aiguë de la maladie. Mais ce médicament ne doit pas être continué si l'on voit, au bout de quelques jours, qu'il n'a amené aucune amélioration ; car l'usage prolongé de l'émétique peut affaiblir et débiliter le malade. On a aussi beaucoup recommande l'emploi de l'arsenic à cause de la ressemblance supposée entre cette forme de cornéite et l'eczéma. Ce remède rend parfois de grands services, surtout quand la maladie est accompagnée d'une éruption eczémateuse du front et de la face. Dans ce cas la lotion de glycérine et d'acétate de plomb conseillée dans l'ophthalmie phlycténulaire pourra être employée sur la face. On surveillera avec soin la santé générale du malade, et s'il est faible et scrofuleux on lui prescrira des toniques, de l'huile de foie de morue, et un régime nourrissant et généreux aidé de vin et d'ale. Les intestins doivent être bien réglés, et l'on apportera une attention spéciale aux fonctions de la peau qui exercent une influence considérable sur les symptômes de l'irritation ciliaire et surtout sur la photophobie. Quand les symptômes aigus ont diminué on fait des insufflations de calomel, et si elles sont bien supportées on emploie l'onguent à l'oxyde jaune de mercure, qui a pour effet non-seulement de hâter l'absorption de l'opacité, mais de diminuer la tendance aux rechutes (20 à 40 centigrammes pour 30 grammes). Dans les cas chroniques et très-rebelles on se trouve bien de poser un séton, surtout s'il y a beaucoup de vascularité de la cornée.

Dans quelques cas très-rares on rencontre des vésicules transparentes d'une formation toute spéciale sur la surface de la cornée ; elles sont produites par de légères élevures de la couche épithéliale et le lamina élastique antérieur de la surface de la cornée proprement dite. L'aspect de ces petites vésicules est caractéristique, et elles s'accompagnent généralement de symptômes graves d'irritation ; surtout du larmoiement et de la photophobie. Ces symptômes s'amendent quand les vésicules se rompent; mais on voit en général une nouvelle poussée se produire au bout de trois ou quatre jours. Dans un cas rapporté par *Mooren* la maladie avait pris un véritable type tertiaire régulier et a été guérie par l'emploi du quinine à hautes doses. En réalité ce médicament combiné avec le fer peut être donné dans tous les cas, en même temps qu'on fera usage de l'atropine et du bandage compresseur.

III. — Cornéite fasciculaire.

Cette forme particulière de cornéite qui est très-commune en Allemagne est extrêmement rare en Angleterre ; j'en ai rencontré plusieurs cas pendant mon séjour à Berlin, et je n'en ai rencontré que quatre cas réels en Agleterre, pendant les huit dernières années.

Les symptômes de cette affection sont très-caractéristiques et faciles à reconnaître; l'attaque commence généralement par une photophobie intense, accompagnée de larmoiement et de névralgie ciliaire. En examinant l'œil, on trouve que la conjonctive oculaire est injectée et qu'il y a une zone rose, brillante, de vaisseaux conjonctifs autour de la cornée. Près du bord de cette dernière on peut apercevoir comme une tache formée par quelques petites phlycténules, et le repli conjonctival est un peu enflé sur ce point. Les vaisseaux subconjonctifs parallèles passent sur la cornée et s'étendent plus ou moins sur la surface de cette dernière où ils forment un faisceau étroit ou sorte de lien (de là le nom de cornéite fasciculaire) qui s'étend dans une partie élevée et gonflée de la cornée. Ce faisceau de vaisseaux consiste à la fois en vaisseaux sanguins et en vaisseaux artériels, au sommet de ce faisceau et un peu au-dessus du niveau des vaisseaux, on voit une petite infiltration en forme de croissant environnée par une partie de la cornée enflée et opaque. A mesure que la maladie progresse, l'infiltration est graduellement poussée de plus en plus sur la cornée, en face des vaisseaux ; son enveloppe épithéliale tombe et elle prend une teinte jaunâtre et devient un petit ulcère superficiel. Quelquefois le lien originel des vaisseaux se bifurque et prend la forme d'un Y dont chaque sommet a une infiltration séparée. La maladie peut s'étendre loin sur la cornée et entraîner le danger d'une opacité dense laissée dans le centre de la cornée, juste sur la pupille, après la guérison. Mais en général l'ulcère reste superficiel, ne s'étend pas profondément dans la cornée, et ne conduit pas à la perforation. Pendant la période progressive de la maladie, les symptômes d'irritation sont très-marqués et très-obstinés ; quand la maladie a atteint son point culminant elle reste généralement stationnaire pendant quelque temps (souvent même plusieurs semaines), elle diminue alors graduellement et suit une marche rétro-

grade. Les symptômes d'irritation disparaissent rapidement. La durée de
ces diverses périodes dépend du volume du faisceau de vaisseaux et de
l'infiltration. La vascularité diminue graduellement, l'ulcère est de nouveau couvert par une couche d'épithélium et commence à se combler de
la périphérie au centre. Le tissu de la cornée se régénère plus ou moins,
et au bout de quelque temps il ne reste qu'un peu d'opacité.

Cette maladie reconnaît généralement les mêmes causes que l'ophthalmie phlytcénulaire, elle se rencontre plus fréquemment chez les personnes faibles et scrofuleuses, et quand elle se développe chez ces derniers
elle se prolonge davantage.

Si les symptômes d'irritation sont très-aigus on n'emploiera que des
remèdes adoucissants, l'atropine sera appliquée dans l'œil goutte par
goutte : l'onguent composé à la belladone sera employé en friction sur le
front, un vésicatoire sera placé derrière les oreilles, et une ou deux
sangsues à la tempe, si l'œil est très-douloureux au toucher. Si la vascularité est très-marquée et le cas grave, on a souvent avantage à diviser
le faisceau près de la cornée, soit avec un petit scalpel, soit avec une paire
de ciseaux recourbés. Après cette opération, les vaisseaux sanguins sur
la cornée et l'infiltration diminuent de volume. Quand les symptômes
aigus d'irritation se sont considérablement amendés, on commence l'insufflation du calomel ou l'on emploie l'onguent à l'oxyde jaune de mercure.

Ces deux médicaments, surtout l'oxyde jaune, sont presque des spécifiques pour cette maladie. L'onguent peut être appliqué dès le commencement, si les symptômes d'irritation ne sont pas très-marqués ; on doit
cependant s'en servir avec beaucoup de soin et en surveiller les effets.
Si l'on s'aperçoit le jour suivant qu'il s'est produit une irritation et une
rougeur intense, ce médicament doit être temporairement mis de côté et
remplacé par du calomel. Il est aussi très-utile en combattant la tendance
aux rechutes, en arrêtant celle-ci et en hâtant l'absorption de l'opacité
cornéale. On doit souvent répéter le changement entre l'onguent et le
calomel, car après un certain temps d'emploi ces médicaments perdent
leur efficacité.

Un séton à la tempe est quelquefois très-utile, non-seulement en
enrayant la maladie, mais aussi en prévenant les rechutes.

IV. — Cornéïpte suppurative.

Il est d'une grande importance pratique de distinguer deux formes
principales de cornéite suppurative. L'une de ces formes est accompagnée
par des symptômes inflammatoires plus ou moins marqués, tandis que
dans l'autre ces symptômes sont complétement absents. Le principal
danger de la maladie est justement cette absence des symptômes inflam-

matoires, car la suppuration s'étend très-rapidement et peut avoir pour résultat un abcès étendu ou une eschare considérable de la cornée. Ces deux formes demandent en outre un traitement tout opposé. Dans la forme inflammatoire nous devons essayer d'arrêter et de subjuguer les symptômes inflammatoires par des antiphlogistiques appliqués localement ; tandis que dans la forme inerte et non inflammatoire, on doit éviter avec soin ce traitement et essayer de produire un certain degré d'inflammation, afin d'arrêter la tendance au nécrosis et à l'infiltration purulente.

Tout en appelant spécialement l'attention sur ces deux types opposés de la maladie, je dois dire que dans la pratique on rencontre constamment des formes mixtes qui montrent des symptômes appartenant à chacun de ces types. En réalité le chirurgien montrera son habileté et son tact en distinguant ceux des symptômes qui sont prédominants et qui doivent être combattus, afin qu'un juste milieu soit maintenu entre le degré nécessaire d'inflammation et la condition suppurative de la cornée ; ainsi, tandis que d'une part les symptômes inflammatoires ne doivent pas dépasser une certaine mesure, de l'autre ils ne doivent pas être trop combattus.

Cornéite suppurative inflammatoire. — Cette maladie est souvent accompagnée de beaucoup de photophobie, de larmoiement et d'une névralgie ciliaire intense ; il y a aussi beaucoup d'injection conjonctivale et subconjonctivale, la cornée est environnée par une zone brillante, rosée, accompagnée peut-être d'un peu de chémosis. Par suite de l'irritation des nerfs ciliaires, la pupille est souvent très-contractée. En examinant la cornée, on voit une petite infiltration circonscrite qui est généralement située près du centre de la cornée ; elle existe quelquefois à la périphérie. Sa position varie : quelquefois elle est située dans les couches superficielles de la cornée, en pareil cas celle-ci est sur ce point un peu élevée au-dessus du niveau normal ; d'autres fois elle se trouve dans la partie centrale ou partie profonde de la cornée, et alors la surface de celle-ci n'est pas altérée. L'infiltration augmente rapidement en densité et prend une couleur gris jaune crémeuse ; elle est environnée par une ligne de démarcation très-apparente, sous la forme d'une zone gris clair qui disparaît graduellement dans la cornée transparente. Cette dernière montre aussi un certain degré d'enflure inflammatoire au point occupé par cette zone. L'épithélium peut tomber et une partie du contenu de l'infiltration s'échapper et couler de façon à former un ulcère plus ou moins profond. Quoique les vaisseaux subconjonctifs puissent passer légèrement sur la cornée, ils n'arrivent jamais jusqu'à l'ulcère, même quand celui-ci est situé près de la périphérie. Quand il est au centre de la cornée, celle-ci paraît libre de vaisseaux sanguins, excepté quelques-uns qui peuvent passer juste sur son bord. La période rétrograde arrive bientôt, l'infiltration change sa teinte jaune en une teinte gris clair et est graduellement absorbée, ne laissant souvent derrière elle presque aucune opacité. La maladie montre en règle générale une tendance à la localisation et ne s'étend pas superficiellement, mais plutôt en profondeur. Des rechutes peuvent se produire et l'affection peut prendre un caractère chronique.

Mais la maladie ne suit pas toujours une marche aussi favorable. Plusieurs infiltrations superficielles peuvent se former auprès l'une de l'autre, s'étendre graduellement en profondeur et en circonférence, se réunir et donner naissance à un abcès considérable de la cornée. Elles contiennent des dégénérescences suppuratives et graisseuses, les cellules et les nucléoles se rompent; l'infiltration prend une couleur jaune, environnée d'une zone de démarcation d'un blanc grisâtre. Si ces faits se produisent près du centre de la cornée, il y a le danger de conserver une opacité considérable juste sur la pupille, ou peut-être de produire une eschare étendue de la cornée. De plus, si l'infiltration est située profondément dans la cornée, elle peut conduire à la perforation ou donner naissance à l'onyx, l'hypopyon et l'iritis. Le pus peut s'amasser entre les lamelles de la cornée à sa marge inférieure et donner naissance à une opacité particulière appelée onyx ou onglet, à cause de sa ressemblance supposée avec la nulule de l'ongle du doigt. Si l'onyx est peu considérable et limité au bord de la cornée il peut passer inaperçu, surtout s'il est couvert par le repli conjonctival enflé. S'il est assez considérable pour atteindre presque les deux tiers de la cornée ou même davantage, on peut le prendre pour un hypopyon. Mais si l'on examine avec soin (surtout avec la lumière oblique), il n'est pas difficile de les distinguer l'un de l'autre, car on voit, posée sur le bord cornéal de la chambre antérieure, une partie de la cornée transparente qui divise l'onyx de celle-ci, et qui est placée à quelque distance de l'onyx. Mais le diagnostic différentiel est beaucoup plus difficile si, comme dans certains cas, un hypopyon coexiste avec l'onyx.

L'hypopyon qui accompagne assez souvent la cornéite suppurative, surtout la forme non inflammatoire, peut être produit, soit de l'iris, soit de la cornée, comme il suit :

1° Il peut survenir une inflammation de l'iris sur la cornéite; la lymphe étant épanchée dans l'humeur aqueuse, et tombant au fond de la chambre antérieure; l'hypopyon peut se produire ainsi.

2° L'abcès peut perforer la cornée, et sa matière purulente peut être portée dans l'humeur aqueuse et précipitée au fond de la chambre antérieure. Quelquefois ce mode de production de l'hypopyon peut ne pas être remarqué quand la communication entre l'abcès de la cornée et la chambre antérieure n'est pas grande et directe; malgré cela, la matière de

l'abcès peut être portée par un petit canal jusque dans la chambre antérieure. Weber (1) a attiré tout spécialement l'attention sur ce fait, il a
fréquemment passé une petite sonde à travers le canal de l'ulcère à la
chambre antérieure, et a ainsi vérifié la communication. Avec l'illumination oblique, ce petit canal apparaît comme une petite raie blanche qui
court de l'abcès à la chambre antérieure.

3° Quand l'abcès est situé profondément dans la cornée près de la membrane de Descemet, la prolifération inflammatoire et la dégénérescence
graisseuse des cellules épithéliales qui tapissent la partie postérieure de
la cornée peuvent se produire. Elles sont chassées et se mêlant à l'humeur aqueuse la rendent trouble, et si ces dépôts sont considérables ils
peuvent tomber au fond de la chambre antérieure et donner naissance à
un hypopyon. Il a aussi été supposé qu'une transsudation de quelques
parties de la matière des abcès profonds dans l'humeur aqueuse pouvait
produire l'hypopyon (2). Weber assure cependant qu'il n'a jamais rencontré de cas dans lequel la communication entre l'abcès et la chambre
antérieure n'ait pu être distinctement prouvée au moyen d'une sonde.
J'ai rencontré des cas d'abcès dans la partie moyenne de la cornée qui
étaient accompagnés d'une infiltration située à la membrane de Descemet
et d'un hypopyon, évidemment produit par cette dernière (car il n'y avait
pas d'iritis). Je n'ai pas réussi, malgré l'examen le plus attentif à l'illumination oblique, à trouver aucune communication entre l'abcès et l'infiltration postérieure.

La cornéite suppurative inflammatoire se rencontre dans des cas graves
de cornéite phlycténulaire et aussi dans des cas graves d'ophthalmie purulente, granuleuse et diphthéritique. Elle est très-fréquemment causée par
des blessures mécaniques et chimiques, telles que des parcelles d'acier,
des grains de blé qui restent souvent inaperçus dans la cornée. C'est
surtout ce qui arrive chez les personnes âgées ou faibles ; cette affection
se produit aussi à la suite des opérations de l'œil, surtout après celle de
la cataracte.

Dans les cas les plus bénins de cornéite suppurative inflammatoire, on
appliquera l'atropine trois ou quatre fois par jour et le bandage compresseur. S'il y a beaucoup d'irritabilité et de névralgie ciliaire, et si l'œil est
très-douloureux au toucher, on mettra deux ou trois sangsues à la tempe.
Des injections sous-cutanées de morphine sont aussi très-bonnes. Si
l'abcès résiste au traitement, on se trouvera bien de l'ouvrir légèrement
avec la pointe d'un canif extracteur. Mais s'il est profondément situé et
menace de perforer la cornée, on pratiquera la paracentèse en passant

<hr>

(1) *Arch. für Ophth.*, VIII, 1, 322.
(2) Rozer, *ibid.*, II, 2, 151.

une aiguille fine dans la chambre antérieure à travers le fond de l'abcès.
S'il y a un hypopyon considérable la paracentèse sera pratiquée de
même, mais avec une grosse aiguille. Le but de cette opération n'étant
pas tant d'enlever la lymphe de la chambre antérieure que de diminuer
la pression intra-oculaire et d'arrêter ainsi les progrès de la maladie en
hâtant l'absorption de l'infiltration et en facilitant la régénération du tissu
de la cornée. On peut être obligé de répéter cette opération plusieurs
fois (voyez au traitement des ulcères de la cornée par la paracentèse).
Afin de diminuer la pression intra-oculaire encore plus complétement et
de diminuer plus efficacement l'inflammation, il peut être nécessaire de
pratiquer l'iridectomie dans les cas où la cornéite suppurative est étendue, menace de perforation et est compliquée d'hypopyon. C'est surtout
le cas si l'abcès est profond et situé au centre de la cornée, car même s'il
ne la perfore pas il laissera un leucome dense qui nécessitera plus tard la
formation d'une pupille artificielle. Il est donc plus sage de pratiquer tout
de suite l'iridectomie, qui exercera une influence salutaire sur la maladie
et laissera une pupille artificielle en face d'une partie claire de la cornée.

§ V. — Cornéite suppurative non inflammatoire.

Dans cette maladie, il y a généralement absence totale de tous les
symptômes ordinaires d'inflammation et d'irritation. Il n'y a pas de photophobie, de larmoiement, de douleur, et l'œil paraît, en réalité, anormalement insensible aux irritants externes, telles que la lumière brillante, etc.
Il peut cependant survenir une infiltration circonscrite de la cornée
accompagnée de symptômes graves d'irritation et de névralgie ciliaire
intense. Ces symptômes cèdent rapidement et l'abcès montre une tendance
à la mortification s'étendant rapidement en circonférence et en profondeur. Il se forme très-rapidement, souvent dans le cours de quelques
heures, au centre de la cornée transparente, une petite tache jaune très-
nettement délimitée, et qui n'est pas environnée par une zone grise
opaque, comme cela se produit dans l'infiltration inflammatoire. En
réalité la partie environnante de la cornée peut apparaître avec un lustre
anormal qui est dû sans doute à l'infiltration séreuse. La couleur jaune
est aussi plus foncée que dans l'infiltration inflammatoire. La maladie
s'étend rapidement en circonférence, et des couches jaunes consécutives
se forment autour de l'infiltration originelle. Le tissu de la cornée se
rompt bientôt, subit la dégénérescence graisseuse, et il se forme des cellules de pus en grande quantité ; l'abcès devient bientôt considérable en
étendue et en profondeur, et peut arriver parfois près de la membrane de
Descemet. Quand la suppuration est arrivée à une certaine profondeur,
les cellules épithéliales qui tapissent la membrane de Descemet subissent

la prolifération inflammatoire, elles tombent, se mélangent avec l'humeur aqueuse, la troublent, et tombent parfois dans la chambre antérieure, sous la forme d'un hypopyon. L'iris devient enflé, hypérémique et d'un rouge jaunâtre ; cette couleur est due probablement à l'hypérémie et en partie à l'infiltration purulente du tissu. Généralement, il n'y a pas d'adhésion entre le bord de la pupille et la capsule de la lentille. La tendance de cette forme non inflammatoire de cornéite suppurative, est de s'étendre plutôt en circonférence qu'en profondeur, ce qui conduit à une opacité très-considérable ou même à une suppuration étendue de la cornée avec toutes ses conséquences dangereuses.

Quand la période de réparation s'établit, on voit que l'infiltration jaune et bien limitée s'environne d'une zone grisâtre, et qu'il y a en même temps un accroissement considérable dans la vascularité de l'œil. Le plus grand danger est passé alors, à partir de ce moment la maladie prend de plus en plus le caractère de la cornéite suppurative inflammatoire, et a une tendance marquée à se limiter ; par conséquent, le nécrosis purulent et l'ulcération de la cornée sont beaucoup moins à craindre. Graduellement la couleur jaune se change en un gris blanchâtre, l'infiltration purulente s'affaisse, est absorbée, et le tissu cornéal est régénéré. Il se peut qu'il regagne même au bout de quelque temps sa transparence normale, surtout chez les enfants, et si l'infiltration n'est que superficielle, autrement une opacité plus ou moins dense reste, et si cette opacité est située au centre, elle peut être très-nuisible à la vue. Mais s'il y a une partie suffisante de la marge de la cornée qui soit restée transparente, et si elle a sa courbe normale, on peut refaire une vue excellente par la formation d'une pupille artificielle. Malheureusement, un résultat aussi favorable ne peut pas toujours être obtenu dans les cas graves et étendus de cornéite suppurative. La perforation de la cornée n'est que trop fréquente, et elle s'accompagne souvent de synéchie antérieure ou de staphylôme, ou bien encore, l'inflamation s'étend aux autres tissus du globe de l'œil, et il se produit une panophthalmie qui se termine par l'atrophie du globe.

La cornéite suppurative non inflammatoire se rencontre souvent chez les personnes âgées et faibles, surtout après les opérations qui intéressent la cornée (par exemple, celle de la cataracte et surtout dans le procédé par abaissement), ou à la suite de blessures de la cornée, causées par des corps étrangers qui la blessent ou qui se logent sur elle. Cette maladie se rencontre assez souvent parmi les gens âgés de la campagne, si un grain de blé ou l'aile d'une insecte enfoncés dans la cornée n'a pas tout de suite été enlevé. Je l'ai vu se produire quelquefois par l'ébranlement causé par un simple coup donné sur l'œil avec un petit morceau de bois, la branche d'un arbre, etc., et sans qu'il y eût aucune blessure de la cornée. Cette maladie se développe parmi les jeunes enfants et peut prendre même un caractère épidémique (de Graefe, Roser), elle peut aussi accompagner des maladies constitutionnelles qui affaiblissent beaucoup la santé générale : telles que le typhus, le choléra, l'encéphalite, le diabète, etc.

Cette affection peut suivre la paralysie du cinquième nerf : dans ce cas on l'appelle ophthalmie nervo-paralytique. L'affection de la cornée est généralement chronique et se développe quelque temps après la paralysie. Si cette dernière est partielle, la cornée est rarement affectée, et quand elle le devient, l'est partiellement et d'une manière peu grave. L'œil perd sa sensibilité, de sorte que lorsqu'on applique des irritants (collyres astringents) ils produisent de la rougeur, mais ni douleur ni gêne, en réalité leur présence n'est pas sentie. La cornée devient opaque, les ulcères peuvent se former et la suppuration peut se produire et conduire peut-être à la perforation, l'hypopyon et enfin l'inflammation peut s'étendre jusqu'à l'iris. L'épithélium de la cornée et de la conjonctive devient rugueux, il subit la dessiccation, de sorte qu'un certain degré de xérophthalmie est produit. Un fait très-remarquable, c'est que la paralysie du cinquième nerf produit toujours une diminution de la tension intra-oculaire ; ce fait est très-important si l'on considère toute la question du glaucome et de l'accroissement de la tension intra-oculaire.

L'affection de la cornée consécutive à la paralysie du cinquième nerf ne paraît pas due au manque de nutrition de la partie, mais simplement aux blessures mécaniques causées par l'action des irritants internes, tels que la poussière, le sable, etc., auxquels l'œil est exposé, et dont la présence par suite de son insensibilité n'est ni sentie ni éprouvée. Ce fait a été incontestablement prouvé par les expériences de Snellen et d'autres. Snellen divise le cinquième nerf d'un lapin et coud ses oreilles par-dessus ses yeux de façon à les protéger de tout irritant externe : après avoir procédé ainsi, il a vu que la cornée ne devenait pas malade, et l'opacité commença à se produire le jour où les yeux du lapin furent découverts. Plus récemment, il a rapporté un cas très-intéressant (1), qui montre pleinement la vérité de cette assertion. Un homme de trente-six ans était affligé d'une paralysie complète du cinquième nerf gauche en même temps que d'une paralysie du sixième nerf sur le même côté. En conséquence, et à cause de cette complication, il louchait de l'œil gauche et à la partie extérieure de la cornée il y avait un ulcère superficiel entouré d'une zone grise assez large. L'œil était insensible, l'acuité de la vision diminuée et sa tension était considérablement amoindrie ; afin de s'assurer si l'affection de la cornée était due à un manque de nutrition de l'œil ou au contact des irritants externes, Snellen plaça au moyen de bandes d'emplâtre une coquille sténopéique sur l'œil, afin de le protéger. Une petite ouver-

____

(1) *Jaarlijksch Verslag*, etc., 1863.

ture centrale avait été pratiquée pour que le malade pût voir à travers et qu'on pût s'assurer ainsi de la position fixe de la coquille. Son œil étant insensible, il n'y avait pas d'autre manière de s'en assurer, la coquille fut enlevé deux fois par jour, afin que l'on pût laver l'œil. L'amélioration dans l'état de la cornée et de la vue fut remarquable dans l'espace de deux jours, la vision $= \frac{20}{70}$ et la cornée s'éclaircirent si rapidement que huit jours après l'application de la coquille l'acuité de la vision était normale : vision $= \frac{20}{20}$, il ne restait seulement qu'une petite opacité à la partie extérieure de la cornée, mais la perte de la sensibilité et la diminution de la tension continuaient. L'application de la térébenthine et du nitrate d'argent produisait les mêmes symptômes de congestion que dans un œil normal, sans cependant être sentis par le malade. On laissa de côté la coquille sténopéique et l'œil fut de nouveau exposé, au bout de deux jours il devint de nouveau enflammé et la vision diminua de $\frac{20}{100}$. Au reste, l'œil revint très-vite à son état normal après la réapplication de la coquille.

Meissner (1) croit que cette tendance à l'inflammation de la cornée n'est pas due complétement à la perte de la sensibilité, car il a observé trois cas dans lesquels il n'y avait pas de cornéite après la division du cinquième nerf, quoique l'œil fût insensible et qu'on n'eût pas pris la précaution de le garantir contre les irritants externes. A l'examen il trouva que, dans tous ces exemples, la partie la plus intime du nerf avait échappé à la division. Il suppose que probablement les fibres de cette seconde partie du nerf rendaient l'œil plus capable de résister à l'effet des irritants externes, etc. Cette supposition est affermie par un autre cas, dans lequel Meissner, après avoir divisé le cinquième nerf chez un lapin, et quoique la sensibilité ne fût pas diminuée, trouva que l'inflammation de la cornée se développait de la manière habituelle. A l'examen, on trouva que la portion médiane (la plus reculée) du nerf avait été divisée. Schiff a répété ces expériences et a obtenu des résultats identiques (1).

Le caractère très-dangereux de la cornéite suppurative non inflammatoire est dû à la rapidité avec laquelle l'infiltration s'étend, surtout en circonférence, et à la grande tendance à la mortification purulente du tissu de la cornée : tendance qui ne conduit que trop fréquemment à une suppuration très-étendue ou même à une désorganisation purulente du globe de l'œil. Cette maladie devient tout spécialement grave si on la traite par les antiphlogistiques ordinaires : compresses froides, sangsues, etc., surtout dans les cas graves. Ainsi de Graefe dit qu'avec ce traitement il a perdu les trois quarts de ses malades. D'autre part, ses succés

---

(1) *Henle und Pfeuffers Zeitschr.*, (3), XXIX, 96.
(2) *Henle und Pfeuffers Zietschr.*, (3), XXIX, 217.

furent très-marqués, aussitôt qu'il substitua à ce traitement les fomentations chaudes et le bandage compresseur. Le but des fomentations chaudes est d'exciter un certain degré d'enflure et de réaction inflammatoire dans la conjonctive et dans la cornée, car c'est dans l'absence de ces symptômes que résulte le principal danger de la maladie. Ces fomentations hâtent aussi la limitation de la suppuration et l'absorption de l'infiltration, elles favorisent en outre la réparation. Après leur application l'œil devient plus injecté, et est accompagné par une enflure inflammatoire de la conjonctive. La vascularité s'étend aussi plus ou moins à la cornée. L'infiltration n'est plus nettement délimitée, et cette partie de la cornée est un peu gonflée et la ligne de démarcation commence à se marquer. S'il y a un hypopyon et que son étendue ne soit pas considérable, on le voit souvent rapidement absorbé après l'usage des fomentations chaudes. De Graefe (1) emploie généralement des fomentations chaudes de camomille dont la température varie de 90 à 104 degrés Fahrenheit, suivant l'état de l'œil. Moins il y a de symptômes inflammatoires plus la température devra être élevée. On les change toutes les cinq minutes et leur usage doit être suspendu pendant un quart d'heure par heure. La température sera abaissée, les fomentations changées moins souvent, ou un intervalle plus long sera laissé entre les applications aussitôt que la zone de démarcation et l'enflure inflammatoire paraîtront, et que les parties mortifiées de la cornée commenceront à tomber. Si l'on ne fait pas attention à ces points on pourrait établir une réaction inflammatoire trop considérable et qu'on se trouverait dans la nécessité d'arrêter par des applications antiphlogistiques (compresses froides, sangsues, etc.). Samisch (2), qui a beaucoup étudié l'effet des fomentations chaudes, engage à les continuer dans certains cas, pendant plus longtemps, afin de provoquer l'exfoliation des parties mortifiées et de hâter l'absorption des produits morbides. En pareil cas, leur effet doit être surveillé de près, afin qu'on ne laisse pas se produire une inflammation trop considérable. En réalité, l'emploi des fomentations chaudes demande beaucoup d'attention et de circonspection, et l'on ne peut pas en confier la direction à une garde sans soin ou inintelligente. Si on les applique trop chaudes, si on les change trop fréquemment, ou si on les continue trop longtemps, elles peuvent amener un excès d'inflammation, ou si, d'autre part, on les laisse refroidir, elles sont encore plus nuisibles, car elles diminuent la vitalité des parties et accroissent ainsi la tendance à la mortification. Quand je ne puis pas m'en rapporter aux soins de la garde, j'ordonne habituellement l'emploi occasionnel de fomentations

---

(1) *Arch. für Ophth.*, VI, 2, 133. Voyez aussi un extrait de cet ouvrage par l'auteur dans *Roy. Lond Ophth. Hosp. Reports.* III, 128.

(2) *Klinische Beobachtungen von Pagenstecher und Samisch*, 2, 102. 1862.

chaudes de pavot ou de camomille à des périodes fixes. Par exemple, trois ou quatre fois par jour, pendant une demi-heure, les fomentations devant être pendant ce temps changées toutes les cinq minutes. De cette façon, on peut obtenir d'excellents résultats sans courir aucun risque.

Des fomentations chaudes sont indiquées dans toutes les formes de cornéite suppurative non inflammatoire, soit que l'affection ait une origine spontanée, soit qu'elle ait pour cause une blessure de l'œil ou une opération (particulièrement celle de la cataracte). Elle peuvent aussi être nécessaires dans les cas de cornéite suppurative inflammatoire, si les symptômes d'inflammation sont tombés au-dessous d'un certain degré.

On retire aussi un grand avantage de l'emploi d'une compresse ferme ou du bandage compresseur (voy. page 13). Par ce moyen, on limite l'étendue de la suppuration et l'on hâte la formation de la zone de démarcation. Cette application peut être alternée avec les fomentations chaudes(1); un iritis porté à un certain degré n'est pas une contre-indication. Suivant de Graefe, on ne doit pas l'appliquer dans les cas où la mortification purulente se montre après la cessation soudaine des symptômes graves d'irritation et de névralgie ciliaire, par lesquels la maladie avait été précédée. Après que la douleur a été diminuée par une injection sous-cutanée de morphine et que les fomentations chaudes ont été appliquées, de Graefe recommande l'usage de l'eau de chlore qui lui a très-bien réussi (2). S'il y a de l'iritis et que l'humeur aqueuse soit trouble avec ou sans hypopyon, il est préférable de pratiquer l'iridectomie sans délai. Ce procédé arrête tout de suite, en général, les progrès de la maladie et l'extension de la suppuration. Mais si l'on trouve que cette amélioration n'est que temporaire et qu'elle ne dure que quelques jours, de Graefe conseille de reprendre l'usage de l'eau de chlore. Il a procédé ainsi même trente heures après l'opération dans les cas où de nouvelles infiltrations en forme de croissant se montraient autour de l'abcès original, et il a trouvé en pareil cas que l'extension de ces infiltrations était incontestablement arrêtée par ce remède.

Dans la forme de cornéite névro-paralytique, on appliquera sur l'œil un bandage léger qu'on enlèvera deux ou trois fois par jour, afin de laver l'œil. Si on voit le malade assez tôt et avant que la maladie soit très-considérable, ce moyen suffit généralement pour guérir rapidement l'affection de la cornée.

Des gouttes d'atropine seront aussi employées, car elles agissent nonseulement comme un calmant, mais aussi en diminuant la tension intraoculaire. Elles sont surtout utiles quand il y a de l'iritis.

(1) *Arch. für Ophth.*, VIII, 2, 151.
(2) *Ibid.*, X, 2, 205.

Si la perforation de la cornée paraît imminente, et que l'ulcère ne soit pas très-étendu, on pourra pratiquer la paracentèse à l'aide d'une aiguille fine à travers le fond de l'ulcère, afin de permettre à l'humeur aqueuse de s'échapper lentement. Cette opération facilitera l'absorption de l'infiltration, diminuera la tension intra-oculaire et favorisera la fermeture de l'ulcère. Mais si l'ulcère ou l'infiltration est très-considérable, très-profonde et très-étendue, et s'il y a une tendance marquée à la perforation de la cornée ou même à l'accroissement de ces symptômes, on doit tout de suite faire la paracentèse. Cette opération est aussi indiquée s'il y a de l'hypopyon avec ou sans iritisme. Il a été observé déjà que le but du médecin en pratiquant la paracentèse de la chambre antérieure est moins d'enlever la lymphe que de diminuer la pression intra-oculaire et d'arrêter ainsi la marche de la maladie, de hâter l'absorption des produits morbides, et de faciliter la régénération du tissu de la cornée. L'incision doit être faite avec une grosse aiguille, dans la cornée et près de son bord inférieur; l'humeur aqueuse doit pouvoir s'écouler [très-lentement. Il peut être nécessaire de recommencer plusieurs fois l'opération ou bien encore on peut en prolonger les effets en maintenant la petite plaie ouverte à l'aide d'une petite sonde que l'on y introduit une ou deux fois par jour.

Si l'hypopyon a un volume considérable, s'il occupe, par exemple, un tiers ou une moitié de la chambre antérieure, si, en même temps, il y a de l'iritisme (beaucoup) ou si l'abcès de la cornée s'étend profondément et menace de causer une perforation très-étendue, si toutes ces conditions sont réunies, l'iritisme devra être pratiqué sans perdre de temps, car la tension oculaire sera diminuée plus complétement et pour plus longtemps par cette opération que par la paracentèse. On voit généralement l'iritisme exercer une influence plus considérable sur la suppuration de la cornée et aussi agir comme un antiphlogistique sur l'inflammation de l'iris. Les progrès de la suppuration, en profondeur et en circonférence, sont arrêtés; les couches profondes de la cornée ne subissent pas la mortification, et l'absorption des produits morbides et l'arrivée de la période réparatrice sont hâtées. En somme, si la maladie est grave, et si l'on craint la perforation, je pense que l'iritisme doit être préféré à la paracentèse, surtout si l'abcès ou l'ulcère est considérable, s'il est situé au centre de la cornée car, en pareil cas il laisserait derrière lui une opacité considérable qui conduirait forcément à pratiquer une pupille artificielle.

Si l'hypopyon est très-étendu, s'il occupe, par exemple, un tiers ou une moitié de la chambre antérieure, s'il y a beaucoup d'iritisme ou si l'abcès de la cornée s'étend très-profondément et menace d'une perforation étendue, il est très-important de pratiquer l'iridectomie sans perdre de temps. En agissant ainsi, on diminue la tension intra-oculaire pour un temps plus long qu'avec la paracentèse. On trouve, en général, que l'iridectomie exerce une influence plus heureuse sur la suppuration de la cornée, et que cette opération agit comme un antiphlogistique sur l'inflammation de l'iris. La marche progressive de la suppuration en circonférence et en profondeur est arrêtée; les couches profondes de la cornée ne subissant pas la mortification et l'absorption des produits morbides est hâtée, ainsi que l'établissement de la période de réparation. En somme, je pense que l'iridectomie doit être généralement préférée à la paracentèse, si la maladie est tant soit peu grave et menace de perforation, surtout si l'ulcère est grand et situé au centre de la cornée, car alors on a à craindre qu'une opacité considérable ne reste après la guérison, ce qui amène forcément à la formation d'une pupille artificielle.

S'il y a un hypopyon considérable, l'iridectomie doit être pratiquée en bas, ou en bas et en dedans, afin que la lymphe puisse s'échapper avec l'humeur aqueuse à travers la grande incision. Si cela ne se produit pas de suite, il est préférable d'en laisser un peu dans la chambre antérieure que de l'attirer ou de l'enlever par force, car ce dernier procédé pourrait produire une grande irritation. Je pense qu'il vaut mieux faire l'iridectomie en haut et essayer ensuite d'enlever la lymphe avec des pinces; car la lymphe peut entraîner la partie inférieure de l'iris et augmenter l'inflammation.

Weber recommande de pratiquer la paracentèse avec une grosse aiguille à travers le fond de l'abcès, de façon qu'elle puisse glisser à travers. L'effusion de l'humeur aqueuse à travers l'incision emportera avec elle plus ou moins du contenu de l'abcès, et ainsi le videra et favorisera sa fermeture.

Dans la cornéite suppurative non inflammatoire, il est très-important de surveiller la santé générale du malade. Comme cette affection est plus ordinaire chez les enfants délicats et chez les personnes faibles et âgées, des toniques et des stimulants doivent être largement prescrits, et le malade doit suivre un régime fortifiant avec du vin et de l'extrait de malte. J'ai souvent été obligé de soigner cette affection chez des malades hors de l'hôpital, et j'ai souvent obtenu de grands succès, quoique la suppuration fût déjà très-étendue, accompagnée d'hypopyon et d'iritisme. En pareil cas, j'ai toujours employé l'atropine, les fomentations chaudes de pavot trois ou quatre fois par jour, et un bandage compresseur; j'ai, en outre, pratiqué la paracentèse, même plusieurs fois, quand l'hypopyon était plus considérable qu'un quart de la chambre antérieure. Je prescrivais en même temps le fer et le quinine à hautes doses, combinés quelquefois avec de l'ammoniaque, des acides mélangés, un bon régime et des stimulants.

Mais il n'y a que dans les cas de nécessité absolue, qu'on peut accepter de traiter les malades hors de l'hôpital, car ces cas sont de la nature la plus grave et demandent à la fois l'examen fréquent du chirurgien et les soins constants d'une bonne garde.

VI. — Ulcères de la cornée.

L'importance et la gravité des ulcères de la cornée varient beaucoup suivant leur étendue et leur position. Dans certains cas, leur marche est aiguë et rapide ; dans d'autres cas, cette marche est chronique, lente, obstinée, et défie presque toute espèce de traitement. Les ulcères superficiels sont moins dangereux et moins importants que les ulcères situés profondément. Dans les premiers, on a à craindre une simple abrasion de l'épithélium, telle qu'elle peut se produire avec de légères blessures de la cornée causées par des corps étrangers, ou par la rupture de la vésicule dans la cornéite phlycténulaire. Le nom d'ulcère doit être, je crois, appliqué seulement aux cas dans lesquels il y a rupture et élimination du tissu cornéal affecté ; en un mot, quand il y a vraie perte de substance.

En parlant des phlyctènes et des infiltrations inflammatoires de la cornée, j'ai dit qu'il y avait rupture et écoulement de leur contenu, et que cet écoulement donnait naissance à un ulcère qui pouvait rester superficiel ou s'étendre profondément dans le tissu de la cornée. Mais cette tendance à l'ulcération peut venir aussi du dehors ; en pareil cas, on voit près du centre ou de la marge de la cornée, une petite opacité dont les bords sont irréguliers, gonflés et d'une couleur grise qui passe bientôt à une teinte plus claire vers le centre, de manière à la faire paraître presque transparente. L'ulcère, dont l'enveloppe épithéliale est perdue, est environné par une zone grise et enflée de la cornée. La teinte devient graduellement plus jaune, l'ulcère s'étend en profondeur et en circonférence, ses parties constituantes se rompent et sont repoussées, en sorte que l'ulcère peut atteindre un volume considérable, avant qu'il ait été possible d'arrêter ses progrès. L'ulcère est accompagné de symptômes très-graves d'irritation, de photophobie, de larmoiement et de névralgie ciliaire. Quand la période de réparation s'établit, on voit que la couche épithéliale se forme graduellement en commençant par la périphérie. L'ulcère prend une teinte plus grise et se trouve à la fin fermé, rempli par un tissu nouveau qui peut ressembler beaucoup au tissu cornéal normal, quoique la substance intercellulaire ne soit pas aussi transparente, ce qui donne lieu à un certain degré d'opacité. Quelquefois la période de réparation est extrêmement lente, et il peut s'écouler plusieurs mois avant que l'ulcère ne soit fermé. Aussitôt que la couche d'épithélium est régénérée, les symptômes d'irritation, surtout la photophobie et la douleur cèdent rapidement. Les vaisseaux sanguins (artériels et veineux) paraissent sur la cornée et courent vers l'ulcère, ce qui hâte la période de réparation et d'absorption, puis diminuent et disparaissent quand leur tâche est accomplie. Quelquefois la période réparatrice est incomplète, et il reste une dépression ou facette opaque plus ou moins profonde qui rappelle une cicatrice par son aspect.

On rencontre quelquefois une forme particulière d'ulcères, en forme d'entonnoir ; ces ulcères ont une tendance marquée à s'étendre en profondeur et à perforer la cornée. Ils opposent une persistance obstinée à toute espèce de traitement jusqu'à ce que la perforation ait eu lieu ; à ce moment, ils commencent à se cicatriser.

Une autre forme très-dangereuse est l'ulcère en forme de croissant qui commence près du bord de la cornée et semble comme égratigné avec l'ongle du doigt. Cet ulcère a une grande tendance à s'étendre de plus en plus autour du bord de la cornée comme une tranchée (dans laquelle la cornée est très-amincie) jusqu'à ce qu'il ait entouré toute la cornée comme dans un cercle. La vitalité de la partie centrale est généralement très-exposée ; elle devient de plus en plus opaque, se ratatine jusqu'à ce qu'elle apparaisse comme une substance jaune, sèche, friable, semblable à du fromage dont de petites parties peuvent tomber ou qui peuvent céder et produire une rupture très-étendue de la cornée. Cet ulcère en croissant est très-dangereux et très-rebelle, il résiste souvent à toute espèce de traitement. Dans quelques cas, on s'est bien trouvé de pratiquer la symdectomie partielle, si l'ulcère était peu étendu ; complète, s'il avait envahi une partie considérable de la cornée. Dans d'autres cas, j'ai vu ce procédé ne donner aucun bon résultat. L'iridectomie a aussi été quelquefois pratiquée avec quelques succès, et l'on doit la préférer à la paracentèse. Le malade sera soumis à un régime nourrissant et généreux, aux toniques, et peut-être aussi à quelques acides mélangés.

Tandis que dans ces différentes formes d'ulcères de la cornée, il y a toujours plus ou moins d'inflammation et d'irritation, il y en a d'autres dans lesquelles les symptômes inflammatoires sont presque complétement absents. Ceux-ci comme caractère et comme cours ressemblent beaucoup à la cornéite suppurative non inflammatoire. On voit un ulcère blanc, bien délimité, contre la cornée transparente, et qui n'est pas enveloppé d'une zone grise de démarcation. Il est accompagné de peu ou point de photophobie ; il en est de même de la rougeur, du larmoiement ou de la douleur. Il y a une tendance à la mortification et à l'extension en circonférence plus marquée que dans les autres formes.

Une espèce particulièrement dangereuse d'ulcère indolent et non inflammatoire, est celle que l'on rencontre souvent chez les personnes âgées et décrépites, et qui est généralement accompagnée d'hypopyon. Ses caractères se rapprochent beaucoup de la cornéite suppurative non inflammatoire, et, en réalité, cette dernière devient souvent un ulcère. Comme

elle, il débute par une petite tache blanche, grisâtre au centre de la cornée, par exemple, et cette tache devient bientôt un ulcère qui s'étend
rapidement en circonférence ; le tissu affecté se rompt et est entraîné jusqu'à ce qu'un grand ulcère superficiel et gangréneux se forme. Quand cet
ulcère a atteint une certaine profondeur, il se complique fréquemment
d'hypopyon. Cette complication peut être due à l'iritisme, à l'inflammation des couches postérieures de la cornée, à la prolifération des cellules
épithéliales ou à la perforation de l'ulcère et à la chute de son contenu
dans la chambre antérieure. Il y a une absence complète de tous les
symptômes inflammatoires, et c'est là le grand danger, car cette affection
conduit à une gangrène étendue et rapide de la cornée.

Quelquefois on peut voir un ulcère transparent de la cornée dans lequel
les bords et le fond de l'ulcère sont transparents, où il n'y a ni auréole
opaque ni vascularité. Ces ulcères sont très-rebelles et peuvent persister
très-longtemps. Cependant on les voit guérir rapidement si l'on parvient
à rétablir un certain degré de vascularité.

Les complications auxquelles les ulcères de la cornée peuvent donner
lieu sont parfois très-sérieuses et peuvent même amener la perte de l'œil.
Si l'ulcère est superficiel, peu étendu, et se développe chez une personne
jeune et bien portante, il peut se guérir parfaitement et ne laisse derrière
lui que peu ou point d'opacité ; la cornée regagnant avec le temps sa
transparence normale. En réalité, des ulcères perforants, même petits,
qui ont donné lieu à une cataracte capsulaire antérieure, peuvent disparaître graduellement, et sans laisser presque de trace. J'ai rencontré assez
souvent des cas de cataracte capsulaire centrale chez les personnes âgées
dont la cornée paraissait claire, et ce n'était qu'à l'aide d'un examen avec
une lumière puissante ou avec l'illumination oblique, qu'on pouvait voir
une petite opacité de la cornée, juste en face du centre de la lentille. En
pareil cas, on arrivait presque toujours à savoir que le malade dans son
enfance avait souffert d'une inflammation des yeux.

Quand l'ulcère s'est étendu très-profondément dans la cornée, presque
aussi loin que la membrane de Descemet, cette dernière peut céder à la
pression intra-oculaire, se boursoufler, et paraître sous la forme d'une
petite vésicule transparente au fond de l'ulcère. Cet état a été appelé
hernie de la cornée. Si la membrane de Descemet est très-élastique et
souple, elle peut apparaître même au-dessus du niveau de la cornée, et
donner lieu à une vésicule transparente et proéminente, semblable à une
larme. Il arrive généralement que cette vésicule se perce et produit un
ulcère ou une ouverture fistulaire qui peut s'établir et se montrer très-
rebelle. D'autre part, elle peut durer plusieurs semaines, même plusieurs
mois, et ensuite devenir graduellement plus épaisse, plus molle, plus
opaque, et se changer en une sorte de tissu cicatriciel. On suppose géné-

ralement que les cloisons de cette vésicule sont formées par la membrane de Descemet, renvoyée par l'humeur aqueuse ; mais Stellwag dit qu'elles participent aussi de quelques-unes des couches les plus profondes de la cornée dont on peut trouver des traces sur les côtés de la vésicule, et quelquefois à son sommet.

Le plus grand danger des ulcères, si l'on met de côté les opacités qu'ils peuvent laisser derrière eux, est de conduire à la perforation de la cornée ; le degré de ce danger varie suivant l'étendue et la situation de la perforation.

Si la perforation est petite, l'iris viendra tomber contre elle quand l'humeur aqueuse s'échappera, mais sans la traverser : la lymphe se collectera au fond de l'ulcère qui pourra commencer à se guérir, l'iris alors se collant légèrement contre la cornée. L'humeur aqueuse s'accumule de nouveau, et si l'adhésion entre la cornée et l'iris est légère elle cédera à la pression de l'humeur aqueuse, et l'iris libéré retournera à sa place. L'action musculaire du sphincter et la dilatation de l'iris pendant le mouvement de la pupille aideront aussi à rompre l'adhésion ; mais si cette dernière est considérable et ferme, l'iris restera adhérent à la cornée, et une synéchie antérieure plus ou moins étendue se formera. Si la perforation est grande, et si l'iris tombe et se place dans cette perforation, cette protrusion peut acquérir un volume considérable par suite de l'humeur aqueuse qui se collecte en arrière, et qui la force à s'étendre et à se boursoufler graduellement de plus en plus. La couleur du prolapsus change du noir à une teinte sale gris poussière, et sa base est environnée d'une zone opaque de la cornée. La partie de l'iris poussée en avant, qui est contre les bords de l'ulcère, s'unit généralement à ce dernier par la collection de lymphe plastique, et l'humeur aqueuse est retenue et la chambre antérieure établie de nouveau, à l'exception de la partie qui avoisine le prolapsus, car l'iris est soulevé à la partie antérieure de la lentille, et il se forme une partie plus ou moins considérable de chambre antérieure. La pupille est tordue et entraînée vers la perforation ; l'étendue de cette torsion varie selon la place et le volume du prolapsus. Si une partie de la pupille est renfermée dans le prolapsus, elle sera irrégulièrement déplacée, entraînée vers celui-ci, et son volume diminué d'une quantité correspondante à celle qui est intéressée. Quand toute la pupille est intéressée, l'iris est fortement tendu vers la perforation ; si cette dernière est considérable, et que l'humeur jaillisse avec force, la lentille et même une partie de l'humeur vitrée peut être perdue. Si le prolapsus est petit et soigné dès le début, on peut souvent y remédier par un traitement bien conduit, et l'ulcère peut se guérir même sans qu'il reste derrière lui une synéchie antérieure. Mais si le prolapsus a un volume considérable, le résultat sera beaucoup moins favorable, car la partie en saillie de l'iris exposée à l'action des irritants externes : l'air, le mouvement des paupières, etc., s'enflamme et se couvre d'une couche d'exsudation mince, d'un blanc grisâtre qui devient graduellement plus épaisse, organisée et, en définitive, d'une texture cicatricielle. Si cette enveloppe cicatricielle et les adhésions de l'iris au bord de l'ulcère ne sont pas suffisamment fortes pour supporter la pression intra-oculaire, le prolapsus va s'accroître graduellement et les parties environnantes de la cornée se boursoufleront de plus en plus, jusqu'à ce qu'un staphylôme étendu se soit produit. Si la cornée est perforée sur plusieurs points, à travers lesquels de petites portions de l'iris s'avancent, on appelle la maladie du nom de *staphylôme racemosum*.

Si la perforation est peu étendue et située près du centre, ou même au centre de la cornée, une cataracte capsulaire peut se produire de la manière déjà décrite. L'écoulement subit de l'humeur aqueuse et la chute de la lentille en arrière peuvent causer une rupture de la capsule et donner lieu à une cataracte lenticulaire.

A l'égard du traitement des ulcères de la cornée, on doit être guidé surtout par le degré d'inflammation. Tandis qu'on doit mettre obstacle à une inflammation trop considérable, on doit faire attention à ne pas trop l'arrêter, car s'il n'y a pas du tout d'inflammation, la tendance à la mortification des tissus sera favorisée et la période de réparation ajournée. Dans la période progressive d'un ulcère inflammatoire aigu, le malade doit être tenu à l'abri de la lumière dans une chambre presque obscure, mais bien ventilée et bien garantie contre le froid, le vent et les autres excitants externes. Il peut être nécessaire d'administrer un purgatif actif aidé de diurétiques salins, en même temps qu'un régime léger et non stimulant. S'il y a des symptômes inflammatoires marqués et que le malade soit pléthorique, on doit être sur ses gardes et ne pas prescrire ce traitement dans tous les cas, car il est très-fréquent de voir des ulcères de la cornée chez des personnes délicates, d'une santé faible, et en pareil cas, ce régime serait nuisible, car il favoriserait la tendance à la mortification et retarderait la fermeture de l'ulcère. Dans ces cas, le malade doit être soumis à un régime tonique et très-nourrissant. Quand la période de réparation s'est établie, on peut permettre au malade d'aller à l'air, c'est même indiqué spécialement si la maladie montre de la tendance à prendre la forme indolente et chronique. On recueille alors de grands profits de l'exercice au grand air et du séjour à la campagne ou au bord de la mer.

Le but du traitement local doit être d'esssayer de diminuer les symptômes d'irritation inflammatoire, d'arrêter les progrès de l'ulcère et de hâter sa fermeture et l'absorption des produits morbides. S'il y a beaucoup d'injection, de larmoiement, de photophobie et de névralgie ciliaire, on introduira dans l'œil des gouttes d'atropine et l'on fera des frictions sur le front avec de l'onguent à la belladone ; peut-être faudra-t-il appliquer un vésicatoire derrière l'oreille, si la douleur dans l'œil et surtout autour de l'œil est très-considérable ; si l'œil est sensible au toucher deux ou trois sangsues pourront être appliquées à la tempe, et on éprouvera beaucoup de soulagement par les injections sous-cutanées de morphine. L'usage des caustiques puissants ou des lotions astringentes pendant la période aiguë de l'ulcération cause souvent beaucoup de mal. Ces médicaments augmentent beaucoup l'irritation et accroissent la tendance à la mortification, et à l'extension de l'ulcère. Ce n'est que dans l'ulcère chronique et épais couvert déjà d'un épithélium, que l'on peut se servir des caustiques, et même alors, ils doivent être employés avec la plus grande circonspection. Dans l'ulcère indolent, chronique et non inflammatoire, l'atropine, un bandage compresseur, et par-dessus tout, des fomentations chaudes seront appliqués, afin de produire un certain degré d'enflure et d'inflammation. On peut encore employer l'onguent à l'oxyde jaune de mercure, car ce remède hâte la période d'absorption, et tend à prévenir les rechutes. La santé du malade doit être relevée par des toniques, un régime fortifiant et des stimulants ; en somme, on doit suivre le même traitement local et général qui a été indiqué pour la cornéite suppurative non inflammatoire. Nous ne devons pas oublier d'appliquer un bandage compresseur sur l'œil, non-seulement pour le préserver contre les irritants externes, mais pour maintenir la partie ulcérée et amincie de la cornée contre la pression intra-oculaire, et pour empêcher les mouvements constants des paupières qui mettent obstacle à la formation de l'enveloppe épithéliale de l'ulcère qui, comme nous l'avons vu, sert de début à la période réparatrice et rétrograde.

Dans tous les ulcères de la cornée, mais surtout dans ceux qui s'étendent profondément dans sa substance, la période de réparation est beaucoup retardée par le degré considérable de la pression intra-oculaire qui doit être supportée par la partie amincie de la cornée, située au fond de l'ulcère. En conséquence, cette dernière cède souvent et se perfore ou cède en quelque sorte, avant la pression intra-oculaire, se boursoufle, se gangrène, est en partie rejetée et, par conséquent, la période de réparation est empêchée. Maintenant, nous avons trois moyens de diminuer la pression intra-oculaire, l'atropine, la paracentèse et l'iridectomie. L'atropine agit à la fois comme un sédatif direct et en réduisant la tension intra-oculaire, comme cela a été expliqué déjà.

Si l'ulcère s'est étendu assez profondément dans la substance de la cornée pour faire craindre la perforation, on doit, sans perdre de temps, pratiquer la paracentèse au fond de l'ulcère ; car, en agissant ainsi, on peut limiter la perforation à une très-petite étendue, et si l'on permet la perforation spontanée de l'ulcère, on trouve qu'avant qu'elle se produise, le fond de l'ulcère s'étend en circonférence, en sorte qu'une ouverture très-considérable se produit, et que cette ouverture est certainement beaucoup plus grande que si on l'avait faite avec une aiguille fine. En outre, l'humeur aqueuse s'échappe en cas d'ouverture spontanée, plus soudainement et avec plus de force, ce qui peut amener une hypérémie considérable *ex vacuo* des tuniques les plus profondes du globe de l'œil, un prolapsus de l'iris qui conduira à de l'iritisme suppuratif ou irido-choroïdite, à la rupture de la capsule et, par conséquent, à une cataracte, ou bien enfin, à la torsion du ligament suspenseur de la lentille et à la dislocation partielle de la lentille. La paracentèse ne peut pas être remise au moment où les couches les plus profonde de la cornée sont impliquées; car on court, en agissant ainsi, le risque de voir se produire une perforation considérable avant qu'on ait eu le temps d'intervenir. La ponction doit être faite avec une aiguille fine à la partie la plus profonde de l'ulcère et l'on doit laisser l'humeur aqueuse s'échapper aussi lentement que possible. L'iris se déplace graduellement et arrive en contact avec le derrière de la cornée; une couche mince de lymphe se collecte au fond de l'ulcère, et au-dessous de cette couche la régénération du tissu cornéal va se produire : l'iris étant généralement plus ou moins collé à la perforation par la collection de la lymphe. Aussitôt que l'ouverture est arrêtée par ce faisceau de lymphe, l'humeur aqueuse s'accumule de nouveau, et si l'adhésion entre l'iris et la cornée est légère, elle cède et est écartée par la force de l'humeur aqueuse et l'action des muscles de l'iris. Mais si la couche de lymphe du fond de l'ulcère est faible et mince, la force de la tension intra-oculaire peut la rompre ou la faire se boursoufler, de façon à obliger de répéter la paracentèse. Celle-ci, du reste, doit être recommencée plusieurs fois, si l'on s'aperçoit que la période de réparation s'arrête et que l'ulcère montre de nouveau une tendance à s'accroître en profondeur. Après l'opération, on applique le bandage compresseur. Si l'ulcère est étendu et s'il y a de l'iritis ou de l'hypopyon, la ponction devra être pratiquée à l'aide d'une grosse aiguille sur le bord de la cornée ou on lui substituera une iridectomie. Les indications qui devront nous guider dans le choix entre ces deux opérations, ont été exposées dans l'article sur la cornéite suppurative. Dans les cas d'ulcération obstinée de la cornée limités spécialement à une partie de cette dernière, on se trouve souvent bien de la syndectomie du segment correspondant de la sclérotique de sorte que le sang qui nourrit la partie malade de la cornée, peut être plus ou moins enlevé. Dans les ulcères chroniques vasculaires de la cornée qui ont résisté pendant longtemps à toute espèce de traitement, et qui ont montré une grande tendance aux rechutes, un séton à la tempe rend souvent des services signalés ; on voit

la maladie se guérir rapidement, et les rechutes sont évitées, si le séton
est conservé quelque temps encore après que l'ulcère a été guéri.

C'est à M. Critchett que nous devons surtout l'introduction de ce mode
de traitement (1) dans certains cas d'ulcères chroniques vasculaires de la
cornée, qui sont spécialement caractérisés par leur cours prolongé, leur
tendance aux rechutes et l'obstination avec laquelle ils résistent à toutes les
méthodes ordinaires de traitement. M. Critchett a bien voulu me donner
la description suivante du mode d'application du séton :

« J'emploie généralement de la soie forte ou de la ficelle fine, telle
qu'une grande aiguille à sutures peut la supporter. Je choisis une place
près de la région temporale sous les cheveux, afin d'éviter autant que
possible une cicatrice visible. On doit avoir soin de ne pas blesser l'artère
temporale, et on obtiendra ce résultat en tirant bien la peau de la surface
temporale et en la tenant fortement au moyen des cheveux. On passe
alors l'aiguille à travers sur un niveau antérieur à l'artère. La partie
incluse est généralement d'un pouce, et l'on va former une boucle lâche
qu'on va placer derrière l'oreille. Il est nécessaire de faire un pansement
chaque soir et de faire avancer la mèche. Le séton continue à couler
ainsi pendant deux ou trois mois, et alors il faut renouveler l'incision,
sans quoi la plaie se sèche. Dans les cas graves et invétérés, il est nécessaire de maintenir une suppuration. On peut appliquer un autre séton
dans le voisinage, aussi près que possible de la première application. J'ai
constaté qu'en général il est utile de continuer l'application d'un séton
pendant douze mois. Il y a de temps en temps certains inconvénients que
je mentionnerai brièvement ; il arrive parfois que, malgré tous les soins
et toutes les précautions, une branche de l'artère temporale est atteinte
par la pointe de l'aiguille au moment où elle traverse la peau ; on reconnaît cet accident au jet de sang artériel par l'une où même par les deux
ouvertures. Dans le cas d'un semblable accident, ce qu'il y a de mieux à
faire, c'est de retirer la soie et d'exercer une pression modérée au niveau
de la plaie ; après quelques jours, on peut refaire une nouvelle application de séton dans le voisinage. Si l'on n'avait recours à ce procédé, et
si, en dépit de l'hémorrhagie, on voulait maintenir le séton, il y a toute
probabilité que par suite d'une hémorrhagie secondaire et de l'extravasation du sang derrière la mèche, il se formerait des abcès ou d'autres accidents. Dans un cas, j'ai vu se former un petit anévrysme traumatique.
Dans certains cas exceptionnels, l'introduction d'un séton est suivi d'un
gonflement considérable des parties environnantes avec tendance à
l'érysipèle, et l'on ne peut établir la suppuration. Dès que ces symptômes
se manifestent, on doit retirer la mèche. »

(1) M. Spencer Watson a aussi publié quelques travaux remarquables sur ce sujet dans le
R. L. O. H. Rep., et dans le *Medical Mirror.*

Si un ulcère est situé au centre ou près du centre de la cornée et que la perforation paraisse inévitable, la pupille doit être maintenue dilatée aussi largement que possible à l'aide de l'atropine, afin qu'au moment où la cornée se perfore et où l'humeur aqueuse s'échappe, le bord de la pupille ne soit pas intéressé par la perforation. D'autre part, si l'ulcère est situé sur le bord de la cornée, le procédé inverse est indiqué, et la pupille doit être maintenue, autant que possible, à l'état de contraction ; on doit même l'exciter à se contracter par l'application d'un extrait de baume de Calabar, afin d'éloigner le bord de la pupille du lieu de la perforation. L'un ou l'autre de ces remèdes est aussi indiqué dès qu'une légère adhérence existe entre la cornée et l'iris (synéchie antérieure), car, par la contraction des muscles de l'iris que ces divers moyens produisent, l'adhérence peut être rompue.

Si un léger prolapsus s'est produit, on doit tout à la fois essayer de repousser ce prolapsus en pressant légèrement à l'aide d'une spatule ou d'un stylet, ou l'on peut essayer d'y remédier en dilatant largement la pupille à l'aide d'atropine. Dans tous les cas de prolapsus, on doit appliquer une compresse ferme afin de favoriser la consolidation de la plaie en donnant lieu à la formation d'une couche de lymphe plastique au devant du prolapsus. Cette lymphe empêche le prolapsus de s'augmenter par suite de la pression intra-oculaire. La portion de l'iris qui fait saillie devra aussi être saisie avec une fine aiguille et fixée sur les bords de la cornée, pour permettre à l'humeur aqueuse de s'échapper. Cela permet au prolapsus de se rétrécir et de s'éteindre graduellement. Cette opération peut être recommencée plusieurs fois, et donne en général les meilleurs résultats ; mais si le prolapsus est grand et proéminent, on devra d'abord le piquer avec l'aiguille, puis, quand l'humeur par son écoulement le fait se collecter, on le saisit avec des pinces d'iridectomie, et on le coupe tout près de la cornée avec des ciseaux recourbés. On applique ensuite une forte compresse. Le même traitement doit être suivi dans le staphylôme.

Quelques chirurgiens recommandent de toucher le prolapsus avec une pointe de nitrate d'argent ou avec un peu de vin d'opium ; mais ce procédé peut produire une grande irritation et même un iritisme grave. Si on l'emploie, on devra se servir d'une solution très-faible de nitrate d'argent, qu'on appliquera au sommet du prolapsus avec un pinceau fin de poils de chameau. Dans les cas de prolapsus obstiné et considérable, on se trouve généralement bien de pratiquer une grande iridectomie dans la direction opposée, car cela force le prolapsus à s'aplatir et à céder. Cette opération est aussi indiquée quand la pupille est intéressée, soit en partie, soit tout entière dans le prolapsus ou synéchie antérieure. De même, quand il y a un staphylôme partiel, et surtout quand il y a un accroissement de la tension intra-oculaire. Car, ainsi que l'a dit de Graefe, dans les cas de staphylôme complet ou partiel ou de leucome proéminent, le degré d'affaiblissement des yeux n'est pas souvent en proportion avec la condition optique. En pareil cas, il y a souvent de la contraction du champ visuel, une fixité extraordinaire, un accroissement de la pression intra-oculaire, et de l'excavation du nerf optique. Quand des symptômes de glaucome surviennent sur un staphylôme partiel ou un leucome proéminent, on trouve la cornée elle-même très-proéminente sur ce point, même après qu'elle a été épaissie et consolidée.

Fistule de la cornée. — Cette fistule est souvent très-obstinée, très-rebelle, dangereuse pour l'œil, car elle conduit souvent à de l'irido-choroïdite et à l'atrophie du globe de l'œil. Une ouverture fistuleuse de la cornée peut être le résultat d'un petit ulcère perforant ou d'une blessure de la cornée, avec ou sans plaie de la lentille. L'ouverture fistuleuse peut être momentanément fermée, et en pareil cas l'humeur aqueuse s'accumule de nouveau ; mais, après très-peu de temps, elle cède de nouveau, l'humeur se répand et la chambre antérieure est oblitérée. Ce fait peut se reproduire plusieurs fois de suite. Quand la fistule de la cornée existe, l'œil reste injecté et irritable, la tension intra-oculaire est diminuée, la chambre antérieure est oblitérée, et une petite goutte du fluide peut être aperçue à travers le sommet de la cornée. Plusieurs modes de traitements ont été préconisés : un bandage compresseur peut être appliqué à la partie extérieure, en même temps qu'on fait usage d'une solution d'atropine ; et si l'on ne réussit pas par ces moyens à guérir la fistule, on peut la toucher avec un petit pinceau de poil de chameau plongé dans une solution faible de nitrate d'argent. Ce procédé doit être répété plusieurs fois avec un intervalle d'un ou deux jours. L'inconvénient de ce traitement est qu'il produit souvent une cicatrice indélébile. L'iridectomie est souvent très-utile. Wecker (1) pense que la fistule est due au renversement, sur ce point, de la membrane de Descemet ; il a, par conséquent, conseillé le traitement suivant : il introduit dans l'ouverture des pinces droites à pointes très-douces, et, saisissant la cloison de la région fistuleuse, la brise et dénude ainsi le tissu cornéal. Cette opération ayant été faite sur plusieurs points, on applique un bandage compresseur et de l'atropine. Il faut beaucoup de soin et de délicatesse pour ne pas rompre la capsule avec la pointe des pinces. Wecker a guéri de cette façon un cas de fistule de la cornée qui avait résisté pendant dix mois à toute espèce de traitement. Zehender (2) a aussi tiré un grand parti de l'usage prolongé de l'extrait de fèves de Calabar dans le traitement de la fistule de la cornée.

(1) *Annales d'oculistique*, LVI, 305.
2) *Kl. Monatsbl.*, 1868, 35.

Dans cette maladie, il faut aussi distinguer deux formes principales : l'une, qui est accompagnée de symptômes marqués d'inflammation, est nommée « cornéite vasculaire diffuse » ; l'autre, dans laquelle ces symptômes inflammatoires sont complétement absents, est appelée « cornéite non-vasculaire ».

1° *Cornéite vasculaire diffuse.* — Dans cette forme, on voit en même temps qu'un certain degré d'injection conjonctivale et subconjonctivale, une zone de vaisseaux qui vont du bord de la cornée plus ou moins vers le centre, où ils se terminent en une ligne bien délimitée. Ces vaisseaux ne sont pas, comme ceux du pannus, situés sur la cornée, mais ils pénètrent profondément dans sa substance. Ils sont formés en partie du point de jonction des vaisseaux conjonctifs et subconjonctifs près du bord de la cornée, et en partie aussi de branches qui viennent des vaisseaux sanguins du corps ciliaire. Quelquefois la vascularité sur le bord de la cornée est si considérable qu'elle paraît comme une zone rouge brillante de sang extravasé. Aussitôt qu'on l'aperçoit sur un ou plusieurs points, une légère opacité se produit, qui commence généralement sur le bord où la densité est le plus considérable et s'efface graduellement vers le centre, pour disparaître dans la cornée transparente. Quelquefois cependant l'opacité commence au centre, d'où elle s'étend lentement vers la périphérie. Le nuage s'accroît graduellement en étendue et en épaisseur jusqu'à ce que toute la surface de la cornée soit devenue diffuse et opaque. La densité et la couleur de l'opacité varient beaucoup. Ainsi elle peut être mince, d'un blanc grisâtre, ayant l'aspect d'un morceau de verre gelé ; ou bien elle peut être plus épaisse, d'une teinte jaunâtre et crémeuse, surtout au centre de la cornée. En réalité, il n'est pas rare de voir sur ce point une large tache circulaire d'un jaune pâle qui est évidemment située profondément dans la substance de la cornée. Cette tache centrale peut acquérir un volume considérable et atteindre même deux ou trois lignes de diamètre ; quelquefois, on voit plusieurs taches de même nature et plus denses sur différents points. La couche épithéliale garde d'abord sa souplesse normale ; mais, au bout de quelque temps, elle devient rude et épaisse comme si on l'avait légèrement piquée avec une épingle, ou comme si l'on avait répandu une poudre fine sur elle. La maladie a très-peu de tendance à l'ulcération ou à la mortification purulente, excepté si elle a été traitée mal à propos par des caustiques puissants ou des collyres astringents ; mais toute la surface de la cornée peut être enflée et devient en quelque sorte proéminente, cédant çà et là à la pression intra-oculaire et se boursouflant en avant. En général, ces proéminences disparaissent avec l'infiltration ; mais si elles ont été considérables elles peuvent laisser derrière elles quelque détérioriation dans la courbe de la cornée. Le degré d'irritation ciliaire et d'inflammation varie beaucoup. Quelquefois il y a une photo-phobie considérable et très-persistante, unie à du larmoiement et à un certain degré de névralgie ciliaire. Dans d'autres cas, ces symptômes ne sont jamais très-accusés. La vue est toujours très-affaiblie, à ce point que le malade peut à peine voir le mouvement d'une main ; cet affaiblissement est dû au caractère diffus de l'opacité, car cela produit le même effet que si l'on regardait à travers un morceau de verre dépoli. Si les deux yeux deviennent malades, ce qui est l'ordinaire, l'effet si triste de la perte totale de la vue affecte profondément le malade, et il faut qu'il ait la plus grande confiance dans le chirurgien pour qu'il n'aille pas chercher ail-leurs un avis peut-être nuisible. Cette maladie a un cours lent, si lent, que des mois entiers peuvent s'écouler avant que la plus légère amélioration se produise, et, tant que dure cette première période, aucun traitement ne paraît efficace. On ne peut que laisser la maladie à elle-même et essayer de la guider dans ses progrès. Elle peut demander six ou huit semaines pour atteindre son point culminant, la cornée étant alors peut-être presque complétement couverte de vaisseaux sanguins très-rapprochés, qui arri-vent presque jusqu'au centre où apparaît une infiltration jaune épaisse. L'aspect rouge de la cornée est souvent accru par de petites extravasions de sang produites par la rupture de quelques-uns des vaisseaux. Arrivée à cette période, la maladie peut rester stationnaire pendant quelques semaines, et ensuite vient la période de réparation. La vascularité diminue ; les vaisseaux sont moins serrés les uns contre les autres au bord de la cornée, et laissent entre eux des ouvertures plus ou moins considérables ; l'infiltration devient plus mince et d'une couleur plus claire, et disparaît graduellement de la périphérie vers le centre, qui est le dernier à s'éclaircir.

Le *pronostic* de la maladie est favorable, quoique son cours soit très-long, qu'elle puisse durer plusieurs mois, et que l'opacité de la cornée puisse devenir assez dense pour empêcher le malade de compter ses doigts. Il n'y a aucune tendance à l'ulcération de la cornée, et l'opacité disparaît graduellement jusqu'à ce qu'il reste seulement peut-être un léger nuage. Les deux yeux sont en général malades, ce qui rend cette maladie très-alarmante et très-triste pour le malade, qui reste pendant plusieurs semaines presque totalement aveugle. L'iritisme accompagne fréquemment l'inflammation de la cornée, et peut passer inaperçu pen-dant les progrès de l'affection, puisque l'iris est caché par l'opacité de la cornée ; ce n'est que quand cette dernière s'éclaircit que l'on voit l'iris décoloré en quelque sorte, et la pupille adhérente et irrégulière. Mais une complication plus grave et plus dangereuse, c'est l'inflammation du corps ciliaire qui arrive plus particulièrement si la maladie n'a pas été traitée avec soin, ou si l'on a appliqué des collyres astringents ou des caustiques puissants. On doit soupçonner cette complication si les symptômes d'irritation inflammatoire se sont accrus, si la vascularité, la photophobie, le larmoiement, la névralgie ciliaire sont considérables, si la vue a rapidement baissé, et si le champ de vision est contracté et que l'œil, dans la région du corps ciliaire, soit extrêmement sensible au toucher.

La cornéite diffuse arrive surtout entre cinq et vingt ans, on peut cependant la rencontrer de trente-cinq à quarante. Elle se développe chez les personnes d'une santé faible et délicate, et peut être due à plusieurs causes, telles que le besoin, les privations, un travail dur et fatigant, et surtout le séjour dans une atmosphère viciée et concentrée. Elle apparaît chez les personnes affligées d'une diathèse scrofuleuse ou de syphilis héréditaire. Je ne peux pas admettre que la cornéite diffuse ait toujours pour cause une syphilis héréditaire, car, quoique je l'aie rencontrée souvent associée avec cette dernière, cependant, dans beaucoup de cas, il était impossible de trouver la plus légère trace syphilitique, et il y avait une absence complète des traits particuliers de la syphilis et des dents ébréchées. En réalité, je crois que nous sommes en général trop prompt à juger, à conclure à une syphilis héréditaire, quand, avec plus de soin et un examen plus approfondi, on aurait trouvé que les fausses couches et les morts des enfants tout jeunes, etc., etc., étaient dus à des causes parfaitement naturelles et tout à fait indépendantes de la syphilis. On peut opposer à mon raisonnement cet argument, qu'il est impossible de croire à la vérité des récits qui nous sont faits ; mais je pense qu'il est juste de donner au malade et à ses parents le bénéfice du doute, sinon une croyance absolue, de l'absence de la syphilis héréditaire ; c'est pour cette raison que je me sépare complétement des auteurs qui appellent cette maladie cornéite syphilitique, car, comme je l'ai déjà dit, je l'ai souvent rencontrée chez des individus qui ne portaient pas la plus légère trace de syphilis. Malgré cette objection, je dois saisir cette occasion d'exprimer mon admiration pour les recherches si importantes et si intéressantes de M. Jonathan Hutchinson (1) sur la connexion fréquente qui existe entre la syphilis héréditaire et plusieurs des maladies des yeux, découvertes importantes et utiles pour le traitement de ces affections.

Dans le *traitement* de cette maladie, on doit surtout garantir l'œil contre toutes les influences nuisibles, telles qu'une lumière vive, du vent, des courants d'air, et essayer d'empêcher les symptômes inflammatoires de prendre une proéminence trop grande. Malheureusement on ne connaît

_____

(1) Voyez l'admirable ouvrage de M. Hutchinson (*Maladies syphilitiques de l'œil et de l'oreille*).

jusqu'ici aucun moyen d'arrêter les progrès de cette maladie ou de raccourcir la période ascendante. On doit éviter avec soin les caustiques et les collyres astringents, qui ont pour résultat d'accroître l'irritation inflammatoire et de produire des complications, telles que les ulcères de la cornée ou l'inflammation du corps ciliaire et de l'iris. Au dehors, l'atropine peut toujours être appliquée, quoi qu'elle soit peu utile quand la cornée s'obscurcit, car elle n'est pas absorbée et pourrait, si l'on en continuait l'usage, augmenter l'inflammation. Mais, quand la cornée commence à s'éclaircir, des collyres d'atropine ou de belladone peuvent être de nouveau appliqués ; des déplétions locales et un traitement antiphlogistique ne sont pas bien supportés, à cause de la faiblesse du malade. En outre, ils tendent à la formation de vaisseaux sanguins sur la cornée, et à prolonger la durée de la maladie. Mais si les symptômes apparaissent, on appliquera des sangsues à la tempe et on pratiquera la paracenthèse. Si la vue est très-affaiblie, si le champ de vision se contracte, surtout si la tension intra-oculaire est accrue, il faut pratiquer l'iridectomie tout de suite. Quand la cornée commence à s'éclaircir, on peut hâter l'absorption des produits morbides par des applications légèrement irritantes. Le meilleur est de commencer par des insufflations de calomel, qu'on emploiera une fois par jour. Si l'œil le supporte bien et ne devient pas trop irrité, on pourra remplacer le calomel par l'onguent au précipité jaune. Au début, je me sers de précipité à la dose de 10 centigrammes par 20 grammes, et n'emploie qu'une très-petite quantité de cette préparation. Si cet onguent cause beaucoup d'irritation, j'emploie une préparation encore plus faible, ou je diffère de l'employer pendant quelques jours. J'ai toujours trouvé que c'était de beaucoup le meilleur remède pour accélérer l'absorption des opacités de la cornée. Un collyre d'iodure de potassium est aussi très-utile (10 centigr. pour 30 grammes). Hasner a pratiqué la paracentèse dans certains cas de cornéite diffuse.

Il est très-important de suivre de près la santé générale des malades, car ils sont généralement faibles et cachectiques ; des toniques, et spécialement le sirop d'iodure de fer, le quinine ou le nitrate de quinine et le fer, doivent être employés ; de l'huile de foie de morue, avec ou sans quinine, et fer, est aussi très-utile. Si l'on craint une infection syphilitique, l'iodure et le bromure de potassium, combinés avec le bichlorure de mercure et chinchona, peuvent-être prescrit avec avantage. Le régime doit être nourrissant et facile à digérer. On doit prescrire de la viande deux ou trois fois par jour, et du vin ou de la liqueur de Malte en quantité suffisante. En réalité, on doit tout faire pour relever les forces du malade. A l'hôpital, j'ai souvent été obligé de garder ces malades pendant plusieurs mois, afin qu'ils pussent avoir un régime plus fortifiant et plus généreux que celui qu'ils auraient pu se procurer chez eux. Quand la période aiguë est passée, et que la cornée commence à s'éclaircir, on enverra, si c'est possible, le malade à la campagne, ou mieux encore, au bord de la mer, et on lui recommandera de faire beaucoup d'exercice au grand air. La photophobie obstinée et l'irritabilité chronique de l'œil, qui sont souvent si gênantes pour le malade, cèdent parfois très-rapidement à l'influence du changement d'air.

2° *Cornéite diffuse non-vasculaire.*—Dans cette affection, nous voyons un petit nuage apparaître au centre de la cornée, qui n'est pas accompagné par le plus léger symptôme d'irritation; il y a seulement une injection rose pâle tout autour de la cornée, qui ne s'étend pas jusque sur elle. Au bout de dix à quinze jours, l'opacité s'étend sur toute la surface de la cornée, de manière à lui donner l'aspect d'un verre dépoli où d'un miroir sur lequel on a respiré. Les symptômes d'irritation, surtout la photophobie, peuvent alors s'accroître un peu, mais la vascularité reste légère. Les vaisseaux ne deviennent jamais ni nombreux, ni pressés les uns contre les autres, comme cela se produit dans la forme vasculaire; mais les vaisseaux individuels s'écartent près de l'infiltration et ne se terminent pas uniformément en une ligne définie. L'opacité devient graduellement plus dense et jaune vers le centre, et alors, après un temps, s'éclaircit à la périphérie, et l'infiltration disparaît lentement dans une direction centripète. Le cours de cette maladie est aussi très-lent, et plusieurs mois peuvent s'écouler avant que la cornée regagne sa transparence. Le pronostic est encore plus favorable que dans la forme vasculaire, car il y a beaucoup moins de tendance aux complications, à l'inflammation de l'iris ou du corps ciliaire, ou à l'ulcération de la cornée; cependant cette dernière peut se produire si l'on emploie des caustiques puissants ou des astringents.

Les causes sont les mêmes que pour la forme vasculaire; s'il y a une irritabilité marquée de l'œil, on traitera par l'atropine, des compresses froides, des vésicatoires, etc.; mais, dans la majorité des cas, c'est juste l'inverse; la marche de l'affection est languissante et inerte, et il y a une absence complète de tous les symptômes d'irritation inflammatoire. En pareil cas, il est à propos d'employer de légers irritants, surtout de l'onguent à l'oxyde jaune de mercure, dont on se servira quotidiennement pendant quelques jours. Ce procédé excitera un peu d'irritation, la partie centrale de l'inflammation deviendra plus épaisse et plus jaune, et la marche de la maladie sera accélérée. On a souvent remarqué qu'un peu de conjonctivité pouvait être un symptôme favorable. Ainsi, si le malade affligé de cette forme de cornéite est affecté accidentellement d'ophthalmie catharrale, les progrès de la maladie de la cornée seront beaucoup plus rapides, et l'on verra disparaître en quelques semaines une infiltration qui, par elle-même, aurait duré plusieurs mois avant de commencer à être absorbée. Ce fait a conduit de Graefe à employer des fomentations chaudes, afin d'exciter un certain degré d'enflure inflammatoire de la conjonctive. Ces fomentations sont indiquées si la vascularité et l'irritation sont très-légères et la maladie très-indolente. On doit les employer avec soin et circonspection, afin de ne pas exciter trop d'inflammation de la conjonctive, ce qui retarderait l'absorption au lieu de la hâter, et laisserait peut-être l'absorption de l'infiltration incomplète.

VIII. — Opacités de la cornée.

Ces opacités varient beaucoup comme siége, comme étendue, comme épaisseur. Si elles sont superficielles, minces, semblables à un nuage bleu grisâtre passé, on les appelle *nuages*. Si l'opacité est plus dense, d'une teinte blanche perlée et d'un aspect tendineux, si elle est située plus profondément dans la substance de la cornée, on l'appelle *albugo* ou *leucome*.

Une opacité temporaire et diffuse de la cornée peut être produite par l'accroissement soudain de la pression intra-oculaire comme dans certaine forme de glaucome, etc. Cette opacité est probablement due, en partie, au déplacement de quelques-uns des éléments de la cornée, et aussi peut-être à une perturbation de la nutrition, par suite de la compression des nerfs.

On rencontre aussi une opacité très-superficielle de la cornée qui est due à des changements dans la couche épithéliale. Çà et là, les cellules épithéliales s'épaississent, s'agrégent et deviennent opaques, leur contenu ayant peut-être subi la dégénérescence graisseuse. Ces opacités sont d'une couleur gris bleu ou gris pâle, avec un bord irrégulier. Au centre, la réflexion d'un objet, d'une fenêtre, par exemple, sera indistincte ou plus ou moins altérée. Ces opacités sont généralement très-faciles à reconnaître ; elles peuvent cependant être assez légères pour échapper à l'observation ; mais, même en pareil cas, elles deviennent évidentes avec l'illumination oblique. Elles se développent après les formes de cornéite superficielle, surtout de pannus dû au districhiasis ou paupière granuleuse, et aussi après les ulcères superficiels de la cornée.

Les opacités plus profondes situées dans la substance même de la cornée, peuvent être limitées à une certaine portion de celle-ci (leucome partiel) ou s'étendre sur toute la surface (leucome total). Le nuage peut être, soit d'un bleu grisâtre uniforme, soit d'un blanc grisâtre ; il peut être formé de plusieurs petites taches blanches opaques qui varient comme forme et comme étendue. La ligne extérieure de ces opacités est irrégulière et n'est pas nettement définie, car elle s'efface graduellement et vient se confondre dans la transparence normale de la cornée. Leur épaisseur et leur couleur sont aussi très-variables : c'est tantôt un gris bleu, tantôt un blanc jaunâtre, ou bien une teinte dense et opaque. La couche épithéliale est souvent irrégulière et ponctuée, comme si l'on y avait répandu une poudre pulvérisée : c'est ce qui cause une perturbation de l'image réfléchie ; ou bien encore les opacités peuvent apparaître comme de petits nodules crayeux et opaques, répandus sur des parties différentes de la cornée, généralement près de sa surface, et qui sont les restes des phlycténules.

Les opacités fines et ponctuées se rencontrent aussi sur la surface postérieure de la cornée. Elles sont arrangées généralement en forme de pyramide, la base dans le bas, et sont surtout dues à la collection de la lymphe sur la cloison postérieure de la cornée ; mais aussi, peut-être, au changement inflammatoire produit dans la couche postérieure épithéliale. Ces opacités particulières sont observées dans l'iritis séreux (appelées quelquefois *aquo-capsulitis*, *corneitis punctata*, etc.), et aussi dans les inflammations des tuniques profondes du globe de l'œil et dans l'ophthalmie sympathique. Dans ces derniers cas, des opacités en pointe peuvent aussi se produire sur la surface antérieure de la cornée. Les opacités différentes, que nous venons de mentionner, sont dues surtout à des changements inflammatoires dans la cornée et dans les cellules épithéliales, et peuvent être presque complétement absorbées, de façon qu'il reste à peine une légère trace derrière elles. Il est nécessaire de les distinguer d'une autre forme d'opacité qui est causée par un changement permanent, qui est souvent d'une nature tendineuse et cicatricielle, qui ne subit pas l'absorption et reste indélébile. Cette dernière forme d'opacité est plus régulière et bien délimitée dans sa ligne extérieure. Son apparence est plus uniformément tendineuse, luisante, blanche ou crayeuse ; elle a parfois dans le centre un dépôt de matière terreuse ou graisseuse. La couche épithéliale est molle et régulière. Les cicatrices causées par ces opacités sont très-variables comme forme et comme étendue, elles sont en rapport avec la profondeur et le volume de l'ulcère original ; cependant, elles n'y correspondent pas exactement, parce qu'une partie de cet ulcère est très-souvent fermée par du tissu cornéal transparent. Ces opacités cicatricielles se rencontrent très-souvent mélangées avec celles qui sont dues aux changements inflammatoires, de sorte qu'on peut avoir les deux formes à la fois. En pareil cas, la cicatrice, au lieu d'être bien définie, est environnée d'une auréole opaque, plus ou moins large, d'infiltration inflammatoire. Cette dernière peut être, au bout d'un certain temps, complétement absorbée, redevenir transparente et laisser seulement l'opacité cicatricielle qui sera considérablement moins grande que le leucome originel.

Dans les cas d'ulcère perforant de la cornée, accompagné de synéchie antérieure, la cicatrice à laquelle l'iris reste adhérent est appelée *leucome adhérent*. Si elle est située près du centre de la cornée, elle enveloppera une partie de la pupille en laissant libre le reste de cette pupille et, en face, une partie transparente de la cornée.

On rencontre parfois une opacité superficielle et particulière de la cornée qui est produite par des dépôts calcaires (phosphate et carbonate de chaux) dans le lamina élastique antérieur. Ces opacités sont d'un rouge brun pommelé avec un bord indistinct qui se confond plus ou moins avec la partie saine de la cornée. Leur cours est très-lent, et elles affectent souvent simultanément les deux yeux. Deux cas très-intéressants de cette opacité particulière, qui se sont déclarés presque à la même époque, ont été décrits par M. Dixon (1) et M. Bowmann (2). Dans chacun de ces cas, une partie de l'opacité en face de la pupille fut enlevée avec un scalpel, et on trouva qu'elle était formée d'une matière dure et granuleuse, située juste derrière l'épithélium. Le résultat de l'opération fut excellent pour la vue. Quelquefois des incrustations terreuses ou métalliques se forment sur la cornée et donnent lieu à de petites taches crayeuses d'une opacité toute particulière, se produisant quelquefois par suite du contact avec la chaux vive ou avec les dépôts qui se forment des lotions de plomb, dans les cas d'ulcère ou d'abrasion de la cornée.

Le *pronostic*, dans les cas d'opacité de la cornée, dépend beaucoup de l'âge et de la constitution des malades, et aussi de la durée, de l'étendue, du siége et de la nature de l'opacité. Ainsi, chez les enfants et les personnes jeunes, d'une bonne santé, les opacités, même celles qui résultent d'une cornéite étendue ou d'ulcère profond, peuvent avec le temps presque complétement disparaître et ne laisser peut-être aucune trace derrière elles. J'ai déjà dit que ce fait pouvait se produire, même dans les petits ulcères perforants qui donnent lieu à une cataracte capsulaire centrale. Quant aux opacités qui sont dues aux changements inflammatoires du tissu cornéal, on peut établir, comme règle générale, que plus ces opacités sont récentes, superficielles et limitées, plus elles disparaîtront vite et complétement. Par des applications irritantes, nous pouvons aider à cet heureux résultat, en enlevant le nuage dû aux changements inflammatoires des cellules cornéales et épithéliales. Nous excitons ainsi l'hypérémie des parties, le changement de matière et le procédé d'absorption. Quand les opacités sont dues à des changements cicatriciels permanents, ces applications ne servent à rien, et nous devons employer d'autres remèdes, si l'opacité occasionne un affaiblissement de la vue. Si l'opacité est dense, située dans la cornée ou au centre de celle-ci, la vue peut être considérablement affectée, car la pupille sera plus ou moins couverte.

(1) *Diseases of the Eye*, 3ᵉ édition, 114.
(2) *Lectures on parts concerned in the Operations on the Eye*, 38 and 117.

Mais même les opacités les plus légères peuvent parfois rendre la vue confuse par la diffusion et la réfraction irrégulière des rayons de lumière qu'elles produisent. En outre de ces effets sur la vue, ces opacités peuvent donner lieu à d'autres complications. Par exemple, l'effet produit par cet état nuageux de la cornée qui amène le malade à percevoir d'une manière indistincte l'image de la rétine, le conduira à approcher beaucoup de son œil de petits objets (en lisant, cousant, etc.), afin d'acquérir une image plus grande et plus distincte. Mais cette accommodation pour un point très-rapproché peut avoir pour résultat, au bout de quelque temps, une perte d'élasticité de la lentille, en sorte que celle-ci ne peut pas reprendre sa forme originelle et l'accommodation ne peut pas être complète quand l'œil est fixé sur des objets lointains ; la lentille reste trop convexe, et la myopie s'établit. Cette myopie peut être due aussi en partie à un changement dans la forme du globe de l'œil, changement qui est produit par une accommodation constante et longtemps continuée pour des objets très-rapprochés (voy. l'article Myopie). Des opacités de la cornée peuvent aussi produire des oscillations du globe de l'œil, et du strabisme.

Des remèdes locaux innombrables ont été recommandés pour enlever les opacités de la cornée ; nous parlerons seulement des suivants qui sont les plus efficaces et dans lesquels on peut avoir le plus de confiance : l'insufflation du calomel, l'onguent à l'oxyde rouge de mercure, le collyre à l'iodure de potassium, le vin d'opium, le nitrate d'argent, le sulfate de cuivre et le sulfate de soude. Ajoutée à l'usage de quelques-uns de ces agents, l'atropine peut être appliquée avec avantage, car elle diminue la pression intra-oculaire, et facilite le changement de matière et la période d'absorption. J'ai trouvé préférable, en général, d'employer d'abord le calomel en poudre pendant quelques jours, afin de voir comment l'œil le supporte, et alors si ce procédé ne causait pas trop d'irritation d'employer un agent plus actif, particulièrement l'onguent au mercure rouge ou jaune. Au début, je pense que la préparation ne doit pas excéder 5 ou 10 centigrammes par gramme d'axonge. Une petite quantité, ayant environ le volume de deux têtes d'épingle, sera placée à la partie interne de la paupière inférieure à l'aide d'une sonde, et ensuite les paupières seront frottées contre la cornée, de façon à ce que l'onguent puisse se mettre en contact avec cette dernière. Si l'onguent au précipité jaune à une dose plus élevée que celle que nous avons indiquée est employé, il faudra l'enlever après quelques minutes, car autrement il produirait trop d'irritation. Si l'on trouve que l'onguent produit beaucoup d'irritation, de rougeur et de douleur, on en mettra une plus petite quantité ou l'on se servira d'une préparation plus faible. On peut encore y substituer le calomel pendant quelques jours. En général, il est préférable que le chirurgien applique lui-même ces remèdes, car alors il peut surveiller leur action sur l'œil ; mais si l'on a soin de montrer et d'expliquer au malade le mode d'emploi du calomel et de l'onguent, on peut, comme je l'ai éprouvé moi-même, laisser le malade ou les siens appliquer le remède. J'ai aussi trouvé très-avantageuse l'application de l'iodure de potassium, soit comme collyre, soit mêlé avec le précipité jaune dans les proportions suivantes :

> ♃ Iodure de potassium................ 5 centigrammes.
>
> Oxyde jaune de mercure .... 10 centigrammes.
>
> Axonge......................... 30 à 35 grammes.

L'emploi du vin d'opium est aussi très-utile; le nitrate d'argent ou le sulfate de cuivre sont seulement indiqués quand il y a de l'enflure inflammatoire de la conjonctive accompagnée d'un écoulement muco-purulent. Après que quelques-uns de ces remèdes ont été employés pendant quelque temps, on devra les remplacer par d'autres, car l'œil s'y accoutume, et ils paraissent temporairement perdre leur effet.

L'électricité a été pendant quelque temps en vogue pour la cure des opacités de la cornée, mais ce moyen est complétement mis de côté aujourd'hui.

Le docteur Rothmund (1), de Munich, a recommandé dernièrement les injections subconjonctivales d'eau salée dans les cas d'opacité dense et non vasculaire, tels qu'on les rencontre souvent après la cornéite diffuse. La force de cette solution varie de $1^{gr},25$ à 4 grammes de sel pour 30 grammes d'eau. Ce médecin injecte graduellement ce liquide, après l'avoir fait légèrement chauffer, derrière la conjonctive à une ligne et demie ou deux lignes du bord de la cornée, autour de laquelle il produit bientôt une enflure chémotique considérable ; ce procédé est très-peu douloureux. Après l'injection, il applique un bandeau compresseur, et, dans une période de cinq à six heures, le chémosis a généralement complétement disparu par suite de l'absorption du fluide. L'œil est devenu rouge ; il y a plus ou moins d'irritation conjonctive et subconjonctive, en même temps qu'une certaine quantité de photophobie et de névralgie ciliaire. Ces symptômes d'irritation disparaissent complétement au bout de cinq à six jours. Les expériences parallèles faites par le docteur Rothmund, dans des cas où les cornées des deux yeux étaient complétement opaques, paraissent démontrer que ce remède rend de grands services en accélérant l'absorption.

Les incrustations crayeuses, ou dépôts de plomb sur la cornée, devront être enlevées avec soin à l'aide d'un couteau à cataracte ou d'un couteau

---

(1) *Klinische Monatsblätter f. Augenheilkunde*, 1866, p. 461.

en forme de faucille. Si ces incrustations sont étendues, on ne pourra pas
les enlever entièrement, mais seulement une portion suffisante pour
découvrir la pupille. Comme cette opération est quelquefois très-douloureuse, il est préférable de chloroformiser le malade, surtout si c'est un
enfant. Après l'opération, on appliquera sur l'œil un peu d'atropine et
d'huile d'olive.

Mais si l'opacité résiste à tous ces remèdes, et si elle gêne notablement
la vue, on doit essayer d'améliorer celle-ci, soit par un arrangement optique, soit par la formation d'une pupille artificielle en face d'une partie
claire de la cornée. Afin de diminuer l'effet produit par la réfraction
irrégulière et diffuse des rayons, on trouve très-utile l'emploi des lunettes
sténopéiques Donders (1). Elles consistent en une plaque de métal ovale qui
a une petite ouverture au centre. L'effet de cet appareil est de permettre
le passage seulement au rayon du centre qui tombe dans l'axe optique,
tandis que toute la lumière diffuse et périphérique est exclue. Si c'est
nécessaire, on peut placer une lentille convexe ou concave derrière l'appareil. Mais, quoique ces lunettes sténopéiques soient d'un usage excellent
dans de certaines circonstances et qu'elles répondent admirablement au
besoin pour lire, coudre, graver, etc., on ne peut pas les employer pour
le dehors parce qu'elles produisent une contraction trop considérable du
champ de vision.

Une pupille artificielle peut être faite au moyen de l'iridectomie ou de
l'iridodésis. Si l'opacité est limitée au centre de la cornée, il vaudra mieux
pratiquer l'iridodésis, car, en agissant ainsi, on peut amener l'iris plus bas
en face de l'opacité, et diminuer ainsi la diffusion de lumière produite par
celle-ci; en outre, le sommet de la pupille artificielle sera en face du bord
de la lentille et s'opposera ainsi à la réfraction irrégulière qui aurait lieu
si la périphérie de la lentille était largement exposée par l'iridectomie.
Mais si l'opacité est plus considérable et ne laisse pas un bord large et
clair sur la cornée, la pupille artificielle faite ainsi sera insuffisante, surtout
comparée à la quantité de lumière qui entre dans l'œil ; et, en pareil cas, il
vaut mieux pratiquer l'iridectomie qui n'en admet qu'une petite quantité.
Si le bord transparent de la cornée est très-étroit, il y a toujours à redouter
que la blessure faite pour pratiquer l'iridectomie puisse produire une
nouvelle opacité sur la petite partie claire de la cornée, et combattre ainsi
le bénéfice qu'on attend de l'opération. Afin de conjurer ce danger, on
peut faire par corydialysis la pupille artificielle; par ce procédé, il n'y aura
pas de nuage à la cornée en face de la nouvelle pupille, puisque l'incision
aura été faite sur un autre point. Une pupille artificielle doit toujours être

____

(1) *Archiv f. Ophthalmologie*, 1, 1, 251 ; vide also Donders, *Anomalies of Accommodation
and Refraction of the Eye* (*New Syden. Society*, p. 128).

faite en face de la partie de la cornée qui est la plus claire et qui a la courbe la plus normale. La direction intérieure ou à la fois intérieure et légèrement inférieure est de beaucoup la meilleure à suivre, car non-seulement la pupille artificielle correspond en pareil cas avec la ligne visuelle, mais aussi elle aide mieux dans l'action mutuelle de la vision avec l'autre œil (*Gemeinshaftlicher Sehact*). S'il y a de la synéchie antérieure d'une étendue peu considérable, on peut la diviser avec la pointe d'une grosse aiguille ou un canif à iridectomie, en pratiquant l'iridectomie ou l'iridodisis. Si elle est de formation récente (comme après une blessure d'incision ou de ponction de la cornée), l'adhésion est souvent assez légère pour qu'on puisse la détacher avec un crochet émoussé ou un petit couteau.

Il est presque inutile de dire que les expériences tentées par Nussbaum et autres, qui consistent à faire un trou dans la cornée opaque et à y insérer un morceau de verre, ont complétement échoué.

IX. — Arc sénile.

Cette opacité marginale particulière de la cornée est due à la dégénérescence graisseuse du tissu cornéal qui commence généralement à la partie supérieure de la cornée ; elle se montre ensuite à la partie inférieure, et les deux arcs s'accroissent de plus en plus jusqu'à ce qu'à la fin ils se rencontrent et entourent toute la cornée. C'est surtout à M. Canton (1) que nous devons une connaissance exacte et étendue de l'arc sénile. Il a trouvé que cette affection se développe vers l'âge de cinquante ans, mais qu'elle peut apparaître plus tôt, surtout dans les familles où elle semble héréditaire. Il croit aussi que l'arc sénile nous fournit la meilleure preuve de la tendance à la dégénérescence graisseuse des autres tissus.

L'opacité est d'abord d'un gris clair et se montre comme un petit bord argenté et étroit près du bord de la cornée, qu'il n'atteint pas et dont il est toujours séparé par une portion de cornée transparente. A une période plus avancée, l'opacité prend une teinte plus dense et plus crémeuse et augmente en profondeur et en étendue ; étant généralement plus considérable au-dessus et au-dessous que sur les côtés, on pourrait croire que la dégénérescence graisseuse du tissu cornéal empêche ou prévient la réunion d'une incision dans cette partie de la cornée ; il n'en est rien pourtant, car nous voyons qu'une section portée à travers l'arc sénile se ferme parfaitement, ainsi qu'on a eu souvent sujet de l'observer dans les cas d'extraction de la cataracte.

(1) Voyez l'ouvrage de M. Canton sur l'*Arc sénile*. Londres, 1863.

X. — Conicité de la cornée.

Quand cette affection est légère, elle peut souvent passer inaperçue ou être prise par un observateur superficiel pour un cas de myopie compliquée de faiblesse de la vue (amblyopie). Mais un cas plus avancé ne peut pas être méconnu ; en regardant en face un œil atteint de cette affection, on voit que le centre de la cornée a un brillant et un éclat inusités, comme si une larme était suspendue à l'intérieur. Si ensuite on regarde cet œil de profil, le volume et la forme de la conicité deviennent apparents. Quelquefois la conicité n'est pas au centre, mais plus près du bord de la cornée. Au moyen de l'ophthalmoscope, les cas les plus légers de conicité de la cornée peuvent être diagnostiqués avec certitude, comme l'a fait remarquer le premier M. Bowman (1). En pareil cas, on emploiera le miroir seul, sans la lentille convexe en face. En dirigeant la lumière sur la cornée, on reçoit une réflexion rouge brillante, à travers le centre de la cornée qui s'efface graduellement et devient plus foncée vers la base, de sorte que la tache rouge brillante du centre est environnée par une zone sombre qui est entourée à son tour par un anneau rougeâtre. Si l'on dirige la lumière sur le centre de la cornée à des angles différents, le côté du cône en face de la lumière est noirci. La zone rouge centrale (dans laquelle nous obtenons une image renversée du disque, etc.) est due à la réflexion du fond à travers la partie centrale conique de la cornée ; et l'anneau rouge extérieur à la réflexion à travers la partie périphérique normale de la cornée. La zone noire entre les deux est due, suivant Knapp (2), à la diffusion et à la réflexion complète des rayons de lumière à la base du cône où ils passent dans la courbe normale de la cornée.

A l'examen ophthalmoscopique du fond d'un œil affecté de conicité de la cornée, on aperçoit un parallaxe considérable si l'on déplace la lentille convexe placée en face de l'œil du malade (3). De cette façon, on peut produire le déplacement et la distorsion d'une certaine partie du disque et des vaisseaux de la rétine, tandis que l'autre partie du disque reste immobile, tout à fait comme cela se produit dans l'excavation glaucomateuse du nerf optique.

Même dans les cas les plus légers de conicité de la cornée, le malade se plaint beaucoup d'une grande gêne et souvent d'un grand affaiblissement de la vue. Par suite de la conicité de la partie centrale de la cornée, l'axe

---

(1) *Royal. Lond. Ophth. Hosp. Reports*, I, 154.

(2) *Klinische Monatsblätter*, 1864, 313.

(3) Donders, *Archiv f. Ophth.*, 7, 199 ; also Donders, *On the Anomalies of Accommodation and Refraction*, 551 (*New Sydenham Society*).

antéro-postérieur est allongé, et de là pour l'œil une myopie plus ou moins considérable qui force le malade à tenir les petits objets très-près de l'œil. Mais l'affaiblissement de la vue est dû surtout à l'astigmatisme causé par la courbure irrégulière de la cornée, qui produit une grande confusion dans les images de la rétine. Des lentilles concaves sphériques ne produisent généralement qu'une légère amélioration, mais on retire parfois un certain avantage des verres cylindriques, quoique l'astigmatisme soit en général trop irrégulier pour admettre une correction. On trouve plus d'avantages dans l'emploi d'un appareil circulaire ou sténopéique aménagé, par exemple, avec une lentille concave appropriée; cet appareil diminue les cercles de diffusion qui se produisent sur la rétine, en arrêtant les rayons périphériques de la lumière. Nous avons remarqué souvent que les malades essayent d'arriver à ce résultat, sans le secours d'un appareil, en rapprochant leurs paupières, de manière à donner à l'ouverture palpébrale la forme d'une petite fente. Après que la maladie a existé pendant un certain temps et acquis un haut degré de développement, le sommet du cône devient opaque et la vue est encore plus détériorée.

La boursouflure en avant de la cornée n'est pas due à un accroissement de la tension intra-oculaire (qui est en réalité plutôt relachée), mais à une diminution dans le pouvoir de résistance de la cornée; et, comme cette boursouflure augmente, la partie de la cornée qu'elle embrasse devient de plus en plus mince. Un fait très-remarquable, c'est que, quelque aminci que puisse être le sommet, il ne cède jamais, excepté s'il y a une blessure accidentelle. M. Bowman pense que la raison de ce fait curieux est que, « à mesure que la cornée s'amincit, l'échappement de l'humeur aqueuse par exosmose est facilité, et qu'ainsi la pression interne est réduite, de façon qu'il n'y ait plus excès dans le pouvoir résistant diminué de la cornée. Une balance s'établit comme à l'état sain; seulement il y a un écoulement plus qu'ordinaire de l'humeur aqueuse par transsudation à travers la cornée. Ce fait s'accorde très-bien avec mes observations précédentes, qui montraient que des yeux ainsi affectés étaient mous à l'excès ».

Les progrès de la maladie sont généralement très-lents : elle peut rester stationnaire à n'importe quelle période, s'arrêtant tout à coup quand la conicité est encore légère, ou marchant jusqu'à ce qu'elle soit très-considérable et que le sommet soit devenu nuageux. Cette affection attaque, en général, tôt ou tard les deux yeux; on la voit souvent chez des personnes délicates; mais cependant elle se développe quelquefois chez des individus d'une meilleure constitution. Elle débute surtout entre quinze et trente ans. M. Bowman a observé très-peu de cas dans lesquels elle s'était développée sur plusieurs membres de la même famille. Un usage exagéré de l'œil, comme lecture, couture ou travail fatigant, tendra toujours à accroître la maladie et produira de l'irritation locale et de la congestion.

. Des remèdes innombrables ont été conseillés et essayés pour le soulagement et la guérison de la conicité de la cornée ; mais presque tous sont restés inefficaces. Si le malade est d'une santé délicate, un régime tonique et nourrissant, avec de l'air frais et de l'exercice, sera prescrit, en même temps que lire, écrire, etc., sera défendu, si les deux yeux sont affectés. Afin de neutraliser la myopie produite par cette affection, sir W. Adams enlève la lentille. M. Wardrop recommande de ponctionner fréquemment la chambre antérieure. M. Tyrel fut le premier à faire une pupille artificielle dans cette maladie, et c'est ce traitement qui a été de beaucoup le plus heureux. Le but qu'on se propose en pratiquant une pupille artificielle est double : 1° on veut améliorer la vue en plaçant la pupille en face d'une portion de la cornée qui a gardé sa courbe normale ; 2° on espère arrêter les progrès de la maladie, et, si c'est possible, la forcer à rétrograder en diminuant la pression intra-oculaire.

La pupille artificielle peut être faite soit par l'iridectomie, soit par l'iridodésis. Avec la première opération, nous porterons certainement la pupille en face d'une partie marginale de la cornée ; mais il y a ce désavantage que la pupille originelle reste en face de la conicité, et par conséquent, les rayons qui passent au travers sont diffus, irrégulièrement réfractés, rendent l'image rétinale confuse et diminuent sa clarté, tandis qu'avec l'iridodésis on peut très-bien attirer l'iris en avant vers l'incision et déplacer ainsi la pupille vers une partie de la cornée, qui est moins irrégulièrement courbée, et placer l'iris en face du cône. L'incision doit être faite légèrement dans la sclérotique, de façon que la surface de l'iris ne puisse pas être séparée de la lentille. La meilleure direction pour l'iridodésis est légèrement en descendant et en dedans. Afin d'obtenir les avantages que procure un appareil sténopéique en forme de fente, M. Bowman fait une double opération d'iridodésis, de façon à obtenir une petite pupille oblongue en forme de fente. On peut la faire soit verticale, soit horizontale. Dans le premier cas, nous avons cet avantage qu'une partie considérable des angles de la fente est couverte par les paupières, ce qui la rend moins visible, surtout si l'iris est d'une couleur claire et que la fente soit horizontale, ce qui donne l'aspect d'un œil de chat. L'opération ne doit pas être faite en même temps dans des directions opposées, car le point attaché en premier lieu pourrait céder et être entraîné de nouveau dans la chambre antérieure, pendant que l'iris est tiré vers l'autre incision. Il vaut mieux faire la seconde iridodésis huit ou dix jours après la première. L'incision peut être faite dans la sclérotique de manière à conserver la pente normale de l'iris.

Cette opération produit non-seulement un heureux effet au point de vue de l'optique, mais aussi elle produit quelquefois une diminution considérable de la boursouflure de la cornée et arrête le progrès de la maladie. Ce qui est très-difficile à décider, c'est laquelle de ces opérations est réellement efficace, car les résultats varient beaucoup. Par exemple, il y a des cas dans lesquels une grande amélioration a été produite par la seconde iridodésis, tandis que dans d'autres le résultat a été très-différent. L'amélioration, cependant, n'est jamais aussi considérable qu'après la première opération; ma propre expérience me conduit plutôt à penser qu'en somme le progrès de la maladie est plus arrêté et la boursouflure plus diminuée par l'iridectomie. On doit avoir soin pourtant de la pratiquer dans une étendue modérée, et peut-être légèrement au-dessus et à l'intérieur, afin qu'une partie de la paupière artificielle puisse être recouverte par la paupière supérieure. Dans les cas peu graves, et quand la cornéite est presque stationnaire ou progresse très lentement, l'iridodésis me paraît indiquée. Mais si cette cornéite est considérable et marche vite, l'iridectomie devra être préférée.

De Graefe a publié dernièrement une observation très-intéressante sur un cas de cornéite de la cornée, dans laquelle il produisit l'ulcération du sommet du cône et la contraction subséquente, et l'amollissement de la cicatrice (1). Ce fait, que la contraction cicatricielle qui suit les infiltrations ou les ulcères étendus de la cornée, produit toujours un certain degré de diminution ou d'affaissement de la courbure de cette cornée, a inspiré à de Graefe l'idée de produire un effet analogue dans les cas graves de cornéite de la cornée par la production artificielle d'un petit ulcère. L'opération doit être faite de la manière suivante : avec la pointe d'un très-petit canif, d'une forme semblable au canif étroit à cataracte de de Graefe, mais plus petit, on passe dans les couches moyennes de la cornée juste au sommet du cône, on fend dans l'étendue d'une ligne et on amène le canif au dehors, de façon à former une très-petite lèvre superficielle. Cette lèvre est saisie avec des pinces très-fines et coupée à sa base avec des ciseaux recourbés, de façon à laisser sur ce point une ouverture superficielle. On doit prendre bien garde que le canif ne pénètre pas dans la cornée, ce qui est très-délicat à cause de l'extrême ténuité de la cornée, au sommet du cône. Si, cependant, la perforation a lieu, on devra remettre l'opération jusqu'à ce que l'ouverture soit fermée. Le lendemain de l'opération, le fond de l'ouverture doit être légèrement touché sur deux ou trois points avec un crayon très-fin de nitrate d'argent mitigé (une partie de nitrate d'argent pour deux parties de nitrate de potasse), en essayant de neutraliser de suite la cautérisation par l'application d'eau salée. L'application du caustique doit être répétée

_____

(1) *A. f. O.*, 12, 2, 215. Plus récemment, M. de Graefe a publié un mémoire très-intéressant sur ce sujet dans le *Berliner Klinische Wochenschrift*, 1868, n° 23.

avec des intervalles de trois à six jours jusqu'à ce qu'une infiltration d'un jaune pâle se forme, en même temps qu'un degré modéré d'injection péricornéale. Quand nous pensons que l'effet produit est suffisant, on se contente d'appliquer à l'œil de l'atropine et de le sauvegarder contre les effets du dehors. La cautérisation ne produit généralement que très-peu d'irritation ; si l'infiltration montre une tendance au caractère de l'ulcère perforant, on appliquera le bandage compresseur, alternativement avec des fomentations chaudes aromatiques, et il pourra devenir nécessaire de pratiquer la paracentèse. L'amélioration de la vue n'apparaîtra pas tout de suite, elle peut même être d'abord détériorée ; mais au bout de cinq à six semaines, et quand l'infiltration commence à se contracter, elle augmente rapidement ; la petite opacité cicatricielle diminue graduellement comme siége et comme densité, et laisse la vue grandement améliorée. De Graefe a pratiqué cette opération avec beaucoup de succès dans des cas graves de cornéite de la cornée, et a obtenu des résultats bien meilleurs que par la formation d'une pupille artificielle.

XI. — Hydrophthalmie antérieure, hydrope de la chambre antérieure, œil de bœuf.

Cette maladie est caractérisée par une boursouflure sphérique uniforme de toute la cornée, qui fait que cette tunique est accrue dans tous ses diamètres. En général, cet accroissement dans le volume n'est pas limité à la cornée, mais s'étend aux parties voisines de la sclérotique. L'augmentation de volume de la moitié antérieure du globe de l'œil est souvent si considérable que l'œil ressort entre l'ouverture palpébrale, et empêche les paupières de se fermer facilement. A cause de l'aspect que prend l'œil, on a donné aussi à cette maladie le nom de *buphthalmos* ou *œil de bœuf*. La cornée peut rester transparente ou devenir légèrement opaque près de la périphérie ; dans d'autres cas, le nuage peut être plus considérable et s'étendre sur la plus grande partie de la surface de la cornée. La partie antérieure de la sclérotique est très-amincie, et a une teinte bleue causée par l'éclat de la choroïde qui brille à travers cette tunique. Le volume de la chambre antérieure est augmenté en profondeur et en circonférence. L'humeur aqueuse est généralement claire, l'iris est aussi agrandi et les fibres près des bords ciliaires sont tiraillées et ouvertes. La pupille est généralement dilatée et indolente, et parfois, çà et là, adhérente à la capsule. L'iris est souvent scarifié, ce qui accroît encore plus la profondeur et la circonférence de la chambre antérieure. Il peut aussi être vacillant, ce qui est dû, soit à la dislocation de la lentille causée par la rupture de son ligament suspenseur, soit à ce que l'iris, n'étant plus en contact avec la surface antérieure de la lentille, en est séparé par le fluide collecté dans la chambre postérieure. Quelquefois, cependant, l'iris est boursouflé en avant, l'état de la vue varie beaucoup dans certains cas, le malade peut encore déchiffrer des caractères d'un volume modéré ; dans d'autres, la vue est très-altérée, ce qui est dû à l'opacité de la cornée ou à l'inflammation des tuniques les plus profondes de l'œil.

La maladie ne paraît pas être due à l'accroissement de la sécrétion de l'humeur aqueuse, mais à un amincissement et à une diminution dans la force de résistance de la cornée, qui suit, en général, les inflammations graves et étendues de la cornée, telles que la cornéite vasculaire ou le pannus. L'opacité peut disparaître ensuite, mais la boursouflure reste et même augmente graduellement. Malheureusement, le traitement est en général peu efficace ; l'amélioration la plus considérable est obtenue par une large iridectomie. J'ai vu dernièrement un cas soigné par M. Critchett, dans lequel cette opération a donné d'excellents résultats. La santé générale du malade doit être fortifiée et l'œil très-modérément employé. Si la prostration est très-considérable, la cornée opaque, et la vue presque entièrement abolie, l'opération du staphylôme peut être indiquée non-seulement en faveur de l'aspect de l'œil, mais aussi pour alléger les inconvénients et l'irritation constante entretenus par la fermeture incomplète des paupières.

XII. — Staphylôme de la cornée et de l'iris.

Nous avons déjà vu que quand un ulcère de la cornée amène une perforation de cette dernière, l'humeur aqueuse s'échappe, l'iris tombe en avant et peut devenir adhérent à la cornée. Si la perforation a une étendue peu considérable, on aura une synéchie antérieure, et peut-être n'y aura-t-il pas sur ce point de boursouflure de la cornée. Mais si l'ouverture est grande, une partie considérable de l'iris va tomber contre le trou ou dans le trou, peut-être même se montrer à travers ; ce qui donne lieu à un prolapsus plus ou moins considérable. Ce prolapsus est bientôt couvert d'une couche de lymphe qui s'organise, prend graduellement un caractère superficiel et remplace sur ce point la cornée avec laquelle il a une certaine ressemblance extérieure. Cependant, il est plus mou, moins élastique, cède facilement à la pression intra-oculaire, se boursoufle en avant et produit un staphylôme partiel. Si ce staphylôme se trouve au bord de la cornée, la pupille peut rester libre complétement ou en partie, et la vue peut être conservée jusqu'à un certain point. Mais si le prolapsus se produit au centre, la pupille tout entière sera intéressée. Un staphylôme partiel peut s'augmenter graduellement jusqu'à ce qu'il ait impliqué la cornée environnante, dans une étendue considérable, et si la perforation a été grande au début, il peut, à la fin, envahir la cornée tout entière et devenir un staphylôme total. Quand la projection a été assez considérable pour paraître entre les paupières, l'exposition aux irritants externes peut produire occasionnellement des exacerbations inflammatoires qui tendent à augmenter encore le volume du staphylôme.

Les causes les plus fréquentes de staphylôme partiel sont les eschares et les ulcères de la cornée, les coups, les plaies; et aussi certaines opérations, telles que celle de la cataracte par abaissement, qui peuvent être suivies par un prolapsus considérable de l'iris et la formation d'un staphylôme partiel.

On ne doit pas perdre de temps pour arrêter la tendance au staphylôme; ainsi s'il y a un prolapsus de l'iris, il faudra le traiter tout de suite par des remèdes appropriés. Le meilleur traitement du staphylôme partiel est, sans contredit, l'iridectomie, car cette opération diminue la pression intra-oculaire, prévient l'accroissement de la boursouflure et, généralement aussi, en diminue le volume. La pupille artificielle sera pratiquée en face de la partie la plus transparente de la cornée. Je dois mentionner ici de nouveau ce fait important, que des cas de staphylôme partiel complet sont quelquefois accompagnés par un accroissement marqué de la tension, en sorte que l'œil est dans une condition glaucomateuse et que le degré de l'affaiblissement de la vue est tout à fait disproportionné avec l'étendue du staphylôme et l'opacité de la cornée. En pareil cas, il y a un accroissement de la tension accompagné parfois d'une certaine contraction du champ, de fixité excentrique et d'excavation du nerf optique. Dans tous les cas de staphylôme, le degré de tension, l'état de la vue et du champ de vision doivent être surveillés avec attention, et l'on doit, sans aucun délai, pratiquer l'iridectomie s'il y a des symptômes de glaucome. Je pense que ce traitement du staphylôme partiel par l'iridectomie est de beaucoup préférable à celui qui était en vogue autrefois, et qui consistait à toucher avec le nitrate d'argent, ce qui changeait l'affection en un ulcère qui, en se cicatrisant, produisait le rétrécissement et l'affaissement du tissu staphylomateux. Ce procédé peut donner lieu à une irritation considérable, et il est beaucoup moins efficace que l'iridectomie. L'excision partielle peut aussi être pratiquée par une modification de l'opération de Critchett.

XIII. — Staphylôme total de la cornée et de l'iris.

Cette affection se produit seulement dans les cas où il y a une destruction presque complète de la cornée par suite d'eschare ou d'ulcération. La forme de ce staphylôme est généralement sphérique, quoiqu'elle puisse parfois être conique. Les parties voisines de la sclérotique deviennent bientôt intéressées, et le staphylôme peut, après quelque temps, envahir

la moitié du globe de l'œil. La lentille peut avoir échappé au moment
de la perforation ou rester en arrière ; dans ce dernier cas, elle devient
souvent opaque. Sa position au dedans de l'œil varie beaucoup, elle est
généralement en contact avec l'iris et le tissu cicatriciel auxquels elle
devient adhérente. Elle peut cependant rester séparée de l'iris par une
quantité considérable de l'humeur aqueuse qui forme une grande
chambre postérieure, ou, encore, elle peut être détachée du ligament
suspenseur et tomber dans l'humeur vitrée.

La présence ou l'absence de la lentille, après une perforation très-
étendue de la cornée, exerce une grande influence sur la formation du
staphylôme. Si la lentille s'échappe au moment de la rupture de la cornée, une cicatrice ferme se forme ; cette cicatrice résiste généralement
à la pression intra-oculaire, et ne se boursoufle pas en avant, mais souvent
elle se consolide, se contracte et amène un certain degré de rétrécissement du globe. Si la lentille est restée dans l'œil, le résultat est différent ; car alors elle se boursoufle en avant, presse sur le tissu cicatriciel
nouvellement formé, celui-ci cède graduellement et devient staphylomateux. Si, cependant, un cas de perforation très-étendue de la cornée, avec
tendance au staphylôme, est vu à une période peu avancée, et qu'on
trouve la lentille pressant contre la cicatrice, le meilleur est de l'enlever
de suite, afin de permettre à la cicatrice de devenir ferme et de se con-
solider. La lentille peut être enlevée par une incision faite dans le staphylôme avec le couteau à cataracte de de Graefe, à l'aide duquel on
divise la capsule, ce qui permet à la lentille de s'échapper. Ou bien encore,
on peut faire l'opération d'après le procédé de M. Bowman, que j'ai vu
dans certains cas réussir d'une manière remarquable. Il passe une grosse
aiguille à travers le staphylôme jusque dans la lentille, et la brise complétement. L'aiguille ayant été retirée, on introduit une sonde à travers la
même ouverture, ce qui permet aux matières molles de la lentille de s'é-
couler. Le brisement de la lentille peut être répété après un intervalle de
quelques jours. La protubérance staphylomateuse diminue graduellement,
la cicatrice devient ferme, se consolide, et l'œil se rétrécit peut-être quelque peu. Quand les symptômes d'irritation se sont apaisés, on peut porter
un œil artificiel sans qu'il soit nécessaire de pratiquer d'autre opération.

Comme il est impossible de rétablir la vue dans les cas de staphylôme
complet, le but du traitement doit être d'enlever la proéminence, de
manière à libérer le malade de la douleur et de la gêne qui suivent généralement cette maladie, et aussi d'améliorer l'apparence extérieure et de
permettre l'adaptation d'un œil artificiel. Il y a beaucoup de modes d'opération pour le staphylôme ; mais les seuls qui méritent d'être mentionnés
sont les suivants : 1° excision ; 2° opération d'ablation, de M. Critchett ;
3° opération du séton, de de Graefe ; 4° opération de Borelli.

1° *Excision*. — La meilleure manière de pratiquer l'excision est celle-ci : on passe dans la sclérotique la pointe d'un couteau à cataracte, dont le bord est tourné en bas comme dans la figure 10. Ce couteau est près

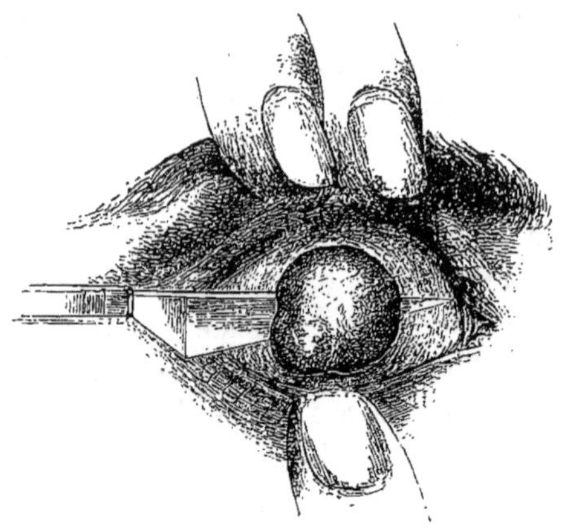

FIG. 10. — Excision du staphylôme de la cornée.

du bord du staphylôme, et quelque peu au-dessus de son diamètre horizontal, de manière que les deux tiers environ du staphylôme soient inclus dans l'incision. La lame du couteau est portée parallèlement à la base de la tumeur, jusqu'à ce que sa pointe ressorte du côté opposé à une place qui correspond à la ponction. Le couteau doit alors être poussé doucement jusqu'à ce qu'il ait coupé et divisé les deux tiers du staphylôme par une large incision pendante. La portion qui reste doit être alors divisée à l'aide d'une paire de ciseaux. On applique ensuite un bandage, soit avec de l'eau fraîche, soit avec un simple bourdonnet de charpie. La lymphe sera collectée sur les bords de l'incision, et il en résultera une cicatrice plus ou moins ferme. Le globe de l'œil se rétrécira un peu, mais il laissera peut-être un tronçon suffisant pour l'application d'un œil artificiel ; toutefois, le résultat de l'opération n'est pas toujours aussi favorable. Un jet considérable d'humeur vitrée peut suivre l'excision de la partie antérieure de l'œil et produire une hémorrhagie intra-oculaire, ou bien encore, la suppuration de l'œil peut s'établir accompagnée de douleur et d'inflammation violente ; en pareil cas, le globe de l'œil se rétrécit, dépérit et ne laisse qu'un tronçon très-petit, très-insuffisant pour l'application d'un œil artificiel, et qui conserve très-peu de mouvement. Pour éviter ces désavantages, M. Critchett a imaginé l'opération ingénieuse et excellente de l'ablation, qui laisse toujours un tronçon considérable, mobile et excellent.

2° *Opération d'ablation de M. Critchett*. — M. Critchett (1) pratique son opération de la manière suivante : le malade ayant été chloroformisé, on découvre facilement le staphylôme à l'aide d'un spéculum métallique ; on passe alors à travers la masse une série de quatre ou cinq petites aiguilles, d'une courbure semi-circulaire que l'on place à une distance égale l'une de l'autre, et sur les points que les lignes d'incision devront traverser (fig. 11). Ces aiguilles sont laissées dans cette position avec leurs

____

(1) *Roy. Lond. Ophth. Hosp. Reports*, IV, 1.

deux extrémités qui sortent du staphylôme autant l'une que l'autre. Cette partie du procédé a les avantages suivants : 1° une petite quantité des parties de fluide du globe distendu s'échappe, la pression diminue, et l'on

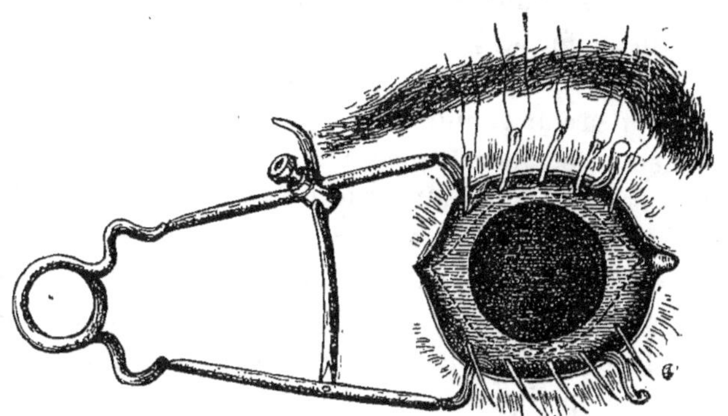

FIG. 11. — D'après Lawson.

empêche l'écoulement soudain quand la partie antérieure est enlevée ; 2° les points d'émergence indiquent les lignes de l'incision. La présence des aiguilles empêche, ou du moins restreint l'échappement de l'humeur vitrée et de la lentille, après que la partie antérieure du staphylôme a été enlevée. Après la pose des aiguilles, on enlève la partie antérieure du staphylôme ; il faut pour cela agir avec jugement et modifier la forme et le volume suivant l'étendue du grossissement, de façon à laisser un tronçon convenable. Ma méthode ordinaire consiste à pratiquer une ouverture dans la sclérotique d'environ deux lignes d'étendue, et de la faire avec le couteau de Beer, juste à la partie antérieure de l'incision tendineuse du droit externe ; dans cette ouverture j'insère une paire de

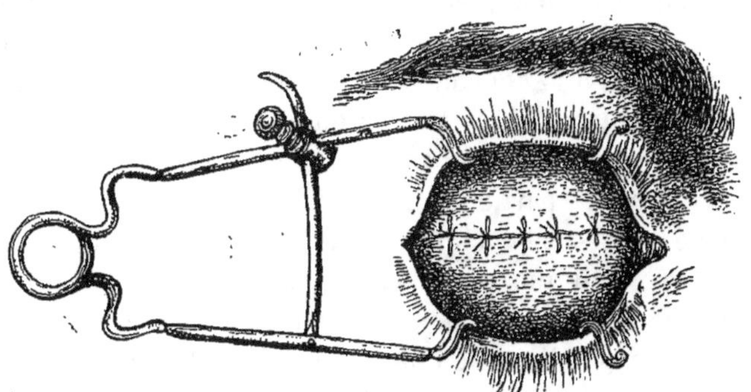

FIG. 12. — D'après Lawson.

petits ciseaux à sonde pointus et je coupe une pièce elliptique juste sur les points où les aiguilles ont été entrées et sorties. Ces aiguilles, enfilées de soie noire fine, sont alors passées à travers, chacune à leur tour, et les sutures sont attachées avec soin, de façon à rapprocher autant que possible les bords divisés de la sclérotique et de la conjonctive (fig. 12). L'opération est alors terminée, le spéculum est enlevé, afin de permettre aux paupières de se fermer, et l'on applique de la charpie humide, afin de rafraîchir les parties. Dans la grande majorité des cas, les bords divisés se réunissent par première intention... Je laisse généralement les sutures pendant plusieurs semaines, quelquefois elles tombent spontanément, mais quand ce fait ne se produit pas, elles peuvent être enlevées après que tout symptôme d'irritation a disparu, et que la réunion s'est effectuée. Si l'on peut revoir le cas trois ou quatre mois après l'opération, on aperçoit un tronçon dont la surface antérieure est molle, qui est traversé par une ligne blanche cicatricielle, et qui a un angle externe proéminent. On peut facilement appliquer sur ce tronçon un œil artificiel, et cet œil est beaucoup plus mobile que tous ceux que j'ai vus avant l'adoption de ma méthode actuelle.

On doit avoir soin, en faisant l'incision, de couper en biais les angles, afin que les lèvres de la plaie se réunissent exactement; on verrait autrement se former un pli désagréable qui pourrait gêner beaucoup mécaniquement l'œil artificiel. Il est toujours bon, excepté peut-être chez les jeunes enfants ou quand le staphylôme est très-petit, d'employer cinq sutures, afin de ne pas laisser un trop grand intervalle entre elles ; car si cet intervalle est trop grand, des petits grains d'humeur vitrée se forment, sont bientôt couverts de granulations et suppurent quelquefois. Ma propre expérience de l'opération de M. Critchett lui a été très-favorable, et je puis affirmer que par son aide on obtient un tronçon parfaitement mobile et meilleur pour un œil artificiel que celui qu'on obtient par tout autre opération. Je ne pense pas qu'elle soit indiquée dans ces cas où la maladie n'est pas limitée à la partie antérieure du globe de l'œil, mais où l'inflammation s'étend à la rétine et à la choroïde. Pour ces cas-là, l'opération est non-seulement suivie souvent d'une hémorrhagie intra-oculaire, grave et parfois immédiate qui conduit à la suppuration du globe, mais encore elle laisse derrière elle une partie des structures malades; ces tissus peuvent s'enflammer de nouveau, et ce qui est encore plus à craindre, causer une inflammation sympathique dans l'autre œil. Dans tous ces cas, il est incontestable que de beaucoup le meilleur plan est d'enlever tout le globe de l'œil, ce qui nous délivre de toute crainte d'ophthalmie sympathique. Si le malade est dans de bonnes conditions et est placé de manière à pouvoir appeler un chirurgien tout de suite, si le tronçon s'enflamme ou si des symptômes d'irritation sympathique se montrent, ou bien encore, s'il est très-préoccupé de son apparence extérieure, on peut pratiquer l'opération de M. Critchett, mais il est plus sûr d'enlever complétement l'œil staphylomateux. Je dois ajouter que dans le *Dublin quarterly Journal of*

Medical science (févr. 1847, vol. III, p. 242) M. Wild a appelé l'attention sur une nouvelle opération pour l'enlèvement du staphylôme ; elle consiste dans l'introduction d'une aiguille courbe à travers la base du staphylôme et dans l'enlèvement avec des ciseaux et un couteau à cataracte de la projection conique. On l'amène ensuite l'aiguille et l'on fait la ligature. Sir Wild emploie quelquefois subséquemment plusieurs ligatures.

3° *Opération de de Graefe par le séton.* — Cette opération se fait en passant un double fil parallèle à la cornée à travers les tuniques du globe de l'œil (mais non pas où elles sont amincies) et l'humeur vitrée, de façon à les inclure dans une suture de quatre ou cinq lignes. Les fils ne doivent pas être attachés serrés, mais laissés lâches par boucles, et leurs extrémités coupées près du nœud. Une compresse légère est alors appliquée aux paupières. Après seize ou trente-deux heures, des symptômes aigus de choroïdite suppurative apparaissent généralement et sont accompagnés de chémosis conjonctival, d'une difficulté légère dans les mouvements latéraux de l'œil, et peut être d'un certain degré de boursouflure du globe. On enlève alors les fils, et l'on applique des fomentations chaudes de camomille ou de pavot pour diminuer la douleur. Le globe de l'œil dépérit bientôt et s'atrophie. J'ai vu un cas traité avec succès par M. Bowman d'une façon semblable ; les fils furent laissés pendant quelque temps et remués de temps à autre, il n'y avait aucun symptôme d'inflammation et l'œil ayant graduellement diminué jusqu'à la moitié de son volume normal, un œil artificiel put être porté commodément. Le grand avantage de ce procédé, c'est qu'il n'y a pas de tendance à l'inflammation sympathique, qui ne paraît jamais suivre la choroïdite suppurative (1).

4° *Opération de Borelli.* — Le docteur Borelli transperce le staphylôme avec deux aiguilles qui sont passées à travers la base avancée, de façon à se croiser à angle droit. L'une est entrée au côté temporal, à mi-chemin du méridien horizontal et vertical de la cornée, passant derrière la tumeur et arrivant à un point correspondant du côté opposé. Cette épingle peut entrer, soit au-dessus, soit au-dessous du méridien horizontal, suivant la pensée de l'opérateur. La seconde aiguille est alors introduite à angle droit, de façon à former une croix avec la première ($+$). Un fil est alors passé autour du staphylôme derrière les épingles, et attaché fortement ; les bouts doivent être roulés et fixés à la joue. Un simple appareil de cérat et un bandage compresseur sont alors appliqués. A la fin du troisième jour, la partie proéminente en même temps que le fil et les épingles se détache généralement et le huitième ou le neuvième jour la plaie est complétement cicatrisée. Si le staphylôme est total ou grand, on en mettra aussi peu que possible entre les épingles, et les fils ne seront pas attachés trop serrés,

____

(1) *Archiv f. Ophthalmologie*, IX, 2, 105.

autrement la partie strangulée céderait et il s'établirait une ophthalmie très-grave. Dans le staphylôme partiel toute la base sera prise et les fils attachés près et serrés dans la partie de la cornée qui reste. Je n'ai aucune expérience personnelle de cette opération, mais elle a été fortement recommandée par plusieurs chirurgiens éminents, surtout dans les cas de staphylôme partiel, parce qu'elle laisse intacte une partie considérable de cornée claire avec laquelle on peut faire une pupille artificielle. L'opération est presque exempte de danger et laisse même dans les plus mauvais cas un tronçon ferme et mobile pour un œil artificiel (1).

XIV. — Blessures et contusions de la cornée.

On rencontre fréquemment sur la cornée des corps étrangers ; parmi ceux-ci, les plus communs sont des éclats ou petits morceaux de fer, d'acier, de bois, de verre, etc., etc., qui sont venus se loger sur la surface ou s'enfoncer plus profondément dans la substance de la cornée. La présence d'un corps étranger sur la cornée excite tout d'abord généralement une réaction considérable. L'œil devient rouge et douloureux, et cet état est accompagné de larmoiement et de photophobie. Il y a une zone rose bien marquée autour de la cornée, et la pupille est contractée par suite de l'irritation ciliaire. On n'éprouve généralement aucune difficulté à reconnaître la présence d'un corps étranger, surtout si ce corps est foncé (comme de l'acier ou du fer), et si l'œil est éclairé de côté. Mais s'il existe quelques doutes au sujet de la présence et de la situation exacte du corps étranger, on appliquera l'atropine et l'on examinera l'œil avec l'illumination oblique, et si c'est nécessaire à l'aide d'un verre grossissant. L'avantage de l'atropine est que le fond sombre fourni par la pupille largement dilatée, met la cornée fortement en relief et facilite ainsi la reconnaissance du corps étranger, surtout s'il est d'une couleur claire, comme, par exemple, un éclat de verre.

Si le corps étranger est situé superficiellement, et qu'on le retire tout de suite, il ne restera aucune trace de sa présence ; si, au contraire, il a échappé aux recherches ou que le malade n'ait pas été soulagé ou que le corps étranger reste dans la cornée, il peut se développer une cornéite considérable et même de l'iritisme, accompagnés parfois d'hypopyon. La cornée s'infiltre autour du corps étranger, et il peut se produire un ulcère plus ou moins étendu ou encore une cornéite suppurative accompagnée d'hypopyon, d'iritis et d'eschare de la cornée. Ces faits sont souvent observés chez les individus vieux et décrépis, quand un corps étranger, tel

(1) Voyez une excellente description de cette opération dans la traduction française de Mackensie, t. III, 1847.

qu'un grain de blé, un éclat de verre, s'est introduit dans la substance de la cornée. Dans d'autres circonstances, plus rares, une couche de lymphe environne et recouvre le corps étranger, qui reste innocemment dans la substance propre de la cornée. Quelquefois un éclat de fer ou d'acier traverse la cornée et se projette dans la chambre antérieure, placé en partie dans cette dernière et en partie dans la cornée.

Il est généralement facile d'enlever les morceaux de fer, d'acier, ou de verre placés sur la surface antérieure de la cornée, et tout près derrière la couche épithéliale. Comme règle, je préfère toujours maintenir les paupières avec le spéculum à arrêt et fixer l'œil avec des pinces. En agissant ainsi, on empêche le risque causé par les mouvements soudains du malade, et l'on peut enlever le corps étranger vite et bien. L'application des pinces et du spéculum cause sans doute de la douleur, mais cet inconvénient est plus que contre-balancé par l'avantage d'avoir l'œil complétement à sa disposition. Je n'ai vu que trop souvent ces instruments employés après que plusieurs essais douloureux et inutiles avaient été tentés. Le malade s'assied sur une chaise, soit en face de la lumière, soit tourné sur le côté, si, dans cette position, le corps étranger est mieux aperçu ; sa tête doit être appuyée contre la poitrine de l'opérateur qui se tient derrière lui. Après avoir appliqué le spéculum, le chirurgien maintient le globe de l'œil avec des pinces qu'il tient dans sa main gauche et essaye d'enlever le corps étranger avec un petit couteau, en passant l'instrument en arrière et en amenant le corps étranger au dehors. Si le corps étranger est profondément enfoncé dans la substance de la cornée, on court le danger de l'enfoncer davantage en essayant de l'enlever, il est possible qu'on le pousse plus profondément, qu'il perfore la cornée et qu'il tombe dans la chambre antérieure. En pareil cas, une grosse aiguille devra être passée avec soin derrière le corps étranger, et celui-ci amené au dehors. S'il se trouve très-près de la cloison postérieure de la cornée, l'aiguille peut être passée dans la chambre antérieure, et l'extrémité large de la pointe pressée contre cette partie de la cloison extérieure de la cornée qui est en face du corps étranger, de façon qu'on puisse le saisir et l'enlever avec une autre aiguille ou avec des pinces très-fines. Un procédé semblable doit être adopté si le corps étranger est proéminent et en partie dans la chambre antérieure, car alors un couteau à iridectomie ou une grosse aiguille peut être passé dans cette dernière, et poussé de par derrière le corps étranger, le poussant doucement jusque dans la cornée. Sa partie antérieure est alors saisie avec des pinces, et de cette manière, il peut être extrait facilement. Si un atome d'acier se trouve sur la surface de la cornée, on peut aussi l'enlever avec de l'aimant. Après l'extraction du corps étranger, on applique dans l'œil une goutte ou deux d'huile de ricin, afin d'adoucir les parties, et plus tard on emploie l'atropine pour empêcher l'irritation. Si l'irritation est considérable et accompagnée de névralgie ciliaire, on appliquera les compresses froides et les sangsues suivies de fomentations chaudes au pavot. On doit défendre au malade de se servir de ses yeux jusqu'à ce que tout symptôme d'irritation ait disparu.

Les effets que peuvent produire sur la cornée les brûlures, les blessures causées par la chaux vive, le plomb fondu et les agents chimiques, ont déjà été décrits à propos des blessures de la conjonctive (p. 84), et l'on doit suivre, en pareil cas, le même traitement.

Plaies de la cornée. — Le danger qu'on a à redouter de ces plaies varie beaucoup suivant leur nature, leur siége et leur étendue. Il arrive parfois qu'une coupure très-superficielle avec un instrument aigu ne perfore pas la cornée, mais pénètre simplement dans sa substance, et forme une petite blessure qui peut se cicatriser par première intention sans laisser aucune trace. Ainsi une petite coupure ou ponction nette de la cornée se cicatrise souvent sans laisser aucune marque derrière elle, ainsi qu'on peut s'en assurer tous les jours, par les opérations pratiquées sur la cornée et telles que la cataracte, par exemple, soit qu'on la pratique avec un couteau, soit qu'elle soit faite avec une aiguille. Le danger principal des plaies pénétrantes de la cornée est qu'elles peuvent causer un prolapsus considérable de l'iris ou qu'elles peuvent impliquer la lentille et l'iris, et donner lieu à un irïtis grave ou à une cataracte traumatique. En pareil cas, l'état non-seulement de la cornée, mais aussi de l'iris et de la lentille doit être surveillé avec soin, car l'implication d'une de ces structures augmente considérablement le danger de cet accident. La meurtrissure de la cornée par des intruments émoussés est aussi parfois très-dangereuse ; car à cause de la contusion de la partie malade et des parties voisines, une inflammation très-grave et peut-être suppurative s'établit et conduit parfois à la suppuration de la cornée.

Dans le traitement des plaies de la cornée, la première indication à suivre, est de subjuguer les symptômes d'irritation et d'inflammation. S'il y a beaucoup de douleur, on applique des compresses froides ou quelques sangsues à la tempe, suivies par des fomentations chaudes au pavot, afin d'encourager l'écoulement du sang. Une solution puissante d'atropine sera prescrite, l'onguent composé à la belladone employé en frictions sur le front et un bandage compresseur léger, quoique ferme sera appliqué, afin d'obtenir un parfait repos des parties. Si les symptômes d'inflammation ne cèdent pas tout de suite à ce traitement, l'œil sera de nouveau examiné avec soin, afin de s'assurer si un petit corps étranger n'est pas resté sur la cornée, dans la chambre antérieure ou dans l'iris. Les complications variées, telles que prolapsus de l'iris, iritisme, cataracte traumatique, doivent être traitées suivant les règles générales établies dans les parties de cet ouvrage où ces affections sont décrites. Si une blessure incisée est située en partie dans la cornée et en partie dans la sclérotique, il peut arriver quelquefois que la partie qui se trouve dans cette dernière situation ne se guérisse pas tout de suite et qu'il reste de petites ouvertures fistuleuses. En pareil cas, le traitement consiste à réunir la plaie de la sclérotique au moyen d'une suture fixe, suivant son étendue. En agissant ainsi, on met les lèvres de l'incision en contact, la lymphe plastique s'écoule et une réunion solide se fait bientôt. Le fil doit avoir une aiguille à chaque extrémité, afin que l'on puisse insérer la suture dans la sclérotique de *dedans* en *dehors*, autrement un mouvement brusque du malade pourrait permettre à la pointe de l'aiguille de pénétrer dans l'œil.

Tumeurs de la cornée. — Ces tumeurs se rencontrent très-rarement comme originelles dans le tissu de la cornée, et passent presque toujours sur elle en venant de la conjonctive. La tumeur dermoïde est la plus fréquente et a déjà été décrite tout au long dans l'article sur les tumeurs de la conjonctive (p. 84). Stellwag (1) décrit un cas de cancer primitif de la cornée, c'est je crois le seul cas de ce genre connu.

(1) *Die Ophthalmologie von naturw. Standpunkte*, I, 347.

CHAPITRE III

MALADIES DE L'IRIS

I. — **Hypérémie de l'iris.**

L'hypérémie de l'iris est beaucoup moins fréquente qu'on ne le suppose généralement. Ce fait ne nous surprendra pas si nous nous rappelons la connexion intime qui existe entre la cornée et l'iris, d'une part et l'iris, le corps ciliaire et la choroïde de l'autre part. En réalité, nous pouvons considérer l'iris comme la terminaison antérieure du corps ciliaire et de la choroïde, le tout formant un tissu : la région uvéale. De là, la fréquence avec laquelle l'inflammation de l'iris s'étend au corps ciliaire et à la choroïde et *vice versâ*. Si l'iris est hypérémié nous trouvons qu'il y a en même temps une injection subconjonctivale plus ou moins marquée ; que la pupille est en quelque sorte contractée et inerte et qu'elle ne réagit pas librement à l'application de l'atropine ; que l'iris est décoloré, ce qui est dû à l'accroissement de la vasculrisation qui donne une teinte rougâtre à la couleur naturelle de l'iris. Ainsi un iris bleu peut devenir vert, et un iris brun supporter un léger mélange de rouge.

Toutes les causes qui produisent la congestion des tuniques profondes de l'œil peuvent produire l'hypérémie de l'iris, parmi celles-ci la plus fréquente est la fatigue causée par la lecture, la gravure et les affections inflammatoires de la choroïde, du corps ciliaire et de la cornée. Mais cet état peut être produit aussi dans l'ophthalmie granuleuse aiguë, si cette maladie est mal soignée par des caustiques où des collyres astringents.

Le traitement doit avoir surtout pour but l'éloignement de la cause et la diminution de l'irritation ; par conséquent, un repos strict et prolongé des yeux sera ordonné, et l'on aura soin de les prémunir contre la lumière trop brillante, le froid, le vent, etc. ; l'atropine pourra être appliquée pour diminuer l'irritabilité de l'œil.

II. — Inflammation de l'iris.

Dans l'iritis, il y a en plus des symptômes de l'hypérémie de l'iris ceux que produit un épanchement de lymphe plastique au bord de la pupille ou sur la surface et dans le stroma de l'iris.

Autrefois les inflammations de l'iris que l'on croyait être pathognomoniques, étaient classées suivant les dyscrasies, et par cette méthode on avait une quantité prodigieuse de formes d'iritis. En basant surtout notre classification sur l'anatomie pathologique, nous pouvons beaucoup simplifier le sujet et renfermer toutes les formes d'iritis dans les quatre groupes suivants : 1° Iritis simple idiopathique ; 2° iritis séreuse ; 3° iritis parenchymateuse ; 4° iritis syphilitique.

Afin d'éviter les répétitions inutiles, je décrirai d'abord les symptômes variés qui accompagnent plus ou moins toutes les inflammations de l'iris. J'appellerai, en outre, l'attention sur ceux qui sont caractéristiques des formes spéciales.

Parmi les premiers symptômes d'iritis on distingue l'injection conjonctivale et surtout subconjonctivale, la névralgie ciliaire, la contraction et l'inertie de la pupille et l'aspect sombre, décoloré et terne de l'iris.

Il y a généralement de l'injection de la conjonctive, injection qui peut être limitée à la portion palpébrale ou s'étendre aussi à la conjonctive oculaire, dans le voisinage de la cornée. Mais un symptôme beaucoup plus constant, c'est la vascularité conjonctivale qui produit une zone rosée plus ou moins large de vaisseaux parallèles, placés en rond tout près de la cornée. Cette zone, qui est généralement d'un rose brillant, est surtout formée de petits rameaux artériels ; il peut se faire pourtant qu'elle ait une teinte bleue ou brunâtre, cette dernière avait été d'abord à tort crue symptomatique de l'iritis syphilitique quoiqu'il y ait dans la plupart des cas une injection subconjonctivale marquée, on rencontre parfois des iritis dans lesquelles ce symptôme n'est pas très-accusé, comme dans le typhus, la pyohémie, etc. (Stellwag). Il y a aussi plus ou moins de chémosis, et ce symptôme peut être même assez considérable pour que la conjonctive soit élevée comme un rempart rouge ou bleu roussâtre autour de la cornée. Les paupières sont souvent aussi enflées et boursouflées. Dans les cas les plus bénins elles peuvent garder leur apparence normale ; mais si l'attaque est grave la paupière supérieure devient rouge, luisante, très-enflée et œdématiée. Ce fait se produit surtout dans l'iritis suppurative ou irido-cyclite.

L'intensité de la douleur est très-variable, car quoiqu'elle soit en général très-vive, dans certains cas elle n'existe pas, le malade peut éprouver seulement au début une sensation de démangeaison et de brûlure dans l'œil, mais bientôt la douleur devient plus vive et prend un caractère aigu et lancinant. Elle peut être située surtout profondément dans le globe de l'œil, ou bien s'étendre au front, à la tempe et au côté correspondant du nez (névralgie ciliaire). Quelquefois il y a une névralgie très-intense des branches du cinquième nerf qui s'étend sur le côté correspondant de la figure et de la tête et même jusqu'à l'occiput ; la douleur augmente toujours vers le soir, reste très-vive pendant la nuit et diminue vers le matin. Quoique le malade puisse éprouver dans l'iritis une douleur très-vive, il est utile de se rappeler que l'œil n'est pas sensible au toucher dans les cas d'iritis simple sans complication. Si la douleur aiguë est provoquée par la pression du doigt dans la région ciliaire, cela indique qu'il existe en même temps une inflammation du corps ciliaire, cette sensibilité est très-souvent partielle et limitée à la partie supérieure de la région ciliaire.

L'intensité de la douleur peut produire une perturbation constitutionnelle, et en pareil cas l'exacerbation peut être accompagnée par de la fièvre, de la perte d'appétit, la langue est chargée, il y a des envies de vomir, des vomissements, symptômes qui peuvent faire prendre la maladie pour une attaque bilieuse.

Quoiqu'une photophobie et un larmoiement considérable puissent accompagner l'iritis, ces symptômes sont rarement aussi graves que dans certaines formes de cornéite.

Nous arrivons maintenant aux symptômes propres à l'iritis elle-même. Les premiers sont : la décoloration et l'indolence de l'iris et la contraction de la pupille. La décoloration de l'iris est due en partie à l'hyperémie et en partie à un épanchement dans sa structure. Afin d'estimer les changements de la couleur, on doit comparer l'œil malade avec l'autre œil s'il est sain, autrement on pourrait faire erreur. On doit aussi prendre bien garde de ne pas confondre l'inertie et le changement de couleur de l'iris qui peuvent être produits par l'épaississement de la cornée, et de l'humeur aqueuse, avec ceux qui résident dans l'iris lui-même. La décoloration de l'iris a un aspect tout particulier, terne, sombre, la surface de l'iris ayant perdu son éclat naturel et ayant une apparence brumeuse comme si un léger voile la couvrait. Ces fibrilles ne sont pas nettement délimitées, mais indistinctes et altérées, cela dépend surtout de l'hypertrophie des éléments du tissu connectif de l'iris, et de la collection de la lymphe dans le stroma et sur la surface de l'iris.

La pupille est inerte et plus ou moins contractée ; c'est le cas général excepté quand l'iritis est extrêmement léger, ou quand il y a une tendance marquée à l'accroissement de la tension intra-oculaire. Cette immobilité de la pupille est due en partie à l'hyperémie des vaisseaux, mais surtout à la collection séreuse ou plastique qui a lieu dans le stroma de l'iris et s'oppose à l'action des fibres circulaires de l'iris. Si l'inflammation est partielle, l'immobilité de la pupille peut l'être aussi. Pour reconnaître la mobilité de la pupille on doit placer le malade de manière que la lumière tombe de côté sur son œil. L'autre œil doit être fermé avec soin, soit avec la main, soit avec un mouchoir de poche. L'œil malade doit être garanti avec la paume de la main que l'on enlève ensuite rapidement, afin de permettre à la lumière d'arriver directement; on a soin de surveiller attentivement la conduite de la pupille à l'égard de son siége, de sa mobilité, et l'on peut s'assurer ainsi de l'étendue de ses contractions. On doit se souvenir que l'affaiblissement des contractions et de la mobilité de la pupille peut exister en dehors de l'iritis, car on le voit dans la cornéite, dans l'hypérémie de l'iris, ou quand un corps étranger est logé sur la cornée; ou bien encore dans les cas dus à l'irritation des nerf ciliaires.

Le bord de la pupille perd généralement vite sa forme circulaire et devient un peu irrégulier. Nous pouvons aussi remarquer sur ce bord de petites exsudations ou perles de lymphe plastique, qui le retiennent en bas, sur la capsule antérieure. Ce fait peut être assez peu accusé pour échapper à l'examen jusqu'à ce qu'on se soit servi de l'illumination oblique ou que de l'atropine ait été employée. Les exsudations individuelles augmentent souvent de volume, se réunissent, et la lymphe se collectant en plus grande quantité, la circonférence de la pupille peut en être comme frangée et être attachée à la capsule de la lentille; le centre de la pupille restant parfois assez clair, pour laisser la vue dans une bonne condition. Cet état est appelé synéchie *circulaire* ou *annulaire*, ou *exclusion* de la pupille. On doit distinguer cet état de celui dans lequel la collection envahit le champ de la pupille de façon qu'une portion plus ou moins considérable de celle-ci soit couverte par une tunique de lymphe (*taie*), ou même la pupille entière fermée par un nodule épais d'exsudation qui affecte proportionnellement la vue; cet état est appelé *occlusion* de la pupille. La connection de lymphe entre l'iris et la capsule de la lentille n'est pas toujours limitée au bord de la pupille, mais peut s'étendre en arrière le long de la surface postérieure de l'iris et produire des adhésions larges et résistantes. Nous verrons plus loin que ce fait a une grande importance dans l'opération de l'iridectomie pratiquée dans les cas d'iritis chronique ou d'irido-choroïdite. Les adhésions partielles entre la pupille et la capsule s'accroissent beaucoup en nombre, en étendue en épaisseur et deviennent très-apparentes quand on applique l'atropine, parce qu'alors elles produisent des irrégularités variées dans la forme de la pupille.

La surface de l'iris peut se couvrir d'une tunique d'exsudation, ou la lymphe peut se mélanger avec l'humeur aqueuse et rendre celle-ci trouble et nuageuse; ou bien encore elle peut être précipitée contre la cloison postérieure de la cornée, sous la forme de petites opacités blanchâtres ; où enfin elle peut être précipitée dans la chambre antérieure où elle se collecte et devient un hypopyon. La quantité de ce dépôt jaunâtre est très-variable, il peut être assez léger pour échapper à l'attention et paraître simplement comme une petite frange fine le long du bord intérieur de la chambre antérieure ; il peut aussi atteindre un volume assez considérable pour remplir la moitié de la chambre antérieure ou même la chambre antérieure tout entière.

Dans l'iritis simple la cornée est généralement transparente ou elle n'est que très-peu nuageuse ; de petites parcelles de lymphe peuvent cependant être déposées par l'humeur aqueuse sur la cloison postérieure de la cornée où elles produisent un aspect ponctué. Cela arrive surtout dans les formes séreuses de l'iritis, mais la cornée peut aussi s'intéresser pendant la période inflammatoire.

La vue est souvent très-affaiblie, ce qui est dû en partie aux nuages répandus sur l'humeur aqueuse et dans le champ de la pupille. Si la vue est très-affectée et que la pupille ne soit pas fermée, nous devons supposer la coexistence de cyclite. La cyclite est souvent accompagnée d'opacité diffuse de l'humeur vitrée. Le pouvoir d'accommodation est aussi considérablement affecté ; il devient nécessaire d'estimer exactement le degré de la vue au commencement d'une iritis, afin qu'on puisse signaler toutes les détériorations et s'assurer de leur cause. La tension du globe de l'œil est normale dans les cas d'iritis ordinaire, et le champ de la vision, quoique contracté à cause de la petitesse de la pupille ou de la présence de la synéchie, ne montre pas la contraction particulière à l'état glaucomateux de l'œil.

Nous allons maintenant considérer les symptômes qui caractérisent les formes spéciales d'iritis.

1° *Iritis simple idiopathique*. — Cette affection est quelquefois très-légère et accompagnée seulement par une injection subconjonctivale modérée, de la photophobie, de la douleur ou de la décoloration de l'iris. En réalité, l'existence de cette maladie peut être ignorée tant qu'on n'a pas appliqué de l'atropine, à l'aide de laquelle la pupille paraît irrégulière et montre çà et là une adhésion à la capsule. Cette forme bénigne d'iritis se rencontre souvent sur l'œil après des opérations (cataracte), ou après des plaies. La maladie peut cependant devenir plus grave, et dans ce cas il y a beaucoup de douleur, d'enflure des paupières, d'injection de la conjonctive et du tissu subconjonctif, de chémosis, de photophobie et de larmoiement. L'iris est décoloré, la pupille contractée et inerte, ayant sur son bord et peut-être aussi dans son champ, un dépôt de lymphe. Une tunique d'exsudation couvre la surface de l'iris, le rend brumeux, lourd ; l'humeur aqueuse est trouble et la surface postérieure de la cornée est parfois pommelée par de petits dépôts de lymphe.

2° *Iritis séreuse* (synonyme *descemetitis*, *aquo-capsulite*, *keratitis punctata*, etc.). — Cette affection se distingue surtout par l'absence d'exsudation plastique et par la grande tendance à l'hypersécrétion de l'humeur aqueuse. Les symptômes d'iritis aiguë ne sont pas généralement très-prononcés. L'humeur aqueuse est sécrétée en plus grande quantité; elle est en quelque sorte nuageuse et trouble, et si on l'observe de près, on y rencontre de petites particules de lymphe qui flottent avant de se déposer sur la surface postérieure de la cornée ou au fond de la chambre antérieure. Cette dernière est souvent très-profondément enfoncée, et la cornée paraît un peu boursouflée en bas. L'épaisseur de l'humeur aqueuse varie parfois rapidement et considérablement dans l'espace de quelques heures. La cornée peut d'abord paraître anormalement brillante, mais elle perd bien vite son lustre, devient nuageuse et de petites opacités sont quelquefois situées en face de la pupille et groupées là dans un petit cercle, mais elles sont généralement arrangées sous la forme de pyramides, dont la base est tournée vers la périphérie et les sommets vers le centre. Les plus petites opacités sont situées au centre et les plus grandes et les plus dures à la base. Cela prouve que les opacités sont formées par de petites masses de lymphe déposées par l'humeur aqueuse sur la cloison postérieure et de la cornée, et qu'elles s'arrangent suivant leur poids et leur volume, les plus grandes et les plus lourdes descendent en bas. La vérité de cette assertion a été prouvée expérimentalement par Arlt. Il a placé la tête du malade dans des directions différentes, le tenant souvent pendant longtemps tourné du côté droit, d'autres fois du côté gauche, et il a trouvé que la base de la pyramide correspondait toujours au côté de l'œil qui s'était trouvé dans la position la plus inférieure. Mais quelques-unes de ces opacités qui se rencontrent à la portion postérieure de la cornée ne sont pas dues à ces dépôts d'humeur aqueuse, mais sont causées par les changements inflammatoires produits dans la couche épithéliale ou même dans la partie postérieure de la cornée elle-même.

L'iris n'est que très-légèrement décoloré, et la pupille, au lieu d'être contractée, comme cela arrive généralement dans l'iritis, est même en quelque sorte dilatée. Ce fait est dû à l'accroissement de la tension intra-oculaire qui se rencontre souvent dans cette maladie, et dont les manifestations doivent être surveillées avec le plus grand soin. Cette forme séreuse d'inflammation montre une grande tendance à s'étendre au corps ciliaire et à la choroïde et est accompagnée d'une hypersécrétion de l'humeur vitrée, d'un accroissement marqué de la tension intra-oculaire et d'un état glaucomateux de l'œil. Le degré de tension de l'œil, l'état de la vue et du champ de la vision doivent être fréquemment et soigneusement examinés pendant le cours de la maladie, afin que les premiers symptômes d'une complication glaucomateuse puissent être découverts et arrêtés tout de suite. Les adhérences entre le bord de la pupille et la capsule ne sont pas fréquentes dans cette forme.

L'iritis séreuse est accompagnée parfois d'inflammation de l'œil, profondément située, surtout d'irido-choroïdite chronique et de choroïdorétinite. En outre l'ophthalmie sympathique se montre parfois sous la forme d'iritis séreuse ; on a supposé aussi qu'elle était due à une syphilis constitutionnelle ou héréditaire.

3° *Iritis suppurative ou parenchymateuse.* — Dans cette affection l'inflammation attaque le tissu même de l'iris, et ses fibrilles deviennent enflées et épaissies. L'exsudation plastique pénètre dans le parenchyme de l'iris, le long du bord et dans le champ de la pupille, et enfin sur la surface postérieure de l'iris, produisant des adhérences grandes et épaisses entre l'iris et la capsule de la lentille. A cause de l'exsudation, du stroma de l'iris, de l'enflure et de l'épaississement de ses fibrilles, la circulation est considérablement gênée, et de grandes veines tortueuses apparaissent à sa surface. Le long du bord de la pupille contractée on voit de petits nodules d'exsudation, épais et durs, d'une couleur brun rougeâtre, d'un aspect crémeux, qui réunissent le bord de la pupille à la capsule et qui même quelquefois s'étendent autour du bord de la pupille et donnent lieu à une synéchie circulaire (exclusion de la pupille). La collection envahit aussi généralement le champ de la pupille, et cette dernière peut être complétement bloquée par un nodule jaune, épais, d'exsudation purulente. La surface de l'iris paraît brumeuse et indistincte ; ses fibrilles sont enflées, et sa surface antérieure couverte par une couche d'exsudation dont l'apparence varie beaucoup. Dans certains cas, c'est simplement un voile gris, léger, couvrant différentes parties de l'iris ou l'iris tout entier. Dans d'autres, c'est un aspect épais, purulent et crémeux, avec de petites extravasations de sang semées çà et là ; de petits nodules jaunes, qu'il ne faut pas confondre avec les tubercules syphilitiques, peuvent aussi apparaître à la surface de l'iris. Si quelques-uns de ces nodules se détachent et que la collection de la lymphe et de l'exsudation purulente se produise dans l'humeur aqueuse, celle-ci devient trouble et décolorée. On voit des flocons de lymphe purulente et des globules de pus qui flottent dans l'humeur aqueuse, tombent et donnent lieu à un hypopyon qui peut être assez petit pour ressembler à un cercle étroit le long du bord inférieur de la chambre antérieure. D'autres fois l'hypopyon est assez considérable pour occuper la moitié ou même plus de la chambre antérieure, peut-être même pour atteindre la partie supérieure du bord supérieur de la pupille. Cette iritis parenchymateuse ou suppurative peut être accompagnée d'une forme semblable d'inflammation du corps ciliaire et de la choroïde.

4° *Iritis syphilitique.* — Cette affection prend en général la forme parenchymateuse ; elle est cependant caractérisée par des nodules tuberculeux d'une formation particulière (tubercules gommeux de Virchow). Ces nodules tuberculeux sont semés presque isolément sur une certaine partie, ou même sur toute la surface de l'iris, sous la forme de nodules condylomateux d'un rouge jaunâtre. Ils paraissent d'abord profondément enfoncés dans le parenchyme de l'iris (à l'origine, dans les parties les plus profondes du tissu connectif), et à mesure qu'ils augmentent de volume, ils repoussent les fibrilles de l'iris et font saillie entre elles dans la chambre antérieure. Ils peuvent acquérir un volume assez considérable pour que leur sommet arrive jusqu'à la cloison postérieure de la cornée. Ils ressemblent exactement, comme structure, suivant Colbert, aux tubercules gommeux de Virchow. A cause de la présence des cellules [pigmentaires et de la grande vascularité, les nodules ont parfois un aspect sarcomateux, d'un rouge brun foncé. Il subissent souvent la dégénérescence graisseuse et purulente, et deviennent une masse jaune grumeuse, purulente, qui se mélange avec l'humeur aqueuse. Ils peuvent cependant être rapidement absorbés. Ces tubercules ou condylomes, comme on les appelle parfois, restent souvent confinés à une portion de l'iris, dans laquelle les changements inflammatoires sont aussi plus prononcés, de sorte que la maladie prend ce caractère partiel particulier à la forme syphilitique. Nous trouvons en pareil cas que, quoique toute la cornée puisse être environnée d'une zone rose de vaisseaux, le tout est plus prononcé sur un point, le segment correspondant de l'iris est le plus épaissi et le plus enflé de tous, et les condylomes sont partiellement ou complétement limités à cette partie.

On doit surtout se rappeler que, quoique le nom d'iritis syphilitique soit donné à la forme ci-dessus décrite, l'iritis qui peut se développer de cette manière et être entièrement due à la syphilis n'assume pas nécessairement ce type. Il peut paraître comme une simple iritis idiopathique, ou sous une forme parenchymateuse plus ou moins grave, en sorte que l'absence des tubercules gommeux, n'exclut pas nécessairement la syphilis du système et ne prouve pas qu'elle n'en soit la cause. Mais d'autre part l'existence de ces tubercules peut, dans la grande majorité des cas, être prise comme signe certain de la nature syphilitique de l'inflammation. Je me souviens seulement d'un seul cas (un malade de M. Critchett), dans lequel il y avait des condylomes bien marqués sans la plus légère trace de syphilis. Quelques auteurs ont dit que, dans l'iritis syphilitique, la zone d'infection circoncornéale était d'une teinte brune, et que la pupille était placée en haut et en dedans. En réalité, ce fait n'est pas exact, car ces deux symptômes peuvent se rencontrer en dehors de la syphilis.

Parmi les causes de l'iritis, la plus fréquente est l'exposition aux changements soudains de température, au froid, aux courants d'air, au vent, à la pluie, et, en pareil cas, la maladie est souvent désignée sous le nom d'*iritis rhumatismale*. Cette forme peut aussi accompagner des rhumatismes dans les autres parties du corps, rhumatismes évidemment amenés par les mêmes causes. Il n'est pourtant pas exact de parler de l'iritis rhumatismale comme d'une forme spéciale de la maladie, car il n'y a aucun symptôme caractéristique; c'est généralement la forme de l'iritis simple; cette forme peut varier comme gravité, mais n'est pas en règle générale accompagnée de changements exsudatifs étendus dans le parenchyme de l'iris ou d'hypopyon considérable. La douleur est souvent très-vive et peut s'étendre au côté correspondant de la tête et de la figure. La maladie devient souvent chronique; son cours est long, et il peut y avoir des rechutes en même temps que la réapparition d'une attaque rhumatismale.

L'iritis est très-souvent aussi d'*origine traumatique*. Elle est causée alors par des lésions mécaniques ou chimiques qui affectent l'iris directement ou secondairement. Des corps étrangers peuvent rester pendant un certain temps sur la conjonctive, sur la cornée, dans la chambre antérieure, dans les tuniques profondes de l'œil, et produire de l'iritis. Des plaies incisives de l'iris ne provoquent pas l'iritis, comme on peut s'en assurer par l'opération de l'iridectomie; elle n'est pas produite non plus par la strangulation et la compression, ainsi qu'on le voit par l'opération de l'iridodésis. Les lésions qui meurtrissent et lacèrent l'iris sont les plus propres à produire cette maladie. Les lésions de la lentille causées par la cataracte traumatique, produisent très-souvent cette affection, surtout si l'iris a été pris dans la lésion ou si la lentille exerce une pression considérable sur l'iris. Elle peut survenir aussi secondairement aux autres inflammations de l'œil. Ainsi, la cornéite et surtout les formes diffuses et suppuratives, les ulcères profonds et perforant de la cornée, sont fréquemment accompagnés d'iritis; il en est de même pour les inflammations de la cornéite et du corps ciliaire, dans lesquels l'iritis est très-fréquente.

La syphilis est aussi une cause très-fréquente. Quand l'iritis se développe primitivement chez les jeunes enfants, elle est presque toujours due à la syphilis, et, en pareil cas, nous la rencontrons généralement avec les autres symptômes pathognomoniques de la syphilis, tels que les condylomes près de l'anus, les éruptions spécifiques, etc. Chez les adultes, elle se rencontre très-rarement avec les symptômes primaires, mais généralement dans la période secondaire ou tertiaire, et elle est même parfois le précurseur de ces périodes quand les symptômes primaires ont disparu. L'iritis se rencontre fréquemment en même temps que les éruptions syphilitiques de la peau.

Quelques auteurs ont affirmé que la gonorrhée était quelquefois une cause d'iritis; ainsi, Mackensie (1) a décrit une forme spéciale sous le nom

(1) Mackensie, *On Diseases of the Eye*, 552.

d'*iritis gonorrhéique*. M. Wordsworth (1) a aussi rapporté trois cas dans lesquels l'iritis se rencontrait avec la gonorrhée. On doit cependant ajouter que, dans ces trois cas, il y avait une complication rhumatismale. J'ai moi-même rencontré un cas d'iritis associé avec de la gonorrhée seule; mais j'ai observé cette affection dans des cas où la gonorrhée existait avec la syphilis ou avec le rhumatisme, affections qui, comme je l'ai déjà dit, sont une cause très-fréquente de cette maladie. En outre, la forme appelée iritis gonorrhéique ne présente aucun trait spécial ou pathognomonique.

Inflammation sympathique. — L'inflammation sympathique de l'iris se développe consécutivement à des lésions de l'œil, à la présence d'un corps étranger, etc., etc. L'iritis sympathique peut prendre le caractère séreux, mais elle affecte plus généralement la forme d'irido-choroïdite suppurative. (Voyez l'article sur l'*Ophthalmie sympathique*.)

Iritis chronique. — Cette forme se distingue surtout par ce fait, que les symptômes inflammatoires sont généralement peu marqués, ou même si complétement absents que le sujet ne sait pas que son œil est malade, et qu'il éprouve seulement une légère faiblesse ou une sensation de froid, comme il le dit fréquemment. Les tissus oculaires subconjonctifs et conjonctifs ne sont que très-légèrement atteints; il y a une légère rougeur autour de la cornée, très-peu de photophobie, de larmoiement ou de névralgie ciliaire. La pupille est contractée et inerte, et parfois immobile sur certains points. Si l'on examine par l'éclairage oblique, on peut souvent remarquer de petites adhérences entre les bords et la capsule; ces adhérences aussi bien que les irrégularités de la pupille deviennent très-évidentes après que l'atropine a été appliquée. La couleur de l'iris change aussi graduellement, et l'altération de sa teinte est permanente. Dans l'iritis aiguë, cette anomalie disparaît en même temps que la maladie elle-même et ne laisse pas de traces en général. Le lustre normal et brillant de l'iris se change en un aspect terne, ses fibrilles s'oblitèrent et deviennent indistinctes, et enfin, à la dernière période de l'affection, l'iris est d'un gris jaunâtre, d'un brun sale, ou d'un gris ardoise; son tissu est aminci et atrophié, et souvent sillonné par des vaisseaux sanguins tortueux et agrandis. La présence de ces vaisseaux dilatés indique toujours de la stase et de la congestion dans la circulation de l'iris et du corps ciliaire. A cette période avancée, l'iritis généralement n'est plus simple, mais s'est compliquée d'inflammation du corps ciliaire et de la choroïde. (Voyez l'article sur l'*Irido-choroïdite*.)

L'*iritis chronique* peut survenir après une forme aiguë d'iritis, ou bien la maladie peut manifester ce caractère insidieux et chronique dès le

____

(1) *R. L. H., Rep.*, III, 301.

SOELBERG WELLS.   11

début ; elle accompagne souvent les inflammations de la cornée, et surtout la cornéite diffuse. Des rechutes se montrent souvent dans l'iritis chronique, ces exacerbations inflammatoires étant souvent produites par des causes très-légères, telles qu'un usage exagéré des yeux, surtout à la lumière artificielle, l'exposition au froid, à l'humidité, etc. ; cette tendance aux rechutes est surtout marquée dans les cas, où il y a des synéchies postérieures étendues ou nombreuses. La présence de ces synéchies est une source constante d'irritation et de démangeaison, car elles empêchent les mouvements spontanés de la pupille, et, en pareil cas, une cause très-légère suffit pour reproduire l'inflammation. Pendant le retour de l'inflammation, de la lymphe peut se collecter de nouveau, et les synéchies postérieures s'accroître encore en nombre et en dureté, jusqu'à ce que, et après des rechutes souvent fréquentes, toute la circonférence de la pupille soit attachée fortement à la capsule, et que la communication entre la chambre antérieure et la chambre postérieure soit complétement interrompue. On trouvera plus loin que cet état de la pupille (synéchie circulaire) est une des causes les plus fréquentes d'irido-choroïdite.

Le *pronostic* de l'iritis dépend beaucoup de la gravité et de la cause de l'inflammation. Si l'on voit la maladie au début et avant qu'aucune adhérence se soit formée entre le bord de la pupille et la capsule de la lentille, ou bien que ces adhérences soient encore assez légères et assez peu solides pour être aisément déchirées par l'usage énergique de l'atropine, le pronostic est, de toute façon, beaucoup plus favorable que si des synéchies nombreuses, fermes et postérieures, sont déjà établies et résistent à l'action de l'atropine. Les iritis syphilitiques et parenchymateuses s'accompagnent généralement d'une exsudation très-considérable de lymphe au bord des paupières sur la surface, dans la structure de l'iris et dans la chambre antérieure. Le pronostic est, pour ces affections, moins favorable que dans l'iritis simple ou séreuse. La tendance à l'implication de la cornée ou des tuniques profondes du globe de l'œil peut aussi venir à l'esprit. Dans l'iritis traumatique, la nature et l'étendue de la lésion, la présence de la cataracte traumatique ou la coexistence de l'inflammation de la choroïde ou du corps ciliaire, tout cela doit être pris en considération pour établir le pronostic.

Traitement. — Le malade doit être préservé avec soin des influences nuisibles de la lumière vive, d'un changement soudain de température, aussi bien que du froid et de l'humidité. On doit exiger un repos complet pour les deux yeux, et si le malade est forcé de sortir, il faudra qu'il ait soin de porter un bandage sur l'œil malade et un écran sur l'autre, ou bien encore des lunettes. Si la maladie est grave, le malade devra forcément rester dans une chambre sombre. Il est souvent nécessaire de traiter, pour des cas graves d'iritis, des malades vivant au dehors, et même dans ces conditions on obtient encore des guérisons. Cependant, cette condition ne peut être acceptée que quand il est impossible de faire autrement, et l'on doit bien recommander aux malades de se préserver autant que possible, dans les intervalles de leur visite, contre les influences nuisibles du dehors.

Le point le plus important dans le traitement de l'iritis, c'est d'obtenir une large dilatation de la pupille aussitôt que possible, et ensuite d'appliquer de l'atropine en forte solution et énergiquement. Les bénéfices de l'atropine sont de trois espèces : — 1° elle produit une large dilatation de la pupille, et l'iris est en conséquence enlevé au contact de la capsule de la lentille, de sorte qu'aucune adhérence ne peut se former entre eux au bord de la pupille ou sur la surface postérieure de l'iris. Ainsi, un des principaux dangers de l'iritis, la formation d'une synéchie postérieure étendue, est évité, et avec lui les nombreuses et dangereuses conséquences auxquelles il donne lieu ; 2° l'atropine procure quelque repos au tissu musculaire enflammé de l'iris par une grande dilatation de la pupille, car si le sphincter de la pupille n'est pas paralysé, son action constante, en essayant de régler le volume de la pupille suivant le stimulus de lumière, tendra nécessairement à accroître l'inflammation, comme cela se produirait dans tout autre tissu musculaire enflammé, s'il n'est pas tenu au repos ; 3° la tension de l'œil sera aussi diminuée par l'atropine et la circulation intra-oculaire relevée, ce qui diminue la congestion de l'iris et du corps ciliaire. En outre, l'irritation de l'œil et la névralgie ciliaire sont en général soulagées d'une manière notable. Il est absolument nécessaire que la solution d'atropine soit d'une force suffisante et énergiquement employée. Dans la condition normale de l'œil, une solution extrêmement faible (5 centigr. pour 38 grammes d'eau) suffira pour produire une grande dilatation de la pupille ; mais dans l'iritis c'est tout différent, à cause de l'inflammation et de l'enflure des tissus de l'iris, de la lymphe collectée dans ses mailles et des hypérémies ; on éprouvera une grande résistance à l'action de l'atropine ; par conséquent on devra employer une solution forte et en répéter l'application très-fréquemment, avant de pouvoir vaincre ces diverses résistances. J'ai l'habitude d'employer une solution composée de 25 ou 30 centigrammes d'atropine par 30 grammes d'eau, et de l'appliquer à des intervalles de cinq minutes pendant une demi-heure, cette application étant répétée, si cela est nécessaire, trois ou quatre fois par jour, de façon que l'atropine ait été mise dans l'œil de dix-huit à vingt-quatre fois par jour, afin de produire et de maintenir une dilatation suffisante de la pupille. Si la maladie a été vue au début, avant qu'il n'y ait des adhérences, ou lorsqu'elles étaient très-légères, on réussit généralement à produire une dilatation considérable au bout de quelques heures, et alors il devient très-facile de la maintenir. En général les malades appliquent l'atropine plus régulièrement si on leur dit de le faire pendant une demi-heure de suite toutes les cinq minutes, et de répéter cette application, si cela est nécessaire, trois ou quatre fois par jour, que si on leur dit d'une manière générale d'employer l'atropine quinze ou dix-huit fois par jour. Comme il nous arrive souvent dans le service d'hôpital de soigner des cas très-graves d'iritis en dehors de l'hôpital, j'applique invariablement moi-même l'atropine à des intervalles de quelques minutes, jusqu'à ce qu'un effet évident se soit produit sur la pupille, ou alors le résultat est négatif. Si je réussis, le malade ayant éprouvé lui-même le grand soulagement apporté à sa douleur et à l'irritabilité de son œil, continuera régulièrement chez lui. En outre, la dilatation étant ainsi obtenue peut en général se maintenir jusqu'à la visite suivante, même lorsque, dans l'intervalle, le médicament n'est pas aussi souvent administré. J'ai souvent pu guérir des cas très-graves d'iritis avec ce moyen très-simple, et sans employer presque aucun autre remède, excepté peut-être les fomentations chaudes au pavot ; le résultat était une pupille parfaitement circulaire, sans adhérence, ou avec une adhérence extrêmement légère. J'insiste très-fortement, par conséquent, sur l'emploi de l'atropine dans l'iritis, d'autant plus que ce traitement est malheureusement très-négligé en Angleterre dans la pratique ophthalmique. Les mauvais résultats de cette négligence sont prouvés constamment par les cas nombreux d'iritis récurrente, d'irido-choroïdite chronique, et ces cas ne se rencontrent que trop fréquemment, et auraient pu être évités en grande partie par l'emploi de l'atropine. Il est presque inutile de prescrire une solution faible d'atropine (5 centigr. pour 30 grammes) à employer plusieurs fois par jour, car cela ne suffit pas pour pro-duire la dilatation de la pupille quand le tissu de l'iris est enflammé ; les effets sont nuls, comme on peut s'en assurer en surveillant l'état d'un œil auquel on applique ces solutions faibles.

Mais il arrive quelquefois que l'action d'une solution forte d'atropine, fréquemment appliquée, ne donne pas les résultats qu'on espérait, et qu'elle accroît, plutôt qu'elle ne diminue, l'irritabilité de l'œil. En pareil cas, on doit mettre ce médicament de côté jusqu'à ce que l'irritation soit calmée, soit par l'application de quelques sangsues à la tempe, soit par la parencentèse de la chambre antérieure. Cette diminution de l'inflammation et de la tension intra-oculaire permet une nouvelle absorption à travers la cornée, et l'effet de l'atropine peut devenir alors très-heureux. Cet effet, comme de Graefe l'a fait remarquer, se produit quelquefois sans qu'on ait réappliqué le médicament. Ainsi l'atropine peut avoir été appliquée, dans les cas d'iritis ou de cornéite, sans produire la dilatation de la pupille, et cette pupille peut se dilater au bout de quel-ques heures, après l'application des sangsues. Il faut noter aussi que, quoique la dilatation de la pupille ait pu se produire, elle ne peut pas être maintenue au même degré, car l'atropine paraît perdre une partie de son effet. En pareil cas, on a trouvé que l'inefficacité de la solution paraissait être due à la grande irritation de l'œil et à l'accroissement de la tension intra-oculaire qui empêche l'absorption du remède à travers la cornée. En outre, après l'application des sangsues ou la parencentèse, l'atropine doit regagner son pouvoir sur l'iris. Je mentionne à peine que si la pupille est fortement attachée par des adhérences nombreuses et épaisses, on devra appliquer l'atropine avec modération, afin d'adoucir l'irritabilité et de diminuer la tension de l'œil. Mais si les synéchies postérieures sont de forma tion fréquente et qu'elles ne soient pas très-grandes, ni très-dures, mais étroites et en forme de langue, l'usage longtemps continué de l'atropine réussit parfois à les faire disparaître ; d'autre part, on trouve souvent que quand ce remède est employé pendant trop longtemps il augmente l'irritation de l'œil au lieu de la diminuer et peut même produire des granulations conjonctivales ou aiguës. Ces dernières sont cependant beaucoup plus rares qu'un état vasculaire des paupières accompagné d'enflure de la conjonctive et de grande irritation de l'œil. Quand cet état se produit, on doit tout de suite arrêter l'emploi de l'atropine et la remplacer par un collyre légèrement astringent. La force et la nature de ce collyre varieront avec le degré de conjonctivite. Une solution d'alun, de zinc, de nitrate d'argent, mélangée d'eau, est souvent très-utile dans les granulations vésiculaires ; un collyre de 30 à 50 centigrammes de borax pour 30 grammes d'eau est souvent utile. L'irritation de l'œil peut encore être diminuée et la dilatation de la pupille suffisamment maintenue par un collyre de belladone :

Extrait de belladone....................   8 grammes.
Eau distillée............................   30 grammes.

que l'on appliquera plusieurs fois par jour. On voit quelquefois les synéchies postérieures, qui ont résisté à l'action de l'atropine, se déchirer bientôt après l'usage de la fève de Calabar. On peut donc, par conséquent, employer ce remède alternativement avec l'atropine.

L'usage de l'atropine doit être continué, même pendant des semaines, après que l'iritis a cessé d'exister, de sorte que la dilatation de la pupille puisse être continuée et l'iris laissé au repos. Quelques médecins ont prétendu que l'usage longtemps continué de l'atropine à hautes doses pourrait produire une dilatation permanente de la pupille, par suite de la paralysie du sphincter de la pupille ; mais c'est un cas extrêmement rare, et s'il reste de la tendance à la dilatation, on peut facilenment s'en rendre maître en employant occasionnellement de la fève de Calabar, qui excite l'action de ce muscle. Quoique j'aie l'habitude d'user largement de l'atropine dans le traitement de l'iritis et des autres affections de l'œil, je n'ai jamais trouvé un seul cas dans lequel se soit produite la dilatation permanente, de même que je n'ai jamais vu d'empoisonnement causé par l'emploi excessif de ce médicament. Il est certain cependant que ces effets peuvent se produire, mais quand l'empoisonnement a lieu, c'est que l'atropine a passé dans la gorge, à travers le point lacrymal. Les principaux symptômes d'empoisonnement par l'atropine sont les suivants : un grand accroissement dans la fréquence du pouls, de la sécheresse de la gorge, de la dysphagie, une grande irritabilité de la vessie et des organes génitaux, de la perte de mémoire, des hallucinations et des rêves étranges. Les pupilles des yeux sont largement dilatées. En général, ces symptômes sont assez modérés quand l'empoisonnement a eu lieu par le mode que nous avons décrit plus haut ; mais leur gravité est beaucoup plus grande si l'atropine a été avalée par mégarde, et qu'une dose considérable ait été absorbée ainsi. L'antidote le meilleur et le plus rapide est une injection sous-cutanée de morphine (1) (de 1 à 2 centigrammes), qu'on répète, si c'est nécessaire, plusieurs fois à un intervalle de quelques heures. L'effet de ce médicament est très-rapide ; au bout de quelques minutes, la violence des symptômes a déjà grandement diminué, et le malade est calme et tranquille. Pour éviter le danger d'empoisonnement quand on emploie l'atropine à hautes doses et fréquemment, de Graefe recommande aux malades de fermer l'œil tout de suite après l'application, et de le laver avec soin, après qu'il l'a ouvert de nouveau. Il emploie en outre une injection sous-cutanée de morphine pendant la nuit, afin d'éviter tout danger.

J'ai déjà dit qu'on rencontre parfois des personnes dont les yeux montrent pour l'atropine une antipathie extraordinaire, et chez lesquelles une goutte d'une solution très-faible suffit pour produire une grande·irritation de l'œil et parfois même un érysipèle des paupières et de la face. En pareil cas, on doit tout de suite cesser l'emploi du médicament. Mon ami le docteur Seeley, de Cincinnati, m'a dit qu'il avait trouvé dans de pareilles idiosyncrasies beaucoup de bénéfice en combinant l'atropine avec une solution faible de sulfate de zinc.

La névralgie ciliaire grave, qui accompagne si souvent l'iritis, est surtout soulagée par l'application des sangsues à la tempe et l'emploi des fomentations chaudes au pavot ou au laudanum. Les sangsues doivent être appliquées vers le soir, afin d'empêcher l'exacerbation nocturne. On doit, quand les sangsues sont retirées, aider au saignement par des cataplasmes et des fomentations chaudes. La douleur nocturne et le manque de repos du ma-

---

(1) Voy. D. Bell, *Edinb. Med. Chir. Society*, 1857, et l'article de de Graefe, *A. f. O.*, IX, 2, 70 ; il y a aussi un cas très-intéressant d'empoisonnement grave par l'atropine, rapporté par D. Schmid, *Kl. Monatsbl.*, 1864, p. 158.

lade sont aussi très-adoucis par l'emploi de l'opium, et l'on ne doit jamais négliger ce remède, car il est très-important que le malade puisse reposer pendant la nuit ; j'emploie souvent moi-même, dans ce but, l'injection sous-cutanée de morphine.

Un vésicatoire peut être appliqué derrière l'oreille, et tenu ouvert pendant quelques jours ; l'onguent composé à la belladone doit être employé en frictions sur le front.

S'il y a une tendance considérable à l'épanchement de la lymphe ou du pus au bord de la pupille, dans la chambre antérieure, sur la surface de l'iris ou dans sa structure, on placera tout de suite le malade sous l'influence mercurielle. Un grain de calomel combiné avec 1 ou 2 centigrammes d'opium, sera administré toutes les deux ou trois heures, jusqu'à ce que la salivation se produise, ce qui a lieu généralement entre trente et quarante heures. Alors même que la salivation a été produite, un certain degré de ramollissement des gencives doit être maintenu. Je préfère beaucoup, en général, le traitement par onction, parce que l'appareil digestif n'est pas affaibli et que les effets constitutionnels du médicament sont plus rapides et plus sûrement obtenus. En réalité, j'ai trouvé des cas dans lesquels le mercure, ayant été donné pendant un certain temps par la bouche, n'avait produit aucun effet sur la constitution, et où ses symptômes se développaient rapidement après le traitement par onction. 60 centigrammes à 1^{gr},50 d'onguent mercuriel à hautes doses seront appliqués et frottés au-dessous des bras et des cuisses deux ou trois fois par jour, jusqu'à ce que la bouche devienne sensible. Afin d'empêcher la peau de s'abîmer, on emploiera aussi l'onguent à la plante des pieds ; mais là il est absorbé moins rapidement à cause de l'épaisseur plus grande de la peau. M. Pridgin Teale (1), recommande d'étendre l'onguent mercuriel sur un grand morceau de flanelle qu'on enroule sur chaque bras du malade qui reste au lit, une petite quantité d'onguent frais étant ajoutée chaque nuit. Dans l'iritis syphilitique, où les boutons sont bien marqués, on ne doit jamais omettre le mercure, et j'ai toujours très-bien réussi dans ces cas avec des compresses chaudes, continuées sans interruption nuit et jour pendant plusieurs jours. J'ai vu employer ce traitement par le docteur Wecker l'année dernière, et j'ai eu bientôt après l'occasion de l'essayer dans un cas d'iritis syphilitique avec de nombreux condylomes d'un volume considérable, qui avaient résisté à l'action du mercure. J'ai prescrit des compresses chaudes à une température aussi élevée que le malade pouvait la supporter, et j'ai insisté pour qu'elles fussent changées toutes les cinq minutes et leur usage continué pendant

---

(1) Voyez le mémoire de M. Teale, *On the relative Value of Atropine and of Mercury in the treatment of Acute Iritis.* (R. L. O. H. *Reports*, V, 156.)

une grande partie du jour et de la nuit. Au bout de deux jours, le volume des condylomes avaient considérablement diminué, et au bout de quatre ou cinq jours, ils avaient complétement disparu. Dans d'autres cas, l'effet des compresses a été également favorable. Mais c'est seulement dans les cas exceptionnels que ce remède peut être employé, car il demande l'attention complète et continuelle de la garde, et, en outre, peu de malades se soumettent à l'ennui qu'il cause ; ces compresses sont aussi très-efficaces et hâtent beaucoup l'absorption de l'hypopyon.

Autrefois l'usage était de soigner tous les cas d'iritis par le mercure, même avant d'avoir considéré si l'emploi de ce médicament était nécessaire ou non. Aujourd'hui on suit un mode de traitement plus rationnel et l'on n'emploie le mercure que dans les cas où il y a une collection considérable de lymphe. Dans les cas spécifiques, l'iodure et le bromure de potassium, mélangés avec une décoction de quinquina, devront être administrés après l'emploi du mercure. Tandis que ce dernier remède est employé, il est sage de soutenir les forces du malade par des toniques et surtout par des préparations de fer et de quinine.

Dans la forme rhumatismale d'iritis, on se trouve bien d'employer l'huile de térébenthine à l'intérieur, ainsi que le docteur Carmichael l'a recommandé le premier. Quoique je m'en sois souvent servi avec avantage, j'ai été souvent forcé de mettre ce médicament de côté à cause du dérangement d'estomac qu'il produit. On doit l'administrer à la dose de 50 centigrammes à $1^{gr},50$, deux ou trois fois par jour, préparé par émulsion et avec un peu de carbonate de soude, qui est ajouté pour empêcher le dérangement des organes digestifs.

Si l'humeur aqueuse est trouble, ou s'il s'est formé un hypopyon considérable, on pratiquera la paracentèse et, si c'est nécessaire, on la recommencera plusieurs fois. La même chose doit être faite si la douleur est très-vive et ne cède pas aux remèdes ordinaires. La grosse aiguille sera enlevée très-lentement de la chambre antérieure, afin que l'écoulement de l'humeur aqueuse ne soit pas trop soudain ; autrement il y aurait peut-être une grande *hypérémie ex vacuo* des tuniques internes de l'œil. Afin de faciliter l'échappement de la partie fibreuse de la lymphe, l'aiguille sera légèrement inclinée sur les côtés, afin de rendre l'ouverture béante ; le même résultat peut être produit avec une petite sonde.

Mais si l'iritis est très-intense et très-obstinée, si elle résiste à tous les remèdes et surtout si la vue est très-affaiblie, si en outre il y a des synéchies considérables ou une exclusion complète de la pupille, et enfin si la tension intra-oculaire est notablement accrue, une opération d'iridectomie doit être tout de suite pratiquée. J'ai souvent vu cette opération produire les meilleurs résultats, et l'on doit se rappeler que, s'il y a des adhérences considérables entre la pupille et la capsule, ou de l'occlusion de la pupille,

par suite d'un dépôt de lymphe formé dans son champ, l'iridectomie
deviendra nécessaire, et probablement le résultat de l'opération moins
favorable, à cause de la mauvaise condition dans laquelle se trouvera l'œil
par suite de l'inflammation. Au contraire, l'iridectomie aurait produit de
meilleurs résultats si elle avait été pratiquée plus tôt avant que les changements de structure fussent devenus aussi considérables. En outre,
l'iridectomie agit généralement comme le meilleur antiphlogistique, et
l'inflammation, qui avait résisté à tous les autres remèdes, diminue rapidement après l'opération.

Dans l'*iritis séreuse* on se trouve bien d'exciter l'action de la peau et
des reins par des médicaments diaphorétiques et diurétiques. L'atropine
peut être employée, aussi bien qu'un vésicatoire suppurant derrière l'o-
reille ; mais il faut avouer que tout remède local est peu efficace. L'état
de la tension intra-oculaire, de la vue et du champ de vision, doit être
surveillé de près, et, à l'apparition des symptômes du glaucome, on ne
doit pas perdre de temps pour pratiquer une large iridectomie.

Le traitement de l'iritis traumatique doit varier suivant la nature de la
lésion. Si un corps étranger est venu s'implanter dans l'iris, il doit être
extrait soigneusement, avec ou sans excision du segment correspondant
de l'iris. Si la lentille a été aussi blessée et qu'il se soit formé une cataracte traumatique, si la lentille est très-enflée, très-irritée, ou que la tension intra-oculaire soit accrue, l'extraction linéaire, combinée peut-être
avec l'iridectomie, doit être pratiquée. Si une partie de l'iris fait saillie à
travers une petite plaie dans la cornée, on le percera de manière que
l'humeur aqueuse puisse s'écouler, la partie proéminente de l'iris sera
excisée et l'on appliquera une compresse solide. Après une lésion de l'iris,
l'inflammation doit-être combattue, suivant les circonstances, par des
compresses chaudes ou froides, des sangsues, de l'atropine ; enfin, si c'est
nécessaire, on provoquera la salivation.

III. — Troubles fonctionnels de l'iris.

1° Mydriase.

Quoique la dilatation de la pupille soit généralement considérable, elle
ne l'est pas cependant autant que lorsqu'elle est produite par une solution
concentrée d'atropine, avec laquelle l'iris est contracté et rendu assez étroit
pour devenir un petit point à peine perceptible. La dilatation de la pupille
peut être régulière et uniforme ; en pareil cas elle garde sa forme circulaire ; ou elle peut être partielle et irrégulière, et en pareil cas la pupille
acquiert une forme presque ovoïde. La pupille une fois dilatée est plus

ou moins fixe, n'agissant que peu ou point sous l'influence de la lumière, d'un effort d'accommodation ou de la convergence des axes optiques. La vue est aussi affectée, ce qui est dû en partie au lustre brillant que produit l'élargissement de la pupille, et en partie aux cercles de diffusion formés sur la rétine. Si l'affaiblissement de la vue est dû simplement à la mydriase, on pourra y remédier en faisant regarder le malade par un trou circulaire dans une carte ou avec l'appareil sténopéique; car alors la clarté éblouissante diminuera et la formation des cercles de diffusion sera empêchée. Mais il arrive fréquemment que la paralysie du muscle ciliaire coexiste avec la dilatation de la pupille, et que l'affaiblissement de la vue est dû surtout à la perte de la puissance d'accommodation. Les caractères qui distinguent les symptômes dus à la perte d'accommodation de ceux qui sont causés par la mydriase sont souvent perdus de vue, et il se produit beaucoup de confusion dans la relation des cas. Il n'est pas rare que les symptômes d'amblyopie produits par la paralysie de l'accommodation soient appliqués à quelques lésions graves intra-oculaire ou cérébrale. Il n'y a pourtant pas de relations nécessaires entre le degré de dilatation de la pupille et la paralysie du muscle ciliaire, car la pupille peut être largement dilatée, tandis que le muscle ciliaire n'est que peu ou point affecté. La réciproque se présente moins souvent.

Quand la pupille est largement dilatée, elle ne conserve pas son aspect noir et brillant, mais prend une teinte grisâtre, qui est due à la grande quantité de lumière réfléchie par la lentille et le fond de l'œil.

La mydriase est généralement monoculaire, à moins qu'elle ne soit due à une cause cérébrale ou à une lésion intra-oculaire profondément située et affectant les deux yeux. La mydriase monoculaire produit souvent une perturbation considérable de la vue, à cause de la différence d'éclat des deux images rétiniennes et de la présence des cercles de diffusion. Pour mesurer exactement le volume de la pupille, le *pupillomètre* de M. Zachariah Laurence est d'une grande utilité.

Causes. — Avant de parler des différentes causes qui peuvent produire la mydriase, il est utile de considérer rapidement l'action que certaines substances exercent sur la pupille en augmentant ou en diminuant son volume. Certaines substances, et surtout la belladone, l'hyoscyamus et le stramonium, ont le pouvoir de dilater beaucoup la pupille et sont appelées substances mydriatiques. Nous devons ici fixer notre attention sur l'action de l'atropine sur la pupille et sur l'accommodation. Dans des expériences nombreuses faites par Donders (1), il a été prouvé que, si une solution de 20 centigrammes de sulfate d'atropine pour une once d'eau était appliquée à l'œil, la pupille commençait à se dilater pendant quinze minu-

____

(1) Donders, *Anomalies of Refraction and Accommodation*, p. 585.

tes, arrivait au maximum de dilatation entre vingt et trente-cinq minutes, et enfin devenait complétement immobile. Plus les sujets sont jeunes et la cornée mince, et plus l'action est rapide. La diminution du pouvoir d'accommodation commence plus tard que la dilatation de la pupille, mais revient graduellement en même temps que la mobilité de la pupille, après quelques jours. Au bout de quarante-deux heures, il y a une légère diminution du volume de la pupille accompagnée d'un peu de retour d'accommodation; ce changement s'accroît assez rapidement jusqu'au quatrième jour, mais ne devient parfait que vers le onzième. Plus la solution d'atropine est faible, plus son action sera lente et plus son effet sera transitoirement différent. En employant une solution très-faible (5 centigr. pour 230 à 300 grammes d'eau), on peut dilater la pupille sans nuire à l'accommodation. De Graefe (1) a prouvé que l'action de l'atropine se produit par son absorption à travers la cornée : son expérience consistait à prendre de l'humeur aqueuse dans l'œil d'un lapin dont la pupille avait été dilatée par l'atropine, et à l'appliquer à l'œil d'un autre lapin ; il réussit à dilater de la sorte la pupille du second lapin.

L'action de l'atropine paraît être d'une double nature : elle produit la dilatation de la pupille, en partie en paralysant le sphincter de la pupille auquel se rend le troisième nerf, et en partie en excitant les fibres radiées de l'iris qui sont traversées par le sympathique. La vérité de ces hypothèses me paraît incontestablement prouvée par l'observation de Reute (2). Il dit que, dans la dilatation de la pupille causée par la paralysie complète du troisième nerf, l'application de l'atropine produit une dilatation encore plus considérable. Cette observation est complétement opposée à la théorie de certains observateurs, qui prétendent que la paralysie du sphincter de la pupille permet au nerf sympathique d'exercer librement son action en dilatant la pupille. On a trouvé, en outre, que, dans la mydriase due à la paralysie du troisième nerf, la pupille n'est pas dilatée, *ad maximum*, même quand l'affection dure depuis longtemps, mais que l'application de l'atropine est immédiatement suivie d'une dilatation plus considérable.

La fève de Calabar produit une contraction extrême de la pupille, en même temps qu'une contraction du muscle ciliaire et une myopie artificielle. Son action sera plus complétement étudiée dans la partie qui traite des maladies de l'accommodation. Je pense qu'on ne peut pas mettre en doute qu'elle agit surtout sur la pupille, en excitant les nerfs du sphincter de la pupille, quoique le myosis puisse être dû en partie à la paralysie des fibres radiées de l'iris traversées par le sympathique. Mais la contraction

(1) *A. f. O.*, I, I, 462, note.

(2) *Klin. Beiträge z. Pathol. und Physiol. der Augen und Ohren.* Braunschweig, 1843.

spasmodique du muscle ciliaire parle fortement en faveur de l'excitation du troisième nerf.

La mydriase idiopathique est assez souvent due à une origine rhumatismale, le malade ayant été exposé au froid et à l'humidité ; et en pareil cas l'affection est probablement causée par l'affection rhumatismale des gaînes des nerfs. La maladie s'accompagne généralement d'une paralysie plus ou moins complète de plusieurs ou même de tous les muscles tra· versés par le troisième nerf. Elle peut être due aussi à la syphilis.

Cette maladie peut être causée par une lésion directe, ou par la compression des nerfs qui traversent le sphincter de la pupille, comme, par exemple, après des coups reçus sur l'œil, ou de l'accroissement dans la tension intra-oculaire. Dans les cas où la maladie est causée par un coup, la mydriase est assez souvent partielle, car alors une certaine portion du sphincter de la pupille est seule affectée.

La mydriase peut aussi être causée par l'irritation du sympathique, comme cela se rencontre dans certaines maladies spinales. La dilatation éphémère de la pupille, qui se présente pour un temps très-court, à des périodes différentes du jour, reconnaît probablement la même cause. De Graefe a appelé l'attention sur ce fait important et intéressant, que la mydriase éphémère est quelquefois un symptôme prémonitoire de folie, surtout de monomanie ambitieuse. La dilatation qu'on rencontre dans l'helminthiasis peut aussi être attribuée à l'irritation du sympathique.

La dilatation de la pupille est aussi un symptôme très-commun dans certaines maladies du cerveau, dans la méningite, l'hydrocéphale, les maladies du cervelet, et aussi dans plusieurs maladies intra-oculaires dans lesquelles la sensibilité de la rétine est très-diminuée. Dans des cas exceptionnels, la pupille peut encore parfaitement agir, même lorsque l'œil est complétement aveugle. En pareil cas, la conductibilité du nerf optique et l'action réflexe qui se produisent sur les nerfs ciliaires ne sont pas altérées, mais l'image n'est pas perçue par le cerveau.

Traitement. — Dans la forme rhumatismale de mydriase, on applique un vésicatoire derrière l'oreille pendant qu'on administre à l'intérieur de l'iodure de potassium ou une préparation de gaïac. J'ai souvent trouvé cependant qu'on obtenait un effet plus rapide et plus marqué dans la paralysie de l'accommodation par l'application du vésicatoire, que dans la mydriase. Si la dilatation de la pupille ne cède pas à ces remèdes, et si elle a de la tendance à devenir chronique, de la teinture d'opium pourra être instillée dans l'œil par gouttes; on pourra essayer de l'électricité et de l'emploi de la fève de Calabar. Ce dernier moyen ne devra pas être employé trop fréquemment ni à trop hautes doses, car il produirait une fatigue extrême du sphincter de la pupille, au lieu de le stimuler modérément. On doit aussi fréquemment et fortement fermer les paupières, essayer de faire converger l'axe optique, s'exercer à lire, etc. Tous ces exercices ont l'avantage de stimuler la contraction de la pupille.

Dans quelques cas très-rares, le malade peut à volonté dilater sa paupière (1). Seitz mentionne le cas d'un jeune étudiant qui pouvait produire à volonté une dilatation de 3 millimètres, en prenant une inspiration profonde et retenant ensuite son souffle, pendant qu'il faisait un effort considérable pendant lequel les muscles du dos et du cou étaient très-tendus. L'expérience réussissait très-bien, quand il regardait un objet placé à une petite distance de son œil.

2° Myosis.

Le myosis idiopathique est très-rare. La pupille, en pareil cas, est souvent très-contractée, parfois jusqu'au volume d'une tête d'épingle ou même moins, et n'agit que très-peu quand elle est stimulée par la lumière. Des solutions même très-fortes d'atropine ne produisent qu'un degré très-modéré de dilatation. A cause de l'extrême petitesse de la pupille, il n'y a que très-peu de lumière qui soit admise dans l'œil. Les images rétiniennes sont par conséquent peu éclairées, et la vision est plus ou moins affaiblie. Le petit volume de la pupille cause aussi une contraction considérable de la partie périphérique du champ de vision.

L'affection peut être causée par une maladie spasmodique du sphincter de la pupille ou par une paralysie des fibres radiées de l'iris. L'irritation de la branche du troisième nerf qui se rend au sphincter de la pupille peut être due à quelques causes centrales ou à l'action réflexe du cinquième nerf. Le myosis peut aussi être amené par un travail trop longtemps continué sur de petits objets, tels que des pièces d'horlogerie, de la gravure, etc., qui font qu'avec le temps le sphincter de la pupille prend un pouvoir prépondérant sur le dilatateur. Le myosis dû à la paralysie du dilatateur de la pupille se rencontre dans ces lésions spinales où le nerf sympathique est affecté de façon que son influence sur les fibres radiées de l'iris est diminuée. Une tumeur (2) ou enflure anévrysmale (3), pressant sur la portion cervicale du sympathique, peut aussi produire le myosis.

Dans l'état particulier appelé *hippus*, il y a un spasme chronique de l'iris qui produit des contractions et des dilatations rapides de la pupille, qui se succèdent rapidement et sont indépendantes de l'influence de la lumière. Cet état est généralement lié au nystagmus.

Le traitement du myosis doit varier avec la cause, qui se trouve souvent à une certaine distance de l'œil. Des instillations périodiques d'atropine

(1) *Augenheilkunde*, p. 315.
(2) Willebrand, *A. f. O.*, I, I, 319.
(3) Gardner, *Monthly Journal of Medicine.* 1855, XX, 75.

peuvent être essayées, quoique, en général, leur action sur le myosis soit légère et temporaire.

IV. — Tremblement de l'iris (iridodonésie).

La cause la plus fréquente de cet état est l'absence de la lentille, ou sa dislocation partielle ou complète. En pareil cas, on voit distinctement l'iris qui tremble et oscille quand l'œil se meut dans diverses directions. Dans les cas de dislocation partielle de la lentille, le tremblotement sera limité à la portion de l'iris qui ne sera plus supportée par la lentille.

Cet état peut aussi se rencontrer dans ces cas d'hydrophthalmie où le volume de la chambre antérieure est très-accru et où l'iris, tiré de côté, perd l'appui de la lentille.

On a d'abord supposé que l'ondulation de l'iris était produite par un état fluide de l'humeur vitrée. Cette opinion est fausse, ainsi qu'on en a eu la preuve à l'aide de l'ophthalmoscope, car on rencontre souvent des cas dans lesquels une portion considérable de l'humeur vitrée ou même l'humeur vitrée tout entière, peut être diagnostiquée à l'état fluide, à cause des quantités d'opacités vitreuses que l'on y voit flotter, et où cependant l'iris ne montre pas la moindre tendance au tremblotement.

V. — Lésions de l'iris.

Les plaies de ponction ou d'incision de l'iris ne sont suivies en général d'aucune conséquence sérieuse, du moment que la lentille n'a pas été atteinte. Il est suffisamment prouvé par l'opération de l'iridectomie, par l'incision accidentelle de l'iris dans l'extraction de la cataracte, par la ponction de l'iris qui peut se présenter pendant l'opération à l'aiguille pour la solution de la cataracte ou par la division du reste de la capsule opaque, que l'iris supporte suffisamment bien de pareilles plaies ; règle générale, les opérations dont nous venons de parler ne sont pas suivies de l'iritis. Des plaies qui déchirent et entraînent l'iris sont beaucoup plus dangereuses que celles qui produisent simplement une coupure nette.

L'arrivée brusque sur l'œil d'un corps étranger, tel qu'un morceau de bois, le bouchon d'une bouteille d'eau de Seltz, peut causer la rupture de la continuité de l'iris, mais plus fréquemment encore une rupture de sa grande circonférence, l'arrachement de l'iris d'avec son attache ciliaire et la production d'une corédialyse. Ce fait arrive plus facilement si le bord de la pupille est retenu en bas par des adhérences à la capsule ; de telles pupilles secondaires peuvent être tout de suite reconnues par l'éclairage oblique, et encore plus facilement avec l'ophthalmoscope ; car alors le reflet rouge du fond de l'œil apparaît de même à travers cette pupille. De pareils accidents, aussi bien que les blessures d'incision de l'iris, sont accompagnés par plus ou moins de sang épanché dans la chambre antérieure.

M. Lawson (1) raconte un cas extraordinaire de lacération de l'iris, sans aucune lésion des tuniques de l'œil. Cette lacération avait été produite par l'éclat d'un boulet, qui était venu frapper l'œil après avoir été sur le but. Ce cas était soigné par M. Critchett. Les tuniques externes de l'œil étaient presque complétement intactes, et la partie externe de la cornée présentait seulement une inégalité légère de la surface épithéliale, sans aucune opacité et sans aucune marque, pour indiquer le point qui avait reçu le coup. En regardant dans l'œil, on apercevait d'abord deux pupilles placées immédiatement l'une au-dessus de l'autre. La plus basse était séparée de la plus haute par une petite ligne d'iris, et la pupille supérieure entourée par un bord d'iris, en sorte qu'elle en était distincte et n'empiétait pas sur l'attache ciliaire de l'iris ; les marges de la nouvelle pupille, soigneusement examinées, furent trouvées légèrement lacérées et irrégulières.

Des cas de rupture du plus petit cercle de l'iris accompagnée de dilatation de la pupille ont été rapportés par M. White Cooper. Wecker a vu cependant un cas dans lequel le sphincter de la pupille avait été rompu par suite d'un coup violent reçu sur l'œil, et sans qu'il y eût dilatation consécutive de la pupille.

Un état très-rare et tout particulier est celui dans lequel des coups reçus sur l'œil produisent la rétraction ou la dépression d'une partie de l'iris. La partie de l'iris qui est déprimée est repliée sur elle-même en arrière, et le cercle pupillaire interne disparaît sur le point où ce pli se produit. La partie périphérique de l'iris est presque invisible, car elle s'est retirée en arrière, hors de vue, de sorte que, sur ce point, l'œil a le même aspect que si l'on avait pratiqué une iridectomie à l'attache ciliaire. En examinant l'œil par l'éclairage oblique ou avec l'ophthalmoscope, il est impossible de trouver la trace de l'apophyse ciliaire, comme on pourrait le faire si l'iris avait été enlevé (2).

En pareil cas, on trouve généralement la lentille partiellement disloquée ou très-diminuée de volume.

Le traitement des maladies de l'iris doit être dirigé de façon à diminuer tous les symptômes inflammatoires qui peuvent survenir. L'atropine sera souvent versée dans l'œil goutte à goutte ; des sangsues, si c'est nécessaire, seront appliquées aux tempes et, pendant les quelques heures qui

(1) *Maladies de l'œil. (Orbite, etc.*, 123.)
(2) Pour la description étendue des cas intéressants, voyez *Mooren's Ophthalmiatrische Beobachtungen*, 131, et Wecker, *Traité des maladies des yeux*, I, 425.

suivent immédiatement l'accident, on mettra des compresses froides, ce qui soulagera beaucoup et combattra la tendance à l'inflammation. S'il y a prolapsus de l'iris à travers la cornée, ou si la lentille a été atteinte, on suivra le traitement indiqué dans les articles sur les lésions de la cornée et la cataracte traumatique.

Des petits corps étrangers, tels que des parcelles d'acier ou de verre, etc., peuvent se loger dans l'iris ou l'attaquer pendant leur passage derrière l'œil. La présence d'un corps étranger, même très-petit, dans le tissu de l'iris, est une source constante d'irritation, et, par conséquent, cause bientôt des complications inflammatoires plus ou moins graves, donnant lieu à de la cornéo-iritis, ou même peut-être à de l'irido-choroïdite suppurative. Il est donc parfois très-sage d'extraire le corps étranger aussitôt que possible ; le meilleur moyen pour y arriver est de pratiquer l'iridectomie, à l'aide de laquelle on excisera la partie de l'iris dans laquelle est logé le corps étranger.

VI. — Tumeurs de l'iris.

Kystes de l'iris. — Cette affection est comparativement rare et presque toujours le résultat de quelque lésion de l'iris. Ainsi, on a rencontré des kystes à la suite de corps étrangers, de blessures ou d'incisions pénétrantes, de coups sur l'œil, ou bien encore après l'opération de la cataracte, et principalement dans le procédé par abaissement. Il est quelquefois difficile de découvrir la cause exacte ou de savoir à coup sûr si quelque accident est jamais arrivé à l'œil ; cependant un examen très-attentif peut quelquefois nous conduire à découvrir une légère opacité de la cornée, reste d'une opacité ancienne.

Les kystes apparaissent généralement sous la forme de petites vésicules transparentes situées sur la surface de l'iris, d'où elles peuvent sortir au bout d'un petit pédicule. Leur contenu, au lieu d'être limpide et transparent, peut être opaque, ce qui donne au kyste l'apparence d'une petite perle. Von Graefe (1) rapporte un cas dans lequel le contenu était sébacé, mou et pulpeux, et il y avait aussi dans ce kyste un certain nombre de poils courts et épais. Un cas semblable a été décrit par M. White Cooper (2) ; mais, dans ce cas, le kyste était dur et tendineux comme un cartilage, et il fut enlevé morceau par morceau avec une pince cannelée. La petite production paraissait être faite de cellules épithéliales réunies et serrées.

La présence du kyste peut ne produire aucun inconvénient ni aucun affaiblissement de la vue, à moins qu'il n'intervienne en formant une protubérance dans le champ de la pupille ; mais, dans d'autres cas, il

(1) *A. f. O.*, III, 2, 412.
(2) *London Journal of Medicine*, sept. 1852.

produit un degré d'irritation très-considérable accompagnée d'injection ciliaire, de photophobie, de larmoiement, etc., et peut même causer l'iritis. Dans un cas rapporté par M. Hulke (1), une inflammation sympathique de l'autre œil se développa, et céda rapidement après l'extraction du kyste.

Dans un mémoire intéressant sur les kystes de l'iris, M. Hulke dit : « En examinant tous les cas que j'ai pu rencontrer, je suis arrivé aux conclusions suivantes : I. Les kystes en relation avec l'iris et se projetant dans la chambre antérieure peuvent avoir deux origines : 1° dans l'iris ; 2° en connexion avec l'apophyse ciliaire. Les premiers se trouvent entre la région uvéale et le stratum musculaire de l'iris, et se distinguent par les fibres musculaires qui tapissent leur cloison antérieure ; les seconds se trouvent derrière l'iris, et ont devant eux la région uvéale aussi bien que le stratum musculaire. II. Les kystes sont des formations différentes il y a : 1° des kystes membraneux délicats, avec une couche épithéliale et un contenu clair et limpide ; 2° des kystes à cloisons épaisses, dont le contenu est plus épais et opaque (on ne peut pas encore affirmer d'une manière certaine que le genre 1 diffère génériquement des kystes du genre 2, mais c'est probable) ; 3° des kystes solides, formés de collections solides d'épithélium, tumeurs enkystées ou dermoïdes ; 4° des kystes produits par déliquescence myxomateuse.

Le tissu de l'iris qui recouvre la cloison antérieure du kyste devient bientôt si ténu et si tendu, que l'on voit parfaitement au travers le contenu liquide, et qu'il est souvent possible de voir à travers jusqu'à la cloison postérieure.

Le meilleur mode de traitement est l'excision du kyste et du segment de l'iris auquel il est attaché. La ponction et la lacération sont presque toujours insuffisantes, parce que le kyste se remplit de nouveau très-rapidement. Cependant l'excision accompagnée d'iridectomie n'est pas toujours exempte de danger, comme on peut s'en convaincre par un cas soigné par de Graefe (2), qui fut suivi d'une cyclite purulente grave. Il est probable qu'une partie du kyste était restée, et était devenue, après l'opération, une source de complications inflammatoires.

Cysticerque. — On parlera de cette affection dans le chapitre qui traite des modifications du contenu de la chambre antérieure.

Nœvi. — Les nævi de l'iris sont presque toujours congénitaux et ont l'aspect de petites élevures noires, qui restent stationnaires et ne causent pas d'irritation.

Le télangiectasis, ou nævus de l'iris, est une affection extrêmement

----

(1) *R. L. O. H. Rep.*, XI, 12.
(2) *A. f. O.*, XII, 2, 230.

rare. Mooren (1) en rapporte un cas très-extraordinaire, dans lequel une tumeur noire, du volume et de l'aspect d'une mûre, était située sur la partie externe de l'iris, s'étendant un peu sur la pupille, quoiqu'elle ne causât aucun affaiblissement de la vue. La tumeur, dont la surface antérieure touchait la cornée, était traversée par plusieurs vaisseaux sanguins dilatés, que l'on voyait surgir du fond sombre comme des lignes rouges, brillantes, ondulées, qui se perdaient de nouveau après un court espace. L'ophthalmoscope ne révélait pas le moindre changement dans le fond. Ce qu'il y avait de plus extraordinaire dans ce cas, c'est que, après que le malade avait secoué la tête et l'avait baissée en avant, la chambre antérieure se remplissait de sang légèrement coloré. La vue qui, quelques instants auparavant, était excellente, était alors réduite et affaiblie au point de pouvoir à peine distinguer la lumière de l'obscurité. Après que le malade avait tenu de nouveau la tête tranquillement relevée pendant quelques secondes, l'hémorrhagie commençait de nouveau à disparaître, la partie supérieure de l'iris devenait visible et aussi la partie supérieure de la pupille, et ainsi de suite, jusqu'à ce que l'hémorrhagie eût complétement disparu et que la vue eût regagné sa puissance normale, le tout ayant demandé une minute et demie environ. Chaque fois qu'on renouvelait l'expérience, le même résultat extraordinaire se produisait, et Mooren ne put jamais, malgré l'examen le plus minutieux et le plus soigneux, découvrir la cause de l'hémorrhagie. L'excision de la tumeur fut proposée ; mais le malade s'y refusa. Quatre ans plus tard, il se présenta lui-même de nouveau ; mais l'œil avait subi un changement considérable. L'hémorrhagie avait complétement disparu depuis près d'une année, la tumeur s'était réduite au tiers de son volume originel et était devenue d'un gris sale, et, au lieu des vaisseaux dilatés, on voyait de nombreux dépôts de pigment noir. La tention intra-oculaire s'était accrue, la vue s'était affaiblie jusqu'à rendre difficile d'épeler les lettres du n° 16, et le champ de vision était contracté ; il y avait une légère excavation du nerf optique ; le malade se refusa de nouveau à l'iridectomie. Quelques mois plus tard, les changements glaucomateux ayant amené la perte complète de la vue, le malade se soumit à l'iridectomie à cause d'une névralgie ciliaire très-douloureuse qui s'était développée. La petite tumeur rétrécie fut envoyée au docteur Schweigger pour l'examiner ; mais Mooren pense que sans doute elle ne lui est jamais parvenue, car il ne lui en a pas accusé réception. L'autre œil fut subséquemment affecté d'irido-choroïdite sympathique ; cette affection céda à une iridectomie.

Cancer. — Le cancer de l'iris est toujours dû à une extension de la maladie des tuniques profondes de l'œil ; il est extrêmement rare comme

____

(1) *Ophthalm. Beobachtungen*, 226.

maladie primitive de l'iris, et a généralement un caractère mélanotique. Le cancer apparaît sous la forme d'une petite élevure d'un brun rouge foncé ou d'un tubercule sur un point de l'iris, et a quelque chose de l'aspect d'un bouton syphilitique ou condylome. La tumeur peut rester stationnaire pendant longtemps, ou au contraire s'accroître rapidement comme volume, et faire saillie dans la chambre antérieure sous la forme d'une masse noirâtre ou d'un brun foncé, qui perfore, soit la cornée, soit la portion antérieure de la sclérotique ; celle-ci devient staphylomateuse sur ce point, cède graduellement, et laisse surgir la tumeur. Aussitôt qu'on a reconnu la véritable nature de la maladie, on ne doit pas perdre de temps pour enlever le globe de l'œil. Il est plus sage de faire cette opération que d'enlever seulement la moitié de l'œil, car une maladie semblable peut exister dans les tuniques profondes.

VII. — Anomalies congénitales de l'iris.

L'*iridérémie congénitale*, ou *absence de l'iris*, est parfois héréditaire. J'ai vu un cas dans lequel les deux iris manquaient complétement dans les yeux du père, et cet état était accompagné d'opacité et de luxation partielle des lentilles cristallines. Chez le fils, enfant de quelques mois, il y avait une iridérémie totale dans les deux yeux; mais le reste paraissait normal. Quelquefois l'iris ne manque pas complétement, et l'on aperçoit à la périphérie une petite partie rudimentaire d'un volume variable. L'absence de l'iris est souvent accompagnée par l'opacité et le déplacement de la lentille, le nystagmus et le développement imparfait de la cornée, qui souvent n'acquiert pas son volume normal. La puissance d'accommodation peut aussi être affaiblie, mais ce fait n'est pas dû, comme on le croyait autrefois, à l'absence de l'iris, mais peut être causé par un arrêt de développement dans le corps ciliaire. Dans les cas où l'iridérémie n'est pas accompagnée par d'autres affections, la vue peut être très-bonne, surtout si l'éclat de la lumière et les cercles de diffusion sur la rétine sont diminués par l'emploi des lunettes.

Colobome. — Cette affection, insuffisance partielle de l'iris, est presque toujours accompagnée par une fente dans la choroïde et le corps ciliaire. Elle est due à un arrêt de développement de l'iris, et peut varier beaucoup comme forme et comme volume. Le colobome est généralement situé à la partie inférieure, ou inférieure et intérieure de l'iris. Sa forme est irrégulièrement triangulaire ou piriforme, la base du triangle étant tournée vers la pupille et le sommet vers la périphérie. Le colobome de l'iris affecte généralement les deux yeux; quelquefois cependant il est limité à un seul; c'est généralement le gauche. Cette affection est presque toujours accompagnée d'autres anomalies congénitales de l'œil, telles qu'une fente des paupières, la cataracte congénitale, le microphthalmos, le nystagmus, la fente du voile du palais. La fissure de l'iris ne s'étend pas forcément jusqu'à la périphérie, mais il peut exister, sur ce dernier point, une marge d'iris unissant les deux bords de la fente. En outre, le champ du colobome peut être fermé par une membrane rudimentaire, pigmentée et sombre, qui peut être une cause de méprise pour l'observateur superficiel (Seitz). Si la couche fibreuse de l'iris manque dans une plus grande étendue que la couche uvéale, le bord de la fente est frangé et a un bord noir distinct. Dans le simple iridi-colobome l'acuité de la vision n'est généralement pas affectée. Il peut en être cependant autrement, si l'affection s'accompagne d'une fente considérable de la choroïde et du corps ciliaire.

Parmi les autres anomalies congénitales de l'iris, on doit appeler l'attention sur la position excentrique de la pupille et sur ces cas dans lesquels il y a plus d'une pupille. Le déplacement excentrique de la pupille peut être quelquefois si léger qu'il est à peine visible ; mais d'autre fois il est assez bien marqué pour qu'il reste seulement un petit rebord de l'iris sur le côté vers lequel la pupille est déplacée. Quelquefois les deux yeux sont atteints, et alors le déplacement de la pupille peut être symétrique. J'ai maintenant, à l'hôpital ophthalmoscopique de Londres, deux cas très-intéressants de corectopie chez les deux sœurs. Dans chacun des yeux la pupille est déplacée, la lentille disloquée, et ces deux anomalies sont congénitales. Les parents avaient les yeux à l'état normal.

Dans les cas de polycarie, une seconde pupille peut exister à peu de distance de la pupille originelle dont elle est séparée par une bande plus ou moins considérable d'iris. La seconde pupille est en réalité un colobome (annulaire) partiel de l'iris. Dans d'autres cas, il existe plusieurs petites pupilles auprès de la pupille normale ; ces petites pupilles sont séparées les unes des autres par de petites trabécules d'iris, et cet état est évidemment lié à l'existence d'une membrane pupillaire persistante. Le fait d'avoir deux ou plusieurs pupilles ne produit généralement aucun affaiblissement de la vue ; quelquefois il donne lieu à de la diplopie ou de la polyopie monoculaire.

Persistance de la membrane pupillaire. — Cette affection rare est caractérisée par la présence d'une ou plusieurs bandes fibrillaires délicates, qui se développent dans le cercle le plus large de l'iris, passent par dessus le cercle dans la pupille qu'elles peuvent traverser pour aller s'insérer sur l'autre côté dans le cercle le plus large de l'iris, ou, changeant de direction, elles peuvent passer au-dessus dans une membrane mince, pigmentée, circonscrite, située dans le champ de la pupille et attachée peut-être à la capsule de la lentille. Ces grandes trabécules sont souvent réunies l'une avec l'autre par de nombreuses fibrilles délicates entrecroisées (1). Weber (2) a décrit un cas très-intéressant dans lequel les fibres formaient une série d'arcades, les fibrilles étaient très-minces et très-délicates; il y en avait de dix-huit à vingt, et elles étaient réunies par des entrecroisements fibrillaires minces et nombreux. Ils émergeaient du plus grand cercle de l'iris, passaient droit sur le plus petit cercle au centre de la pupille, qui était occupée par une pièce membraneuse, pigmentée, circonscrite, attachée à la capsule de la lentille. Dans cette membrane, les fibrilles étaient insérées. La partie libre de la capsule, aussi bien que le bord de la pupille, était libre de dépôt ou d'adhésion, et la pupille agissait parfaitement sous l'influence de la lumière. Il paraît probable que ces restes de membrane pupillaire se rencontrent plus fréquemment chez les jeunes enfants, et qu'ils disparaissent avec l'âge. Leur vraie nature est quelquefois méconnue, quand on les prend pour de simples adhésions entre la pupille et la capsule de la lentille.

VIII. — Opérations pour la pupille artificielle.

Il est inutile d'entrer ici dans la description des méthodes variées qui ont été employées à des époques différentes pour faire une pupille artificielle, puisque ces méthodes ont été toutes abandonnées en faveur des procédés suivants, parmi lesquels celui de l'iridectomie est de beaucoup le plus important et celui qui demande la description la plus étendue et la plus exacte.

1° Iridectomie.

Les instruments suivants sont nécessaires à l'opération.

1° Un spéculum de fil d'argent pour maintenir les paupières ouvertes. Le spéculum à arrêt de Weiss est le plus commode, parce qu'il se visse facilement et permet de maintenir les paupières très-fixement écartées à la distance que l'on désire, de façon qu'elles ne puissent pas presser sur les branches et rétrécir l'ouverture. Cette forme de spéculum est représentée dans la figure 13. Si le malade insiste beaucoup et que le spéculum presse sur le globe de l'œil, un aide pourra le soulever un peu en arrière, de façon à l'ôter de dessus le globe. .

2° Des pinces à fixer pour immobiliser le globe de l'œil. Elles ne doivent pas être trop aiguës, ni trop pointues; autrement elles déchireraient facilement la conjonctive, si cette dernière est mince et mortifiée, comme cela arrive chez les personnes âgées. Les pinces à fixer de Waldau devront

(1) Pour plusieurs cas intéressants de cette maladie, aussi bien que pour un résumé rapide des cas décrits ci-dessus, voyez deux articles de Cohn. (*Kl. Monatsbl.*, 1867, 62 et 119.)
(2) *A. f. O.*, VIII, I, 337.

être préférées, parce qu'au lieu d'être dentelées elles sont à engrenage,
en sorte qu'elles maintiennent fortement la conjonctive sans risquer de la
déchirer.

3°. Un large couteau en forme de lance ; il doit être d'un volume à peu
près égal à celui que représente la figure 14. S'il est plus large, la plaie

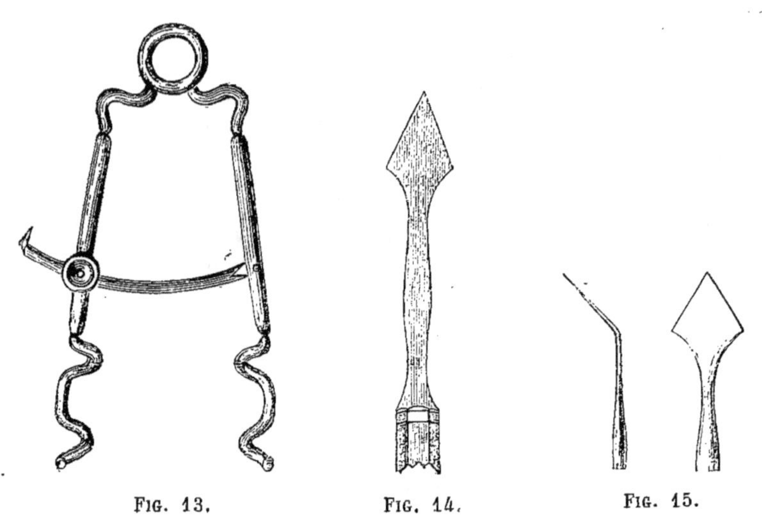

FIG. 13.   FIG. 14.   FIG. 15.

interne sera considérablement plus petite que la plaie externe, et afin de
l'amener aux mêmes dimensions, le bord du couteau devrait être incliné
pendant qu'on retire l'instrument de la chambre antérieure, mais ce procédé est souvent difficile et peut-être dangereux dans les mains d'un opérateur inexpérimenté. La forme du couteau doit varier selon la direction dans
laquelle l'iridectomie doit être pratiquée ; si elle est faite au dehors (au côté
temporal), on emploie le couteau droit; mais si elle est pratiquée au dedans ou au-dessus, la lame doit être courbée à angle plus ou moins aigu,
suivant la proéminence du nez ou du bord supérieur de l'orbite (fig. 15).
Si la chambre antérieure est très-peu profonde, de façon que l'iris
soit presque en contact avec la cornée, et surtout si la pupille est en même
temps dilatée, il vaut mieux faire l'incision avec le couteau étroit à
cataracte de de Graefe qu'avec le couteau en forme de lance, car avec
le premier on peut suivre les bords de la chambre antérieure et faire une
large incision sans courir le risque de blesser la lentille.

4° Les pinces à iris doivent saisir très-sûrement et, quand elles sont
fermées, être parfaitement douces à l'extrémité. Car, si elles sont dures et
irrégulières, elles peuvent déchirer l'iris et les lèvres de l'incision, et développer ainsi de l'irritation. Elles peuvent être droites (fig. 16) quand
l'iridectomie est faite en dehors, quoique je les préfère légèrement cour-

bées. Pour les opérations en dedans et au-dessus, elles doivent être courbées à un angle plus aigu (fig. 17).

5º Les ciseaux à iris (fig. 18) doivent être courbés à angle, et, quoique

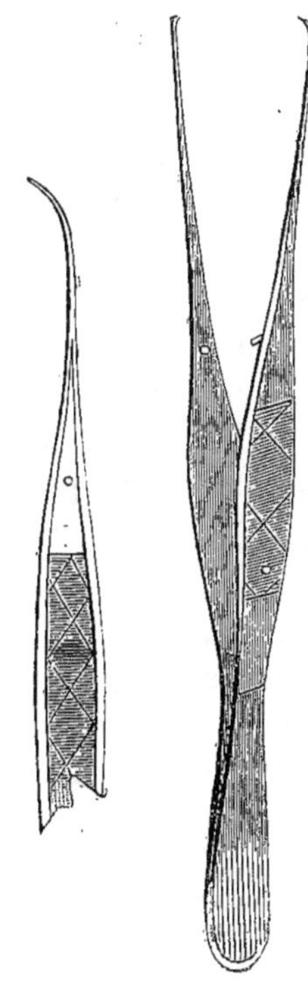

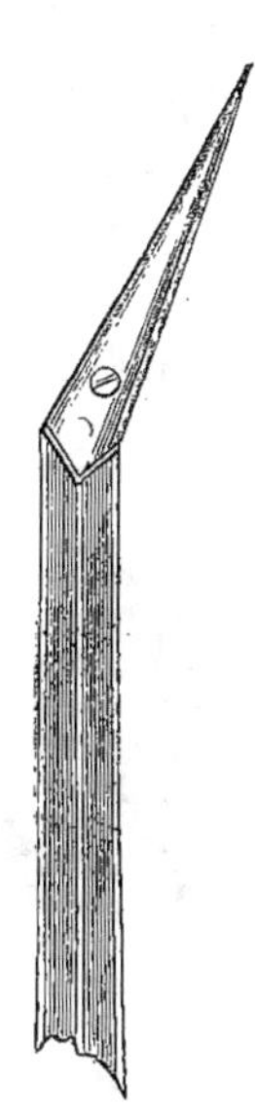

Fig. 17.   Fig. 16.   Fig. 18.

tranchants, ne doivent pas être trop pointus. Il faut prendre garde
que les lames ne soient pas trop fortement réunies et qu'elles ne glissent
pas l'une sur l'autre, ce qui arrive facilement dans des ciseaux aussi légers si l'écrou n'est pas suffisamment fermé. Au lieu de ces ciseaux,
une paire de ciseaux recourbés à plat, comme ceux que l'on voit dans la
figure 20, peut aussi être employée.

L'opération doit être pratiquée de la manière suivante. On fait étendre le
malade, soit dans un lit, soit sur un lit de repos, la tête légèrement élevée. A moins qu'il n'y ait des impossibilités exceptionnelles, le chloroforme devra être administré. Je préfère, au reste, l'employer dans tous les
cas d'iridectomie, surtout si l'œil est très-enflammé ; car l'opération est
très-douloureuse et, quelque courageux que soit le malade, il peut lui être
impossible d'empêcher quelques mouvements soudains de l'œil ou de la tête,
mouvements involontaires qui peuvent compromettre le succès de l'opération ou même mettre l'œil en péril. Mais si le chloroforme est employé, on en

donnera assez pour produire une anesthésie complète qui rendra le malade complétement passif, autrement le chloroforme peut rendre le malade plus difficile à contenir que si on ne l'avait pas administré. L'opération est si délicate qu'elle demande une immobilité absolue de l'œil. S'il y a des malaises, on arrêtera l'opération jusqu'à ce que ces malaises se soient dissipés.

Supposons maintenant qu'il faille pratiquer une iridectomie extérieure sur l'œil droit, afin de guérir un cas de glaucome. Si l'opérateur est ambidextre, il peut s'asseoir sur le lit en face du malade, et faire l'incision avec la main gauche; sinon, il devra se placer derrière le malade. Les paupières ayant été suffisamment ouvertes par le spéculum à arrêt, l'opérateur saisira la conjonctive avec des pinces à fixer près du côté interne de la cornée et juste en face de la place où l'on fera l'incision. Le couteau droit à iridectomie doit être alors introduit dans la sclérotique à une ligne environ de la conjonctive scléro-cornéale (fig. 19), et le manche de l'instru-

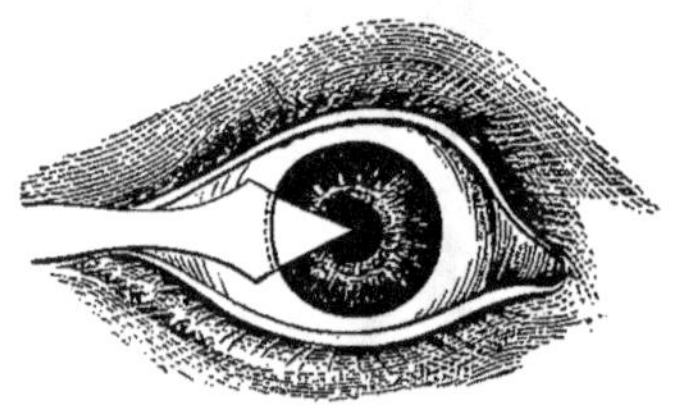

FIG. 19.

ment étant bien dirigé en arrière vers la tempe, la pointe passée dans la chambre antérieure, sur son propre bord, est portée lentement et fermement vers le côté opposé jusqu'à ce que l'incision ait atteint l'étendue désirable. Le couteau est alors lentement et doucement retiré; l'humeur aqueuse s'échappe aussi doucement que possible, de façon que le soulagement de la pression intra-oculaire ne soit pas trop soudain. Autrement cela causerait un retour rapide du sang qui remplirait de nouveau les vaisseaux intra-oculaires, et peut-être la rupture des capillaires de la rétine et de la choroïde, et par conséquent une hémorrhagie considérable. Quand le couteau est presque entièrement retiré de la chambre antérieure, le manche doit être un peu déprimé, afin que le bord supérieur de la lame soit un peu élevé et que l'angle supérieur de l'incision interne soit agrandi jusqu'au volume correspondant de l'ouverture extérieure. Le même procédé peut être répété en bas, et l'incision accrue jusqu'à l'étendue désirée, avec une paire de ciseaux à pointes émoussées, recourbés à plat, dont une pointe est introduite juste dans la chambre antérieure, et à l'aide desquels l'incision peut être agrandie au-dessus et au-dessous.

Pour compléter la section, on fera tenir les pinces par un aide qui, si c'est nécessaire, fixera l'œil, en ayant en même temps soin de ne pas presser ni tirer sur le globe de l'œil, mais simplement de le maintenir à sa place. Si l'iris n'est pas proéminent à travers les lèvres de la plaie, l'opérateur doit passer les pinces à iris (fermées) dans la chambre antérieure, et alors, les ouvrant assez largement, il pourra saisir un pli de l'iris et le tirer dou-

cement à travers l'incision dans une étendue suffisante, et le couper ensuite avec des ciseaux tout près des lèvres de la plaie (fig. 20). L'excision
de l'iris peut être fait par l'opérateur lui-même ou par un aide. Dans le
premier cas, les pinces à iris devront être tenues de la main gauche et
les ciseaux de la main droite, car il faut une certaine habitude pour employer des ciseaux de la main gauche. Si une partie de l'iris est proéminente à travers l'incision, il devient inutile d'introduire les pinces dans
la chambre antérieure, mais alors on doit saisir la partie qui avance et,
si c'est nécessaire, l'amener plus loin, pour la diviser.

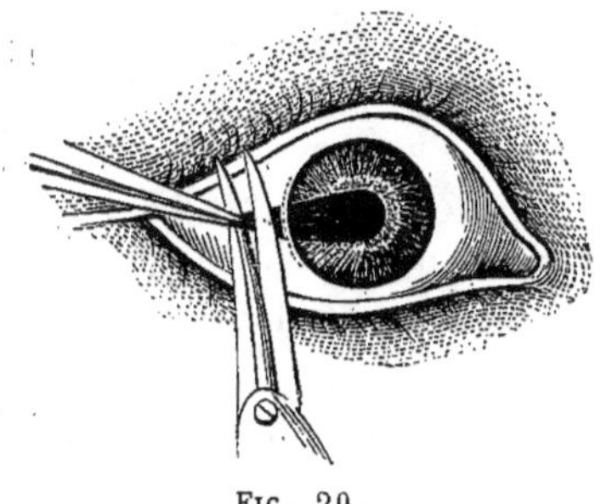

FIG. 20.

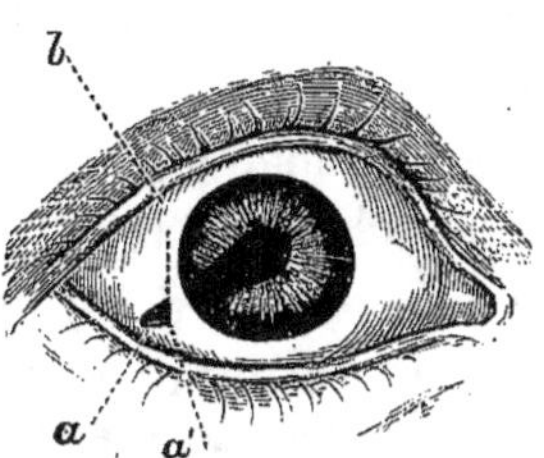

FIG. 21.

La partie de l'iris peut être excisée, soit en la coupant d'un seul coup,
soit en suivant les modifications proposées par M. Bowman.

La partie en prolapsus de l'iris peut être tirée à l'angle d'incision du
côté, et divisée en partie près de l'angle, l'autre partie étant doucement
arrachée de son attache ciliaire (de légers coups de ciseaux aidant à la
division) et tirée à l'angle opposé, où elle est complétement coupée. Ce mode
d'opération est reproduit dans la figure 21 ; a est le prolapsus tiré à l'angle plus bas (main droite) ; a, de l'incision ou la partie inférieure, doit
être divisé et l'autre porté en b, à l'angle supérieur de l'incision.

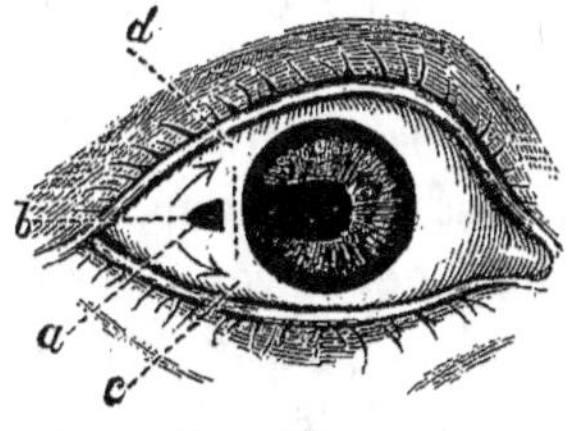

FIG. 22.

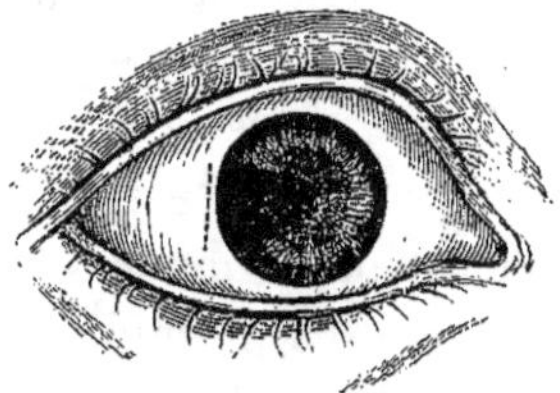

FIG. 23.

Ou bien encore le prolapsus (fig. 22, a) peut être divisé en deux parties en b, la partie inférieure doit être tirée en c, à l'angle inférieur de
l'incision, et coupée. La partie supérieure est alors tirée en d et divisée
aussi. Ce mode d'opération a cependant cet inconvénient que, s'il y a de
l'hémorrhagie, la partie supérieure de l'iris est cachée, ou peut tomber

dans la chambre antérieure, où l'on peut être obligé de l'aller chercher.

Mais il y a une autre méthode qui, quand elle est bien exécutée, conduit à la formation d'une excellente pupille artificielle. On déchire l'iris près de son attache ciliaire, et la pupille atteint par conséquent à la périphérie (fig. 23).

S'il y a de l'hémorrhagie dans la chambre antérieure, on laissera le sang s'échapper avant la coagulation. Une petite sonde sera insérée entre les lèvres de la plaie, en même temps qu'on pressera légèrement sur le globe de l'œil avec les pinces à fixer, de façon à faciliter l'écoulement du sang ; mais si ce dernier ne s'échappe pas tout de suite, on n'insistera pas davantage, car il sera rapidement absorbé, surtout si l'on applique un bandage compresseur.

J'ai décrit maintenant la manière de pratiquer l'iridectomie dans la direction extérieure, parce que c'est la plus facile et qu'il est, par conséquent, plus sage pour un opérateur inexpérimenté de la faire d'abord de cette façon, jusqu'à ce qu'il ait atteint un certain degré de dextérité pratique, et de passer ensuite au mode d'incision supérieure et intérieure. L'opération dans l'une de ces dernières directions est certainement plus difficile que l'opération temporale, à cause de la proéminence du nez ou du bord supérieur de l'orbite et de la nécessité d'employer un couteau recourbé à angle plus ou moins aigu et qu'un opérateur novice aura de la peine à tenir à plat.

Le volume de l'iridectomie et la direction dans laquelle elle doit être faite varieront avec le but dans lequel on fait l'opération. Ainsi, si elle est pratiquée seulement pour arrêter l'inflammation ou diminuer la tension intra-oculaire, il faudra toujours, si c'est possible, la faire au-dessus, car alors la paupière supérieure couvrira la plus grande partie de la pupille artificielle, la légère difformité sera ainsi cachée, et de plus la lumière sera moins irrégulièrement réfractée. Dans des cas analogues et surtout dans des cas de glaucome, l'incision doit-être faite en quelque sorte dans la sclérotique, de façon que l'iris puisse être enlevé près de l'insertion ciliaire et puisse avoir un volume suffisant pour permettre l'excision d'un cinquième de l'iris. Il est prouvé que, si ces deux conditions ne sont pas remplies, l'heureux effet de l'iridectomie, c'est-à-dire la diminution de l'inflammation et de l'accroissement de la tension, n'est ni considérable ni durable.

Mais quand on fait l'iridectomie simplement dans le but d'établir une pupille artificielle à travers laquelle la lumière puisse être admise, comme dans l'opacité de la cornée, la cataracte lamelleuse, etc., elle devra être faite plus petite et, si c'est possible, en dedans, comme la ligne visuelle qui coupe légèrement la cornée vers le côté interne du centre. Mais pour la position, on doit être guidé par l'état de la cornée et essayer de faire une pupille artificielle en face de la portion de la cornée qui est la plus transparente, et dont la courbe est le mieux conservée. L'incision, en tout cas, doit être très-légère dans la cornée, de façon qu'une bande étroite d'iris puisse être conservée et que la réfraction irrégulière produite par la phériphérie de la cornée et de la lentille, et, par conséquent ce qu'il y a de confus dans la vue, soit diminué. Pour la même raison, l'iridectomie ne doit pas être grande ; autrement sa base exposerait une partie considérable du bord de la lentille. Voici pourquoi l'incision doit être faite avec un couteau à iridectomie très-étroit ou même avec une aiguille. Si l'on fait une incision très-petite, l'iris sera amené au dehors avec un crochet émoussé d'argent ou de platine (crochet à iris) au lieu de pinces, tout à fait comme dans l'opération de l'iridodésis. Ce procédé opératoire est aussi indiqué dans les cas où il y a des adhérences étendues entre le bord de la pupille et la capsule antérieure. En pareil cas, l'incision doit être faite, si c'est possible, sur le point correspondant à celui où le bord de la pupille n'est plus adhérent, de façon que le crochet puisse saisir cette partie de l'iris. Si le bord de la pupille est complétement adhérent, et que l'iris soit mince et usé en quelque sorte, il devient souvent impossible d'obtenir une pupille d'un volume suffisant, car alors l'iris se rompt et se déchire entre les pinces, et l'on ne peut l'enlever que par petites pièces. Il peut arriver encore que l'adhérence de la capsule avec la lentille soit assez forte pour résister à l'action des pinces, et que cette portion de l'iris reste debout. Dans des cas de ce genre, nous avons pratiqué l'opération conseillée par Desmarres et appelée par lui iridorexis. Dans cette opération, on enlève une partie de l'iris et on laisse debout le bord pupillaire adhérent.

2° Iridodésis.

Cette opération ingénieuse fut introduite par M. Critchett (1) et est très-utile dans tous les cas où l'on désire obtenir une pupille artificielle, pour des motifs d'optique seulement, ainsi que dans les cas d'opacité et de conicité de la cornée, de cataracte lamelleuse, etc., etc.

L'opération doit être pratiquée de la manière suivante. Le malade ayant été chloroformisé et les paupières étant tenues écartées à l'aide du spéculum à arrêt, l'opérateur maintient le globe de l'œil avec des pinces et fait, avec une grosse aiguille, une incision à la jonction scléro-cornéale, qui atteint légèrement la cornée. Si l'incision est pratiquée en dedans (ce qui est la meilleure direction) et que le nez soit proéminent, M. Critchett emploie un grosse aiguille courbée à angle et à plat. Pour la grandeur de l'incision, il est utile de se rappeler que si, d'une part, elle doit être

____

(1) *R. L. O. H. Rep.*, I, 220.

assez grande pour permettre d'introduire facilement une pince ou un crochet, d'autre part elle ne doit pas être trop large, car alors la partie étranglée de l'iris, avec la ligature, pourrait être entraînée dans la chambre antérieure, quand l'humeur aqueuse s'accumulera de nouveau. Une fois
l'incision pratiquée, on enlève l'aiguille, et l'on place une petite boutonnière de soie noire directement sur la plaie. Un crochet émoussé d'argent ou de platine (courbé à l'angle requis) est alors introduit, à travers
la boutonnière, jusque dans la chambre antérieure, sur le bord approxi-
matif de la pupille, qui doit être saisi par lui, et alors la partie de l'iris
dont on s'est emparé est tirée doucement à travers la boutonnière. Si
l'on veut tirer la partie opposée de l'iris, de façon à l'amener en face d'une
opacité de la lentille ou de la cornée, et à déplacer considérablement la
pupille jusqu'au côté de l'incision, l'opérateur doit faire très attention, en
tirant l'iris, à ne pas causer la séparation du bord de son attache ciliaire
(en face), ce qui peut se faire aisément si l'on tire trop fort. Aussitôt qu'une
partie suffisante de l'iris est arrivée dans la boutonnière, un aide, avec
des pinces à cils dans chaque main, saisit les deux bouts libres de la boutonnière et les attache fortement, de façon à incliner fortement le prolapsus (l'iris). En faisant la ligature, il doit avoir soin de ne pas tirer les
bouts de la boutonnière hors de l'œil, mais de suivre la courbe de la sclérotique. Les bouts de la ligature sont ensuite coupés; on a soin d'en
laisser un un peu plus long que l'autre, afin de pouvoir le saisir facilement avec des pinces, si la boutonnière montrait une tendance à être entraînée dans la chambre antérieure. La petite partie étranglée de l'iris
dépérit rapidement, et la boutonnière peut être enlevée le second ou le
troisième jour. Mais, au lieu du crochet, on peut employer la pince cannelée; dans ce cas, on saisit l'iris environ à moitié chemin entre le bord
de la pupille et son attache ciliaire; le crochet doit cependant être préféré.

J'ai décrit ci-dessus l'opération qu'on doit faire quand la pupille artificielle s'étend à la périphérie; mais si nous désirons simplement déplacer
et élargir la pupille originelle et la tirer de son point central vers un côté,
en même temps que conserver intact le sphincter de la pupille, la partie
périphérique de l'iris doit être saisie avec les pinces cannelées et tirée à
travers la boutonnière, jusqu'à ce que la pupille occupe la position désirée;
alors on fait la ligature.

Il peut arriver que, quoique la vue soit très-améliorée par l'iridodésis,
le malade sente le besoin de recevoir plus de lumière, et d'obtenir plus
de clarté de l'image rétinale. En pareil cas, M. Critchett a admirablement
réussi à faire dans le même œil une seconde iridodésis, de manière à
agrandir la pupille et à modifier sa forme, qu'il rapproche de celle d'un
croissant dont les deux bouts seraient coupés.

L'opération de l'iridodésis est, en général, sans danger, et ne produit que très-peu d'irritation ; dans des cas très-rares, elle peut donner lieu à de l'iritis ou même à de l'irido-cyclite. De pareils cas ont été rapportés par Alfred de Graefe (1), Steffan (2), etc. ; mais, quoique j'aie eu une grande expérience de ces opérations pour les avoir pratiquées moi-même, et les avoir vu pratiquer à d'autres, je n'ai jamais rencontré un seul cas dans lequel elles aient amené des complications inflammatoires. Afin d'éviter les risques de l'opération et aussi de la simplifier, Wecker a suggéré l'idée de laisser l'iris dans la place au lieu de l'attacher. Il fait l'incision plus ou moins dans la sclérotique, de façon à obtenir un creux plus considérable. Il saisit alors l'iris avec des pinces fines à iridectomie, et le tire dans l'incision. Pour le maintenir dans cette position et accélérer la fermeture de la plaie, on applique un bandage compresseur. Le prolapsus adhère bientôt complétement au creux de la plaie, et la petite portion proéminente ne tarde pas à tomber.

3° Pupille artificielle obtenue par incision de l'iris.

Nous trouvons quelquefois, après une plaie ou un ulcère perforant de la cornée, ou bien encore après l'opération de la cataracte par abaissement avec un prolapsus étendu, que l'iris présente une surface plane, attirée fortement de la cicatrice à la périphérie de la cornée, et qu'il n'y a pas de trace de pupille. Si la lentille est absente, on peut obtenir une très-belle pupille artificielle en divisant les fibres croisées de l'iris avec une grosse aiguille. Les bords de l'incision se rétractent généralement, et il reste une pupille d'un très-bon volume. Si elle ne se rétracte pas, le crochet de Tyrrel sera passé à travers l'incision cornéale, et un des bords de la partie incisée de l'iris sera tiré et excisé.

4° Corélysis.

La séparation des adhérences entre le bord de la pupille et la capsule antérieure de la lentille par une intervention chirurgicale, fut d'abord pratiquée d'une manière complète par M. Streatfeild (3), et ensuite par M. Weber (4). Le malade ayant été chloroformisé et les paupières ayant été fixées avec le spéculum à arrêt, on fait une incision dans la cornée avec une grosse aiguille ; cette incision doit être assez grande pour admettre facilement le crochet spatulé dans la chambre antérieure. Avant l'opération, on a soin d'appliquer dans l'œil une forte solution d'atropine, afin que toutes les parties qui ne sont pas adhérentes à la pupille soient dilatées. Le volume et la position respective des différentes synéchies postérieures seront alors exactement reconnus par l'éclairage oblique ; car de leur nombre et de leur position doivent dépendre la place de l'incision, et l'on doit se rappeler qu'une adhérence située directement derrière l'incision à travers laquelle on doit introduire le crochet spatulé, ne peut être déchirée à travers. Il vaut mieux, par conséquent, faire l'incision de côté, et non pas aux adhérences principales ; ainsi, s'il y a deux adhérences l'une en face de l'autre, les incisions devront être faites entre elles, de façon qu'on puisse les déchirer facilement avec un demi-tour de la spatule. S'il y a plusieurs adhérences et une large partie de la pupille détachée, l'incision doit être faite en face de celle-ci. M. Streatfeild recommande que la grosse aiguille soit rapidement retirée de la chambre antérieure, de façon qu'il s'échappe de l'humeur aqueuse aussi peu que possible. Weber préfère retirer l'instrument très-lentement, afin de permettre à l'humeur aqueuse de s'échapper graduellement, et que la lentille cristalline puisse

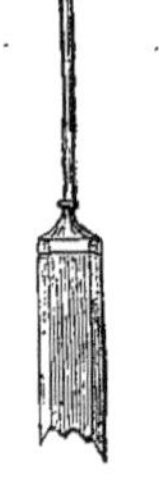

arriver en contact avec la cornée, et être assujettie. La spatule glissera sur la première, et il y aura moins de danger de blesser la capsule.

Quand l'incision est terminée, une petite spatule à crochet (fig. 24) est introduite dans la chambre antérieure, et, par un mouvement de rotation latérale, l'instrument est passé légèrement derrière l'iris, sur un point libre d'adhérences. De là, on l'amène derrière l'adhérence la plus proche, et il est tiré doucement et lentement vers l'opérateur, brisant la bande qui est

FIG. 24.

devant lui. On doit prendre bien garde de le tenir parallèlement à l'iris ; sans cela on blesserait la capsule de la lentille. L'adhérence peut céder tout de suite à la pression de la spatule ; mais si elle résiste, on la saisit dans le crochet, et on la déchire.

5° Iridodialysis.

Si la cornée est presque complétement opaque, et s'il y a seulement un bord étroit transparent, il sera sage d'adopter ce procédé pour former une pupille artificielle ; car si l'on faisait l'incision à la jonction scléro-cornéale, comme dans l'iridectomie, il pourrait arriver un peu d'opacité de la cornée près de l'incision, ce qui serait très-désavantageux, surtout quand le bord clair de la cornée est très-étroit. On prendra une grosse aiguille, et l'on fera une incision dans la cornée à une certaine distance du point sur lequel l'iris doit être enlevé de son attache ciliaire, afin que les pinces ou le crochet puissent être employés facilement. Des pinces fines à iridectomie, ou cannelées, sont passées dans la chambre antérieure ; on saisit un pli de l'iris, dont on déchire doucement l'insertion, et une partie est tirée à travers l'incision et coupée. De cette manière, une pupille marginale d'un beau volume peut être faite en face du bord transparent de la cornée. Même si le voisinage de l'incision doit devenir un peu nuageux, ce sera à la même distance de la nouvelle pupille.

Je dois maintenant énumérer brièvement les différents cas dans lesquels l'iridectomie doit être pratiquée. Ils se divisent en deux classes : les affections dans lesquelles l'opération est faite pour diminuer les symptômes inflammatoires et accroître la tension de l'œil, et ceux dans lesquels on a seulement pour but de pratiquer une pupille artificielle.

Dans le premier groupe, elle est indiquée : 1° dans les ulcères de la cornée qui menacent de perforation, ou dans les cas de cornéite suppurative. L'iridectomie diminue la tension intra-oculaire et aide ainsi à la période de réparation, en même temps qu'elle améliore la nutrition des parties ; 2° si la cornée, après la perforation, montre une tendance à devenir sur ce point proéminente et staphylomateuse, et surtout s'il y a quelque accroissement dans la tension intra-oculaire ; 3° dans les fistules obstinées de la cornée et dans le prolapsus de l'iris ; 4° dans les rechutes d'iritis chronique et d'irido-choroïdite, surtout si la communication entre les chambres antérieure et postérieure est interrompue par une synéchie circulaire. De même, dans les cas où un corps étranger s'est logé dans l'iris ou dans ceux où il y a une tumeur ou un kyste de l'iris ; 5° dans la cataracte traumatique accompagnée de beaucoup d'enflure, de la substance de la lentille, de grande irritation de l'œil et d'augmentation de la tension. Dans les opérations variées, pratiquées pour la cataracte, le but est à la fois de prévenir la rupture de l'iris pendant l'extraction de la lentille, et de diminuer la tendance aux complications inflammatoires ; 6° dans le groupe considérable des maladies glaucomateuses, dans lesquelles il y a un accroissement de la tension intra-oculaire, qui conduit finalement à l'excavation du nerf optique et à la perte de la vue. L'importance d'une opération dès le début, en pareil cas, ne peut pas être trop signalée.

Dans les cas qui font partie de la seconde classe, où l'objet de l'iridectomie est simplement de pratiquer une pupille artificielle, l'opération est indiquée dans les affections suivantes : 1° dans les opacités de la cornée et aussi dans les cornées coniques ; dans ce dernier cas, l'objet de cette opération est, à proprement parler, de diminuer la tension intra-oculaire, et aussi de faire une pupille en face d'une partie de la cornée, dont la courbe est normale, ou du moins très-peu altérée ; 2° dans l'occlusion de la pupille après l'iritis ; 3° dans la cataracte lamelleuse et les dislocations de la lentille.

IX. — Changements qui peuvent s'opérer dans la forme et dans le contenu de la chambre antérieure.

Le volume de la chambre antérieure peut subir une altération considérable. Ainsi, si la tension intra-oculaire est très-augmentée ou que l'iris soit boursouflé en avant par un amas de fluide ou par des masses d'exsudations situées entre la surface postérieure de l'iris et la capsule de la lentille, la chambre antérieure peut être extrêmement peu profonde, l'iris étant peut-être en contact avec la surface postérieure de la cornée. En outre, quand la partie antérieure du globe de l'œil est distendue et élargie (hydrophthalmos), ou quand la lentille cristalline est absente ou déplacée, la chambre antérieure augmente en profondeur; le volume de cette dernière varie aussi suivant l'âge et l'état de la réfraction. Il diminue à mesure qu'on avance en âge, et est plus considérable dans la myopie et plus petit dans l'hypermétropie.

Les épanchements de lymphe et de pus peuvent se former dans la chambre antérieure, tomber au fond en forme d'hypopyon; cet hypopyon peut atteindre un volume considérable, et même remplir la totalité de la chambre antérieure. La lymphe ou le pus peuvent être épanchés, soit de la cornée, soit de l'iris, soit du corps ciliaire, comme nous l'avons décrit tout au long dans les chapitres qui traitent des maladies de ces parties.

Du sang peut aussi s'épancher dans la chambre antérieure; c'est ce qu'on appelle de l'*hypémie*. L'hémorrhagie peut avoir une origine spontanée ou traumatique. Dans le dernier cas, elle peut être causée par une plaie de la cornée, de l'iris, du corps ciliaire, etc., ou par un simple coup ou une chute sur l'œil (comme avec un volant ou une balle, ou un coup de poing), sans rupture des tuniques externes de l'œil. La chambre antérieure se remplit de sang, et quand celui-ci a été absorbé en partie, on trouve parfois que la lentille a été disloquée, et qu'il y a aussi de l'hémorrhagie dans l'humeur vitrée. L'hypémie spontanée est très-rare; on l'a vue se produire périodiquement pendant le temps de la menstruation, peut-être par substitution, ou bien après que les règles ont cessé. On a rapporté des cas dans lesquels un malade pouvait produire à volonté un épanchement de sang dans la chambre antérieure en se penchant ou en secouant la tête rapidement (1). Le meilleur traitement est l'application d'un bandage compresseur sur l'œil, car ce procédé accélère l'absorption du sang plus que tout autre remède. S'il y a beaucoup d'irritabilité de l'œil, ou de l'iritis, les gouttes d'atropine seront fréquemment employées.

---

(1) Pour des cas de ce genre, voyez *A. f. O.*, VII, I, 65; Wallter, *Chirurgie*, 1848; et Mooren, *op. cit.*

Corps étrangers. — De petites parties de métal, des éclats de verre, des cils, etc., etc., peuvent pénétrer la cornée et venir se loger dans la chambre antérieure. Là, ils peuvent être libres, ou bien adhérer en partie à la cornée et à l'iris, et être, pour l'autre partie, situés dans la chambre antérieure. La présence de ces corps dans cette dernière développe souvent une iritis grave, ou de l'irido-choroïdite. Mais, d'autres fois, après que les effets immédiats de la plaie sont passés, le corps étranger peut rester pendant plusieurs années dans la chambre antérieure, sans exciter aucune lésion sérieuse de l'œil affecté, ou aucune maladie sympathique de l'autre œil. Ainsi, Sämisch (1) rapporte un cas dans lequel un fragment de pierre est resté douze ans dans la chambre antérieure, sans causer aucune lésion sérieuse. Le corps étranger s'était logé dans l'origine de la lentille; celle-ci fut absorbée, et alors le fragment de pierre tomba dans la chambre antérieure, restant attaché à la cataracte secondaire par un mince filament. Comme il s'était développé quelque irritation quinze jours avant, Sämisch fut consulté par le malade, et put l'extraire avec succès par une grande incision linéaire de la cornée combinée avec une iridectomie. Wecker (2) a enlevé avec succès un fragment de pierre, qui était resté quatorze ans dans la chambre antérieure sans causer aucune irritation.

En enlevant ces corps étrangers de la chambre antérieure, on doit faire attention à ce que l'incision de la cornée soit suffisamment grande, et située de façon que le corps étranger puisse être facilement atteint. On pratique alors une grande iridectomie, et le corps étranger, saisi avec les pinces à iridectomie ou le crochet à iris, est extrait. Si le corps étranger (par exemple un éclat d'acier) est en partie dans la cornée, et en partie dans la chambre antérieure, la lame du couteau à iridectomie sera passée derrière lui, afin de le fixer et de le pousser en avant, à travers la cornée, où son extrémité antérieure sera saisie par des pinces.

Cysticerques. — Ils se rencontrent parfois dans la chambre antérieure, et plus de vingt cas de ce genre ont été rapportés par différents auteurs. Le diagnostic n'est pas difficile, car le petit animal se montre sous la forme d'une petite vésicule transparente, qui se trouve généralement sur la surface de l'iris. La vésicule exécute parfois des mouvements très-notables, surtout quand la pupille est stimulée, et se contracte activement sous l'influence d'une forte lumière. La tête et le cou de l'animal sont parfois allongés au dehors, où il remue. Les cysticerques peuvent être libres dans la chambre antérieure, ou adhérer en partie à la cornée ou à l'iris. Le cas suivant, rapporté par M. Pridgin Teale (3), montre parfaitement

(1) *Klin. Monatsblätter*, III, 46.
(2) *Klin. Monatsbl.*, 1867, 36.
(3) *R. L. O. H. Rep.*, V, 320.

les symptômes que cause la présence d'un cysticerque, et le mode de traitement qu'on doit adopter. « Marie-Isabelle Bateman, habitant Amerley,

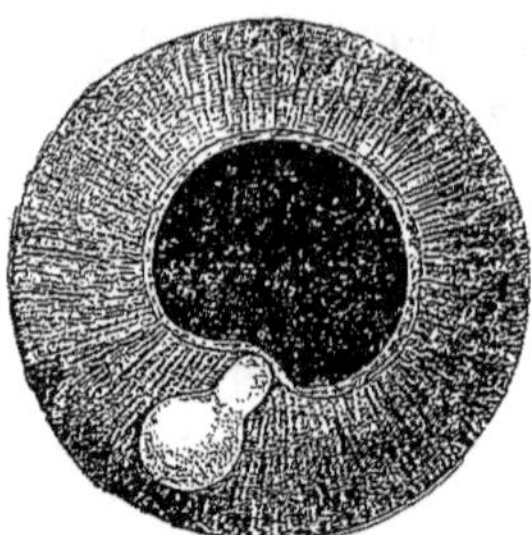

FIG. 25.

me fut amenée le 2 juin pour une sensibilité de l'œil droit. En examinant l'œil, on apercevait (voy. fig. 25), sur la surface de la partie inférieure de l'iris, un corps opaque resserré dans le milieu et un peu plus long qu'un grain de chènevis ; ce corps causait évidemment de la douleur. La conjonctive était légèrement injectée, la cornée était brillante, mais ponctuée à sa surface postérieure avec de petites taches, comme dans l'iritis cornéale. L'iris était actif, excepté aux endroits du corps blanc, près duquel il adhérait à la capsule de la lentille. La tension était normale ; on lisait le n° 16 de Jaeger. » La mère dit que, depuis deux ou trois ans, l'œil avait été enflammé de temps à autre. Six semaines avant de venir consulter, elle

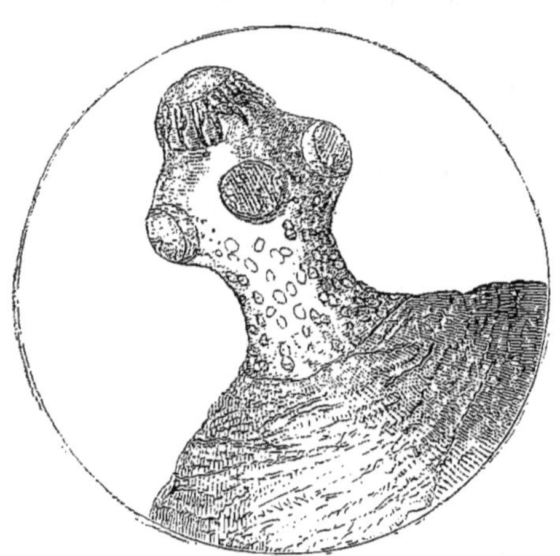

FIG. 26.

avait remarqué pour la première fois une tache sur l'iris grosse comme une tête d'épingle, qui, au bout de cinq semaines, avait doublé de volume. L'enfant était toujours très-délicate et avait souffert longtemps des vers, mais jamais du ténia.

Le 9 juin, M. Teale fit une incision sur le bord de la cornée avec un couteau à cataracte, et enleva le morceau d'iris sur lequel l'animal était fixé, le coupant sans détruire le cysticerque. Quand il fut enlevé de l'œil, on put facilement reconnaître les mouvements lents et les changements de forme de ce corps. A l'examen microscopique, on vit la tête et le cou surmontés par un cercle de petits crochets, et quatre suçoirs qui se crochetaient sur le côté du corps (fig. 26).

L'enlèvement du cysticerque eut pour résultat la disparition de tous les symptômes inflammatoires et de l'irritabilité de l'œil, et au bout de quatre mois la malade pouvait lire le n° 1 de Jaeger.

X. — Irido-choroïdite.

J'ai déjà dit, en parlant de l'iritis, qu'à cause des relations intimes de l'iris avec le corps ciliaire et la choroïde (qui en réalité forme un tissu qui continue la région uvéale), toute inflammation qui débute dans l'iris est très-disposée à s'étendre au corps ciliaire, à la choroïde, et *vice versa*. La cause la plus fréquente de l'extension de l'inflammation de l'iris à la choroïde est la présence d'une synéchie postérieure considérable, ou encore une complète exclusion de la pupille (1). En pareil cas, le retour de l'inflammation et son extension au corps ciliaire et à la choroïde sont dus en partie à l'irritation constante et aux tourments que produisent les adhérences sur le bord de la pupille. Ces adhérences empêchent les contractions et les dilatations normales qui se produisent conformément avec les altérations dans le degré d'éclairage, les mouvements de l'œil et le changement dans l'accommodation. Mais ces effets sont causés surtout par l'interruption dans la communication entre la chambre postérieure et la chambre antérieure (dans les cas d'exclusion de la pupille), ce qui empêche la régularisation et la juste balance qui existe dans un œil sain entre la tension oculaire devant et derrière l'iris. Ainsi, s'il y a quelque accroissement dans l'humeur vitrée, la chambre antérieure devient plus étroite et contient moins d'humeur aqueuse; si, d'autre part, la quantité d'humeur aqueuse est accrue, l'iris est en quelque sorte sacrifié et le fluide de la chambre postérieure diminue comme quantité. De cette façon des changements dans la quantité des fluides des différentes parties de l'œil n'exercent pas d'influence délétère, si leur augmentation ne dépasse pas un certain degré ; car, par suite de l'espèce de balance qui s'établit entre la chambre postérieure et la chambre antérieure, il ne se produit rien de mauvais. Mais c'est bien différent quand la communication est interrompue et que l'iris forme, si l'on peut s'exprimer ainsi, une barrière solide entre la chambre antérieure et la chambre postérieure. S'il y a de l'accroissement de tension dans la partie postérieure de l'œil, elle ne peut pas être soulagée par l'expansion du fluide dans la chambre antérieure. En conséquence il y a stase de la circulation des tuniques internes du globe de l'œil, et cet état est bientôt suivi par des complications inflammatoires d'une nature grave.

Dans la pratique, nous pouvons distinguer deux formes principales d'irido-choroïdite qui présentent certaines différences caractéristiques qu'il est utile d'observer, non-seulement à cause du pronostic, mais aussi à cause du traitement opératoire que chacune d'elles réclame.

(1) Je dois rappeler au lecteur que, par cette expression « exclusion de la lentille », on désigne que l'adhérence entre les bords de la capsule de la lentille et le bord de la pupille s'étend complétement autour de la circonférence de la pupille et ferme ainsi la communication qui existe entre la chambre antérieure et la chambre postérieure. Le champ pupillaire peut, en pareil cas, être complétement clair et n'être pas occupé par la lymphe. Si, au contraire, il est rempli d'un dépôt ou paquet de lymphe, on l'appelle *occlusion* de la pupille, et l'état désigné sous ce nom renferme aussi l'exclusion.

Dans la première forme la maladie débute avec l'iritis, et si la pupille n'est pas maintenue largement dilatée avec de l'atropine, il se forme bientôt des synéchies postérieures qui conduisent rapidement à l'exclusion de la pupille par synéchie circulaire. La pupille peut rester claire, excepté sur le bord, où elle montre une bordure bien marquée d'exsudation pigmentée. On voit de petites boursouflures semblables à des nœuds qui se développent graduellement sur l'iris; ces boursouflures peuvent être limitées à une partie ou s'étendre sur l'iris tout entier; dans ce dernier cas, l'iris est boursouflé en avant, en plusieurs petites proéminences qui sont gonflées comme des voiles par le vent. Ce boursouflement n'est pas dû à de l'exsudation solide sur la surface postérieure de l'iris, mais à un épanchement séreux en arrière, et la partie gonflée est produite par ce fait que quelques portions de l'iris résistent plus que d'autres à la pression du fluide. L'aspect extérieur de ces cas est très-particulier et caractéristique.

A cause de l'adhérence de toute la circonférence de la pupille à la capsule, l'iris ne peut pas sur ce point céder à la pression du fluide qui est derrière, mais ils se boursoufle entre la pupille et son adhérence ciliaire dans laquelle on voit de petites protubérances, plus ou moins nombreuses, dont le volume est quelquefois assez considérable pour atteindre çà et là la surface postérieure de la cornée. La boursouflure se dirige graduellement en bas, vers la circonférence de la cornée, mais passe rapidement en bas de la pupille qui reste dans le creux de la dépression.

L'iris est généralement très-décoloré, il est d'un gris de cendres ou d'une teinte verdâtre. En l'examinant de plus près à l'éclairage oblique, on s'aperçoit que ses fibrilles sont en quelque sorte ouvertes, allongées et séparées, et qu'il est traversé par quelques veines tortueuses dilatées.

La tension de l'œil est généralement normale au début; mais elle peut s'accroître considérablement; à la fin cependant elle diminue de plus en plus à mesure que l'œil s'atrophie. Si la pupille est claire, la vue peut rester bonne au début, mais quand la boursouflure de l'iris se produit elle se détériore vite. Si les milieux réfractants et la pupille sont assez clairs pour permettre l'examen ophthalmoscopique, l'humeur vitrée apparaît souvent diffuse et nuageuse, et l'on y voit des opacités fixes ou flottantes suspendues; ce qui prouve que la maladie n'est plus limitée à l'iris, mais qu'elle s'est étendue à la choroïde et au corps ciliaire. Si en pareil cas on pratique l'iridectomie, on s'aperçoit que lorsqu'on retire le couteau il s'échappe de la chambre antérieure un peu d'humeur aqueuse, mais la chambre antérieure n'est pas complétement pleine, parce que la pression intra-oculaire ne peut pas l'affecter à cause de l'exclusion de la pupille. On peut en général saisir avec les pinces et exciser un morceau assez considérable de l'iris ; cette excision est accompagnée de l'écoulement considérable d'un fluide jaune aqueux qui s'échappe en même temps par derrière. L'iris reprend alors son plan normal, même lorsque, comme de Graefe l'a fait remarquer, la partie boursouflée elle-même n'a pas été excisée et que l'on a enlevé seulement une partie voisine de l'iris. La pupille artificielle ainsi obtenue peut être presque complétement claire, excepté immédiatement au bord de la pupille sur lequel une portion plus ou moins considérable de la région uvéale reste en arrière ; par suite de la séparation avec l'iris proprement dit, séparation causée par le fluide qui s'attache à la capsule de la lentille.

La seconde forme d'irido-choroïdite a des caractères très-différents : l'iris, au lieu d'être arqué en avant en petites projections en forme de petits boutons, est parfaitement plat, ainsi que sa surface, quoiqu'elle soit pressée en avant vers la cornée, ce qui produit une grande profondeur de la chambre antérieure. Cependant la pupille n'est pas attirée en arrière. Il y a une exclusion complète de la pupille, et son champ est généralement occupé par une fausse membrane plus ou moins dense, ou par un tempon épais de lymphe. Le tissu de l'iris paraît allongé, ses fibrilles sont indistinctes, sa surface décolorée, d'un rouge sale qu est dû en partie, à l'aspect trouble de l'humeur aqueuse, mais surtout aux nombreux vaisseaux sanguins, grands et tortueux qui la sillonnent. Il y a une stase considérable dans la circulation veineuse et dans l'hypérémie mécanique, à cause de l'affection inflammatoire de la choroïde et du corps ciliaire. La pression en avant de l'iris n'est pas due à une collection de fluide derrière lui, mais aux mouvements en avant de la lentille (avec laquelle la capsule de l'iris est intimement liée au moyen de masses d'exsudation épaisses et étendues) qui cède à la pression intra-oculaire. La fausse membrane située derrière l'iris est en général très-considérable. Elle consiste en une masse d'exsudation épaisse et organisée, semblable à du feutre qui adhère fortement à la capsule de la lentille et remplit parfois une grande partie de la chambre postérieure. Les cellules intracapsulaires prolifèrent généralement et deviennent nuageuses, mais la lentille elle-même reste souvent transparente.

Dans ces cas, l'iridectomie simple est de peu de secours ; car même, lorsqu'on peut enlever une partie de l'iris (ce qui est souvent très-difficile), l'ouverture est très-vite fermée par l'exsudation, car l'opération excite une nouvelle attaque d'inflammation, et à la fin les yeux subissent une destruction graduelle par suite d'atrophie, s'ils ne sont pas opérés par la manière expliquée plus bas.

Je dois dire que les caractères distinctifs de ces deux formes d'iridochoroïdite ne sont pas toujours aussi fortement marqués, car nous rencontrons souvent des formes mixtes, ou encore la seconde forme peut survenir pendant la première et produire, si l'on peut s'exprimer ainsi, un état plus avancé et plus désespéré.

Il a été dit plus haut que l'irido-choroïdite peut suivre une inflammation primitive de l'iris, étendue à la choroïde et au corps ciliaire; ou qu'elle peut commencer dans la choroïde et n'attaquer l'iris que subséquemment. Il est quelquefois difficile à une période avancée de la maladie de dire quelle a été la maladie originelle. On sera cependant guidé d'après les faits suivants. Quand la maladie a son origine dans l'iris, il y a des symptômes bien marqués aux retours inflammatoires, et la structure de l'iris est considérablement changée : il est décoloré, atrophié, aminci. La lentille devient moins fréquemment opaque et à une période moins avancée. L'affaiblissement de la vue est aussi moins considérable et dépend surtout au début du dépôt de lymphe dans la pupille, et ce n'est que plus tard qu'il est dû au nuage de la lentille ou de l'humeur vitrée. En outre, si l'inflammation commence dans la choroïde, la marche des symptômes est totalement différente. Il y a des symptômes marqués de choroïdite avec de l'opacité de l'humeur vitrée, suivis généralement par le décollement de la rétine, amené par un épanchement séreux ou hémorrhagique. La tension de l'œil diminue, alors il survient de l'opacité de la lentille : cette opacité commence très-souvent au pôle postérieur et s'étend graduellement à toute la surface de la lentille, et à une période plus avancée la lentille subit une dégénéresence, devient crayeuse et se trans, forme en une cataracte-acrata. L'iris peut, soit rester sain jusqu'à une période avancée de la maladie, et même quelque temps après la formation de la cataracte, soit s'enflammer à une période moins avancée; mais l'iritis est généralement insidieuse et n'est accompagnée d'aucun symptôme inflammatoire marqué. La pupille devient adhérente, la lymphe s'épanche dans son champ et sur la surface postérieure de l'iris, qui peut être boursouflé en avant par le fluide ou pressé en avant par les masses denses d'exsudation. Un guide très-utile, qui peut servir à distinguer cette forme de l'irido-choroïdite d'avec une inflammation de l'iris, c'est l'état de la vue et du champ de vision. La perception de la lumière sera beaucoup moins considérable dans le premier cas, et il y aura une contraction marquée ou même absence de cette partie du champ (partie supérieure) qui correspond à la partie détachée de la rétine; ainsi, si la lumière d'une lampe est perçue quand on la tient dans la moitié inférieure du champ, et devient invisible quand elle est placée dans la partie supérieure, cela indique le décollement de la partie inférieure de la rétine.

La vue est généralement très-affaiblie dans les cas d'irido-choroïdite; le malade peut à peine distinguer le gros caractère, compter ses doigts, parfois même il a seulement une perception légère de la lumière. Dans l'irido-choroïdite qui n'est pas compliquée du détachement de la rétine ou de changements atrophiques, ou glaucomateux, dans le rétine et le nerf optique, le champ quantitatif de vision peut être normal.

Le pronostic varie beaucoup, suivant la période et la forme de la maladie. Si un cas d'irido-choroïdite (sans complication de lésions étendues de la choroïde, de décollement de la rétine ou d'opacité de la lentille) est vu au début, tandis que les changements dans l'iris sont encore peu considérables, que le champ de la pupille soit clair, ou seulement occupé par une tunique d'exsudation, et s'il n'y a pas de masse de membrane exsudée derrière l'iris, le pronostic peut être favorable surtout si la vue est encore bonne et le champ de vision normal.

La première forme d'irido-choroïdite dans laquelle l'iris est boursouflé en avant par le fluide permet un meilleur pronostic que la seconde. Les cas les plus désespérés de tous sont ceux d'irido-choroïdite avec décollement de la rétine. Dans ces cas, ou encore quand le malade ne perçoit plus la lumière, on ne peut tenter acucune opération, excepté pour diminuer la douleur ou les risques d'une ophthalmie sympathique. Un certain degré d'atrophie de l'œil (si elle n'est pas trop avancée, que l'on perçoive la lumière et que le champ de vision soit normal), ne contre-indique pas l'opération, car on a vu souvent l'iridectomie arrêter l'atrophie et l'œil regagner, sous son influence, sa rondeur et son degré de tension.

La cause la plus fréquente d'irido-choroïdite, c'est la présence de synéchies postérieures et par-dessus tout de synéchies circulaires. La présence de ces adhérences entre les bords de la pupille et la capsule de la lentille conduit fréquemment à des retours d'iritis ; la lymphe se collecte en plus grande quantité, il se forme plus de synéchies jusqu'à ce que la pupille soit à la fin exclue, et alors, si ce n'était arrivé déjà, des inflammations postérieures s'étendent de l'iris à la choroïde et au corps ciliaire. La meilleure sauvegarde contre un retour d'iritis et le développement de l'irido-choroïdite est de guérir un cas d'iritis sans former aucune synéchie postérieure. De pareils yeux ne peuvent pas subir impunément un retour d'iritis, si une cause suffisamment excitante s'élève, mais ils y sont beaucoup moins exposés que s'il y a des adhérences laissées en arrière. L'irido-choroïdite peut aussi être causée par des plaies et des blessures de l'œil, par des corps étrangers logés dans l'œil (surtout des éclats de métal ou de verre) et par certaines opérations, en particulier celle de la cataracte. Cette affection peut en outre se produire par suite d'une blessure de l'autre œil constituant ainsi l'ophthalmie sympathique.

Si les adhérences entre l'iris et la capsule de la lentille ne sont pas considérables, si elles sont minces et à *languettes*, il peut être possible de les déchirer par l'usage prolongé d'une solution d'atropine (agissant à travers) ou de les séparer par une intervention opératoire (corélysis). Mais si elles sont dures, larges, et surtout si elles s'étendent tout autour du bord de la pupille et interceptent la communication entre la chambre postérieure et la chambre antérieure, il faut pratiquer l'iridectomie, car aucun autre moyen ne sera suffisant pour sauvegarder l'œil contre les dangers d'irido-choroïdite, ou pour arrêter les progrès de cette maladie si elle s'est développée déjà.

Dans la première période, quand les adhérences ne sont pas très-étendues ni très-fermes, et que le tissu de l'iris n'a pas encore subi de changements atrophiques, il est généralement facile d'obtenir une pupille artificielle assez bonne, au moyen de l'iridectomie. Souvent cependant, on trouve au bord de la pupille un petit morceau d'iris si fortement attaché à la capsule qu'il ne cède pas à l'attraction des pinces, mais reste debout. Ce fait n'empêche pas le résultat, si l'on enlève un morceau d'iris assez considérable et qu'on établisse une pupille artificielle claire et une communication libre entre les deux chambres. Si la pupille est seulement adhérente, il vaudra mieux employer un crochet fin et émoussé, au lieu des pinces à iris, pour saisir l'iris. Le crochet doit être passé avec soin le long du bord de la pupille (dans la partie où il n'y a pas de synéchie), tourné doucement sur la marge, et l'iris tiré au dehors et coupé. De cette manière, on peut souvent réussir à exciser un segment considérable de l'iris, tandis qu'à cause de l'état de sa structure pourrie et de la fermeté des adhérences, il aurait probablement résisté à l'étreinte des pinces, et qu'on en aurait seulement enlevé de petits lambeaux. On doit avoir soin de ne jamais employer trop de force pour enlever l'iris; autrement, on pourrait produire facilement un dialysis à la circonférence opposée de l'iris.

On trouve généralement qu'après l'opération les symptômes inflammatoires diminuent vite, que la vue s'améliore et que le retour de l'inflammation est empêché. Quelquefois, cependant, il n'en est pas ainsi; l'exposition au froid, à la lumière brillante, l'usage continuel des yeux, amènent facilement une nouvelle inflammation. Si ces retours sont fréquents et tenaces, on a souvent beaucoup d'avantages à pratiquer une seconde iridectomie faite dans une direction opposée, de façon que les deux moitiés de l'iris soient complétement séparées l'une de l'autre. Cette opération a été pratiquée avec beaucoup de succès par Graefe et Critchett (indépendamment l'un de l'autre), et je me suis trouvé très-bien de l'avoir faite dans des cas obstinés d'iritis récurrente. La ligne de la double iridectomie peut être, soit horizontale, soit verticale. L'avantage de cette dernière direction est qu'une partie plus ou moins considérable de la moitié supérieure de la pupille artificielle est couverte par la paupière supérieure, ce qui diminue les cercles de diffusion sur la rétine.

Dans la forme d'irido-choroïdite, où l'iris, est boursouflé en avant par des protubérances en nœuds et où le bord de la pupille est attaché en bas fortement par une synéchie circulaire, il est généralement facile de saisir et d'enlever un morceau considérable de l'iris, et de former ainsi une pupille artificielle d'un beau volume.

A cause de la grande profondeur de la chambre antérieure et de la proximité de l'iris boursouflé à la partie postérieure de la cornée, il est souvent très-difficile d'éviter de couper l'iris avec le couteau à iridectomie. Il vaut mieux, pour cette raison, faire l'incision avec le couteau à cataracte de de Graefe, qui est long et étroit, et avec lequel on peut suivre le bord de la chambre et faire une large incision, sans craindre d'attaquer l'iris.

Malheureusement, nous trouvons quelquefois, malgré une large iridectomie, que la vue est peu ou point améliorée, parce que la pupille artificielle est occupée par une membrane uvéale, épaisse, détachée par le fluide de l'iris. Il est d'une très-grande importance pratique de se souvenir de cette probabilité en formant le pronostic quant aux effets de l'opération. Car nous ne devons jamais promettre définitivement au malade une grande amélioration de la vue après la première opération, mais le préparer à la nécessité probable d'une seconde iridectomie. Il y a une connexion si intime entre la capsule et le pigment uvéal, qu'il est généralement peu sage d'essayer d'en saisir une portion, car cela pourrait produire une rupture de la capsule et une cataracte traumatique. Si nous trouvons cependant qu'une partie de la pupille artificielle est occupée par l'uvéa dans une étendue assez considérable pour affaiblir la vue (la pupille naturelle étant aussi bloquée par la lymphe), il vaudra mieux, à une période plus avancée, pratiquer une autre iridectomie dans une direction opposée, dans l'espoir qu'il y aura sur ce point moins de dépôt sur la capsule. Par ce moyen même, ou même par une troisième iridectomie, on peut arriver à la fin à donner au malade une bonne pupille claire et une vue suffisamment bonne. Un exemple très-intéressant et très-instructif se trouve parmi les malades de Moorfield, où M. Bowman a recommencé l'opération, pratiquant l'iridectomie deux fois sur l'œil droit et trois fois sur l'œil gauche. Le résultat fut très-satisfaisant, quand le malade fut admis à l'hôpital, sa vue était dans les conditions suivantes : œil droit, lettres de Jaeger, n° 20, lues avec difficulté, doigts comptés à 18 pouces; œil gauche, doigts comptés avec doute à 3 pieds. Sept semaines après, à sa sortie de l'hôpital, il pouvait lire le n° 2 avec l'œil droit, et le n° 12 avec l'œil gauche (1).

Quoique la première iridectomie puisse ne pas améliorer matériellement la vue, elle exerce cependant en général une influence heureuse

____

(1) J'ai rapporté ce cas tout du long dans le *Royal London Ophth. Hosp. Reports*, III.

sur le tissu de l'iris et sur l'état général de l'œil. L'iris gagne graduellement une couleur et un aspect plus normal. De Graefe fut le premier à appeler l'attention sur ce fait, qu'un certain degré d'atrophie de l'œil, conséquence d'une irido-choroïdite, peut être arrêté par une iridectomie, à l'issue de laquelle l'œil peut garder sa tension normale. Ce fait a été depuis reconnu par tous les chirurgiens qui ont une certaine expérience du sujet. En réalité, il faut que l'atrophie ne soit pas trop développée, car il deviendrait impossible d'arrêter ses progrès ; il en serait de même si le détachement de la rétine avait eu lieu. Le bénéfice de l'iridectomie (peut-être répétée plusieurs fois) serait, en pareil cas, de soulager la stase et la congestion des vaisseaux de la choroïde, ce qui causerait non-seulement une amélioriation dans la circulation choroïdale, mais aussi dans la nutrition de l'humeur vitrée.

Si l'on ne réussit pas à trouver une portion de capsule suffisamment débarrassée de pigment uvéal pour promettre une grande amélioration de la vue, ou si la lentille est opaque, il vaudra mieux l'enlever.

Tandis que nous pouvons obtenir une amélioration considérable, dans les cas submentionnés, par des iridectomies répétées, il n'y a aucun moyen d'amélioration dans la seconde classe d'irido-choroïdites. Quoique, dans le premier cas, la pupille artificielle soit souvent rétrécie, ou même fermée, cependant la texture de l'iris s'améliore ; à une seconde opération on arrive à une pupille plus grande, et à l'opération suivante, on arrive à un résultat assez bon pour la vue ; mais quand des masses épaisses d'exsudation semblable à du feutre existent entre l'iris et la capsule, on ne peut pas enlever une partie considérable de l'iris mortifié, et cet essai établit une nouvelle inflammation, accroît la prolifération des masses exsudées, et, au lieu d'améliorer la situation, on hâte l'atrophie de l'œil. Il devient alors nécessaire, afin d'obtenir une amélioration, d'enlever, non-seulement l'iris, mais aussi les masses denses qui sont derrière. Seulement, comme ces masses sont généralement très-adhérentes à la capsule, on est presque sûr de rompre cette dernière en essayant de les enlever. Il se forme alors une cataracte traumatique, et cette affection complique encore la situation. De Graefe a vu, dans une occasion, que ces fausses membranes pouvaient être enlevées d'une manière relativement facile et avec succès, quand la lentille était absente (1). Cette remarque l'a conduit à enlever la lentille de la manière suivante, avant d'essayer d'enlever l'iris et les masses exsudées. On fait une grande incision linéaire au bas, dans la jonction scléro-cornéale, avec le couteau à cataracte long et étroit de de Graefe, en ayant soin, autant que possible, de ne pas blesser l'iris.

____

(1) *Graefe Arch.*, VI, 2, 97. Voyez aussi l'extrait de ce mémoire par l'auteur (*Royal. Lond. Ophth. Reports*, III, 224).

Cependant, si ce dernier est très-boursouflé en avant, on peut passer fortement le couteau à travers. Ce procédé lacère généralement assez la capsule pour permettre la sortie de la lentille. Si ce fait ne se produit pas ou que l'iris n'ait pas été touché par le couteau, on introduit un crochet ou des pinces droites, et l'on enlève ou l'on déchire assez d'iris et de fausses membranes pour permettre à la lentille de s'échapper. On applique ensuite une compresse, qu'on fait porter pendant deux ou trois semaines après l'opération, s'il y a eu beaucoup de sang dans la chambre antérieure. Il arrive quelquefois que l'état de l'œil s'améliore sensiblement après l'enlèvement de la lentille; l'iris prend une meilleure teinte, la chambre antérieure devient plus grande, la perception de la lumière peut même s'améliorer un peu. De Graefe recommande de faire l'iridectomie un mois ou six semaines après l'extraction. L'incision devra être large, et un crochet pointu et aigu sera passé perpendiculairement à travers les fausses membranes qu'on déchirera, et dans lesquelles on fera un trou. Si l'on obtient une pupille modérément claire et noire, et que l'humeur vitrée devienne protubérante et pénètre à travers dans la chambre antérieure, la dilacération peut être considérée comme suffisante. Si ce fait ne se produit pas, on introduira un crochet émoussé ou des pinces droites, afin d'agrandir l'ouverture; le même procédé sera employé s'il apparaît une cataracte secondaire dans la pupille nouvellement faite. Ces pupilles généralement ne se referment pas, et il est assez surprenant que l'œil supporte ces opérations avec un calme remarquable. En effet, les yeux affligés d'iridochoroïdite chronique ne subissent que rarement la suppuration après ces opérations. A l'aide de l'opération décrite ci-dessus, il n'est pas rare de rétablir un certain degré de vision dans un œil dont la vue était sans cela irrévocablement perdue. Le malade peut devenir capable de se conduire lui-même, de distinguer de gros caractères, etc.

Le mode suivant d'opération, pratiqué par M. Bowman, peut aussi être employé avec avantage. On fait une incision avec un couteau à iridectomie à la partie supérieure de la jonction scléro-cornéale; le couteau est porté profondément dans la chambre antérieure, jusqu'à ce que sa pointe atteigne le côté opposé de l'iris, juste au-dessous du bord le plus bas de la pupille; on fait dans cette partie de l'iris une coupure transversale avec la pointe du couteau. Les lames d'une paire de ciseaux sont alors introduites à travers l'incision dans la cornée, une des lames étant passée en avant et l'autre en arrière de l'iris, et une incision droite est faite dans l'iris, en bas de l'incision transversale au-dessous de la pupille; on fait une incision semblable du côté opposé, de façon à pouvoir insérer entre les deux un grand morceau de l'iris, taillé en losange, en même temps que tout le bord pupillaire, que l'on doit saisir alors avec des pinces et amener au dehors à travers l'incision. La capsule peut, si c'est-

nécessaire, être largement lacérée, et la substance de la lentille enlevée avec la cuiller à cataracte de Critchett. Une portion considérable de la capsule est généralement déchirée en même temps que l'iris. On peut, à la fin, introduire de nouveau les ciseaux, et diviser le segment inférieur de l'iris, de manière à séparer complétement les deux moitiés latérales.

XI. — Ophthalmie sympathique.

Le nom d'ophthalmie sympathique fut d'abord donné par Mackensie à ces cas dans lesquels une blessure d'un œil était suivie par une inflammation particulière de l'autre, qui se développait généralement peu de temps après l'accident, et se montrait très-dangereuse et très-rebelle. Là sympathie qui existe entre les deux yeux avait été déjà signalée par Himly et par Beer.

L'inflammation sympathique a un caractère si dangereux et si insidieux que, si l'inflammation s'est une fois développée, on est rarement capable d'arrêter ses progrès avant qu'il se soit produit des accidents graves et souvent irréparables. Dans la grande majorité des cas, la maladie se montre sous une forme très-maligne d'irido-cyclite, accompagnée d'une dégénérescence considérable de l'iris, d'une exclusion totale de la pupille, et de la formation de masses denses d'exsudation entre la surface postérieure de l'iris et la capsule de la lentille. Cette forme est l'ophthalmie sympathique par excellence. Mais l'affection peut avoir parfois une forme plus bénigne et plus traitable ; en ce cas, elle prend le caractère de l'iritis séreuse. De Graefe a observé, en outre, une troisième affection encore plus rare, c'est la *choroïdo-rétinite* sympathique.

Il est d'une grande importance pratique de distinguer l'irritation sympathique qui suit quelquefois une blessure ou une inflammation d'un œil, de l'ophthalmie sympathique. Dans le premier cas, le malade trouve que l'exacerbation inflammatoire de l'œil malade est accompagnée par une irritabilité plus ou moins considérable de l'autre œil. Il est incapable d'employer ce dernier pour lire ou pour travailler finement, sans éprouver de la fatigue, de la tension, dues à une diminution du pouvoir d'accommodation. La puissance d'accommodation est généralement diminuée d'une manière marquée, le point rapproché étant porté plus loin de l'œil. Chaque effort d'accommodation rend l'œil enflammé et irritable, une zone rosée et brillante apparaît autour de la cornée; il y a bientôt de la photophobie, du larmoiement, en même temps que plus ou moins de névralgie ciliaire. Ces symptômes diminuent généralement, surtout au début de la maladie, aussitôt que l'ouvrage ou le livre est mis de côté ; mais ils reviennent dès qu'on essaye de travailler de nouveau, ou encore quand l'œil est exposé à des excitants tels que le froid, une lumière brillante, etc. L'œil blessé devient aussi douloureux et irritable quand l'autre œil est occupé à lire ou à coudre. Donders décrit une forme grave d'irritation sympathique, sous le nom de *névrose sympathique.* Cette forme se distingue surtout par l'intensité de la photophobie et du larmoiement, qui sont souvent assez graves pour causer un spasme violent des paupières; il arrive aussi que tous les efforts faits par le malade pour ouvrir l'œil sont suivis d'un flux de larmes brûlantes qui se répandent sur la joue; il n'y a cependant aucun affaiblissement de la vue, quoique à cause de la grande irritabilité de l'œil, on puisse à peine s'en servir. Donders croit que cette névrose ne devient jamais une ophthalmie sympathique et qu'elle cède très-rapidemment après l'enlèvement de l'œil malade. Je considère comme une question qui n'est pas encore résolue le point débattu de savoir si une irritation sympathique doit être regardée comme un état prémonitoire d'ophthalmie sympathique, ou si l'on doit la considérer comme différant complétement de celle-ci, n'ayant pas le même caractère et ne pouvant pas, par conséquent, servir de chemin pour y arriver. Je dis que la question n'est pas résolue, car si, d'une part, il doit être admis que l'on rencontre parfois des cas dans lesquels une grande irritabilité, depuis longtemps établie, n'a pas donné lieu à de l'ophthalmie sympathique, d'autre part, on doit avouer que l'attaque d'inflammation à souvent été précédée par des symptômes d'irritation. Quoique cette question ait beaucoup d'importance et d'intérêt dans l'étude de la véritable nature de l'inflammation sympathique, elle est heureusement très-peu importante à propos du traitement. Il me semble qu'il ne peut y avoir aucun doute sur le mode de traitement d'un cas dans lequel se trouvent des symptômes marqués et persistants d'irritabilité sympathique ; le seul moyen efficace est l'enlèvement immédiat de l'œil malade, surtout si la vision de cet œil est perdue ou très-affaiblie. Ce serait courir des risques inutiles que de négliger cette opération, sous prétexte que l'irritation ne devient jamais de l'inflammation.

Irido-cyclite sympathique. — Cette affection est caractérisée par tous les symptômes d'une inflammation intra-oculaire grave. Les paupières sont rouges et enflées, et il y a plus ou moins de larmoiement, de photophobie et de névralgie ciliaire. Quelquefois cependant il n'y a pas la plus légère douleur, en sorte que, même chez les enfants, on n'entend aucune plainte. Ce caractère peut devenir dangereux, car l'affection peut être pendant longtemps ignorée par les parents. La région ciliaire est généralement sensible au toucher, cette sensibilité est souvent très-considérable. Il y a aussi un peu de vascularité péri-cornéale, du chémosis; l'iris se décolore et prend une teinte rouge jaunâtre, l'humeur aqueuse est épaissie et la chambre antérieure diminuée parfois comme profondeur. Il y a un épanchement rapide de lymphe au bord de la pupille, et cet épanchement amène bientôt son exclusion complète. En réalité, l'atropine n'exerce que peu d'influence sur la pupille. Cependant l'exsudation n'est pas limitée au bord pupillaire, mais s'étend à la surface postérieure de l'iris et dans l'apophyse ciliaire. L'iris devient fortement adhérent en bas à la capsule de la lentille, et, à mesure que la maladie avance, ces exsudations prennent un caractère dense, ferme et organisé. Il y a aussi de la lymphe collectée sur la surface et dans la structure de l'iris, et cette collection est souvent assez considérable pour que l'iris y paraisse plonger. La pupille est couverte, soit par une tunique d'exsudation, soit par un nodule jaune, dense, qui la renferme complétement. A cause de l'enflure inflammatoire du corps ciliaire, cette région est très-sensible au toucher, la circulation de l'iris est très-gênée et le flux veineux obstrué; de là cet aspect de veines larges et tortueuses que l'on voit bientôt sur l'iris. Cette structure dégénère bientôt et se change en un tissu fibrillaire ferme et tendu, avec lequel on ne peut pas former un pli à l'aide des pinces à iridectomie, mais qui est assez friable et mortifié pour se déchirer et se rompre sous leur pression. Si l'on pratique une iridectomie, on réussira seulement à déchirer une petite partie de l'iris et à produire probablement une nouvelle inflammation, qui conduira à un accroissement considérable dans l'étendue et la densité de la masse exsudée. Si la pupille et les milieux réfringents sont assez clairs pour permettre l'emploi de l'ophthalmoscope, on peut voir des opacités dans l'humeur vitrée, et des changements inflammatoires dans la choroïde et dans la rétine; ou bien il y aura des masses denses d'exsudation dans la partie antérieure de l'humeur vitrée, qui donneront lieu à un reflet particulier jaune et lustré. A une période plus avancée de la maladie, quand les produits morbides se sont consolidés, la périphérie de l'iris est souvent attirée en arrière, ce qui est dû à une rétraction directe causée par l'adhérence de sa surface postérieure à l'apophyse ciliaire (Graefe) (1). En outre, et à cause de l'accroissement de l'exsudation en arrière de l'iris, celui-ci est porté en avant avec la lentille, de sorte que la partie la plus centrale de l'iris et la pupille sont rapprochées de la cornée; la chambre antérieure rétrécie, tandis que la périphérie de l'iris peut être entraînée vers le corps ciliaire. Dans d'autres cas, le fluide est épanché derrière l'iris, et ce dernier se boursoufle en petites protubérances. L'attaque est souvent si insidieuse et si peu douloureuse que le malade y fait peu d'attention et que la première période d'inflammation peut être attribuée à un léger froid. Ce n'est parfois que lorsque la vue est devenue matériellement affectée, qu'il s'effraye et s'adresse au médecin. Chez les enfants surtout, la maladie peut aller très-loin avant que les parents y aient

____

(1) *A. f. O.*, XII, 2, 151.

fait attention. Cependant, et quoique la douleur spontanée soit souvent
absente, on trouve que la région du corps ciliaire est généralement très-
sensible au toucher et quelquefois, comme Bowman et de Graefe l'ont
fait remarquer, sur un point correspondant parfaitement à celui sur
lequel l'autre œil a été blessé, ou à celui où il reste plus sensible au
toucher.

La tension de l'œil varie considérablement; au début, elle est plus ou
moins accrue, mais ensuite elle diminue graduellement, jusqu'à ce que
l'œil soit devenu presque mou, quoique capable de fluctuations considérable dans la consistance. Un fait très-important dans la pratique, c'est
que, si des yeux dans cet état sont laissés à eux-mêmes et que le summum
de la période inflammatoire soit libre de diminuer et l'œil de devenir
tranquille, l'état de l'œil s'améliore parfois graduellement, et lentement. La
tension devient meilleure et augmente graduellement jusqu'à ce qu'elle
puisse atteindre l'état normal, le tissu de l'iris s'améliore beaucoup en
apparence, il perd sa teinte jaune sale et prend une couleur plus franche
et plus normale.

Iritis séreuse sympathique. — Les symptômes de cette affection sont
très-différents et ressemblent beaucoup à ceux de l'iritis séreuse, ou de
l'irido-cyclite séreuse. Il y a, en même temps qu'un certain degré d'injection ciliaire, de la décoloration de l'iris, de la dilatation de la pupille;
l'humeur aqueuse est généralement trouble, et la surface postérieure de la
cornée remplie de petites opacités, ponctuées, innombrables, arrangées
parfois en forme de pyramide avec la base vers le bas. La profondeur de
la chambre antérieure peut être accrue si l'inflammation s'est étendue
au corps ciliaire; celui-ci est sensible au toucher et l'humeur vitrée est
épaissie. La tension intra-oculaire est souvent augmentée. Cette forme
est beaucoup plus commune et beaucoup moins dangereuse que l'irido-
cyclite.

De Graefe (1) décrit une autre forme très-rare d'ophthlamie sympathique sous le nom *de choroïdo-rétinite sympathique*, et rapporte deux
cas explicatifs des symptômes. Dans l'un de ces cas, le malade avait une
lentille crayeuse, disloquée, étendue dans la chambre intérieure de l'œil
gauche, dont la vue était complétement abolie et qui était en quelque sorte
atrophié. La lentille fut facilement enlevée par de Graefe, mais l'opération fut accompagnée d'une perte considérable de fluide et d'humeur
vitrée jaune. L'œil resta irritable, rouge et très-sensible au toucher, pendant quelques semaines, et il y avait, en outre, des symptômes de cyclite
plastique. Six semaines, après l'opération, ces symptômes avaient un peu
diminué, mais la sensibilité au toucher existait encore; la vue de l'œil,

____

(1) *Archiv. f. O.*, XII, 2, 171.

droit, qui jusqu'alors avait été excellente, commença soudainement à s'affaiblir, sans que ce phénomène s'accompagnât de douleur. L'acuité de la vision avait, le second jour après l'attaque, perdu déjà un cinquième, et il y avait une torpeur considérable de la rétine avec des troubles de vision excentrique, sur toute la moitié temporale du champ visuel. Avec l'ophthalmoscope, les veines rétinales paraissaient tortueuses et dilatées, surtout au côté interne. La rétine se montrait aussi diffuse et légèrement nuageuse, ce qui voilait, non-seulement l'anneau choroïdal du nerf optique, mais encore de certaines parties de la rétine, surtout le long du cours de quelques-uns des vaisseaux les plus grands de la rétine. De légers symptômes d'iritis apparurent bientôt, et des opacités ponctuées très-délicates se montrèrent sur la membrane de Descemet. Le pouvoir d'accommodation fut presque complétemeut paralysé. Ces symptômes diminuèrent graduellement et, en définitive, la vue fut presque complétement retrouvée. Le résultat favorable fut-il dû aux médicaments employés (déplétion locale, bichlorure de mercure et ensuite iodure de potassium), ou à la disparition de la sensibilité de l'œil gauche au touché, c'est ce qu'il est impossible de dire, car de Graefe lui-même laisse un doute à cet égard. Les apparences morbides de la rétine disparurent moins rapidement que les troubles fonctionnels, et l'on pouvait y voir de petites taches de choroïdite.

Causes de l'ophthalmie sympathique. — 1° Parmi les causes les plus fréquentes de l'ophthalmie sympathique, il faut placer les blessures de l'œil, telles que les incisions, les ponctions, les plaies, surtout dans la région du corps ciliaire. Si ces plaies sont étendues, la lentille s'échappe généralement, en même temps qu'il y a une perte considérable d'humeur vitrée et une hémorhagie intra-oculaire considérable. De petites plaies incisées de la région ciliaire, ou situées en partie dans cette dernière et en partie dans la cornée, ne sont pas nécessairement d'un caractère aussi dangereux, surtout si elles ont pénétré seulement les tuniques de l'œil, sans blessure de la lentille ou de l'humeur vitrée. En pareil cas, on ne doit pas perdre de temps pour réunir les lèvres de la petite plaie à l'aide d'une suture. Une réunion par première intention a lieu, et souvent on peut sauver ainsi un œil qui, autrement, aurait pu être, non-seulement perdu par la choroïdite, mais qui aurait pu, en outre, devenir pour l'autre œil une source de danger. Dans les plaies qui intéressent la cornée seule, il n'y a généralement aucun danger d'ophthalmie sympathique, quoique, si elles sont accompagnées par un prolapsus considérable de l'iris et situées près de la périphérie, elles puissent produire de l'ophthalmie sympathique en entretenant de l'irritation dans l'apophyse ciliaire. Mais quand il s'agit d'une plaie pénétrante de la cornée (semblable à celle que peut faire une paire de ciseaux), et que l'iris et la lentille ont été blessés aussi, il y a toujours quelques risques. La maladie peut, en outre, être produite par des contusions graves de l'œil.

2° Les corps étrangers logés dans l'œil sont aussi une cause très-fréquente; parmi ceux-ci, il faut désigner spécialement les parcelles de métal ou de pierre à fusil, et les éclats de pierre ou de verre. Ces corps étrangers sont une source d'irritation constante, surtout si leur volume est considérable et si leur constitution chimique diffère beaucoup des couches dans lesquelles ils sont entrés. L'inflammation de l'iris et de la choroïde se développe, et l'œil peut s'atrophier graduellement, se rétrécir et devenir un petit tronçon ridé. Mais, même alors, tout danger n'est pas passé pour l'autre œil, s'il a échappé jusque-là, car de pareils tronçons sont toujours une source de danger tant qu'ils restent *douloureux au toucher* et qu'ils montrent des symptômes d'irritabilité. Des années peuvent s'écouler après la disparition de la plaie, et le malade peut avoir depuis longtemps oublié les prédictions du chirurgien quant au danger que court l'autre œil, lorsque tout à coup l'inflammation sympathique se développe, et, en dépit de tous les efforts, amène peut-être la destruction de l'œil, jusqu'alors sauvegardé. M. Lawson, dans son livre excellent sur les *lésions de l'œil* (1), raconte deux cas très-intéressants et très-importants, qui doivent s'imprimer dans notre mémoire en caractères indélébiles, afin que nous puissions nous décider, dans des circonstances difficiles, au sujet de l'enlèvement immédiat d'un œil dans lequel a pénétré un corps étranger qu'il est impossible d'enlever. Un des malades précités fut blessé à l'œil gauche par l'explosion d'une caspsule, en 1857 ; l'accident avait été suivi d'inflammation et de suppuration de l'œil blessé ; cet œil se racornit et devint un véritable petit tronçon dans lequel sans doute se trouvait le corps étranger ; mais le tronçon était indolore et ne causait aucun inconvénient. La vue de l'œil droit resta excellente jusqu'au mois de février 1865. A cette époque, sept ans après l'accident, la vue commença à s'obscurcir, quoique le malade n'éprouvât aucune douleur ; cependant le tronçon était redevenu douloureux quelque temps auparavant.

Des attaques répétées d'inflammation se produisirent alors dans l'œil droit jusqu'au mois de septembre de la même année, époque à laquelle le malade consulta pour la première fois M. Lawson. Ce chirurgien vit que cet œil était atteint d'une ophthalmie sympathique marquée, et que la vue était tellement altérée que le malade ne pouvait plus compter les doigts. Le tronçon de l'œil gauche était enflammé, rouge, irritable, et après son excision, en arrière, près de la cicatrice, dans le front, on trouva la capsule. Il y eut une amélioration sensible dans l'œil droit après l'opération.

(1) Pages 321-323.

Le second malade appartient à M. Cooper. Son œil droit avait été perdu par suite d'une plaie faite par une capsule en 1850. *Quatorze ans* après l'accident (1864), l'œil malade devint de nouveau sensible et enflammé, et l'œil gauche fut affecté d'ophthalmie sympathique. Le malade vint six mois après à l'hôpital ophthalmique de Londres, et M. Cooper constata que l'inflammation sympathique avait été poussée si loin que le malade pouvait à peine voir une main avec l'œil gauche. L'œil droit fut enlevé, et l'on trouva, enveloppé dans la lymphe et déposé sur l'apophyse ciliaire, un petit débris de capsule à fusil. La rétine était détachée.

3° L'ophthalmie sympathique peut aussi être causée par des inflammations internes de l'œil, surtout si elles sont accompagnées par des épanchements hémorrhagiques abondants ou fréquents, mélangés avec les fluctuations rapides de la tension intra-oculaire. S'il y a un dépôt osseux dans la choroïde et que l'œil reste irritable au toucher; en réalité, la continuation de la sensibilité de la région du corps ciliaire, dans les cas d'irido-choroïdite, ou dans les yeux qui se sont atrophiés après une inflammation interne, est l'un des plus dangereux symptômes, car de pareils yeux sont très-aptes à provoquer une ophthalmie sympathique.

Mooren (1) mentionne un cas très-intéressant, dans lequel l'ophthalmie sympathique paraissait être produite par la contusion du nerf optique divisé avec les ciseaux dans l'excision de l'œil.

Quelques observateurs sont enclins à poursuivre plus loin les causes d'ophthalmie sympathique. Pour moi, je crois avoir énuméré la plupart des causes, sinon toutes les causes, qui ont été reconnues d'une manière authentique comme produisant cette affection. Il faut accorder cependant que, quand un œil est complétement perdu (comme dans un glaucome complet, une hémorrhagie intra-oculaire, une forme quelconque d'irido-choroïdite, après une opération de cataracte qui n'a pas réussi, etc.) et reste sensible et irritable, l'enlèvement de cet œil est une condition infiniment préférable, et permet de porter un pronostic plus favorable pour une opération telle que celle de la cataracte pratiquée sur l'autre œil, la présence de cet œil perdu restant, malgré tout, comme une cause constante d'irritation.

Autrefois, on pensait généralement que l'ophthalmie sympathique se propageait d'un œil à l'autre à travers les nerfs optiques, au moyen d'une commissure optique. Mais cette opinion a été depuis longtemps abandonnée comme insoutenable, car on a vu des cas d'ophthalmie sympathique se développer dans des cas dans lesquels les nerfs optiques étaient, non-seulement atrophiés, mais avaient subi même une dégénérescence crayeuse. On croit généralement maintenant que l'affection sympathique

____

(1) *Ophthalmiastrische Beobachtungen*, p. 160.

est propagée par les nerfs ciliaires; et cette opinion est soutenue par un grand nombre de faits cliniques. Ainsi, il n'est pas rare de rencontrer des faits semblables à ceux qu'ont indiqués Bowman et de Graefe, dans lesquels le point fixe de l'irritation sympathique ou de l'inflammation du second œil se trouve correspondre symétriquement, dans la région ciliaire, à celui sur lequel l'œil malade a été blessé, ou sur lequel la région ciliaire a conservé de la sensibilité au toucher. En outre, ainsi que de Graefe l'a fait remarquer, le danger de l'ophthalmie sympathique ne peut pas être considéré comme passé, tant que la région ciliaire de l'œil blessé, ou le tronçon qui reste, est sensible au toucher, surtout s'il y a une diminution dans la tension, car c'est un symptôme de cyclite plastique.

En outre, quand la suppuration du globe de l'œil se produit et qu'elle détruit les nerfs ciliaires, il n'y a pas de tendance à l'ophthalmie sympathique. C'est un fait bien connu que cette dernière n'est jamais causée par des yeux qui se perdent à la suite d'une suppuration générale (panophthalmie), comme, par exemple, après les opérations.

Le pronostic de l'ophthalmie sympathique n'est pas défavorable, si la maladie s'est développée franchement. Dans la période d'irritation sympathique, l'enlèvement de l'œil malade arrête les progrès; mais le cas est tout différent quand l'inflammation est déjà établie, surtout si elle prend le caractère d'irido-cyclite plastique. Car, alors, l'enlèvement immédiat de l'autre œil ne produit qu'un effet temporaire, même s'il en produit un, pour quelques jours ou quelques semaines; l'inflammation paraît diminuer, mais ensuite elle revient avec toute sa gravité première. L'iritis séreuse sympathique a un caractère plus bénin et plus maniable comme traitement, et permet un pronostic plus favorable.

L'ophthalmie sympathique attaque plus facilement les individus jeunes que les adultes ou les personnes âgées; son cours paraît aussi être plus rapide pendant la jeunesse, où elle se développe dans l'espace de quelques semaines, mais il peut s'écouler une période plus longue, même plusieurs années; avant qu'elle ne se développe, comme, par exemple, dans les cas rapportés dans l'ouvrage de M. Lawson.

Traitement. — Pour le traitement général de l'ophthalmie sympathique, je dois insister fortement sur la nécessité d'un repos complet accordé à l'œil pendant une longue période, et qui doit être continué pendant quelque temps après que l'œil paraît être guéri de l'attaque inflammatoire. Autrement, on court le risque de voir une rechute, qui est souvent dangereuse et intraitable. Tant que l'œil reste irritable, le malade doit être confiné dans une chambre noire; et s'il lui faut aller à l'air, son œil sera protégé par un bandage, par une visière à coquille d'un bleu noir, ou des lunettes. Afin de soulager l'irritabilité de l'œil, on pourra appliquer des fomentations de pavot ou de belladone, en même temps qu'une solution d'atropine (variant de 10 à 20 centigr. pour 20 grammes d'eau), que l'on versera dans l'œil plusieurs fois par jour. Tout à fait au début de la maladie, on doit essayer d'obtenir une large dilatation de la pupille, et, pour y parvenir, appliquer plus fréquemment une solution plus forte ; cependant, comme cela a été dit plus haut, la pupille subit très-imparfaitement l'action de l'atropine, et, à une période plus avancée, les adhérences à la capsule sont assez fermes et assez étendues pour résister complétement à cette action.

Le régime doit être nutritif et généreux, surtout si le malade est faible et mal nourri ; des toniques, et surtout le quinine et les préparations de fer, doivent être administrés.

Il faut maintenant considérer, en premier lieu, si, à l'aide d'une intervention chirurgicale, on peut empêcher l'ophthalmie sympathique, et, en second lieu, si l'on peut arrêter les progrès de la maladie, quand une fois elle s'est développée.

Quant au premier point, je dois dire que je n'ai jamais entendu parler d'un cas dans lequel l'ophthalmie se soit développée après que l'œil malade a été enlevé, pourvu toutefois que l'œil qu'on veut préserver soit encore sain au moment de l'enlèvement de l'autre. Ce fait étant établi, il ne peut pas rester le moindre doute au sujet de la nécessité impérieuse de l'enlèvement immédiat d'un œil assez gravement atteint pour que la vue en soit presque perdue ou que, du moins, il ne reste aucun espoir de ramener un degré de vision utile. Cette indication est encore plus impérieuse, si la lésion dont l'œil est atteint mène facilement à l'ophthalmie sympathique, car nous ne sommes pas certains de pouvoir arrêter l'inflammation, une fois qu'elle se sera développée, même par l'enlèvement immédiat de l'œil. Quoique les symptômes d'irritation sympathique se rencontrent assez souvent dans l'inflammation, et que celle-ci puisse être empêchée par l'excision de l'œil à la période prémonitoire, cependant ce n'est pas toujours le cas, car l'inflammation se peut développer sans symptôme prémonitoire et avancer si rapidement, qu'au bout de quelques jours l'œil se trouve grandement et presque totalement affaibli. Ainsi, dans un cas rapporté par Maats, quatre jours après le début de l'inflammation et sans aucun symptôme prémonitoire, l'œil devint si malade, par suite d'une irido-cyclite sympathique, qu'il y avait une synéchie postérieure presque complète, et que la vue était tombée à 3/200. En dépit de l'enlèvement immédiat de l'œil malade et de tous les efforts tentés pour améliorer l'état de l'autre œil par l'iridectomie et, plus tard, par une seconde iridectomie avec enlèvement de la lentille, l'œil fut bientôt atrophié, et il ne resta au malade qu'une légère perception de la lumière. De pareils cas doivent nous sauvegarder contre le danger de retarder l'excision de l'œil malade, dans l'espoir qu'on aura toujours le

temps d'en arriver là quand les symptômes sympathiques se manifes-
teront, ou bien pendant la première période de l'inflammation sympathique. En effet, les symptômes peuvent ne jamais se montrer, et cette
première période peut être assez rapide dans son cours et dans son développement pour que des désordres irrémédiables se soient produits avant
qu'on ait eu le temps d'enlever l'autre œil. Il y a aussi une question très-importante pour les personnes qui vivent de leur travail, c'est le temps considérable qu'ils doivent perdre pendant le traitement de l'œil malade,
car cet œil peut rester douloureux et irritable pendant plusieurs mois, et
enlever ainsi au malade l'usage de son autre œil. En somme, on peut
établir comme règle fondamentale que tant que l'œil reste douloureux au
toucher, il est une source de danger et peut tout à coup donner lieu à
une ophthalmie sympathique. Il devra, par conséquent, être enlevé si la
vue est perdue ou grandement et irrémédiablement compromise, et surtout s'il reste un corps étranger logé dans cet œil. Car, ainsi que nous
venons de le dire, c'est la seule manière de sauvegarder le malade contre
les dangers de l'ophthalmie sympathique. La question de savoir si l'on
doit enlever l'œil malade, même s'il a conservé quelque degré de vision,
est beaucoup plus difficile et embarrassante ; pour nous décider sur ce
point, nous devons être guidés par la nature et l'étendue de la lésion.
Ainsi, s'il y a une petite plaie incisée de la cornée ou de la sclérotique et
que l'iris, la lentille et l'humeur vitrée aient échappé à toute lésion grave,
on devra être très-circonspect et instituer un traitement judicieux afin
d'éviter le danger de l'inflammation sympathique, et peut-être aussi de
rétablir une excellente vue. Mais si la plaie est étendue, et surtout si elle
implique la sclérotique et la région ciliaire, si la lentille est perdue ou
blessée, qu'une quantité considérable d'humeur aqueuse se soit échappée ou qu'une hémorrhagie intra-oculaire ait eu lieu, si, par conséquent
les conditions sont telles qu'il soit possible, tout au plus, de sauver une bien
petite partie de la vision, il vaut mieux enlever l'œil tout de suite, même
quand il conserve encore un certain degré de vision. Cette nécessité est
encore plus impérieuse, si ces lésions étendues sont produites par un corps
étranger qui s'est logé dans l'œil et ne peut pas être enlevé par l'opération ;
car, quoiqu'il arrive quelquefois que des corps étrangers, entrés dans la
substance de l'œil, y restent sans causer de désordres, ces cas sont malheureusement de très-rares exceptions. J'insiste donc sur la nécessité de
l'opération, si le malade demeure loin de toute assistance médicale, et que
par conséquent l'œil sain ne puisse pas être placé sous une surveillance
active qui permette de découvrir les premiers symptômes d'irritation
sympathique. La question est, en pareil cas, de savoir s'il ne vaut pas
mieux supporter une petite perte que de courir le risque d'un très-grand
danger. J'accepte complétement et pleinement la responsabilité qui pèse

sur le chirurgien, lorsqu'il conseille d'enlever un œil avec lequel on y voit encore, surtout quand il n'y a pas encore de symptômes d'une affection sympathique. On peut seulement, en pareil cas, exposer consciencieusement et soigneusement les différents risques que l'on court devant le malade et ses amis et les laisser décider en dernier ressort. Je suis entré dans quelques détails sur cette partie de mon sujet, parce que je sens que c'est d'une grande importance pour les médecins et qu'ils doivent avoir des idées nettes et précises. On ne sait jamais à quel moment on peut être appelé à décider une question de ce genre, et combien de reproches on aurait à s'adresser, si, par suite de l'indécision et des retards, le second œil du malade se trouvait perdu par ophthalmie sympathique.

Nous devons maintenant passer à des considérations d'un autre ordre. Est-il possible ou non d'arrêter les progrès de l'inflammation sympathique, une fois qu'elle s'est développée? Si la vue de l'œil malade est perdue, il faut l'enlever immédiatement : car, quoique même en agissant ainsi on n'arrive pas toujours à arrêter les progrès de la maladie, cependant on les arrête pour un temps, et l'on exerce probablement une heureuse influence sur cette affection elle-même, en arrêtant la cause première de l'irritation. Mais il n'en est pas ainsi, si la vue de l'œil malade n'est pas complétement perdue, et surtout si l'inflammation sympathique est déjà très-développée. Quand il en est ainsi, l'œil malade est parfois plus utile au malade que celui qui est attaqué d'inflammation sympathique et dont la vue est moins compromise encore. Il est admis par tous les gens qui ont une certaine expérience des ophthalmies sympathiques (parmi lesquels je cite Mackenzie, Bowman, de Graefe, Critchett, Lawson, Donders, Pagenstecher), que toute intervention chirurgicale sur le second œil, pendant les progrès de l'inflammation sympathique, est non-seulement inutile, mais même nuisible, en augmentant la prolifération inflammatoire de la masse exsudée derrière l'iris, et hâte ainsi les progrès de la maladie, au lieu de les arrêter. De Graefe rapporte cependant un cas dans lequel une opération d'iridectomie pratiquée de bonne heure a exercé une influence très-salutaire sur le cours de l'inflammation ; il a employé son couteau à cataracte pour pratiquer une incision périphérique (exactement comme pour une opération de cataracte) et a réussi ainsi à saisir et à exciser une portion de l'iris. Cependant il engage fortement à pratiquer l'iridectomie aussitôt que possible ; en réalité, dès que les caractères de mauvais augure se manifestent. Mais dès que la maladie est complétement établie, la pupille et la surface postérieure de l'iris sont réunies à la capsule de la lentille par des masses compactes d'exsudation. Le tissu de l'iris subit des symptômes de désorganisation, et toute opération devient impossible. Il est alors beaucoup plus sage d'attendre jusqu'à ce que les symptômes actifs d'inflammation se soient amendés. De Graefe pense qu'il faut attendre jusqu'à ce que la sensibilité de la région ciliaire ait diminué; que le développement de larges trous veineux, dans l'iris désorganisé, s'arrête ou suive une marche rétrograde, que les exsudations de la pupille changent leur couleur jaune pour une teinte gris bleuâtre, que la tension intra-oculaire (qui est généralement sensiblement diminuée) ne subisse aucune fluctuation, et enfin que trois ou quatre mois se soient écoulés depuis le commencement de la maladie. En opposition avec ce que nous venons de dire, il peut être représenté que si l'on abandonne la maladie à elle-même, l'œil peut s'atrophier, et ses fonctions peuvent se troubler, de manière qu'il soit impossible d'espérer de les rétablir. Mais avec cette forme maligne, toute intervention chirurgicale aurait pour résultat d'accélérer les accidents, et, en outre, ces cas sont très-exceptionnels, selon de Graefe, qui prétend qu'en général l'atrophie du globe de l'œil peut être arrêtée à un certain degré, peut-être pas à un haut degré, et la perception quantitative de la lumière rester bonne. En présence de ces faits, il y a un grand avantage à attendre aussi longtemps que possible pour faire l'opération, parce que, comme il le dit, « la vascularisation et l'irritabilité des masses exsudées diminuent quand le point culminant de la maladie est passé, et les interventions opératoires étendues qui auraient dû être tentées sont beaucoup mieux supportées plus tard. Au début, des épanchements hémorrhagiques des vaisseaux délicats et nouvellement développés, et la prolifération des formations néo-plastiques détruiraient le résultat de l'opération. En outre, toute la tendance de la diffusion de l'irritation traumatique sur la choroïde tend à diminuer à mesure que la maladie se prolonge, et il n'est pas rare de voir s'accroître la tension du globe de l'œil » (1).

L'opération qui doit être pratiquée en pareil cas est l'enlèvement de la lentille, en même temps qu'une large iridectomie et une dilacération des masses d'exsudation. Cette opération peut être pratiquée suivant la méthode de de Graefe, décrite à la page 193, ou par la méthode de Bowman.

L'opération de l'excision du globe de l'œil est décrite dans le chapitre sur les *maladies de l'orbite*.

J'ai déjà dit que l'irritation sympathique est évidemment propagée par les nerfs ciliaires, et ce fait a conduit de Graefe à l'idée de diviser ces nerfs sur la région ciliaire de l'œil malade qui reste sensible au toucher. Le docteur Meyer, de Paris (2), a pratiqué l'opération avec beaucoup de succès dans plusieurs cas de névroses sympathiques. Après avoir élevé et incisé le tissu conjonctif et subconjonctif à la partie dou-

<hr>

(1) *A. f. O.*, XII, 2, 165.
(2) *Annales d'oculistique*, sept. 1867, p. 120.

loureuse de la région ciliaire, juste comme pour l'opération du strabisme, il introduit un crochet derrière le tendon du muscle droit le plus rapproché, de façon que l'œil soit bien fixé. Il ponctionne alors obliquement la sclérotique sur le point douloureux de la région ciliaire, avec le couteau étroit à cataracte de de Graefe, de façon que la plaie soit parallèle au bord de la cornée. L'humeur vitrée est alors expulsée par l'incision, on enlève le crochet avec soin, la plaie conjonctivale est fermée par une suture, et l'incision scléroticale se ferme en quelques jours.

CHAPITRE IV

MALADIES DE LA SCLÉROTIQUE ET DU CORPS CILIAIRE

INFLAMMATION DU CORPS CILIAIRE (CYCLITE), ETC.

La congestion et l'hypérémie du corps ciliaire, que l'on rencontre dans les cas d'iritis accompagnée de synéchie postérieure étendue, donnent bientôt lieu à de la cyclite, l'inflammation ne s'étendant que trop fréquemment à la choroïde. L'inverse peut se produire : l'inflammation peut commencer dans la choroïde, et s'étendre de là au corps ciliaire et peut-être à l'iris. La cyclite idiopathique peut aussi se développer surtout après des lésions de la région ciliaire, telles que des contusions, des plaies incisées ou ponctuées, la présence d'un corps étranger. La cyclite se reconnaît, en pareil cas, par l'aspect très-marqué d'injection subconjonctivale, par une douleur aiguë et souvent intense ; quand on appuie sur la région ciliaire, une névralgie ciliaire considérable et l'aspect de l'hypopyon. On distingue deux formes principales de cyclite : la forme *séreuse* et la forme *purulente*.

Cyclite séreuse. — Cette affection se développe souvent dans le cours de l'iritis séreuse, surtout si cette dernière maladie est grave et a été soignée négligemment ou mal à propos, avec des collyres astringents ou caustiques. La coexistence de la cyclite séreuse peut être soupçonnée, s'il y a, en même temps que les symptômes de l'iritis séreuse, une douleur marquée, produite par la pression dans la région ciliaire. Cette sensibilité se rencontre fréquemment à la partie supérieure ou à la partie interne de la région ciliaire. Si la tension du globe de l'œil est accrue, que la pupille soit dilatée et la chambre antérieure étroite, si le corps vitré devient nuageux et diffus avec de grandes opacités fixes flottantes, suspendues, les veines de l'iris dilatées et tortueuses : ces symptômes indiquent la présence de la cyclite séreuse. Il y a en même temps une détérioration rapide et marquée de la vue, qui est due en partie à l'opacité de l'humeur vitrée, et en partie à l'accroissement de la tension de l'œil, qui produit la compression de la rétine. L'accommodation et le champ de vision sont aussi plus ou moins affectés. Le développement de la cyclite, dans les cas d'iritis séreuse, doit toujours être regardé avec crainte, et l'état de la vue du champ de vision et de la tension de l'œil doit être surveillé avec beaucoup de soin : car si les symptômes ne cèdent pas aux remèdes ordinaires, mais au contraire semblent s'accroître, on ne doit pas perdre de temps et pratiquer l'iridectomie. Le danger est encore plus grand dans la cyclite purulente, qui est caractérisée par les symptômes suivants : injection subconjonctivale très-marquée, suivie de névralgie ciliaire, de photophobie et de larmoiement ; changement de couleur de l'iris, et s'il y a une iritis considérable, grande altération de l'iris ; dilatation des veines de l'iris, ce dernier symptôme est pathognomonique et dû à la cause suivante : sous l'influence des changements inflammatoires du corps ciliaire, le flux veineux de l'iris est plus ou moins gêné, et le sang ne coule pas facilement des petits vaisseaux de l'iris qui, par conséquent, s'engorgent et se dilatent. La région du corps ciliaire est très-sensible au toucher, quelquefois la douleur que l'on produit est tellement aiguë, que le malade frémit d'appréhension. Le pus apparaît bientôt dans la chambre antérieure, et tombe au fond sous la forme d'un hypopyon plus ou moins étendu. On doit se rappeler que l'hypopyon peut être dû à une exsudation purulente du corps ciliaire : car, sur le bord de la chambre antérieure, le corps ciliaire est seulement séparé par la division délicate de la membrane de Descemet, à travers laquelle le pus peut passer facilement dans la chambre antérieure, et là se précipiter sous la forme d'un hypopyon. Si nous pouvons, par conséquent, exclure l'origine de ce dernier de la cornée et de l'iris, nous pourrons être certains, même en dehors de tout autre symptôme, qu'il y a de la cyclite. Le bord de la pupille est souvent adhérent, et son champ bloqué par un bourrelet épais de lymphe, et l'on ne voit que trop souvent de l'exsudation purulente réunie derrière l'iris, et peut-être aussi dans l'humeur vitrée.

La cyclite purulente se développe souvent après des lésions du corps ciliaire, des opérations de la cataracte, et comme l'ophthalmie sympathique, c'est la forme sous laquelle elle apparaît le plus souvent.

Au début, l'application constante de fomentations chaudes de pavot produit un grand soulagement de la névralgie ciliaire, et une diminution dans la sensibilité de la région ciliaire. Si cet effet ne se produit pas, et s'il y a de l'hyperémie et de la congestion des vaisseaux subconjonctifs et aussi des vaisseaux de l'iris, on appliquera des sangsues, et quand elles auront saigné abondamment, on emploiera une forte solution d'atropine, afin de produire au plus tôt la dilatation de la pupille ; s'il y a beaucoup de douleur nocturne, ou que le malade ne puisse pas reposer, on emploiera une injection sous-cutanée de morphine. Quand il y a une exsudation considérable de lymphe dans la chambre antérieure, ou dans l'humeur vitrée, on établira la salivation aussi rapidement que possible par l'emploi de l'onguent mercuriel. On doit avouer cependant qu'il est souvent impossible d'arrêter les progrès de la maladie, et d'empêcher que l'œil ne se perde par une irido-cyclite suppurative, se terminant par l'atrophie du globe de l'œil.

Une iridectomie très-étendue, si elle est pratiquée à une période peu avancée de la maladie, exerce souvent une influence très-heureuse. A une période plus avancée, cette opération est très-souvent suivie par un retour d'inflammation grave et par une nouvelle poussée de pus qui obstrue complétement la pupille artificielle.

Lésions qui impliquent la région ciliaire. — Ces lésions sont dangereuses, non-seulement à cause des complications inflammatoires auxquelles elles peuvent donner lieu dans l'œil malade, mais aussi à cause de l'ophthalmie sympathique qu'elles peuvent exciter. De simples plaies incisées de la sclérotique, et près du bord de la cornée, si elles ne sont pas très-étendues, qu'elles n'aient pas pénétré très-profondément, qu'elles ne causent de lésions graves ni au corps ciliaire ni à la lentille, se réuniront rapidement à l'aide d'une fine suture. De pareilles plaies peuvent être produites par des fragments de verre ou d'acier, ou par une coupure nette d'un petit instrument tranchant. Dans le premier cas, un examen minutieux doit être fait, car le corps étranger peut être tombé après avoir blessé la sclérotique, peut être entré dans le globe de l'œil, où être resté dans les lèvres de la plaie, d'où l'on pourrait facilement l'enlever. On voit une sorte de perle d'humeur vitrée, qui s'avance entre les lèvres de la petite plaie, et dont le suintement constant diminue beaucoup la tension intra-oculaire, l'œil étant généralement très-mou. Mais tandis que la tension de l'humeur vitrée est diminuée, celle de la chambre antérieure peut être augmentée ; car l'iris étant scarifié en arrière, la profondeur de la chambre antérieure est accrue et occupée par le sérum jaunâtre. Cet état produit une décoloration verdâtre toute particulière et très-marquée de l'iris, qui est sensible, surtout si la teinte normale de l'iris est bleue ou gris bleuâtre. En pareil cas, le traitement le meilleur consiste à réunir les lèvres de la petite plaie sclérale à l'aide d'une suture fine. On réussit très-bien à le faire en attachant une aiguille recourbée à chaque extrémité d'une soie très-fine, et en passant une des aiguilles à travers un bord de dedans en dehors, et l'autre aiguille à travers le bord opposé aussi de dedans en dehors. On évite ainsi le danger de blesser le corps ciliaire ou la lentille par un mouvement soudain qui pourrait porter dans l'œil la pointe de l'aiguille. La suture produit en général peu ou point d'inflammation, et l'on peut la laisser huit ou dix jours, jusqu'à ce que la plaie soit fermement unie.

Aussitôt que l'écoulement de l'humeur vitrée est arrêté, la tension intra-oculaire s'accroît, et au bout d'un ou deux jours elle atteint en général son point normal. Si la profondeur de la chambre antérieure est considérablement accrue par l'accumulation du sérum, on peut faire une iridectomie pour rétablir la communication entre les chambres antérieure et postérieure.

La description des tumeurs qui se rencontrent dans la région ciliaire se trouve dans la partie qui traite des *tumeurs de la choroïde*.

MALADIES DE LA SCLÉROTIQUE.

I. — Épisclérite.

Quoique cette affection ne soit pas dangereuse, elle est souvent très-fatigante, et elle manifeste une grande tendance aux rechutes. Elle se distingue par une petite élevure d'un rouge terne ou d'un jaune rougeâtre placée sur la sclérotique, tout près de l'insertion d'un des muscles droits et à une petite distance du bord de la cornée. Elle se développe plus fréquemment dans la partie temporale de la sclérotique, près de l'insertion du muscle droit externe. Le développement de ce petit nodule est généralement précédé et accompagné par une rougeur plus ou moins considérable, conjonctivale et subconjonctivale, surtout de ce segment du globe de l'œil sur lequel l'élevure est située et auquel en réalité est confinée la vascularité. Le tissu subconjonctif est sur ce point épais et enflé d'une façon marquée, et a une teinte particulière pourpre rouillé foncé ; les vaisseaux sanguins et peut-être aussi ceux de la conjonctive sont un peu dilatés, tortueux et d'une teinte obscure. Très-souvent, la conjonctive est à peine affectée, la vascularité et l'enflure étant limitées au tissu subconjonctif et aux couches superficielles de la sclérotique. Il y a quelquefois beaucoup de névralgie ciliaire, de photophobie, de larmoiement ; mais d'autres fois ces symptômes manquent complétement, et le malade éprouve seulement un léger malaise, ou une sensation de lourdeur et de pesanteur autour de l'œil. Le point affecté de la sclérotique peut aussi être plus ou moins sensible au toucher. A la partie extérieure, l'affection pourrait être prise pour une ophthalmie phlycténulaire ou pustulaire, mais le petit nodule s'accroît vite et prend bientôt un aspect bronzé d'un rouge brun, avec une large base et sans aucune tendance à l'ulcération ou à la suppuration. Graduellement le nodule devient plus pâle, diminue de volume, et disparaît lentement après avoir existé pendant plusieurs mois peut-être. Ou bien encore, il peut revenir plusieurs fois, soit à la même place, soit sur un autre point du globe de l'œil, de sorte que la maladie peut voyager autour de la cornée d'un point à l'autre.

La maladie est non-seulement très-tenace et très-prolongée, mais encore le traitement local ou général exerce sur elle très-peu d'influence : elle se développe le plus souvent chez les femmes adultes, et ne paraît avoir aucune cause appréciable, excepté peut-être une plus grande fréquence chez les individus rhumatisants. La cornée est quelquefois intéressée, surtout cette partie de la cornée la plus près de l'élevure ; les parties superficielles de la cornée deviennent nuageuses, et cette opacité prend quelquefois l'aspect d'un arc sénile partiel. S'il y a de la douleur et de l'irritation ciliaire, des gouttes d'atropine seront employées, et des fomentations chaudes de pavot appliquées dans l'œil. J'ai trouvé l'insufflation de calomel ou l'usage de l'onguent au précipité rouge très-utile ; mais je pense qu'ils sont contre-indiqués s'il y a de l'irritation ciliaire ; cette remarque s'applique encore plus aux collyres caustiques. J'ai cependant trouvé quelquefois de grands bénéfices à employer un collyre de chlorure de zinc. J'emploie d'abord une solution très-faible (2 centigr. pour 30 grammes d'eau), et si elle est bien supportée, et n'augmente ni la rougeur ni l'irritation, j'augmente la force du collyre jusqu'à 5 ou 10 centigrammes pour 30 grammes d'eau. Le malade devra suivre un régime nourrissant, et les toniques seront largement administrés.

II. — Staphylôme antérieur de la sclérotique.

Des boursouflures staphylomateuses de la sclérotique peuvent être complétement ou en partie limitées à un coin de la portion antérieure de la sclérotique, ou bien elles peuvent envahir plus ou moins tout le globe de l'œil.

Le staphylôme partiel antérieur est généralement situé près de la région ciliaire, ou plus en arrière près de l'équateur de l'œil. Il peut se développer sur n'importe quel point du bord de la cornée, dans la région équatoriale du globe de l'œil, et se montre souvent entre l'insertion de deux des muscles droits, car il y a moins de résistance sur ce point à la boursouflure de la sclérotique.

Dans la grande majorité des cas, le staphylôme de la sclérotique est causé par l'irido-choroïdite accompagnée par l'accroissement de la tension intra-oculaire, qui conduit à la distension et à la boursouflure de la sclérotique sur un ou plusieurs points, sa résistance ayant été peut-être affaiblie par l'amincissement inflammatoire de sa structure. La proéminence des symptômes inflammatoires varie beaucoup, suivant la rapidité avec laquelle le staphylôme se forme : si le cours de la maladie est très-aigu, on y trouve des symptômes d'irido-choroïdite. Il y a de l'injection conjonctivale et subconjonctivale, accompagnée parfois d'un certain degré de chémosis qu'on voit autour de cette partie de la sclérotique qui commence à se boursoufler. La névralgie ciliaire est souvent très-grave et la région ciliaire très-sensible au toucher ; le bord de la cornée peut être opaque, l'humeur aqueuse brumeuse, l'iris enflammé et décoloré, et son bord pupillaire attaché en bas par des exsudations de lymphe.

Si la pupille est assez claire pour permettre l'examen ophthalmoscopique, on voit que l'humeur vitrée est souvent confuse et nuagée, avec des lambeaux grands et noirs qui flottent au milieu. La tension de l'œil est en général considérablement accrue, et la vue et le champ de vision très-affaibli. L'accroissement de la tension de l'œil n'est pas cependant indispensable à la production du staphylôme ; car, à cause de l'amincissement inflammatoire que peut subir une partie de la sclérotique, celle-ci peut n'être pas assez forte sur ce point pour résister à un degré même normal de tension intra-oculaire, et par conséquent céder devant ce simple fait. En pareil cas, il n'y a ni augmentation de la tension de l'œil ni dureté du globe. De pareils cas sont cependant rares si on les compare aux autres dans lesquels l'accroissement de la tension est la cause principale de la boursouflure. Outre la douleur, le malade se plaint souvent de rapides jets de lumière (photopsies) ; souvent on voit sur un point de la sclérotique une légère proéminence ou enflure dont les contours peuvent être circonscrits et nettement délimités, ou bien irréguliers et passant graduellement et insensiblement jusqu'à la partie saine de la sclérotique. A mesure que la boursouflure augmente, la sclérotique devient de plus en plus mince (en partie à cause de l'inflammation et en partie de la distension), se décolore et prend sur ce point une teinte bronze sale d'un gris bleuâtre qui est due au lustre qu'elle acquiert vue à travers la choroïde. Ainsi, le staphylôme peut acquérir un volume considérable même dans le cours de quelques semaines. En même temps que le staphylôme augmente, la portion rapprochée de la région ciliaire et même de la cornée peut être intéressée, et des changements considérables peuvent être produits dans la courbe, le plan correspondant de la zonule de Zinn étant allongé et l'attache de la lentille relâchée en conséquence.

En général, les progrès du staphylôme sont très-lents et gradués. Après une inflammation plus ou moins grave et aiguë de l'iris et de la choroïde, dont les progrès ont pu paraître arrêtés et qui durent depuis quelque temps, on voit que la courbe d'une partie de la sclérotique est altérée, qu'elle est plus proéminente, et que sa surface est traversée par des vaisseaux sombres et dilatés. Graduellement et lentement, la boursouflure augmente, la sclérotique s'amincit et change sa couleur blanc lustré pour une teinte bleu bronzé. Quelquefois la boursouflure staphy-

-lomateuse est traversée par des trabécules brillants et tendineux, qui forment une espèce de cadre à travers lequel surgissent les portions noires et gonflées, ce qui donne à l'ensemble une faible ressemblance avec une mûre. Le staphylôme peut alors rester stationnaire pendant quelque temps, et les symptômes inflammatoires peuvent disparaître; mais bientôt une exacerbation survient, l'œil est de nouveau sensible, irritable, enflammé, et un accroissement considérable de volume du staphylôme se produit. Bientôt ces symptômes disparaissent de nouveau, et les progrès de la maladie sont temporairement arrêtés. De pareilles exacerbations peuvent se reproduire souvent et amener à la fin un staphylôme proéminent très-considérable. Quelquefois les boursouflures staphylomateuses ne sont pas complétement limitées à une partie de la sclérotique, mais occupent toute la région ciliaire autour de la cornée. En pareil cas, la maladie est appelée *staphylôme annulaire*.

La distension et la boursouflure ne sont pas limitées à la sclérotique, mais s'étendent à la choroïde, qui adhère généralement à la première, et qui par conséquent s'étire et se boursoufle avec la première, et subit parfois avec le temps une atrophie presque complète. La rétine peut être adhérente à la choroïde, et par conséquent altérée et étirée dans sa structure, ou bien elle peut en être séparée sur ce point et passer droit à travers la base de la boursouflure staphylomateuse, dont la cavité est occupée par un fluide séreux. L'humeur vitrée est aussi plus ou moins ternie et fluide; quelquefois cependant elle est transparente, et l'on peut alors voir distinctement (si les autres milieux réfractants sont clairs) les détails du fond et peut-être même l'excavation profonde du nerf optique. En général, cependant, on ne peut pas voir le fond de l'œil, à cause des exsudations dans la pupille, ou de l'opacité de la lentille et de l'humeur vitrée.

Dans le staphylôme complet de la sclérotique, les parties antérieures de la sclérotique et de la cornée ont leur courbe très-altérée; elles sont distendues et d'une forme conique ou sous-ovoïde. L'iris et le cercle de Zinn sont aussi très-distendus. Le plan de l'iris est grandement accru comme volume : il est décoloré, prend une teinte sale ardoisée; cette couleur est due en partie aux changements inflammatoires et en partie à l'atrophie et aux tiraillements des fibrilles. En outre, il est souvent tremblant, à cause de la dislocation partielle ou complète de la lentille causée par la séparation de la lentille d'avec sa surface postérieure par une quantité considérable de fluide. A cause de la distension et de l'étirement du cercle de Zinn, les attaches de la lentille sont relâchées, affaiblies, et cette dernière peut être partiellement ou complétement disloquée dans l'humeur vitrée La profondeur et le volume de la chambre antérieure sont très-souvent accrus. En réalité, l'œil tout entier est agrandi, et, à cause de cela et à cause de la protrusion de l'œil au dehors de l'orbite, on appelle souvent cet état *buphthalmos*. La sclérotique est traversée par des vaisseaux dilatés, tortueux, et a une teinte bronzée d'un bleu foncé, qui est diffuse et uniforme, ou bien encore limitée à de certains points, ce qui donne à l'ensemble une apparence sombre et rapiécée. La pupille est souvent remplie de lymphe; la capsule de la lentille est opaque et recouverte par des masses d'exsudation; il y a souvent de la cataracte de la lentille. Si le staphylôme s'est formé après une perforation étendue de la cornée, il n'y a pas de chambre antérieure, et l'iris et la capsule de la lentille sont intimement unies et adhérentes à la cicatrice cornéale. Il y a cataracte de la lentille, qui est parfois crayeuse et ratatinée ou même complétement absente; dans ce dernier cas, elle s'est échappée à travers la perforation cornéale.

Le staphylôme partiel, et de même le staphylôme complet, peuvent s'arrêter après quelque temps; en pareil cas, les exacerbations inflammatoires deviennent de moins en moins fréquentes et finissent par cesser complétement. Dans d'autres cas, il se développe une irido-choroïdite grave qui amène graduellement l'atrophie de l'œil, ou bien encore la partie protubérante d'un staphylôme partiel peut céder, soit spontanément, soit par suite d'un coup reçu sur l'œil, ou par un effort soudain et une extension considérable. Une grande partie du contenu du globe de l'œil s'échappe; il s'établit souvent en même temps une hémorrhagie intra-oculaire considérable, une inflammation, et le globe dépérit et s'atrophie.

Pour le traitement, je dirai seulement qu'au début de la maladie, quand les symptômes sont seulement ceux de l'irido-choroïdite, les remèdes ordinaires, tels que l'atropine, les sangsues, la paracentèse, etc., peuvent être avantageusement employés. Mais quand la tension de l'œil s'est accrue d'une manière marquée, et surtout si la sclérotique montre une tendance à se boursoufler sur un certain point, ces remèdes ne peuvent plus suffire, et il faut avoir recours à une iridectomie pratiquée largement, et tout de suite. Si cette opération n'arrête pas les progrès de l'inflammation et la boursouflure de la sclérotique, on pourra essayer de plusieurs paracentèses ou même de faire une iridectomie en face de la première, de façon à partager l'iris en deux moitiés séparées; mais si le staphylôme est considérable, s'il existe déjà depuis quelque temps, l'iridectomie ne peut plus suffire pour le combattre, et il faut se décider à l'enlever. Cette opération sera pratiquée avec un couteau à cataracte, comme dans les cas de staphylôme de la cornée (p. 136). Après l'opération, on appliquera un ferme bandage compresseur. Dans les cas de staphylôme partiel, surtout si la base est petite, je préfère à l'excision l'opération de Borelli (p. 140). Dans les cas où la vue est perdue sans

retour, et où l'œil est une source de douleur et de danger constants,
l'excision devra être pratiquée par la méthode de Critchett ; mais si la
maladie s'étend ou envahit tout le globe de l'œil, le plus sage sera d'enlever l'œil, car en excisant la partie antérieure, on laisserait derrière soi
des parties malades, et le tronçon amènerait des complications inflammatoires, ce qui pourrait empêcher le malade de porter un œil artificiel
et même être dangereux pour l'autre œil.

III. — Plaies et blessures de la sclérotique.

Les plaies incisées de la sclérotique sont surtout dangereuses si elles
sont étendues, car alors une partie considérable du globe de l'œil s'échappe,
et ce fait peut être suivi d'une hémorrhagie intra-oculaire considérable,
de la choroïdite suppurative, et enfin de l'atrophie du globe de l'œil. Si la
plaie est plus petite, elle peut, en se cicatrisant, envahir une portion de la
rétine, amener le décollement de celle-ci, et, quoique limitée au début,
peut s'accroître et compromettre la sûreté de l'œil. En outre, l'instrument
qui produit la plaie peut blesser la lentille et amener une cataracte traumatique accompagnée parfois de complications inflammatoires qui
amènent la destruction de la vue. Le danger est encore plus grand si la
pointe de l'instrument se casse et se loge dans l'intérieur de l'œil ; le danger est le même si des corps étrangers sont entrés dans le globe après
avoir perforé la sclérotique. Si la plaie est située à la partie antérieure
de la sclérotique, près de la cornée, l'iris devient en général proéminent,
et la lentille peut être disloquée sous la conjonctive. C'est ce qui se produit généralement après des coups violents portés à l'aide d'un instrument
émoussé, coups qui produisent la rupture de la sclérotique. En réalité,
les ruptures de la sclérotique sont beaucoup plus dangereuses que les
plaies incisées, car il faut que le coup reçu ait une grande force pour
produire la rupture. Si la plaie incisée n'a pas un volume trop considérable, on doit réunir ses bords avec soin par une ou deux sutures.
On excise les parties proéminentes de l'iris ou de l'humeur vitrée, et des
compresses froides sont appliquées pour diminuer la réaction inflammatoire. Dans les petites plaies de ponction, une petite boule d'humeur
vitrée peut passer à travers la petite ouverture, et, si l'application d'une
compresse n'accélère pas la réunion, on remédie à cet état de choses en
touchant légèrement la plaie avec un crayon de nitrate d'argent et de potasse tous les deux ou trois jours. Quand la plaie est très-étendue et
qu'une grande partie du contenu du globe de l'œil s'est échappée, si en
outre il ne reste aucun espoir de rétablir la vue, le meilleur est
d'enlever le globe de l'œil, surtout s'il est d'un grand intérêt pour le ma-

lade d'être guéri vite (comme cela arrive dans les classes pauvres) et d'être garanti contre toute nouvelle attaque inflammatoire.

Une partie de la sclérotique peut se gangréner après des blessures par brûlures, telles que celles que produisent les métaux fondus, etc. La partie blessée se couvre d'une eschare d'un gris blanchâtre qui tombe avec des parties de la sclérotique jusqu'à ce que l'humeur vitrée devienne visible. La blessure peut être accompagnée d'inflammation de la cornée et de l'iris, et d'opacité de la lentille.

CHAPITRE V

MALADIES DE LA LENTILLE CRISTALLINE

I. — Cataracte.

Sous le nom général de *cataracte*, on désigne une opacité de la lentille cristalline, et c'est seulement à cette opacité qu'on doit appliquer ce nom. Quand l'opacité est dans la capsule, on l'appelle *cataracte capsulaire*, et, quand la capsule et la lentille sont à la fois intéressées, on appelle l'affection une *cataracte capsulo-lenticulaire*. La fausse cataracte des anciens auteurs était simplement un nom donné à des dépôts de lymphe dans la pupille, et ce nom doit être aboli.

On doit avouer franchement que l'étiologie de la cataracte est encore environnée de doute et d'obscurité. Il paraît très-probable que les causes principales de la perte de transparence de la lentille sont dues à une perturbation de la nutrition de la lentille et aux changements inflammatoires qu'elle subit. Le défaut de nutrition peut être dû à des altérations spéciales dans l'état du sang, à une évolution sénile ou aux lésions inflammatoires des tuniques voisines (irido-choroïdite, sclérotite, choroïdite postérieure, rétinite pigmenteuse, etc.). La cataracte se rencontre souvent chez des individus dont le sang a subi une altération dans sa partie aqueuse. La partie aqueuse constitutive du sang étant insuffisante, le sang devient très-dense (comme dans le diabète par exemple). Cet état du sang donne lieu à une exosmose des constituants aqueux de la lentille, à une perte de transparence de ses fibres et à un dépôt de sels calcaires et autres. Dans le diabète, la cataracte n'apparaît généralement qu'à une période avancée de la maladie, quand le malade est très-affaibli, anémié, et que sa santé est très-altérée. J'ai cependant vu des cas dans lesquels l'opacité de la lentille s'est développée pendant que la santé générale était encore bonne. La cataracte diabétique se rencontre généralement vers l'âge moyen ou un peu avant, et ne présente aucun caractère ni aucun symptôme caractéristique. Elle affecte généralement les deux yeux, est molle, comme consistance, et se forme rapidement. Chez les personnes plus âgées, elle est d'une consistance plus dure, et contient un noyau plus ou moins grand, et toujours dur. La perception de la lumière et l'état du champ de vision doivent toujours être examinés avec soin, car des affections de la rétine et du nerf optique se rencontrent souvent dans le cours des diabètes, peuvent exister avec la cataracte et rendre ainsi défavorable le pronostic de l'opération. Un autre fait qu'on ne doit pas oublier en opérant une cataracte diabétique, c'est que l'iris est souvent très-irritable, de sorte que l'iritis s'établit, quoique exceptionnellement, avec une facilité extraordinaire. L'amblyopie qu'on rencontre quelquefois chez les personnes diabétiques peut être simplement due à la paralysie de l'accommodation.

La présence du *secale cornutum* dans l'économie peut produire la cataracte. Ainsi le docteur Ignaze Meyer (1) a montré que l'emploi de pain contenant de l'ergot de seigle peut la produire. L'ergotisme a duré dans quelques-uns de ces cas pendant deux ou trois mois, le principal symptôme étant les crises. Le développement de la cataracte était très-lent et envahissait toujours les deux yeux. Le mode de production de la cataracte par l'ergotisme est encore très-incertain, mais il est probable qu'il est dû à quelques changements dans la nutrition de la lentille. Wecker pense que cette mauvaise nutrition peut être due à une diminution de la quantité de sang à la partie antérieure dans la région uvéale, ou à la contraction spasmodique prolongée du muscle ciliaire.

Règle générale : la cataracte est une maladie des gens âgés, et la perte de transparence de la lentille est probablement due à une insuffisance de la nutrition qui dépend de l'insuffisance du sang et de la diminution conséquente des constituants aqueux du cristallin. Il ne faudrait pas cependant prendre pour de la cataracte les petites opacités ponctuées qui sont dues à la dégénérescence graisseuse sénile des fibrilles de la lentille, et qui paraissent parfois chez les vieillards sous la forme d'une frange de petits points ronds gris jaunâtre, situés presque à la périphérie de la lentille, où ils peuvent rester stationnaires pendant une période très-longue.

Les inflammations des tuniques internes de l'œil, surtout de l'iris, de la choroïde et de l'humeur vitrée, peuvent donner lieu à une cataracte non-seulement par suite d'un affaiblissement de la nutrition de la lentille, mais aussi par les changements inflammatoires qui impliquent les cellules intra-capsulaires de la lentille elle-même. La cataracte peut être causée aussi par un dépôt de lymphe étendu, placé sur la capsule, et qui empêche le va-et-vient osmotique de matière entre la lentille et l'humeur aqueuse. Si ces exsudations couvrent la plus grande partie de la capsule

____

(1) *A. f. O.*, VIII, 2, 120.

antérieure, l'opacité de la lentille est en général bientôt complète. Au contraire, si l'exsudation est limitée au champ de la pupille, la cataracte est souvent partielle; dans le premier cas, les constituants aqueux de la lentille sont bientôt absorbés, la lentille diminue de volume, se rétrécit et peut avec le temps être presque entièrement absorbée, laissant seulement derrière elle un disque opaque, blanc et crayeux.

La cataracte est très-souvent produite par des blessures de la lentille; mais cette forme spéciale sera traitée tout au long sous le nom de *cataracte traumatique*.

Il est très-difficile de classer les principales formes de cataracte de façon que leurs traits distinctifs puissent être facilement reconnus et se graver dans la mémoire. Il y a non-seulement de nombreuses variétés, mais quelques-unes d'entre elles ne présentent aucun caractère marqué, de sorte que leur description est souvent confuse et inintelligible pour un commençant.

Je pense qu'il est plus pratique de diviser les cataractes lenticulaires en deux classes principales : 1° la cataracte corticale, ou cataracte molle; 2° la cataracte nucléale, ou cataracte dure. La première est la plus fré-quente des cataractes congénitales, et se rencontre sous des formes variées entre trente et trente-cinq ans. Cette forme est surtout caracté-risée par ce fait, que, quoique toute la lentille soit envahie, il n'y a pas de dureté du noyau. La cataracte nucléale se voit généralement après trente-cinq ou quarante ans, et se distingue par un nucléole jaune, dur, et plus ou moins large. Je sais qu'une division aussi générale peut être critiquée, on peut y objecter que des cas exceptionnels se rencontrent souvent, et qu'elle n'embrasse pas toutes les variétés. Cependant, au point de vue pratique, je la crois meilleure, car elle nous permet d'établir de grandes règles pour choisir le mode d'opération. Par exemple, la cataracte corticale peut être opérée par division avec une aiguille, par section ou par l'extraction linéaire; tandis que la cataracte nucléale, à cause de la présence du nucléole dur, nécessite l'extraction à travers un lambeau cornéal ou scléral, ou à l'aide d'un instrument de traction.

Mais il est une forme de cataracte molle qui nécessite une description spéciale, tant à cause de sa structure particulière, que parce qu'on peut la traiter par une opération qui n'intéresse pas la lentille elle-même. Je veux parler de la cataracte lamelleuse ou zonulaire. Les cataractes causées par des lésions de la lentille et des opacités de la capsule seront examinées sous les titres de *Cataracte traumatique* et *Cataracte capsulaire*.

Autrefois, on faisait une grande attention aux symptômes qui distinguent la cataracte du glaucome et de l'amaurose; mais, depuis la découverte de l'ophthalmoscope, il est devenu impossible de confondre ces maladies avec la cataracte, excepté pour des gens très-ignorants ou peu attentifs.

Une cataracte à maturité, complétement formée, peut être reconnue même à l'œil nu, la pupille n'est plus noire ni claire, mais recouverte d'un corps blanchâtre opaque et étalé tout près en arrière. Cependant, quand l'affection est incidente et peu avancée, surtout quand l'opacité commence au bord de la lentille, elle peut passer facilement inaperçue, excepté quand l'œil est examiné avec soin par l'ophthalmoscope et l'éclairage oblique. Si des personnes âgées se plaignent de diminution de la vue, l'état de la lentille devra être toujours examiné, même lorsqu'il sera apparent que ces personnes sont seulement presbytes, et sont capables de lire la plus petite impression avec des verres convexes appropriés; car la cataracte des personnes âgées est très-commune, et elle commence souvent au bord de la lentille, sous la forme de petites opacités spiculaires, qui peuvent facilement échapper à l'attention. Si l'on soupçonne que la cataracte est naissante, il faudra dilater la pupille avec une faible solution d'atropine, et examiner la lentille avec l'ophthalmoscope et par l'éclairage oblique. Si quelque raison empêche de dilater la pupille, on peut, quand même, voir très-bien même la marge de la lentille en dirigeant l'œil du malade d'un côté, tandis que l'on regarde obliquement derrière l'iris.

On doit avoir soin de ne pas prendre pour un début de cataracte les changements physiologiques qui se produisent dans la lentille des gens âgés. Ces changements consistent en un épaississement et une consolidation de la substance de la lentille, surtout du nucléole qui prend alors une teinte jaune. Si ce nuage physiologique est très-marqué, il peut facilement être pris pour une cataracte au début. Les traits distinctifs sont que, dans le premier cas, la vue est parfaite (la disposition presbyte étant corrigée par des lunettes convenables). L'opacité reste complétement ou presque complétement stationnaire pour une période très-longue, et le nuage n'est pas visible à l'ophthalmoscope, quoique parfois très-marqué à l'éclairage oblique.

Le catoptrique, qui était autrefois très-employé dans le diagnostic de la cataracte, est tombé complétement en désuétude depuis la découverte de l'ophthalmoscope et l'emploi de l'éclairage oblique. L'examen avec le catoptrique se fonde sur les trois images qui peuvent être observées dans un œil sain, quand une bougie allumée est remuée devant l'œil: deux de ses images sont droites, la troisième est renversée. La première est une image droite de la bougie, et est produite par la réflexion de la cornée. La seconde est droite aussi, et est produite par la réflexion de la surface antérieure de la lentille. La troisième est renversée, et est due à la réflexion de la surface postérieure concave de la lentille. Les deux prémières images remuent dans la même direction que la bougie, la troisième dans une direction opposée. Si la lentille devient opaque, l'image de la surface postérieure est perdue, et celle de la surface antérieure devient bientôt indistincte.

Avec l'éclairage oblique, les opacités de la lentille apparaissent d'un gris clair ou d'une couleur blanchâtre, les formes les plus légères sont mieux vues avec une lumière modérée.

Si l'on emploie l'ophthalmoscope pour le diagnostic de la cataracte, on doit se servir du miroir seul, sans aucune lentille en face. Pour obtenir une image plus grande, on place une lentille convexe derrière le miroir, l'éclairage doit être faible ; une cataracte corticale au début se compose de petites raies centripètes qui apparaissent sous la forme de petites bandes noires bien limitées sur un fond rouge. Des opacités ponctuées apparaissent aussi comme des taches noires, mais sont souvent moins visibles qu'avec l'éclairage oblique.

Je vais maintenant décrire rapidement les différents aspects caractéristiques que présentent les diverses formes de cataractes.

1° *Cataracte lamelleuse ou zonulaire.* — Cette cataracte est généralement congénitale ou au moins développée pendant la première enfance. Arlt a appelé au début l'attention sur ce fait, que la maladie se développe chez les enfants qui ont eu des convulsions. Cependant, la connexion entre ces deux affections n'a pas encore reçu d'explication satisfaisante, car il est très-difficile de comprendre comment de certaines couches périnucléaires des fibres de la lentille souffriraient par manque de nutrition, à cause des violents efforts musculaires produits pendant les convulsions.

Comme la cataracte lamelleuse n'attaque pas matériellement la vue, elle peut passer inaperçue jusqu'à une période plus avancée de la vie, son aspect est très-caractéristique et son diagnostic facile. En dilatant la pupille avec de l'atropine, on observe une opacité de la lentille qui a de deux à trois lignes de diamètre. Cette opacité est presque uniforme de la périphérie au centre, et parfaitement limitée contre le bord transparent de la lentille. En réalité, la cataracte se compose d'une couche de substance opaque de la lentille, étalée entre le nucléole et la partie transparente de la substance corticale. C'est pour cela que cette affection a été appelée cataracte lamelleuse. Le nucléole de la lentille est transparent, ce qui est prouvé par le caractère uniforme de l'opacité, qui n'est pas plus dense au centre qu'à la périphérie, et par la vue relativement bonne dont jouissent les malades, même quand la pupille n'est pas dilatée. Avec l'ophthalmoscope, un reflet d'un brun rougeâtre brille à travers la partie centrale de la lentille.

Avec l'éclairage oblique, l'opacité apparaît d'une couleur gris clair uniforme ; elle est nettement délimitée et entourée d'une marge plus ou moins grande de substance corticale transparente. On remarque aussi une partie claire de substance corticale entre l'opacité et la capsule antérieure. Au centre de l'opacité, on peut souvent remarquer une ou plusieurs petites taches blanches. Avec l'ophthalmoscope, l'opacité a la forme d'un disque noir bien net, au centre duquel est un reflet brun rougeâtre. Si le bord de la substance corticale est clair, les détails du fond seront très-visibles à travers. S'il y a des opacités dans cette substance, elles apparaîtront comme de petites bandes noires, ou taches, sur un fond rouge. Quelques-unes des variétés de cataracte lamelleuse sont très-jolies. Par exemple, j'ai vu des cas dans lesquels de petites raies couraient depuis l'opacité jusque dans le cortex, leurs extrémités étant réunies par de petites opacités en forme de perles. La cataracte lamelleuse est stationnaire ou très-lente dans ses progrès. Il est important de savoir, avant de décider une opération, si la cataracte est, oui ou non, progressive. Nous serons guidés surtout par l'état de la substance corticale marginale. Si elle est parfaitement claire et transparente, la cataracte est stationnaire ; si elle est diffuse, nuageuse et semée d'opacités ponctuées ou rayées, elle est progressive. De Graefe pense que les progrès de la maladie sont plus rapides quand les raies sont larges et que la substance lenticulaire interjacente est opaque et fixée avec des points durs. Si les opacités consistent seulement en petits points très-fins ou en petites bandes très-étroites et très-délicates, les progrès sont très-lents.

Suivant de Graefe, la cataracte lamelleuse peut aussi se former plus tard dans la vie par suite de la dislocation de la lentille et après l'iritis.

La vue peut être relativement bonne si l'opacité n'est pas dense ; par exemple, on peut lire une grosse impression. Mais la vue est toujours améliorée par la dilatation de la pupille avec l'atropine, car cette dilatation permet aux rayons de l'objet de passer à travers la partie marginale claire de la lentille. J'ai vu des cas dans lesquels la différence de la vue avant et après la dilatation de la pupille était très-marquée : ainsi, des personnes qui, avant la dilatation, pouvaient difficilement déchiffrer de grandes lettres, étaient capables ensuite de lire la plus petite impression. Les figures suivantes (fig. 27 et 28) expliquent ce fait. Dans la figure 27, *a*

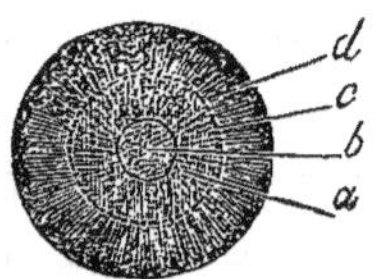
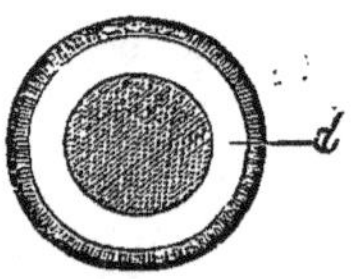

FIG. 27. FIG. 28.

est la pupille non dilatée recouverte par l'opacité *b*, qui s'étend derrière l'iris aussi loin que la ligne ponctuée *c*, où commence la marge transparente *d*. Comme cette dernière est complétement couverte par l'iris, les rayons peuvent seulement passer à travers la partie centrale opaque. De là l'obscurcissement de la vue. Au contraire, après la dilatation de la pupille (fig. 28), la marge transparente, *d*, est exposée, et les rayons peuvent alors passer à travers cette marge jusqu'à la rétine. La solution d'atropine employée pour dilater la pupille doit être extrêmement faible (5 centigr. pour 250 ou 300 grammes d'eau), de manière à obtenir une dilatation complète de la pupille sans paralysie de l'accommodation. Si l'on n'a pas cette précaution, on peut être facilement trompé par le malade, qui se plaindra que sa vue est obscurcie après la dilatation, ce fait vrai étant simplement dû à l'emploi d'une solution trop puissante qui paralyse l'accommodation.

Les personnes qui souffrent d'une cataracte lamelleuse sont souvent supposées de vue courte parce qu'elles tiennent les petits objets (un livre, par exemple) très-près de l'œil, afin d'avoir des images rétinales plus grandes. Cependant, après un certain temps, l'accommodation constante pour des objets très-rapprochés peut réellement donner lieu à de la myopie, même à un degré considérable.

Dans la pratique, il est important de se rappeler deux faits, eu égard à la cataracte lamelleuse : 1° que l'opacité est environnée par un bord clair de substance corticale, qui, s'il est suffisamment large et transparent, peut laisser une vue excellente quand la pupille est dilatée; 2° que la plus grande portion de la lentille est transparente et dans une condition normale, et que par conséquent elle peut se gonfler plus qu'une lentille cataractée après la lacération de la capsule et l'admission de l'humeur aqueuse, comme, par exemple, dans l'opération par l'aiguille.

2° *Cataracte corticale.* — Dans cette affection, l'opacité commence généralement à la marge. De petites raies d'un blanc grisâtre vont de là vers le centre de la lentille. Au début, la substance lenticulaire interjacente est parfaitement transparente ou fixée à peine par de petits points opaques. Bientôt le nuage devient plus général et se répand jusqu'à ce qu'il ait envahi toute la lentille. On observe quelquefois les raies sur les substances corticales antérieure et postérieure, la lentille restant transparente entre elles. La différence de leur position peut être facilement reconnue avec l'éclairage oblique, les raies antérieures sont rapprochées derrière la pupille, tandis que les autres sont en arrière dans l'œil et paraissent concaves, la concavité étant tournée vers l'observateur.

En examinant avec l'ophthalmoscope une cataracte corticale au début, on voit de petites raies sombres et nettement définies qui intersectent le fond rouge et s'en vont s'irradiant de la marge au centre de la lentille. Entre elles et sur le bord même de la lentille, il y a souvent une frange de petites bandes courtes et rabougries. Des opacités ponctuées, qui avec l'éclairage oblique paraissent grises, se montrent alors comme de petits points noirs semés autour des bandes et entre elles.

Dans quelques cas rares l'opacité, au lieu d'être par bandes, se compose de petits points innombrables qui ont entre eux de petites portions claires de la substance de la lentille. A l'œil nu cela paraît une opacité diffuse et uniforme.

Les symptômes caractéristiques d'une cataracte corticale à maturité sont les suivants : l'opacité est d'une couleur grise ou blanc bleuâtre qui augmente en densité vers le centre. A cause de cette teinte blanche les mouvements de la pupille sont particulièrement distincts et marqués. Si le volume de la lentille s'est accru par l'imbibition du fluide, l'iris peut être légèrement arqué en arrière et la pupille dilatée et rugueuse. Les raies sont larges, blanches et souvent opalescentes comme de la nacre de perle. Il n'y a pas de mélange de jaune dans la couleur de l'opacité, ce qui prouve que le nucléole n'est pas dur. Avec l'éclairage oblique, on voit que les couches externes de la substance corticale, quoique épaisses, sont en quelque sorte diaphanes, ce qui fait qu'on peut voir à travers les couches plus profondes. Ceci est très-important à cause de la consistance, car, dans les cataractes très-molles ou fluidiques, l'opacité blanche dense atteint presque à la capsule et n'est pas du tout diaphane.

De Graefe (1) appelle l'attention sur une forme particulière qui se rencontre quelquefois dans la première enfance. Son diagnostic est très-important, car elle est souvent compliquée de lésions destructives des parties les plus profondes du globe de l'œil. Cette maladie débute par un nuage d'un blanc laiteux dans les parties externes de la substance corticale, et atteint vite la capsule. L'opacité peut être complétement homogène ou arrêtée par de petits points blancs qui s'étendent près de la capsule. La lentille, dont le volume s'accroît d'abord, diminue bientôt, à cause de l'absorption de ses constituants fluides. Cependant, dans les cas où le volume de la lentille est très-diminué, des opacités considérables sont logées dans les parties centrales de la capsule antérieure. Le degré de la vue et l'état du champ de vision doivent être toujours examinés avec soin avant l'opération afin que l'existence d'une lésion profondément située puisse être reconnue.

Les progrès de la cataracte corticale sont généralement rapides, surtout chez les enfants, où elle peut arriver à maturité au bout de quelques semaines ou de quelques mois. Chez les adultes, elle peut s'accroître lentement, surtout si les bandes sont étroites et peu nombreuses. De larges bandes et de grandes opacités floconneuses indiquent une marche rapide. Cette forme de cataracte est assez souvent limitée à un œil; comme la

(1) *A. f. O.*, I, 2.

cataracte est assez rare, même avant l'âge de cinquante ans, on peut toujours savoir si elle ne peut pas avoir été produite par des causes spéciales, telles que les lésions de la lentille ou l'inflammation interne de l'œil. Si les deux yeux sont malades, on examinera les urines, car le diabète est une cause assez fréquente de cataracte.

La cataracte corticale est toujours molle ; chez les enfants, elle peut être presque fluide. Quoique sa consistance s'accroisse à mesure que les années viennent, elle est généralement, quand le sujet arrive à trente ou trente-cinq ans, sans nucléole dur, et suffisamment pulpeuse pour être enlevée facilement par l'extraction linéaire.

Quand une cataracte corticale à maturité a existé pendant quelque temps, elle peut subir certains changements rétrogrades. Ses constituants fluides et graisseux peuvent être absorbés, et la substance corticale devenir plus sèche et plus solide. A mesure que l'absorption a lieu, la cataracte se rétrécit, la capsule se tortille, s'éloigne de la pupille, et il se forme une chambre postérieure plus ou moins profonde.

La capsule ressemble quelquefois à un petit sac tortillé contenant de petites parcelles de lentille d'un blanc crémeux. Chez les sujets très-jeunes, la plus grande partie de la lentille est absorbée, de façon qu'il ne reste plus à la fin qu'un petit disque blanc rétréci, d'une consistance dure et crayeuse ; c'est là la cataracte crayeuse des anciens auteurs. Quoique cette forme puisse se produire simplement par suite de l'absorption des constituants plus mous d'une cataracte ordinaire, elle est encore plus fréquente dans les lésions inflammatoires profondément situées du globe de l'œil, comme par exemple dans les dernières périodes de l'iridochoroïdite. Mais les constituants fluides, au lieu d'être absorbés, peuvent s'accroître ; la structure de la lentille se brise, et alors la cataracte devient extrêmement molle ou même fluide ; c'est ce qui se passe surtout chez les enfants. Chez les adultes, surtout après trente ans, le nucléole plus dur s'oppose au ramollissement qui peut seulement s'exercer sur le cortex et non pas sur toute la lentille. Si, en pareil cas, la substance corticale devient fluide, le nucléole jaune durci tombera dans cette substance, et ainsi se produira la cataracte appelée *morgagnienne*.

Les caractères principaux de la cataracte fluide sont : que l'opacité est d'une couleur gris sale ou d'un blanc laiteux ; qu'elle est homogène et qu'elle atteint presque la capsule antérieure ; on aperçoit souvent sur le côté interne de cette capsule de petits points blancs. Il n'y a pas de raies opalescentes et les couches antérieures du cortex ne sont pas diaphanes.

III. *Cataracte sénile ou dure et nucléale.* — Cette affection, ainsi que nous l'avons déjà dit, ne peut se développer qu'après l'âge de trente ou trente-cinq ans, époque où la lentille subit de certains changements physiologiques. La portion nucléaire devient plus ferme, elle se consolide et prend une teinte jaune. Cet état peut durer pendant plusieurs années sans s'accroître d'une façon marquée, sans exercer aucune influence mauvaise sur la vue et sans opacité visible, même avec l'ophthalmoscope. Cependant la division entre la consolidation physiologique et la consolidation nuageuse n'est que d'un degré. Quand ces changements séniles arrivent à affaiblir la vue, et quand l'opacité de la lentille progresse et devient visible, même avec la lumière transmise, je pense que l'on ne doit pas considérer plus longtemps cet état comme physiologique, mais bien comme un commencement de cataracte nucléale. Dans ce dernier cas le nucléole a une teinte jaune ou d'un brun jaunâtre très-marqué, et on le distingue facilement de la substance corticale qui reste claire, excepté dans le voisinage immédiat du nucléole. Avec l'éclairage oblique, la cataracte apparaîtra comme une opacité jaune, ronde, située à quelque distance derrière la pupille. Les couches antérieures de la substance corticale sont diaphanes et transparentes, de sorte que nous pouvons voir à travers ces couches au centre de la lentille, et, de plus, la pupille jette une ombre profonde sur la surface de l'opacité. La cataracte nucléale peut être très-sombre, noire même, ce qui est dû à l'imbibition de l'hématine. Cette *cataracte noire* peut passer facilement inaperçue si l'œil n'est pas examiné avec l'ophthalmoscope ou la lumière oblique.

La cataracte nucléale pure se rencontre rarement. Dans la majorité des cas de cataractes séniles, le cortex est aussi affecté, de sorte que nous avons en réalité une forme mixte : un nucléole jaune et dur avec une substance corticale plus ou moins ferme. Je pense par conséquent qu'il faut garder le nom de nucléale pour la forme sénile, car il indique la présence d'un nucléole durci.

La cataracte sénile commence généralement à la périphérie de la lentille, sous la forme de petites bandes centripètes, entre lesquelles on peut souvent voir de petites pointes plus courtes et plus petites, situées sur la marge même de la lentille. Les raies peuvent courir le long de la surface postérieure ou antérieure de la lentille, en laissant entre elles une substance claire. L'opacité devient graduellement plus générale; elle envahit de plus en plus le centre de la lentille, les intervalles deviennent nuageux et remplis parfois de petits points ou de petites taches opaques. A mesure que la maladie progresse, la distinction entre le nucléole et le cortex devient plus marquée, le premier prenant une teinte jaune distincte.

Quelquefois les raies débutent dans le cortex postérieur, s'étendent de la marge au pôle postérieur de la lentille où elles se réunissent pour donner à toute l'opacité une apparence constellée. L'intervalle entre les raies peut rester transparent pendant quelque temps, ainsi que la partie nucléale de la lentille, ce qui permet de voir derrière celle-ci. L'aspect du fond de l'œil est obscurci au centre par la réunion des raies ; mais, si les segments qui la séparent sont clairs, on peut encore, à la périphérie, distinguer les détails du fond. Ces formes d'affection sont souvent très-lentes dans leurs progrès. Quand les opacités débutent au pôle postérieur de la lentille sous la forme de raies centripètes ou de points circonscrits, l'état général de l'œil doit être examiné avec soin, car cette forme de cataracte (postérieure polaire) se montre souvent dans la dernière période de la sclérotico-choroïdite postérieure, dans la rétinite pigmentée, dans le décollement de la rétine et les autres lésions profondément situées. La coexistence de ces complications change considérablement le pronostic sur le résultat d'une opération.

On trouve quelquefois des cataractes au début, dans lesquelles il y a une différence marquée entre le degré de l'opacité suivant lequel l'éclairage oblique ou l'ophthalmoscope doit être employé. A cause de la grande opalescence des raies, elles sont très-apparentes à l'œil nu et à la lumière oblique. Cependant, si l'on essaye la vue, on trouve qu'elle est étonnamment bonne, et avec quelques précautions et à l'aide de l'ophthalmoscope on peut distinguer clairement les détails du fond. J'ai remarqué plusieurs fois cette particularité chez les sujets myopes. Les progrès de la maladie étaient généralement très–lents.

Dans la majorité des cas, un des premiers symptômes qu'on voit chez les personnes malades de cataracte, au début, est que les objets éloignés paraissent en quelque sorte indistincts, brumeux et comme entourés d'une auréole. Au bout de quelque temps, les objets rapprochés deviennent à leur tour indistincts, et en lisant on est obligé de mettre l'impression tout près des yeux, ou de se servir d'une lentille convexe très-forte afin d'obtenir une plus grande image rétinale. Si l'opacité est presque complétement limitée au centre de la lentille, et que la marge soit restée claire, le malade y verra mieux s'il tourne le dos à la lumière ou s'il garantit son œil avec la main de façon à augmenter un peu la pupille. La dilatation de la pupille à l'aide d'une solution faible d'atropine produira les mêmes résultats, si le nuage est limité à la marge de la lentille, l'effet sera tout à fait contraire, la vue étant meilleure quand la pupille est petite.

Quelquefois les personnes qui ont un commencement de cataracte sénile se plaignent de devenir myopes et disent qu'il leur faut des lunettes concaves pour distinguer les objets éloignés. La raison de cette disposition est assez douteuse, et l'on peut seulement l'expliquer, en supposant que l'accroissement du volume de la lentille lui donne un pouvoir réfractif plus considérable.

On pensait autrefois que la cataracte sénile commençait presque toujours au centre de la lentille et s'étendait de là vers le bord. Cette opinion a causé de grandes méprises et a permis à des cataractes, au début, de passer complétement inaperçues.

En examinant avec la lumière oblique une cataracte sénile à maturité, nous voyons tout de suite un nucléole jaune, dont le volume peut être estimé par l'étendue du reflet jaune, et la dureté par la teinte plus ou moins foncée. Plus la teinte jaune est sombre, plus le nucléole est dur et compact ; la substance corticale est d'une nuance grise ou d'un blanc bleuâtre, traversée par de nombreuses bandes centripètes opalescentes, reliées parfois par de petits points blancs.

Il est assez difficile de prévoir exactement la marche d'une cataracte sénile : elle est beaucoup plus rapide dans le cortex que dans le nucléole et il peut s'écouler des années avant qu'elle n'arrive à maturité ; elle peut exister à une période de début, pendant très-longtemps sans faire aucun progrès apparent, puis, tout à coup, faire des progrès rapides et arriver à maturité dans l'espace de quelques mois ou de quelques semaines. On doit dès lors être toujours sur ses gardes et ne jamais dire d'avance, quand, dans un cas donné, la cataracte au début pourra être pleinement formée et bonne à opérer. Les malades ne manquent jamais d'adresser cette question, et en y répondant d'une manière nette, on peut tomber dans de graves erreurs. On peut seulement prédire avec quelque assurance quand on a suivi constamment la marche d'un cas. Règle générale, je peux dire que si la substance corticale présente des raies blanches, larges et opalescentes et de grands points blancs, les progrès seront plus rapides que dans les cas où les bandes ou points sont petits, étroits, et où la substance intermédiaire de la lentille est restée claire.

La cataracte sénile se développe plus souvent après l'âge de cinquante ou cinquante-cinq ans, et tôt ou tard affecte généralement les deux yeux.

Quand une cataracte sénile est à maturité et qu'elle existe depuis quelque temps, elle peut aussi subir quelques améliorations ; mais ces cas sont beaucoup moins fréquents que dans la cataracte corticale, car ces améliorations ne portent que sur la substance corticale et non pas sur la nucléale, qui devient plus dure et plus ferme. Les fluides constituants peuvent être partiellement absorbés, et quelques-uns des éléments peuvent subir une dégénérescence graisseuse ou crayeuse, de sorte que la cataracte diminue comme épaisseur et devient plus molle, mais elle est très-cohérente. Les molécules sont très-agrégées en petites masses qui deviennent adhérentes à la surface interne de la capsule, ou sont collectées au bord de la lentille. Elles peuvent être assez dangereuses pour rester derrière la capsule, quand la cataracte est enlevée, et donner lieu à une cataracte secondaire ; dans quelques cas très-rares, une grande partie de la cataracte peut-être absorbée, et la vue du malade s'améliorer matériellement. Dans la majorité des cas, le nucléole jaune peut encore être vu à travers la substance corticale, mais il n'en occupe plus le centre et tombe au fond de la capsule (cataracte de Morgagni). Si la substance corticale est grise, très-opaque et uniformément recouverte de petits points, on peut la considérer comme étant molle, quoiqu'elle ne soit ni pulpeuse, ni diffluente, mais friable, de façon que de petites parties cohérentes puissent rester en arrière et adhérer à la pupille ou à la section cornéale après que la partie principale de la cataracte a été enlevée.

II. — Cataracte traumatique.

Quand la capsule est perforée ou déchirée par un instrument aigu, l'humeur aqueuse est admise dans la substance de la lentille qui devient facilement opaque. Si la perforation est extrêmement petite et superficielle, telle qu'une aiguille fine peut la causer, le danger peut être léger. Les lèvres de la plaie de la capsule peuvent se réunir, et en ce cas, il ne reste qu'une opacité permanente très-limitée, si même il en reste. Mais c'est autre chose quand la plaie est plus large, et que beaucoup d'humeur aqueuse est admise; la lentille enfle très-rapidement et vient presser sur l'iris et le corps ciliaire. L'iris est souvent très-lacéré ou même gonflé à travers la plaie de la cornée, et ce fait accroît considérablement l'irritation et le danger d'une inflammation grave. De petites écailles de matière lenticulaire ramollie et de parties brisées de la lentille tombent dans la chambre antérieure, et arrivant en contact avec la surface antérieure de l'iris, produisent une grande irritation. Il peut arriver aussi que des morceaux de lentille s'échappent ou s'entremêlent dans la plaie. L'inflammation qui peut envahir l'iris, le corps ciliaire et la choroïde, peut prendre un caractère purulent ou séreux. Dans ce dernier cas, il peut y avoir plus ou moins d'accroissement de la tension intra-oculaire, avec la suite ordinaire des symptômes glaucomateux. Chez les enfants, le danger de l'inflammation secondaire est moins grand que chez les adultes, car la lentille est plus molle, l'iris moins irrité par la pression et l'absorption plus rapide. En somme, il peut arriver à la fin que la lentille, complètement absorbée, laisse seulement derrière elle un petit disque blanc et dur. La lentille devient plus vite opaque chez les sujets jeunes que chez les sujets plus âgés. J'ai rencontré parfois des cas dans lesquels de jeunes enfants, quelques jours après la blessure de la lentille, avaient une cataracte complétement formée. L'enflure de la lentille est souvent très-considérable, de sorte que son volume est très-accru. L'iris est par conséquent poussé en avant, et la chambre antérieure diminuée de volume. Cette pression de la lentille enflée sur l'iris et le corps ciliaire produit une grande irritation, et peut donner lieu à un irido-cyclite grave. Le danger est considérable, quand un corps étranger, tel qu'un morceau de capsule ou un éclat d'acier, est logé dans la lentille ou, ayant passé à travers, est fixé dans les tissus profonds de l'œil, car ces conditions sont souvent suivies d'une inflammation très-destructive. Après toute lésion de la lentille on devra s'enquérir de l'accident, tâcher de savoir s'il n'a pas été causé par un éclat d'acier, un coup de fusil, etc. L'état de l'œil doit être examiné avec soin, afin de savoir, si c'est possible, si, oui ou non, le corps étranger est resté dans l'œil et où il est placé. Après une lésion de la lentille, l'état doit être surveillé anxieusement, la tension du globe, l'état de la vue et du champ de vision doivent être examinés avec soin, afin que s'il paraît des complications glaucomateuses, les premiers symptômes puissent être reconnus et arrêtés si c'est possible. Le danger de l'ophthalmie sympathique doit être aussi présent à l'esprit. La cataracte traumatique peut se développer à la suite d'une simple contusion de l'œil, sans lacération ni rupture des tuniques externes. Ainsi, un coup sur l'œil ou sur la tête avec un corps émoussé, tel qu'un morceau de bois, un fouet, etc., de même qu'un coup de poing, peuvent donner lieu à une cataracte traumatique. M. Lawson (1) a appelé tout particulièrement l'attention sur ce fait, en racontant il y a quelques années plusieurs cas de ce genre. Cependant la capsule est généralement rompue dans la plupart des cas, comme l'a fait remarquer de Graefe (2), à la périphérie de la lentille, juste à l'endroit où l'épaisse capsule antérieure passe en capsule mince postérieure. Parfois, cependant, on ne découvre aucune déchirure dans la capsule.

III. — Cataracte capsulaire.

La cataracte capsulaire a un aspect blanc et crayeux, et est placée dans le champ de la pupille. En réalité, cette expression est inexacte, car la capsule elle-même ne paraît jamais devenir opaque, et, quoiqu'elle soit ratatinée et que son épaisseur soit changée, elle reste transparente. Suivant Heinrich Muller (3), ces opacités ne sont pas dues à des changements dans la structure de la capsule elle-même, mais sont situées à son côté interne, et produites par des dépôts de nouvelles couches d'une substance qui a souvent de l'affinité avec les éléments de la capsule, mais qui parfois aussi a un caractère fibreux. Schweigger (4)

---

(1) Voy. *R. L. O. H.*, *Rep.*, IV, 179, et aussi le livre de M. Lawson, *On Injuries of the Eye*, p. 130.

(2) *Kl. Monatsbl.*, 1854, 19. Une traduction de ce livre sur la cataracte traumatique existe. (*Ophth. Review*, II, 137.)

(3) *Archiv f. Ophthal.*, III, 1, 56.

(4) *Ibid.*, VIII, 1, 227.

insiste beaucoup sur ce fait, que la cataracte capsulaire se développe seulement comme une complication d'une opacité précédente de la lentille. Ainsi, quand les constituants fluides sont absorbés dans une période rétrograde de cataracte, les parties les plus dures peuvent être adhérentes à la partie interne de la capsule et produire une opacité de celle-ci. Les cellules intra-capsulaires sont peu ou point intéressées dans une cataracte sans complication ; mais si cette affection est compliquée d'une irido-choroïdite, on trouve une grande prolifération des cellules, et elles ont une part considérable dans la formation de la cataracte capsulaire. La capsule, quoique transparente, est souvent plissée. Comme la cataracte capsulaire se rencontre plus souvent dans les dernières périodes de l'irido-choroïdite, on doit examiner avec soin l'état général de l'œil et se faire raconter l'histoire de la maladie avant d'entreprendre une opération.

Cataracte capsulaire centrale antérieure. — Cette affection peut être congénitale ; mais elle se rencontre plus fréquemment dans la première enfance, comme conséquence d'un ulcère perforant de la cornée. Voici comment elle se produit. Si un ulcère situé au centre ou près du centre de la cornée perfore celle-ci, l'humeur aqueuse s'échappe, l'iris et la lentille tombent en arrière, et arrivent en contact avec la cornée. De la lymphe plastique se collecte dans l'ulcère, et il se dépose un petit nodule de cette lymphe au centre de la capsule. Quand la pupille se contracte au moment où l'humeur aqueuse s'échappe, la partie centrale de la capsule reste seule découverte par l'iris, et c'est là que se forme la cataracte ; comme la nutrition de la lentille est affaiblie près du dépôt de lymphe, les couches superficielles de la substance corticale deviennent opaques dans le voisinage de la lentille. L'ulcère de la cornée se remplit, l'iris et la lentille reprennent leur première position, mais il reste de l'opacité sur la capsule antérieure. Si la cornée redevient transparente, l'origine de la cataracte capsulaire peut rester inconnue. Quand la cataracte capsulaire centrale est très-proéminente, et qu'elle s'élève au-dessus de la surface de la capsule, on l'appelle *cataracte pyramidale ;* mais même dans ces cas spéciaux, Müller a trouvé qu'elle est couverte par une capsule transparente. M. Hutchinson (1) ne croit pas que cette forme de cataracte soit produite par une perforation de la cornée, quand on l'observe après l'ophthalmie. Il croit plutôt « que la proximité de l'action inflammatoire sur la surface de la conjonctive et de la cornée suffit pour nuire à la nutrition de la capsule lenticulaire et pour produire des dépôts ».

Je vais maintenant passer en revue les différentes opérations qui con-

____

(1) Voyez l'écrit de M. Hutchinson, *On Pyramidal cataract with speculations as to their cause (R. L. O. H. Rep.,* VI, 136).

viennent aux formes variées de cataracte, en commençant par l'extraction; mais auparavant je dois faire quelques réflexions préliminaires sur quelques points importants.

On pense généralement qu'il est important qu'une cataracte, surtout une cataracte sénile, soit mûre avant d'être opérée. Dans la cataracte à maturité, l'opacité recouvre toute la lentille, et l'iris ne projette pas d'ombre sur elle. La vue est si affaiblie que le malade est incapable de distinguer les plus gros caractères ou même de compter ses doigts. Si la cataracte n'est pas mûre, elle ne vient pas *en masse*; mais les portions transparentes de la substance lenticulaire sont dépouillées et restent adhérentes à la capsule sur le bord de la pupille. Elles enflent beaucoup et peuvent produire une grande inflammation ou une cataracte secondaire très-dense. Ces remarques ne peuvent pas s'appliquer à la cataracte zonulaire qui n'arrive jamais à maturité. Maintenant que faut-il faire si la cataracte n'arrive pas à maturité, quoiqu'elle existe depuis longtemps et que la vue soit très-profondément altérée? Peut-on hâter ses progrès? Oui sans doute, mais en agissant ainsi on court un risque considérable, si considérable même qu'on ne doit pas s'y exposer à moins de circonstances particulières. Si, par exemple, une personne qui travaille pour vivre et dont la vue par conséquent est indispensable à l'existence, est affligée d'une double cataracte dont les progrès sont extrêmement lents, et qui, quoique n'étant pas à maturité, est suffisamment dense pour l'empêcher de remplir sa tâche ordinaire, il peut être à propos de hâter les progrès de la cataracte. Pour y parvenir, on pique doucement la lentille avec une aiguille fine, de manière à percer légèrement la capsule et la substance lenticulaire, et à admettre un peu d'humeur aqueuse. Ce procédé doit être répété plusieurs fois, mais il faut avoir soin de ne pas diviser trop largement la lentille, car on pourrait provoquer un iritis grave ou même une irido-choroïdite. On devra tenir la lentille largement dilatée par l'atropine, et l'état de l'œil devra être surveillé de près par crainte de symptômes inflammatoires consécutifs. Le plus sage est de faire, ainsi que de Graefe l'a recommandé, une iridectomie, afin de donner plus de place à l'enflure de la lentille; en outre, l'iridectomie deviendra avantageuse quand l'opération finale de l'enlèvement de la lentille sera pratiquée. Seulement, peu de malades veulent se soumettre à de telles opérations si souvent répétées. Ce procédé est en outre suivi de l'ennui nécessaire de deux opérations à un intervalle de quelques semaines. C'est souvent une cause de dérangement et d'anxiété pour les malades; ils viennent souvent de loin et peuvent être d'une nature nerveuse et timide. Depuis l'introduction de la nouvelle opération de de Graefe, je dois avouer que j'ai considéré comme moins nécessaire d'attendre pour l'opération que la cataracte soit complétement à maturité. J'ai obtenu des résultats excellents dans des cas où elle ne l'était pas encore, et j'ai enlevé avec un succès complet des cataractes lamelleuses chez des individus âgés d'environ vingt-cinq ans. Comme règle, je préfère cependant opérer une cataracte mûre, car on a plus de chance de l'enlever complétement. Au lieu de hâter les progrès de la cataracte, on peut enlever la lentille de sa capsule, ce qui empêche de courir le danger de laisser en arrière des parties qui ne sont pas mûres. Cette opération a été très-recommandée par Pagenstecher et Wecker, et j'aurai occasion d'y revenir. S'il est dangereux d'opérer trop tôt, il peut être aussi très-mauvais d'attendre trop longtemps après que la cataracte est complétement formée. Chez les enfants surtout, on doit opérer de bonne heure, car la vue et la sensibilité de la rétine peuvent souffrir d'une façon permanente, et l'oscillation du globe de l'œil peut se développer. Plus tard, dans la vie, une cataracte mûre peut exister pendant plusieurs années sans que la sensibilité de la rétine soit affectée par cet état passif de l'acte de la vision. Mais chez les enfants, c'est tout différent. Chez eux, la suppression passive de l'image rétinale produite par la cataracte paraît exercer une influence semblable sur la sensibilité de la rétine, comme cela arrive d'une manière active quand on louche, ce qui conduit rapidement à une grande amblyopie. Nous avons vu en outre que, quand une cataracte mûre existe pendant quelque temps, elle peut subir quelques changements rétrogrades. Ses fluides étant absorbés, des masses graisseuses ou calcaires peuvent se réunir à la base ou adhérer à la capsule et rester en arrière après que la lentille est enlevée, ce qui donne lieu à des complications inflammatoires et même à une cataracte secondaire. Il est plus sage, par conséquent, d'opérer avant que des changements semblables se soient produits.

Doit-on opérer sur un œil si l'autre n'est presque pas atteint par la cataracte? Je crois que cela vaut mieux quand on est presque sûr du succès, comme par exemple dans l'extraction linéaire de la cataracte chez les jeunes sujets. L'œil opéré, quoique différant beaucoup de l'autre comme réfraction, aidera quand même dans l'acte de la vision; le champ visuel sera étendu, et l'on écartera facilement l'amblyopie en employant des verres convexes d'une force différente pour chacun des yeux. De plus, l'aspect extérieur sera amélioré.

Peut-on opérer à la fois les deux yeux dans les cas de cataracte double? Il est incontestablement plus sûr d'opérer un seul œil à la fois. Des particularités inconnues dans la constitution ou le tempérament peuvent se montrer dans le cours du traitement; une connaissance complète pourra être extrêmement utile dans le traitement de l'autre œil et nous conduira peut-être à adopter un autre mode d'opération. D'autre part, il a été observé (suppuration de la cornée) qu'il est très-rare de voir un résultat mauvais dans les deux yeux s'ils ont été opérés à la fois. Sur ce point nous devons être guidés par des circonstances personnelles. Il peut être difficile pour le malade de subir deux opérations dont le traitement continuerait pendant une période très-longue, ou si le malade est d'une constitution faible et nerveuse, il peut être imprudent de le soumettre à l'appréhension d'une double opération. Si une cataracte est mûre et que l'autre soit formée en partie et assez opaque pour empêcher le malade de se livrer à ses occupations journalières, il peut être nécessaire d'opérer la première afin que le traitement avance autant que possible pendant que l'autre cataracte arrive à maturité; mais s'il n'y a pas une nécessité de ce genre, il faut attendre généralement jusqu'à ce que les deux cataractes soient mûres.

Il est peu important de considérer l'époque de l'année; autrefois on pensait qu'il était préférable d'opérer au printemps ou au commencement de l'été; mais maintenant on opère toute l'année, excepté quand le temps est très-chaud ou très-froid, car les températures extrêmes ne sont pas favorables aux progrès du traitement. Si le temps est chaud et fatigant, les malades sont agités, irritables, et n'ont pas de repos. Le moment de la journée a peu d'importance; cependant je préfère opérer le matin, car alors on peut juger le soir même s'il y a, oui ou non, une réaction inflammatoire primitive, et en pareil cas on ne doit pas perdre de temps pour essayer de l'arrêter.

Avant de décider une opération, il faut examiner avec soin la santé générale, et, si elle est affaiblie, essayer de la relever le plus possible avant d'opérer. L'état général du malade est extrêmement important pour le résultat de l'opération. En effet, la crainte que l'on éprouve est de voir chez une personne faible et décrépite la vitalité de la cornée si lente et son pouvoir réactif si affaibli, que la gangrène s'établisse après l'opération. Un symptôme très-important qui indique cette diminution dans la vitalité est le manque d'élasticité de la peau, par exemple si l'on pince la peau sur le dos de la main et qu'elle ne retombe pas tout de suite, mais reste ridée. Une toux forte ou une bronchite chronique contre-indique le procédé par extraction. S'il se développe une double cataracte dans la jeunesse ou l'âge moyen (quarante-cinq ans) et que sa formation soit rapide, on doit examiner si le malade est diabétique, car le diabète est une cause assez fréquente de cataracte. La lentille devient malade surtout à une période avancée de la maladie, quand la santé est très-altérée. La cataracte est généralement molle et se forme rapidement chez les personnes âgées; il y a un nucléole dur plus ou moins grand, mais la cataracte diabétique n'a aucun signe caractéristique. Si le diabète existe, on devra examiner avec un soin spécial la vue et le champ de vision, car les affections de la rétine et du nerf optique se développent assez souvent dans le cours de cette maladie; ils peuvent par conséquent coexister avec la cataracte et rendre défavorable le résultat de l'opération.

L'état général de l'œil doit être aussi soigneusement examiné avant de décider l'opération de la cataracte. La tension du globe de l'œil, le degré de la vue et l'état du champ de vision doivent être déterminés de façon qu'aucune lésion profondément située ne puisse échapper à l'attention. D'autre part, nous devons prendre bien garde de ne pas tomber dans l'erreur coupable d'opérer un œil atteint d'amaurose en prenant cette affection pour une cataracte.

Si le malade souffre d'épiphora, résultat de quelques affections de l'appareil lacrymal ou de l'inflammation de la conjonctive ou des paupières, on devra, si c'est possible, guérir cette maladie avant de faire l'opération, car de pareilles complications augmentent les difficultés du traitement consécutif et peuvent même compromettre le résultat de l'opération.

La méthode qu'on doit suivre pour examiner l'état du champ de vision et la perception de lumière chez une personne atteinte de cataracte à maturité a déjà été expliquée dans l'introduction (p. 8). Dans cet état, un malade doit distinguer une lampe dont la lumière n'est pas très-vive à une distance de dix ou quatorze pieds, s'il a conservé une perception suffisante de la lumière et qu'il n'ait pas de lésion des tuniques profondes de l'œil. S'il y a une détérioration marquée de la perception de la lumière ou du champ de vision, on doit s'enquérir soigneusement des circonstances, afin de reconnaître la présence des complications; si la moitié supérieure ou inférieure du champ de vision est perdue, nous devons croire à un décollement de la rétine. Si ce sont les moitiés latérales qui manquent, on doit conclure à une affection des nerfs optiques. L'amaurose cérébrale cause généralement une contraction concentrique du champ, ou elle peut commencer du côté temporal. Dans le glaucome, la contraction du champ commence presque invariablement du côté du nez. S'il y a une semblable contraction du champ, on devra s'assurer de la tension du globe de l'œil et rechercher les autres symptômes de glaucome. Si le glaucome existe dans un œil atteint de cataracte sénile, on doit d'abord guérir le glaucome par une iridectomie, et ensuite enlever la cataracte après un intervalle de quelques mois. Mais on ne doit pas le faire avant que tout symptôme d'irritation ait cessé, que l'accroissement de la tension ait diminué et que la nutrition et la circulation de l'œil soient bien rétablies (voyez le chapitre sur le *Glaucome*).

La pupille devra être dilatée par l'atropine avant l'opération. Dans un œil très-presbyte, qui a une enflure extrême de la chambre antérieure, il y a toujours un certain danger, même pour un opérateur adroit, de blesser l'iris, soit avant de faire la contre-ponction, soit quand le lambeau est déjà formé. Une dilatation considérable de la pupille est la meilleure sauvegarde contre un pareil danger, car l'iris se trouve en dehors de la ligne de contre-ponction et de la ligne d'incision. Quand l'humeur aqueuse s'échappe, la pupille se contracte encore de nouveau, mais cela ne signifie pas grand'chose, car alors la section est presque complète. La rapidité et la mesure dans lesquelles la pupille se dilate sous l'influence de l'atropine nous servent encore comme probabilité d'iritis. De Graefe a dit que si l'iris est facilement et rapidement affecté par l'atropine, il y a moins de tendance à l'iritis subséquent que si l'action du médicament avait été tardive et incomplète.

Le malade sera opéré dans une position horizontale, étant placé sur un canapé ou sur un lit. A l'hôpital, je préfère opérer dans la salle, car on court un risque considérable de déranger le pansement quand on ramène le malade du lieu de l'opération. On doit, si c'est possible, faire venir la lumière obliquement, car cela éblouit bien moins le malade, et il y a moins de réflexion sur la cornée que quand elle vient des pieds du lit ou d'un châssis vitré. Cette dernière lumière est la plus mauvaise de toutes pour les opérations des yeux, et surtout pour celles qui sont un peu délicates.

La position que l'opérateur doit choisir par rapport au malade dépend de l'œil qu'on aura à opérer, et aussi de ce fait que le chirurgien est oui ou non ambidextre. Quelques personnes pensent que c'est pour un oculiste une condition *sine qua non ;* mais il n'en est pas ainsi, car en changeant de position on peut toujours opérer avec la main droite sur n'importe lequel des yeux, soit par la section supérieure, soit par la section infé-rieure. J'engage cependant les chirurgiens à se servir des deux mains, car c'est souvent un grand avantage. Par exemple, quand on pratique l'iridectomie, il est très-commode de pouvoir saisir l'iris avec la pince que l'on tient de la main gauche, et le couper avec les ciseaux que l'on tient dans la main droite, et *vice versâ.* Cependant, si, après une pratique assez longue sur le cadavre, l'opérateur voit qu'il ne peut pas extraire aussi bien avec la main gauche qu'avec la main droite, il ne doit pas compromettre le résultat de l'opération en employant la main gauche. S'il s'agit d'opérer l'œil gauche (soit par la section supérieure, soit par la section inférieure), le chirurgien, s'il n'est pas ambidextre, doit s'asseoir sur le lit en face du malade et sur le côté gauche. S'il opère avec la main gauche, il devra se tenir derrière le malade. Cette dernière position doit être prise si l'on a à opérer l'œil droit.

IV. — Extraction.

La section peut être faite, soit au-dessus, soit au-dessous, car les avan-tages sont presque égaux des deux côtés. La section d'en bas est la plus facile des deux. Il y a en outre, parfois, une tendance irrésistible de l'œil à rouler en haut derrière la paupière ; ce qui augmente matériellement les difficultés de l'opération et peut embarrasser beaucoup l'opérateur, surtout pendant la lacération de la capsule et l'enlèvement de la lentille. Les avantages principaux de chaque mode peuvent être brièvement énumérés de la manière suivante. En faveur de la section supérieure, on peut dire que la surface large et molle de la partie interne de la paupière supérieure, restant en contact avec la section, la soutiendra et facilitera ainsi la réunion ; d'autre part, le bord de la paupière inférieure peut frotter contre les lèvres de l'incision ou même se placer entre elles, développer une irritation considérable et empêcher l'union par première intention. En outre, si dans la section supérieure la plaie ne se réunit pas par première intention, soit à cause d'un prolapsus de l'iris, soit par suite de la suppuration du bord de l'incision, la cicatrice produite sera cachée par la paupière supérieure ; mais on peut opposer à cela que si le prolapsus a causé de la distorsion de la pupille, cette dernière peut être assez couverte par la paupière supérieure pour que la vue soit affaiblie et qu'il devienne nécessaire de faire une pupille artificielle dans une autre direction. Les avantages que présente la section inférieure sont d'abord qu'elle est plus facile à pratiquer, et aussi que la division de la capsule, l'enlèvement de la cataracte et des restes de la substance corticale sont également plus faciles. La cornée est en outre moins disposée à se meurtrir, et, s'il se produit une suppuration de la cornée, elle se limite plus facilement que dans la section supérieure. En réalité, pour toutes ces raisons, j'engagerais un commençant à pratiquer d'abord la section inférieure, jusqu'à ce qu'il ait acquis une expérience et une dextérité suffisantes pour mener à bien chacune de ces méthodes.

Les instruments nécessaires pour pratiquer le procédé par extraction sont : 1° un couteau à extraction ; 2° des pinces pour fixer le globe de l'œil ; 3° une épinglette ou cystotome de de Graefe, pour diviser la capsule ; 4° une sonde qui, pour que ce soit plus commode, est placée à l'autre bout de l'épinglette ; 5° un couteau secondaire à pointe émoussée ; 6° une paire de ciseaux à pointes mousses.

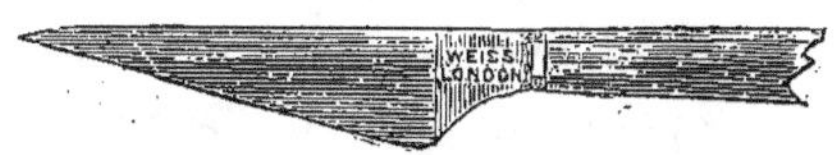

Fig. 29.

Des formes variées de couteau à extraction sont recommandées par divers opérateurs. Je préfère le couteau de Sichel (fig. 29), il est long et étroit et s'élargit régulièrement, mais pas trop vite de la pointe à l'extrémité. De sorte que le lambeau est formé, en poussant simplement la lame à travers la chambre antérieure, jusqu'à ce que la section soit complète. Sa forme *en coin* remplit l'ouverture et empêche l'humeur aqueuse de s'échapper prématurément. Le manche doit être tenu légèrement entre le pouce, le doigt du milieu et le quatrième doigt, le pouce étant légèrement courbé en dehors au point de réunion. Le coude doit être rapproché du corps et le poignet immobile, de façon que tous les mouvements soient produits par la main et les doigts.

Je vais faire maintenant la description de l'opération en supposant que c'est l'œil droit que l'on opère, et qu'on a choisi la section supérieure.

J'entrerai dans quelques détails au sujet du mode d'opération, des accidents qui peuvent se produire, et des principes sur lesquels nous devons baser le traitement consécutif, parce que la plupart de ces questions sont très-importantes, dans tous les modes d'extraction de la cataracte. Il est absolument nécessaire, par conséquent, que le chirurgien soit au courant de ce que nous allons dire, même s'il doit abandonner complétement l'extraction simple pour le nouveau procédé de de Graefe.

L'opérateur doit se tenir debout ou assis, derrière le malade qui est étendu. Si l'on opère sans fixation, l'opérateur maintient la paupière supérieure avec le quatrième doigt de sa main gauche, à l'aide duquel il l'écarte et la maintient au-dessus de l'œil.

L'extrémité du second doigt doit être légèrement placée contre la sclérotique sur le côté nasal de la cornée, de manière à empêcher l'œil de rouler trop loin en dedans. Un aide doit tirer la paupière inférieure en bas sans la retourner. Plusieurs de nos meilleurs opérateurs ne fixent pas l'œil et obtiennent généralement des sections admirables ; mais cependant il peut arriver très-souvent que le plus habile opérateur ne fasse pas la contre-ponction exactement sur le point désiré. La principale difficulté de l'opération sans fixation est que l'œil peut rouler immédiatement en dedans, aussitôt que la ponction est faite, ou même avant, de sorte que la cornée est presque cachée dans le canthus interne, et que le couteau a à traverser la chambre antérieure et à faire la contre-ponction, sans que l'opérateur puisse suivre sa course. Ce fait est très-embarrassant pour un débutant, et peut même le paralyser pour le reste de l'opération ; j'engagerai donc fortement à fixer le globe de l'œil, cela facilite beaucoup la première partie de l'opération, et il n'y a aucune espèce d'objection contre ce procédé. On a dit que la fixation de l'œil produisait souvent beaucoup de douleur et d'irritation ; mais cela n'arrive pas, si l'on s'y prend avec soin et doucement, et en outre un œil assez sensible pour souffrir à ce point de la fixation serait très-difficile à opérer sans cette précaution. Ensuite, quand l'opérateur a plus d'habileté et de confiance, il peut, s'il le préfère, opérer sans fixer le globe de l'œil. On a inventé plusieurs instruments pour fixer le globe ; mais le meilleur est encore la pince à œil ordinaire, dont l'usage a été recommandé par de Graefe, et plus dernièrement par M. France. Aussitôt que la contre-ponction est faite, on doit enlever les pinces, car l'œil est alors complétement sous la dépendance de l'opérateur. Il vaut mieux fixer l'œil soi-même que de le faire fixer par un aide, car il est impossible que deux mains travaillent de concert avec le même ensemble, que si ce sont deux mains guidées par la même volonté. Si la fixation est employée, un aide doit tenir les paupières. Si l'on opère l'œil droit, l'aide doit se tenir à gauche du malade, et placer les bouts des deuxième et quatrième doigts de la main droite sur la paupière supérieure (sans toucher les cils), et la tirer doucement en haut en dehors du globe de l'œil. Si les paupières sont le moins du monde humides, il devra recouvrir ses doigts de linge, afin de les empêcher de glisser. La paupière inférieure doit être maintenue avec le quatrième doigt de la main gauche. Mais si l'aide n'est pas adroit et sûr, et que le chirurgien ne puisse pas bien opérer sans la fixation, le spéculum à ressort devra être employé pour maintenir les paupières ; seulement, j'en redoute un peu l'emploi, car il peut irriter l'œil et appuyer sur le globe d'une manière désagréable.

L'opération est divisée en trois temps : 1° formation du lambeau ; 2° lacération de la capsule ; 3° enlèvement de la lentille.

Premier temps. — Supposons que l'œil droit doive être opéré par la section supérieure, et que le chirurgien ait déjà fixé l'œil : maintenant la pince avec sa main gauche, il saisit un pli du tissu conjonctif et subconjonctif près du bord inférieur de la cornée (comme dans la figure 30 d'après France), ou, comme je le préfère, plus près du côté nasal, et tire doucement le globe de l'œil en bas, de façon à mettre la cornée bien en vue. Prenant alors le couteau légèrement dans la main droite, et le maintenant immobile en plaçant son petit doigt contre la tempe, il fait pencher la pointe du couteau au côté externe de la cornée, à un quart de ligne environ de son bord, et juste dans son diamètre trans-

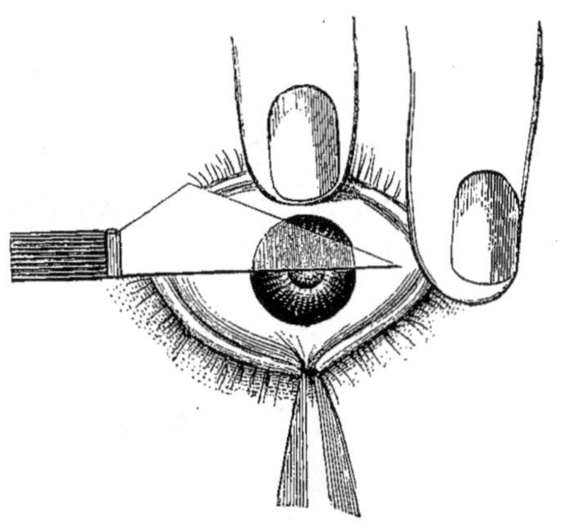

Fig. 30.

versal ; il porte alors la lame fermement et plutôt lentement à travers la chambre antérieure, jusqu'au point de la contre-ponction, en le maintenant parallèle à l'iris. On doit prendre un soin spécial pour ne pas laisser le couteau tourner ni presser sur le bord, et plutôt appuyer sur le dos de la lame, comme si c'était avec ce dos qu'on veuille couper. Si l'on agit ainsi, la lame sera poussée droite, et remplira l'ouverture de façon à empêcher l'humeur aqueuse de s'échapper prématurément. Je pense que cette précaution de presser sur le dos de la lame est une des choses les plus difficiles à acquérir pour un jeune opérateur. Le chirurgien ne doit pas fixer ses yeux sur la pointe du couteau, mais sur l'endroit où il désire faire la contre-ponction, car il assurera ainsi le chemin du couteau qui arrivera à l'endroit désiré. Ce lieu d'élection doit se trouver dans la moitié supérieure de la cornée, à un quart de ligne environ de son bord. Aussitôt que la contre-ponction est faite, les pinces doivent être enlevées, et le manche du couteau retourné vers la tempe, et la lame poussée jusqu'à ce que la section soit presque finie. Quand il reste seulement un petit pont de cornée qui n'est pas divisé, on complète lentement la section en tournant le bord du couteau un peu en avant, et en le retirant, au lieu de l'enlever tout droit, on le tire de la pointe à l'extrémité jusqu'à ce que la section soit complète. De Graefe insiste tout particulièrement sur les avantages de ce procédé, car la partie la plus étroite de la lame sortant la dernière de l'incision, il en résulte que le lambeau sera moins élevé que si l'on en faisait sortir le côté large. En outre, le changement de position et de direction du couteau produit un relâchement dans la tension des muscles de l'œil et diminue ainsi l'effort. Quand l'incision est complète, on amène doucement la paupière supérieure, de façon qu'elle ne puisse pas être prise entre les lèvres de la plaie et retourner le lambeau. Le malade ayant été calmé par quelques mots d'encouragement, on passe alors au second temps.

Deuxième temps : Ouverture de la capsule.—On peut ouvrir la capsule, soit avec l'épinglette (la figure 31 représente cet instrument, ainsi que la sonde qui est placée à l'autre bout du manche), soit avec le cystotome de de Graefe. On dit au malade de regarder bien en bas, à ses pieds :

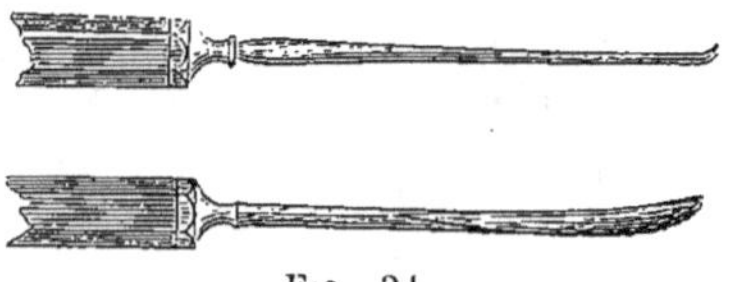

FIG. 31.

puis la paupière supérieure étant légèrement soulevée, on introduit l'épinglette avec son angle émoussé par le bas. Arrivé au côté interne de la pupille, on donne à l'instrument un léger mouvement de rotation, de façon à en tourner la pointe contre la capsule, qui doit être divisée jusqu'au bord extérieur de la pupille par une ou plusieurs incisions. On retourne alors l'instrument, dont la pointe est dirigée en bas, de façon à ne pas endommager l'iris ou la cornée. Pour le procédé par extraction, je préfère le cystotome de de Graefe (figure 32). Il y a à côté une image grossie, parce qu'il fait une ouverture plus large et que nous n'avons pas à changer sa position horizontale pour lacérer la capsule, tandis que le manche de l'épinglette doit être un peu soulevé, ce qui cause plus ou moins d'ouverture de la section. Il faut avoir soin de ne pas appuyer la pointe de l'épinglette ou du cystotome contre la lentille en divisant la capsule, car autrement on pourrait produire un déplacement de la lentille dans l'humeur vitrée.

Troisième temps : Extraction de la lentille. — On dit de nouveau au malade de regarder en bas, et alors on place l'extrémité du quatrième doigt ou de la sonde contre la paupière inférieure, puis on exerce sur le globe de l'œil une pression légère, mais continue. L'extrémité de l'autre quatrième doigt peut être placée à la partie supérieure du globe de l'œil pour régulariser et alterner la pression. La pression sur la paupière inférieure doit s'exercer d'abord en arrière, de façon que le bord supérieur de la lentille soit poussé légèrement en avant contre la partie supérieure de la pupille qui se dilate graduellement et permet à la lentille de devenir visible. La pression est alors dirigée un peu plus en haut et en arrière, de façon à faire avancer la lentille à travers la pupille dans la chambre antérieure, d'où elle s'échappe à travers l'incision. Si elle s'arrête dans sa course à travers la section, on devra l'extraire avec la sonde. La pression doit être soutenue, mais très-douce, de façon que la lentille ne puisse pas être violemment rejetée ; ce fait étant toujours suivi de la rupture de la membrane hyaloïde et d'un épanchement d'humeur vitrée. Quand la lentille a été enlevée, il faut regarder si son contour est parfait, ou s'il est irrégulier et dentelé ; dans ce dernier cas, des parties de substance corticale sont restées en arrière. Si la cataracte n'est pas tout à fait mûre, il peut rester dans la capsule des fragments de cortex. Ou bien encore, ces fragments peuvent

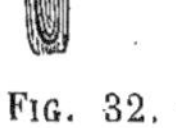

FIG. 32.

se déchirer pendant le passage de la lentille à travers la pupille ou l'incision cornéale, où ils peuvent se cramponner. Ces portions devront être enlevées si c'est possible, car elles sont capables de donner naissance à de l'iritis ou à une cataracte secondaire. Les paupières seront alors fermées et légèrement frottées dans une direction circulaire, de façon que s'il reste derrière l'iris de petits flocons, ils puissent être amenés dans le champ de la pupille, d'où on les enlèvera légèrement avec la sonde ; ce frottement a aussi pour objet d'empêcher les parties d'adhérer aux lèvres de la plaie. La vue du malade doit être alors essayée : on lui fera compter des doigts, et si la vue n'est pas aussi bonne qu'on pouvait s'y attendre, on examinera avec soin si quelques portions de la substance lenticulaire ne sont pas restées en arrière.

Il nous reste maintenant à considérer rapidement ce que nous devons faire, en face de quelques circonstances spéciales qui peuvent se rencontrer dans les temps différents de l'opération.

Il est sage d'enlever le couteau tout de suite et de remettre l'opération jusqu'à ce que la plaie soit réunie dans les circonstances suivantes : 1° si la ponction est trop près du bord de la cornée ou dans la sclérotique; 2° si elle est trop loin dans la cornée, de façon que le lambeau soit trop petit; 3° si l'humeur aqueuse s'échappe au moment où le couteau pénètre dans la chambre antérieure, car, en pareil cas, l'iris tomberait en avant sur le couteau qui en serait embarrassé, et il serait impossible de finir la section sans lacérer considérablement l'iris; 4° si la pointe du canif est trop émoussée pour faire facilement la contre-ponction.

Si l'humeur aqueuse s'échappe directement après que la contre-ponction a été faite, on peut arriver à finir la section sans blesser l'iris : pour cela, on place le bout du troisième ou du quatrième doigt de l'autre main sur le bord de la lame, et l'on éloigne l'iris, tandis que la section est lentement achevée. Si cependant il devient impossible de ne pas blesser l'iris, il vaut mieux le couper hardiment, car on sera ainsi bien moins exposé à l'iritis que si l'on avait laissé le couteau engagé dans l'iris même; si la contre-ponction est trop près de la sclérotique, on doit retirer légèrement le couteau et faire une autre ponction, ou bien diminuer le volume de la section en tournant légèrement le bord de la lame par devant et finissant le lambeau. On pourra agir ainsi quand la contre-ponction est trop basse. Si elle est trop haute, le lambeau sera trop petit, et l'on peut y remédier, soit en faisant une autre contre-ponction un peu plus bas, soit en tournant le bord de la lame en arrière, soit en agrandissant la section en bas avec un couteau secondaire, ou une paire de ciseaux mousses. Ce dernier procédé sera préféré si la contre-ponction est trop haute. Si nous voulons agir ainsi, nous devrons continuer la section jusqu'à ce qu'il reste seulement un petit pont de la cornée, qu'on laisse (fig. 33, a). Le couteau est alors enlevé et la section agrandie par la division de la cornée jusqu'à l'étendue nécessaire à la contre-ponction, avec le couteau secondaire à sonde pointue (fig. 34), ou avec des ciseaux mousses. L'avantage que l'on a à conserver le petit pont est celui-ci : il maintient la cornée tendue et l'empêche de céder devant le couteau ou les ciseaux. Le pont est alors divisé, ou bien encore on peut ouvrir la capsule avant de le faire. Le volume du lambeau doit toujours être noté avant que la section soit complète, de façon qu'on puisse l'élargir, si c'est nécessaire par la façon décrite ci-dessus. Si la section est trop petite pour

permettre la sortie facile de la lentille, on court le danger de voir se
rompre la membrane hyaloïde et s'échapper l'humeur vitrée. Ces accidents peuvent être accompagnés de la rupture de l'iris et de la cornée.
Il est aussi très-bon de conserver le petit pont, si le malade est très-
difficile et se plaint beaucoup pendant qu'on fait la section. Quelques
instants de repos suffisent généralement pour lui rendre son calme, et
alors le pont peut être divisé.

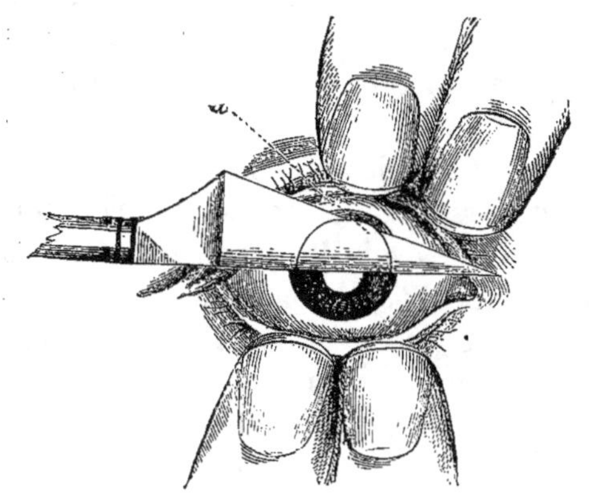

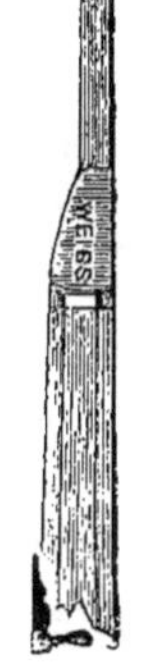

Fig. 33.   Fig. 34.

Si la lentille ne se présente pas tout de suite dans la pupille au troisième
temps, on ne doit sous aucun prétexte essayer de la forcer en pressant
fortement sur l'œil, mais on doit lacérer de nouveau la capsule et plus
librement qu'avant. Si la capsule est assez dure pour ne pas se déchirer
facilement avec le cystotome, il arrive qu'elle vient avec la lentille et
qu'elle peut être divisée avec la pointe du couteau ou encore être enlevée
après avec un crochet ou une paire de pinces à iris.

Si un peu d'humeur vitrée s'échappe avec la lentille, cela n'a pas grande
importance ; on doit couper la partie proéminente et appliquer une forte
compresse, mais le cas est tout différent si cette humeur s'échappe avant
la lentille, car alors elle pousse de côté cette dernière, de façon à la faire
tomber au fond de l'humeur vitrée. Si cet accident arrive, un crochet ou
une petite cuiller sera passé derrière la lentille, que l'on *pêchera* avec
précaution. Elle doit être extraite à tout hasard, car si elle reste en
arrière elle ne produira que trop facilement une panophthalmie très-
douloureuse et très-destructive.

Après la sortie de la lentille, le lambeau cornéal devient quelquefois
ridé et s'affaisse, en sorte qu'il tombe en dehors de la ligne d'incision.
Cet affaissement et ce plissement sont dus au décroissement de la tension
intra-oculaire ou à une diminution de l'élasticité de la cornée. De Graefe
attache une grande importance à ce symptôme et le regarde comme

défavorable, si l'affaissement est un peu considérable, car il a souvent vu la suppuration de la cornée s'établir dans des cas analogues. Si nous nous trouvons dans un cas de double cataracte opérée en une seule fois, et que la cornée du premier œil se ride après l'extraction, il est plus sage d'employer pour l'autre œil un autre mode d'opération. Dans ces cas-là, on doit aussi avoir bien soin que le lambeau ne soit pas à l'envers quand la paupière est abaissée. Si l'iris est proéminent entre les lèvres de la plaie après l'enlèvement de la lentille, ou si la pupille est tordue, on fermera les paupières, que l'on frictionnera légèrement dans une direction circulaire, de façon à replacer l'iris et à rétablir la régularité de la pupille. Si le prolapsus persiste, on le replacera doucement avec la sonde ; mais si tous les efforts sont inutiles, le mieux de beaucoup sera de l'amener un peu plus au dehors et de le couper. L'iridectomie ne peut pas être nuisible, elle peut même avoir des avantages marqués, surtout dans la section supérieure ; elle peut non-seulement favoriser la guérison, mais aussi expulser les restes de substance lenticulaire qui se trouvaient derrière l'iris et auraient peut-être causé un prolapsus ; en outre, la formation d'un prolapsus après l'extraction est un des principaux dangers et un des plus grands ennuis de l'opération. La partie proéminente de l'iris développe de l'irritation et peut empêcher l'union de la section ; l'humeur aqueuse s'échappe à travers l'ouverture fistulaire, et cette irritation constante peut produire de l'iritis ou de l'iridocystite. Même si l'iris s'unit à la section, une cicatrice grande et désagréable restera ; la pupille sera peut-être très-distendue ou même oblitérée. Pour prévenir toutes ces complications fâcheuses, j'engage fortement à enlever la partie proéminente de l'iris, si le prolapsus ne peut pas facilement être conjuré, ou si l'iris a été très-contusionné par la partie de la lentille ou par les efforts que l'on a faits pour remettre la partie prolapsée dans sa position naturelle.

Une hémorrhagie de l'humeur vitrée est aussi une désastreuse complication. Elle peut se produire, soit au moment de l'opération, soit quelques moments après. Le malade se plaint d'une douleur aiguë, il se produit une effusion d'humeur vitrée suivie de sang, et l'œil est perdu. En pareil cas, il y a généralement une maladie de la choroïde et des vaisseaux sanguins, un décollement de la rétine, etc., etc.

Le *traitement consécutif* de l'extraction est un sujet très-sérieux, car on peut faire beaucoup avec de l'attention et des soins de tous les instants. Comme il est très-important de voir et de combattre tous les symptômes défavorables dès le début, le chirurgien devra visiter le malade très-souvent pendant les premiers jours après l'opération, et si c'est possible, se charger lui-même de changer les pansements, ce qui lui permettra de voir de près l'état des paupières, l'abondance et le caractère de l'écoulement, etc., etc. Comme le traitement consécutif des diverses opérations de cataracte est basé sur les mêmes principes, je vais établir des règles générales de traitement qui devront être modifiées suivant les exigences des cas particuliers. Le traitement antiphlogistique était autrefois en grand honneur. Des déplétions locales et générales ont été aussi employées, on les répétait même plusieurs fois dès qu'il y avait la moindre apparence de douleur ou de symptôme inflammatoire; mais maintenant ce mode de traitement est tombé en désuétude. Notre but principal est d'obtenir l'adhérence du lambeau cornéal par première intention, et ce résultat aura lieu bien plus facilement chez une personne forte et bien portante, que chez une personne faible et décrépite. Presque une moitié de la cornée a été divisée, et pendant quelque temps l'autre moitié doit nourrir le tout et aider à la réunion. On doit aussi se souvenir que cette opération est généralement pratiquée chez des individus de cinquante à cinquante-cinq ans, ou même chez les personnes très-âgées, dont les pouvoirs vitaux ne supportent pas la dépression. La santé générale et le pouvoir réparateur du système doivent donc être soutenus. Plus les malades sont forts et bien portants, et plus le pronostic de l'opération sera favorable. Même les individus très-forts, pléthoriques, d'une apparence apoplectique, offrent plus de ressource qu'une personne âgée et décrépite, dont la santé générale est faible, le sang pauvre, les joues pâles, les artères rigides et la peau sans élasticité. De Graefe considère le pronostic comme moins favorable si le globe de l'œil est profondément situé et amoindri, et que le diamètre de la cornée soit petit; car, en pareil cas, le ramollissement et le plissement du lambeau cornéal et la suppuration de la cornée se produisent souvent à cause de l'insuffisance de la nutrition.

Le traitement consécutif doit varier suivant la santé générale, la constitution et les habitudes du malade. Le régime doit, au commencement, être léger, nourrissant et facile à digérer. On peut donner de la viande une fois par jour; cependant elle doit être coupée très-mince, de façon qu'on ne soit pas obligé de faire pour la mastiquer des efforts qui troubleraient le repos de l'œil. Du thé de bœuf ou du bouillon de mouton peut être donné occasionnellement pendant le jour; mais les bouillons trop légers devront être évités avec soin. Mais tandis que nous essayons de relever les forces du malade, nous ne devons pas tomber dans l'erreur opposée en le nourrissant trop. Chez les individus pléthoriques et sanguins, surtout s'il y a des symptômes fébriles et inflammatoires, on doit instituer un traitement antiphlogistique. Quant aux stimulants et à la bière, on doit être complétement guidé par la constitution et les habitudes du malade. Il n'est pas sage de priver de tout stimulant un individu qui a toujours eu l'habitude d'en faire usage, et l'on doit lui permettre une quantité restreinte de son breuvage habituel, dont on surveillera les effets, afin de pouvoir diminuer ou augmenter la quantité, suivant les circonstances. Chez les personnes faibles et décrépites, la liqueur de malt et les stimulants unis à un bon régime nourrissant rendent aussi de grands services. Le quinine et l'ammoniaque sont aussi administrés.

Il est bon d'administrer un léger purgatif la veille de l'opération, pour éviter d'avoir à dégager les intestins pendant les deux jours qui la suivent. Une dose peu élevée d'huile de ricin sera prescrite, afin de prévenir l'échauffement, et si c'est nécessaire on répétera la purgation.

Quand l'opération est terminée, on doit coucher le malade dans une chambre noire. Pendant la nuit, ses mains doivent être attachées sur les côtés du lit, pour l'empêcher de toucher à ses yeux pendant son sommeil. On doit fermer les deux paupières avec une ou deux bandes d'emplâtre. Cependant je préfère employer un léger bandeau, et particulièrement celui de Liebreich, car l'emplâtre peut durcir et produire de la démangeaison, ce qui irrite toujours l'œil. Si le bandage de Liebreich est trop chaud, je me sers d'un bandage de gaze très-léger. Un morceau de linge doux est appliqué sur les paupières pour recueillir l'écoulement et l'empêcher de durcir et d'épaissir le petit bourdonnet de charpie que l'on place ensuite; le tout est maintenu par le bandage. Mais si l'on veut exercer une pression plus considérable sur l'œil, on emploie le bandage compresseur de de Graefe; il faut seulement plus de soin et de pratique pour l'employer.

Il faut tant de soin et d'attention pour appliquer ces bandages et pour régulariser le degré de pression, que l'on ne peut presque jamais confier ce soin à une garde. S'il est impossible au chirurgien de changer la compresse lui-même, ou d'avoir pour le remplacer un aide adroit et expérimenté, il vaut mieux ne pas l'employer. On changera la compresse matin et soir, et plus souvent si l'œil est fatigué. La quantité et le caractère de l'écoulement sur le linge et sur la charpie devront être examinés, car ils donnent la mesure de l'état de l'œil. Les bords des paupières doivent être épongés doucement avec de l'eau tiède, afin d'enlever des cils ce qu'il peut y avoir d'écoulement durci. On peut aussi remplir ce but avec un peu de coldcream ou simplement avec du cérat. Cette précaution empêchera les bords de se coller ensemble et d'être mêlés au flux de larmes et d'écoulement. On doit surtout avoir grand soin de ne pas frotter ni presser sur la paupière supérieure, car cela nuirait à la coaptation du lambeau et à la réunion. On procure beaucoup de soulagement au malade en lavant et en épongeant les paupières et en changeant les compresses. L'œil ne doit pas être ouvert ni examiné, à moins qu'on n'ait une raison spéciale de s'assurer de son état. L'union du lambeau se produit généralement pendant les premières quarante-huit heures, ou même plus tôt. Il devient alors nécessaire d'appliquer une goutte d'atropine une ou deux fois par jour, au dedans de la paupière inférieure, sans ouvrir l'œil complétement. Ce procédé adoucit l'œil et dilate la pupille, de sorte qu'il y a moins de chance d'une seconde cataracte, car les bords déchirés de la capsule ne trouvent aucun point pour y adhérer, et par conséquent se rident et se rétractent. En outre, s'il survient de l'iritis, il est très-avantageux que la pupille soit déjà largement dilatée. C'est un fait fort intéressant que si l'atropine a été appliquée avant l'opération, son effet sur la pupille revient en partie quand la section est unie et l'humeur aqueuse accumulée de nouveau. Si l'atropine produit de l'irritation, on y substituera une solution de belladone. Quelques heures après l'opération, le malade éprouve généralement une sensation légère de pression et de démangeaison qui dure pendant quelques minutes, et reparaît à des intervalles d'une ou deux heures. Ce fait est dû à l'accumulation des larmes et de l'humeur aqueuse. Si la douleur augmente vers la nuit et devient continue, si l'œil est brûlant et que le malade soit agité et mal à son aise, on peut administrer de la morphine soit comme médicament interne, soit comme médicament sous-cutané. J'emploie généralement pour une injection sous-cutanée une dose qui varie de 1 centigramme à 1 centigramme et demi. On répète l'injection si c'est nécessaire. Si l'œil est très-chaud et très-douloureux, on procure beaucoup de soulagement avec des compresses d'eau froide. Seulement ce moyen doit être employé avec beaucoup de discrétion; car si l'on s'en sert pendant trop longtemps, il peut déprimer trop la circulation et accroître le danger de la suppuration de la cornée. J'ai vu aussi des individus pléthoriques se trouver très-bien de l'application de deux ou trois sangsues à la tempe. Je dois dire cependant que de Graefe, après avoir mis des sangsues pendant plusieurs années, a complétement abandonné leur emploi pendant les trois jours qui suivent l'opération. Il pense qu'elles peuvent être nuisibles, puisqu'elles augmentent la congestion des couches infiltrées, et favorisent par conséquent la suppuration des bords de la plaie (1). En pareil cas, il préfère, si le malade est robuste et pléthorique, une petite vénésection de 120 à 150 grammes, et s'il y a beaucoup de douleur, de larmoiement et d'enflure des paupières pendant les trente-six heures qui suivent l'opération, il engage à agir de même, car c'est pendant cette période que l'inflammation suppurative commence généralement. Cependant ce moyen ne doit pas être employé, si une fois la suppuration est établie.

(1) *Leçons cliniques de de Graefe* (*Kl. Monastbl.*, 1863), traduites dans *Ophthalmic Review*, n° 3.

Si le cas marche bien et qu'il n'y ait pas de symptômes défavorables, tel que de l'enflure des paupières, une douleur vive autour de l'œil et dans l'œil, un écoulement muco-purulent ou un larmoiement considérable, on ne devra pas ouvrir l'œil pendant les premiers cinq à six jours. Rien n'est plus mauvais que de céder à la curiosité et d'ouvrir l'œil trop tôt, afin de s'assurer que tout marche bien, car, en agissant ainsi, on peut facilement produire l'iritis. C'est tout différent s'il y a des symptômes défavorables, car alors il vaut mieux ouvrir les paupières et examiner l'œil avec soin, de façon à s'assurer de la nature réelle de la lésion et du traitement qu'on doit adopter. La paupière supérieure sera en pareil cas doucement relevée, et l'état de la cornée et de l'iris examiné. Il vaut mieux faire cet examen à la lumière artificielle, parce que cette lumière sera dissimulée à l'aide d'un écran ou de la main jusqu'au moment où le chirurgien est prêt à examiner l'œil. De cette façon, l'œil n'est exposé à la lumière que pendant quelques secondes, et l'éclat et l'intensité de l'éclairage est beaucoup moins considérable que lorsque la lumière du jour est admise dans la chambre.

Mais le cas peut être moins favorable : la plaie, légèrement cicatrisée, peut céder, et une portion de l'iris être poussée en avant à travers la plaie. Cet accident arrive souvent quelques jours après l'opération. Le malade éprouve une sensation de sable, comme si un corps étranger était logé sous la paupière; les paupières deviennent enflées, l'œil est douloureux, et il y a un écoulement abondant, clair et aqueux, qui prend assez vite un caractère muco-purulent. Ces symptômes peuvent se produire soudainement, parfois après un accès de toux ou d'éternument qui cause la rupture de la section. Si le prolapsus est large et que l'ouverture de la plaie soit considérable, la douleur et l'irritation peuvent être graves. On commencera par ouvrir l'œil pour s'assurer de son état; si l'iris a été poussé en avant, les paupières seront doucement refermées, et l'on appliquera un bandage compresseur ; ce bandage favorisera la consolidation de la plaie par la formation, sur le prolapsus, d'une couche de lymphe plastique, et de plus il l'empêchera d'augmenter, et, par suite de sa pression continue, pourra même le faire dépérir. Une fois que la plaie est consolidée et qu'une couche ferme recouvre le prolapsus, on pique celui-ci avec une aiguille fine, ainsi que l'a recommandé M. Bowman, afin de laisser échapper l'humeur aqueuse qui le distend. Le prolapsus dépérit alors et tombe bientôt. On peut répéter plusieurs fois cette piqûre. Si le prolapsus est grand et la section très-distendue, il peut devenir nécessaire de l'enlever, soit avec des ciseaux, soit avec un couteau à extraction; on applique ensuite un bandage compresseur. Quelques chirurgiens touchent le prolapsus avec du nitrate d'argent; mais cela produit souvent beaucoup d'irritation. Il peut se faire que le prolapsus ait tiré la pupille de façon qu'elle soit couverte par la paupière supérieure ou même comprise dans la section. En pareil cas, il devient nécessaire de faire une pupille artificielle, ce qui aide souvent au dépérissement du prolapsus. Le prolapsus de l'iris qui se produit après l'extraction est non-seulement une source d'ennui prolongé pour le malade, mais encore un état dangereux, car il peut développer des complications inflammatoires, telles que l'irido-choroïdite, et conduire parfois à la destruction de l'œil.

La suppuration de la cornée est encore plus dangereuse, et peut être surtout redoutée pendant les deux premiers jours. Elle peut être diffuse ou circonscrite. Suivant de Graefe la suppuration diffuse se développe en général de douze à vingt-quatre heures après l'opération, et la suppuration circonscrite de seize à trente-six heures après. Les paupières deviennent enflées et rouges, l'œil douloureux, et il y a un écoulement muco-purulent plus ou moins considérable. En ouvrant l'œil, on trouve un chémosis considérable qui environne la cornée. Si la suppuration est partielle, les bords de la plaie montrent une infiltration purulente jaune qui s'étend profondément dans la substance de la cornée. Le lambeau entier devient parfois opaque, et le reste de la cornée garde une transparence suffisante pour permettre de voir l'iris sur ce point ; mais si la suppuration est diffuse, l'infiltration n'est pas limitée à la ligne d'incision, mais s'étend autour de la cornée, dont toute l'étendue prend une teinte jaune opaque. On doit considérer la suppuration diffuse comme un cas désespéré, car l'inflammation s'étend à l'iris et au corps ciliaire, et, dans les plus mauvais cas, il se développe une inflammation générale de l'œil (panophthalmie). Si cette marche est suivie, les symptômes inflammatoires deviennent plus intenses, la douleur s'exaspère, les paupières s'enflent, l'écoulement devient épais, purulent, abondant. C'est seulement alors qu'on peut essayer de soulager les souffrances du malade par l'application de fomentations chaudes et de cataplasmes sédatifs, car tout espoir de sauver l'œil est perdu. Mais la suppuration partielle de la cornée doit être elle-même surveillée avec beaucoup d'anxiété, car elle peut conduire à la forme diffuse, et en outre donner lieu à de l'iritis suppurative ou à de l'irido-cyclite qui se termine par l'atrophie du globe. La question de savoir si la suppuration commence dans l'iris pour passer de là dans la cornée, ou si elle se développe directement dans cette dernière et s'étend secondairement à l'iris et au corps ciliaire, a été longtemps débattue. De Graefe est pour la seconde solution : suivant lui, l'iritis qui se développe à cette période peu avancée est propagée ou secondaire, tandis que celle qui se développe plus tard est primordiale (iritis simple). Dans la suppuration partielle de la cornée, nous devons essayer, si c'est possible, d'empêcher son extension, ce qui peut être fait en soutenant le malade par un régime nourrissant : du quinquina, de l'ammoniaque, des stimulants, et aussi par l'application d'un bandage à pression; c'est le seul remède local qui puisse produire quelque effet. De Graefe a été le premier à expliquer l'avantage du bandage à pression dans ces cas, et je l'ai trouvé moi-même très-souvent utile dans la pratique, car il limite la suppuration de la cornée, et je puis le recommander fortement. Chez les individus très-faibles et décrépits, on pourra l'alterner avec des fomentations chaudes de pavot et de camomille, qu'on appliquera pendant une heure, à des intervalles de deux ou trois heures. Je sais que beaucoup de chirurgiens verront avec étonnement et incrédulité ce que je dis d'un bandage à pression appliqué à un œil où il y a de la suppuration de la cornée. Il est cependant certain que ce moyen est souvent utile et tend plus que tout autre remède à diminuer l'enflure des paupières, ainsi que l'écoulement, et à limiter la suppuration de la cornée. Il faut tant de soins et d'habileté pour appliquer le bandage à pression, que le chirurgien devra toujours le faire lui-même, à moins qu'il ne soit aidé par une garde d'une adresse exceptionnelle. De Graefe a aussi appelé l'attention sur ce fait très-important, que, chez les individus vieux et faibles, la suppuration de la cornée peut se produire sans qu'ils éprouvent la plus légère douleur ou le plus petit malaise dans l'œil. Le chirurgien, en pareil cas, s'applaudit souvent de la marche du cas, excellente en apparence, et, en ouvrant l'œil, il trouve la cornée en suppuration.

L'iritis simple ou primitive qui peut se développer après l'extraction ne se montre pas en général avant le quatrième ou le cinquième jour qui suit l'opération. On peut l'attribuer à la contusion de l'iris par les instruments ou au passage de la lentille à travers la pupille, ou bien encore à l'irritation produite par des portions de substance lenticulaire qui sont restées en arrière. Le malade souffre dans l'œil et autour de l'œil. Les paupières sont enflées, et il y a plus ou moins de photophobie et de larmoiement. En ouvrant l'œil, on trouve un chémosis considérable autour de la cornée qui est restée claire; mais l'humeur aqueuse est obscurcie, l'iris décoloré et la pupille contractée. Si le malade est assez fort, on se trouve très-bien de quelques sangsues appliquées aux tempes. Une forte solution d'atropine (20 centigr. pour 30 grammes d'eau) sera fréquemment appliquée, afin que la pupille puisse être largement dilatée; des frictions avec l'onguent à la belladone seront faites sur le front deux ou trois fois par jour.

Si, après l'extraction, le cas a suivi une marche favorable, le malade pourra quitter son lit pendant une heure ou deux à la fin du cinquième ou du sixième jour. Il devra porter un léger bandage, et la chambre sera presque obscure, mais en même temps fraîche et bien ventilée. Si la station au lit est très-fatigante, ce qui arrive surtout avec les paysans habitués à une vie active, on pourra permettre aux malades de se lever le troisième ou le quatrième jour; mais, dans ce cas, ils devront être surveillés avec le plus grand soin. Dans les hôpitaux où il n'y a pas de salle spéciale pour les yeux, les lits doivent être enveloppés, du côté de la tête, de rideaux d'un bleu foncé, afin de protéger le malade contre le froid, les courants d'air et la brillante lumière de la salle. En pareil cas, je trouve très-prudent de maintenir le malade au lit plus longtemps qu'on ne le ferait dans une chambre particulière ou dans une salle spéciale. A la fin de la première semaine, le bandage peut généralement être échangé contre un abat-jour, et le malade graduellement accoutumé à la lumière. Si l'on voit apparaître quelque symptôme inflammatoire, tel que de la photophobie, du larmoiement, de l'enflure des paupières, etc., on devra appliquer de nouveau le bandage et prendre un soin spécial de l'œil. Si le temps est favorable, le malade peut prendre l'air au bout d'une quinzaine; ces sorties sont très-utiles, surtout s'il y a de la conjonctivite, qui pourrait devenir chronique si l'on restait trop longtemps à la maison. En pareil cas, un collyre astringent faible peut être prescrit.

J'ai déjà dit que, dans certains cas de cataractes séniles qui ne sont pas mûres, et dont les progrès sont très-lents et l'opacité assez formée ou placée de telle sorte (au pôle postérieur de la lentille) que la vue soit considérablement affaiblie, il peut être nécessaire de hâter les progrès de la maladie en piquant la capsule et permettant à l'humeur aqueuse d'arriver à la substance lenticulaire. On doit avoir grand soin cependant de ne pas diviser trop librement la capsule, car on pourrait produire une enflure considérable de la substance lenticulaire, et produire une iritis grave ou de l'irido-cyclite. Il vaut mieux faire une petite ouverture dans la capsule et la répéter plusieurs fois, si c'est nécessaire, surtout si une portion considérable de la lentille est encore transparente. S'il survient une inflammation grave et si elle ne cède pas rapidement à l'emploi des antiphlogistiques, et surtout si la tension de l'œil est accrue, il vaut mieux enlever la lentille par extraction ou par l'opération de de Graefe. Dans le premier cas, il sera à propos de faire en même temps une large iridectomie.

De Graefe (1) recommande de faire précéder l'iridectomie inférieure par la lacération de la capsule. Cinq ou six semaines après, il fait une incision cruciale superficielle dans la capsule avec une aiguille fine (la pupille ayant été d'avance dilatée largement par l'atropine). L'incision verticale peut s'étendre à une demi-ligne du bord de la pupille dilatée, tandis que l'incision horizontale doit être plus courte et correspondre seulement au diamètre transversal de la pupille normale. L'aiguille ne

____

(1) *Arch. f. Ophthalmologie*, X, 2, 229; voy. aussi un mémoire sur ce sujet, par le docteur Mannhardt, dans le *Sitzungsbericht der ophthalmologischen Gesellschaft*. 1864.

doit pas pénétrer profondément dans la substance de la lentille, autrement la lentille pourrait être déplacée. La pupille doit être tenue largement dilatée par l'atropine, afin d'offrir une place suffisante à l'enflure de la lentille et de l'empêcher de presser sur l'iris et le corps ciliaire. Généralement, il n'y a qu'une irritation très-légère qui suit la lacération de la capsule, et l'on peut pratiquer l'extraction de six à douze jours après, quand la cataracte peut facilement s'échapper. Pour des raisons déjà expliquées, je préfère pratiquer l'iridectomie par en haut.

J'ai déjà dit que les principaux dangers après l'opération par extraction sont la suppuration de la cornée, l'iritis et le prolapsus de l'iris. Les principales causes d'iritis sont : 1° la meurtrissure de l'iris par les instruments et par le passage de la cataracte à travers la pupille, surtout si celle-ci est petite, rigide, et se dilate avec difficulté ; 2° la contusion et l'irritation dont peut souffrir l'iris pendant qu'on essaye de replacer un prolapsus ; 3° l'irritation produite par des portions de matière lenticulaire qui restent derrière l'iris ou adhèrent à la pupille, ce qui peut se produire surtout si la pupille est petite et rigide, que la cataracte ne soit pas mûre ou qu'elle ait un petit noyau avec une portion considérable de substance corticale ramollie. De plus, et d'accord avec ce fait, que le segment de l'iris correspondant à la section cornéale est la partie la plus exposée à ces influences diverses, on trouve que c'est là que se trouve presque toujours le point culminant de l'inflammation (iritis). Afin de diminuer ces dangers, il a été proposé d'enlever cette partie de l'iris avant d'extraire la cataracte, en un mot de faire une iridectomie préliminaire. De Graefe avait dit le premier que ce procédé pouvait être avantageux dans certains cas, et plus dernièrement le docteur Mooren a soumis ce plan à une épreuve considérable, et avec un grand succès. Il est hors de doute que ce procédé rend l'extraction plus sûre ; car, comme un segment de l'iris correspondant au sommet du lambeau est enlevé, il y a beaucoup moins de danger de blesser l'iris avec les instruments ou de le contusionner au passage de la lentille, car la large pupille artificielle permet la sortie facile de la cataracte, et il reste beaucoup plus difficilement des portions de substance corticale. Même s'il en reste, il y a plus de place pour ces fragments, qui exerceront par conséquent une influence beaucoup moins délétère sur l'iris et le corps ciliaire. Le danger de prolapsus de l'iris est aussi diminué, et il peut seulement se produire aux angles de l'incision. Suivant de Graefe, une iridectomie préalable ne garantit pas contre la suppuration diffuse ou partielle de la cornée ; mais il pense qu'elle exerce à coup sûr une influence favorable sur le cours de ces dernières affections et sur l'iritis secondaire en diminuant leur intensité. L'iridectomie peut être faite à la partie supérieure : alors elle sera bien recouverte par la paupière supérieure, et l'extraction sera pratiquée ensuite dans la même direction. Mooren a fait l'iridectomie une quinzaine de jours avant l'extraction ; mais il vaut mieux laisser s'écouler une période plus longue (quatre à six semaines) entre les deux opérations, afin que toute irritation ait disparu et que les bords de la pupille artificielle soient bien cicatrisés.

Examinons maintenant quels sont les cas dans lesquels il est à propos de pratiquer cette modification du procédé par extraction. Mooren recommande de le faire dans tous les cas où le malade est vieux et décrépit où la pupille ne se dilate pas vite et bien avec l'atropine ; où le nucléole de la cataracte est petit et environné de substance corticale durcie et adhérente, dont on peut facilement enlever des parties pendant la sortie de la lentille, dont d'autres restent en arrière et donnent lieu à de l'iritis grave ou même à de l'irido-choroïdite. De même dans la cataracte diabétique où l'on a non-seulement la crainte de la suppuration de la cornée, si le malade est très-faible, mais aussi une tendance toute particulière à de l'iritis, à cause de l'impatience extrême de l'iris qui supporte difficilement la contusion et l'irritation. Mais alors on doit aussi se rappeler le danger qu'il y a à soumettre un malade, dont la santé est déjà très-faible, à l'anxiété et à l'ébranlement que produisent deux opérations différentes. En réalité, nous trouvons que même les personnes bien portantes sont rarement disposées à subir deux opérations. Pour remédier à cet inconvénient, on peut combiner l'iridectomie avec l'extraction comme le professeur Jacobson l'a conseillé ; il a introduit pour cela dans l'opération ordinaire les modifications suivantes : on chloroformise complétement le malade, puis, on fait la section en bas, la ponction et la contre-ponction se trouvant à une demi-ligne au-dessous du méridien horizontal de la cornée, et non pas dans la substance cornéale, mais à la jonction scléro-cornéale, car il trouve que l'union se fait mieux là que dans la cornée elle-même. Après que la lentille a été enlevée par le procédé ordinaire, on excise le segment correspondant de l'iris, et en agissant ainsi on diminue les risques d'iritis, de prolapsus de l'iris et de suppuration de la cornée. Le professeur Jacobson, dans un traité sur cette opération, publié en 1863, dit qu'il a jusqu'alors opéré cent cas par cette méthode sur lesquels il n'a perdu que deux yeux. Il est regrettable cependant qu'il n'ait pas donné plus de détails sur les cent cas, sur leur cours et sur le degré de vision qui a été rétabli, de façon qu'on puisse se former une opinion complète sur le succès réel de l'opération. Mes principales objections contre ce procédé sont : la direction de l'iridectomie et l'excision de l'iris après l'enlèvement de la lentille. L'iridectomie par en bas est non-seulement très-laide, mais cause une confusion et un éblouissement considérable de la vue, à cause des cercles de diffusion de la rétine, surtout quand les lunettes à cataracte sont employées, et ce fait cause une grande gêne aux malades, surtout lorsqu'ils marchent, traversent les rues, etc. L'excision de l'iris après l'enlèvement de la lentille est difficile, et l'on court même quelques risques de perdre l'humeur vitrée en cherchant à saisir et à attirer l'iris, surtout si l'œil est fixé avec des pinces. De plus, si l'on fait l'iridectomie, il n'y a aucune raison pour ne pas la faire avant l'extraction de la lentille, ce qui est plus facile et beaucoup moins dangereux.

J'ai dit que le professeur Jacobson chloroformise le malade ; plusieurs opérateurs, parmi lesquels je dois me placer, redoutent l'emploi du chloroforme dans le procédé par extraction, à cause du danger des vomissements et des efforts pendant ou après l'opération. La plaie est si large (presque la moitié de la cornée) qu'un accès de vomissements ou d'efforts considérable peut causer une perte considérable de l'humeur vitrée et même renvoyer la rétine et la choroïde. Le professeur Jacobson dit cependant qu'il n'y a aucun danger de vomissement, si le malade est complétement narcotisé, et M. Windson (1) de Manchester a publié dernièrement une série de vingt cas d'extraction pratiqués avec succès avec le chloroforme. Il dit : « Le résultat a été je pense suffisamment heureux ; dans aucun cas le chloroforme n'a paru exercer de mauvaise influence. Dix-sept opérations furent faites sans aucun accident, dans deux de ces opérations, il y eut un peu d'humeur vitrée qui fut perdue, des vomissements eurent lieu dans quatre cas, mais ne paraissent avoir produit aucun effet pernicieux. » Si le chloroforme est administré dans les opérations de l'œil, il faut placer complétement le malade sous son influence, autrement il vaudrait mieux s'en abstenir, car ces opérations, particulièrement celles de l'irtis et de la cataracte, sont si délicates, qu'un mouvement soudain de la tête du malade, ou un accès d'effort ou de vomissement peuvent non-seulement compromettre le succès de l'opération, mais même la sûreté de l'œil. Quand le malade est parfaitement narcotisé, l'inhalation d'une forte dose de chloroforme peut être très-nuisible, et il est très-important de connaître très-exactement la dose de chloroforme que le malade respire. Pour cette raison, je préfère de beaucoup l'appareil de Clover pour administrer le chloroforme. Cet appareil n'est pas seulement le plus sûr, mais en outre, je n'ai jamais vu par une autre méthode une tranquillité et une insensibilité aussi complètes ; et cela, sans qu'il y ait la moindre cause de crainte. Il y a peu ou point de lutte, le malade respire avec calme, et quand il est complétement endormi, on peut pratiquer l'opération ophthalmique la plus difficile et la plus délicate sans courir aucun risque. Afin d'éviter les efforts et les vomissements on insistera pour que le malade ne boive ni ne mange pendant trois ou quatre heures avant l'opération.

(1) *Ophthalmic Review*, II, 365.

V. — Extraction de la lentille avec sa capsule.

Cette opération a été recommandée dans les cas suivants : 1° cataracte capsulaire ; 2° cataracte compliquée de choroïdite ou d'irido-choroïdite, car en pareil cas l'œil est extrêmement irritable, et si on laisse en arrière des portions de matière lenticulaire, on voit souvent se développer une inflammation très-destructive ; en outre, la connexion qui existe entre la capsule postérieure et l'hyaloïde peut être relâchée ; 3° dans la cataracte rétrograde où la lentille est ridée, si quelques-uns de ses constituants ont subi la dégénérescence graisseuse, des portions considérables de matière lenticulaire sont friables, elles adhèrent à la capsule et restent en arrière ; quand la cataracte est enlevée, il se développe une inflammation plus ou moins grave qui produit une cataracte secondaire ; 4° dans les cataractes qui ne sont pas à maturité et dans lesquelles il y a aussi le danger de laisser en arrière la substance lenticulaire.

Cette opération fut pratiquée à l'origine par Richter et Beer, mais elle était tombée en désuétude, lorsqu'elle fut dernièrement reprise par Sperino, Pagenstecher et Wecker. Pagenstecher l'a pratiquée de la manière suivante : le malade ayant été chloroformisé, il incise un lambeau (généralement en bas) qui s'étend dans la sclérotique et non pas dans la cornée. Au sommet du lambeau il laisse subsister un petit pont de conjonctive. Il pratique alors une large iridectomie inférieure et extérieure, et divise ensuite le pont conjonctival avec des ciseaux mousses. S'il y a des synéchies postérieures, il les divise avec un crochet très-fin d'argent qu'il passe à travers la pupille et la capsule antérieure. Alors, par une pression légère exercée sur l'œil, il essaye d'enlever la lentille avec sa capsule, mais si la membrane hyaloïde se rompt et que l'humeur vitrée s'échappe, il passe une petite cuiller derrière le bord inférieur de la lentille et à sa surface postérieure, et pratique ainsi l'extraction avec la capsule. Jusqu'en 1864 il a opéré de cette manière cinquante-quatre cas de cataracte de diverses natures avec beaucoup de succès : il y a perdu deux yeux seulement par suppuration, et dans un troisième cas il y avait de l'iritis qui tenait à une opacité préalable du corps vitré. Cependant le résultat de cette dernière opération fut encore très-beau, car le malade fut capable de lire le n° 16 avec des verres convexes n° 3. Dans les cinquante et un cas qui restent il n'y eut pas la plus légère trace d'iritis. Dans quelques-uns de ces cas heureux la lentille fut enlevée sans l'aide de la cuiller et sans perte d'humeur vitrée, ce qui arrive quelquefois, même quand la cuiller est employée. Dans d'autres il y avait une perte plus ou moins considérable d'humeur vitrée.

Wecker opère de la même manière, avec cette différence qu'il ne fait pas l'incision autant sur la sclérotique que Pagenstecher et qu'il ne laisse pas de pont conjonctival. Une partie de l'iris ayant été excisée, il passe une curette derrière la lentille et la tire au dehors de sa capsule. Quand la lentille a atteint l'incision, un aide la saisit par le bord avec une curette de Daviel et l'extrait. Le résultat de cette opération a été aussi très-favorable, et Wecker a réussi souvent à extraire la lentille sans aucune perte du corps vitré. Ce dernier accident arrive presque toujours si l'on ne donne pas de chloroforme ou si le malade n'est pas complétement chloroformisé. Quand une cataracte sénile à maturité existe depuis plusieurs années, elle adhère souvent à la capsule, et il arrive que les relations de la capsule avec le ligament suspenseur sont généralement relâchées, en sorte, que la lentille peut être très-facilement enlevée dans la capsule. Ce fait a été particulièrement démontré par M. Bowman qui a réussi souvent à extraire la lentille dans sa capsule par le procédé de de Graefe. Si, quand on tente de le faire, on trouve que la lentille ne vient pas facilement, il vaut mieux diviser librement la capsule que de forcer la lentille à sortir dans la capsule au dépend d'une grande perte d'humeur vitrée et en s'exposant peut-être à voir la lentille se disloquer dans l'humeur vitrée.

VI. — Extraction linéaire.

Avant de décrire ce mode d'opération, il faut jeter un regard rapide sur son histoire (1). En 1811, Gibson l'a introduite comme supplément de l'opération à l'aiguille dans ces cas de cataracte molle où la lentille, après avoir été divisée, n'était pas absorbée avec le succès et la rapidité désirables. Il l'employait aussi dans la cataracte capsulaire et membraneuse. Son mode d'opération consistait à enlever la lentille à travers une petite section cornéale qui avait environ trois lignes et était située à une ligne environ de la sclérotique. En 1814, Travers, après avoir divisé la capsule, déplaçait la lentille dans la chambre antérieure et l'enlevait ensuite à travers une petite section cornéale. Il abandonna bientôt cette méthode et fit une section du quart de la cornée, divisa la capsule avec la pointe du couteau, et lorsque la lentille était suffisamment molle, la laissait s'échapper à travers la section. Mais si la lentille était trop ferme pour passer ainsi, il introduisait une curette dans la chambre antérieure et amenait la lentille par morceaux. Ces deux opérations de Gibson et de Travers tombèrent en désuétude jusqu'en 1861, époque à laquelle Bowman et de Graefe, indépendamment l'un de l'autre, recommencèrent l'extraction linéaire. De Graefe, ayant étudié le sujet à

____

(1) Pour une esquisse intéressante et historique de cette opération, je renvoie le lecteur au mémoire de de Graefe, *Modified Linear Extraction*. (*Archiv. f. Ophthalm.*, XI, 3.)

fond, dit dans son premier essai sur cette opération (1), que l'extraction linéaire est surtout indiquée dans la cataracte corticale des sujets jeunes, et aussi dans les cas où il y a assez d'enflure de la substance lenticulaire (soit par suite d'une opération à l'aiguille, soit par suite d'une lésion de la lentille) pour que l'œil soit menacé. Mais il pense qu'elle ne peut convenir si la lentille a sa consistance normale, et encore moins s'il y a un nucléole dur. Règle générale : l'extraction linéaire est indiquée dans les cas de cataracte corticale entre l'âge de dix à trente et même trente-cinq ans. Elle est aussi employée avec avantage comme supplément à l'opération de l'aiguille. L'extraction linéaire se pratique de la manière suivante : la pupille ayant été d'abord bien dilatée par l'atropine, et le malade ayant été chloroformisé, les paupières sont maintenues écartées avec le spéculum de Weiss et fixées avec des pinces ; on fait alors une incision dans la cornée au côté temporal, à une ligne environ de la sclérotique, avec un couteau large et droit à iridectomie. L'incision doit être de deux lignes à deux lignes et demie d'étendue, on divise alors la capsule avec le cystotome et la lentille est enlevée. Afin de faciliter la sortie de la cataracte, on place le côté convexe de la curette contre le bord de la cornée, ce qui fait bâiller la section. On exerce en même temps une légère contre-pression avec le quatrième doigt de la main gauche qui est placé légèrement contre le côté interne du globe de l'œil; en pressant alternativement avec le doigt et la curette on fait sortir très-vite la substance molle de la lentille à travers l'incision. S'il reste derrière l'iris des portions de substance corticale, on fait fermer les paupières et l'on frotte légèrement le globe d'une façon circulaire, de manière à amener ces petits flocons dans la pupille ou dans la chambre antérieure d'où ils sont facilement enlevés. On peut aussi employer dans ce but la seringue de M. Bowman. Si l'iris est poussé en avant à travers l'incision, il faut le replacer doucement; mais s'il a été très-froissé par la sortie de la lentille ou les mouvements de la curette, il est plus sage d'en exciser une partie. Un léger bandage compresseur doit être appliqué après l'opération, et la pupille doit être maintenue bien dilatée avec de l'atropine.

De Graefe pense que quoiqu'une cataracte à nucléole puisse être parfois enlevée sans danger par l'extraction linéaire ; cependant, comme règle, on ne doit pas appliquer cette opération quand le nucléole est dur, car l'iris peut alors être plus ou moins froissé par le passage de la lentille à travers la section étroite. La cuiller peut aussi être nécessaire, et son introduction dans la chambre antérieure, derrière la lentille, pour faciliter la sortie de celle-ci, peut ajouter aux contusions de l'iris. Une grande irritation peut être produite par les portions dures de substance

____

(1) *Arch. f. Ophthalm.*, I, 2.

lenticulaire qui restent dans la pupille ou derrière l'iris. Comme le segment de l'iris qui correspond à l'incision est le plus exposé à être froissé, et que c'est lui qui interfère le plus dans l'introduction de la cuiller, on trouve que c'est presque toujours là qu'est le point culminant de l'iritis consécutive. Dans ces cas, et quand il y a un nucléole ferme, de Graefe modifie l'extraction linéaire et commence par exciser une portion de l'iris avant de lacérer la capsule ; il enlève ensuite la lentille avec une cuiller large et plate (1). Les temps de l'opération sont divisés ainsi : 1° l'incision est faite au bord de la cornée (côté temporal) et embrasse environ un quart de sa circonférence ; 2° une partie de l'iris est enlevée, cette portion ne doit pas égaler le volume de l'incision ; 3° la capsule est largement divisée jusqu'à la marge de la lentille, et insérée entre la substance corticale postérieure et le nucléole, de sorte que la cataracte est soulevée dans la chambre antérieure et extraite. La cuiller que l'on emploie est peu profonde, large et plus pointue à l'extrémité que la curette de Daviel. Ainsi modifiée, l'extraction linéaire, ou extraction par la cuiller, occupe une place importante dans la chirurgie ophthalmique. Par cette modification, de Graefe a beaucoup étendu les applications de l'extraction linéaire, et l'on peut maintenant enlever par l'incision linéaire des cataractes dont le cortex est d'un aspect pulpeux et le nucléole suffisamment grand et dur. Cette forme de cataracte, sans la modification, aurait nécessité l'extraction avec le lambeau. Je dois remarquer ici que c'est à de Graefe que revient le mérite d'avoir pensé le premier à combiner dans certains cas l'iridectomie avec l'extraction, et d'avoir introduit l'extraction linéaire modifiée, ou extraction avec la cuiller. Le principe de cette dernière opération lui appartient complétement, quels que soient les changements qu'on ait introduits dans la forme de la cuiller ; et ce qu'il y a de très-remarquable, c'est que ce sont les dernières opérations qui se rapprochent le plus de celles qu'il a faites dans l'origine. M. Critchett a déjà fait ressortir ces faits dans un mémoire admirable sur l'extraction par la cuiller dans lequel il dit (2) : « Il est apparu soudainement trois nouvelles méthodes d'opérer la cataracte qui portent les noms de leurs champions : Mooren, Jacobson et Schuft (Waldau) ; mais la justice me force de dire que ces trois messieurs ont allumé leur flambeau à la torche de leur grand maître le professeur de Graefe. Chacune de ces méthodes a été d'abord suggérée et pratiquée par lui, mais seulement comme des exceptions, tandis qu'ils en ont fait des règles générales. »

Waldau a inventé bientôt après une différente forme de cuiller de volume varié et qui était plus profonde, plus large, plus plate au fond que

(1) *Arch. f. Ophthalm.*, V, 1.
(2) *Royal London Ophthalmic Hospital Reports*, IV, 4, 316.

celle de de Graefe; les bords étaient en outre hauts et minces, comme
pour mordre dans la lentille, la lèvre inférieure étant la plus haute, ce
qui facilitait la sortie de la cataracte par la pression. A l'aide de cette
cuiller il proposait d'enlever même les cataractes séniles dures. On vit
bientôt cependant que la forme de cet instrument était trop grande et
embarrassante, que ses bords étaient trop hauts et pointus, et qu'il était
difficile de l'introduire facilement derrière la lentille, surtout dans les
cataractes séniles dures où elle pouvait facilement causer le déplacement de la lentille ou la rupture de la membrane hyaloïde. M. Bowman
et M. Critchett ont depuis trouvé quelques formes de cuillers qui sont
préférables, et dans tous les cas bien supérieures à celle de Waldau.
L'opération avec la cuiller, telle qu'on la pratique à Moorfields, a été
remarquablement heureuse entre les mains de quelques-uns des chirurgiens ophthalmologistes anglais, surtout dans celles de MM. Bowman et
Critchett, qui ont travaillé beaucoup ce sujet et ont fait plus que tous les
autres pour amener cette opération à la perfection. Comme ma description sera forcément très-rapide, je renvoie le lecteur aux excellents articles que ces messieurs ont publié sur ce sujet dans le *Royal London
ophthalmic Hospital Reports*, vol. IV, p. 4.

VII. — Extraction avec la cuiller.

Avant l'opération on doit dilater largement la pupille avec l'atropine et
examiner la cataracte par l'éclairage oblique, de façon à reconnaître
le volume et la dureté du nucléole et la consistance de la substance
corticale, car le volume de l'incision doit être proportionné à celui du
nucléole, à l'étendue et à la consistance de la substance corticale. Rien
n'est plus propre à empêcher le succès de l'opération que si l'incision est
trop petite, car alors l'iris et les lèvres de la section seront plus ou moins
froissés pendant la sortie de la lentille, des portions considérables de la
lentille s'en vont en lambeaux, et si l'on ne peut pas les enlever complétement elles développent de l'inflammation consécutive. Si le nucléole est
petit et le cortex amolli, l'incision doit avoir environ le quart de la circonférence de la cornée, mais si le nucléole est grand et dur, comme par
exemple dans la cataracte sénile noire, et que le cortex soit dur, on devra
augmenter le volume de l'incision qui aura environ les deux tiers du
volume de la cornée. Il faut aussi que l'incision soit grande si la cataracte
est plus qu'à maturité et si de petits fragments graisseux se sont collectés
sur la surface ou au bord de la lentille, car ces fragments sont très-dis-
posés à se déchirer et à rester en arrière si la sortie de la lentille est le
moins du monde difficile par suite de la petitesse de la section.

Le malade sera d'abord placé sous l'influence du chloroforme, de façon à rester tranquille, de sorte qu'aucun mouvement soudain né puisse se produire et mettre l'œil en danger, surtout pendant la période d'introduction de la cuiller. Il est en outre très-important que les différents temps de l'opération soient pratiqués, s'il est possible, sans être interrompus par le réveil du malade, car si ce fait se produit après l'excision de l'iris, par exemple, et qu'il y ait un saignement considérable dans la chambre antérieure, il peut être impossible d'enlever le sang avant qu'il soit coagulé, car le temps est perdu à endormir de nouveau le malade, et cet accident augmente beaucoup les difficultés des autres temps de l'opération. L'opération est divisée en quatre temps : 1° *l'incision;* 2° *l'iridectomie;* 3° la *lacération de la capsule;* 4° *l'enlèvement de la cataracte par la cuiller.*

L'incision doit être faite dans la direction supérieure, avec un grand couteau en forme de lance, à la jonction scléro-cornéale, et doit être de quatre lignes à quatre lignes et demie de grandeur. Une portion correspondante de l'iris est enlevée, la capsule est alors librement lacérée avec le crochet. Celui-ci doit être passé dans la chambre antérieure jusqu'au bord opposé de la pupille et même un peu en arrière de la marge de cette dernière, surtout s'il y a de légères adhérences entre le bord de la pupille et le bord de la capsule, parce qu'alors elles sont déchirées. Le crochet ayant sa pointe tournée vers la lentille est tiré doucement le long de chaque côté et au centre, de sorte que la capsule est librement lacérée jusqu'à la marge de la lentille qui correspond à l'incision. Seulement l'instrument doit être employé avec beaucoup de légèreté et de délicatesse, autrement la lentille serait disloquée, surtout si la cataracte est dure. Le temps suivant, qui est le plus difficile de l'opération, est l'enlèvement de la lentille par la cuiller. L'instrument de Waldau étant trop grand et trop embarrassant, il faut employer celui de M. Critchett ou celui de M. Bowman. Le premier (fig. 35) est construit de manière à glisser facilement derrière la surface postérieure de la cataracte; il est mince, plat et concave, de façon à s'adapter facilement à la surface convexe postérieure de la lentille. Il y a au bout un petit bord qui s'écarte et qui aide à fixer et à maintenir la cataracte et par conséquent à l'enlever. M. Bowman pense que ce bout à encoignure prend trop de place derrière le nucléole, et il préfère une autre forme (fig. 36) dont le bout n'est pas recourbé mais simule un angle obtus, et dont l'extrémité est très-mince. Les côtés, excepté vers la fin, n'ont pas de bord au-dessus du niveau général. Dans les cas où il n'y a pas de matière molle qui permette d'introduire la cuiller entre la lentille et la capsule, on emploie un instrument de forme différente (fig. 37). Cet instrument est presque plat d'un côté à l'autre et très-légèrement concave d'un bout à l'autre bout. L'extrémité a un bord très-mince mais pas aigu, qui est légèrement re-

courbé, et la surface concave est dégrossie. Pour ces formes de cataracte
dans lesquelles il y a, en même temps qu'un nucléole fort et dur, une
couche suffisante de substance corticale molle pour permettre le passage
de la cuiller , j'emploie généralement l'instrument de M. Critchett.
Quand ces conditions ne sont pas réunies, je préfère la seconde forme de
M. Bowman (fig. 37).

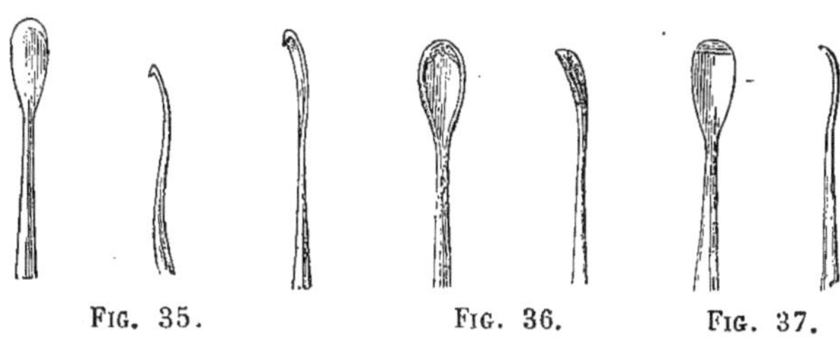

FIG. 35.   FIG. 36.   FIG. 37.

L'emploi de la cuiller demande une grande délicatesse et beaucoup
de dextérité ; on tient l'instrument légèrement entre le pouce et le quatrième doigt. L'œil ayant été fixé avec les pinces, la cuiller est introduite
dans la section, on la tourne directement vers le dos de l'œil, de façon
que sa surface antérieure puisse passer la marge libre de la lentille
exposée par l'iridectomie. Il est très-important de se rappeler que la
cuiller doit être d'abord dirigée en arrière, car si on la passait d'abord
en avant et en bas, avant que son côté antérieur ait suivi le bord de la
lentille, le nucléole serait poussé devant et peut-être même déplacé
derrière la portion inférieure de l'iris. La membrane hyaloïde serait probablement rompue et une partie considérable de l'humeur vitrée s'échap-
perait avant même que le corps de la lentille eût été extrait. Quand le
bord de la cuiller a dépassé la marge de la lentille, on la tourne à plat
et on l'insinue lentement et doucement dans la substance corticale postérieure, entre la capsule et le nucléole, jusqu'à ce que son extrémité la plus
éloignée ait dépassé la marge de celui-ci. Ce mouvement en avant doit
être fait très-délicatement par une ondulation légère ou sorte de tour-
noiement ; car si la cuiller est poussée brutalement, elle peut emporter
la lentille, la déplacer, ou bien encore la membrane hyaloïde peut être
rompue et l'humeur vitrée s'échapper. Quand la lentille est bien saisie
par la cuiller, on doit l'enlever doucement en prenant garde que la surface antérieure ne presse pas trop en avant, autrement on froisserait l'iris
et la cornée , ce qui est une cause fréquente de cornéite circonscrite et
d'iritis consécutive. Si de petites parties de cortex ont été entraînées pendant le passage de la lentille dans la chambre antérieure, et qu'elles y
soient restées, on peut faire un léger mouvement en arrière avec la
cuiller avant d'enlever la cataracte à travers l'incision. En agissant ainsi,
on reprend ces parcelles, et on les enlève facilement après la portion

principale; on peut aussi les reprendre ensuite avec une cuiller plus petite, en ayant soin de presser légèrement sur le globe en face de l'incision. Si les fragments détachés sont nombreux et arrivent au bord de la pupille, ou bien s'ils restent derrière l'iris, les pinces doivent être enlevées et les paupières frictionnées dans une direction circulaire, de façon à les faire aller dans la chambre antérieure, d'où ils peuvent être enlevés facilement avec la curette. Ce procédé doit être préféré à l'introduction fréquente de la cuiller. La seringue à succion peut aussi être employée pour enlever les petits fragments mous. Quelques petites portions de matière lenticulaire restant sur les lèvres de l'incision doivent être enlevées avec la curette, car elles empêchent l'union de la section et peuvent produire l'infiltration suppurative du bord de l'incision. Si un peu d'humeur vitrée est exsudé à travers la section avec la dernière partie de la lentille, on doit l'enlever et appliquer une compresse. Si l'humeur vitrée s'échappe directement après la division de la capsule, la cuiller doit être passée derrière la cataracte, de façon à l'extraire en *masse*, si c'est possible. Si la perte de l'humeur vitrée ne se produit pas jusqu'à ce que le corps de la lentille ait été extrait, tous les fragments qui restent en arrière doivent être enlevés. Si l'on peut les saisir facilement, on se servira de la curette; autrement il vaut mieux frotter légèrement les paupières et les faire tomber dans la chambre antérieure, d'où ils peuvent être facilement enlevés. De cette façon, on perdra plus ou moins d'humeur vitrée; mais cela vaut mieux que de laisser en arrière des fragments considérables qui peuvent enfler et développer une grande irritation et l'inflammation de l'iris ou du corps ciliaire.

Le traitement consécutif est beaucoup plus simple que dans l'extraction; il est semblable à celui que je décrirai pour le procédé de de Graefe.

VIII. — Extraction linéaire modifiée par de Graefe.

De Graefe (1) a dernièrement introduit une modification importante dans l'extraction linéaire, qui réunit les avantages de l'extraction par lambeaux et de l'extraction par la cuiller; car, tandis que la section n'envahit qu'une petite partie de la cornée, en outre, à cause de sa forme et de son mode de formation, elle bâille suffisamment pour permettre la sortie facile d'une cataracte, même dure et sénile, sans l'intervention d'un instrument de traction. L'opération est divisée en quatre temps : 1° l'*incision*; 2° l'*iridectomie*; 3° la *lacération de la capsule*; 4° l'*enlèvement de la lentille*. L'opération doit être faite de la manière suivante :

____

(1) Voy. *Arch. f. Ophth.*, XI, 3, XII, 1, XIII, 1 et 2, XIV, 1.

1° Incision. — Le malade ayant été chloroformé, on tient les paupières ouvertes avec un spéculum à arrêt, et l'on fixe l'œil avec des pinces. Je préfère pour cette opération le spéculum de M. Noyes (de New-York), dont la vis et la crémaillère se trouvent sur le côté nasal ; en sorte que la partie temporale de l'œil est laissée libre pour la manipulation du couteau en formant la section. Un autre grand avantage de cet instrument, c'est que, tout en ne comprimant pas le globe de l'œil, il en écarte les paupières. Ce spéculum se trouve chez M. Krohne et Cⁱᵉ, White-Chapel. La pointe d'un long couteau étroit (fig. 38), dont le bord coupant est tourné

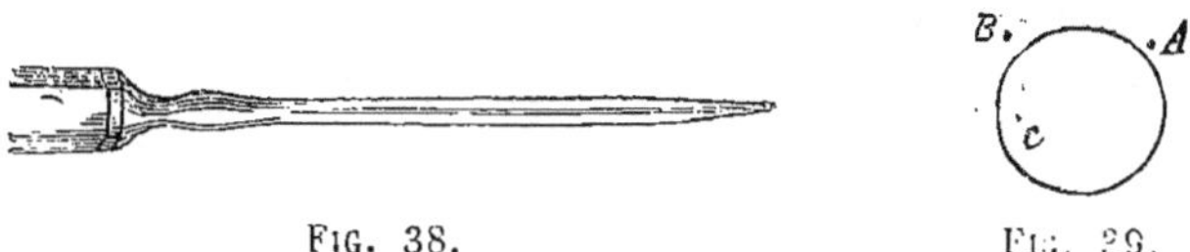

FIG. 38.   FIG. 39.

en haut, doit entrer dans la sclérotique (au point *a*, fig. 39), près de la partie supérieure et extérieure de la cornée, à un tiers de ligne environ de son bord, de façon qu'il puisse atteindre la périphérie de la chambre antérieure. La pointe du couteau sera dirigée d'abord en bas et en dedans vers *c*, de façon à élargir l'incision interne ; et alors, quand la lame s'est avancée environ de trois quarts de ligne dans la chambre antérieure, le manche doit être déprimé et la pointe portée en *b*, où l'on doit faire la contre-ponction. On doit avoir soin que la contre-ponction ne tombe pas trop loin dans la sclérotique, ce qui peut facilement avoir lieu si l'on ne surveille pas assez la présentation du couteau ou si la lame est passée trop loin en bas et en dedans avant d'être tournée en haut pour faire la contre-ponction. Un accident de ce genre produirait une plaie large et béante, et amènerait probablement une perte considérable de l'humeur vitrée, peut-être même avant l'excision de l'iris, et à coup sûr pendant la pression qu'il faut exercer sur le globe pour faciliter la sortie de la lentille.

Aussitôt que la contre-ponction est faite, le bord de la lame doit être tourné en pente en avant, et le couteau poussé droit jusqu'à son extrémité ; et, lorsque la section doit être finie, on le retire en arrière, du talon à la pointe. S'il reste encore un petit pont, on le divisera à l'aide d'un léger mouvement sciant du couteau, placé alors au-dessous de la conjonctive, qui sera ensuite divisée elle-même, de façon qu'il reste un petit lambeau conjonctif d'une ligne à une ligne et demie de hauteur. Afin que le lambeau ne dépasse pas cette dimension, on doit tourner le bord de la lame horizontalement en avant ou même en bas. Si la cataracte est dure et résistante, il peut être utile de se servir d'un couteau un peu plus large et de faire les points de la ponction et de la contre-ponction un tiers de ligne plus bas.

Par cette incision, la ligne de la plaie se trouve presque perpendiculaire à la surface de la cornée et est plus rapide (moins en biais) que celle que produit le couteau en forme de lance. Ainsi, la sortie de la lentille est grandement facilitée, car son équateur passe plus facilement dans la béance de la plaie, et la substance corticale sort aussi plus facilement. Il en résulte cependant cet inconvénient, qu'à cause de la pente de la section, le ligament suspenseur perd son support; il y a, par conséquent, une tendance plus considérable à la perte de l'humeur vitrée que si l'incision était faite avec le couteau en forme de lance.

Dans la cataracte sénile, lorsqu'il y existe un nucléole grand et dur, on doit toujours avoir soin de faire l'incision assez large pour permettre la sortie de la lentille, sans qu'il soit nécessaire d'employer une grande pression sur l'œil ou de passer une cuiller pour l'enlever. En pareil cas, je fais toujours la ponction et la contre-ponction plus bas et plus près du diamètre horizontal de la cornée, ce qui doit être préféré, je pense, à une position plus périphérique de la section. L'incision doit être légèrement faite dans la sclérotique (juste à la jonction scléro-cornéale), car je crois que l'union s'opère plus rapidement là que quand la section se trouve dans la cornée. En outre, la section est suffisamment grande pour permettre la sortie de la cataracte, et il suffit de presser doucement avec une curette sur la partie inférieure de la cornée pour l'exciter à sortir. Toutefois, M. Critchett préfère la section faite complétement dans la cornée, tout près du bord : car il pense qu'on a, en agissant ainsi, moins de chance de perdre de l'humeur vitrée et d'avoir un prolapsus de l'iris ; il enlève aussi une très-petite partie de l'iris.

2° *Iridectomie.* — Si la section ne se voit pas bien, un aide doit attirer l'œil en bas avec des pinces, et le petit lambeau conjonctif doit être retourné sur la cornée avec de très-petites pinces à iris. La partie en prolapsus de l'iris sera ainsi laissée à découvert, et l'iris sera tiré un peu plus et excisé d'une quantité convenable près de son insertion ciliaire. Le volume de l'iridectomie varie suivant le volume et la dureté du nucléole, et suivant aussi la position de la paupière supérieure. Si le nucléole est grand et dur, je trouve plus sage d'enlever une portion considérable de l'iris, peut-être même une portion correspondant à toute l'étendue de l'incision. Par cette manœuvre, on verra sortir facilement la cataracte, et, si dure et si grande qu'elle soit, elle ne froissera pas l'iris. En outre, si la paupière supérieure tombe suffisamment pour recouvrir le tiers supérieur de la cornée, il n'y a, dans une iridectomie aussi considérable, aucun inconvénient à redouter, même au point de vue de l'apparence extérieure. Le cas est tout différent si l'ouverture entre les deux paupières est tellement considérable, que la cornée soit entièrement exposée à la vue : car alors la pupille artificielle peut donner lieu à des sensations d'éblouissement, et diminuer ainsi la bonté de la vue par la réfraction irrégulière de sa périphérie, qui produit des cercles considérables de diffusion. Mais quelle que soit l'étendue de l'iridectomie, on doit toujours avoir soin d'enlever l'iris tout près de son insertion, de façon qu'il ne reste pas de petites portions en arrière dans la section ; la négligence de ce précepte pourrait retarder la réunion de la plaie, produire beaucoup d'irritation, et donner lieu à un prolapsus souvent très-désagréable et même dangereux pour l'œil.

3° *Lacération de la capsule.* — La capsule doit être largement divisée avec l'épinglette par deux lacérations successives, dont l'une commencera au bord inférieur de la pupille ou même un peu au-dessous, et s'étendra au-dessus le long de son bord interne; l'autre se pratiquera le long de son bord externe. Les deux incisions doivent aboutir juste à la périphérie de la lentille exposée par l'iridectomie. S'il y a de légères adhésions entre l'iris et la pupille, on peut les diviser facilement en passant l'instrument légèrement au-dessous du bord de la pupille. La capsule sera aussi lacérée doucement à sa périphérie, qui correspond à la ligne d'incision. Le bord de l'instrument doit être dirigé un peu obliquement, et l'on ne doit pas appuyer fortement en arrière ; en un mot, il doit être manié avec une grande délicatesse et une grande légèreté, autrement il pourrait y avoir un déplacement de la lentille dans l'humeur vitrée.

4° *Extraction de la lentille.* — Dans les premiers temps que de Graefe pratiquait cette nouvelle opération, il avait l'habitude d'aider à la marche de la lentille en pressant sur la partie supérieure de la sclérotique avec une large curette, et en aidant par une contre-pression avec une pince au-dessous de la cornée. Quand le bord de la lentille se présentait dans la section, il aidait encore plus à sa sortie en glissant la curette dans une direction latérale, le long de la sclérotique, aux angles de l'incision (*Schlitten Manœuvre* de de Graefe). Dans certains cas cependant, il était difficile d'enlever la lentille sans exercer un degré de pression dangereux, et parfois même il était utile de passer une cuiller ou un crochet d'une forme particulière inventé par de Graefe.

Dernièrement, il a substitué à cette manœuvre l'emploi d'une curette vulcanisée qui aide à la sortie de la lentille lorsqu'on la presse contre la partie inférieure de la cornée. On doit s'en servir de la manière suivante : on fixe l'œil avec des pinces qui ne doivent pas être placées directement au-dessous de la cornée, parce qu'elles entraveraient souvent la manipulation de la curette, mais légèrement sur le côté interne ou externe ; la curette est alors placée sur le bord inférieur de la cornée et appuyée légèrement par un mouvement de va-et-vient, de façon à forcer le bord supérieur de la lentille à arriver dans la section. On opère seulement ensuite le mouvement en arrière, afin que la lentille puisse tourner autour de son axe transversal et être dirigée en avant dans l'incision. Quand ce résultat est produit, on aide un peu à la sortie en poussant lentement la curette en remontant sur la surface de la cornée, de sorte que l'instrument suit pas à pas la sortie de la lentille. Si l'on trouve que les portions de la substance corticale inférieure, dépouillées, tendent à rester en arrière, on ramènera la curette un peu en arrière, ainsi que les fragments de la capsule amenés au dehors par le passage de la curette sur la cornée, et en poussant sur les fragments devant l'instrument. Le but qu'on se propose en employant une curette vulcanisée au lieu d'argent est d'obtenir un degré de pression plus régulier, car cette curette est élastique, et son contact est moins irritant pour la cornée. Toutefois, cet instrument a le désavantage d'être très-fragile, et par conséquent de se briser très-facilement. Pour cette raison, j'ai adopté dernièrement la curette en écaille de Weiss, qui offre tous les avantages de la curette vulcanisée sans en avoir la fragilité.

La perte de l'humeur vitrée a considérablement diminué depuis que de Graefe a substitué au dernier mode d'extraction de la lentille par la pression inférieure la manœuvre de Schlitten. Dans les dernières deux cent trente opérations, il a perdu de l'humeur vitrée seulement dans neuf cas, ce qui établit une proportion moindre de 4 pour 100. En outre, dans trois de ces cas, l'humeur vitrée était fluide. Si cet accident se produit, l'humeur vitrée peut s'échapper aussitôt que la section est terminée et avant même qu'on ait essayé d'enlever une partie de l'iris. En pareil cas, il vaut mieux exciser une partie de l'iris, si on peut le faire sans une grande perte d'humeur vitrée, et enlever ensuite la lentille dans sa capsule, en passant la cuiller de Critchett en arrière dans l'humeur vitrée, et en l'amenant au dehors. Il est vrai qu'il s'échappera une quantité considérable d'humeur vitrée, mais l'inflammation consécutive sera beaucoup moins grave si la lentille tout entière est enlevée dans sa capsule que s'il y avait des fragments plus ou moins considérables de substance lenticulaire et capsulaire laissés en arrière.

Plusieurs des meilleurs opérateurs ont des opinions différentes sur l'avantage de pratiquer la section dans la sclérotique ou dans la cornée. Tandis que de Graefe préfère la première, Critchett et Arlt se prononcent pour la seconde. Je pense que le point exact et le volume de l'incision doivent varier suivant le volume et la dureté du nucléole, et aussi suivant le volume de la cornée. Si le nucléole est grand et dur et que le diamètre de la cornée soit petit, la section devra se prononcer un peu plus dans la sclérotique, la ponction et la contre-ponction étant aussi plus bas, car on obtient ainsi une section plus grande et la sortie de la lentille se fait facilement et librement sans aucun froissement des parties. Si la section est faite dans la cornée, et surtout s'il reste une partie de la cornée au sommet,

la sortie de la lentille est souvent difficile et laborieuse : elle s'accompagne
d'une meurtrissure considérable des parties environnantes et du dépouille-
ment de la surface de la matière lenticulaire qui, si elle reste en arrière,
peut produire une très-grande irritation. En outre, le bord supérieur
de la lentille peut être pris derrière la portion de la lentille qui est restée et fortement enveloppé dans ce lambeau, ou bien encore la lentille
peut être déplacée en haut derrière la sclérotique. Ce fait se produit surtout si la première pression que l'on exerce à l'aide de la curette sur la
partie inférieure de la cornée n'est pas produite par un mouvement de
va-et-vient, mais seulement par un mouvement en haut; car alors la lentille sera poussée directement en haut, et pourra se loger derrière la portion supérieure de la cornée. Le but de la pression en bas sur la partie
inférieure de la lentille, est de faire pencher son bord supérieur dans la
section : car lorsque cette position est obtenue, la sortie de la lentille est
assez facile, pourvu que la section soit suffisamment large. Je dois ajouter que ma propre expérience est tout à fait en faveur de la section faite
à la jonction scléro-cornéale ou très-légèrement en arrière. Quand on a
besoin d'une section considérable, mieux vaut l'obtenir en faisant la ponction et la contre-ponction un peu plus bas; plutôt que d'agir par le procédé
qui consiste à prendre davantage dans la sclérotique; car en ce cas on
court grand risque de perdre de l'humeur vitrée.

Le traitement consécutif de cette opération est généralement très-simple : on applique, tout de suite après l'opération, le bandage de Liebreich,
et, s'il y a une douleur vive dans la journée, on peut employer l'eau
froide, en ayant soin de la renouveler souvent et de ne pas insister trop
longtemps. Si la douleur ne cède pas à ce traitement, on appliquera une
ou deux sangsues à la tempe; le second jour, on prescrira quelques
gouttes d'atropine. Le malade peut généralement se lever le deuxième ou
le troisième jour; mais cela dépend des individus et des circonstances, et
surtout de la manière dont ils sont surveillés. A certains malades on peut
permettre de quitter le lit le jour même de l'opération; mais l'expectation
est toujours plus sage et plus prudente. Les règles générales que j'ai
exposées à propos du traitement consécutif de l'extraction s'appliquent
aussi à l'opération de de Graefe.

Le succès de cette opération a été si grand que plusieurs ophthalmologistes, parmi lesquels je citerai M. Bowman, ont complétement abandonné
l'extraction avec la cuiller, et même presque entièrement l'extraction
linéaire. Ma propre expérience ne m'a donné aucun résultat contraire, et
je préfère de beaucoup cette opération à tout autre mode d'extraction.

Le docteur Taylor (de Nottingham) a opéré, depuis l'été de 1865, par
une méthode à peu près semblable à celle de de Graefe, bien qu'elle en
soit tout à fait indépendante. En réalité, les deux procédés paraissent avoir

commencé à peu près à la même époque. Dans le n° 9 de l'*Ophthalmic review* (avril 1866), le docteur Taylor dit : « J'ai aussi dans certains cas, où les restes de scléro-choroïdite postérieure, un athéroma très-étendu des vaisseaux, du staphylome ou d'autres maladies du globe de l'œil rendait dangereux de réduire soudainement et complétement la tension, comme cela a lieu dans l'extraction ordinaire, essayé de conjurer ces dangers et ceux de l'hémorrhagie, de l'échappement de l'humeur vitrée et de la suppuration consécutive du globe de l'œil par une modification de l'opération de Schuft. Cette modification permet comme ci-dessus de faire l'iridectomie et de faire l'incision avec un petit couteau à cataracte que l'on entre à la jonction de la cornée et de la sclérotique, et qui émerge à une contre-ponction, de façon à inciser un peu plus du tiers supérieur de la cornée, l'ouverture étant bien en arrière et plus grande que celle que l'on fait quelquefois dans l'opération de Schuft. L'œil doit être fixé pendant la durée de l'opération, le lambeau ne peut pas être baissé, et cependant si la lèvre postérieure de la plaie est doucement pressée en arrière, on peut faire sortir la lentille sans passer dans l'œil aucun instrument. »

Je vais maintenant mentionner rapidement les principaux arguments pour ou contre qui peuvent être présentés à propos des différentes opérations pour la cataracte sénile. En agissant ainsi, je me limite à l'extraction, l'opération avec la cuiller et l'extraction linéaire, récemment modifiée par de Graefe.

Il n'est pas douteux que l'extraction est la plus parfaite des opérations quand on parvient à la réussir complétement. Elle ne cause presque pas de douleur, ne nuit pas du tout à l'apparence extérieure de l'œil; la pupille reste mobile et placée au centre, la vue est parfaite et n'est pas détériorée ni troublée par ces cercles de diffusion sur la rétine, qui existent toujours plus ou moins quand on a pratiqué une iridectomie. On doit cependant avouer que tous ces avantages sont souvent effacés par les dangers considérables qui accompagnent l'opération. A cause de la grande étendue du lambeau, on court risque de diminuer la vitalité de la cornée, de la voir suppurer partiellement ou même d'une manière diffuse, ce qui peut causer de l'iritis suppuratif ou de l'irido-choroïdite. En outre, le prolapsus de l'iris est une complication fréquente, et devient non-seulement une grande source d'irritation et d'ennui, mais encore de danger pour l'œil. Le traitement consécutif demande aussi plus de soins et d'attention; ces soins peuvent rarement être donnés dans un hôpital, surtout dans un hôpital général, où il n'y a pas de garde spéciale pour les maladies des yeux. Dans l'extraction avec la cuiller, les deux dangers principaux, la suppuration de la cornée et le prolapsus de l'iris, sont presque complétement éliminés, à cause de la position et de la forme de l'incision; la suppuration de la cornée, même très-limitée, est rare, et un prolapsus de l'iris peut seulement, s'il se développe, être très-léger et limité aux angles de la section. En outre, on peut administrer le chloroforme sans aucune crainte ; mais il doit être admis que l'iris chronique et l'irido-choroïdite insidieux, l'inflammation des cellules intra-capsulaires et la cataracte secondaire sont plus ordinaires que dans l'extraction. L'opération de de Graefe offre tous les avantages de l'extraction avec la cuiller : administration du chloroforme, forme linéaire de l'incision, envahissement d'une petite partie de la cornée et iridectomie, et en outre, avantage des plus importants, possibilité d'enlever la lentille sans le secours d'un instrument de traction. Pour cette raison, je crois que cette opération doit être préférée en général à tout autre mode d'extraction, surtout dans un hôpital, car les malades demandent beaucoup moins de surveillance dans le traitement consécutif, qui est lui-même extrêmement simple. La station au lit et à la maison est aussi beaucoup plus courte que dans l'extraction. Je pense que cette opération est tout spécialement indiquée chez les malades très-faibles, décrépits, nerveux et difficiles, également chez ceux qui sont atteints de toux ou de bronchite, ou encore si la pupille est adhérente, ou petite et rigide, et qu'elle se dilate imparfaitement sous l'influence de l'atropine, ou bien encore si la cataracte est compliquée de quelques lésions choroïdales ou rétinales. C'est aussi l'opération la plus sûre pour la cataracte diabétique ; car, dans l'extraction simple (même avec une iridectomie préliminaire), il y a toujours quelques risques de suppuration de la cornée chez ces malades, qui sont généralement dans un mauvais état de santé. Comme l'iris est exceptionnellement impressionnable et facile à froisser en cas de diabète, il est sage, afin d'assurer la réussite, de pratiquer, dans certains cas, une double iridectomie en haut et en bas, de façon à obtenir une grande pupille verticale, les deux parties opposées de l'iris se trouvant ainsi complétement séparées l'une de l'autre. Des étudiants et des praticiens m'ont souvent demandé quelle opération me paraissait la plus sûre et la plus facile pour un opérateur inexpérimenté : tout bien considéré, je crois que l'extraction avec le lambeau est la plus facile ; car, lorsque la section est heureusement terminée, le principal danger et la difficulté sont passés; en outre, dans l'extraction linéaire, l'iridectomie est surajoutée. Je recommanderai, par conséquent, à un chirurgien qui a opéré plusieurs fois, et qui a acquis quelque dextérité et quelque expérience avec l'extraction, de passer à l'extraction supérieure et à l'opération de de Graefe. Les deux seuls points qui, dans cette dernière opération, demandent de la pratique, du soin et de la dextérité, sont l'incision et l'enlèvement de la lentille. Si la section est trop petite, la sortie de la lentille sera difficile, et il faudra nécessairement élargir l'incision, presser beaucoup sur le globe de l'œil et avoir recours à un instrument de traction ; si, d'autre part, elle est trop grande ou trop avant dans la sclérotique, il y a danger imminent de perdre de l'humeur vitrée, peut-être même avant d'avoir essayé d'enlever la lentille. Beaucoup de soin et de douceur sont nécessaires pour enlever la lentille en pressant sur la cornée avec la curette, car, si l'on s'y prend durement ou maladroitement, il peut y avoir rupture de l'hyaloïde, échappement de l'humeur vitrée ; la lentille sera probablement poussée de côté, et il faudra employer une cuiller pour l'enlever.

IX. — Procédé par abaissement.

Je mentionne cette opération simplement pour dire qu'à mon avis elle doit être complétement abandonnée. Quoiqu'elle puisse paraître réussir pour un temps, il a été prouvé que sur les yeux opérés, 50 pour 100 ont été perdus par irido-choroïdite chronique, etc. On la pratique de la manière suivante : la pupille ayant été dilatée largement par l'atropine, une aiguille courbe à abaissement, dont la surface convexe est tournée en haut, est passée à travers la sclérotique sur le côté temporal, à une petite distance de la cornée et un peu au-dessous de son diamètre horizontal. Quand l'aiguille a pénétré dans la sclérotique, on la tourne de façon à amener sa surface convexe parallèlement à l'iris, derrière lequel on doit l'apporter jusqu'au bord de la pupille, et alors la passer diagonalement à travers jusqu'au côté opposé de la chambre antérieure. Quand on est arrivé à ce point, près du bord supérieur interne de la pupille, le manche de l'instrument est légèrement relevé entre les doigts, et la lentille lentement déprimée par la surface concave de l'aiguille, dans la partie inférieure externe de l'humeur vitrée. Elle doit être maintenue par l'aiguille pendant quelque temps dans cette position, afin de l'empêcher de remonter. L'aiguille est alors légèrement tournée, afin de dégager sa pointe, et retirée jusqu'au point par lequel elle est entrée. L'opérateur doit attendre quelques instants pour voir si la lentille se relève, car en pareil cas il devrait répéter l'abaissement.

X. — Division ou solution de la cataracte.

Cette opération est spécialement indiquée dans la cataracte corticale des enfants ou des personnes jeunes, jusqu'à l'âge de vingt à vingt-cinq ans. On peut l'exercer aussi dans les formes de cataracte lamelleuse, où l'opacité est trop étendue pour qu'on puisse espérer de grands bénéfices de la formation d'une pupille artificielle. Après l'âge de trente-cinq à quarante ans, la lentille est généralement trop dure pour subir d'autre changement qu'une très-lente absorption, même après que l'opération a été plusieurs fois répétée. L'iris est aussi plus impatient et supporte plus mal l'irritation et la pression, en sorte qu'on court plus de risque de provoquer de l'iritis ; il y a en outre beaucoup d'autres opérations qui sont préférables pour les cataractes qui se développent à cette période de la vie. Chez les adolescents et chez les jeunes enfants, l'opération de la cataracte ne sera pas remise sans nécessité, car la cataracte peut très-bien, pendant l'enfance, produire du nystagmus et donner lieu à cette forme d'amblyopie qui dépend seulement du manque d'emploi des yeux et qui est semblable, comme caractère, à celle que l'on rencontre si souvent avec le strabisme.

Le but de l'opération par la division est de lacérer la capsule antérieure avec une aiguille fine, de manière à rompre légèrement la surface de la lentille, ce qui permet à l'humeur aqueuse d'arriver en contact avec la substance lenticulaire, de l'imbiber, de l'adoucir et de l'absorber graduellement. Le temps nécessaire à l'absorption varie suivant l'âge du malade et la consistance de la cataracte. Chez les adolescents et les jeunes enfants, la lentille peut être absorbée entre six et dix semaines, et une opération peut suffire pour produire ce résultat. Mais chez les adultes, on peut être obligé de la recommencer plusieurs fois, et l'on doit avoir soin de ne pas diviser trop largement la capsule et la lentille en une seule fois, car il se produirait une grande enflure de la substance lenticulaire ou la sortie de flocons considérables dans la chambre antérieure, et par conséquent de l'irido-cyclite ou de l'iritis grave. La même précaution est nécessaire dans les cas de cataracte lamelleuse, parce que dans celle-ci une grande portion de la lentille est transparente, d'une consistance normale, et que par conséquent elle absorbera beaucoup d'humeur aqueuse et enflera considérablement.

Avant l'opération, on dilatera largement la pupille avec de l'atropine ; le malade, surtout si c'est un enfant, devra être chloroformé. Les petits enfants doivent être bien roulés dans une couverture ou dans un drap, de façon qu'il soit possible de contrôler leurs mouvements. Les paupières seront maintenues avec le spéculum à arrêt, et l'œil fixé avec des pinces. Une aiguille très-fine doit alors être passée obliquement à travers le quart externe et inférieur de la cornée, à un point qui se trouve bien dans la pupille dilatée, de façon que l'iris ne puisse pas être touché avec la tige de l'aiguille pendant la rupture de la lentille. La ligne de la plaie cornéale ne doit pas être trop penchée, car le canal serait trop long et le tissu de la cornée serait froissé pendant le travail de l'aiguille, ce qui produirait une opacité de la cornée. Il ne doit pas non plus être trop droit, autrement l'humeur aqueuse pourrait s'échapper facilement. Le volume et le nombre des incisions de la capsule doivent varier avec l'effet qu'on désire produire. Si ce dernier n'est que très-léger, une seule petite déchirure horizontale ou verticale peut suffire ou encore une incision cruciale très-limitée. Mais si l'on veut produire un effet plus considérable, surtout dans la substance corticale des enfants, les incisions doivent être plus étendues, ou bien encore la portion superficielle de la lentille sera doucement brisée par une série de petites incisions superficielles qui viendront converger vers le centre de la cataracte. En pareil cas, il est toujours plus sûr de répéter l'opération plusieurs fois, au lieu d'en faire trop en une seule séance. On peut recommencer à des intervalles de trois ou quatre semaines, si l'on trouve que l'absorption s'arrête ou ne progresse que très-lentement. Mais il faut attendre, pour introduire de nouveau l'aiguille, que toute irritabilité et toute rougeur de l'œil aient disparu. Si l'ouverture de la capsule est trop grande ou que la cataracte soit trop largement brisée, la lentille absorbera plus d'humeur aqueuse et l'enflure plus considérable passera sur l'iris et le corps ciliaire, ce qui pourrait produire de l'irido-cyclite ou de l'iris grave ; il arrive aussi que, quand les incisions de la capsule sont trop étendues, des fragments de la substance lenticulaire peuvent tomber dans la chambre antérieure et provoquer une grande irritation.

L'aiguille employée pour cette opération doit être très-petite ; sa pointe coupante, en forme de spirale, s'étendra jusqu'à $\frac{1}{15}$ ou $\frac{1}{20}$ de pouce de la fin, et le bout doit être cylindrique, afin que l'humeur aqueuse puisse être retenue pendant l'opération. J'emploie toujours l'aiguille fine à arrêt de M. Bowman (fig. 40), qui remplit toutes ces conditions.

Le traitement consécutif est en général très-simple. La pupille doit être largement dilatée avec l'atropine, de façon que l'iris ne soit pas pressé par la lentille enflée ou par les flocons qui peuvent tomber dans la chambre antérieure. Un bandage doit être porté pendant les premières vingt-quatre heures, et le

Fig. 40. malade doit être maintenu dans une chambre un peu obscure pendant le premier jour et même pendant le deuxième s'il y a beaucoup de réaction. En général, la réaction est peu considérable, l'œil est seulement enflammé et pleure quand on l'expose à une lumière brillante. Mon ami, M. Lawson, a opéré avec succès par cette méthode quelques cas de cataracte corticale monoculaire chez les adultes (entre vingt et trente ans) qu'il traitait hors de l'hôpital. Ce sont cependant des cas exceptionnels, dans lesquels il était absolument nécessaire de laisser les malades à leurs occupations. Afin d'accélérer la guérison, ce qui est très-important pour les malades de la campagne, il est très-bon, après que la matière lenticulaire a été adoucie par l'entrée de l'humeur aqueuse, d'enlever toute la cataracte par une large incision linéaire. Chez les enfants, on peut généralement le faire huit jours après la division, et en agissant ainsi la vue peut être rétablie en quelques jours. Autrement il peut s'écouler des semaines ou même des mois avant que la cataracte soit complétement absorbée. Le même procédé peut être employé dans les cas de cataracte partielle, la portion transparente de la lentille étant plus opaque et adoucie par l'introduction de l'aiguille. Ce mode d'opération a été recommandé et pratiqué avec succès par M. Bowman, qui a aussi employé avec avantage la seringue à succion pour l'enlèvement de la lentille ramollie après qu'elle a été préalablement rompue avec l'aiguille.

Si les symptômes d'irritation et d'inflammation s'établissent après l'opération de la division et qu'ils ne cèdent pas facilement aux antiphlogistiques, mais augmentent de gravité, et surtout si la tension du globe de l'œil augmente, la cataracte doit être de suite enlevée à travers une bonne incision linéaire faite près de la périphérie de la cornée avec un couteau à iridectomie. On doit également agir ainsi lorsque la cataracte a été trop largement divisée, et que le nucléole ou des parties considérables de la substance lenticulaire sont tombés dans la chambre antérieure et produisent de l'irritation. Si la lentille est trop dure pour passer facilement à travers la section linéaire, il vaut mieux combiner l'opération avec une iridectomie que d'essayer d'enlever des portions de lentille en introduisant la curette plusieurs fois de suite dans la chambre antérieure. Une iridectomie est pareillement indiquée lorsque l'accroissement de tension existe depuis quelque temps, et que la perception de la lumière et l'étendue du champ de vision sont notablement affaiblies.

Deux formes spéciales d'inflammation peuvent suivre l'opération et mettre l'œil en danger. Dans la première, l'inflammation est surtout plastique ou d'un caractère purulent. L'iritis ou l'irido-cyclite est accompagnée d'exsudations plastiques placées derrière l'iris et dans l'humeur vitrée, qui conduisent éventuellement et très-probablement à l'irido-choroïdite chronique et à l'atrophie du globe. Dans l'autre forme, l'inflammation est d'une nature séreuse; elle donne lieu à un accroissement de sécrétion de l'humeur vitrée, à une augmentation de la pression intra-oculaire, en un mot à une condition glaucomateuse du globe de l'œil, qui peut amener une destruction irrémédiable de la vue, si l'on ne s'y oppose à temps.

Comme ces complications inflammatoires peuvent de préférence se développer chez les adultes au-dessus de l'âge de quinze ou vingt ans, et dans les cas surtout où la cataracte est partielle ou de nature lamelleuse, de Graefe engage, lorsque ces conditions se rencontrent ou lorsqu'il y a des synéchies postérieures, à pratiquer une iridectomie supérieure, quelques semaines avant l'opération de division. En agissant ainsi, on donne de la place à l'enflure de la lentille, et, si des fragments tombent dans la chambre antérieure, ils produisent moins d'irritation,

XI. — Opérations pour la cataracte zonulaire ou lamelleuse.

En décrivant la nature de la cataracte lamelleuse, j'ai dit que, dans les cas où il existait un bord suffisamment large de substance lenticulaire, on pourrait obtenir une grande amélioration de la vue en dilatant la pupille par l'atropine. Un regard jeté sur les figures ci-dessous expliquera ce fait. Dans la figure 41, *a* représente la pupille non dilatée, occupée par l'opacité *b* qui s'étend derrière l'iris aussi loin que la ligne ponctuée *c* où commence la marge transparente *d*. Comme cette dernière est complé-

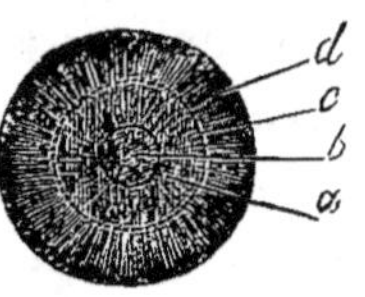

FIG. 41.

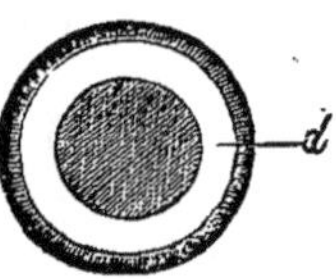

FIG. 42.

tement couverte par l'iris, les rayons de lumière peuvent seulement passer à travers la partie centrale opaque, de là les troubles de la vision. Mais, quand la pupille est dilatée (fig. 42), la marge transparente de la lentille *d* est découverte, et les rayons peuvent alors passer à travers, jusqu'à la rétine. Ce fait est d'une grande importance pratique, il nous fournit une indication précieuse pour le traitement de cas semblables de cataracte lamelleuse ; en effet, nous pouvons réussir à rétablir une vue excellente, en faisant une pupille artificielle et sans opérer sur la lentille elle-même. Ce procédé a un avantage marqué sur toutes les opérations dans lesquelles on enlève la lentille, car le malade conserve son pouvoir d'accommodation et n'est pas obligé de porter des verres à cataracte qui sont non-seulement gênants, mais très-laids, ce qui est désagréable, surtout pour les individus jeunes. La pupille artificielle peut être obtenue par une iridectomie ou par une iridodésis. La première opération a ce désavantage, que la base de la pupille artificielle (fig. 43) est en face de la péri-

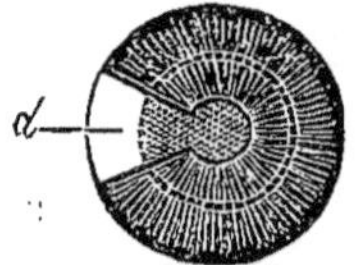

FIG. 43.

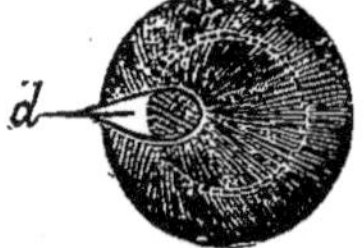

FIG. 44.

phérie de la lentille *d*, et peut, par conséquent, produire un peu de confusion de la vue, parce que les rayons sont irrégulièrement réfractés par le bord de la cornée et de la lentille, et que des cercles de diffusion sont produits sur la rétine. Afin d'atténuer ce défaut, l'iridectomie doit être très-petite. Dans plusieurs cas, je préfère l'opération de M. Critchett, l'iridodésis. Une partie considérable de l'iris est tirée en bas, afin que la pupille entière puisse être amenée près de la marge de la cornée, car l'iris couvrira ainsi une grande étendue de la partie opaque de la lentille. Le résultat sera une pupille comme celle de la figure 44, et dont le sommet, et non pas la base, se trouve en face de la partie claire de la lentille. M. Critchett a aussi obtenu dans plusieurs cas une grande amélioration de la vue en faisant une deuxième opération d'iridodésis près de l'autre, et en gagnant ainsi une pupille plus large et capable de recevoir plus de lumière.

Si la marge transparente, dans la cataracte lamelleuse, n'est pas assez large ni assez claire pour causer une aussi grande amélioration par la pupille artificielle, on devra opérer la lentille elle-même, soit par division avec ou sans iridectomie, soit par l'opération de de Graefe.

Chez les individus au-dessus de vingt-cinq ans, je pense qu'il vaut mieux diviser légèrement la lentille avec une aiguille et répéter cette opération plusieurs fois; puis, quand toute la lentille est devenue plus molle et opaque, l'enlever à travers une grande incision linéaire ou avec la curette à succion. Il n'est jamais prudent d'opérer à la fois les deux yeux; car dans des cas semblables, les yeux atteints de cataracte lamelleuse sont extrêmement irritables, et il peut survenir une irido-choroïdite considérable, avec ou sans perforation de la cornée, qui amène la destruction de l'œil. Si cet accident se produit dans un œil, on doit être sur ses gardes en opérant le deuxième après une certaine période, ou bien encore employer quelque autre mode d'opération. Chez les personnes au-dessus de vingt-cinq ans, j'ai très-bien réussi en enlevant la lentille par l'opération de de Graefe.

<h3 style="text-align:center">XII. — Opérations pour la cataracte traumatique.</h3>

Si la lésion de la lentille est peu étendue, si le malade est jeune et qu'il n'y ait pas de symptôme d'inflammation, on peut laisser la cataracte se résoudre par absorption. La pupille sera, en pareil cas, dilatée largement par l'atropine et l'état de l'œil examiné avec soin. S'il survient des indices inflammatoires, il peut être nécessaire d'enlever la lentille par l'extraction linéaire, surtout si elle enfle considérablement ou bien si de grandes portions sont tombées dans la chambre antérieure et produisent de l'irritation. L'opération doit être également pratiquée tout de suite si la lésion de la lentille est considérable, et si, imbibée d'humeur aqueuse, elle est enflée et presse sur l'iris et le corps ciliaire. La simple extraction linéaire suffit généralement lorsque la lentille est assez adoucie pour pouvoir sortir facilement à travers l'incision. Mais si le nucléole ou la plus grande portion de la lentille sont encore durs, il peut être préférable de pratiquer une large iridectomie, afin de donner plus d'espace à la lentille enflée et de la laisser supporter l'absorption, qui fera courir beaucoup moins de danger. Dans les cas où une enflure considérable de la lentille est accompagnée d'une inflammation grave, il vaut mieux faire une large iridectomie et enlever la cataracte avec ou sans l'aide de la cuiller. S'il y a beaucoup de matière molle, on pourra, pour l'enlever, se servir de la seringue à succion. Cependant, je redoute quelque peu l'emploi de cet instrument dans ces cas, surtout s'il y a de l'iritis ou de l'irido-choroïdite; car il peut se produire facilement de l'hypérémie *ex vacuo* des tuniques internes du globe de l'œil. Si un corps étranger, tel qu'un éclat d'acier, de verre ou de capsule, est logé dans la lentille, le plus sage est d'essayer de l'enlever avec la lentille elle-même. On y réussira en introduisant une cuiller derrière le corps étranger et en l'attirant au dehors; car si on laissait la lentille subir l'absorption, le corps étranger finirait par se dégager et par tomber dans la chambre antérieure ou postérieure, où il développerait très-probablement une inflammation très-grave, peut-être même destructive. La présence d'une parcelle de métal dans la lentille peut souvent être décelée par l'illumination oblique, quand on observe un petit point brun dans la lentille ou une petite ligne noire qui indique la trace du corps étranger.

Si le corps étranger a passé à travers la lentille et s'est logé dans l'humeur vitrée, la rétine ou la choroïde, on doit surveiller attentivement l'état de l'œil, parce qu'une inflammation grave et destructive ne s'y développe que trop facilement. L'état de la vue, du champ visuel, la tension du globe de l'œil, doivent être surveillés avec soin. Si dans un cas de ce genre la lentille enfle considérablement, il peut être à propos de pratiquer l'extraction linéaire ou l'extraction par la cuiller combinée avec une large iridectomie, dans l'espoir que la sortie de la lentille diminuera l'inflammation. On doit cependant se rappeler que la cause principale d'excitation, le corps étranger, reste en arrière et peut, n'importe à quel moment et même après une période de plusieurs années, produire de l'inflammation. Dans tous ces cas de lésions, l'état de l'autre œil doit être aussi anxieusement surveillé. Au premier symptôme d'inflammation sympathique ou même d'irritation sympathique récurrente bien marquée, l'œil malade devra être enlevé de suite, car c'est le seul moyen de conserver l'autre œil sain et sauf. Si la lésion est assez grave pour que la vue soit très-affaiblie et probablement sans ressource, l'enlèvement immédiat de l'œil est indiqué, même si l'on ne voit pas dans l'autre d'irritation sympathique; c'est ce qui arrive surtout dans les classes pauvres qui ne peuvent pas rester sous nos soins immédiats ou qui ne peuvent pas consacrer un temps très-long à un traitement dont l'issue ne leur donne pas toujours d'amélioration suffisante pour leur procurer un degré de vision utile. Il doit en être de même dans les classes plus élevées de la société, lorsqu'à cause de leur profession (des officiers, par exemple, qui sont envoyés au loin et doivent entreprendre de grands voyages, etc.), les malades ne peuvent pas rester sous notre direction et surveillance immédiate de façon à nous laisser reconnaître les premiers symptômes d'inflammation sympathique.

XIII. — Enlèvement d'une cataracte molle par un instrument à succion.

Dans l'extraction d'une cataracte molle par la simple incision linéaire, on peut éprouver quelques difficultés pour amener les portions les plus dures sans exercer une pression trop considérable sur le globe ou sans introduire la curette dans la chambre antérieure. Cette difficulté a conduit M. Pridgin-Teale (1) à employer très-ingénieusement une curette à succion pour l'extraction facile et complète d'une cataracte molle.

Son instrument est divisé en trois parties : une curette, un manche, et un tube à succion.

La curette est de la taille d'une curette ordinaire, mais elle en diffère en ce qu'elle est surmontée en dedans par une ligne partant de son extrémité, qui forme comme un tube aplati à sa partie supérieure et se termine par un petit creux; la curette est vissée dans le manche.

Le manche reçoit la curette et est creux dans une certaine étendue, ce qui fait qu'il continue le tube de la curette. Passant au dehors et à angle droit de cette portion du manche, il y a une continuité du tube à laquelle le tube à succion peut être fixé.

Le tube à succion est une pièce tubique de gomme élastique, long de 10 à 12 pouces, avec canule d'ivoire ou de métal à l'une des extrémités ; elle s'adapte par l'autre à la partie projetée du manche.

M. Teale décrit son mode d'emploi de la manière suivante : la capsule antérieure de la lentille ayant été librement déchirée par deux aiguilles, une petite ouverture est faite dans la cornée par une aiguille large, à travers laquelle on introduit la curette à succion, maintenant la partie ouverte de la curette dans l'axe de la pupille et exerçant une légère dépression vers la capsule postérieure. J'attire par succion la matière molle, et au bout de quelques secondes la pupille devient parfaitement claire.

M. Bowman a inventé une excellente seringue à succion (fig. 45), dont l'emploi est, je pense, plus facile et plus sûrement réglé que celui de la curette (2). L'opérateur, ayant fait une incision dans la cornée avec une

____

(1) *R. L. O. H. Rep.*, IV, 2, 197.
(2) Les instruments de MM. Teale et Bowman sont faits par MM. Weiss.

grosse aiguille et ayant largement divisé la lentille, peut introduire le bout de l'instrument (qu'il faut tenir de la main droite) dans l'ouverture cornéale et aspirer doucement la substance lenticulaire molle.

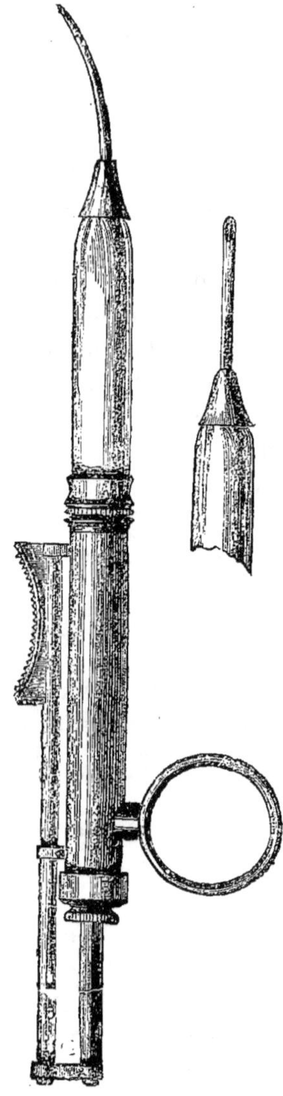

Fig. 45. — D'après Lawson.

Quoique l'idée d'employer la succion pour opérer la cataracte paraisse remonter au XIVe siècle, et que ce procédé ait été préconisé depuis par plusieurs auteurs, surtout pendant ces dernières années par Blanchet et Laugier, cette opération n'avait pas été acceptée jusqu'au moment où M. Teale s'en est occupé. Elle est aujourd'hui en grande faveur, particulièrement à Londres, à Royal Ophthalmic Hospital, Moorfields, où l'on s'en est servi avec grand succès. Elle est surtout indiquée dans les cataractes corticales molles, qui sont én général facilement et complétement enlevées par l'instrument à succion. Si la cataracte est de consistance un peu ferme et dure, il vaut mieux la percer avec l'aiguille quelques jours auparavant. Je me suis très-bien trouvé aussi de l'application de ce procédé pour enlever des parties de substance corticale molle qui étaient restées en arrière dans la pupille après des opérations faites sur une cataracte sénile, soit par l'extraction simple, soit par l'opération de de Graefe. Ces fragments peuvent être plus facilement enlevés par ce moyen qu'en frictionnant le globe de l'œil ou en introduisant de nouveau la cuiller. Il faut mettre de la délicatesse et du soin dans l'emploi de cet instrument, car si l'on emploie un trop grand pouvoir de succion, il peut se produire de l'hypérémie de l'iris (*ex vacuo*) et des tuniques très-profondes du globe de l'œil.

XIV. — Traitement de la cataracte par la paracentèse d'après Sperino.

Ce mode de traitement est surtout basé sur cette théorie que dans la cataracte l'affaiblissement de la vue est dû en partie à une perturbation temporaire de la circulation intra-oculaire, surtout à un état de congestion passagère de la choroïde, et en partie à l'opacité de la lentille. Le docteur Spérino soutient que les fibres opaques de la lentille peuvent regagner leur transparence tant que leur structure interne n'est pas désorganisée ; cette désorganisation suit toujours plus ou moins rapidement l'opacité, mais elle se produit moins chez les vieillards que chez les jeunes gens. Comme l'opération qui consiste à faire la ponction de la chambre intérieure favorise souvent la circulation intra-oculaire, elle peut avoir pour résultat immédiat une amélioration marquée de la vue ; et dans certains cas des ponctions répétées ont pour résultat une guérison totale. D'autres fois, l'effet a été modéré et même nul. L'opération consiste à faire avec une large aiguille une légère ponction au bord de la cornée ou un peu sur la sclérotique. On introduit ensuite une sonde émoussée entre les lèvres de la plaie, et l'humeur aqueuse s'échappe lentement (1). Les évacuations par la même ouverture peuvent être répétées plusieurs fois dans une même séance, et continuées avec un intervalle de plusieurs jours ou seulement d'un jour ou deux. Les opérations dans la cataracte doivent être répétées plusieurs fois. Dans un cas on fit cent soixante-sept ponctions, et il fallut à la fin recourir à l'extraction linéaire. Je ne crois pas que ce traitement ait été adopté par un autre chirurgien que M. Sperino, ni sur une assez large échelle pour qu'on puisse tirer des conclusions exactes quant à son efficacité. Je crois, en outre, qu'il est très-difficile de trouver des malades qui veuillent bien se soumettre à un traitement aussi prolongé et à des opérations aussi nombreuses.

XV. — Opérations pour les cataractes secondaires et capsulaires.

J'ai déjà dit que la cataracte capsulaire se développe souvent dans la période rétrograde de la cataracte lenticulaire, et qu'en pareil cas il peut être sage d'enlever la lentille dans sa capsule. Si, dans une opération pour la cataracte sénile, la capsule est trop dure et trop épaissie, qu'elle résiste à l'épinglette, on la déchirera avec un crochet aigu, et ensuite, après l'extraction de la lentille, la capsule sera enlevée par le crochet ou avec des pinces. En pareil cas, la connexion entre la capsule postérieure et l'hyaloïde se relâche souvent, et la lentille peut être facilement extraite dans sa capsule avec un crochet. Quelques opérateurs, en faisant la section, divisent la capsule dure avec la pointe du couteau.

Les cataractes secondaires varient beaucoup comme épaisseur et

(1) Voyez l'ouvrage très-intéressant du docteur Sperino, intitulé : *Études cliniques sur l'évacuation répétée de l'humeur aqueuse dans les maladies de l'œil*, Turin, 1862, et aussi un compte rendu de cet ouvrage, dans *Ophthalmic Review*, VII, p. 294.

SOELBERG WELLS.19

comme opacité ; elles peuvent être produites par des parties de la substance lenticulaire qui sont restées en arrière, et se sont emmêlées dans la capsule par suite du dépôt de la lymphe ou par la prolifération des cellules intra-capsulaires.

Dé plus, si les constituants plus fluides d'une cataracte sont absorbés, et que la substance corticale subisse la dégénérescence crayeuse ou graisseuse, la lentille dépérit graduellement et prend l'aspect d'un disque mou et plissé.

M. Bowman (1) a aussi appelé l'attention sur une autre forme de cataracte secondaire dans laquelle la capsule, quoique transparente, est ridée et plissée, ce qui produit une grande confusion dans la vue par suite de la réfraction irrégulière des rayons de lumière. Cet état de la capsule peut facilement échapper à l'attention, même quand l'œil est examiné par l'illumination oblique, et est souvent inaperçu jusqu'à ce que l'examen ophthalmoscopique soit employé. Alors l'observateur s'aperçoit qu'il ne peut pas obtenir une vue distincte du disque optique et que ce disque semble tordu. Quand on met la capsule elle-même au foyer, les rides peuvent être facilement observées.

On ne peut pas pratiquer l'opération dans la cataracte secondaire tant que l'œil n'est pas complétement remis de l'opération de la cataracte et débarrassé de toute irritation. Il faut en général laisser une distance de trois ou quatre mois entre les deux opérations. On ne peut pas non plus la faire si le champ de la pupille n'a pas un volume suffisant. Si elle est contractée ou occupée en partie par la lymphe, ou bien s'il y a des synéchies postérieures étendues, on devra pratiquer une iridectomie préliminaire, et une fois que l'œil sera revenu à l'état normal, l'opération sur la capsule pourra être pratiquée.

Autrefois le mode favori d'opération était l'enlèvement de la membrane obstructive. Mais ce procédé tombe de plus en plus en désuétude, car il est prouvé que cette opération est très-dangereuse et beaucoup moins sûre que celle qui consiste à percer la membrane par une aiguille, procédé qui développe beaucoup moins l'inflammation. En outre, ce qui est un fait bien établi, c'est qu'une petite ouverture claire dans la membrane opaque produit une bien meilleure vue.

Pour l'opération avec l'aiguille, le chloroforme est à peine nécessaire, à moins que le malade ne soit très-difficile. Les paupières seront tenues écartées avec le spéculum à arrêt et l'œil fixé avec les pinces. L'aiguille fine à arrêt de Bowman est alors passée à travers la cornée à une petite distance du bord, et l'opérateur essaye de faire un trou au centre de la membrane opaque. La portion la plus mince est la moins opaque, et con-

______

(1) *Med.-Chir. Trans.*, 1853, p. 315.

siste surtout en une capsule ridée; c'est la place qu'on choisira dans ce but. On doit la déchirer dans diverses directions; la pointe de l'aiguille réduit la membrane en petits fragments, sans cependant pénétrer profondément dans l'humeur vitrée. Si, après un ou deux essais infructueux, l'opérateur voit qu'il lui est impossible de transpercer et de déchirer la fausse membrane qui cède devant l'aiguille et la fuit; ou bien, si cette membrane est trop épaisse et trop dure pour être déchirée, il devra recourir à une deuxième aiguille; cette aiguille doit être passée dans la chambre antérieure sur un point opposé de la cornée. Transperçant ensuite la fausse membrane, il la fixe avec l'aiguille qu'il tient dans la main gauche, tandis qu'il emploie l'autre aiguille à y pratiquer une ouverture en la déchirant. Ou bien encore les pointes des aiguilles peuvent être croisées l'une sur l'autre, et, après avoir été pendant quelques instants tournées autour l'une de l'autre, séparées vivement, ce qui déchirera la membrane entre-croisée. On doit avoir bien soin d'employer les aiguilles avec une extrême délicatesse et de ne pas tirer sur les adhérences entre la capsule et l'iris; autrement, une inflammation très-grave pourrait être développée. Si quelques parties de l'iris ont été tirées fortement pendant l'emploi des aiguilles, on peut avoir à exciser ce segment, afin d'empêcher la tendance à la réaction inflammatoire. Cette opération ingénieuse des doubles aiguilles a été introduite par M. Bowman, et est une acquisition très-précieuse pour la chirurgie ophthalmique (1).

Si la fausse membrane n'adhère que légèrement à l'iris, de façon que cette membrane flotte presque librement dans la pupille, les adhérences peuvent être déchirées par l'aiguille, et toute la membrane extraite par la canule ou par de petites pinces à iris à travers l'incision linéaire. Si les adhérences sont assez dures pour qu'un grand déploiement de force soit nécessaire pour les rompre ou les diviser, on ne devra l'essayer sous aucun prétexte; mais la portion libre sera saisie par un crochet pointu, tirée doucement à travers l'incision linéaire et excisée, ce qui laissera une ouverture suffisante dans la capsule.

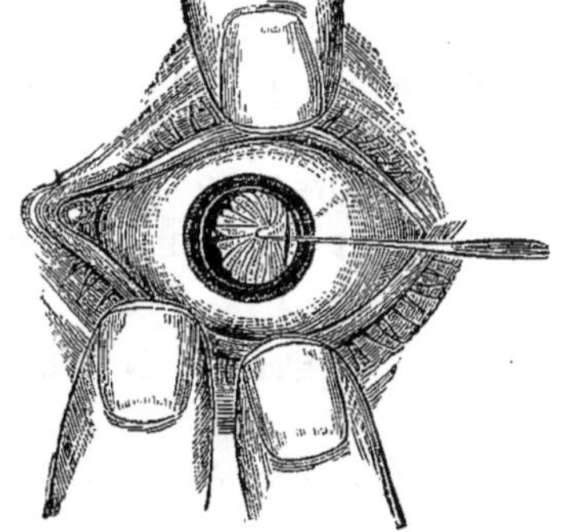

FIG. 46. — D'après Lawson.

Dans les cas de cataracte crayeuse ou siliculeuse, dans lesquels la capsule ressemble à une petite poche ridée qui contient de petits éclats crayeux de lentille, on peut arriver à enlever

(1) *Med.-Chir. Trans.*, 1853, p. 315.

toute la capsule avec un crochet aigu, à travers une incision linéaire suffisante, comme dans la figure 46. Mais cette opération est souvent fort dangereuse, et produit parfois une irido-choroïdite grave qui peut conduire à l'atrophie du globe de l'œil.

Après une opération de cataracte secondaire, on doit appliquer l'atropine ; le malade est maintenu dans une chambre sombre pendant quelques jours, et on le surveille avec soin afin de découvrir les premiers symptômes d'une réaction inflammatoire qui pourrait se produire, accompagnés peut-être par l'accroissement de la tension intra-oculaire. De douze à vingt-quatre heures après l'opération, le malade peut éprouver une douleur considérable dans l'œil, autour de l'œil et au-dessous, au côté correspondant du nez (névralgie ciliaire); il y a peut-être alors quelque injection subconjonctivale et lacrymale, et la vue paraît en quelque sorte obscurcie. En essayant la tension du globe de l'œil, on trouve qu'elle est accrue et que l'iris est poussé en avant, de sorte que la chambre antérieure est rétrécie. Si la tension intra-oculaire est considérablement accrue et que cet accroissement persiste douze heures après le début, M. Bowman (1) engage fortement à faire une ponction dans la partie boursouflée de l'iris, avec une grande aiguille, et à établir ainsi entre les chambres antérieures et postérieures une communication qui diminue généralement la tension intra-oculaire et coupe court à l'inflammation.

Le docteur Agnew (2), de New-York, a introduit l'opération suivante. Il passe une aiguille à arrêt à travers le centre de la membrane et fixe ainsi à la fois l'œil et la membrane. Il fait alors une incision linéaire sur le côté temporal de la cornée, et passe un petit crochet aigu à travers, en ayant soin de placer la pointe du crochet dans la même ouverture de la membrane que l'aiguille. Il déchire alors la membrane, et, par un mouvement de rotation du crochet, l'enroule autour de ce dernier, qu'il tire alors complétement, ou, s'il ne peut pas y parvenir, il déchire la membrane en laissant une large ouverture.

XVI. — Dislocation de la lentille (ectopia lentis).

La dislocation de la lentille peut être partielle ou complète; dans ce dernier cas, elle peut être déplacée dans l'humeur vitrée, dans l'humeur aqueuse ou derrière la conjonctive.

Dislocation partielle. — Dans le degré le plus léger de déplacement partiel, la lentille est simplement tournée sur son axe, une partie de

(1) *R. L. H. O. R.*, IV, 366.
(2) *Kl. Monatsb.*, 1865, p. 389.

sa périphérie étant inclinée obliquement en avant contre l'iris et l'autre en arrière et en dehors de l'iris; ou bien encore la dislocation peut être excentrique, c'est-à-dire que la lentille est en quelque sorte transportée vers une certaine direction, en sorte que son centre ne correspond plus à l'axe optique, mais se trouve plus ou moins sur un côté de celui-ci. La périphérie de la lentille peut même se trouver en travers de la pupille normale. Cette forme de déplacement se produit généralement dans une direction inférieure, mais elle peut aussi avoir lieu au-dessus et en dedans ou au-dessous et en dehors. Un pareil déplacement de la lentille peut être causé par diverses causes, parmi lesquelles il faut placer les synéchies antérieures, car s'il existe une adhésion entre l'iris et la capsule de la lentille, cette dernière est tirée en avant avec l'iris, sur ce point, et par conséquent déplacée ou inclinée. Ce déplacement partiel peut aussi se produire, comme Stellwag l'a fait remarquer, dans les cas de staphylôme scléral antérieur.

En examinant un œil atteint de déplacement partiel de la lentille, on voit que si l'œil est rapidement porté dans les directions différentes, l'iris est légèrement tremblant au point où il a perdu le support de la lentille, et où celle-ci s'en est éloignée; ou bien il est aussi scarifié et arrondi en arrière, tandis que d'autre part il est poussé en avant et proéminent en avant au point où le bord de la lentille est penché en avant. Dans la première situation, la chambre antérieure est par conséquent légèrement agrandie; dans la dernière, elle est rétrécie. Si la pupille est largement dilatée par l'atropine, on peut facilement reconnaître la position changée de la lentille avec l'éclairage oblique, ou mieux encore par l'examen direct avec l'ophthalmoscope. Avec ce dernier, le bord libre de la lentille apparaîtra comme une ligne courbe noire et bien limitée qui traverse le fond rouge en formant le contour d'un disque lenticulaire opaque ou transparent. Si le déplacement est assez considérable pour qu'une portion notable du fond de l'œil puisse être examinée à travers la partie de la pupille d'où la lentille est absente; une image directe, distincte des détails du fond de l'œil sera obtenue. Dans l'image renversée, l'action prismatique du bord de la lentille peut être facilement observée, car alors la double image apparaîtra, et ces deux images ne pourront pas être vues distinctement et simultanément, car tandis que l'une sera nette, l'autre sera trouble, et afin de rendre celle-ci distincte, la position de l'œil de l'observateur ou de la lentille oculaire devra être changée. Un déplacement pareil de la lentille aura aussi sur la vue du malade cet effet particulier qu'en général il sera atteint de diplopie monoculaire ou polyopie, état qui est dû à la différence qui existe dans la réfraction des deux parties de la pupille, et à l'action prismatique de la partie périphérale de la lentille qui se trouve en travers. L'état de la réfraction sera également différent dans les deux parties de la pupille, car là où la lentille est absente, il existera un degré considérable d'hypermétropie. De Graefe (1) mentionne un cas de déplacement de la lentille dans lequel, quand le malade essayait de voir un petit objet, l'œil déviait dans une certaine direction, afin que les rayons pussent tomber sur la partie centrale de la lentille. Si la pupille est petite, le malade peut observer le bord de la lentille déplacée antopicalement, ou le même phénomène peut se produire avec une pupille dilatée, s'il regarde à travers une toute petite ouverture, dans une carte ou dans un appareil sténopéique.

Si la dislocation de la lentille est due à un accident quelconque ou à un coup donné sur l'œil, la vue est souvent très-affaiblie immédiatement après l'accident, par suite de l'hémorrhagie dans les humeurs aqueuses et vitrées. Mais quand le sang est absorbé, la vue peut s'améliorer graduellement s'il n'y a pas de lésion profonde.

XVII. — Dislocation complète de la lentille.

Dislocation dans l'humeur vitrée. — L'iris, en ce cas, tremble d'une façon très-marquée quand l'œil est porté dans différentes directions, et la chambre antérieure est rendue plus profonde. Si l'on emploie l'instrument catoptrique, on trouve que les réflexions lenticulaires manquent complétement. En examinant l'œil par l'éclairage oblique, l'absence de la réflexion de la capsule antérieure sera notée et la position de la lentille déplacée, reconnue facilement dans la plupart des cas, surtout si la pupille est dilatée; car, comme une partie de la lentille occupe généralement quelques parties de la pupille ou flotte à travers quand l'œil remue, on peut le voir. Si la lentille est opaque, la vue sera momentanément abolie. Quand la lentille est à travers la pupille, la position de la lentille variera avec celle de la tête : si l'on tient la tête droite, la lentille tombera dans l'humeur vitrée; si la tête est penchée en avant, la lentille tombera contre la pupille, ou même passera à travers jusque dans la chambre antérieure. Avec l'ophthalmoscope, la situation de la lentille dans l'humeur vitrée peut être très-facilement reconnue, car elle apparaîtra sous la forme d'un corps lenticulaire noirâtre, reposant généralement dans la partie inférieure de l'humeur vitrée. Celle-ci est plus ou moins fluide; le plus souvent elle l'est tout à fait. Dans les luxations spontanées, la lentille est souvent opaque et la vue sera grandement améliorée; même si elle est transparente au moment du déplacement, elle devient généralement opaque au bout de quelques mois. Dans ce cas, la cataracte prend une forme lamelleuse, seulement il y a autour du nucléole

(1) *A. f. O.*, I, 2, 291.

quelques couches nuageuses. Cependant une lentille disloquée peut conserver sa transparence pendant plusieurs années, si la capsule n'a pas de lésion. Mooren (1) a vu un cas dans lequel la lentille est restée claire pendant trente-six ans. Quand la lentille est tombée dans l'humeur vitrée, hors du champ de la pupille, l'œil devient hypermétrope. En réalité, la condition est la même que pour un individu qui a été opéré pour la cataracte.

Dislocation de la lentille dans la chambre antérieure. — Quoique cet état puisse se trouver dans une lentille transparente, il est plus ordinaire quand la lentille est crayeuse et que son volume est diminué. Le déplacement est généralement spontané et graduel, et n'est pas le résultat d'un accident. Cette affection est très-facile à reconnaître ; car, dans la chambre antérieure, on voit le disque lenticulaire transparent et diaphane, ou bien blanc et opaque.

Si la lentille est dans sa capsule, on verra un bord jaune bien limité qui entoure le disque (de Graefe). La lentille peut être entièrement dans la chambre antérieure ou seulement en partie là et en partie derrière la pupille. Cette dernière condition est surtout dangereuse, car la présence de la lentille dans la pupille peut produire de l'inflammation et de l'irritation de l'iris, par suite d'une excitation continuelle et de la contusion des bords de la pupille. Dans certains cas, la lentille ne conserve pas sa position dans la chambre antérieure, mais tombe en arrière dans l'humeur vitrée ; elle peut ainsi changer souvent de position jusqu'à ce qu'elle soit trouvée tantôt dans la chambre antérieure et tantôt dans l'humeur vitrée. Sa présence dans la chambre antérieure augmentera considérablement la profondeur de celle-ci et produira la scarification de l'iris. Il se forme quelquefois des adhérences entre la capsule et la cornée ; cette dernière peut s'ulcérer et la lentille s'échapper à travers une perforation (de Graefe) (2).

Des symptômes inflammatoires graves peuvent aussi survenir et impliquer la cornée, l'iris, les structures profondes du globe de l'œil et s'accompagner peut-être d'un accroissement de la tension intra-oculaire. Il y a souvent aussi de la névralgie ciliaire périodique très-douloureuse. En outre, l'inflammation peut s'étendre sympathiquement à l'autre œil. Mais aussi la lentille peut rester pendant bien longtemps dans la chambre antérieure sans produire ni douleur ni irritation.

Dislocation de la lentille sous la conjonctive. — Cet état est toujours dû à un accident et, en général, à un coup violent, de quelque matière dure et émoussée, qui heurte l'œil par-dessus et l'envoie taper rudement contre le toit ou partie supérieure de l'orbite. A cause de ce mécanisme,

(1) *Mooren*, 257.
(2) *A. f. O.*, I, 1, 343.

le siége le plus fréquent du déplacement est en haut et en dedans, ou bien en haut et en dehors. La rupture de la sclérotique se produit généralement soit entre l'insertion des muscles droits, soit en face. Cette forme de dislocation se rencontre plus fréquemment chez les personnes qui ont passé l'âge de trente ou de quarante ans, car alors la sclérotique a perdu son élasticité. Cet état est caractérisé par les apparences suivantes : derrière la conjonctive on trouve une petite tumeur proéminente bien marquée qui produit parfois une petite proéminence circonscrite dans la paupière. La couleur de la tumeur varie ; elle peut être noire à cause de la présence du sang épanché là et derrière la conjonctive ou d'une partie prolapsée de l'iris, ou bien la conjonctive peut être transparente et seulement légèrement injectée, de sorte que la lentille blanc grisâtre peut être facilement reconnue ; mais en certains cas une partie de la lentille seulement disparaît derrière la conjonctive ; l'autre partie reste dans l'œil. Quand la sclérotique s'est rompue, la conjonctive, à cause de son élasticité et de sa mollesse, a généralement cédé devant la lentille ; elle n'est pas déchirée, mais, comme la lentille, déplacée. La pupille est beaucoup plus irrégulière et relevée, et il y a une partie plus ou moins grande de l'iris en prolapsus. Si la capsule a été rompue et que la lentille se soit échappée, les restes de fragments déchirés de la capsule seront visibles à l'examen avec l'ophthalmoscope comme après une opération pour la cataracte.

La dislocation de la lentille peut être spontanée, et alors elle est due généralement au relâchement graduel et à l'extension du ligament suspenseur ou à sa rupture partielle. En pareil cas, la lentille est souvent opaque et l'humeur vitrée fluide. Dans un état comme celui-là, un choc très-léger sur l'œil, qui peut même avoir passé inaperçu pour le malade, peut produire la dislocation de la lentille. Cette affection peut aussi être congénitale et même héréditaire, se retrouvant dans plusieurs membres de la même famille. Ainsi, M. Dixon (1) rapporte un cas dans lequel le déplacement partiel de la lentille existait chez la mère et les trois fils ; M. Bowman en rapporte un dans lequel un malade atteint de dislocation de la lentille avait deux oncles dans la même situation. Si l'affection est congénitale, elle est généralement accompagnée par plus ou moins d'amblyopie et un peu de nystagmus ; de plus, les individus atteints sont en général myopes. La dislocation congénitale se rencontre presque toujours dans les deux yeux. Cependant la cause la plus fréquente est une lésion de l'œil amenée par des coups ou des chutes sur cet organe qui causent la rupture du ligament suspenseur et une dislocation plus ou moins complète de la lentille. M. Bowman (2) a appelé l'attention sur ce fait que

(1) *Roy. Lond. Ophthal. Hosp. Reports,* V, 1.
(2) *Ibid.,* I, 55.

les symptômes glaucomateux se développent quelquefois dans les cas de dislocation de la lentille. Ce fait paraît dû à la pression de la lentille sur l'iris qui tire sur l'attache ciliaire, ce qui produit une hypersécrétion des fluides au dedans de l'œil.

Le traitement de la dislocation de la lentille doit varier suivant les exigences du cas. Si la dislocation est légère, la vue peut n'être pas affectée matériellement, et il peut se faire qu'aucune intervention opératoire ne soit indiquée. Si, cependant, le déplacement est assez considérable pour que le bord libre de la lentille soit dans la pupille et que, par conséquent, il y ait un grand affaiblissement de la vue et une diplopie très-gênante, on essayera de remédier à ces inconvénients. Le meilleur mode de traitement est celui que Wecker (1) a adopté à l'origine. Une iridodésis pratiquée dans une direction opposée à celle du déplacement de la lentille, de sorte que la pupille artificielle se trouve en face de cette portion de l'œil dans laquelle la lentille manque et l'iris amené sur la lentille déplacée, la couvrira dans une étendue plus ou moins considérable. Le malade se trouvera alors dans l'état d'une personne dont la lentille a été extraite, et il pourra voir de loin et de près avec des verres appropriés et convexes. L'iridodésis doit souvent, pour des raisons faciles à comprendre, être préférée à l'iridectomie. Si la lentille est complétement disloquée dans l'humeur vitrée, et qu'elle ne produise pas de perturbation, il est plus sage de ne pas intervenir. Mais s'il survient des complications inflammatoires ou que la vue soit très-affaiblie, par suite des allées et venues de la lentille quand l'œil remue, il vaut mieux l'enlever. Pour cela, on fera une iridectomie en face du point sur lequel la lentille est déplacée, et on enlèvera la lentille avec la cuiller de Critchett. L'opération est souvent très-dangereuse, car une quantité très-considérable du fluide peut être perdue, et il peut survenir une irido-choroïdite grave avec atrophie subséquente du globe de l'œil.

Quand la lentille est luxée dans la chambre antérieure, on doit essayer de lui faire regagner sa position dans l'humeur vitrée, en faisant prendre au malade une position horizontale, et en appliquant un bandage compresseur. Si elle tombe en arrière dans l'humeur vitrée, on peut la maintenir dans cette position en pratiquant une iridodésis, ou temporairement par l'application d'une solution de fève de Calabar. Si la présence de la lentille dans la chambre antérieure cause une réaction inflammatoire ou affaiblit la vue, il faudra l'extraire avec une cuiller, et le mieux sera de combiner une iridectomie avec cette opération. L'incision devra être faite à la partie inférieure de la cornée avec le couteau à cataracte de de Graefe. Pour empêcher la lentille de s'échapper dans l'humeur vitrée, Wecker

____

(1) Voy. Wecker, 2ᵉ édition, p. 477.

engage à la transpercer avec une aiguille et à la maintenir dans la chambre antérieure jusqu'à ce qu'on ait pu introduire la cuiller derrière elle. Si la lentille gêne la vue sans développer d'inflammation, on peut essayer de la faire absorber en pratiquant l'opération de division, et en ayant soin de ne lacérer la lentille qu'avec circonspection, sauf à réitérer l'opération plusieurs fois.

Dans la dislocation subconjonctivale, on peut faire une incision et enlever la lentille, et la partie du prolapsus peut être excisée de façon à ce que la plaie soit molle. Si une union suffisamment ferme se produit de suite aux lèvres de la plaie, il suffira d'appliquer un bandage compresseur ; mais si la rupture de la sclérotique bâille, il vaudra mieux unir ses bords avec une ou deux sutures fines de la même manière que cela a été indiqué pour les plaies incisées de cette région.

CHAPITRE VI

DE L'EMPLOI DE L'OPHTHALMOSCOPE

On croyait autrefois que l'aspect noir de la pupille était dû à l'absorption par la choroïde de toute la lumière qui entre dans l'œil, et que, par conséquent, aucune portion de cette lumière n'était réfléchie vers l'observateur. Cette opinion était fausse, et on a reconnu depuis qu'une partie considérable de cette lumière est diffusément réfléchie, et peut être reçue par l'œil de l'observateur si ce dernier est placé dans la direction des rayons émergents. En pareil cas, la pupille cesse de paraître noire, mais semble lumineuse, et a un éclat rouge brillant. Cumming avait observé et fait remarquer, en 1846, que tous les yeux sains sont lumineux, surtout si la pupille est dilatée, mais qu'il est nécessaire, pour obtenir cet aspect lumineux, de mettre l'œil de l'observateur dans une position parallèle aux rayons incidents, c'est-à-dire aussi près que possible de la ligne directe, entre la source de la lumière et l'œil examiné. Mais dans le mode d'examen ordinaire, cette condition est impossible à atteindre, car la tête de l'observateur doit être placée entre la lumière et l'œil du malade, et par conséquent les rayons sont interrompus. Cependant, même si dans cette position quelques rayons réfléchis peuvent être saisis, l'insuffisance de la lumière et la direction des rayons qui se dégagent ne montrent la pupille qu'avec un éclat rouge-clair, ou tout au plus présentent à l'observateur une image du fond de l'œil confuse et indistincte. La conséquence des conditions optiques de l'œil est telle, que si l'œil est accommodé pour l'objet, les rayons incidents sont réfléchis de telle sorte qu'ils émergent de nouveau dans une direction exactement semblable à celle qu'ils avaient en entrant, et sont amenés au foyer au point dont ils émanent à l'origine et qui est la source de la lumière. L'objet et son image rétinienne sont, par le fait, dans la position de foyers conjugés. La pupille de l'œil du malade paraîtra noire si elle est accommodée pour la pupille de l'œil de l'observateur, qui alors verra seulement la réflexion de sa propre pupille.

Un regard jeté sur la figure 47 expliquera ce fait. F est l'objet et c son image formée sur la rétine ; les rayons réfléchis par c sont portés à un foyer en F, de sorte que quel que soit celui de ces deux points qui est le point radiant, l'autre sera le foyer. Si nous plaçons notre œil en F, les rayons lumineux qui émanent de notre pupille (qui est noire) seront insuffisants pour éclairer le foyer du malade, et par conséquent la pupille paraîtra noire aussi (fig. 47).

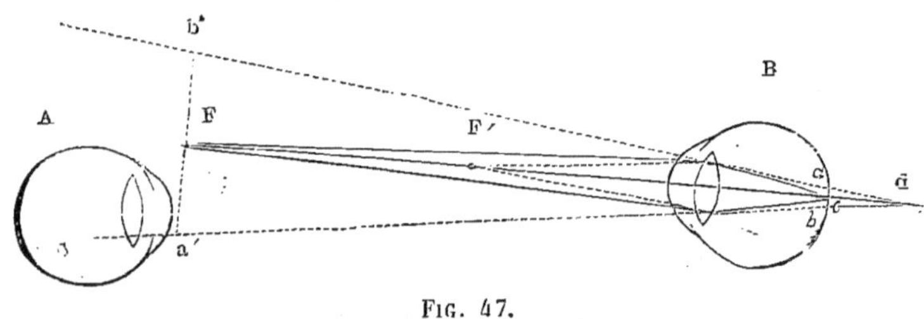

FIG. 47.

Mais dans certaines conditions des yeux, une réflexion considérable peut être obtenue, par exemple, dans les yeux des albinos et dans les cas où la rétine est bombée en arrière par des produits morbides. C'est un fait bien connu que la pupille des albinos est très-lumineuse. Ce fait n'est pas dû, comme on l'a souvent supposé, à une plus grande réflexion des rayons qui entrent dans la pupille par suite du manque de pigment sur la choroïde, mais à la grande quantité de lumière qui passe à travers l'iris et la sclérotique. La justesse de cette opinion a été démontrée par Donders de la manière suivante. Il a placé devant l'œil d'un albinos un petit écran percé d'un trou circulaire pour la pupille, en sorte que laissant celle-ci à découvert, il couvrait l'iris et la sclérotique de façon à empêcher la lumière d'y arriver. Il put se convaincre alors que la pupille avait perdu son éclat, et avait acquis l'apparence noire habituelle des autres yeux.

En outre, si la position de la rétine est altérée, si elle est boursouflée, arrondie, par la présence d'une tumeur située en arrière (comme dans l'œil amaurotique des chats) ou par un fluide, il y aura plus de lumière réfléchie, et le fond de l'œil apparaîtra lumineux. En outre, par suite de la position plus antérieure de la rétine, les rayons émergents seront divergents et arriveront facilement au foyer sur la rétine de l'observateur.

Brücke, de 1844 à 1847, a fait une série d'expériences très-intéressantes sur l'aspect lumineux de l'œil, et a démontré que si l'œil qu'on examine n'est accommodé ni pour la lumière ni pour la pupille de l'observateur, mais pour quelque point plus rapproché, une partie de la lumière réfléchie par le fond peut être saisie par l'observateur, et dans ce cas la pupille va apparaître rouge et lumineuse. C'est ce que montre la figure ci-dessus (fig. 47). Si F est un point lumineux pour lequel l'œil observé (B) est accommodé, les rayons qui émanent de F seront portés au foyer sur la rétine en *c*, et à ce point il va se former une image de F claire et distincte. Alors les rayons réfléchis de *c* se réunissent au point F, car F et *c* sont des foyers conjugés. Si l'œil de l'observateur (A) est placé à côté de F, il ne recevra pas de rayons lumineux de B, et la pupille examinée lui paraîtra noire. Si, au contraire, tandis que l'œil B reste accommodé pour le point lumineux F, ce point est rapproché de l'œil à F', les rayons qui en émanent ne viennent plus au foyer sur la rétine en *c*, mais en arrière de ce point en *d*, et un cercle de diffusion *a b* se forme sur la rétine. Comme l'œil est accommodé pour la distance F, les rayons qui émanent des points du cercle de diffusion *a b* seront portés au foyer *a' b'* et formeront là une image grossie et renversée de *a b*. L'œil de l'observateur, placé en A, recevra une partie de cette lumière réfléchie, et la pupille B lui apparaîtra plus ou moins lumineuse.

Nous verrons plus loin que Helmholtz a fait une application pratique de l'expérience de Brücke, en construisant sur ce principe son plus simple ophthalmoscope. Mais avant d'entrer dans les détails de ce sujet, je dois dire qu'en 1851 Helmholtz a inventé un appareil à l'aide duquel l'observateur pouvait placer son œil dans la ligne directe des rayons émergents, et découvrait ainsi le fond de l'œil. La figure suivante et la description de cet instrument sont empruntées à l'admirable traduction faite par M. Carter, de l'ouvrage de Zander, sur l'ophthalmoscope. Je ne saurais trop recommander cet ouvrage à tous ceux qui désirent acquérir une connaissance approfondie de la théorie de l'ophthalmoscope, de son utilité dans la pratique et des différentes modifications morbides du fond de l'œil que l'on peut reconnaître grâce à lui. Les étudiants trouveront aussi un grand avantage à consulter les ouvrages de MM. Hulkes et Wilson sur l'ophthalmoscope. Ces ouvrages sont excellents, et quoique moins détaillés et plus courts que le précédent, ils contiennent cependant un grand nombre d'informations exposées d'une manière claire et concise.

« Il y a pourtant certaines conditions dans lesquelles on peut voir le fond de l'œil humain briller avec un éclat rougeâtre. Ces conditions se trouvent remplies dans la figure 48, où F est un point lumineux et S un morceau de verre poli qui réfléchit la lumière *a b* qui tombe sur lui dans l'œil de l'observateur B, dans une direction spéciale, comme si elle venait d'un point F', en arrière de la plaque S, à une distance égale à celle qui sépare cette plaque du point F, placé avant. Si l'on met de côté la perte de lumière causée par la réflexion irrégulière et les autres circonstances, les rayons *a d* et *b c* réfléchis par S entrent dans l'œil de l'observateur et s'unissent en *e*. Les rayons qui émergent à leur sortie de B doivent prendre précisément la même route qu'à leur entrée; ils suivent la direction du cône convergent *c b a b* jusqu'au morceau de verre poli par lequel ils sont en partie réfléchis et renvoyés en F, tandis que les

autres, poursuivis dans la même direction, viennent s'unir en un foyer
en F', où ils deviennent de nouveau divergents. Si l'œil de l'observateur

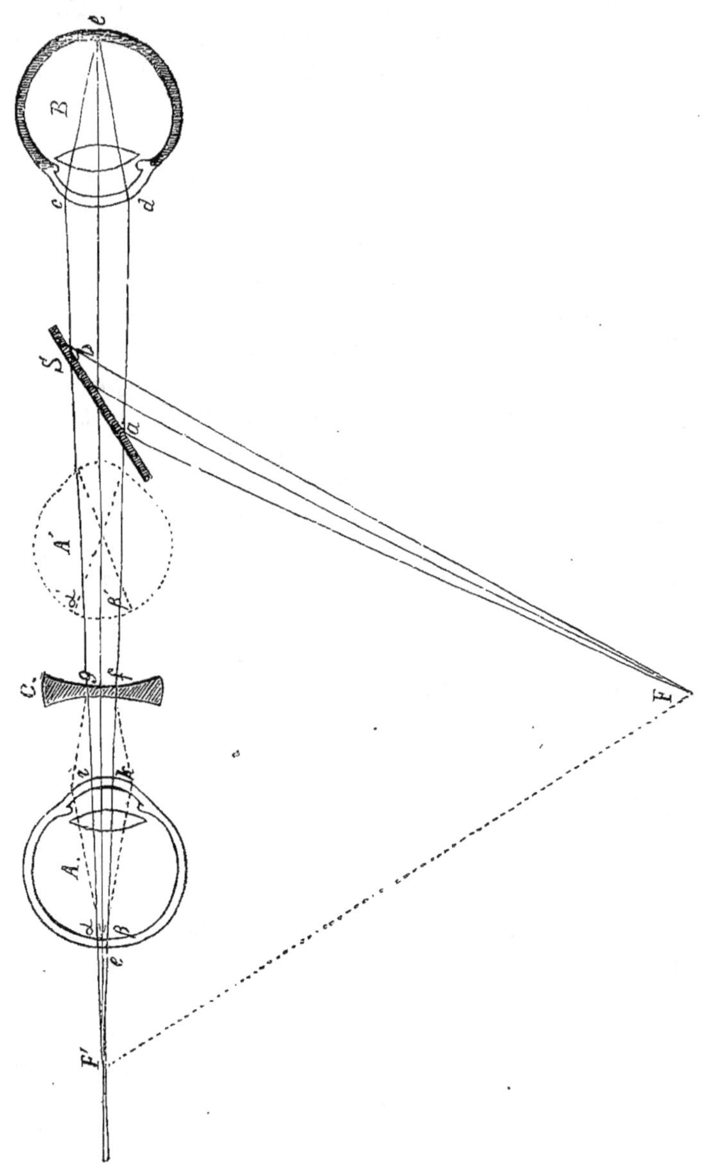

Fig. 48.

est placé de façon à les intercepter avant leur réunion, de même qu'en
A' il reçoit de *e* des rayons convergents, où ils sont rendus plus convergents encore, par sa propre réfraction, et unis avant leur arrivée sur la

rétine sur laquelle, après s'être croisés, ils forment seulement le cercle de dispersion a' B'. L'œil en A ne recevrait pas d'image, mais seulement une sensation lumineuse; — il verrait l'œil B illuminé, et la même chose apparaîtrait s'il était placé de façon à intercepter les rayons divergents derrière le point F.

» Après que ces principes eurent été exposés par de Erlach, le professeur Helmholtz, qui a été d'abord à Königsberg et depuis à Heidelberg, fut le premier qui découvrit pourquoi la rétine n'était pas vue distinctement et qui trouva les moyens de la rendre visible. Le problème à résoudre était celui-ci : l'œil observé doit être suffisamment éclairé ; l'œil de l'observateur doit être placé dans la direction des rayons émergents ; ceux-ci doivent eux-mêmes être modifiés dans leur convergence et rendus divergents ou parallèles. La solution de la première difficulté fut obtenue de la manière suivante : on fit tomber la lumière d'une lampe sur une surface de verre poli, de façon que les rayons réfléchis par elle entrassent dans l'œil qu'on voulait observer. L'observateur se place ensuite sur l'autre côté de la plaque de verre et fait diverger les rayons convergents à l'aide d'une lentille concave. Ainsi, dans la figure 48, on place la glace concave C devant l'œil de l'observateur A, et l'on convertit le faisceau de rayons $b\ g\ f\ a$, qui vient à travers S, en un faisceau divergent $g\ i\ k\ f$, de sorte que l'œil A peut avoir sur sa rétine e' une image claire du point e.

» La combinaison qui résulte d'un appareil ainsi éclairé avec des lentilles convenables forme un instrument à l'aide duquel il est possible de voir, d'examiner en détail le fond de l'œil d'une autre personne. Cet instrument a été appelé par Helmholtz, miroir de l'œil ou ophthalmoscope. »

Afin d'obtenir une lumière plus vive, Helmholtz a employé ensuite trois plaques de verre au lieu d'une. Un pas plus considérable fut fait quand Helmholtz, utilisant les expériences de Brücke, rapportées plus haut, employa une forte lentille convexe placée devant l'œil du malade pour rendre convergents les rayons réfléchis d'un large cercle de diffusion formé sur la rétine. De cette façon, une image grossie et renversée se forma entre la lentille et l'observateur. C'est ce qui constitue « l'examen de l'image actuelle renversée ».

Helmholtz plaçait la flamme d'une bougie devant l'œil qu'il voulait observer et un écran derrière cette flamme, afin que l'œil du malade reçût tous les rayons, après que ceux-ci avaient été unis par la lentille convexe, et qu'il pût se former une image du fond. Ce point d'union existe à la distance du foyer de la lentille. Ce mode d'examen était incommode, et depuis, Ruete a eu recours à un miroir concave, avec une ouverture centrale pour l'œil de l'observateur ; par ce procédé, il a beaucoup accru la puissance de l'éclairage. Depuis lors on a employé plusieurs formes de miroirs qui ont complétement remplacé les surfaces de verre poli.

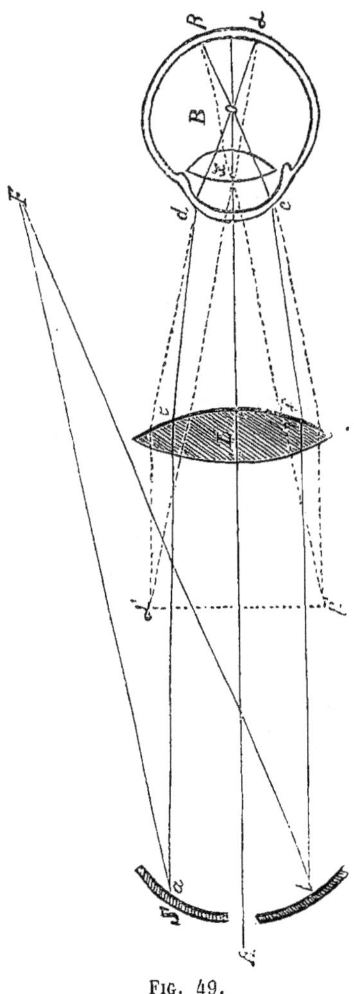

Fig. 49.

La description et le dessin de Zander expliquent clairement l'action du miroir concave dans l'examen de l'image renversée, et l'usage d'une lentille convexe placée à une petite distance de l'œil observé, de manière à faire converger les rayons qui émanent du cercle de diffusion formé sur sa rétine. Le malade est accommodé pour une distance infinie, de sorte que les rayons sortent parallèlement de son œil.

Examen de l'image actuelle renversée. — Dans la figure 49, F est encore la flamme, S le miroir, L la lentille convexe, et B l'œil observé. Les rayons a, e, b, f, convergents à la sortie du miroir et rendus encore plus convergents par leur passage à travers la lentille, frappent la cornée de B en e et d. Ils sont rendus encore plus convergents par l'appareil dioptrique B. Les rayons s'intersectent sur un point de la rétine en o, par exemple, et forment sur cette rétine le cercle de dispersion a, B. Par suite de l'état passif de l'accommodation de l'œil, les rayons qui en procèdent suivent un cours parallèle aux lignes de direction a, x et B, x, et après avoir été réfractés par la lentille L, s'unissent pour former en a', B' une image renversée actuelle de a, B'' (1). Dans ce mode d'examen, il faut remarquer que l'image aérienne du fond est située entre l'observateur et la lentille convexe, et qu'elle est renversée et agrandie. Si l'on veut augmenter le volume de l'image, un objectif de lentille un peu plus faible (de trois pieds et demi à quatre pieds) pourra être employé afin de rendre les rayons moins convergents ; l'image sera proportionnellement agrandie, mais en même temps paraîtra un peu plus éloignée de l'œil ; il y a, en outre, le désavantage que le champ de vision est considérablement diminué. En dé-

____

(1) Carter's, traduction de Zander, p. 20.

finitive, il est préférable d'employer d'abord une lentille d'un foyer de
2 pouces à 2 pouces et demi, afin de voir d'abord tout le fond de l'œil, et
de prendre ensuite une lentille
plus faible, si l'on désire en examiner une partie spéciale avec
plus de soin. On peut aussi obtenir un grossissement considérable de l'image, en plaçant une
lentille convexe d'un foyer de 8 à
10 pouces dans la petite branche
située derrière le miroir. Dans
ce cas, l'observateur doit s'approcher davantage du malade.

Dans l'examen *de l'image virtuelle droite*, on emploie seulement le miroir sans l'aide d'une
lentille à objectif, et l'observateur doit se mettre très-près de
l'œil du malade. Il obtient de
cette façon une image droite
géométrique du fond de l'œil
qui paraît située derrière l'œil
du malade comme dans la figure 50 (1). E est l'œil examiné, et E' la place de l'œil
de l'observateur ; r, r sont les
rayons divergents de F, une
flamme incidente sur le spéculum concave A, B qui les réfléchit d'une façon convergente,
comme r', r' en E à une distance de deux pouces environ
du fond sur lequel se forme le
cercle de dispersion dd. Les
rayons réfléchis d'un point quelconque de ab dans le cercle,
après avoir laissé E suivre une

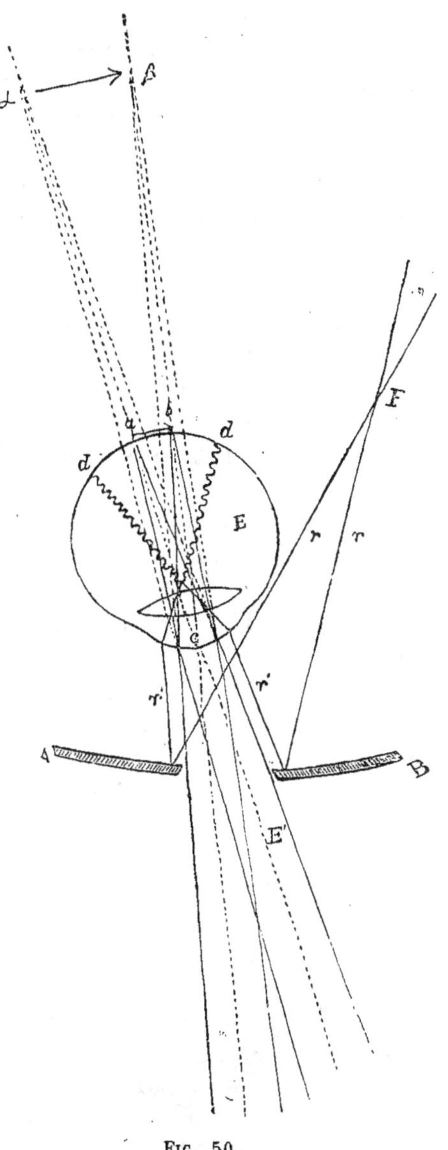

FIG. 50.

direction parallèle aux prolongements des lignes ac, bc (qui passent
à travers c, le centre optique de E), atteignent l'œil de l'observateur
en E'. Il se forme sur la rétine de ce dernier une image renversée de ab

(1) Cette figure et son explication sont données dans l'ouvrage remarquable de M. Hulke, sur
l'ophthalmoscope.

qui est mentalement projetée comme l'image géométrique *agrandie et élevée αβ*. On expliquera plus loin qu'il est généralement nécessaire de placer une lentille oculaire derrière le miroir, afin d'avoir une image distincte du fond de l'œil. La nature et la force de cette lentille dépendent de l'état de réfraction de l'œil de l'observateur et de l'œil du malade.

Je dois maintenant passer à une description rapide des différentes formes d'ophthalmoscopes qui sont le plus fréquemment employés. Pour une description plus complète et plus détaillée des différents ophthalmoscopes qui ont été inventés, je renvoie le lecteur à la traduction de Zander, faite par M. Carter.

Les ophthalmoscopes peuvent être divisés en quatre classes :

1° L'ophthalmoscope portatif. Dans cette classe, je noterai seulement ceux de Liebreich, Coccius, Zehender.

2° Les ophthalmoscopes fixes, tels que celui de Liebreich et son excellente modification par Smith et Beck.

3° Les ophthalmoscopes binoculaires de Giraud-Teulon, Laurence, Heisch.

4° L'auto-ophthalmoscope.

Tous les ophthalmoscopes peuvent aussi être divisés en deux classes principales : homo-centrique et hétéro-centrique. Dans l'ophthalmoscope homo-centrique le miroir est concave, et son foyer, calculé d'après la surface, est fixe et défini ; tandis que dans l'hétéro-centrique le miroir est plan ou convexe et le foyer est négatif, placé derrière le miroir, et peut être déplacé suivant la force de la lentille biconvexe qui est aussi fixée derrière le miroir.

I. — Ophthalmoscopes portatifs.

1° Ophthalmoscope de Liebreich.

Comme nous l'avons déjà dit ci-dessus, J. Ruete fut le premier qui employa un miroir concave perforé (qui était cependant fixé) au lieu des morceaux de verre de Helmholtz, et c'est sur ce principe que sont basées les nombreuses modifications récentes. De toutes les formes différentes de miroirs concaves, je pense que celle de Liebreich (fig. 51) est la plus commode et la plus utile. Elle consiste en un miroir concave de métal d'environ un pouce un quart de diamètre et d'un foyer de huit pouces d'étendue. Son centre est percé d'une petite ouverture d'environ une ligne de

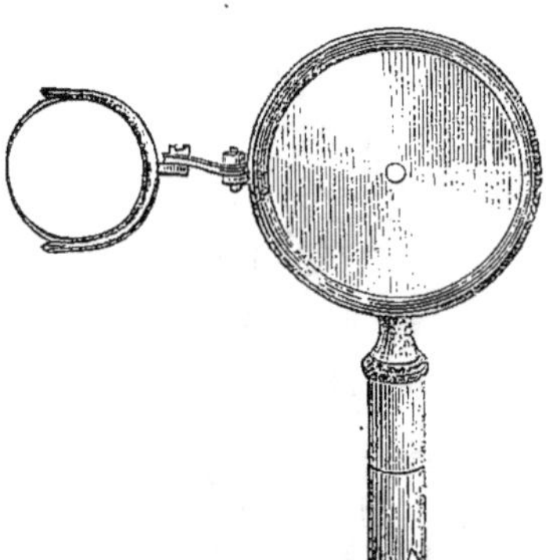

FIG. 51. — Ophthalmoscope portatif de Liebreich.

diamètre, et dont les bords sont extrêmement minces. Le métal qui entoure cette ouverture derrière le miroir est taillé en biseau vers le bord, afin que celui-ci soit aussi mince que possible, et que les rayons périphériques du cône de lumière qui passent à travers l'ouverture ne puissent être ni interceptés ni arrêtés par un bord large et épais qui donnerait à l'ouverture l'aspect d'un tube court. Derrière le miroir qui est fixé sur un petit manche, se trouvent de petites griffes destinées à recevoir la lentille convexe ou concave.

2° Ophthalmoscope de Coccius.

Cet instrument consiste en un miroir plan combiné avec une lentille latérale biconvexe. Les principaux avantages de cet appareil sur le miroir concave sont : que l'œil de l'observateur est placé dans le cône de lumière réfléchie au lieu d'être en arrière, que la distance du foyer du miroir peut être modifiée suivant que la lentille qui se trouve sur les côtés est placée plus ou moins près du miroir ou que l'on emploie une lentille plus ou moins puissante; la lumière peut être plus concentrée sur un point de la rétine, et la réflexion cornéale est beaucoup moins considérable. Ces avantages sur le miroir concave sont surtout marqués dans l'examen de l'image directe. Avec le miroir concave, il ne pénètre dans l'œil qu'un cône de lumière correspondant à l'ouverture de la pupille,

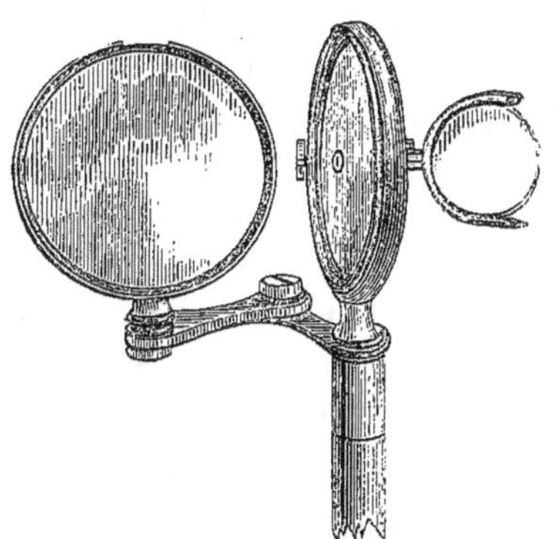

FIG. 52. — Ophthalmoscope portatif de Coccius.

et, comme le volume de ce cône diminue suivant le rapprochement, il en résulte que dans l'examen direct le fond de l'œil est peu éclairé. En outre, comme le miroir se trouve très-près de l'œil du malade, une grande quantité de la lumière de la lampe est souvent interceptée, tandis que cette lumière est déviée par la lentille convergente dans l'instrument de Coccius. Ce dernier, par conséquent, doit toujours être préféré au miroir concave pour l'examen direct. Pour l'examen indirect, les avantages sont moins marqués; mais, même en pareil cas, je préfère l'instrument de Coccius pour les raisons que je vais mentionner plus loin.

L'ophthalmoscope de Coccius tel qu'il est construit à présent consiste en un miroir de métal blanc muni d'une petite ouverture centrale. Derrière le miroir se trouve une monture destinée à recevoir une lentille concave ou convexe. Une lentille latérale biconvexe, d'un foyer de cinq pouces, est soutenue par une grande monture placée sur une tige réunie par une vis avec la poignée, de manière à permettre de porter la lentille sur tous les côtés du miroir.

La forme primitive de l'ophthalmoscope de Coccius différait de celle que je viens de décrire, et qui est généralement usitée maintenant ; cet instrument, de forme carrée, était de verre et non de métal. Le miroir carré était incommode et ne s'adaptait pas aussi bien à l'orbite que le miroir circulaire. Mais le grand désavantage du miroir de verre était (comme Helmholtz l'a fait remarquer) que l'ouverture de verre ne pouvait pas être taillée en biseau aussi finement sur les bords que le métal, et que, par conséquent, il y avait un petit tube plus ou moins grand qui interceptait quelques-uns des rayons périphériques et produisait une diffraction considérable.

Le mode d'emploi de l'ophthalmoscope de Coccius est le suivant : La lentille convergente doit être tournée vers la flamme qui devra être placée par rapport à l'observateur à une distance égale à deux fois la longueur focale de la lentille. Le miroir doit être placé obliquement par rapport à la lentille et à l'œil du malade. Si le miroir est bien ajusté par rapport à la lentille et à la flamme, et si l'on projette la lumière sur la paume de la main ou sur la joue du malade, on obtient un cercle brillant de lumière avec un petit point central sombre qui correspond à l'ouverture du miroir. Le point noir est alors dirigé dans la pupille de l'œil que l'on veut examiner, le chirurgien plaçant le miroir tout près de son œil et regardant à travers l'ouverture l'œil du malade qui projette un reflet lumineux. Pour le mode d'examen indirect, une lentille biconvexe de deux à trois pouces de foyer doit être placée devant l'œil examiné. J'emploie toujours, en outre, une lentille convexe de huit à dix pouces de foyer placée derrière le miroir, afin d'amplifier encore l'image. Si l'on fait l'examen direct, il faut généralement une lentille concave derrière le miroir. Cet instrument est un peu plus difficile à employer au début que le miroir concave, à cause de la nécessité où l'on se trouve de régulariser la position de la lentille convergente par rapport à la flamme et au miroir. Mais avec de la pratique et un peu de persévérance on triomphe bientôt de cette difficulté.

3º Ophthalmoscope de Zehender.

Cet instrument est basé sur la combinaison d'un miroir légèrement convexe avec une lentille biconvexe. On obtient ainsi une image rétinienne bien mieux éclairée, car tout le cône de lumière reflété par le miroir peut être réuni dans une section plus étroite et dirigé dans l'œil sans que les rayons périphériques soient interceptés par le bord de la pupille. Il peut y avoir aussi une plus grande quantité de lumière éparpillée sur le fond de l'œil, et cette lumière peut être fortement concentrée sur un seul point.

Cet ophthalmoscope est, par le fait, une modification de celui de Coccius, auquel il ressemble beaucoup. En réalité, au premier coup d'œil, on pourrait les prendre l'un pour l'autre ; mais en les examinant de plus près, on remarque que le miroir de Zehender est convexe, tandis que celui de Coccius est plan. En outre, l'observateur qui regarde dans celui de Zehender voit une image de sa figure plus petite qu'avec celui de Coccius. C'est certainement le meilleur ophthalmoscope pour l'examen direct ; mais je préfère celui de Coccius pour le mode indirect d'observation. En réalité, ce dernier répond si bien aux deux objets que pour la pratique ordinaire il suffit amplement.

II. — Ophthalmoscope fixe de Liebreich.

Cet instrument (fig. 53) est construit d'après le principe du miroir concave, car il est employé dans le mode d'examen indirect, et est arrangé

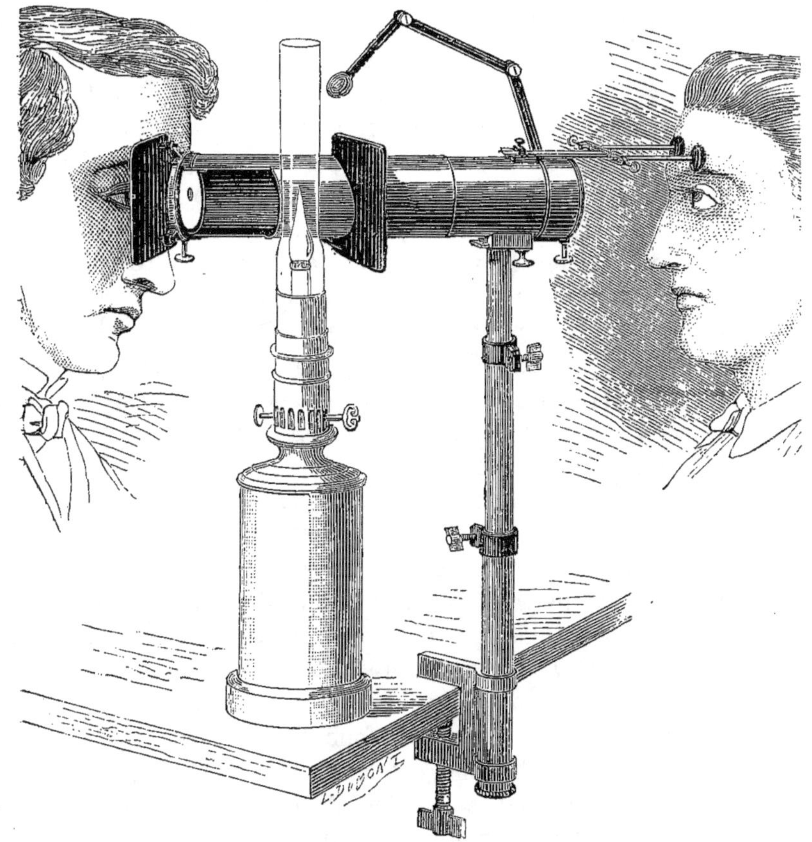

FIG. 53. — Ophthalmoscope fixe de Liebreich.

de façon que tout l'appareil (miroir et lentille objective) soit fixé sur une table, ce qui laisse au chirurgien la liberté de ses mains ; quand il est bien ajusté, un observateur même inexpérimenté peut voir les détails du fond de l'œil.

L'instrument se compose de deux tubes qui glissent l'un sur l'autre. Le tube le plus rapproché du chirurgien présente sur le côté une petite ouverture oblongue destinée à laisser la lumière arriver au miroir concave qui est attaché à son extrémité. Derrière le miroir se trouve une petite griffe pour recevoir une lentille oculaire. L'autre tube porte à son extrémité libre une lentille objective biconvexe de deux pouces à deux pouces et demi de foyer, et que l'on doit placer à deux pieds et demi environ de l'œil du malade. Les deux tubes sont mobiles, l'un sur l'autre, à l'aide d'un pignon et d'une crémaillère, de sorte que le miroir et la lentille objective puissent être ajustés à toutes les distances requises. L'appareil tout entier est supporté par une tige verticale, et peut être fixé par un crampon au coin d'une table. A cette tige est encore adapté un appui mobile destiné à recevoir le menton du malade, et à fixer ainsi sa tête. Un petit arc soutenu par une branche ajustée à la partie supérieure de la tige doit recevoir le front du malade. Deux petits écrans noirs sont ajustés aux tubes, de manière à préserver de la lumière de la lampe les yeux du malade et de l'observateur. La lampe doit être placée à quelques pouces de l'instrument et presque en face de l'ouverture du tube qui contient le miroir, de façon que les rayons puissent tomber directement sur le miroir. Le malade doit s'asseoir à l'autre bout de l'appareil, l'œil à examiner étant sur le même niveau que la lentille objective, et à une distance de deux pouces et demi environ. Avant d'éclairer l'œil, il vaut mieux essayer la lumière sur la paume de la main où elle doit former un cercle brillant de lumière avec une petite tache noire centrale. Si ce résultat est obtenu, l'instrument est bien ajusté, et l'on peut diriger la lumière dans la pupille du malade préalablement dilatée par l'atropine. Si l'image réfléchie n'est pas ronde, mais hachée ou pâle, c'est qu'il y a quelque défaut dans l'ajustement de la lampe, du miroir ou de la lentille objective ; on doit corriger ce défaut avant de commencer l'examen. Si les réflexions de la lampe sur la rétine rendent l'image confuse, on devra tourner légèrement la lentille objective, de manière à séparer les deux réflexions et à les enlever du centre du champ de vision.

Cet instrument est surtout utile pour démontrer et expliquer dans un cours ou pour dessiner les aspects du fond de l'œil, parce qu'il laisse les deux mains libres. Pour l'examen ordinaire il est fatigant et incommodé, car on est sous la dépendance complète du malade, le moindre mouvement de son œil mettant l'objet hors du point, tandis qu'avec l'ophthalmoscope portatif le médecin ne dépend absolument que de sa propre habileté.

Une modification excellente de l'ophthalmoscope de Liebreich a été faite par MM. Smith et Beck à la suggestion de M. Kilburn. L'instrument est plus facile à ajuster, et sa position par rapport au malade et à l'observateur peut être facilement modifiée. Au lieu d'être vissé sur le bord d'une table, l'instrument est fixé sur un petit support à roulettes, ce qui permet d'en changer la position avec une grande facilité et indépendamment du malade. En outre, l'appareil porte une lampe fixe, de sorte que la position de l'ophthalmoscope par rapport à la lumière reste toujours la même, lorsque l'ophthalmoscope est avancé ou reculé, en un mot, rapproché ou éloigné du malade. Cet arrangement évite beaucoup de temps et de peine, et empêche le changement de position incessant entre la lampe et l'ophthalmoscope, nécessité par chaque mouvement de ce dernier. L'appui qui supporte le menton du malade, au lieu d'être attaché à l'appareil, en est indépendant, et est soutenu par un support séparé, ce qui permet de changer la position de l'instrument sans changer celle du malade.

III. — Ophthalmoscopes binoculaires, etc.

Cet instrument ingénieux et important est dû au docteur Giraud-Teulon, qui fut le premier à résoudre ce problème difficile : avoir une vue binoculaire des détails du fond de l'œil, et donner, par conséquent, à l'image un aspect stéréoscopique.

Le diagramme annexé (fig. 54) explique le mode d'action. O est l'œil du malade, L la lentille objective et *mn* le miroir concave avec ouverture centrale. Derrière le miroir sont deux rhombes (R, R) de verre, préparés de façon à produire une double réfraction à un angle de 45 degrés. Ces rhombes sont en contact au bord *o*, et divisent ainsi également l'ouverture du miroir. Il résulte de cette disposition que chaque rayon divergent de l'image actuelle (*a*) du fond de l'œil, après être tombé sur le miroir, est divisé en deux — côté droit et côté gauche — et est réfléchi par les côtés opposés des rhombes, de manière à émerger parallèlement à sa direction originelle, et à donner lieu à deux images renversées *d* et *g*. L'une de ces images (*d*) appartient à l'œil droit, l'autre (*g*) à l'œil

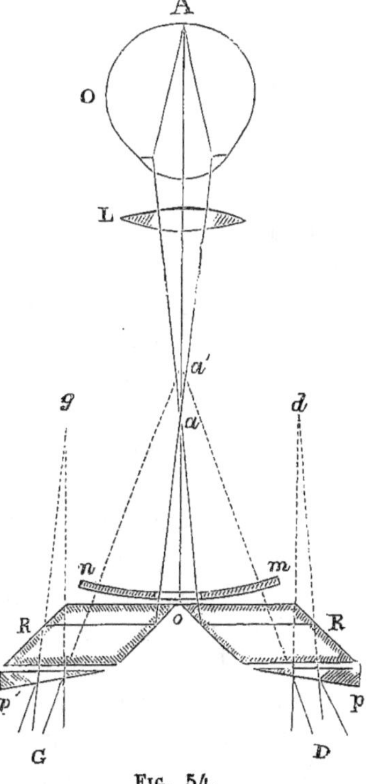

FIG. 54.

gauche. Afin de réunir ces deux images, on ajuste deux lentilles décentrées derrière les rhombes. Par conséquent, les deux images d et g se trouvent en a', et l'observateur a une vue stéréoscopique des détails du fond de l'œil.

Le désavantage de cet ophthalmoscope, tel qu'il était construit au début, était que les rhombes ajustés à une distance fixe ne pouvaient convenir qu'à des personnes dont les yeux correspondaient parfaitement à cette distance ; car, soit qu'ils fussent plus près ou plus loin de l'ouverture oculaire, le chirurgien trouvait qu'un œil était exclu de l'acte visuel ou bien il voyait double. Cette difficulté a été évitée par la division de l'un des rhombes en deux parties, dont l'une, la partie extérieure, est mobile, ce qui permet d'adapter l'appareil à tous les yeux.

Le mode d'emploi de cet instrument diffère en certains points de celui qui est usité pour les ophthalmoscopes monoculaires ordinaires. Avant d'essayer de s'en servir, l'observateur doit l'ajuster, le mettre au *point* pour ses yeux, c'est-à-dire qu'en regardant un objet avec ses deux yeux à travers l'appareil, il doit recevoir une image unique et bien nette. La meilleure manière d'ajuster l'appareil est de placer dans sa plus grande longueur la vis qui fait mouvoir la partie mobile du prisme ; on regarde alors, à travers les ouvertures oculaires, la lumière d'une lampe placée à une distance de douze à dix-huit pouces. Si l'observateur ne voit qu'une seule image de la flamme, il doit fermer alternativement chacun de ses yeux pour voir si l'image reste apparente quel que soit l'œil qu'il ferme. Si ce résultat est obtenu, l'instrument est bien ajusté. Mais si l'image disparaît quand un œil est fermé, cela prouve que l'observateur ne regardait qu'à travers une ouverture oculaire, et que la position du rhombe doit être changée. Si l'on voit deux images, on poussera la vis en dedans ou en dehors, de manière que les deux images soient de plus en plus rapprochées et s'unissent enfin pour former une image unique claire et nette, qui reste apparente quand on ferme un des deux yeux. La lampe est alors placée directement derrière le malade, de façon que les rayons puissent passer par-dessus sa tête et arriver jusqu'à l'observateur qui est assis en face de lui. Avant de commencer l'examen, le chirurgien doit s'assurer encore que l'instrument est au point en dirigeant la lumière dans la pupille, et en examinant s'il en voit oui ou non l'image, et si cette image reste apparente quand il ferme un de ses yeux. Il vaut mieux dilater d'abord la pupille avec l'atropine, car cela facilite beaucoup l'examen ; même pour un observateur expérimenté, l'ophthalmoscope est difficile à manier, et il faut l'avoir employé pendant quelque temps pour être familiarisé avec lui. Dans la forme la plus récente de l'instrument de Giraud-Teulon, le miroir peut faire un mouvement latéral qui permet de placer la lampe sur le côté du malade. Je préfère cependant l'éclairage d'en haut, quoique ce ne soit pas toujours très-commode et qu'il soit parfois nécessaire de se servir du mouvement latéral du miroir, surtout pour l'examen direct qui devient alors plus facile.

Une forme excellente d'ophthalmoscope binoculaire c'est celle qui a été inventée par MM. Laurence et Heisch. C'est un système de prismes arrangé de façon à diviser les rayons en deux parties. Les deux prismes du centre sont fixés, mais les deux prismes latéraux sont mobiles, de sorte qu'ils peuvent non-seulement faire un mouvement latéral, mais encore changer d'inclinaison, de façon que l'angle de divergence des rayons de la ligne médiane puisse être changé autant que cela est nécessaire. Grâce à cet arrangement, les lentilles de Giraud-Teulon deviennent inutiles, et l'on peut leur substituer des lentilles sphériques convexes à l'aide desquelles l'image sera considérablement agrandie.

« L'instrument est construit de la manière suivante (1) : une plaque métallique horizontale de un centimètre et demi de largeur sur 10 centimètres de longueur, avec une ouverture centrale. Derrière cette plaque, les prismes du centre qui sont fixés et les prismes latéraux qui sont mobiles garnis d'un index et d'une échelle graduée sur laquelle on peut voir d'un seul coup d'œil quel est leur écart. Le miroir tourne sur une épingle à la partie supérieure de la plaque, et l'instrument est complété par un manche de bois mobile. Les parties métalliques sont de bronze d'aluminium et le poids total de l'appareil est réduit à 60^{gr},250. L'étui, construit par MM. Murray et Heath, contient aussi une lentille objective et deux paires d'oculaires ; il est d'une forme et d'un volume qui permettent de le porter dans la poche. »

Cet ophthalmoscope possède certainement plusieurs avantages sur celui de Giraud-Teulon. D'abord il est plus léger, ce qui est très-commode si l'on a plusieurs cas à examiner : un instrument lourd devient fatigant et désagréable. En outre, à cause du changement que l'on peut faire dans l'inclinaison des prismes, l'effort qu'il faut faire sur les muscles droits internes, pour maintenir une convergence forcée afin de réunir les deux images, devient inutile. Seulement cet instrument se dérange plus aisément que celui de Giraud-Teulon, s'il est manié sans précaution aucune ; cela arrive, par exemple, dans un cours où diverses personnes l'emploient tour à tour.

Le grand avantage de l'ophthalmoscope binoculaire est de donner une vue stéréoscopique des détails du fond de l'œil qui paraissent alors en relief. On peut juger de la véritable épaisseur de la rétine et déterminer exactement si elle est diminuée ou augmentée d'une manière anormale. Les plus légers degrés de décollements de la rétine sont aussi très-

(1) Voy. Carter's Translation of Zander, p. 61.

facilement reconnus. Le disque optique se montre avec son apparence réelle, et l'on peut s'assurer d'un seul coup d'œil s'il est au niveau, s'il est projeté en avant ou s'il forme une excavation. Avec l'ophthalmoscope monoculaire, de légères différences dans le niveau du disque sont souvent très-difficiles à déterminer exactement, même pour un ophthalmoscopiste accompli. Nous pouvons de plus nous assurer facilement de l'état et des positions exactes du sang extravasé, de l'exsudation de lymphe ou de collections de pigment et voir si elles sont situées dans la rétine ou dans la choroïde, ou bien encore dans les deux tissus. Ces points de diagnostic différentiel sont très-importants dans le pronostic de la maladie.

On a inventé plusieurs ophthalmoscopes avec lesquels le chirurgien peut examiner un de ses yeux. Le premier inventeur qui a réussi est Coccius. Depuis lors, Heymann, Giraud-Teulon et Zehender en ont construit de plusieurs formes. Le meilleur et le plus simple est, je crois, celui de Giraud-Teulon, dont l'action est expliquée par la planche suivante (fig. 55) copiée d'après l'article de Giraud-Teulon dans la traduction française de Mackenzie. L'instrument est construit de la manière suivante : deux miroirs plan, m m', inclinés l'un comme l'autre suivant un angle de 90 degrés et placés en face de l'observateur. Un miroir concave c c', situé obliquement devant l'œil gauche g, de façon que les rayons de la flamme F soient réfléchis en m et de là en m' qui les réfléchira dans l'œil droit d A. Entre d et m' se trouve une double lentille convexe l, qui forme une image aérienne renversée de A ; cette image existe réellement en a' entre les deux miroirs, mais elle apparaîtra en g et se trouvera située derrière le miroir m en a''. En réalité les rayons émanant de d, au lieu de passer tout droit, sont abaissés deux fois à angle droit et ramenés en arrière en g, sans avoir subi aucun changement dans leurs positions relatives.

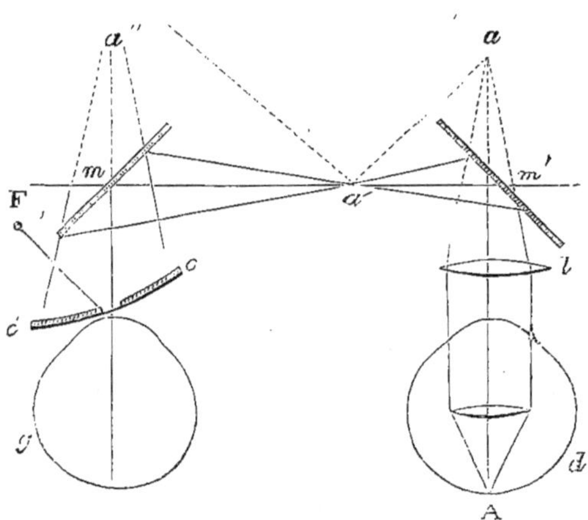

FIG. 55.

IV. — De l'examen par l'ophthalmoscope.

Dans le choix à faire d'un ophthalmoscope monoculaire portatif pour l'examen de l'image renversée, nous nous trouvons entre les instruments de Coccius et de Liebreich qui sont, je pense, les deux meilleurs. Celui de Liebreich est le plus généralement employé, parce que son mode d'emploi est plus facile. Cependant, comme tous les commençants éprouvent une certaine difficulté à se servir de l'ophthalmoscope, il me semble préférable de prendre tout de suite le meilleur instrument, quand même les difficultés seraient un peu plus considérables. J'ai employé pendant plusieurs années l'instrument de Coccius, pour l'image renversée, de préférence à tous les autres instruments, parce qu'il possède certains avantages évidents sur les instruments à miroir concave. Avec la lentille collective, on peut modifier la longueur focale du miroir et l'intensité de l'éclairage dans toute la proportion désirée, et nous pouvons aussi concentrer plus pleinement le jet de lumière sur n'importe quelle partie du fond de l'œil que nous voulons soumettre à un examen spécial. La réflexion cornéale est aussi moins considérable, ce qui est très-important si la pupille est petite, comme cela se produit chez les gens âgés dans lesquels on ne peut obtenir avec le miroir concave, à cause de cette grande réflexion de la cornée, qu'une vue très-imparfaite du fond de l'œil, à moins de produire une dilatation artificielle de la pupille.

L'ophthalmoscope de Coccius est encore supérieur à celui de Liebreich, pour l'examen de l'image directe, quoiqu'il soit dans ce but particulier inférieur lui-même à celui de Zehender. Cependant, pour les personnes qui ne veulent avoir qu'un ophthalmoscope qui puisse leur servir en toute circonstance, il vaut mieux choisir celui de Coccius qui remplit ces conditions plus que tout autre.

Pour un examen ophthalmoscopique, il faut nécessairement une chambre obscure et une lampe puissante, dont la flamme ne vacille pas. En arrangeant une chambre obscure dans une institution publique, on doit prendre garde à ce qu'un jet brillant de la lumière du jour n'entre pas directement en face du malade, car cela produit une réflexion très-vive, affaiblit l'éclairage du fond de l'œil, et rend l'examen beaucoup plus difficile et, par conséquent, fatigant pour les yeux du chirurgien.

La meilleure lampe à gaz pour l'examen ophthalmoscopique est celle que l'on emploie à Moorfields; elle est pourvue d'un bec d'Argand de porcelaine, percé de nombreux petits trous, et recouvert par une toile métallique très-fine qui règle le courant et immobilise la flamme. Le bec ne doit pas être trop petit, et doit donner une flamme ronde et pleine, car alors la clarté est meilleure que si la flamme était longue et mince. Cette lampe doit être fixée à un bras mobile, afin qu'on puisse porter la lumière dans toutes les directions. Dans un cabinet de consultation, un appareil installé en haut, et auquel communique un tuyau de gaz à l'aide d'un caoutchouc, serait peut-être plus commode. On peut aussi se servir d'une bonne lampe modérateur. La lampe ou le bec doivent être seulement recouverts d'un verre et ne pas avoir de globe. Afin de diminuer l'intensité de la lumière et d'amoindrir la contraction de la pupille, on se servira d'un verre bleu ou, ce qui vaut mieux encore, d'une lentille objective bleue, comme l'a conseillé M. Carter. Cette lentille est composée d'un verre bleu clair plan cimenté entre deux lentilles convexes ayant la force requise.

Il vaut mieux, pour un débutant, que la pupille soit largement dilatée par l'atropine, car cela facilite beaucoup l'examen. Mais une fois qu'on a acquis une certaine habitude dans l'emploi de l'ophthalmoscope, il faut apprendre à examiner sans dilatation, car l'usage de l'atropine est très-désagréable pour les malades. On ne doit, par conséquent, l'employer qu'assez rarement, et quand c'est absolument indispensable, par exemple, quand la pupille est très-petite et que la périphérie du fond de l'œil doit être examinée pour un léger décollement supposé de la rétine, ou pour des changements morbides dans les parties extérieures de la choroïde et de la rétine. L'examen de la région de la tache jaune est aussi très-difficile, à cause de la grande réflexion de la lumière et de la contraction de la pupille, quand cette partie de l'œil est éclairée. Si l'on se sert de l'atropine, on devra n'employer qu'une très-légère solution; avec une solution trop concentrée, la dilatation ne serait pas seulement passagère, mais causerait des troubles de la paralysie de l'accommodation qui pourraient empêcher le malade de se servir de ses yeux pour lire ou écrire pendant plusieurs jours. Pour dilater la pupille juste comme cela est nécessaire pour l'examen avec l'ophthalmoscope, une goutte d'une solution de 5 centigrammes d'atropine pour 300 à 400 grammes d'eau suffira; la pupille se dilatera au bout d'une heure environ et les effets du médicament continueront pendant douze à trente heures. Les disques de gélatine atropinisés sont très-commodes, car le malade peut en placer un, lui-même, dans son œil, avant d'aller chez le chirurgien.

V. — Examen de l'image réelle renversée.

Le malade doit être assis sur une chaise et la lampe placée à côté, un peu en arrière, sur le côté correspondant à l'œil que l'on veut examiner. Le chirurgien s'assied ensuite juste en face du malade, et tenant le miroir dans sa main droite, le place tout près de son œil, de façon que son bord supérieur se trouve contre la marge supérieure de l'orbite. Tournant alors légèrement le miroir vers la lampe, il dirige la réflexion de la flamme dans l'œil, dont la pupille doit être brillamment éclairée. Ce mouvement du miroir doit être très-léger et on le produit en faisant tourner doucement le manche entre les doigts; autrement la réflexion serait portée considérablement au-dessus ou à côté de la tête du malade.

Les débutants éprouvent toujours une certaine difficulté à produire ces légers mouvements du miroir et aussi à remuer la tête dans des directions différentes tout en maintenant l'œil complétement bien éclairé. Quand le fond de l'œil est parfaitement bien éclairé, on prend délicatement, entre le pouce et le deuxième doigt de la main gauche, le bord de la lentille objective biconvexe, et on le tient à deux pouces environ de l'œil que l'on examine. L'annulaire est alors placé contre le bord supérieur de l'orbite, afin de fixer la main, et ce mouvement laisse libre le petit doigt qui peut, si cela est nécessaire, maintenir la paupière supérieure. On doit tenir la lentille objective à une distance suffisante de l'œil pour que sa longueur focale coïncide avec la pupille. On éprouve d'abord une certaine difficulté à tenir l'œil bien éclairé pendant qu'on ajuste la lentille objective; car, c'est sur ce point qu'est attirée l'attention de l'observateur, et souvent il oublie l'éclairage. En réalité, la plus grande difficulté pour le commençant consiste à faire agir les deux mains bien ensemble.

Quand le fond de l'œil est bien éclairé, on doit essayer d'abord d'avoir une vue complète du disque optique, et pour cela on dira au malade de regarder celle des oreilles de l'observateur opposée à l'œil qu'on examine, de façon que l'axe optique soit tourné un peu en dedans. Ainsi, si c'est l'œil droit qu'on examine, le malade devra regarder l'oreille droite du chirurgien et *vice versâ*. Comme l'entrée du nerf optique n'est pas située dans l'axe optique (centre de la rétine), mais vers le côté nasal, il est nécessaire que le malade puisse regarder en dedans, afin que le disque soit amené directement en face de l'œil de l'observateur. Pour en arriver là, on peut aussi dire au malade de regarder le petit doigt de la main qui soutient l'ophthalmoscope. En pareil cas, le manche doit être tenu horizontalement, et l'on doit tenir le miroir de la main gauche, quand c'est l'œil gauche qui doit être examiné. Il est encore plus commode d'avoir un écran divisé en compartiments différemment recourbés placé à quelque distance derrière le chirurgien. Le regard du malade est alors dirigé sur certaines parties de l'écran suivant la partie du fond de l'œil que l'on désire examiner. L'objet doit toujours être placé à quelque distance, afin que l'accommodation du malade soit relâchée autant que possible. La naissance du nerf optique se reconnaît facilement, car il présente un reflet blanchâtre très-différent de la teinte rouge réfléchie par le fond de l'œil. Aussitôt que l'on a vu ce reflet blanc, la lentille objective doit être ajustée, et il est facile alors de découvrir l'entrée du nerf optique qui apparaît sous la forme d'un disque circulaire blanc rosé, sur lequel on voit de nombreux vaisseaux sanguins qui, partant de là, vont se distribuer sur les différentes parties de la rétine. Si l'on ne voit pas le disque, on peut le trouver aisément en suivant quelque vaisseau rétinien jus-

qu'au point d'où il converge, c'est-à-dire l'entrée du nerf optique. Après
que le disque a été trouvé, l'observateur doit étudier avec soin sa couleur, l'aspect de sa surface et de son bord, et le cours des vaisseaux
sanguins qui le sillonnent, afin que ces différents points soient bien gravés
dans sa mémoire. Il passe ensuite du disque aux différentes parties du
fond de l'œil qui sont successivement examinées ; l'aspect et le mode de
distribution des vaisseaux de la rétine et les différences qu'ils présentent
avec ceux de la choroïde seront étudiés avec soin. Le débutant devra toujours examiner d'abord un nombre considérable d'yeux, étudier très-atten-
tivement les aspects physiologiques du fond de l'œil et les particularités
variées qui peuvent se produire dans les limites normales. Alors, et quand
il est bien familiarisé avec toutes ces différences, il passe à l'examen des
conditions pathologiques. L'examen des yeux de lapin est aussi une excellente méthode, et dans les lapins albinos la distribution des vaisseaux
de la choroïde et de la rétine peut être admirablement vue. Comme il
n'est pas toujours facile d'examiner un grand nombre d'yeux humains,
l'instrument fait par Nachet, de Paris, est très-utile pour la pratique
ophthalmoscopique, et pour étudier plusieurs des apparences morbides
du fond de l'œil. Cet appareil se compose d'un œil artificiel fait en cuivre
et disposé en face d'une lentille, dans la situation de la cornée. Cette
lentille est recouverte d'une plaque de métal noir munie d'une ouverture
centrale correspondant à la pupille. Il y a deux autres de ces plaques ;
l'une a une petite ouverture centrale correspondant à la dimension d'une
pupille ordinaire ; l'autre, une ouverture plus large et correspondant à
une pupille largement dilatée. En changeant la lentille, on peut rendre
l'œil tour à tour hypermétrope, myope ou astigmatique. La moitié postérieure de l'œil s'ouvre de façon à permettre l'insertion d'un papier mâché
au disque colorié, de façon à reproduire l'aspect d'un fond sain ou au
contraire de quelques altérations pathologiques, telles que : la rétinite
pigmentaire, l'excavation du nerf optique, le staphylôme postérieur, etc.
Dans la boîte qui contient l'instrument, il y a une série de ces disques
coloriés qui reproduisent beaucoup d'aspects ophthalmoscopiques morbides du fond de l'œil. L'œil est placé sur un support mobile que l'on
peut placer sur une table.

J'ai déjà dit que si l'on désire accroître le volume de l'image dans le
mode d'examen indirect, on doit employer une lentille objective plus faible,
par exemple d'un foyer de trois à quatre pouces, qu'on doit tenir un peu
plus loin de l'œil. Afin d'amplifier encore davantage l'image, Coccius (1) a
inventé une lentille objective composée, formée de deux lentilles convexes

____

(1) M. Carter a donné une excellente description de cet appareil et de son mode d'action
dans la *Lancet. March* 18, 1865.

d'une d'elles a une longueur focale de deux pouces, l'autre de deux
pouces un quart), insérées dans les extrémités d'un tube de cuivre composé de deux parties, chacune de deux pouces un quart de longueur, et
disposées de manière à glisser l'une sur l'autre. L'effet produit est celui-ci :
les rayons parallèles réfléchis par un œil emmétrope viennent s'unir dans
le tube et former une image réelle renversée, dont les rayons passent à
travers la seconde lentille qui rend une image grossie virtuelle de l'image
réelle du tube. Les inconvénients de ces lentilles objectives composées
sont d'abord qu'elles sont très-chères, très-embarrassantes, et que cet
appareil devient très-fatigant, si l'on a plusieurs malades à examiner de
suite. Je trouve, de plus, que l'on peut obtenir presque autant de grossissement en employant une lentille objective ordinaire de quatre pouces
de foyer avec une lentille convexe de huit pouces de foyer derrière le
miroir.

VI. — Examen de l'image droite virtuelle.

On a déjà vu que, pour ce mode d'examen, l'observateur doit se placer
très-près de l'œil du malade. La lampe doit, par conséquent, être mise
sur le côté qui correspond à l'œil examiné, et le chirurgien trouvera toujours plus commode d'examiner l'œil gauche du malade avec son œil droit
et *vice versâ*. Pour l'examen de l'image droite, les ophthalmoscopes de
Coccius et de Zehender sont meilleurs que celui de Liebreich. Non-seulement l'éclairage est meilleur et la réflexion cornéale beaucoup moins
considérable, mais encore il est plus facile, à cause de la lentille collective
latérale, de maintenir l'éclairage de l'œil et de mettre l'axe optique de
l'œil de l'observateur sur une ligne correspondante à celle de l'axe optique
du malade, ce qui est souvent difficile, si le miroir doit tourner beaucoup
pour saisir les rayons de la lampe. Si le chirurgien n'est pas très-habitué
à ce mode d'examen, et que la pupille soit petite, on la dilatera avec l'atropine, ce qui accroîtra le volume du champ de vision et facilitera l'éclairage du fond de l'œil. Si l'observateur et le malade sont tous deux emmétropes, et que leur accommodation soit suspendue (c'est-à-dire s'ils sont
accommodés pour leur point éloigné ; dans ce cas, pour des rayons parallèles), le chirurgien recevra une image distincte et bien définie des détails
du fond de l'œil. Le débutant, cependant, éprouvera de grandes difficultés
à relâcher totalement son accommodation, surtout parce que sa position
rapprochée du malade le porte involontairement à s'accommoder pour un
point considérablement plus rapproché que le point éloigné, c'est-à-dire
qu'il est accommodé pour des rayons plus ou moins divergents. Ce fait
rend l'image indistincte et nécessite l'emploi d'une lentille oculaire concave qui donne le degré de divergence nécessaire aux rayons parallèles qui
émanent de l'œil du malade. Dans certaines conditions de réfraction qui

tiennent, soit à l'œil du chirurgien, soit à l'œil du malade, une lentille oculaire concave est absolument nécessaire pour rendre distincte l'image du fond de l'œil. Ainsi, si l'œil du malade est emmétrope, et que le chirurgien soit myope, les rayons du premier seront parallèles et portés à un foyer en face de la rétine et, par conséquent, il faudra une lentille concave pour leur donner le degré de divergence nécessaire. La puissance de cette lentille sera calculée pour neutraliser la myopie à cette distance. Si les yeux du chirurgien et ceux du malade sont tous deux affectés de myopie, il faudra une lentille concave encore plus forte ; car, alors les rayons viendront frapper sur l'œil du chirurgien dans une direction convergente. Mais si le chirurgien est myope, et que le malade soit hypermétrope, le premier peut voir le fond de l'œil distinctement sans avoir recours à une lentille concave, et voici pourquoi : le foyer du système dioptrique de l'œil examiné se trouve dans ce cas derrière la rétine et l'œil est, par conséquent, accommodé pour des rayons plus ou moins convergents. Les rayons émergents seront, par conséquent, divergents et viendront s'unir tout de suite sur la rétine de l'observateur si la myopie de celui-ci n'est pas trop considérable. La même chose arriverait si le chirurgien était hypermétrope ou emmétrope, mais alors il serait obligé d'employer son pouvoir d'accommodation, afin d'amener sur sa rétine les rayons divergents d'un foyer. Si, d'autre part, l'observateur est hypermétrope, il pourra aussi examiner un œil myope ou emmétrope (si la myopie n'est pas trop considérable) sans l'aide d'une lentille concave, car il pourra unir les rayons convergents sur sa rétine par un effort de l'accommodation. Les étuis des ophthalmoscopes portatifs renferment une série de lentilles oculaires concaves dont la longueur focale varie de quatre à dix ou douze pouces, et qui s'ajustent dans la griffe située derrière le miroir. Le chirurgien peut donc choisir sa lentille, suivant l'état de réfraction de son œil et de celui de son malade.

Le principal avantage de l'image droite, c'est que l'on obtient une image grossie du fond de l'œil, de sorte que les moindres détails peuvent être étudiés avec une plus grande exactitude. Ce mode d'examen a en outre une grande importance, car il lève tous les doutes qui peuvent exister avec l'image renversée par rapport à la nature et à la situation exacte des aspects morbides. Mais le champ de vision est plus limité et l'examen en quelque sorte plus difficile. En outre, il n'est pas toujours facile ou agréable d'examiner tous les malades d'aussi près. C'est peut-être à cause de cette dernière raison que ce mode d'examen est beaucoup négligé en Angleterre, où l'on emploie surtout l'image renversée. Comme règle, il vaut mieux avoir une vue générale de l'aspect du fond de l'œil par l'image renversée, et alors, si l'on désire examiner quelque point particulier avec plus de soin, recourir à la méthode directe.

VII. — Aspect ophthalmoscopique des yeux sains.

(Pl. I, fig. 1 et 2.)

Avant de commencer le moindre examen ophthalmoscopique du fond de l'œil, l'état de la cornée, de l'iris, de la pupille et de la lentille cristalline doit être examiné à la lumière oblique. Une fois ceci fait, les mêmes structures seront examinées par la lumière transmise, c'est-à-dire le chirurgien examinera l'œil par le mode d'examen direct (sans l'interposition d'une lentille convexe entre le miroir et l'œil du malade); mais le miroir sera tenu à quelque distance (14 à 18 pouces) de l'œil que l'on désire examiner. De cette façon, aucune opacité des milieux réfringents ne peut échapper à l'attention, ce qui arrive souvent si ces modes d'examen sont négligés et que l'on regarde le fond de l'œil par l'image renversée. Nous pouvons aussi, de cette manière, nous assurer exactement de l'état de la réfraction de l'œil.

L'examen du milieu réfringent (sain), dans la condition normale, donne un résultat négatif. Quelquefois on peut noter sur la cornée de petits flocons de mucus qui lui donnent une apparence un peu irrégulière : ces flocons disparaissent quand on ferme les paupières.

Il a été observé (p. 230) que certains changements physiologiques se produisent dans la lentille par le progrès de l'âge, et l'on doit prendre garde de ne pas confondre cet état avec une cataracte au début. La substance lenticulaire s'épaissit et se consolide, et le nucléole prend une teinte jaune, surtout apparente avec la lumière réfléchie. Cette opacité est quelquefois considérable; elle pourrait être prise pour une cataracte déjà avancée; seulement, en examinant la lentille par la lumière transmise (avec le miroir seulement), on voit qu'elle est parfaitement transparente et que les détails du fond de l'œil sont distincts.

D'un autre côté, il faut apporter la plus grande attention à l'aspect des différences que peut présenter le fond oculaire sain (car il peut montrer des aspects très-divers), et il faut faire une étude suivie et attentive de ces diversités pour ne pas les confondre avec des phénomènes pathologiques. Ce n'est que par une connaissance intime des nombreuses particularités physiologiques qui peuvent se rencontrer dans un œil sain que l'on peut éviter des erreurs graves de diagnostic. Les débutants ne sont que trop portés à mener rapidement l'examen d'un œil sain avec des phrases telles que celle-ci : « Oh! il n'y a rien, le fond de l'œil est sain, etc.; » ils ne tiennent compte que des changements pathologiques les plus remarquables, tels qu'un staphylôme postérieur très-étendu, des excavations très-profondes du nerf optique, des taches rouges de choroïde atrophiée, et laissent passer les différences plus légères entre un état sain et un état morbide du fond de l'œil, dont la connaissance est de la plus grande importance dans la pratique.

En regardant la première des planches d'ophthalmoscopie n° 1, le lecteur est tout de suite frappé de la différence qui existe entre la figure 1 et la figure 2, et cependant ces deux dessins représentent chacun un fond de l'œil parfaitement sain.

Dans la figure 1 (prise d'une personne qui a les cheveux noirs et l'iris d'un brun foncé), l'entrée du nerf optique paraît circulaire et d'une teinte d'un blanc jaunâtre. Les vaisseaux sanguins émergent un peu à gauche du centre du disque qui est d'une couleur plus blanche sur ce point. Les vaisseaux plus pâles sont les artères rétiniennes, les plus foncés sont les veines. Elles passent sur le disque et vont sur la rétine où elles se divisent et suivent des directions différentes surtout en haut, en bas et vers la gauche. Un peu à droite et au-dessus du disque, on voit une grande tache d'un rouge brun avec un petit point blanc au centre. C'est la tache blanche ou tache jaune avec son trou central. On peut observer que les vaisseaux tournent autour de la tache jaune et la laissent libre. La légère tunique grise que l'on voit dans la région du disque et de la tache jaune est due au reflet de la rétine ; on la voit seulement dans les yeux noirs, et elle est par conséquent absente de la figure 2. Le fond de l'œil est d'une belle teinte rouge foncé, et il n'y a d'apparent que les vaisseaux de la rétine, ceux de la choroïde étant cachés par la densité du pigment de la couche épithéliale et du stroma de la choroïde.

Dans la figure 2 (prise d'une personne qui a les cheveux blonds clairs et l'iris bleu), l'aspect est tout différent. Le disque a une teinte plus rose, les vaisseaux de la rétine, quoique très-distincts, sont sensiblement moins marqués que ceux de la figure 1. La région de la tache jaune est d'un rouge brillant et le trou central apparaît sous la forme d'un petit cercle brillant. Mais la plus grande différence se trouve dans la couleur pâle quoique rouge et brillante du fond et la parfaite netteté avec laquelle les branches les plus fines des vaisseaux de la choroïde sont tracées. Les artères ciliaires entrent dans la région de la tache jaune en courant vers la périphérie, se ramifient dans des directions variées et passent en partie directement dans les branches plus fortes de *vasa vorticosa* situées à l'équateur de l'œil.

La couleur rouge du fond de l'œil, telle qu'on la voit à l'ophthalmoscope, est due à la réflexion de la lumière des vaisseaux sanguins de la rétine et de la choroïde, et particulièrement de cette dernière. Comme la rétine est très-diaphane, elle ne réfléchit que très-peu de lumière, et la sclérotique peut être vue seulement à travers la choroïde et sera plus apparente s'il y a moins de pigment dans celle-ci. L'aspect présenté par le fond varie beaucoup, suivant le degré de pigmentation de la choroïde.

Si la couche épithéliale et le stroma sont pigmentés et noirs, les vaisseaux de la choroïde peuvent être complétement cachés même à la périphérie du fond. Mais si la couche épithéliale ne contient que peu de pigment et que le stroma soit, d'autre part, très-pigmenté, les vaisseaux de la choroïde apparaissent comme des bandes ou des rubans d'un rouge clair séparés par des intervalles noirs appelés espaces intra-vasculaires. Ces vaisseaux sont situés surtout dans le stroma de la choroïde, car ils sont moins couverts par le pigment que ceux de la veine *vorticosa* qui est située plus profondément, plus près de la sclérotique ou des vaisseaux plus petits (Schweigger). Les espaces intra-vasculaires ont une forme longitudinale à partir de l'équateur de l'œil, et plus ovale et plus circulaire dans le voisinage du disque. Si le stroma est léger et que l'épithélium n'ait que peu de pigment, on peut très-bien voir les cellules épithéliales à l'aide d'un grossissement considérable, ainsi que Liebreich l'a démontré ; elles apparaissent comme de petits points circonscrits, uniformément semés sur le fond, ce qui lui donne une apparence granulaire marquée. Dans les yeux où le pigment de la choroïde est peu abondant, les vaisseaux de cette choroïde peuvent être parfaitement suivis jusque dans leurs plus petites divisions, et l'on peut voir aussi les veines tourbillonnantes au point où elles perforent la sclérotique. La couleur rouge du fond est aussi modifiée par l'âge et par l'éclairage. La teinte est plus brillante chez les personnes jeunes que chez les personnes âgées. Si la lumière est vive, le brillant sera partout égal ; si elle est faible, ce brillant disparaîtra graduellement du disque vers la périphérie du fond de l'œil.

La rétine est très-transparente et réfléchit peu de lumière. C'est pour cela qu'elle n'est pas visible dans les yeux éclairés, mais elle le devient quand le fond est sombre, et apparaît comme une petite tunique mince ou disque sur le fond. Dans les yeux noirs comme ceux des nègres, la rétine est très-apparente et a un aspect gris et strié, surtout dans le voisinage du disque. Les stries ne sont pas, selon Schweigger, dues aux fibres nerveuses, mais à un arrangement particulier du tissu connectif.

VIII. — Le disque optique.

Le disque, à l'état normal, présente des différences nombreuses et quelquefois très-marquées comme forme, comme volume et comme couleur. Une connaissance exacte de toutes ces particularités, que l'on peut reconnaître à l'état normal et physiologique, est absolument nécessaire au chirurgien pour l'empêcher de tomber dans des erreurs de diagnostic, en prenant des apparences tout à fait physiologiques pour des apparences pathologiques.

L'entrée du nerf optique est généralement ronde, mais n'est pas parfaitement circulaire; souvent ovale, elle a parfois un long diamètre vertical. Cette forme ovale est surtout très-frappante dans les cas d'astigmatisme. Le disque est ordinairement d'une teinte gris rose, transparente, mélangée d'un peu de bleu. Ces teintes varient comme aspect selon la coloration de la choroïde. Ainsi, dans les yeux noirs, le disque paraît blanc et brillant, tandis que dans les yeux plus clairs il prend une teinte plus rosée. Ce mélange de couleur à l'entrée du nerf optique vient de trois sources différentes : le blanc est produit par la réflexion du tissu connectif de la lame criblée; le rouge, par le sang des vaisseaux capillaires répandus à sa surface, et le bleu gris tient aux petits tubes nerveux qui se trouvent dans les couches du tissu filiforme. Le contour du disque paraît nettement défini, mais, si on l'examine de plus près, on voit qu'il peut se subdiviser, premièrement, en un anneau gris, interne, qui est la véritable limite du nerf, et secondement, en une ligne blanche formée par l'anneau de la sclérotique qui entoure l'anneau gris, et dont le volume est très-variable. Cet anneau intérieur est quelquefois plus large et plus apparent au côté externe du disque. Au delà de la zone sclérale est la ligne gris noir de l'ouverture de la choroïde. Cet anneau choroïdal est irrégulier comme forme et plus marqué comme couleur au côté externe sur lequel se trouve souvent un dépôt limité de molécules pigmenteuses, qui ont l'aspect d'un croissant noir et large, souvent pris, à tort, par les débutants, pour un changement pathologique.

Les vaisseaux de la rétine émergent généralement à la partie centrale du disque ou un peu au côté interne de celui-ci. Si la division de l'artère centrale se produit après son passage dans la lame criblée, on peut facilement suivre la division du tronc en plusieurs branches. Le nombre de divisions, le mode de cette même division et le cours des vaisseaux de la rétine, tout cela est très-variable, et le seul fait constant est que les branches principales ont leur cours de haut en bas. Règle générale, aucune branche principale n'a son cours en dedans, mais il y a là seulement un nombre considérable de petits vaisseaux; en outre, vers le côté externe, il n'y a que quelques petits rameaux très-courts. Ce qu'il y a de plus fréquent, c'est qu'une artère et une veine passent en haut et également en bas; cependant il y a parfois deux artères et deux veines. Les artères peuvent se distinguer facilement des veines parce que leur couleur est plus claire, qu'elles sont plus petites, et que leur cours est plus droit. En outre, le long du centre du vaisseau on voit une raie brillante, de sorte que l'artère paraît avoir un double contour. Cette bande brillante est produite par la réflexion de la lumière des cloisons cylindriques du vaisseau. Les veines de la rétine sont plus foncées, plus larges et plus onduleuses que les artères. Les veines, à cause de la plus grande ténuité des cloisons et de la tension du sang, qui est moins considérable que dans les artères, ne sont pas cylindriques, mais un peu flasques. De là vient que la réflexion de la lumière est très-peu considérable et que la raie centrale brillante se voit à peine. La provision de sang de la partie la plus antérieure du nerf optique est maintenue, non-seulement par les petites branches qui l'apportent des vaisseaux du centre de la rétine, mais aussi par une série de ramuscules émanant d'un cercle vasculaire qui se trouve près du bord du nerf optique, et qui est fermé par trois ou quatre des artères ciliaires les plus courtes 1). Leber, en outre, a trouvé que plusieurs artères et quelques veines passent directement de la choroïde au nerf optique, s'anastomosant à ce point avec le réseau de vaisseaux qui entoure les fibres nerveuses.

En regardant de près la surface du disque, on voit que la couleur varie sur différents points et qu'il présente de plus vers le côté extérieur un aspect pommelé d'un gris blanc. Ce pointillage gris est produit par les tubules nerveux vus en section, et les points blancs, ou lignes, qui les séparent, formés par les trabécules de la lame criblée semblable à un tamis. A l'endroit de la sortie des vaisseaux de la rétine l'aspect blanc est très-marqué et il y a souvent une cavité. Tandis que la partie externe du disque présente un aspect pommelé d'un blanc grisâtre, la moitié interne prend une teinte plus rouge. Ce fait s'explique facilement. Comme il y a un plus grand nombre de fibres nerveuses après l'entrée du nerf optique dans l'œil au côté interne, la transparence de cette partie du nerf est diminuée par cette interposition serrée des fibres qui cache les détails de la lame criblée. De plus, sur la moitié externe de cette dernière, ils sont très-apparents, parce que là les fibres nerveuses sont beaucoup moins considérables et plus arquées en haut et en bas et, par conséquent, la réflexion blanche est plus marquée. Un manque d'attention peut conduire l'observateur à commettre des erreurs considérables de diagnostic. Il peut considérer la rougeur normale de la moitié interne du disque comme pathologique, et la rapporter à la présence de l'hyperémie ou même d'une inflammation de cette partie du nerf, ou bien encore il peut prendre, à tort, l'aspect blanc de la moitié extérieure pour un commencement d'atrophie.

Nous devons noter maintenant deux particularités du disque optique qui se rencontrent souvent dans un œil parfaitement sain : 1° pulsation spontanée ou facile à produire des veines de la rétine ; 2° excavation physiologique du nerf optique.

La pulsation veineuse est caractérisée par un accroissement et une diminution alternatifs dans le calibre des veines. La veine se vide en commençant vers le centre du nerf optique pour s'étendre de là à la péri-

____

(1) Voy. Jäger, *Einstellung des dioptrischen Apparates*, p. 55 ; aussi Leber, *A. f. O*, XI, 1, 5.

phérie; elle se remplit, d'autre part, de la périphérie vers le centre. La pulsation veineuse n'est, en général, visible que sur la surface du disque, mais dans certains cas très-rares elle peut s'étendre sur le bord. Il est probable qu'elle existe dans tous les yeux, mais en général elle n'apparaît pas spontanément. La pulsation peut être rendue apparente ou plus distincte, si l'on appuie légèrement avec le doigt sur le globe de l'œil, et l'on peut alternativement produire un va-et-vient complet de la circulation. Si l'on cesse tout à coup la pression qui acontinué pendant un certain temps, les veines se remplissent rapidement et se gonflent; cette dilatation dure environ une minute, et ensuite elles reprennent leur volume normal. La respiration affecte aussi quelquefois la circulation rétinienne; ainsi on peut noter une augmentation dans le volume de la veine pendant une forte expiration, tandis qu'une inspiration profonde le fait diminuer. La veine et l'artère sont dans un état opposé par rapport à la quantité de sang; la systole de l'artère étant isochrone avec la diastole veineuse.

Mais si la pulsation spontanée des veines de la rétine est un phénomène parfaitement physiologique, il n'en est pas de même pour la pulsation artérielle qui existe seulement quand la tension intra-oculaire est augmentée d'une façon anormale. C'est par conséquent un important symptôme dans le diagnostic de l'état glaucomateux du globe de l'œil. La pulsation veineuse paraît indiquer, pour certains auteurs, une fluctuation de la pression intra-oculaire, mais, suivant Memorsky (1), cette opinion est tout à fait dénuée de fondement. Il la considère comme une expression visible de l'action des forces qui règlent la pression du sang dans l'œil.

L'excavation *physiologique* se reconnaît à ce qu'elle est limitée à la portion centrale du disque, et qu'en outre elle est généralement petite et peut continuer d'exister toute la vie sans subir aucun changement appréciable. Quelquefois l'excavation est bien marquée et facile à reconnaître, et la partie centrale du disque a un aspect particulièrement blanc et brillant dont la forme et le volume sont variés. Cette tache brillante centrale peut être ovale, circulaire ou longitudinale; son volume est généralement très-petit si on le compare à celui du disque; il est entouré d'une zone rougeâtre qui peut avoir la même teinte que le fond de l'œil. La largeur de cette zone varie avec l'étendue de l'excavation; si cette dernière est petite, la zone sera très-grande, mais si au contraire elle est grande, la zone sera étroite et limitée à la périphérie du disque. Les bords de ce creux sont généralement un peu en pente et jamais abrupts, de sorte que l'excavation se confond graduellement avec la zone plus foncée sans qu'il y ait un bord défini. Mais si l'excavation est en entonnoir ou conique,

____

(1) *A. f. O.*, XI, 2, 107.

les bords sont plus à pic et plus marqués. En suivant les vaisseaux de la rétine de la périphérie vers le centre du disque, on note que ces vaisseaux subissent des changements particuliers quand ils arrivent sur le bord de l'excavation. Au lieu de passer droit, ils décrivent une courbe plus ou moins considérable, quand ils s'enfoncent dans la cavité. Cette courbe peut être très-légère et graduée, si le trou est peu profond, mais s'il est profond et étendu la courbe peut être rapide et causer sur le bord un déplacement des vaisseaux. Dans l'étendue de l'excavation, les vaisseaux prennent graduellement une ombre légèrement plus foncée, mais leur teinte apparaît quelquefois plus rose et plus claire et ils semblent enveloppés d'un léger voile. L'excavation se trouve souvent non pas au centre du disque, mais plus près de son bord externe. Une apparence toute particulière est produite, si l'excavation glaucomateuse se produit quand le nerf a un creux physiologique, car alors les deux états peuvent coexister; cependant l'excavation physiologique finit par se confondre avec l'excavation glaucomateuse la plus profonde des deux.

IX. — Examen par l'ophthalmoscope des yeux malades. Les milieux réfringents.

Avant de commencer l'examen ophthalmoscopique du fond de l'œil, on doit examiner les milieux réfringents par l'éclairage oblique et par la lumière transmise (voy. p. 321). En faisant de cette méthode une règle constante, le commençant évitera de tomber dans beaucoup d'erreurs de diagnostic qu'il aurait sans cela commises, par exemple en prenant des opacités de la cornée, de la lentille ou de la capsule, pour des lésions plus profondément situées. En faisant l'examen de la lentille ou de l'humeur vitrée, on aura soin de dilater largement la pupille, quoique un observateur expérimenté soit capable, même sans prendre cette précaution, de reconnaître des opacités situées au bord de la lentille ou à la périphérie de l'humeur vitrée en dirigeant le regard du malade très-loin dans la direction opposée, ce qui permet au chirurgien de regarder derrière l'iris. La couleur des opacités dans le milieu réfringent variera suivant l'intensité de la lumière et suivant le mode d'examen adopté, par lumière réfléchie ou par lumière transmise. Si l'examen est fait par la lumière réfléchie, les opacités vont apparaître avec leurs couleurs naturelles, le fond de l'œil se trouvant dans l'ombre, elles seront comme des points gris ou blanchâtres sur un fond noir. Il n'en est plus de même quand le fond est éclairé avec l'ophthalmoscope, car alors les opacités apparaissent comme de petites parcelles noires, variées comme forme et comme volume, sur un fond d'un rouge brillant, car leurs surfaces ne peuvent réfléchir que peu de lumière, et elles apparaissent dans l'ombre pour cette raison. C'est pourquoi les opacités très-petites se voient mieux par un éclairage faible, car si l'éclairage est trop brillant, elles deviennent invisibles à cause de leur peu de réflexion. Il est très-important de connaître exactement la profondeur à laquelle sont situées les opacités des milieux réfringents ; et cela est très-facile quand l'opacité se trouve dans la cornée, la capsule ou la partie antérieure de la lentille, car à l'aide de l'éclairage oblique on peut se rendre compte de la position de l'opacité par rapport à la pupille. En réalité l'éclairage oblique est très-utile pour examiner les opacités de la moitié antérieure du globe de l'œil, mais pour celles de la moitié postérieure on peut employer l'ophthalmoscope. Le mieux est d'employer les deux modes d'examen. Quand l'opacité se trouve dans l'humeur vitrée, il est plus difficile de s'assurer de son volume exact. Cependant on peut y arriver à l'aide des deux méthodes suivantes. Si, par exemple (dans l'image directe), l'observateur regarde dans une direction telle que la ligne optique passe à travers le point tournant de l'œil du malade, il se trouve que ce point et la réflexion cornéale du miroir restent seuls stationnaires quand l'œil est porté dans différentes directions. Toute opacité située en face de ce point se déplacera dans la même direction que la cornée, et en outre toutes les opacités situées derrière le point tournant remueront dans une direction opposée à celle de la cornée. Plus l'opacité est éloignée du point tournant de l'œil, plus l'excursion sera longue. Le point tournant correspond aussi près que possible au pôle postérieur de la lentille cristalline. S'il y a par conséquent une opacité sur ce point (cataracte postérieure polaire), elle restera stationnaire pendant les divers mouvements de l'œil. Si l'opacité se trouve en face du pôle postérieur elle remuera dans la même direction que la cornée ; si cette dernière se meut en haut, l'opacité suivra la même direction ; le contraire se passe si l'opacité est située derrière le point tournant, car alors elle fera un mouvement vers le bas quand la cornée en fera un vers le haut, et *vice versa*.

Il est plus difficile de déterminer la position exacte de l'objet quand il est très-près de la rétine. Le mieux pour le chirurgien est de remuer légèrement la lentille objective (dans l'examen par l'image renversée), son œil et celui du malade restant tous deux stationnaires. Plus l'objet est près de l'observateur, plus ses mouvements dans la direction de la lentille seront marqués. Pour prouver ce fait, Liebreich (1) cite l'exemple suivant : Si nous supposons une opacité filiforme qui s'étend du pôle postérieur de la lentille au centre de la rétine, elle apparaît comme un point juste en face. Si alors on déplace la lentille convexe de droite à gauche, l'extrémité antérieure de l'opacité passera au côté correspondant, en face

____

(1) Traduct. franç. de Mackenzie, sur les maladies des yeux, p. 31.

de son extrémité postérieure, de sorte que l'opacité ne ressemblera plus à un point mais à une ligne. La profondeur de l'opacité dans l'humeur vitrée est cependant mieux reconnue à l'aide de l'ophthalmoscope binoculaire.

Les *opacités de la cornée* se voient mieux avec l'éclairage oblique et apparaissent comme de petits points gris ou blancs, et leur étendue et leur situation peuvent être reconnues avec la plus grande exactitude. Ce mode d'examen sera aussi trouvé utile pour reconnaître et enlever les corps étrangers de la cornée. Dans le mode d'examen direct avec l'ophthalmoscope, de petites opacités ou cristaux de la cornée donnent au fond un aspect marbré et pommelé, comme si des points noirs ou des raies étaient répandus sur sa surface rouge. On peut aussi reconnaître tout de suite des changements dans la courbe de la cornée et diagnostiquer, dès les premières périodes, la forme conique de la cornée, car la partie conique donne une réflexion brillante, comme une perle transparente ou une goutte d'eau dont la base est à moitié dans l'ombre ; les mouvements de cette dernière varient avec les mouvements du miroir.

Les apparences présentées par les différentes formes de cataractes, etc. ; à la fois par la lumière réfléchie et la lumière transmise, ont déjà été décrites tout au long dans le chapitre sur les maladies de la lentille.

CHAPITRE VII

MALADIES DE L'HUMEUR VITRÉE

I. — Inflammation de l'humeur vitrée. — Hyalite.

On pensait autrefois que l'humeur vitrée ne pouvait pas subir l'inflammation parce qu'il n'y a ni nerf, ni vaisseau sanguin dans sa structure. Cependant, grâce aux recherches de Virchow et de Weber, il a été mis hors de doute que l'humeur vitrée peut s'enflammer. Quoique ces changements inflammatoires accompagnent ou suivent généralement les inflammations des tuniques profondes du globe de l'œil, par exemple de la rétine ou de la choroïde, cependant l'inflammation idiopathique de l'humeur vitrée peut exister sans qu'il soit possible de montrer que des autres tissus du globe de l'œil y participent le moins du monde.

Ces changements inflammatoires consistent surtout dans une prolifération ou une hyperplasie des cellules de l'humeur vitrée qui devient opaque, granuleuse, et subit parfois la dégénérescence graisseuse. Quelquefois il y a un développement considérable des éléments du tissu connectif, ou bien il peut y avoir une grande tendance à la suppuration et il peut se former de grandes quantités de cellules de pus.

Les progrès de l'hyalite sont mieux étudiés en surveillant les changements qui se produisent quand un corps étranger tel qu'un petit morceau de capsule d'acier ou bien encore de lentille disloquée, sont logés dans l'humeur vitrée. Si les milieux réfringents sont suffisamment clairs pour permettre l'examen ophthalmoscopique, nous voyons que, aussitôt après l'accident, l'humeur vitrée perd sa transparence dans le voisinage du corps étranger et devient trouble, grâce à la prolifération des cellules vitreuses et à l'accroissement de leur nucléole et de leur contenu moléculaire. Le corps étranger paraît être enveloppé dans un nuage léger ou vapeur d'une teinte bleuâtre dont l'apparence devient plus dense et plus ferme, s'il se développe beaucoup de tissu connectif, et qui devient jaune et crémeux s'il y a de la suppuration. Le trajet du corps étranger est souvent visible ; il apparaît sous la forme d'une opacité mince d'un gris blanchâtre, semblable à un fil qui court vers le corps étranger. On voit quelquefois ces changements inflammatoires de l'humeur vitrée être la conséquence du séjour d'un corps étranger et être pourtant idiopathiques, aucune trace d'inflammation des autres structures n'étant visible ni extérieurement, ni avec l'ophthalmoscope. Généralement cependant, cela ne se passe pas ainsi; il survient des symptômes d'irido-choroïdite ou d'irido-cyclite et l'œil n'est que trop souvent perdu par suppuration.

La forme la plus simple d'hyalite (non suppurative) peut être, soit aiguë, soit chronique, et l'opacité du corps vitré diffuse ou circonscrite. A l'examen par l'ophthalmoscope, on peut trouver toute l'humeur vitrée confuse et trouble, ce qui rend les détails du fond complétement invisibles ou très-indistincts, de sorte qu'ils apparaissent comme couverts par un voile mince et gris ou tunique. Dans cette opacité diffuse, on voit de petites taies noires comme des fils d'un volume et d'une forme variés qui sont fixes ou qui flottent quand l'œil fait de vifs mouvements. Des formations néoplastiques de tissu connectif se rencontrent souvent à la partie antérieure de l'humeur vitrée, près du pôle postérieur de la lentille. Elles donnent lieu à une opacité plus ou moins étendue que l'on appelle quelquefois cataracte postérieure polaire. Mais le tissu connectif se forme aussi dans d'autres parties de l'humeur vitrée, souvent en quantité très-considérable, et donne lieu à des opacités filamenteuses et membraneuses qui traversent le corps vitré dans des directions différentes, et peuvent arriver même à le diviser en compartiments fibrillaires. La vraie substance cellulaire gélatineuse de l'humeur vitrée disparaît en proportion du développement du tissu connectif et devient généralement fluide. En pareil cas, on trouve souvent la rétine détachée et l'humeur vitrée ridée dans un très-petit espace et formée surtout d'un tissu connectif d'une structure presque tendineuse, séparé par des lobules, contenant des cellules qui ont subi des changements variés et même souvent des molécules de pigment.

Quoique l'hyalite simple se développe quelquefois idiopathiquement, cette maladie est plus généralement la suite d'une inflammation de la rétine, de la choroïde ou du corps ciliaire.

Ce que nous venons de dire est encore plus vrai dans la forme suppurative qui n'est que rarement idiopathique et très-souvent associée avec l'irido-cyclite ou l'irido-choroïdite purulente, ou qui survient après des opérations de cataracte, des lésions, etc. Comme la cornée n'est que trop souvent opaque et la pupille oblitérée par de la lymphe, il est souvent impossible de suivre le cours de la maladie avec l'ophthalmoscope. Si cependant cela est possible, on trouve que la partie antérieure de l'humeur vitrée près de la lentille donne un reflet jaune crémeux, appréciable par l'éclairage oblique. Cet état est nommé hypopyon postérieur et est dû au pus qui se trouve dans la partie antérieure du corps vitré et qui peut venir du corps ciliaire ou du segment antérieur de la choroïde s'étant fait jour à travers la rétine. En pareil cas, les autres portions du corps vitré peuvent être relativement ou même absolument saines. Dans d'autres occasions, la suppuration a lieu aux parties latérales ou postérieures de l'humeur vitrée et peut y être limitée; mais elle peut aussi devenir générale et envahir toute l'humeur vitrée. L'ophthalmie est généralement la conséquence de cet état, et le globe s'atrophie avec ou sans perforation précédente de la cornée ou de la sclérotique.

Le pronostic de l'inflammation de l'humeur vitrée dépend surtout de la cause et aussi du degré de propagation dans les tissus profonds de l'œil. Je dois renvoyer le lecteur, aussi bien pour des considérations sur ce point que pour les questions de traitement, aux maladies de la choroïde et de la rétine. Pour le traitement, je puis cependant dire que dans les cas aigus d'hyaloïdite diffuse, on se trouve souvent très-bien de provoquer la salivation et d'appliquer périodiquement la sangsue artificielle à la tempe.

II. — Opacités de l'humeur vitrée.

La présence des opacités dans l'humeur vitrée est facilement reconnue avec l'ophthalmoscope dans le mode direct d'examen. On dira au malade de remuer rapidement les yeux et souvent dans des directions variées, puis on le fera tenir tranquille ; des mouvements auront pour effet de remuer les opacités qui flotteront ensuite dans le champ de vision, et nous pouvons juger leur densité, leur volume et distinguer celles qui sont fixes et celles qui sont mobiles. Quand l'œil reste en repos, elles retombent bientôt à la partie inférieure de l'humeur vitrée. L'ophthalmoscope binoculaire est particulièrement utile dans l'examen des opacités de l'humeur vitrée, et pour déterminer les différentes profondeurs auxquelles elles sont situées.

Nous avons vu que dans l'hyalite simple, les opacités de l'humeur vitrée ont un aspect gris diffus, qu'elles enveloppent tout le fond de l'œil comme un voile léger, et que la vue est en même temps très-affaiblie. Quelquefois l'opacité est confinée surtout à une région (peut-être le centre) dans laquelle les taches jaunes, la rétine et son voisinage paraissent brumeux, tandis que les détails de la périphérie du fond peuvent être vus clairement. L'opacité partielle et uniforme peut en quelque sorte changer de place quand l'œil est remué. Une forme particulièrement dangereuse d'opacité diffuse du corps vitré est celle qui se développe soudainement, et qui, après s'être un peu éclaircie à plusieurs fois, revient sans cesse et finit souvent par causer le décollement de la rétine. Nous ne devons pas confondre avec l'état que nous venons de décrire le nuage temporaire du corps vitreux qui se montre dans le glaucome et qui est produit par une hypersécrétion séreuse dépendant évidemment de l'irritation des nerfs ciliaires.

Nous rencontrons souvent, en même temps qu'une opacité plus ou moins diffuse, des opacités filiformes, membraneuses, circulaires et variées qui sont causées par des restes de sang épanché, ou par des altérations des cellules de l'humeur vitrée qui peuvent avoir subi des changements graisseux, purulents ou pigmentaires, ou bien encore des formations de tissu connectif. Ces opacités prennent des formes et des aspects très-variés. Au début, le malade note seulement une tache noire devant ses yeux, et il lui est impossible de s'en débarrasser ; des membranes minces peuvent ensuite apparaître ; elles sont flottantes et prennent des formes et des positions différentes à mesure qu'il y a un mouvement des yeux. Entre ces opacités, le champ de vision peut être clair ou bien plus ou moins brumeux. Plus les opacités sont près de la rétine et plus l'ombre se répandra sur celle-ci. Si elles sont à quelque distance, elles ne peuvent produire des ombres individuelles, mais elles causent un affaiblissement général de la vue. Les malades, ainsi que de Graefe l'a fait remarquer, ont souvent l'habitude de regarder en l'air en lisant, pour faire descendre les opacités, afin qu'elles se placent de manière à éclaircir momentanément le champ de vision, ce qui leur permet de voir plus distinctement. Ce mouvement périodique de l'œil est accompagné de l'élévation de la paupière supérieure, ce qui donne au malade une apparence particulière et caractéristique.

Avec l'ophthalmoscope, on peut facilement distinguer les opacités, comme des corps noirs fixés ou flottants de formes variées, telles que des taches noires, des fils et des fibrilles réticulées. Quelquefois cependant elles sont si délicates et si fines qu'on ne peut pas les séparer les unes des autres. Dans ce cas, le fond tout entier apparaît comme voilé et brumeux.

La maladie dans laquelle les opacités de l'humeur vitrée se rencontrent le plus souvent, c'est la sclérotico-choroïdite postérieure. La partie postérieure du corps vitré devient souvent fluide et l'on peut voir les opacités qui flottent librement. Quelquefois cependant la synchyse s'étend à la plus grande portion et même à la totalité de l'humeur vitrée.

L'extravasation de sang dans l'humeur vitrée est une cause fréquente d'opacité. L'hémorrhagie est généralement due à une rupture de quelque vaisseau de la choroïde, surtout à sa partie antérieure où elle est plus vasculaire, où la rétine est plus mince et par conséquent plus exposée à faire céder. En outre, quand l'épanchement a lieu dans la partie postérieure de la choroïde, il est plus enclin à causer le décollement de la rétine qu'à perforer cette dernière afin d'arriver dans le corps vitré. Cela est dû à ce fait que la connexion entre la choroïde et la rétine est très-relâchée sur ce point, et que la rétine est plus épaisse que sur son bord. Il résulte de cela qu'un détachement plus ou moins considérable de la rétine se produit généralement à la portion postérieure du fond, avant que la perforation ait eu lieu, quand le sang a été absorbé et que l'humeur est de nouveau transparente. Nous pouvons toujours découvrir des changements dans la choroïde, tels que des ecchymoses qui montrent d'où est venue l'hémorrhagie, et nous pouvons aussi découvrir dans la rétine une cicatrice à l'endroit où elle a été rompue par l'extravasation du sang. Schweigger (1) a fait remarquer que l'hémorrhagie de l'humeur a lieu plus fréquemment par les vaisseaux de la choroïde, que par ceux de la rétine ; non-seulement parce que ces derniers sont plus petits comme volume, mais aussi à cause de l'arrangement particulier du tissu fibrillaire connectif (*Stützfasern*) de la rétine et de la résistance opposée par la membrane limitante interne ; l'hémorrhagie de la rétine s'étend généralement vers la choroïde et non pas dans l'humeur vitrée.

On peut généralement, avec l'ophthalmoscope, distinguer facilement les épanchements de sang dans le corps vitré, car ils donnent un reflet rouge et brillant tout particulier. Mais si l'hémorrhagie est diffuse et très-étendue, il peut être difficile d'éclairer l'œil, le fond paraissant complétement noir et ne produisant pas le moindre reflet. La vue est généralement tout à coup affaiblie, le malade éprouve une sensation analogue à celle que pourrait produire un brouillard ou un voile rouge étendu devant les yeux. Quand le sang commence à être absorbé, les opacités filiforme réticulées, membraneuses, fixes ou flottantes, commencent à apparaître et roulent comme des masses noires et fantastiques quand l'œil est remué. Quelquefois, quand l'absorption est terminée depuis quelque temps et que l'humeur vitrée a regagné beaucoup de transparence, une nouvelle extravasation a lieu et cela peut se produire plusieurs fois. Quoique le malade puisse recouvrer une partie notable de sa vue pendant ces intervalles, le retour de l'hémorrhagie doit toujours être redouté avec une grande anxiété, car il ne conduit que trop fréquemment au décollement de la rétine, aux complications glaucomateuses ou à l'atrophie du globe de l'œil.

Quand l'hémorrhagie a été considérable, elle laisse généralement derrière elle des opacités permanentes et peut produire un grand affaiblissement de la vue et même le décollement de la rétine par traction. H. Müller (2) fut le premier à montrer que cette dernière conséquence n'est pas rare dans les opacités de l'humeur vitrée.

(1) *Arch. für Ophthalmologie*, VI, 2, 259.
(2) *Ibid.*, IV, 1, 372.

Des épanchements de sang dans l'humeur vitrée ont très-souvent une origine traumatique; ils sont produits, par exemple, par des coups violents donnés sur l'œil qui causent la rupture de vaisseaux sanguins de la choroïde ou de la rétine. Ils peuvent cependant être indépendants s'il y a beaucoup de congestion des tuniques internes du globe de l'œil, ou si les enveloppes des vaisseaux sont malades.

Dans le traitement des opacités de l'humeur vitrée, nous devons surtout être guidés par la cause, soit qu'elles soient dues à d'autres affections ou bien qu'elles soient un symptôme des affections inflammatoires des tuniques profondes du globe de l'œil ou des hémorrhagies intra-oculaires causées par la rupture de quelques-uns des vaisseaux de la choroïde. Dans le premier cas, notre attention doit être surtout dirigée vers le traitement de la maladie primitive. L'absorption des opacités du corps vitré peut être aidée beaucoup par l'opposition à toute congestion des vaisseaux de la rétine ou de la choroïde par l'application de la sangsue artificielle. Je me suis souvent bien trouvé de son emploi qui facilite et hâte l'absorption et rélève les vaisseaux sanguins intra-oculaires. Si le malade est faible et anémique, je préfère généralement la scarification sèche sur la tempe à l'aide du verre cylindrique d'Heurteloup. On peut répéter cette scarification une ou deux fois par semaine, suivant les circonstances, mais si le malade est fort et pléthorique, j'enlève immédiatement du sang au moyen de la sangsue artificielle, un cylindre plein étant la quantité ordinaire. Dans les cas où l'affection du corps vitré dépend du dérangement des fonctions de l'utérus ou du foie, la santé générale doit être surveillée de près; on retire de grands bénéfices de l'usage des eaux minérales salines, telles que l'eau de Pulna, de Kissingen, de Kreuznach, etc.; la tendance à la congestion et à l'hypérémie des vaisseaux de l'œil sera diminuée par un pédiluve chaud ou ˈdes bains (*hip-baths*). L'absorption du sang dans le corps vitré peut être hâtée par l'application d'un ferme bandage compresseur. Dans les cas d'opacités denses et membraneuses, quand elles ont résisté à tous les efforts de l'absorption, de Graefe s'est très-bien trouvé de les transpercer en les déchirant avec une aiguille fine (1). Ce procédé amène non-seulement une amélioration dans la vue, mais encore rend les opacités plus dociles au traitement et les empêche d'exercer aucune influence délétère sur la rétine par suite de traction.

Il est d'une réelle importance pratique de distinguer entre les opacités pathologiques de l'humeur vitrée et les mouches volantes (*myodesopia*), subjectives physiologiques que l'on rencontre dans des yeux parfaitement sains et qui prennent les formes et les aspects les plus variés. Quelquefois ce sont comme de petits disques ou cercles transparents qui peuvent être

____

(1) *A. f. O.*, IX, 2, 101.

isolés ou groupés, ou bien encore de petits cordons de perles brillantes
ou de bandes filamenteuses qui flottent dans toutes les directions à travers
le champ de vision. Ces effets sont généralement produits par de petits
filaments perlés ou par des groupes de granules dans l'humeur vitrée; ils
sont physiologiques et se rencontrent à un degré plus ou moins avancé dans
tous les yeux. Ils sont si petits qu'on ne les voit pas avec l'ophthalmoscope;
cet instrument est cependant très-commode, puisqu'il nous permet de
distinguer entre les *muscæ volitantes* physiologiques et pathologiques.
Car aussitôt qu'il nous révèle la présence des opacités dans l'humeur
vitrée, quelque légères qu'elles soient, nous pouvons les regarder comme
un produit pathologique. Je dois mentionner en passant que certains
changements dans la choroïde et la rétine peuvent donner lieu à des
taches noires fixes dans le champ visuel (appelées *scotomata*). Aucun
observateur soigneux ne peut les confondre avec les opacités qui nous
occupent.

Les mouches deviennent très-apparentes quand le malade regarde un
objet très-éclairé, comme par exemple le ciel brillant et clair, un mur
blanc ou bien encore le champ fortement éclairé d'un microscope, tandis
que dans une lumière peu considérable, les corps flottants peuvent à peine
être vus. Ces corps sont encore augmentés par la fatigue de l'œil, causée
par un travail continu ou quand la rétine est très-sensible et très-irritable;
il en est de même s'il y a quelque dérangement du système nerveux ou
des organes digestifs. La situation de ces corps peut être approximativement reconnue, ainsi que l'a montré Listing, en faisant regarder le
malade à travers une des petites ouvertures de l'appareil sténopéique ou
du trou d'une épingle fait dans une carte. Si l'on porte la carte dans
certaine direction (en haut) derrière la pupille, et que l'objet soit aussi
un peu élevé, les mouches seront derrière la pupille; si, au contraire, on
fait mouvoir l'objet dans une direction opposée, elles resteront en face
de la pupille.

Plus le mouvement est vif, plus l'objet se tient loin de la pupille (1). La
position des objets peut être estimée avec une grande exactitude par le
mode d'examen de Donders *à double vue*. Il emploie un diaphragme
percé par deux petites ouvertures à une ligne environ l'une de l'autre, de
sorte qu'on dirige sur la rétine deux ombres qui se recouvrent l'une
l'autre à moitié (2). Nous devons distinguer les mouches qui ont leur siége
dans l'humeur vitrée des aspects produits par les cils, ou par les gouttes
muco-lacrymales de la cornée et de la conjonctive ou les rayons et les
points situés dans la lentille. Pour des informations plus complètes sur

---

(1) Helmholtz, *Physiologische Optik.*, 150.
(2) Donders's *Anomalies of Accommodation and Refraction*, 201.

ce sujet intéressant, je renvoie le lecteur au traité excellent et si complet du docteur Iago (1).

Les personnes qui ont la vue courte sont particulièrement sujettes aux mouches, car même les atomes physiologiques sont chez elles particulièrement distincts, à cause de la dimension des cercles de diffusion sur la rétine. En conséquence, ces petits points sont souvent une source d'anxiété et de trouble pour le malade. Il peut craindre sans cesse que sa myopie ne s'accroisse et ne le conduise à un grand affaiblissement de la vue ou même à l'abolition complète de cette fonction ; l'apparence de ces mouches l'effraye souvent beaucoup et lui fait donner une attention exagérée à sa vue et surveiller chaque symptôme avec anxiété. Ce fait se rencontre surtout chez les individus dont la vie dépend du travail et auxquels leur vue est indispensable, ou bien encore à ceux qui sont nerveux et d'une disposition inquiète. Quoique nous puissions souvent leur assurer sûrement que ces atomes physiologiques n'ont aucune importance et jamais aucun danger, ce n'est que rarement que l'on arrive à adoucir leur inquiétude. Ils prennent avis d'autres personnes, qui, dans leur pensée, sont plus compétentes et qui écoutent plus volontiers leurs plaintes. C'est parmi ce genre de malades que les charlatans trouvent leurs plus fidèles adhérents. J'ai vu plusieurs cas dans lesquels les charlatans avaient beaucoup effrayé les malades qui se plaignaient de ces atomes, en leur assurant que cet état venait de quelque secret désordre et conduirait à l'amaurose dont ils étaient les symptômes précurseurs, s'ils n'étaient pas soumis tout de suite à un traitement bien approprié. De tels malades doivent être encouragés, et l'on doit autant que possible les empêcher de songer à cet inconvénient. Leur santé générale doit être fortifiée, et l'on doit tâcher de se rendre maître de toutes les irrégularités de la circulation ou des organes digestifs. On retire aussi de grands bénéfices de l'emploi de lunettes d'une teinte noire, bleue ou neutre, car elles diminuent l'intensité de la lumière et rendent ainsi les mouches moins visibles.

On a déjà dit, en parlant des opacités de l'humeur vitrée, que celle-ci peut perdre sa consistance gélatineuse normale et devenir partiellement ou totalement fluide. Cet état, que l'on a appelé synchyse, ne peut pas être sûrement diagnostiqué s'il n'y a pas d'opacités flottantes. Une opinion erronée qui a prévalu pendant quelque temps, c'est que l'œil est toujours mou quand l'humeur vitrée est fluide. Cela n'est pas vrai, car la tension du globe de l'œil varie suivant la quantité d'humeur vitrée mais non pas suivant sa consistance. Ainsi, dans le glaucome, la tension du globe de l'œil peut être notablement accrue à cause de l'hypersécrétion de l'humeur vitrée qui peut être parfaitement fluide. Le tremblement de l'iris

(1.) *Entoptics, with its use in Physiology and Medicine*, by James Jago, M.D., 1864, Churchill.

est aussi un symptôme incertain. Il peut exister seulement quand l'iris a perdu son support naturel, la lentille cristalline, soit que celle-ci soit absente, soit qu'elle ait été déplacée. Le diamètre du globe de l'œil peut s'accroître en même temps que le corps vitré est à l'état fluide ; la position de la lentille par rapport à l'iris peut être changée, et par suite de la perte de son support l'iris peut être tremblant. Mais, en réalité, le symptôme le plus sûr est la présence des opacités flottantes. Dans les agrandissements staphylômateux du globe de l'œil, on trouve le corps vitré plus ou moins fluide. La même chose se produit si un corps étranger ou une lentille déplacée s'est logé dans l'humeur vitrée. En outre, quand il y a perte de l'humeur vitrée, comme cela se produit pendant une opération de la cataracte ou par suite d'une blessure de l'œil, cette perte se produit toujours à l'état fluide. Il est important de savoir, si cela est possible, quelle est la consistance de l'humeur vitrée, avant de tenter une opération pour la cataracte, afin qu'on puisse prendre toutes les précautions nécessaires pour limiter autant que possible la perte de l'humeur vitrée qui doit se produire inévitablement.

Un aspect très-beau et très-frappant, c'est celui que présentent dans l'humeur vitrée les cristaux de cholestérine. Comme cet état arrive généralement, sinon toujours, quand le corps vitré est fluide, on l'a appelé synchyse étincelante. Le mode d'origine exact de ces cristaux n'est pas encore connu, mais il paraît probable qu'ils se développent après des hémorrhagies dans le corps vitré et qu'ils sont sans doute des dépôts de sang. Ils peuvent encore être dus aux changements graisseux qui s'opèrent dans l'humeur vitrée. L'aspect de la cholestérine dans l'humeur vitrée est encore plus frappant et plus caractéristique si l'on emploie l'ophthalmoscope. A chaque mouvement de l'œil, on voit une suite de cristaux brillants et éblouissants qui flottent dans le champ de vision et tombent peu à peu à sa partie inférieure, quand l'œil est immobile. Quelquefois les cristaux flottent dans un corps vitré clair, ou bien ils peuvent être mélangés avec des opacités plus noires et filamenteuses auxquelles ils peuvent adhérer, qui les entourent de sortes de franges brillantes et lumineuses. On les rencontre aussi dans la rétine et entre la rétine et la choroïde. Quand ils sont situés à la partie antérieure du corps vitré en arrière et tout près de la lentille, ils peuvent être reconnus avec l'éclairage oblique ; de Graefe a rapporté un cas dans lequel ils disparurent graduellement.

III. — Corps étrangers dans l'humeur vitrée.

Si un corps étranger se loge dans l'humeur vitrée, il y produit très-souvent une inflammation grave et destructive des tissus qu'il a traversés ou avec lesquels il est en contact. Ainsi, s'il est entré à travers la cornée, celle-ci et l'iris sont souvent très-violemment enflammés, la lentille à travers laquelle a passé le corps étranger s'enfle, il s'y forme une cataracte et, par conséquent, tout cela tend à augmenter encore la gravité de l'inflammation. Si la lésion a été grave et que le corps étranger soit dans l'humeur vitrée près de la rétine, il développe souvent dans celle-ci et dans la choroïde une inflammation parfois suppurative qui aboutit à l'atrophie du globe. Si les milieux sont restés assez clairs pour permettre l'examen ophthalmoscopique du fond de l'œil, on trouve généralement que pendant les premiers jours le corps étranger peut être vu avec sa couleur naturelle, s'enfonçant dans le corps vitré. Alors celui-ci devient nuageux dans le voisinage du corps étranger qui est environné par une sorte d'auréole légère d'un bleu grisâtre qui, à mesure que l'exsudation plastique s'accroît, prend un aspect plus dense et plus opaque, une couleur jaunâtre qui cache le corps étranger. En réalité, le corps étranger est alors enkysté. En même temps l'humeur vitrée est plus ou moins diffuse, nuageuse, et des opacités noires et filamenteuses flottent au milieu. Quand l'humeur vitrée est redevenue assez transparente pour permettre l'examen ophthalmoscopique du fond de l'œil, nous trouvons assez souvent qu'un détachement de la rétine s'est produit (souvent dans une étendue considérable) et qu'une inflammation plus ou moins étendue de la choroïde s'est développée. Dans quelques cas très-rares, le cours de l'affection peut être plus favorable, et quoique la blessure puisse être suivie d'une inflammation grave, le corps étranger enkysté dans l'humeur vitrée peut laisser celle-ci regagner lentement sa transparence ; dans ce cas, les symptômes inflammatoires diminuent, et finalement la vue peut revenir à l'état normal, tandis que le corps étranger reste, inoffensif, dans l'humeur vitrée. De tels cas sont très-rares et ne peuvent se produire que lorsque le corps étranger est très-petit. L'observation suivante est une esquisse rapide d'un cas semblable que j'ai soigné en 1862 à Middlesex hospital (1).

« Samuel P..., âgé de vingt ans, fut blessé à l'œil gauche par un éclat de fer échappé d'un marteau. Cet accident fut suivi par des symptômes inflammatoires très-graves ; enflure considérable des paupières, larmoiement, photophobie, iritis. A la partie externe et supérieure de l'iris, tout près de la périphérie, se trouvait une petite ouverture triangulaire qui montrait le passage du corps étranger, et il y avait dans la cornée une petite cicatrice qui correspondait à cette ouverture. Quand cet homme entra à l'hôpital huit jours environ après l'accident, il pouvait seulement compter les doigts à une distance de sept ou huit pieds. La

______

(1) Voyez *Lancet*, Aug. 23, 1862.

tension de l'œil était alors, et resta tout le temps normale. Quand les
symptômes inflammatoires eurent un peu cédé, un examen ophthalmoscó-
pique assez court fut fait, et l'on vit l'humeur vitrée obscurcie par quelques opacités filamenteuses qui flottaient à l'intérieur. L'état de l'œil fut
bientôt assez amélioré pour que le malade pût lire le n° 1 de Jæger et
le n° 19 à dix-huit pieds. La lentille était claire, l'humeur vitrée légèrement trouble permettait cependant au disque optique d'être vu distinctement. A la partie inférieure et externe du corps vitré, on voyait une
masse ovale blanche et opalescente qui n'était autre que le corps étranger
enkysté, dont le passage à travers le corps vitré pouvait être suivi par
une ligne d'un bleu pâle qui le marquait. Une inflammation locale circonscrite de la choroïde avait eu lieu dans son voisinage, et de petites
parties de pigment choroïdal étaient agglomérées autour et en arrière du
corps étranger. J'ai vu le malade par hasard quelques années après l'accident, et pour la dernière fois il y a environ deux ans, en 1865. L'œil était
alors exactement dans le même état et il pouvait parfaitement s'en servir. »

Je dois mentionner cependant que même lorsqu'un corps étranger est
resté enkysté et indolent pendant plusieurs années dans l'humeur vitrée,
il peut donner lieu à des symptômes inflammatoires très-graves conduisant
à l'atrophie du globe ou produisant une ophthalmie sympathique.

Le traitement doit être surtout institué pour combattre l'inflammation.
On appliquera sur l'œil des compresses froides et peut-être des sangsues
à la tempe. La pupille doit être largement dilatée avec de l'atropine. S'il
y a de l'irido-cyclite ou de l'iritis suppurative, il peut être utile de placer
rapidement le malade sous l'influence du mercure, ou bien s'il y a un
hypopyon considérable, des ponctions répétées ou une large iridectomie
peuvent être indiquées. Cette dernière opération ne doit jamais être né-
gligée si la tension du globe de l'œil est augmentée.

Pour l'extraction de la lentille où s'est formée la cataracte, et pour l'énu-
cléation du globe de l'œil, s'il y a à craindre de l'irritation ou une inflammation sympathique, je renvoie le lecteur aux chapitres sur : « la cataracte traumatique » et « l'ophthalmie sympathique ». La question peut
être ramenée à l'égard du corps étranger à savoir s'il faut chercher à
l'enlever de l'humeur vitrée. A ce sujet nous devons être guidés surtout
par la position et la nature du corps étranger. Des cas de ce genre très-
intéressants ont été rapportés par Dixon (1) et par Critchett (2).

Quoique des cysticerques aient été rencontrés dans différentes parties de
l'œil, telles que la cornée, la chambre antérieure, l'iris et la lentille aussi
bien que dans l'orbite, leur siége le plus fréquent paraît se trouver dans

____

(1) *R. L. O. H. Rep.*, n° 6.
(2) *Lancet*, 1854.

lé fond de l'œil. Ainsi, de Graefe (1) dit que sur quatre-vingt mille malades il a trouvé un cysticerque dans les tissus profonds de l'œil dans plus de quatre-vingts cas ; trois fois dans la chambre antérieure, cinq fois derrière la conjonctive, une fois dans la lentille et une fois dans l'orbite. Le malade le plus jeune avait neuf ans ; quatre-vingt-dix pour cent de ces cas se trouvent entre quinze et cinquante-cinq ans, et les deux tiers chez les hommes. En Angleterre, la maladie semble très-rare. J'ai rencontré seulement un cas de cysticerque dans l'humeur vitrée, chez un soldat qui m'était envoyé par le professeur Longmore. Ce cysticerque fut diagnostiqué à l'aide de l'ophthalmoscope. Si la membrane qui enveloppe les cysticerques de l'humeur vitrée n'est pas trop dense, l'entozoaire présente une apparence particulière et caractéristique. Son siége paraît être généralement derrière la rétine, et ce n'est qu'à une période plus avancée de son existence qu'il la perfore (avec sa tête d'abord) et qu'il pénètre dans l'humeur vitrée. Quelquefois il attire avec lui la rétine et produit un détachement étendu par lequel il est recouvert. Dans d'autres cas, il perfore la rétine et se trouve libre dans l'humeur vitrée. Dans cette dernière situation, il s'enkyste souvent, et se trouve entouré d'une membrane plus ou moins dense qui empêche de reconnaître la nature réelle de l'affection. Si le cas ne se présente pas ainsi, mais que l'entozoaire soit sans membrane, il se montre sous l'aspect d'une vésicule pâle d'un gris bleuâtre ou d'un bleu vert, vésicule circulaire ou en forme de poire avec un cou peu allongé et une tête ronde sur laquelle on peut voir des suçoirs. Si l'animal est vivant, on peut, en l'examinant de près, observer des ondulations distinctes, des mouvements tremblotants de son contour. La tête est peut-être alternativement allongée ou retirée dans le réceptacle. La position de ce réceptacle, dans lequel la tête et le cou se placent quand ils sont rétractés, est indiquée par une petite tache blanche sur un point de la vésicule. Le plus léger mouvement de la tête produit un tressaillement de la vésicule, et si l'on éclaire vivement sa surface, on voit près de la marge une iridescence particulièrement brillante, dont les couleurs changent sans cesse, mais qui a cependant une teinte marquée. Tous ces détails sont plus facilement observés quand le cysticerque est libre dans l'humeur vitrée que lorsqu'il est couvert par la rétine. Dans ce dernier cas, si ses mouvements sont très-marqués et très-considérables, la rétine qui le recouvre peut aussi subir un tressaillement distinct. De Graefe a pu dans quatre cas suivre le développement de l'entozoaire depuis le commencement. Au début, des opacités légères d'un bleu grisâtre délicat se montrèrent sur certaines parties du fond de l'œil ; elles étaient évidemment situées dans la rétine ou entre elle, et la cho-

____

(1) *A. f. O.*, XII, 2, 174.

roïde. Au bout de trois ou quatre semaines, le petit cysticerque vésiculeux s'échappa dans deux cas de la partie proéminente de l'opacité dans l'humeur vitrée. Dans deux autres cas, le contour de la vésicule devint de plus en plus apparent derrière l'opacité et fut aperçu distinctement derrière la rétine, qui était tendue et tout près de l'entozoaire, ou bien encore séparée de lui par un épanchement de fluide sous-rétinien, ce qui donnait une immobilité encore plus grande à la vésicule. Celle-ci glissa de plus en plus derrière la rétine jusqu'à ce qu'à la fin, au bout de quelques mois peut-être, elle la rompit et se précipita dans l'humeur vitrée. La position originelle du cysticerque derrière la rétine est indiquée par les restes, légèrement reconnaissables d'une petite tache d'un blanc grisâtre, d'où un chemin d'un gris distinct peut être tracé, si l'animal a marché à une certaine distance derrière la rétine avant la perforation. Quoique les opacités de l'humeur vitrée puissent apparaître au début, ce n'est pas la règle, mais à une période plus avancée, le corps vitré s'obscurcit et l'œil finit par se perdre par une choroïdite lente et insidieuse. Généralement ce fait se produit deux ans après le début de la maladie.

La présence d'un cysticerque est tellement dangereuse pour l'œil que de Graefe (1) fut amené à essayer de l'extraire. En agissant ainsi, il peut être possible de conserver la vue dans une certaine mesure, de conserver la forme de l'œil, et mettant tout au pire, de diminuer la douleur et d'arrêter un peu dans sa marche l'atrophie du globe de l'œil. Dans le premier cas de de Graefe, il fit une large iridectomie en bas et en dedans, de façon à définir la position exacte de l'entozoaire ; il passa ensuite une aiguille à abaissement à travers la sclérotique, à une ligne et demie ou deux lignes en arrière du point ou l'aiguille doit être insérée pour le procédé par abaissement. A travers cette ouverture, il introduisit alors la pointe de pinces cannelées fermées et la poussa en avant, jusqu'à ce qu'elle devînt visible entre la surface postérieure de la lentille et la vésicule, qu'il bougea jusqu'à ce que l'instrument eût atteint le cou de l'entozoaire ; les branches furent alors ouvertes, le cou saisi et l'animal doucement amené vers l'incision. Quand l'incision fut atteinte, l'animal s'échappa et l'on dut y passer de nouveau la pince et l'entozoaire fut extrait avec succès. La vésicule fut alors déchirée. L'irritation produite par l'opération causa cependant un accroissement des opacités de l'humeur vitrée, et quelques mois plus tard la lentille était complétement obscurcie. Dans un autre cas (2) que de Graefe opéra, il essaya d'extraire le parasite sans rompre la vésicule. Une large iridectomie fut pratiquée en bas et extérieurement en face du cysticerque et fut suivie un mois après de l'extraction de la

(1) *A. f. O.*, III, 2, 320.
(2) *A. f. O.*, IV, 2, 171.

lentille transparente par l'opération du lambeau inférieur ; une partie plus éloignée de l'iris étant en même temps excisée. Six semaines plus tard, le cysticerque était retiré à travers une incision linéaire dans la cornée. L'opération fut suivie par un accroissement des opacités vitrées, mais qui furent ensuite presque complétement absorbées.

Dans la planche V, fig. 9, on voit une très-bonne reproduction de l'aspect que présente un cysticerque dans le corps vitré. Liebreich dit, pour expliquer cette planche : « le parasite s'était d'abord développé derrière la rétine et, après l'avoir perforée, avait pénétré dans l'humeur vitrée ; on pouvait le voir si distinctement que les mouvements ondulatoires et les contractions de la vésicule étaient visibles non-seulement sur ses contours, mais aussi au fond postérieur que l'on distinguait à travers la cloison antérieure. Ce mouvement se montrait particulièrement vers le centre où la teinte rouge indiquée paraissait plus claire qu'à la marge sur laquelle la lumière tombe obliquement et par conséquent subit des réflexions plus considérables. Le cou surtout, à sa jonction avec la vésicule, est d'une teinte plus opaque, et l'on voit de petits points blancs très-minces (particules crayeuses). Cette partie plus opaque, où le cou joint la vésicule, est aussi la plus dure, et c'est par là que nous devons essayer de le prendre si nous voulons saisir l'animal. Dans un cas que j'ai opéré l'hiver dernier, j'ai réussi à le saisir sur ce point avec la pince cannelée introduite à travers la sclérotique. Au moyen d'un ophthalmoscope fixé au front, j'éclairai l'animal et l'instrument, de sorte que je pouvais les voir parfaitement. Sur la planche, nous voyons deux suçoirs à la tête (les deux autres étant placés postérieurement) et la cavité buccale qui est dirigée en haut. La forme de la tête n'a pas toujours l'aspect qu'on lui a donné sur la planche, mais varie d'une manière très-remarquable. »

Dans quelques cas très-rares la formation de nouveaux vaisseaux sanguins dans le corps vitré peut être vue avec l'ophthalmoscope. Ainsi, Becker (1) vit de nouveaux vaisseaux formés sur la surface antérieure d'un abcès dans l'humeur vitrée et aussi dans l'infiltration purulente du corps vitré. Dans ce dernier cas, les vaisseaux étaient placés tout près derrière la lentille et visibles à l'œil nu. En outre (2), Becker rapporte un cas extraordinaire de formation néoplastique indépendante, dans laquelle la connexion entre les vaisseaux nouvellement formés et ceux de la rétine pouvait être distinctement tracée.

(1) *Bericht über die Wiener Augenklinik*, 114.
(2) *Ibid.*, 106.

IV. — Persistance de l'artère hyaloïde.

L'artère hyaloïde se vide et disparaît généralement pendant la dernière période de la vie fœtale. Dans quelques cas très-rares, cependant, on trouve dans l'humeur vitrée, à l'aide de l'ophthalmoscope, des restes de cette artère, sous la forme d'une petite bande noire ou d'un fil noir courant à travers l'humeur vitrée, et allant du disque optique vers la partie postérieure de la lentille. Si le vaisseau est encore visible, et qu'il contienne du sang, comme l'a signalé Zehender (1), il apparaît à la lumière incidente comme une corde rouge, ce qui cause des ondulations considérables, quand l'œil remue et prouve que l'humeur vitrée est évidemment fluide. Liebreich (2) rapporte un cas d'excavation physiologique du nerf optique coïncidante avec une persistance de l'artère hyaloïde, qui pouvait être distinctement suivie jusqu'à son point d'origine de l'artère centrale de la rétine.

(1) *Kl. Monatsbl.*, 1863, 259.
(2) *Ibid.*, 349.

CHAPITRE VIII

MALADIES DE LA RÉTINE

I. — Hypérémie de la rétine.

On peut distinguer deux formes d'hypérémie de la rétine : la forme artérielle ou active et la forme veineuse ou passive. La première est généralement aiguë et caractérisée par les symptômes d'irritabilité éprouvés par le malade, tels que de la photophobie, du larmoiement, de la rougeur sous-conjonctivale et une difficulté remarquable pour tout travail long et continu, surtout pour celui qui nécessite un grand effort d'accommodation. Il y a aussi des symptômes subjectifs d'un état d'irritation de la rétine, tels que les jets de lumière, etc. En examinant l'œil avec l'ophthalmoscope, on trouve que le disque optique est anormalement rouge et enflammé à cause de l'accroissement de l'injection des ramifications capillaires sur sa surface. Si cette vascularité est très-notablement accrue à la marge du disque, son contour devient mal défini à cause de la teinte analogue du fond qui l'entoure. Le volume des artères peut être légèrement accru, et les plus petites branches plus nombreuses et plus apparentes, ce qu'on observe surtout dans la région de la tache jaune. Les veines rétiniennes sont aussi un peu dilatées, suivant Stellwag, et des portions plus ou moins considérables du fond sont rendues d'un rouge presque uniforme par un filet de vaisseaux très-délicats et à mailles serrées. On doit toujours se rappeler que le degré de vascularité de la rétine et du disque optique varie beaucoup, suivant les individus d'une complexion différente. Ainsi, il est moins marqué chez les individus pâles et anémiques que chez les individus forts et pléthoriques. S'il n'y a qu'un œil d'affecté, l'aspect qu'il présente sera toujours comparé à celui de l'autre œil, afin qu'il soit possible d'estimer plus sûrement le degré de vascularité de la rétine et d'éviter une erreur de diagnostic.

L'hypérémie artérielle de la rétine dépend généralement de causes qui excitent la vascularité de l'œil. Ainsi, elle peut être produite artificiellement par l'application à la conjonctive d'une goutte d'un collyre astrin-

gent. Elle provient souvent d'une exposition prolongée à une lumière
artificielle très-brillante, surtout si les yeux sont employés en même
temps à quelque ouvrage petit et délicat, tels que l'examen au microscope,
la gravure, l'horlogerie, etc.; on la rencontre aussi fréquemment chez les
personnes qui lisent ou travaillent beaucoup sans lunettes.

Dans la forme veineuse ou passive d'hypérémie, on voit que les veines
rétiniennes sont anormalement larges, noires et peut-être même tortueuses, ce que l'on remarque surtout dans les plus petites veines qui
peuvent avoir l'aspect d'un tire-bouchon. Il y a aussi une pulsation veineuse, spontanée ou très-facile à produire. Si la congestion veineuse a
duré quelque temps, il se développe fréquemment un léger œdème de
la rétine, autour du disque optique ou le long du cours de quelques grands
vaisseaux qui paraissent entourés d'une auréole délicate ou d'une frange
légèrement opaque, d'un bleu grisâtre. Il faut bien prendre garde de ne
pas confondre cette opacité avec une autre forme d'opacité qui court le
long du bord des vaisseaux, et qui est due à l'hypertrophie de leurs tuniques, et dont nous parlerons plus loin. La vue s'affaiblit au bout de
quelque temps, mais elle revient quand la cause de cet affaiblissement
n'existe plus. Cette forme d'hypérémie est très-lente dans son développement, et due à un état de congestion veineuse qui peut être causé par une
perturbation de la circulation générale, par une affection du cœur ou du
foie, ou bien par une cause locale qui, en empêchant le reflux du sang
des veines rétiniennes, produit une hypérémie veineuse mécanique. Parmi
ces causes on peut noter les tumeurs intra-crâniennes qui pressent sur le
sinus caverneux, ou bien les tumeurs situées dans l'orbite et qui compriment les nerfs optiques, ou encore un accroissement de la tension intra-
oculaire (état glaucomateux de l'œil). Je dois faire remarquer que c'est se
tromper que de dire que la tension du globe est plus ou moins accrue
dans l'hypérémie passive ou veineuse de la rétine. Penser ainsi, c'est se
méprendre sur la cause et sur l'effet, et une pareille méprise peut conduire à des erreurs graves de diagnostic et de traitement. La tension
intra-oculaire n'est jamais accrue quand l'hypérémie veineuse rétinienne
est due simplement à une perturbation de la circulation générale, à des
tumeurs qui pressent sur les veines caverneuses ou à des tumeurs intra-
orbitaires. Elle est seulement accrue dans la condition glaucomateuse de
l'œil, et ici l'hypérémie veineuse est l'effet et non pas la cause de l'ac-
ecroissement de la tension du globe.

Si l'hypérémie artérielle de la rétine est considérable, on ne permettra
pas au malade de faire usage de ses yeux, surtout à la lumière artificielle,
avant que les symptômes aient cédé. Si l'affection est causée par quelques défauts dans l'accommodation ou la réfraction de l'œil comme, par
exemple, de la presbytie ou de l'hypermétropie, on devra corriger ce

défaut par des lunettes appropriées ; des verres bleus ou couleur de fumée seront portés pour protéger l'œil contre les influences du soleil ou d'une forte lumière artificielle. La douche sur l'œil sera très-utile, car elle adoucit l'irritabilité.

Dans le traitement de l'hypérémie veineuse, notre attention doit être surtout dirigée vers les désordres et les congestions du système veineux que l'on doit tâcher de prévenir. Les fonctions du cœur, du foie et de l'utérus doivent être régularisées, et l'on doit avoir soin surtout d'empêcher le sang de se porter à la tête. On trouve souvent beaucoup de bénéfice dans l'emploi de bains de pied chauds et stimulants, et d'eaux minérales légèrement purgatives. La congestion de la circulation rétinienne est mieux prévenue par la sangsue artificielle d'Heurteloup. On l'appliquera périodiquement à des intervalles de six à sept jours, et si le malade est anémique ou faible, on ne prendra que peu de sang, la moitié ou les trois quarts du cylindre, ou bien encore une ventouse sèche lui sera substituée.

II. — Inflammation de la rétine.

Avant de passer à la description des différentes formes de rétinite qui prennent leur caractère distinctif, soit des changements anatomiques qui les accompagnent, soit des affections constitutionnelles qui les ont produites, il vaut mieux considérer les symptômes variés anatomiques et ophthalmoscopiques qui sont plus ou moins communs à toutes les formes d'inflammation de la rétine, et qui peuvent très-bien être groupées sous le titre de *rétinite idiopathique.*

Rétinite idiopathique.

Dans la pratique nous pouvons diviser la rétinite idiopathique en deux formes principales : dans l'une, les changements pathologiques proviennent surtout de l'œdème de la rétine ou d'une inflammation séreuse de son tissu connectif : dans l'autre, les changements inflammatoires intéressent la structure même ou le parenchyme de la rétine. Nous pouvons, par conséquent, distinguer entre une forme séreuse et une forme parenchymateuse de rétinite idiopathique. La première est généralement aiguë ; la seconde, plus ou moins chronique.

Comme la rétinite séreuse ne produit pas de symptômes ophthalmoscopiques frappants, il n'est pas toujours facile de diagnostiquer cette affection, si l'épanchement est peu considérable. C'est surtout lorsqu'on emploie un fort éclairage que cette difficulté se produit, car c'est avec une lumière modérée et avec l'image directe que l'on peut observer le mieux les changements délicats produits dans la rétine. La rétinite

séreuse est caractérisée par un voile très-léger d'un gris bleu ou d'un
bleu vert, étendu sur la surface de la rétine, et qui cache l'épithélium
et les vaisseaux de la choroïde. L'opacité qui peut recouvrir une portion
plus ou moins considérable de la rétine est presque uniforme, et ne présente ni stries, ni points, ni taches. Ce n'est qu'avec un éclairage très-
faible et un grossissement considérable que l'on peut observer de très-
légères stries de l'opacité. Mauthner (1) rapporte deux cas dans lesquels
la rétinite présentait des stries verdâtres toutes particulières. Mais ces
stries n'étaient visibles qu'à un éclairage très-faible, et avec le mode
direct d'examen. L'opacité s'éteint vers la périphérie et passe graduellement et d'une manière insensible jusqu'à la rétine normale et transparente. Cette partie reste souvent saine. L'infiltration séreuse est surtout
marquée dans le voisinage du disque optique, mais elle diminue graduellement, comme intensité, vers la région de la tache jaune, à cause de la
diminution dans l'épaisseur de la rétine sur ce point. De là vient que la
choroïde est aussi plus brillante et que la lentille a une teinte plus rouge
à la tache blanche. En réalité, cette rougeur est quelquefois si frappante,
surtout à cause du contraste qu'elle présente avec l'opacité grisâtre de
la rétine, qu'on peut facilement la prendre pour un épanchement de sang.
La périphérie de la rétine est souvent complétement libre d'infiltration
séreuse et les détails de la choroïde peuvent être alors facilement distingués sur ce point. Le disque optique est toujours enflé et œdémateux,
et son contour indistinct et mal défini. La choroïde et la sclérotique à la
marge sont cachées par l'infiltration séreuse. Les artères rétiniennes ne
montrent, en général, que très-peu d'altération dans leur aspect extérieur,
elles sont peut-être légèrement voilées et un peu atténuées; d'autre part,
les veines sont hypérémiées d'une manière frappante. Elles sont grosses,
foncées, tortueuses, surtout dans les plus petites branches. En examinant
de près, on peut voir que les vaisseaux ne sont pas au même niveau tout
le long de leur cours, mais qu'ils s'enfoncent un peu çà et là dans l'épanchement, ou bien encore ils sont poussés par cet épanchement un peu au
dehors, vers le corps vitré. Dans le premier cas, ils apparaissent légèrement indistincts et voilés. Dans le deuxième, la partie la plus rapprochée
de l'observateur apparaîtra particulièrement noire et visible. Ces particularités se distinguent mieux avec l'ophthalmoscope binoculaire ou dans
l'image droite. Il y a aussi quelquefois de petites extravasions de sang
sur les vaisseaux. La vue est toujours affectée, quelquefois si fortement que le malade ne peut pas distinguer les plus grands caractères
d'imprimerie ou compter les doigts. Le champ de vision est aussi
rétréci, mais si la partie périphérique de la rétine n'est pas malade la

<hr>

(1) *Lehrbuch der Ophthalmoscopie*, 361.

partie correspondante du champ ne sera pas affaiblie. Le premier symptôme dont se plaint le malade est généralement un voile gris ou taie qu'il voit devant ses yeux, qui augmente graduellement d'épaisseur, environne les divers objets et les cache de plus en plus jusqu'à ce que la vue soit complétement perdue. Avec tout cela l'aspect extérieur de l'œil reste normal et sain excepté que la pupille devient généralement rugueuse et qu'elle se dilate, mais ce symptôme même n'est pas toujours très-marqué et il peut facilement passer inaperçu. Il n'y a pas de photophobie, de larmoiement, d'injection ciliaire, de douleur vive, ou du moins il y en a très-peu. On ne trouve ici aucun des symptômes qui sont si souvent décrits à tort comme caractéristiques de l'inflammation de la rétine, et qui ne sont pas dus à la rétinite, mais à l'hyperesthésie de la rétine, affections parfaitement distinctes l'une de l'autre. Nous verrons plus loin à quelles erreurs graves ce faux diagnostic de la rétinite, basé sur ces symptômes, ne conduise que trop souvent. On doit surtout se rappeler que dans la rétinite séreuse, les symptômes ophthalmoscopiques ne sont jamais aussi marqués qu'on pourrait s'y attendre à cause du grand affaiblissement de la vue, affaiblissement qui est probablement dû surtout à la compression des éléments nerveux par l'épanchement séreux.

Le pronostic doit toujours être très-réservé, parce que si l'affection dure pendant quelque temps, les éléments nerveux de la rétine peuvent s'atrophier et la vue peut être détruite d'une manière permanente ; ou encore cette forme, devenant chronique et inflammatoire, peut affecter surtout le parenchyme de la rétine et donner lieu à des maladies de la choroïde et de l'humeur vitrée. Le danger du décollement de la rétine doit aussi être présent à l'esprit.

Le traitement doit être surtout dirigé de façon à diminuer la congestion des vaisseaux de la rétine, et, pour arriver à ce but, des déplétions locales à l'aide de la sangsue artificielle sont très-efficaces. Les fonctions de la peau et des reins doivent être maintenues en bon état par des diurétiques salins et des diaphorétiques. On doit porter des lunettes bleu noir pour protéger les yeux contre l'éclat de la lumière ; on doit défendre de se servir des yeux jusqu'à ce que la maladie soit guérie.

Dans la rétinite parenchymateuse, les changements ne sont pas limités à une infiltration séreuse du tissu connectif. Mais ce tissu et les éléments nerveux de la rétine subissent d'autres changements inflammatoires, tels que la prolifération des cellules, l'hypertrophie, le sclérosis et les dégénérescences graisseuses où colloïde. Le sclérosis du tissu connectif peut suivant Iwanoff (1), être surtout limité à la membrane limitante

---

(1) Voyez l'écrit intéressant sur la rétinite par Iwanoff, dans *Kl. Monatsblätter*, 1864, 415, et aussi dans *Archiv f. Ophthalmologie*, XI, 1, 136.

interne ou affecter le tissu connectif qui se répand verticalement à la base de la rétine dont il soutient les autres éléments comme une charpente. A cause de ces changements variés les aspects ophthalmoscopiques sont beaucoup plus frappants et variés que dans la rétinite séreuse. Le disque optique est opaque, enflé et un peu hypérémique et d'une teinte grise rougeâtre; son contour, indistinct et irrégulier, passe insensiblement et se perd dans la rétine sans une ligne de démarcation bien claire. L'enflure est produite par l'infiltration séreuse ou par l'exsudation inflammatoire qui peut s'étendre de la rétine au nerf optique et *vice versa*. Si l'épanchement est d'une nature séreuse, l'opacité sera d'une couleur fauve ou d'un gris rose pâle; mais s'il y a beaucoup de lymphe exsudée la teinte sera plus opaque, blanche, et peut-être un peu luisante. Si l'exsudation occupe les couches les plus extérieures de la rétine, on peut voir les vaisseaux passer distinctement au-dessus, sans s'enfoncer, et si elle est située dans les couches internes de la rétine ou sur la surface du disque, les vaisseaux seront plus ou moins cachés et interrompus par elle. Les artères rétiniennes ne sont parfois que très-peu changées extérieurement; dans d'autres cas, leur volume est plus ou moins diminué et l'exsudation les rend indistinctes. Le volume des veines est augmenté, leur couleur est plus noire et elles sont généralement très-visiblement tortueuses.

Du sang extravasé en quantité variée est répandu autour des vaisseaux sanguins sur diverses parties de la rétine aussi bien que sur le disque optique et dans son voisinage. Si ces épanchements sont situés à la partie interne de la rétine, ils ont un aspect particulièrement strié, ce sont des espèces de bandes dont les bords sont irréguliers. Cette apparence est due au cours radié des fibres nerveuses optiques entre lesquelles le sang est épanché. Si l'hémorrhagie occupe les couches les plus externes de la rétine, les épanchements seront disposés en rond et auront une apparence molle uniforme et presque complétement libre de stries. Les exsudations dans la rétine varient aussi beaucoup comme volume et comme aspect. Quelquefois elles apparaissent comme de petits points blancs ou d'un blanc grisâtre isolées ou réunies en petits paquets. D'autres fois elles sont plus grandes et forment de petites taches blanches bien marquées ou des flocons d'un certain volume, dont les bords sont souvent entourés de points plus petits. La couleur de ces exsudations varie du blanc grisâtre jusqu'à la teinte crémeuse et elles ont souvent un aspect brillant tout particulier qui est dû aux éléments graisseux qu'elles contiennent. On les rencontre dans différentes parties de la rétine, mais surtout sur le disque optique et autour de lui et dans la région de la tache jaune.

Quoique je me sois servi du terme d'exsudation pour désigner ces taches de la rétine, je dois dire qu'il n'est pas toujours correct dans la véritable acception du terme, car elles sont souvent dues à des changements inflammatoires dans le tissu connectif ou dans les éléments nerveux de la rétine, ce qui produit une prolifération des cellules et de leur contenu, ou bien encore elles sont causées par une métamorphose, une dégénérescence graisseuse, colloïde. Mais comme il est très-difficile et souvent impossible de faire la distinction entre ces produits différents avec l'ophthalmoscope, et que de plus le terme d'exsudations a été généralement adopté, j'ai pensé qu'il valait mieux le conserver.

Quand les exsudations sont situées dans la partie externe de la rétine, (elles sont alors généralement dues à la prolifération des cellules, à la dégénérescence graisseuse ou colloïde des couches granulaires externes avec sclérosis de la membrane limitante externe, la couche bacillaire étant par suite affectée), on trouve qu'elles présentent l'apparence de taches molles d'un gris blanc ou d'une couleur crémeuse, peut-être même luisante, qu'elles ne sont pas striées et sont évidemment situées derrière les vaisseaux de la rétine, car ces vaisseaux passent sur les taches sans s'y enfoncer et sans être interrompus où voilés dans leur cours. Nous pouvons en même temps noter souvent que la choroïde, dans le voisinage des exsudations, subit certains changements inflammatoires qui sont surtout l'amincissement de l'épithélium et l'absorption du pigment, de sorte que les vaisseaux de la choroïde deviennent de plus en plus apparents. Le stroma de la choroïde s'affecte aussi, et le cas n'est plus seulement une rétinite simple mais une choroïdo-rétinite. Quand les exsudations rétinales ont été absorbées, on trouve que des changements très-considérables se sont produits derrière elles dans la choroïde. En pareil cas, quoique l'inflammation paraisse affecter surtout la rétine, c'est souvent dans la choroïde qu'elle commence et elle s'étend de là dans la rétine.

Les changements inflammatoires peuvent cependant être limités à la partie interne de la rétine; dans ce cas, il se produit d'abord de l'hypertrophie du stroma; des nucléoles apparaissent dans la couche des fibres du nerf optique, ainsi que des formations néoplastiques de tissu connectif (Iwanoff) (1). Ces fibres de tissu connectif sont souvent massées et, si leur quantité augmente beaucoup, elles peuvent à la longue comprimer graduellement et détruire les fibres nerveuses. Les fibres du nerf optique et les cellules ganglionnaires peuvent aussi subir la prolifération et la sclérose de leurs éléments, et par conséquent souvent la dégénérescence graisseuse. Un autre fait très-intéressant, c'est que dans cette forme de rétinite la membrane limitante interne s'épaissit et montre parfois sur certains points de petites excroissances proéminentes dans l'humeur vitrée. Cette dernière est souvent affectée, elle devient trouble, elle est envahie par des opacités qui sont surtout visibles à la partie postérieure;

(1) *A. f. O.*, XI, 1, 130.

le décollement de la rétine peut aussi avoir lieu. Cette forme de rétinite est très-souvent associée avec de l'irido-cyclite ou de l'irido-choroïdite, et alors elle commence généralement à la partie périphérique de la rétine et s'étend de là vers le centre, quand ces exsudations inflammatoires sont situées dans les couches internes de la rétine et sont plutôt striées en apparence, et que les vaisseaux de la rétine, au lieu de passer sur elles droits et sans être interrompus, s'enfoncent çà et là et deviennent indistincts ou même invisibles sur ces points.

Quand la maladie a duré quelque temps, les exsudations et les épanchements hémorrhagiques peuvent être absorbés ; la stase de la circulation est alors diminuée, les vaisseaux sanguins prennent une apparence plus normale, et l'enflure qui entoure le disque optique cède, de sorte que ce disque regagne un contour plus nettement limité. La vue en même temps s'améliore beaucoup, et cette amélioration peut devenir permanente. Mais la maladie n'a pas toujours un cours aussi favorable, car les éléments nerveux de la rétine peuvent avoir souffert assez pour rendre impossible toute amélioration de la vue. Cela peut être dû, soit aux changements inflammatoires qui prennent souvent un caractère purulent, qu'ils ont subi eux-mêmes, ou à la grande hypertrophie et à la sclérose du tissu connectif qui gagne de plus en plus les éléments nerveux, les compriment, et conduisent graduellement à l'atrophie de la rétine. Si le nerf optique a été très-impliqué dans la période inflammatoire, les changements atrophiques peuvent aussi commencer par lui.

Les tuniques des vaisseaux sanguins subissent souvent la dégénérescence graisseuse et la sclérose, elles s'épaississent et le canal du vaisseau peut être rétréci. Alors les vaisseaux sanguins ressemblent à des bandes blanchâtres avec un petit jet de sang rouge au milieu d'eux. Comme ce changement dans les tuniques des vaisseaux peut se retrouver dans une mesure plus ou moins considérable dans toutes les formes de rétinite, je ne pense pas qu'il soit à propos d'en faire une forme spéciale, même dans les cas ou ce changement prend une extension considérable et affecte presque tous les vaisseaux de la rétine, comme dans quelques cas très-rares et très-exceptionnels rapportés par Wecker (1), Nagel (2) et Iwanoff. Ce dernier a proposé de donner à cet état le nom de rétinite péri-vasculaire. Dans le cas mentionné par Nagel, toutes les artères de la rétine et leurs branches étaient changées dans les deux yeux en bandes blanches qui, examinées de près, montraient une ligne centrale rouge de sang en circulation. Seules, quelques-unes des plus petites tiges artérielles étaient rouges ; les veines d'un autre côté avaient une apparence normale quoiqu'elles fus-

(1) Wecker, *Études ophthalmologiques*, II, 323.
(2) *Klinische Monatsblätter*, 1864, 394.

sent étroites et d'un calibre irrégulier. A la périphérie il y avait quelques petites véines fines changées en bandes blanches. A cause de cette apparence blanche des vaisseaux sanguins, on peut supposer qu'il y a moins de sang et prendre l'affection pour un cas d'embolie de l'artère centrale de la rétine. La différence qui existe entre ces deux affections peut être distinguée, ainsi que l'a fait remarquer Liebreich, par une attention spéciale aux deux points suivants : 1° Si le vaisseau n'est pas changé dans tout son cours, il faut commencer l'examen ophthalmoscopique par un point où il est encore rouge, et tracer de là les *contours* du vaisseau. 2° S'il n'y a pas de sang, on peut observer le contour du vaisseau, et l'épaisseur qui reste la même. En outre, s'il y a de l'hypertrophie de la tunique, il y aura augmentation de son épaisseur. Il y a une autre méthode qui consiste à diriger un très-petit cordon de lumière tout près du point du vaisseau que nous voulons examiner. On peut de cette façon éclairer les parties qui sont derrière le vaisseau, et alors, s'il est vide, il apparaît encore comme une raie blanche, et si ses tuniques sont hypertrophiées, il paraîtra rouge à cause de la colonne de sang que l'on verra à travers.

Il est rare de rencontrer la rétinite comme affection idiopathique, mais quelquefois il est très-difficile de déterminer sa cause exacte. Il est probable qu'elle peut être produite par l'exposition prolongée à une lumière extrêmement brillante, comme celle d'un fourneau et d'un grand feu de coke, ou par l'emploi exagéré des yeux, surtout avec une lumière artificielle très-puissante. Au début, on note seulement une condition hyperémique du nerf optique et de la rétine, et alors, si l'on continue le même emploi, la rétinite peut se développer. Mais la rétinite est beaucoup plus souvent due à une affection constitutionnelle, ou consécutive à quelque autre maladie des yeux telle que la choroïdite, etc. Ainsi elle peut dépendre d'irrégularités de la circulation générale, et se rencontre quelquefois dans les affections du cœur ou dans les perturbations des fonctions utérines, dans les dernières périodes de la grossesse ; dans ces derniers cas l'albuminurie existe. Cette affection peut aussi être causée par la syphilis, par certaines maladies du rein, surtout par la maladie de Bright et par le diabète, et aussi par les maladies cérébrales ; dans ce dernier cas elle prend généralement le nom de neuro-rétinite.

Le pronostic dépend surtout de la cause et de la gravité de la maladie et de l'étendue dans laquelle les éléments nerveux de la rétine ont été impliqués dans les changements inflammatoires. Nous verrons, quand nous en serons à considérer les différentes formes spéciales de rétinite, que l'infiltration séreuse de la rétine, les excavations de sang, les dégénérescences graisseuses de son tissu connectif, peuvent être absorbées, et que l'on peut retrouver une vue excellente tant que les éléments du nerf optique n'ont pas souffert beaucoup ; car les changements qui se produisent en eux ne sont pas rétrogrades, et par conséquent la vue reste affaiblie d'une manière permanente : quelquefois la vue n'est pas très-affectée si la région de la tache jaune n'est pas impliquée dans la maladie, de sorte que le malade peut encore être capable de lire des caractères assez fins. Mais sous l'impression générale des objets plus grands ou plus éloignés et très-indistincts, ils paraissent enveloppés d'un nuage ou d'un voile. Dans d'autres cas cependant, l'affaiblissement de la vue est très-considérable.

Le champ de vision peut être normal autant que le concerne son étendue, mais la perception à la péripherie est en quelque sorte diminuée souvent d'une manière considérable, il peut aussi y avoir des vides considérables dans le champ visuel, la situation de ces vides correspondant aux exsudations les plus étendues de la rétine.

Un phénomène particulier est souvent observé comme conséquence des changements inflammatoires de la région de la tache jaune dépendant, soit de la rétinite, soit de la choroïdo-rétinite : je veux parler de la *micropsie* où les objets paraissent au malade plus petits qu'ils ne le sont en réalité. Si on lui dit de copier ou de tracer une figure donnée (telle qu'un cercle ou un cadran), il dessinera toujours beaucoup plus petit que la réalité. La différence des volumes de l'image des objets dans les deux yeux (s'il n'y en a qu'un atteint de micropsie) peut aussi être évaluée, ainsi que cela a été indiqué par de Graefe ; en tenant un prisme, la base en bas devant l'œil malade, on force ainsi l'image de la rétine à se former un peu plus bas que celle de l'autre œil, et le malade peut alors facilement estimer leur volume respectif. Cette micropsie est évidemment due à ce fait que la position de quelques cônes et de quelques bâtonnets est dérangée par les changements inflammatoires de la rétine. Outre la diminution de volume des objets, le malade s'aperçoit souvent que les lignes horizontales, au lieu d'apparaître droites, semblent crochues. Ce phénomène est appelé (1) *métamorphopsie* et est dû à une altération dans la position des bâtonnets et des cônes, qui peut être causée par la présence et la pression des produits inflammatoires ou par le rétrécissement et la contraction de la rétine.

III. — Rétinite albuminurique, rétinite néphrétique.

(Pl. III, fig. 6.)

Comme une certaine forme d'inflammation de la rétine se rencontre souvent dans la maladie de Bright et du rein, et comme elle présente des

(1) Voyez le mémoire très-intéressant de Forster sur ce sujet dans son *Ophthalmologische Beiträge*. Berlin, 1862.

symptômes spéciaux et caractéristiques, elle a été appelée rétinite albuminurique. La localisation et le groupement particulier des changements pathologiques de la rétine sont si marqués et si constants dans
cette forme de rétinite, que, comme Liebreich l'a fait remarquer, la
maladie de Bright peut être diagnostiquée avec certitude au moyen
de l'ophthalmoscope seul. Au début de la maladie, ce n'est cependant pas
le cas, car alors les aspects n'ont rien de spécialement caractéristique.
L'affection débute par une plénitude des veines rétinales qui sont dilatées,
foncées comme couleur et plus ou moins tortueuses. Les artères ont une
apparence normale ou sont légèrement rétrécies. Le disque optique est
hypérémique, et cet état est bientôt suivi d'une infiltration séreuse d'un
gris bleuâtre, du nerf optique et de la rétine dans son voisinage. Le contour du disque devient alors voilé et indistinct, de sorte que les anneaux
scléroticaux et choroïdaux sont hors de la vue, et que le nerf optique
paraît passer graduellement dans la rétine sans qu'il y ait aucune ligne
nette de démarcation. Les vaisseaux de la rétine sont aussi voilés et couverts d'une tunique pâle d'un gris bleu qui s'étend à quelque distance
du disque (peut-être 3 ou 4 fois son diamètre) et cache les détails de la
choroïde subjacente. L'hypérémie rétinienne peut s'étendre à une distance considérable derrière cette infiltration séreuse, et quelques extravasations de sang sont souvent notées autour sur différentes portions de la
rétine. A mesure que la maladie avance, les symptômes de l'hypérémie
veineuse deviennent plus marqués, les veines sont rigides, noires et plus
tortueuses, les plus petites veines prennent l'aspect d'un tire-bouchon.
Les artères, d'un autre côté, sont rétrécies et plus ou moins cachées par
l'infiltration. Le disque optique devient enflé, s'infiltre, et sa ligne extérieure se perd graduellement dans la rétine. L'infiltration du disque et
de la rétine est d'un caractère séreux et donne à ces parties un aspect
d'un rouge grisâtre ou une couleur fauve coupée par de petites stries
délicates d'un blanc grisâtre qui sont dues à la sclérose du tissu connectif
et des fibres du nerf optique. Les vaisseaux de la rétine sont souvent interrompus sur différents points de leur cours, couverts et plus ou moins
cachés par de l'exsudation. Généralement, l'enflure et l'infiltration du nerf
optique ne sont pas très-considérables dans la rétinite albuminurique,
mais on rencontre parfois des cas dans lesquels l'inverse se produit et
où le disque prend l'aspect particulier d'une névrite optique. Il est très-
proéminent, enflé et *laineux*, d'un rouge gris et avec des stries marquées, dues à l'infiltration qui occupe la couche des fibres du nerf optique.
Le contour du disque est irrégulier et indistinct, et ses vaisseaux sont plus
ou moins cachés par l'infiltration. Suivant Liebreich, cette forme de
névrite optique peut seulement se développer dans les dernières périodes
de la rétinite néphrétique, quand des changements et des dégénéres-

cences étendues de la rétine existent depuis longtemps, ou bien|encore elle peut les précéder ou exister par elle-même

De nombreuses extravasations de sang sont visibles dans diverses parties de la rétine et même sur le disque optique. Elles varient beaucoup de volume et de forme et sont spécialement placées dans les couches internes de la rétine; le fait est démontré par leur aspect strié et leur situation sur le même niveau que les vaisseaux de la rétine, dont quelques-uns peuvent même être couverts en partie et cachés par eux. L'hémorrhagie peut cependant se produire aussi dans les couches externes de la rétine, ou entre celles-ci et la choroïde. Les extravasations de sang dans la rétine sont souvent très-nombreuses; leur volume est considérable, ce qui ne doit pas nous surprendre, si nous nous rappelons que les tuniques de la rétine sont fréquemment très-malades; qu'il y a toujours dans la circulation rétinale un certain degré de stase produite par l'enflure du nerf optique, et enfin qu'il y a une perturbation plus ou moins considérable dans la circulation générale, due à une hypertrophie du ventricule gauche, hypertrophie qui existe si souvent dans la maladie de Bright. Si les épanchements de sang sont très-considérables, ils peuvent altérer l'apparence des exsudations d'une manière considérable et leur donner une teinte sale, d'un rouge jaunâtre.

A mesure que la maladie de la rétine progresse, on aperçoit de petites taches blanches ou des taches plus grandes sur diverses parties de la rétine, à quelque distance du disque optique. Ces taches augmentent graduellement de volume, se réunissent et finissent par former un petit rempart blanc et large ou une sorte de mur autour du disque optique. L'opacité s'étend surtout vers le côté interne de la rétine. Ce rempart blanc n'arrive pas tout à fait au disque optique, mais il en est toujours séparé par une large zone gris pâle ou couleur jaune formée par l'infiltration et dans le centre de laquelle on peut suivre distinctement le contour du disque. La portion périphérique du rempart est irrégulière et interrompue çà et là par de petits points d'exsudation circonscrite qui font une espèce de frange autour du dessin le plus large. Dans la région de la tache jaune, nous voyons un aspect particulier indiqué d'abord par Liebreich comme tout spécialement caractéristique de la rétinite néphrétique. C'est une collection de petites figures blanches, brillantes, constellées, qui ressemblent à des éclaboussures légères faites avec une petite brosse. Les deux symptômes ophthalmoscopiques les plus caractéristiques de la rétinite albuminurique sont des taches constellées et brillantes dans la région de la tache jaune, et le rempart blanc large et brillant qui entoure le disque optique. On doit se rappeler que des aspects semblables, surtout les taches constellées, peuvent se rencontrer dans les autres formes de rétinite, surtout dans la névro-rétinite, avec cette différence cependant que la façon de se grouper et l'aspect ophthalmoscopique ne sont pas les mêmes. Dans un cas de névro-rétinite rapporté par de Graefe (1), ces points blancs particuliers dans la tache blanche étaient très-remarquables, mais il est facile de distinguer ces cas de la rétinite néphrétique par les caractères suivants : *a*, les points blancs dus à la dégénérescence de la rétine (névro-rétinite) sont situés plus près du disque optique ; *b*, l'enflure de la rétine dans le voisinage du disque est plus considérable ; *c*, l'enflure du nerf optique est aussi plus prononcée ; *d*, les veines sont beaucoup plus dilatées et tortueuses, ce qui donne à l'entrée du nerf optique un aspect plus rouge et plus vasculaire.

La rétinite albuminurique cependant ne se manifeste pas toujours avec une forme si caractéristique, car les différents symptômes énumérés ci-dessus peuvent être beaucoup moins accusés et quelques-uns d'entre eux peuvent manquer complétement. Ainsi le disque optique et la rétine dans son voisinage immédiat peuvent paraître presque normaux, et il peut y avoir seulement une légère altération des vaisseaux de la rétine. Quelques épanchements hémorrhagiques, çà et là des taches blanches d'exsudation isolées ou le long des tuniques des vaisseaux. Dans la région de la tache jaune, ces taches blanches prennent un aspect rayé (Mauthner).

La rétinite néphrétique peut être compliquée de changements inflammatoires dans la choroïde et l'humeur vitrée, ou de décollement de la rétine. A une période plus avancée, l'atrophie du nerf optique et de la rétine peuvent terminer l'affection.

Dans les cas favorables, l'infiltration séreuse, les exsudations de sang et certaines parties des taches blanches peuvent être absorbées, de sorte que les vaisseaux de la rétine qui se trouvaient cachés dans certaines parties de leur cours deviennent de nouveau très-apparents. Les veines diminuent de volume, sont moins tortueuses, et les artères sont plus remplies de sang. On peut alors découvrir parfois des changements dans l'épithélium et le stroma de la choroïde qui avait été caché par les exsudations de la rétine. Quelquefois, on voit en outre que des sclérosis ou des dégénérescences graisseuses des tuniques des vaisseaux sanguins se sont produites, de sorte que ces vaisseaux montrent une marge blanche distincte et bien marquée. Tandis qu'il ne peut y avoir aucun doute sur les infiltrations séreuses, les épanchements hémorrhagiques et les dégénérescences des couches granuleuses et l'hypertrophie du tissu connectif, qui peuvent subir un degré plus ou moins considérable d'absorption, il ne paraît pas que cela ait de l'influence sur la sclérose des fibres du nerf optique qui reste sans altération.

Jetons maintenant un regard rapide sur les changements pathologiques

____

(1) *A. f. O.*, VI, 2.

qui se sont produits sur la rétine dans la rétinite néphrétique et qui donnent lieu à ces aspects ophthalmoscopiques caractéristiques. L'infiltration séreuse du nerf optique et de la rétine se trouve principalement dans les éléments du tissu connectif, et surtout dans ceux qui soutiennent les fibres du nerf optique. De là, des apparences striées de l'opacité formée en partie par la transsudation séreuse et en partie par la sclérose des éléments du tissu connectif. Les taches blanches et le grand mur blanc brillant qui entoure le disque optique sont dus à la dégénérescence graisseuse des cellules et des éléments du tissu connectif de la rétine, et tout particulièrement des couches granuleuses externes. L'apparence striée est due aux fibres nerveuses hypertrophiées ou à la sclérose du tissu connectif. Les petites taches blanches constellées particulières dans la région de la tache jaune sont dues à la dégénérescence graisseuse des fibres radiées du tissu connectif. Les apparences constellées proviennent, suivant Schweigger (1), de l'arrangement anatomique particulier des fibres radiées à la tache jaune. Bergmann (2) a montré que ces fibres ne passent pas perpendiculairement à travers la rétine, mais qu'elles sont généralement courbées de manière à converger vers le centre de la tache jaune en passant de la partie interne à la partie externe de la rétine. Les fibres du nerf optique subissent aussi la sclérose qui produit des taches opalescentes toutes particulières. Elles sont souvent arrangées en petites grappes et produisent une enflure de la couche des nerfs optiques. Entre ces petites grappes de fibres nerveuses sclérosées, on peut aussi apercevoir des globules graisseux. Il est très-important, autant pour le pronostic que pour le diagnostic, et afin de savoir si la vue pourra être rétablie, de reconnaître cet état de sclérose des fibres du nerf optique. Cela est difficile, car les grappes de fibres nerveuses sclérosées paraissent à l'ophthalmoscope comme de petits points blancs ou des taches semblables à ceux que produit la dégénérescence graisseuse. Notre principal guide sera leur position, car au lieu d'être placés dans la couche, ils se trouvent en face et sur les vaisseaux de la rétine, et sont souvent accompagnés par de petites extravasations de sang (Schweigger). En outre, les taches blanches dues à la dégénérescence graisseuse sont généralement situées dans les couches les plus externes de la rétine, et par conséquent derrière les vaisseaux.

L'étendue dans laquelle les tissus connectifs et les éléments nerveux de la rétine sont affectés ne correspond pas nécessairement. Quelquefois, ces derniers peuvent être extrêmement malades, tandis que le tissu connectif n'est que peu ou point affecté. En pareil cas, la vue sera plus

(1) *A. f. O.*, VI, 2, 312 ; *Lectures on the Ophthalmoscope*, 117.
(2) *Henle und Pfeufer's Zeitschrift*, 1854, Band III, Abth. II, 83.

sérieusement affaiblie et d'une façon plus permanente que dans le cas inverse.

Heinrich Müller (1) a aussi noté de la sclérose, de la choroïde capillaire, où le calibre des vaisseaux est très-rétréci et même oblitéré sur certains points. L'aspect fibrillaire particulier que l'on trouve à la périphérie de l'humeur vitrée et qu'il décrit est supposé par Schweigger être un changement *post mortem*.

Les tuniques des vaisseaux de la rétine sont souvent affectées de sclérose ou de dégénérescence graisseuse, et dans les plus grandes branches, la tunique adventive est souvent hypertrophiée, de sorte que le calibre du vaisseau diminue de volume et paraît comme une bande blanche avec une ligne rouge centrale.

La vue est en général très-affaiblie et les malades sont devenus quelquefois hypermétropes, ce qui est évidemment dû à l'épaississement de la rétine qui se trouve dans la distance focale de l'œil. Cet état hypermétropique de la réfraction est visible à l'ophthalmoscope, les vaisseaux de la rétine et les détails du fond étant facilement distingués dans l'image droite à une petite distance du malade ; ces vaisseaux remuent dans la même direction que la tête de l'observateur. Quelquefois le malade peut encore lire une impression ordinaire, d'autres fois ce n'est qu'avec difficulté qu'il peut déchiffrer les caractères les plus gros et même compter des doigts. Le champ de vision, au contraire, n'est souvent pas diminué du tout, et peut être seulement affaibli vers la périphérie, tandis que la vision centrale est grandement détériorée. Nous trouvons souvent qu'il y a des trous dans le champ, dont certaines portions sont plus ou moins attaquées et qui correspondent aux parties de la rétine dans lesquelles les changements inflammatoires sont plus marqués et plus étendus. Je dois appeler l'attention d'une manière spéciale sur ce fait, que l'affaiblissement de la vision ne correspond pas nécessairement avec les changements de la rétine présentés à l'ophthalmoscope. Car les symptômes les plus marqués et les plus visibles, les taches blanches et le rempart blanc brillant, sont dus surtout aux changements graisseux et hypertrophiques des cellules du tissu connectif et des éléments de la rétine et peuvent subir l'absorption. On voit par là que ces changements pathologiques ne sont pas aussi importants au point de vue de l'état de la vision que ceux qui impliquent les éléments nerveux. Mais les altérations dans les éléments nerveux présentent à l'ophthalmoscope des apparences moins frappantes que celles qui sont dues à la dégénérescence graisseuse. L'affaiblissement de la vue dans la rétinite néphrétique est généralement lent et progressif, et cette

(1) Würzburger, *Medicinische Zeitschrift*, I, 1, 1860. Voyez aussi la traduction de ce mémoire par l'auteur (*R. L. O. H. Rep.*, III, 51).

lenteur nous empêchera de confondre cette affection avec les attaques soudaines d'amaurose que l'on rencontre dans la maladie de Bright, et qui ne dépendent pas de l'inflammation de la rétine, mais de l'urémie. Dans ce dernier cas, les attaques se développent d'une manière soudaine et si frappante que le malade peut devenir complétement aveugle en quelques heures ou même en quelques minutes, la guérison étant aussi rapide que l'attaque. En outre, il y a toujours en même temps des symptômes d'empoisonnement urémique, tels que mal de tête intense, vertiges, perte de connaissance, malaise, convulsions épileptiformes, etc. Les symptômes ophthalmoscopiques dans ces cas d'amblyopie urémique sont en outre presque négatifs; mais nous pouvons assez souvent avoir un mélange et une succession de symptômes d'amblyopie dépendant de la rétinite et de l'urémie. Ainsi la rétinite néphrétique a pu peut-être exister à un degré plus ou moins avancé pendant quelque temps et donner lieu ensuite à de l'amblyopie qui a été soudainement et considérablement augmentée par une attaque d'urémie. Mooren (1) a signalé des développements très-rapides d'hypertrophie considérable dans les cas d'amblyopie urémique.

Quelques observateurs croyaient autrefois (surtout Ladouzy) que l'amblyopie peut être prémonitoire de la maladie du rein, mais il n'en est pas ainsi et l'affection de la rétine se développe seulement quand la néphrite (soit aiguë, soit chronique) est déjà complétement développée, surtout dans les dernières périodes, et principalement avec la petite affection des reins. On l'observe aussi cependant dans la grande affection flasque du rein.

Quelquefois, l'amblyopie est le seul symptôme marqué, l'affection du rein étant inconnue et n'étant soupçonnée ni par le malade ni par son médecin. Dans quelques-uns de ces cas, il y a cependant des symptômes de dérangement dans les fonctions digestives, des nausées, des malaises, etc. On nous consulte sur l'état de la vue ; l'ophthalmoscope révèle des symptômes de rétinite albuminurique, l'urine est examinée pour l'albumine, et alors on découvre que le malade souffre de la maladie de Bright. L'affection de la rétine attaque les deux yeux, soit simultanément, soit à un intervalle très-court.

L'hypertrophie et la dilatation du ventricule gauche se rencontrent souvent aussi avec cette affection. Sur trente-deux cas, de Graefe les a rencontrées dans tous. La fréquence des hémorrhagies rétinales étendues est probablement le résultat de la perturbation causée dans la circulation par l'hypertrophie. On doit cependant se rappeler que les tuniques des vaisseaux sanguins sont souvent malades. La rétinite néphrétique existe souvent cependant sans hypertrophie et sans dilatation du ventricule

____

(1) Mooren, *Ophthalmiatrische Beobachtungen*, 1867, 287.

gauche, ce qui est prouvé par les cas rapportés par Mandelstamm et par
Horner. Le premier (1) trouve que dans treize cas de rétinite albuminurique, l'hypertrophie du ventricule gauche n'existait que deux fois.

On est très-incertain sur la connexion qui existe entre l'affection des
reins et celle de la rétine. On ne sait pas encore pourquoi on rencontre
aussi fréquemment une forme spéciale de rétinite avec la maladie de
Bright ; les symptômes ophthalmoscopiques de cette forme sont constants
et particuliers tant comme localisation que comme aspect des groupes ;
leur aspect seul nous permet de diagnostiquer à coup sûr la présence de
l'albuminurie.

On a supposé que l'inflammation et la dégénérescence de la rétine sont
dues à un affaiblissement de la nutrition qui dépend de la grande quantité d'urée que renferme le sang. D'autres observateurs, particulièrement
Traube (2), ont pensé que l'accroissement consécutif de la tension du
système aortique formait le point alarmant de la maladie. En faveur de
cette dernière opinion, il faut admettre l'extrême fréquence de l'hypertrophie et de la dilatation du ventricule gauche dans la rétinite néphrétique, et aussi la présence constante d'extravasations de sang plus ou moins
étendues dans la rétine, au début de la maladie.

Le pronostic, pour le degré de vision que le malade pourra recouvrer,
dépend surtout de l'étendue des changements pathologiques que la rétine
a subis, et plus encore du degré dans lequel les éléments nerveux de la
rétine ont souffert. On a déjà dit que plusieurs des produits inflammatoires pouvaient être absorbés. Si cela se produit et que les éléments nerveux n'aient été que légèrement impliqués, la vue peut être rétablie presque complétement, ou même tout à fait, dans sa condition normale ; c'est
bien différent si le tissu nerveux a été très-affecté, car alors il arrive que
quoique les taches blanches, les infiltrations séreuses et les extravasations
du sang soient presque complétement absorbées, il reste encore un affaiblissement considérable de la vue. Quelquefois l'atrophie du nerf optique
peut même exister, surtout s'il a été très-intéressé dans l'inflammation,
cependant, comme règle, il est très-exceptionnel qu'on devienne complétement aveugle à la suite d'une rétinite néphrétique.

Il n'y a pas de connexion directe entre l'amélioration de la vue, l'absorption des exsudations, etc., et la quantité d'albumine des urines ou
l'état de la maladie du rein ; car la vue peut s'améliorer sans qu'il y ait
aucune amélioration évidente dans l'affection constitutionnelle. Le meilleur pronostic est donné dans les cas où l'albuminurie se développe dans
une grossesse avancée, ou après la scarlatine et la fièvre typhoïde, etc.

(1) Pagenstecher, *Klinische Beobachtungen*, 1866, 80.
(2) *Deutsche Klinik*, 1855, p. 314.

Le traitement doit être toujours dirigé contre la maladie primitive. Je me suis trouvé très-bien de l'emploi des toniques, surtout de la teinture de muriate de fer, ou du citrate de fer ou de quinine. L'action libre de la peau doit être aidée et maintenue ; si les symptômes d'empoisonnement anémique surviennent, des purgatifs et des diaphorétiques seront librement administrés.

La seule application locale de laquelle je me sois bien trouvé est la sangsue artificielle, dans les cas où une saignée est indiquée ; à cause de la condition anémique du malade, j'applique à la tempe une ventouse sèche et j'ai souvent vu ce procédé suivi d'une amélioration marquée de la vue. Cette application doit être répétée à des intervalles de cinq ou six jours.

Le malade ne devra pas s'exposer aux effets d'une lumière très-brillante, et l'on ne devra pas lui permettre de travailler ou de lire.

IV. — Rétinite leucémique.

Liebreich a noté plusieurs fois une affection particulière de la rétine unie à de la leucocythémie. Elle est surtout caractérisée par une grande pâleur des vaisseaux de la rétine et surtout des veines qui sont d'une couleur rose fanée, quoiqu'elles soient dilatées et tortueuses. Le disque optique est très-pâle, et il y a dans son voisinage de petites opacités striées en même temps que de petites taches irrégulières dans la région de la tache jaune. Enfin, à la périphérie du fond, on voit un grand nombre de petits points blancs circulaires, brillants, qui ressemblent beaucoup à ceux que l'on rencontre dans la maladie de Bright. Dans un cas de rétinite leucémique examiné avec l'ophthalmoscope, par Liebreich, Recklingshausen trouva à l'examen microscopique que ces taches blanches étaient dues à la même forme de sclérose des fibres du nerf optique, décrite par Müller dans la maladie de Bright.

Une planche excellente de la rétinite leucémique se trouve dans l'atlas de Liebreich, *Der Ophthalmoscopie* (pl. X, fig. 3).

V. — Rétinite syphilitique.

Une forme spéciale de rétinite se rencontre quelquefois chez les personnes affectées de syphilis constitutionnelle, et elle présente certains symptômes caractéristiques à l'aide desquels il est parfois possible de diagnostiquer la nature de la maladie rien qu'à l'aide des aspects ophthalmoscopiques. On doit admettre cependant que ces apparences peuvent être parfois assez peu marquées pour que notre diagnostic, quant à la nature syphilitique de l'affection, dépende surtout de l'histoire générale du cas, et de la présence des autres symptômes de syphilis constitutionnelle.

Au début, il y a seulement de l'hypérémie du disque optique et de la rétine. Les veines rétiniennes sont dilatées, noires et tortueuses, mais non pas d'une manière très-marquée, et la congestion veineuse diminue à mesure que la maladie progresse. Quelquefois l'hypérémie veineuse est seulement partielle, les artères rétiniennes sont atténuées et leur volume est diminué. Le disque optique est légèrement enflé, et son contenu est brumeux et mal défini. Le disque aussi bien que la rétine qui l'environne est recouvert par une tunique d'un gris bleuâtre formé par la transsudation du nerf optique et de la rétine. Cette tunique est souvent très-délicate et si peu marquée qu'elle a presque l'apparence d'une exagération physiologique du reflet gris, que présente la rétine normale fortement pigmentée de certains yeux. Cette opacité uniforme et d'un gris bleuâtre, ne s'étend pas régulièrement dans toutes les directions du nerf optique, mais est principalement développée dans certaines parties de la rétine, et surtout le long du cours des vaisseaux où elle pâlit graduellement et se confond insensiblement dans la rétine saine. Dans le voisinage du disque l'opacité est remarquablement striée. Quoique de petites opacités ponctuées se rencontrent généralement dans la région de la tache jaune, elles ne sont pas particulièrement brillantes ni arrangées de cette façon constellée que nous avons rencontrée dans la rétinite néphrétique, mais elles sont répandues irrégulièrement. En outre, on les distingue de celles-ci parce qu'elles subissent des changements rapides, paraissant et disparaissant parfois dans l'espace de quelques jours, pendant que la vue subit des fluctuations correspondantes. Des taches de la maladie de Bright sont aussi très-persistantes, et leurs restes peuvent être distingués souvent même plusieurs mois après que la maladie aiguë a disparu et que son résidu reste seulement, ou encore quand il y a de l'atrophie du disque optique. On rencontre aussi quelquefois une teinte d'un brun rougeâtre bronzé dans la région de la tache jaune dans la rétinite syphilitique.

Les changements inflammatoires dans la rétinite syphilitique consistent surtout dans une infiltration séreuse de la rétine et dans la sclérose des éléments du tissu connectif, surtout des fibres trabéculaires verticales ; de là aussi vient le caractère strié de l'opacité. Les autres portions de la rétine sont généralement exemptes des changements inflammatoires et dégénératifs, mais ce n'est pas toujours le cas, et l'on peut avoir affaire à une forme mixte de rétinite syphilitique dans laquelle les symptômes spéciaux et pathognomoniques sont accompagnés et même parfois masqués par d'autres changements dans le parenchyme, et par une grande enflure du nerf optique. Ainsi des taches blanches ou points blancs peuvent être notés sur la rétine ; on peut les voir en petites taches isolées ou sous la forme de grandes opacités striées, situées dans la couche la plus profonde de la rétine, dont la pression peut être cause que certains vaisseaux sont vides et changés en bandes blanches (Liebreich). Ces vaisseaux cependant ne sont jamais d'un blanc aussi brillant que les points que l'on trouve dans la rétinite néphrétique.

Généralement, l'hémorrhagie rétinienne ne se rencontre pas souvent dans la rétinite syphilitique, ou, quand ce symptôme s'y trouve, il est toujours très-modéré. Quelquefois, cependant, il y a des cas dans lesquels de nombreuses extravasations de sang ayant une grande étendue sont situées dans différentes couches de la rétine, et aussi entre la rétine et la choroïde. La rétinite syphilitique est souvent accompagnée d'inflammation de la choroïde, et quelquefois d'iritis ou d'irido-choroïdite. Si les symptômes de l'inflammation de ces tuniques sont très-prononcés, l'affection de la rétine peut passer inaperçue, surtout si l'humeur vitrée, comme cela arrive souvent, est obscurcie et traversée par des flocons noirs qui rendent les détails du fond indistincts. On doit prendre garde de ne pas confondre cet état du disque optique et de la rétine avec celui qui dépend de la rétinite, ou encore de diagnostiquer cette dernière, uniquement à cause du grand affaiblissement de la vue ; un ophthalmographe soigneux et expérimenté ne tombera jamais dans de pareilles erreurs de diagnostic.

En même temps que les symptômes de rétinite syphilitique, on voit souvent certains changements plus ou moins étendus se produire dans la choroïde. Ces changements peuvent avoir lieu, soit dans le voisinage de l'opacité rétinienne et à quelque distance de celle-ci, soit surtout à la périphérie du fond. Ces changements consistent surtout dans l'amincissement et la décoloration de la couche épithéliale. Les cellules pigmentaires sont réunies ensemble en petites masses et forment des groupes plus ou moins considérables, de petits points gris alternant avec de petites taches noires qui ne sont pas autre chose que des agrégations de cellules pigmentaires ; elles peuvent parfois envahir la rétine (Liebreich). Dans d'autres cas les changements inflammatoires affectent les parties les plus profondes de la choroïde, et nous voyons alors de grandes taches grises dans lesquelles les cellules pigmentaires de la couche épithéliale et le stroma de la choroïde manquent ; de sorte que les vaisscaux de la choroïde se voient très-distinctement. Ces taches sont généralement entourées d'une zone noire de pigment.

La rétinite syphilitique se développe généralement en même temps ou très-peu de temps après l'apparition des symptômes de la période secondaire, et, ainsi qu'on l'a fait remarquer, cette affection est souvent accompagnée d'inflammation des autres tuniques de l'œil, telle que l'irido-choroïdite ou la choroïdite. Elle peut aussi être produite par une syphilis héréditaire (Hutchinson).

Le cours de la maladie est généralement lent et peut durer plusieurs semaines et même plusieurs mois et les rechutes sont très-fréquentes.

La vue diminue souvent très-rapidement, de sorte qu'au bout de quelques jours le malade peut en arriver à déchiffrer seulement le n° 16 ou le n° 20 de Jäger. La vision peut être considérablement attaquée, surtout si la région de la tache jaune est malade. On trouve aussi que l'état de la vue subit des fluctuations considérables, suivant que les petites opacités punctiformes de la tache blanche sont présentes ou absentes. Un autre phénomène intéressant, c'est la fréquence de la micropsie dans la rétinite syphilitique. Le champ de vision est souvent peu ou point diminué, mais il montre fréquemment des défauts zonulaires particuliers circonscrits dans le voisinage de la tache jaune, et ce fait, ainsi que la photopsie fréquente, a été particulièrement recommandé à l'attention par Mooren.

Le pronostic de la maladie est favorable, surtout si l'on voit le malade au commencement de l'attaque. Quoique la vue puisse être considérablement affaiblie, les changements de la rétine, en règle générale, n'affectent pas les éléments nerveux, mais consistent surtout dans une infiltration séreuse de la rétine et dans l'hypertrophie et la sclérose du tissu connectif. Seulement si celui-ci est considérablement hypertrophié, il pressera sur les éléments nerveux et amènera de l'atrophie de ces éléments. Il y a une grande tendance aux rechutes, soit lorsque l'attaque est complétement ou presque complétement guérie, soit quand la maladie marche vers la guérison. Par le retour de ces rechutes, les conditions ultimes et fonctionnelles de la rétine peuvent être grandement menacées.

En traitant la rétinite syphilitique, nous devons avoir recours surtout au mercure, car, en général, on obtient les plus heureux résultats en plaçant rapidement le malade sous l'influence de ce médicament. On peut obtenir ce résultat, soit en administrant ce remède à l'intérieur, soit en se servant de l'onguent mercuriel. Je préfère moi-même cette dernière méthode, et prescris généralement de 4 à 8 grammes d'onguent pour être employé en friction sous le bras et sur la cuisse, 3 fois par jour, cela amènera de la salivation au bout de quelques jours. Si le malade a été récemment jusqu'à la salivation, on pourra donner une combinaison d'iodure de potassium et de bichlorure de mercure.

Comme l'hypérémie et la congestion de la rétine ne sont pas généralement très-marquées, l'application de la sangsue artificielle n'est pas toujours indiquée.

Sous le nom de *rétinite centrale récurrente*, de Graefe (1) a décrit une

____

(1) *Archiv f. Ophthalmologie*, XII, 2, 211.

forme très-rare et très-intéressante de rétinite syphilitique qui est caractérisée par ce fait, qu'elle est limitée à la région de la tache jaune et qu'elle a une tendance marquée aux rechutes fréquentes. On l'a vue reparaître dix, vingt, trente, et dans un cas même, plus de quatre-vingts fois. L'attaque est généralement subite et disparaît le plus souvent au bout de quelques jours, mais une nouvelle rechute arrive dans la quinzaine ou au bout de trois mois. Au début il n'y a généralement aucun affaiblissement de la vue pendant les intervalles qui séparent les attaques, mais ensuite et quand celles-ci sont plus prolongées, il reste de l'amblyopie. Quand l'attaque doit arriver, le malade note un point noir irrégulier au centre du champ de vision, ou bien encore certaines portions de ce champ sont obscurcies. La vue est toujours très-attaquée, de sorte que les plus gros caractères sont difficilement déchiffrés. Si les deux yeux sont atteints en même temps, le malade est presque complétement aveugle et incapable de se conduire. Pendant l'attaque, il y a généralement de la photophobie et parfois une légère injection ciliaire, surtout le matin au réveil. A l'ophthalmoscope cette affection peut être distinguée de la rétinite syphilitique ordinaire, par ce fait que la tunique délicate vert bleuâtre d'opacité est limitée, à la région de la tache jaune, qu'elle a son point culminant autour du centre et qu'elle diminue graduellement et uniformément vers la phériphérie de cette région. Le voisinage du disque optique est presque complétement débarrassé de l'opacité. Quelquefois de petites taches blanches délicates arrangées peut-être en petits groupes se voient dans l'opacité, mais elle ne présentent pas cet aspect brillant blanc et lustré des granules graisseux. L'épanchement dans la tache jaune se développe pendant l'attaque, mais il est précédé par des troubles fonctionnels qui disparaissent aussi plus tôt que l'épanchement. Dans les cas les plus récents, l'épanchement disparaît complétement dans l'intervalle des attaques, mais à une période plus avancée il reste en arrière une opacité grise tout près du centre de la papille. Dans un cas où un grand nombre de rechutes avaient été examinées avec beaucoup de soin pendant six ans, l'opacité contenait des masses irrégulières d'un pigment bleu foncé.

Cette affection est incontestablement due à la syphilis, mais elle ne se montre pas avant qu'une période très-longue, quelquefois plusieurs années, se soit écoulée après l'apparition des symptômes constitutionnels secondaires.

De Graefe a trouvé seulement dans l'usage répété et longtemps continué du mercure quelque bénéfice comme traitement. Les intervalles entre les attaques deviennent plus considérables, elles sont elles-mêmes moins graves et s'éteignent complétement. La vue est complétement rétablie ou rétablie en partie, suivant les changements qui ont eu lieu dans la rétine. De la micropsie marquée a été notée dans plusieurs cas.

VI. — Rétinite apoplectique.

(Pl. IV, fig. 7.)

Nous trouvons dans cette affection, en même temps que plus ou moins d'hypérémie et d'œdème du nerf optique et de la rétine, une tendance considérable aux extravasations de sang dans la rétine. La condition du nerf varie beaucoup dans certains cas, il y a seulement un degré modéré d'hypérémie et d'infiltration séreuse, qui rend le disque un peu indistinct et son contour irrégulier; dans d'autres cas, le disque est d'un rouge foncé et sa marge si mal limitée qu'on ne le distingue de la rétine qui l'environne que par l'émergence des vaisseaux de la rétine. Les veines sont noires, très-dilatées, tortueuses, et le long de leur cours et surtout à leurs points de division, on voit de nombreuses extravasations de sang. Les artères peuvent conserver leur apparence normale, mais en général elles sont atténuées et changées quelquefois en bandes blanches vides de sang. Les extravasations de sang varient beaucoup comme nombre, comme étendue et comme situation. Elles se rencontrent très-souvent dans la couche interne de la rétine et sont caractérisées par l'aspect strié et irrégulier, et aussi par ce fait qu'elles couvrent les vaisseaux sanguins, plus ou moins complétement, ou que ces derniers sont interrompus et que l'interruption est remplie par de l'hémorrhagie. Le sang suit souvent son chemin de la couche du nerf optique à travers la rétine, dont les éléments sont repoussés à la couche externe ou même à la choroïde, de sorte que les hémorrhagies peuvent être placées à la partie la plus externe de la rétine, ou entre celle-ci et la choroïde. En pareil cas, les épanchements seront mieux limités, ils seront circulaires uniformes et situés distinctement derrière les vaisseaux de la rétine. Des épanchements de sang dans la rétine montrent toujours plus de tendance à s'étendre vers la choroïde qu'en dedans vers l'humeur vitrée, où la membrane limitante interne leur oppose une plus forte barrière. Ils peuvent cependant se précipiter dans l'humeur vitrée et y produire des opacités très-denses. Quelquefois cependant, ils s'étendent le long de la surface interne de la rétine, et produisent des taches rouges larges uniformes, d'un aspect mou, qui cachent complétement les vaisseaux. Les épanchements hémorrhagiques ont lieu sur différents points de la rétine, et peuvent être surtout limités au voisinage de la tache jaune ou à la périphérie du fond et du disque optique. Les extravasations peuvent aussi se trouver sur le disque.

Il n'y a en général aucun changement comme dégénérescence ou exsudation dans la rétine, ainsi qu'on en rencontre dans d'autres formes de rétinite. Il y a seulement une légère infiltration séreuse sur le nerf optique ou autour de lui.

———

Les épanchements de sang gardent leur couleur pendant très-longtemps, surtout chez les gens âgés. Ensuite, ils se séparent et subissent lentement l'absorption ou se transforment en une masse noire poussiéreuse (Liebreich). Dans le premier cas, ils prennent graduellement une teinte grise plus claire, qui, commençant sur le bord de l'extravasation, s'étend par tout en même temps que le sang est graduellement absorbé. Quelquefois ces extravasations subissent la dégénérescence pigmentaire ou graisseuse. La dégénérescence pigmentaire s'établit plus souvent dans le sang épanché dans le corps vitré que dans celui qui est situé dans la rétine (Liebreich). La maladie a une grande tendance aux rechutes, et c'est là un de ses principaux dangers, car si ces rechutes se renouvellent fréquemment, ou se produisent dans une étendue considérable, les fonctions de la rétine peuvent être troublées et l'on peut même en arriver à l'atrophie du nerf optique et de la rétine. Le pronostic doit, par conséquent, être très-réservé, surtout si les extravasations sont très-nombreuses, et situées dans la région de la tache jaune. La vue est quelquefois peu affectée, et souvent elle ne l'est pas à un degré qui corresponde aux apparences ophthalmoscopiques frappantes que présentent les hémorrhagies nombreuses et étendues. Ceci dépend entièrement du point de la rétine qui est le siége des effusions. Si c'est à la périphérie, la vue peut continuer à être bonne; si c'est près de la tache jaune, elle sera au contraire très-notablement affectée. Quelquefois l'attaque est très-soudaine; un malade s'aperçoit qu'en quelques minutes, ou en s'éveillant dans la matinée, il est devenu presque complétement aveugle. Les malades éprouvent en même temps une sensation d'étourdissement et de faiblesse. Le champ de vision est assez souvent rétréci et présente des interruptions, sortes de trous plus ou moins étendus; ou bien encore on aperçoit des ombres grises ou des taches noires qui sont dues très-probablement, ainsi que l'a dit Heymann, aux ombres entoptiques que jettent les extravasations du sang sur les éléments sensitifs de la rétine.

La rétinite apoplectique s'accompagne souvent de perturbations dans la circulation générale qui peuvent être dues à des affections de l'utérus, du foie, ou du cœur. Ainsi il n'est pas rare de la voir se rencontrer avec une suppression des menstrues, l'hypertrophie et la dilatation du ventricule gauche et les affections des valvules aortiques; de même, s'il existe quelque dérangement du flux veineux de l'œil, soit par suite de tumeurs, etc., passant dans l'orbite sur le nerf optique ou situées dans le crâne. En pareil cas, cependant, les extravasations du sang sont généralement suivies de l'œdème et de l'inflammation du nerf optique. Une autre cause très-fréquente, c'est la dégénérescence graisseuse ou athéromateuse des tuniques des vaisseaux sanguins, et en conséquence on rencontre souvent cette affection chez les personnes âgées; ce fait peut

être d'une certaine importance au point de vue du pronostic, car il nous
conduit à penser que les vaisseaux du cerveau peuvent aussi être dégé-
nérés, et qu'un danger imminent peut être toujours redouté. Le traitement doit surtout consister à faire disparaître la cause, et à empêcher,
si c'est possible, le retour de la maladie ; des diurétiques et des apérititifs
salins, surtout les eaux minérales, sont souvent très-utiles ; localement
on peut employer la sangsue artificielle.

VII. — Rétinite pigmentaire.

(Pl. III, fig. 5.)

Cette maladie est surtout caractérisée, ainsi que son nom l'indique, par
la présence du pigment dans la rétine, ce qui donne lieu à un aspect tout
particulier et impossible à confondre, surtout quand le pigment est déposé
en quantité considérable. Nous notons alors que la plus grande partie de
la rétine est couverte par de grandes masses noires qui sont arrangées
tout le long du cours des vaisseaux de la rétine et tout près d'eux.

Si l'on examine de plus près, on voit que ces masses noires de pigment
sont formées par des points circulaires ou d'une forme irrégulière, de
points noirs plus grands avec de longs prolongements étroits et qui ressemblent souvent à des corpuscules d'os, et des lignes noires étroites qui
courent le long des côtés du vaisseau, ou même le couvrent complètement. A cause des dépôts de pigment le long des tuniques des vaisseaux,
ceux-ci apparaissent souvent dans une certaine partie de leur cours
comme changés en lignes noires fines. A la division des vaisseaux, le
pigment déposé prend une apparence particulièrement constellée. Le
pigment est quelquefois déposé le long du cours des vaisseaux, qui sont
encore perméables et qui renferment du sang. Pour se rendre compte
de l'aspect ophthalmoscopique de la rétinite pigmentaire, voy. pl. III,
fig. 5.

Ces dépôts de pigment existent toujours en très-grand nombre à la
périphérie du fond, où ils apparaissent d'abord et d'où ils s'étendent graduellement vers le pôle postérieur de l'œil ; de sorte qu'ils forment une
ceinture plus ou moins large qui entoure la partie centrale de la rétine.
Mais à une période plus avancée, la région de la tache jaune est de plus
en plus envahie par la maladie. Le pigment paraît en général se développer d'abord au côté interne de la rétine (Nasal), et, en réalité, il en
reste toujours davantage sur ce point que sur le côté temporal. Les
vaisseaux de la rétine subissent dans cette maladie certains changements constants et marqués qui influent beaucoup sur l'état d'héméralopie, et sur la contraction du champ de vision. Ces changements consistent en un épaississement des tuniques des vaisseaux de la rétine, et

une diminution conséquente de leur calibre, elles gardent pourtant leur transparence et paraissent seulement diminuer de volume, ce qui fait que cet état est souvent décrit comme étendu à l'atrophie du nerf optique. Les plus petites branches sont souvent complétement oblitérées. Schweigger (1) a surtout fait remarquer ce fait, il trouve que la torpeur particulière de la rétine que l'on peut voir avec un éclairage modéré, est due à la diminution dans le calibre des artères, ce qui fait que la rétine n'a pas une quantité de sang suffisante. A une période plus avancée de la maladie, l'atrophie de la rétine et du nerf optique arrive presque toujours. Des changements dans la choroïde sont aussi assez fréquents, ils peuvent être limités à l'épaississement et à l'atrophie de l'épithélium sur certains points, de sorte que les vaisseaux de la choroïde deviennent plus apparents, et on les voit transversant ces taches légères souvent frangées par une zone noire de pigment. Il se peut encore que le stroma de la choroïde soit affecté, et, en pareil cas, s'il est très-aminci, on peut voir la sclérotique blanche briller à travers. En pareil cas, le fond a un aspect brillant plus marqué, il est marbré de taches brillantes, plus ou moins étendues, d'un gris rouge ou d'un blanc gris, et sur le bord desquelles se trouvent des agglomérations de pigment. Arrivé à ce point, ce n'est plus un cas de simple rétinite pigmentaire, mais de choroïdo-rétinite.

A une période plus avancée de rétinite pigmentaire nous trouvons souvent une opacité qui apparaît aux pôles postérieurs de la lentille et qui reste stationnaire ou du moins très-lente dans ses progrès. La rétinite affecte presque toujours les deux yeux ; dans quelques cas rares, l'humeur vitrée devient malade et de petits flocons gris circonscrits flottent dans cette région. Extérieurement, les yeux ne présentent rien d'anormal excepté que la pupille est généralement petite et la chambre antérieure un peu enflée.

Les opinions sont très-partagées au sujet de la formation du pigment. Est-il primitivement développé dans la rétine ou vient-il de la choroïde? Jusqu'à ce que plusieurs yeux dans lesquels la forme type de rétinite pigmentaire a été diagnostiquée pendant la vie avec l'ophthalmoscope, aient été soumis à un examen microscopique soigneux, on ne peut pas se décider complétement. Pour le moment il paraît certain que la maladie peut se former de deux manières. Ainsi, Donders trouve que le pigment peut se développer dans la rétine elle-même probablement comme conséquence d'une inflammation chronique de cette membrane. Il peut être prouvé actuellement que ce cas existe sans aucune participation de la choroïde, car Schweiger (2) a examiné un cas au microscope, et il s'est assuré que le

---

(1) *Vorlesungen über den Augenspiegel.*
(2) *Vorlesungen,* p. 113.

dépôt du pigment sur les vaisseaux de la rétine peut se produire indépendamment des changements de la choroïde ; dans ce cas, l'épithélium de la choroïde était parfaitement normal, même sur les points où la rétine était pigmentée. Le pigment était confiné aux vaisseaux de la rétine dont les tuniques étaient épaissies et les petites branches oblitérées ; ces changements se continuaient derrière le pigment. Dans les cas où des masses arrondies de pigment sont semées sur la rétine, Schweigger pense que la maladie est toujours due à la choroïdite et que les dépôts de pigment se développent dans les exsudations dures qui sont entrées de force dans la rétine venant de la choroïde. Ou bien encore que les cellules épithéliales pigmentées et proliférées de la choroïde flottent ou se développent dans la rétine. Junge pense qu'un dépôt de pigment le long des vaisseaux de la rétine peut seulement se développer dans la rétine quand les couches externes sont plus ou moins détruites ; de sorte que le pigment peut passer, de la choroïde, dans la rétine.

Il y a en outre un autre chemin par lequel une infiltration de pigment peut passer de la choroïde à la rétine et dont la connaissance exacte est due aux recherches importantes de H. Muller et Pope (1). Il paraît qu'une prolifération des cellules granuleuses de la rétine, semblable à celle qui se produit dans la rétinite néphrétique, peut se produire indépendamment, étant accompagnée d'hypertrophie des fibres radiées du tissu connectif dans des couches granuleuses qui deviennent recourbées comme des arcades. La couche vasculaire de la rétine se détruit et les couches granuleuses hypertrophiées deviennent proéminentes au-dessus de la couche externe de la rétine. Entre ces protubérances, il y a des dépressions correspondantes dans lesquelles les cellules pigmentaires de la couche épithéliale de la choroïde sont poussées et amoncelées en petites masses noires, ce qui donne à la rétine un aspect marbré. Il est douteux cependant, comme Schweigger l'a fait remarquer, que ces apparences morbides donnent l'aspect particulier et caractéristique à l'ophthalmoscope de la rétinite pigmentaire.

Le symptôme le plus frappant dont les malades se plaignent est l'héméralopie ou cécité nocturne. Pendant le jour, ou avec une lumière très-brillante, ils voient parfaitement bien ; mais aussitôt que le jour devient sombre ou qu'ils sont dans une chambre peu éclairée, leur vue s'affaiblit rapidement. J'ai à peine besoin de dire que cet affaiblissement particulier de la vue ne tient pas à la nuit ou au jour, mais qu'il est dû à la torpeur de la rétine qui nécessite un éclairage très-considérable pour distinguer les objets qu'un œil bien portant verrait avec une grande facilité et un degré très-peu élevé d'éclairage. Cette torpeur de la rétine n'est

____

(1) *Wurtzb. méd. Zeitschrift,* aussi *Ophth. Hosp. Reports,* IV, 76.

probablement pas causée par le pigment, mais, comme Schweigger l'a fait remarquer, par l'oblitération des vaisseaux de la rétine ou la diminution de leur calibre à cause de leur tunique hypertrophiée : de là vient que la rétine reçoit une quantité insuffisante de sang. La vérité de cette opinion est prouvée par la découverte de Schweigger, qui a noté de l'héméralopie et de la contraction dans le champ de vision chez les enfants avant qu'il y ait aucune apparence de pigment dans la rétine. Mais dans tous ces cas il y avait une contraction marquée des artères rétiniennes ; les sœurs et les frères plus âgés avaient de la rétinite pigmentaire. Il a remarqué aussi, dans quelques cas très-rares, chez les personnes plus âgées, entre quarante et cinquante ans, qui avaient tous les symptômes de la rétinite pigmentaire, de l'héméralopie, de la torpeur de la rétine, une grande contraction du champ visuel, tout cela sans aucune trace de pigmentation de la rétine, et sans aucun autre symptôme, hors la contraction des artères et la pâleur du disque. Dans des cas semblables, de Graefe a trouvé plus tard un dépôt de pigment dans la rétine.

Le champ de vision est souvent remarquablement contracté dans les cas de rétinite pigmentaire, de sorte qu'il peut y avoir seulement une très-petite partie d'un diamètre de quelques lignes qui reste, et tandis que la vue dans l'axe optique peut encore être excellente, et permettre au malade de lire l'impression la plus fine, il arrive qu'autour de lui tout est plongé dans l'obscurité. A cause de cette contraction considérable du champ, les malades ont un aspect très-gauche et très-inquiet, car ils tournent lentement les yeux dans toutes les directions, de façon à amener l'axe optique sur les objets qui les environnent ; sans cette précaution ils ne pourraient ni voir ni deviner. Il est très-difficile pour ces individus de passer dans une rue très-passagère où il se trouve beaucoup de monde et surtout de la traverser, car quoiqu'ils voient très-bien droit devant eux, ils ne peuvent pas distinguer les choses qui se trouvent sur les côtés ou parties latérales du champ.

Tant que la région de la tache jaune reste intacte, la vue peut rester bonne, mais entre trente-cinq et cinquante ans, la maladie conduit presque invariablement à la perte complète de la vue par l'atrophie de la rétine et du nerf optique. La rétinite pigmentaire existe presque toujours dans les deux yeux. Padraglia rapporte un cas dans lequel un œil seul était malade ; j'ai eu moi-même un fait semblable, parmi mes malades à Moorfields : la maladie est très-souvent congénitale et héréditaire. Quoiqu'elle puisse commencer avec la naissance, elle marche toujours lentement et augmente graduellement à mesure que les années avancent. Schweigger a noté que la pigmentation de la rétine n'est pas seulement précédée par la contraction des artères, mais aussi par de petits points ou de petites bandes légèrement colorés dans la choroïde. La maladie peut se montrer d'abord à l'âge de huit ou dix ans, ou bien plus tard dans la vie à trente ou quarante ans. Elle se rencontre souvent chez plusieurs membres de la même famille et est souvent héréditaire. De pareils cas sont cités parmi d'autres, par Laurence, Mooren et Hutchinson. Laurence (1) l'a rencontrée chez quatre membres d'une même famille composée de huit personnes, et dans ces cas la maladie n'était pas héréditaire. Mooren l'a vue aussi chez quatre personnes de la même famille. Liebreich a fait remarquer qu'elle arrive très-fréquemment dans les mariages consanguins, et qu'elle se trouve souvent réunie à l'infirmité de sourd-muet. D'autres mauvaises conformations, telles que des doigts supplémentaires, se rencontrent quelquefois dans les cas de rétinite pigmentaire.

Le pronostic est très-défavorable, car ces cas finissent tôt ou tard par amener la perte totale de la vue. Quant au traitement, je puis seulement recommander de prendre grand soin des yeux, surtout de les garantir contre une lumière éclatante, contre un travail trop assidu. On devra aussi se préoccuper de la santé générale; de temps à autre, on obtiendra quelque amélioration dans la vue centrale en appliquant la sangsue artificielle, et en administrant le bichlorure de mercure, l'iodure de potassium, etc. Mais on a remarqué plusieurs fois que cette amélioration passagère était suivie d'une altération marquée et rapide du champ de vision (Mooren).

VIII. — Décollement de la rétine.

(Pl. V, fig. 10.)

Si la séparation de la rétine et de la choroïde est très-étendue et qu'elle aille jusqu'à l'humeur vitrée, les symptômes sont si marqués et si caractéristiques, que l'affection peut être reconnue parfois à l'œil nu, et certainement très-facilement avec l'ophthalmoscope. Avec l'examen direct, l'œil atteint d'un décollement considérable de la moitié inférieure de la rétine paraît, lorsqu'il remue dans différentes directions, avec le reflet ordinaire et brillant de la partie supérieure du fond, mais celui de la partie inférieure manque. D'autre part, ce reflet a une teinte verte ou d'un gris bleu, et, en examinant de plus près, on voit une opacité ondulée et flottante qui est jetée dans les plis onduleux produits par chaque mouvement de l'œil, et qui est traversée par des vaisseaux noirs contournés et tortueux. A cause de la boursouflure en avant que produit la rétine détachée dans l'humeur vitrée, ces détails peuvent être vus facilement à l'examen direct, pourvu qu'on le fasse à quelque distance de l'œil. La

____

(1) *Ophthalmic Review*, II, 32.

rétine détachée réfléchit aussi très-fortement la lumière, ce qui est dû au pouvoir réfractant et à la couleur qui diffèrent du fluide placé entre la rétine et la choroïde, de ceux de l'humeur vitrée. Les détails minutieux peuvent être examinés, soit avec l'image directe, soit avec l'image renversée, et l'étendue du décollement aussi bien que le cours et le déplacement des vaisseaux étudiés avec soin. On doit remarquer que les vaisseaux sont plus foncés que sur la rétine normale, et ils sont contournés et tortueux serpentants, si l'on peut parler ainsi, sur les plis de la rétine, entre lesquels ils sont parfois complétement cachés pendant une partie de leur cours. Chaque mouvement de l'œil, aussi bien que des plis ondulants de la rétine, les fait trembler. En traçant les limites de la partie décollée, on trouve généralement que, même derrière le commencement, il y a une opacité grisâtre, un aspect épaissi de la rétine, et que les vaisseaux sont plus sombres et ont une tendance légère à se contourner. Cette opacité de la rétine est produite par l'infiltration séreuse. Si le pli décollé de la rétine est large et proéminent, il projette une ligne noire distincte d'ombre sur la partie voisine du fond.

Il n'est pas difficile de reconnaître un décollement considérable de la rétine, mais on ne peut pas toujours en dire autant des degrés moins avancés dont le diagnostic demande une dextérité considérable et une grande expérience de la part de l'observateur. Surtout si le fluide sub-rétinal est transparent et que l'humeur vitrée soit nuageuse, cette difficulté existera. Quelquefois c'est seulement en traçant avec beaucoup de soin et d'exactitude le cours individuel de chaque vaisseau rétinien, depuis le disque optique jusqu'à la périphérie du fond, que l'on peut se rendre compte et découvrir un léger degré de décollement. En pareil cas, on s'aperçoit que lorsque les vaisseaux atteignent la portion détachée (qui est généralement opaque et épaissie ou sur laquelle est un léger pli), ils prennent une teinte plus noire, et qu'au lieu de suivre un cours droit, ils deviennent tortueux, se penchent et forment des flexuosités plus ou moins marquées.

Si l'on examine de près, on voit que les vaisseaux sont placés sur un niveau différent de ceux qui ont gardé leur position normale et sont plus près de l'observateur, qui a par conséquent très-peu à modifier son accommodation pour en obtenir une image distincte. En réalité, l'appréciation de cette différence de plan entre les vaisseaux est une des plus délicates opérations du diagnostic d'un décollement de la rétine au début. On peut en outre établir un parallèle bien marqué, car si nous faisons un mouvement latéral avec la lentille objective, la partie de vaisseau qui est élevée par la rétine détachée sera vue faisant un mouvement plus ou moins considérable que la partie de vaisseau qui se trouve dans la rétine normale.

La partie détachée de la rétine réfléchit aussi plus fortement la lumière, ce qui est surtout appréciable à l'examen direct.

En suivant le cours des vaisseaux plus loin, on trouve souvent qu'à mesure qu'on approche de la périphérie du fond, le décollement devient plus étendu, la rétine se trouvant parfois près de l'équateur de l'œil tirée en un pli distinct d'un gris blanchâtre. Dans la partie de la rétine qui est encore *in situ* et tout près du décollement, on peut quelquefois noter de petites exsudations d'un blanc rougeâtre, et aussi, comme cela a été dit par de Graefe (1), de petites taches rouges isolées qui sont formées par de tout petits vaisseaux sanguins repliés. De petits détachements partiels de la rétine sont souvent difficiles à reconnaître, parce qu'ils apparaissent simplement sous la forme de petites raies grises. Ces détails sont mieux appréciés avec l'ophthalmoscope binoculaire. La couleur du décollement dépend surtout de celle du fluide qui reste en arrière. Au début, la partie détachée de la rétine est généralement transparente, mais, à une période plus avancée, elle devient plus ou moins opaque et nuageuse. Cet état peut se produire cependant dès le début si le décollement survient pendant l'inflammation de la rétine. Le fluide sub-rétinien varie aussi beaucoup comme composition; quand il est récent, il est transparent ou légèrement coloré en jaune-paille et d'une nature séreuse, il contient une certaine quantité d'albumine (Bowman) (2) qui se coagule quand on l'expose à la chaleur, ou peut même se coaguler dans l'œil. Dans ce dernier cas, l'albumine adhère aux cloisons détachées de la rétine sous la forme de flocons opaques (Liebreich). Ce liquide peut aussi contenir du sang, de la fibrine, du pigment et des molécules graisseuses ou cholestérine.

Le décollement, le plus souvent, occupe la partie inférieure du fond et son étendue varie considérablement. L'affection peut rester pendant quelque temps limitée à la périphérie du fond et s'étendre graduellement de plus en plus jusqu'à ce qu'elle atteigne le nerf optique et envahisse ainsi toute la moitié inférieure de la rétine. Quelquefois aussi elle remonte sur un ou sur les deux côtés du disque. Quand le décollement est dans la partie supérieure de la rétine, il s'étend bientôt de là dans le bas, par suite de la gravitation du fluide, et en pareil cas la plus grande partie de la rétine peut être détachée tout autour du disque optique formant un décollement en forme d'entonnoir dont le sommet touche au nerf optique. Cependant on peut quelquefois voir aussi que comme le fluide gravite en bas, les portions supérieures de la rétine tombent de nouveau tout près de la choroïde et regagnent parfois un degré considérable de transparence, ou même une transparence normale, ce fait étant en outre accom-

(1) *A f. O.*, I, 1, 367.
(2) Bowman, *Ophthalmic Reports*, 1864, IV, 13.

pagné d'une grande amélioration de la vue ; ce fait, je dois le dire en passant, est très-important au point de vue des indications du traitement.

Quelquefois, si la rétine a été très-tirée par le fluide qui est en arrière, une déchirure peut se produire, et l'on observe alors avec l'ophthalmoscope une fente par laquelle les vaisseaux et les espaces intra-vasculaires de la choroïde sont distinctement apparents (1). Les bords de la rétine déchirée sont roulés en petits plis.

Le premier symptôme que le malade éprouve généralement est la sensation d'un nuage gris qui flotte devant lui ou d'une tache noire environnée d'une auréole plus légère. Ce nuage a un contour indistinct, ondulé, et sa place dans le champ de vision correspond exactement à la situation de la partie détachée de la rétine. Ainsi, si le décollement est situé à la partie inférieure de la rétine, le malade voit un petit nuage ou rideau suspendu à la partie supérieure du champ visuel semblable au bord d'un voile ou à la pointe d'un bonnet. Il voit aussi que les objets linéaires, au lieu de conserver leur forme droite, paraissent encore ondulés et brisés. Cette métamorphose est probablement due aux changements des éléments nerveux de la rétine dont la position normale est altérée, dans le voisinage immédiat du décollement. Ce déplacement est sans doute causé par la portion de la rétine qui n'est plus à sa place et qui tire fortement. Knapp (2) a fait remarquer que la métamorphose que produit le décollement de la rétine se distingue par ce fait que les objets sont frangés, entourés d'un anneau coloré et subissent des mouvements, de légères ondulations. Quelquefois cette métamorphose est le symptôme principal qui nous conduit à reconnaître un petit décollement circonscrit de la rétine. Les malades se plaignent souvent aussi de brillants éclats de lumière, d'étoiles, et ces photopsies sont dues à l'irritation et au tiraillement subis par la rétine, par suite de son changement de position. Les points noirs et les flocons qui se meuvent dans le champ de vision et qui prennent des formes variées particulières sont causés par les opacités de l'humeur vitrée qui se rencontrent très-fréquemment avec le décollement de la rétine et peuvent même être la cause de cette affection.

En examinant le champ de vision, on trouve un affaiblissement et une contraction plus ou moins marquée de certaines portions qui correspondent à la place du décollement. Ainsi, si le détachement a eu lieu au-dessous, la partie supérieure du champ sera affaiblie, et vice versa. Si le décollement est très-irrégulier dans son contour, le champ présente des irrégularités correspondantes, le contour des parties défectueuses s'élevant et s'abaissant suivant que le décollement s'abaisse ou s'élève.

(1) Voyez l'atlas de Liebreich, pl. VII, fig. 1.
(2) *Klinische Monatsblätter*, 1864, p. 304.

Nous trouvons que le champ de vision est contracté, non-seulement quantitativement, mais qualitativement. Il est hors de doute que la rétine, même quand elle est soulevée par le fluide de la choroïde, peut conserver un certain degré de pouvoir perceptif, de sorte que le malade peut reconnaître les mouvements d'une main ou même compter des doigts.

La contraction et l'état indistinct d'une certaine partie du champ de vision se voient parfois avant le décollement de la rétine qu'il précède et dont il est un pronostic important. Ainsi, dans les cas de sclérectasie postérieure étendue, on peut quelquefois noter une contraction considérable du champ dans une certaine direction (soit en haut ou en haut et en dedans), mais l'examen ophthalmoscopique le plus soigneux et le plus exact ne découvre aucun décollement. Seulement, quelque temps après, cela peut se produire et sur un point de la rétine correspondant à la lacune du champ visuel.

Les causes du décollement sont nombreuses et quelquefois obscures. Il peut être produit par des coups sur l'œil ou des plaies pénétrantes de la partie postérieure du globe de l'œil. En pareil cas, il y a souvent une contraction cicatricielle de la rétine ; il peut être produit aussi par des épanchements de sang ou de sérosité entre la rétine et la choroïde. En pareil cas, l'hémorrhagie vient généralement de la choroïde à cause de la plus grande vascularité de cette membrane. En parlant de l'hémorrhagie dans l'humeur vitrée (p. 316), il a été dit que si le sang coule dans la partie centrale du fond, il peut produire le décollement de la rétine. En outre, dans la région équatoriale, cet écoulement peut plutôt se précipiter dans l'humeur vitrée, mais l'hémorrhagie de la rétine elle-même suivant son chemin au dehors entre la rétine et la choroïde peut amener le décollement de la rétine.

L'épanchement séreux entre la rétine et la choroïde qui produit aussi le décollement, peut être le résultat de lésions inflammatoires de ces tuniques, ou bien encore de la compression soudaine des vaisseaux de l'œil et de l'obstacle du reflux veineux comme dans les cas d'exophthalmos causés par des tumeurs intra-orbitaires, etc.

La cause la plus fréquente est sans contredit l'allongement de l'axe optique comme dans les cas de sclérectasie postérieure, car l'allongement de la sclérotique est accompagné d'un étirement correspondant de la choroïde et de la rétine. Le premier, à cause de son union solide avec la sclérotique et de sa grande élasticité suit cette distension graduelle, mais la rétine est moins élastique et éprouve par conséquent une plus grande difficulté à suivre la traction de la sclérotique et de la choroïde. Sa connexion avec cette dernière se relâche, et quelque épanchement léger ou une exsudation de la choroïde suffira pour produire un décollement étendu. De pareils épanchements se produisent surtout dans les cas

avancés de sclérectasie postérieure, parce qu'il y a généralement un peu
de choroïdite ou une perturbation de la circulation intra-oculaire.

Un cysticerque qui marche à travers l'humeur vitrée produit un décollement considérable de la rétine, qui reste tendue et non pas ondulée ou
retombant en plis. Le décollement peut aussi être produit par une tumeur
qui vient de la choroïde, et dans ce cas le diagnostic, au début, de la cause,
peut être d'une grande importance. Ce diagnostic peut être difficile quand
la tumeur est petite, parce que le décollement peut être lâche et onduleux;
en outre, quand son volume s'accroît et qu'elle devient proéminente dans
l'humeur vitrée, la rétine peut être tirée roide dessus et ne pas tomber
en plis ou spirales. Ou bien encore des nodules distincts parfois d'un
aspect pigmenté sont remarqués, semés çà et là sur la rétine détachée.
Le diagnostic d'une tumeur est encore plus probable, si avec l'accroissement de volume la tension de l'œil augmente progressivement (Graefe) (1).
En réalité, la tension du globe de l'œil est très-importante, dans le diagnostic différentiel, entre un simple décollement de la rétine et un décollement causé par une tumeur sub-rétinale. Dans le premier cas, la tension
de l'œil est presque toujours diminuée d'une manière sensible, tandis que
l'inverse se produit dans les cas de tumeur intra-oculaire, la tension étant
alors normale et même augmentée à mesure que la tumeur grossit.
Bowman (2) a rencontré cependant, dans quelques cas rares, une tendance
à l'accroissement de la tension dans les cas de simple décollement de la
rétine.

La rétine peut aussi se détacher par traction sur le devant par suite de
la contraction et du plissement des opacités de l'humeur vitrée, qui sont
attachées à la rétine par une de leurs extrémités. En se contractant, elles
séparent la rétine d'avec la choroïde, l'union entre ces deux membranes
étant souvent très-légère, comme dans les cas de sclérotico-choroïdite
postérieure.

Le *pronostic* du décollement de la rétine est très-défavorable; dans
quelques cas très-rares, la maladie peut rester stationnaire et s'arrêter à
une période de début quand le décollement est encore très-peu avancé.
Le décollement peut même cesser. Dans ce cas, le fluide sub-rétinal se
trouve absorbé ou bien pénètre dans l'humeur vitrée après une rupture
spontanée de la rétine. En pareil cas la rétine s'applique de nouveau contre
la choroïde, et ses fonctions peuvent être rétablies même quand le décollement a duré quelque temps, car les bulbes et les vergettes conservent
pendant très-longtemps leur caractère anatomique. De pareils cas sont
très-rares; de Graefe en a décrit un dans lequel le décollement avait eu

(1) *Arch. f. Ophthalm.*, XII, 2, 329.
(2) *Ophthalm. Hosp. Reports*, IV, 134.

lieu par suite d'un abcès de l'orbite et dans lequel, après que l'écoulement eut cessé, la rétine s'était replacée sur la choroïde et la vue avait été rétablie (1). Un cas semblable est rapporté par le docteur Berlin (2).

M. Bowman m'a aussi raconté un cas dans lequel il a observé la disparition spontanée et complète d'un décollement considérable ; d'autres cas ont été rapportés par Liebreich, Galezowsky, Steffan, etc.

Mais dans la grande majorité des cas, le cours naturel de la maladie est lent, mais surtout progressif, et conduit fatalement à la perte complète de la vue, quelquefois à l'irido-choroïdite et à l'atrophie du globe. Quoique le décollement reste généralement limité à un œil, il s'étend quelquefois à l'autre et c'est ce que l'on doit particulièrement redouter si les mêmes causes existent : par exemple de la sclérectasie postérieure étendue.

Jusqu'à ces dernières années, le traitement avait été surtout dirigé de manière à obtenir l'absorption du fluide sub-rétinal ou à retarder et à prévenir les progrès du décollement. Les principaux remèdes que l'on employait dans ce but étaient les dérivatifs, le mercure, la sangsue artificielle, etc. On recommandait en même temps au malade de s'abstenir absolument de tous les travaux qui nécessitent un effort prolongé de l'accommodation ou qui pouvaient produire de la congestion de l'œil ou de la tête. Les résultats de ce mode de traitement n'étaient pas favorables et ce n'était que dans quelques cas très-rares que le décollement disparaissait. Je dois avouer que je n'ai jamais réussi à atteindre ce résultat à l'aide d'un traitement médical, quoique j'aie pu arriver à retarder les progrès de la maladie par un traitement approprié, aidé par un repos complet des yeux et l'application occasionnelle et surveillée de la sangsue artificielle. Cette dernière ne doit être employée qu'avec beaucoup de ménagements, car son application est toujours suivie d'un certain degré d'hypérémie intra-oculaire qui peut facilement produire l'agrandissement du décollement. Pour cette raison, je préfère souvent des ventouses sèches à la tempe ou derrière le cou, surtout dans les cas où l'hypérémie serait tout particulièrement dangereuse, par exemple dans les cas de sclérectasie postérieure accompagnée de symptômes marqués de congestion et d'excitation vasculaire.

Ce fait que l'absorption ou la gravitation du fluide sub-rétinal ou son entrée dans le corps vitré après la rupture spontanée de la rétine est suivie d'un retour marqué de la sensibilité de la rétine rattachée, a conduit quelques-uns des ophthalmographes les plus distingués, particulièrement Bowman et de Graefe, à essayer d'obtenir un résultat semblable

____

(1) *Klin. Monatsblätter*, 1863, p. 49.
(2) *Ibid.*. 1866, p. 77.

par le traitement opératoire en divisant la rétine et en laissant le fluide
s'échapper dans l'humeur vitrée.

De Graefe (1), dans le but d'obtenir ce résultat, divise la rétine avec une
aiguille dont les deux bords sont tranchants. L'œil étant fixé avec des
pinces, il introduit l'aiguille dans la sclérotique environ à quatre ou cinq
lignes du bord de la cornée et dans le méridien correspondant à la partie
la plus proéminente du décollement; et même, si la situation de celui-ci
le permet, il sera bon de faire la ponction dans l'hémisphère extérieur.
L'aiguille doit être passée perpendiculairement derrière la lentille, dans
la chambre vitrée, à six lignes environ, et alors le sommet étant tourné
vers le fond par un simple mouvement de levier, on presse l'un des bords
contre la rétine. Ce mouvement doit être continué tandis qu'on retire
l'aiguille. Par la dernière incision rétractante, on divise la continuité de la
rétine proéminente; on doit prendre garde de ne pas mettre la pointe de
l'aiguille en contact avec la choroïde.

M. Bowman dit que son but en opérant dans le décollement de la rétine
« n'a jamais été de donner une direction externe au fluide, quoique cela
ait toujours été un des résultats immédiats des ponctions, mais plutôt
d'ouvrir une communication en dedans de l'espace sub-rétinal, dans le
but de permettre au fluide épanché de s'échapper dans la chambre vitrée
au lieu d'aller plus loin, entre la rétine et la choroïde, ce qui rend plus
rigoureuse leur connexion organique. Cette connexion est si légère que
le fluide épanché, d'une part, gravite facilement sur une partie plus
dépendante » (2). Au début, M. Bowman employait seulement une aiguille
et faisait simplement une ponction dans la rétine à travers la sclérotique,
mais maintenant il en emploie deux. Il lacère la rétine comme dans l'opération avec la double aiguille pour la capsule opaque. Cette opération
est conduite de la manière suivante : Les paupières sont tenues écartées
avec un spéculum fixe, et l'œil, si c'est nécessaire, est fixé avec des pinces.
Les aiguilles, qui doivent avoir une pointe fine de lancette, sont alors
introduites séparément à une petite distance l'une de l'autre et sur un
point qui correspond à la partie la plus proéminente du décollement. Les
pointes sont alors dirigées l'une vers l'autre, de façon qu'elles puissent percer la rétine sur le même point. En séparant leurs pointes, la
rétine se trouve déchirée entre elles (voy. la fig. 56). Il y a généralement un peu de suintement du fluide sub-rétinal sous la conjonctive et
cela peut donner lieu à une petite élevure. L'humeur vitrée devient

(1) *Arch. f. Ophthalm.*, IX, 2, 85 ; voyez aussi la traduction excellente sur cet article dans
Ophthalm. Hosp. Reports, IV, 213.

(2) Voyez les articles intéressants de M. Bowman. *On needle operations in cases of detached
retina* (*Ophth. Hosp. Reports*, IV, 134).

quelquefois trouble après l'opération, mais elle s'éclaircit bientôt, et alors
on peut voir la petite lame sur la rétine. Les points de ponction sur la
sclérotique varient suivant la position et l'étendue du décollement, mais
ils se trouvent généralement d'un quart de pouce à un demi-pouce du
bord de la cornée et entre les tendons des muscles rétiniens. Comme
l'opération est très-peu douloureuse, le chloroforme en général ne doit
pas être administré. L'opération est généralement suivie d'une amélioration souvent très-sensible de la vue et du champ de vision. Il est vrai que
cette amélioration n'est le plus souvent que temporaire,
et que l'opération doit en certain cas être répétée plusieurs fois, chaque fois étant suivie d'une diminution
dans le décollement et d'une amélioration de la vue,
mais cependant ces opérations répétées ne doivent pas
se suivre de trop près, autrement on pourrait établir
une irritation sérieuse de l'œil. J'ai vu des cas dans
lesquels l'amélioration produite par une opération

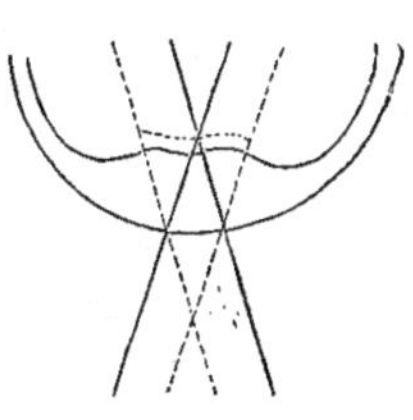

Fig. 56.

avait duré plusieurs mois, et de Graefe en a observé dans lesquels elle a
duré deux années. Arlt (1) en rapporte un dans lequel la cure avait continué pendant quatorze mois après l'opération.

L'opération ne fait courir aucun danger et n'est généralement suivie
que de légers symptômes d'irritation.

Si nous considérons les résultats frappants qu'on obtient souvent avec
cette opération, et le peu de succès qui accompagnait l'ancien traitement,
on doit conclure, je crois, à l'adoption de ce dernier moyen. Je n'ai
aucune hésitation à recommander cette opération à cause des excellents
résultats que j'ai éprouvés par moi-même. On doit cependant avoir soin
de prévenir les malades que l'effet ne peut être que léger et passager. On
doit faire l'opération, si c'est possible, à une période peu avancée, de
façon à limiter le décollement et à empêcher la rétine de subir des changements organiques qui pourraient conduire à la perte permanente de ses
fonctions perceptives. Pour un exposé plus complet de tous ces points, je
renvoie le lecteur aux articles de Bowman et de de Graefe que j'ai déjà
indiqués. Je dois mentionner que Wecker emploie un petit trocart pour
faire la ponction de la rétine; il fait pénétrer ce trocart du côté opposé de
l'œil, et après avoir retiré le fluide sub-rétinal, on déchire la rétine
en enlevant l'instrument.

IX. — Épilepsie de la rétine.

Le docteur Hughlings Jackson a décrit un état très-particulier de la
rétine qui se rencontre avec les accès épileptiques et auquel il a donné le

____

(1) *Bericht der Wiener Augenklinik*, 1867, p. 85.

nom d'épilepsie de la rétine. Voici ce qu'il dit à ce sujet (1) : « Dans un cas de convulsions épileptiformes, j'ai eu occasion d'examiner le fond de l'œil, sinon pendant un accès, au moins pendant un moment où le malade avait perdu toute conscience et dans lequel les pupilles, ordinairement petites, étaient aussi dilatées que si la dilatation était due à l'atropine. Le disque optique était extrêmement pâle. Une fois, les vaisseaux disparurent pour un temps appréciable. Un peu après cependant, ils reparurent, et on les vit varier avec la respiration. Quand le malade inspirait, les vaisseaux disparaissaient pour reparaître pendant l'expiration, comme des lignes d'encre rouge sur du papier blanc. » Cet état paraît être une anémie temporaire complète de la rétine qui dépend très-probablement de la contraction des vaisseaux de la rétine de même que la perte de connaissance qui se produit pendant les accès épileptiques est due, suivant Brown-Séquard, à la contraction des vaisseaux du cerveau, et par conséquent à une anémie de cet organe.

X. — Ischémie de la rétine.

Dans cette affection, la rétine est aussi très-anémique, les artères étant très-atténuées et presque vides. Les veines hypérémiques, mais irrégulièrement remplies, le disque normal ou légèrement pâle avec des bords un peu indistincts, la tension normale et le milieu-drioptique clair. La cécité arrive très-vite, affecte les deux yeux et est complète. Tels sont au moins les principaux faits qu'on a trouvés dans les cas très-rares de cette affection rapportés par Alfred de Graefe (2), Rothmund (3) et Heddaus (4). Dans le cas de de Graefe, la malade, une petite fille de cinq ans et demi, devint tout à coup aveugle pendant la nuit, des deux yeux et sans conserver la moindre perception de la lumière. Les yeux examinés présentaient l'aspect suivant : la tension était normale, les conjonctives très-pâles, les globes d'un blanc marbré, les pupilles très-dilatées sans aucune réaction causée par la lumière, mais une contraction uniforme causée par l'application du laudanum et un léger accroissement dans la dilatation avec l'atropine. A l'ophthalmoscope, le milieu-drioptique était transparent, les artères rétiniennes extrêmement atténuées, les veines tortueuses et dilatées mais irrégulièrement. La rétine et le nerf optique étaient dans une condition normale, le contour du nerf cependant un peu indistinct.

La couleur de la peau, surtout des membranes muqueuses, était très-

(1) *Ophth. Hosp. Reports*, IV, 14.
(2) *Archiv f. Ophthalm.*, VIII, 1, 143.
(3) *Klin. Monatsb.*, 1866, p. 106.
(4) *Ibid.*, 1865, p. 285.

pâle. L'enfant était d'ailleurs très-bien portante ; le seul symptôme particulier qu'elle présentait était une extrême rapidité du pouls qui était très-petit et battait 160 fois par minute. De Graefe pensait que la cause probable de la cécité était une insuffisance dans la quantité du sang de la rétine. Les contractions rapides et faibles du cœur n'étant pas suffisantes pour maintenir la tension intra-oculaire normale, mais proportionnellement trop considérable ; c'est pour cela qu'il a donné à cette affection le nom d'*ischémie rétinale*. La vérité de son opinion, eu égard à la cause, est prouvée par ce fait qu'après tous les autres remèdes, tels que le mercure, les vésicatoires suppurant derrière les oreilles, les sangsues artificielles à la tempe, etc., qui avaient échoué, une iridectomie pratiquée sur l'œil droit dix jours après la perte de la vue a été suivie de succès ; le but qu'on se propose en pratiquant cette opération est de diminuer la tension intra-oculaire et d'obtenir ainsi mécaniquement la réplétion des vaisseaux *ex vacuo*. La paracentèse fut pratiquée sur l'œil gauche, l'effet fut très-marqué et très-intéressant. Vingt heures après l'opération, l'enfant pouvait voir avec l'œil droit les mouvements d'une main, et au bout de deux jours compter les doigts à deux pieds. La pupille agissait plus librement. La paracentèse ayant été inutile dans l'œil gauche qui était resté absolument aveugle, une iridectomie fut aussi pratiquée sur cet œil le second jour et fut également suivie de succès ; les symptômes ophthalmoscopiques étaient également favorables, car le troisième jour après la seconde opération, on trouvait les artères normales comme les veines ; excepté une légère irrégularité dans la quantité de sang. Trois mois après, la vue dans les deux yeux était parfaitement normale. Rothmund rapporte deux cas semblables d'ischémie de la rétine dans lesquels la paracentèse a été utile, quoiqu'on ait été obligé, dans le second cas, de la répéter une seconde fois.

XI. — Embolie de l'artère centrale de la rétine.

(Pl. IV, fig. 8.)

Le premier cas d'embolie de l'artère centrale de la rétine conduisant à une cécité soudaine et complète, fut diagnostiqué par de Graefe (1).

Le malade se plaint généralement que la perte de la vue a eu lieu d'une manière très-soudaine et est si considérable qu'il est à peine capable de distinguer la lumière de l'obscurité. A l'examen ophthalmoscopique, nous voyons des aspects très-marqués et très-caractéristiques ; le disque optique est très-blanc, mais transparent ; les vaisseaux qui le recouvrent très-atténués. Les artères de la rétine sont très-minces et res-

_____

(1) *Archiv f. Ophth.*, V, 1, 136.

semblent à des petits fils étroits. Elles sont peut-être même vides de sang et changées çà et là dans certaines parties de leurs cônes en bandes blanches. Quelquefois de petites taches rouges ou coagulées peuvent être notées dans les vaisseaux, les artères rétiniennes sont aussi plus minces, remplies irrégulièrement et montrent dans quelques parties des places blanches et, sur certains points de leur cours, des endroits complétement vides qui alternent avec une colonne de sang ou des masses coagulées. Dans le cas de de Graefe, un état très-particulier a été observé dans une veine, c'était un mouvement irrégulier de la colonne de sang qui remuait et s'arrêtait soudain vers le nerf optique, où elle s'arrêtait de nouveau et devenait stationnaire. Les parties alternées vides et pleines des vaisseaux restaient comme avant, excepté que leur situation était changée. Le changement suivant se montre dans la région de la tache jaune quelques jours après le début de l'affection ; elle devient opaque et est recouverte par une tunique d'un gris bleu ou d'un vert bleu qui cache la choroïde sub-jacente et va s'effaçant graduellement à la périphérie, dans la rétine normale. Cette opacité est due à une infiltration séreuse de la rétine sur ce point et varie beaucoup comme étendue, atteignant et même dépassant parfois le volume du disque optique. Elle est généralement ovoïde et a son diamètre le plus long dans le sens horizontal. Elle a souvent un aspect pommelé, car on voit de petites granulations grises semées sur elle. Au centre de la tunique, au trou central, on remarque une tache brillante d'un rouge vif qui n'est pas une extravasation de sang comme on l'a souvent cru à tort, mais qui, ainsi que Liebreich l'a dit, est produite parce que la rétine, transparente sur ce point, permet à la choroïde de briller au travers, ce qui produit une teinte rouge, à cause du contraste avec l'opacité bleue grisâtre environnante. Les vaisseaux qui courent vers la tache jaune sont souvent hypérémiques, de sorte que leurs plus petits rameaux peuvent être distinctement tracés et qu'ils montrent souvent du sang coagulé.

Le cas suivant fut confié à mes soins à l'hôpital de King's college, et il présente bien les aspects de l'embolie des artères centrales de la rétine.

W. P., âgé de quarante-deux ans et marié, avait toujours joui d'une bonne santé. Vers le commencement d'avril 1867, il eut un gros rhume qui le retint au lit. Le second jour, il s'aperçut que son œil droit était enflammé et brûlant, et, en essayant sa vue, il trouva qu'elle était très-affectée ; on ne put rien obtenir de plus comme histoire. Le 16 mai il me fut amené, l'œil droit paraissait sain, la pupille était un peu dilatée et rugueuse, le milieu réfringent était clair. Il était cependant totalement aveugle, pouvant à peine distinguer la lumière de l'obscurité. L'ophthalmoscope montra que c'était un cas d'embolie de l'artère centrale de la rétine. Le disque optique était très-pâle, mais transparent ; les vaisseaux sur son étendue anémiques et atténués, de sorte qu'il était difficile de tracer exactement leurs rapports. Le contour du disque et la rétine dans son voisinage sont un peu troubles. Cette opacité augmente comme densité et comme étendue vers la région de la tache jaune, où elle prend une teinte bleu-grisâtre. Les vaisseaux partant du disque et se dirigeant vers la tache jaune sont nombreux et en quelque sorte hypérémiques, de sorte que leurs branches terminales sont très-apparentes. Dans quelques-unes, le cours du sang est distinctement interrompu et de petites parties rouges de vaisseaux alternent avec des parties vides. Il m'est cependant impossible, malgré l'examen le plus attentif, de constater aucun mouvement du sang dans les vaisseaux, et comme les parties rouges de ces vaisseaux ne changent pas de position d'une manière appréciable pendant plusieurs semaines, je les attribue à du sang coagulé dans le vaisseau. Au centre de la tache jaune, on voit un petit point rouge cerise irrégulier dont l'aspect tient évidemment au contraste qu'il présente avec les couleurs désignées ci-dessus. Une autre petite tache plus petite se voit au-dessus et à la partie externe, semblable à celle dont nous venons de parler, seulement elle est due à un épanchement du sang. A cela près, toute cette région ressemble beaucoup comme aspect à ce qu'on a représenté dans la figure pour l'embolie de l'artère centrale de la rétine (planche IV, fig. 8). L'aspect des vaisseaux de la rétine est aussi très-caractéristique dans cette affection. Ainsi, au côté inférieur du disque, une petite artère émerge, parfaitement blanche dans le disque et dans une partie de son cours sur la rétine (environ deux fois le diamètre du disque). Après cela, elle se remplit de nouveau de sang, elle ressemble en réalité à une petite bande blanche. La veine qui l'accompagne devient pleine à une très-petite distance du disque, mais à sa première division il y a un tampon bien marqué, et à la périphérie de ce tampon la veine est vide dans une certaine partie de son parcours. Quelques-uns des autres vaisseaux dans le voisinage du disque ont des irrégularités marquées, étant tantôt pleins, tantôt vides, sur certains points à peine apparents ou semblables à de petits fils blancs, et sur d'autres points bien remplis et ayant leur apparence normale. Ces irrégularités s'étendent même à une des branches périphériques. L'œil gauche était normal ; le cœur examiné par le docteur Dufin avait été trouvé en bon état. Quoique la santé générale soit bonne, le malade paraît souffrir de quelque affection cérébrale, car il est très-oublieux, très-inconséquent, et paraît être presque en délire.

Le cas fut suivi de très-près et examiné avec l'ophthalmoscope à des intervalles de quelques jours. Quoique des changements légers se fussent produits dans l'état des vaisseaux, aucune altération marquée n'eut lieu dans l'état du malade jusqu'au commencement de juin. Alors le disque devint plus vasculaire et son contour plus indistinct. La rétine, sur son bord et surtout en haut, paraissait œdémateuse, l'humeur vitrée était trouble, diffuse, et remplie d'opacités flottantes. A la partie inférieure du fond, de petits points circonscrits de choroïdite disséminée apparaissaient. Au bout d'une quinzaine, de larges extravasations de sang s'étaient formées, l'une à la périphérie du fond, l'autre allant du disque à la partie supérieure du fond de la tache jaune. Elles étaient évidemment placées dans la rétine, juste derrière la lame élastique interne, car elles couvraient les vaisseaux de la rétine et étaient molles et uniformes, sans aucune apparence striée. Au commencement de juillet, le malade fut envoyé à l'hôpital des convalescents, à Walton. Au commencement d'octobre, son œil avait l'aspect que nous allons maintenant décrire et qu'il a gardé plus ou moins jusqu'à présent. Le corps vitré est clair, la rétine est en train de subir une atrophie transparente, les vaisseaux sont extrêmement petits et la rétine est si mince que l'épithélium de la choroïde se voit d'une manière anormale. La moitié interne du disque est couverte par un filet interne de vaisseaux sanguins (circulation collatérale) qui sont arrangés si près l'un de l'autre, qu'ils ressemblent à une extravasation de sang ; seulement, si l'on presse sur l'œil, les vaisseaux se vident et l'on peut les voir se remplir de nouveau quand la pression a cessé. Les extravasations partant du disque pour aller à la tache jaune ont disparu, mais celle de la partie supérieure du fond, quoique beaucoup plus petite, est encore très-apparente.

XII. — Hyperesthésie de la rétine.

Avant la découverte de l'ophthalmoscope, cette affection était généralement prise à tort pour de l'inflammation de la rétine, et l'on rencontre encore cette erreur dans quelques-uns des livres qui traitent des maladies des yeux. Une pareille méprise est grave, car elle conduit à un traitement très-mal approprié des cas d'hyperesthésie de la rétine, ainsi les antiphlogistiques, la saignée, la salivation, etc., remèdes capables d'accroître la durée et la gravité des symptômes.

L'hyperesthésie de la rétine se développe généralement chez les personnes jeunes, surtout chez les femmes d'un tempérament nerveux, irritable, hystérique et d'une santé générale faible et délicate. Cette maladie est due quelquefois à un accident, tel qu'un choc ou un coup sur l'œil, et à l'exposition à une lumière très-brillante, telle que celle d'un éclair, ou à l'usage prolongé des yeux sous une lumière artificielle très-forte. Elle peut aussi se développer sans aucune cause apparente, excepté quelques dérangements dans la santé générale et particulièrement dans les fonctions utérines.

En examinant l'œil, on trouve qu'il y a là une photophobie très-intense mêlée de larmoiement et accompagnée d'un tressaillement spasmodique des paupières ou même d'un spasme aigu du muscle orbiculaire. Il y a souvent beaucoup de névralgie ciliaire, la douleur s'irradiant à la face et au côté correspondant de la tête. La rétine est extrêmement irritable et le malade est très-troublé par des photopsies, telles que des cercles brillants, des étoiles éblouissantes, etc., devant les yeux. Ces photopsies peuvent être spontanées ou se produire facilement sous l'influence d'une légère pression exercée sur le globe de l'œil. En outre, la rétine conserve des impressions pendant un temps anormalement long ; en sorte que, si l'on regarde un objet, on en conserve l'image pendant un temps très-appréciable. L'œil lui-même est presque normal, le milieu réfringent est clair, le fond parfaitement sain. La vue est peu ou point altérée et toujours très-fortement améliorée quand on diminue l'éclat de la lumière à l'aide de verres bleus. Avec ces verres, le malade peut lire l'impression la plus fine. Mais tandis que la vision centrale est parfaite, la portion périphérique de la rétine est anesthésiée, de sorte que le champ de vision, ainsi que l'a fait remarquer de Graefe, est contracté d'une façon concentrique. Ce fait peut être facilement mis de côté par un observateur superficiel qui prend ce phénomène pour un commencement d'amaurose. Les phosphènes (1) sont cependant très-marqués dans la partie de la rétine qui est anesthésiée, et sont très-facilement produits par une légère pression sur le globe de l'œil.

La photophobie est souvent très-grave, le malade pouvant à peine fixer la lumière ; d'autres fois ce symptôme se produit dès qu'il essaye de se servir de son œil pour lire, etc. Il est toujours très-soulagé par l'emploi des lunettes bleues. Mooren (2) rapporte un cas très-extraordinaire d'hyperesthésie dans lequel la sensibilité de la rétine était tellement accrue que le malade pouvait lire dans l'obscurité une grosse impression dont, avec un œil normal, on ne pouvait même pas distinguer les lettres. C'était en réalité un vrai cas de nyctalopie. Tous ces symptômes s'étaient développés dans un temps très-court. Le traitement doit consister surtout à relever la santé générale, à encourager le malade et à diminuer l'excitabilité de la rétine. Si la photophobie est considérable, il peut être nécessaire de tenir le malade dans une obscurité complète pendant six ou huit jours et de l'habituer ensuite graduellement à une plus grande quantité de lumière (de Graefe). A l'air libre, il devra porter des lunettes bleues. A l'intérieur, on administrera des toniques et surtout des préparations de zinc ou de fer, suivant les indications spéciales des cas individuels. Le zinc, soit comme lactate, soit comme valériate, sera donné par doses croissantes en commençant

---

(1) Les cercles lumineux apparaissent quand le globe de l'œil est pressé fortement.
(2) *Ophthalmatrische Beobachtungen*, 271.

par 3 ou 5 centigrammes par jour, et en augmentant la dose jusqu'à 20 et 25 centigrammes. Plus tard le fer et le quinine seront très-utiles. On doit prendre bien soin de ne pas affaiblir le malade par des saignées, quoique la sangsue artificielle puisse être employée quelquefois utilement. On doit s'en servir avec un soin extrême, car autrement elle pourrait augmenter la gravité des symptômes et retarder la guérison. Je préfère les scarifications sèches à la tempe ou derrière le cou. Si le moral du malade est très-affecté, on doit tout tenter pour l'encourager, pour le relever et pour le faire croire à une guérison rapide.

XIII. — Tumeurs de la rétine.

Suivant Virchow (1), il n'y a que deux sortes de tumeurs qui peuvent se développer dans la rétine : ce sont les tumeurs *glioma* et *gliosarcôme*. La tumeur intra-oculaire, généralement connue sous les noms de cancer médullaire, tumeur encéphaloïde ou fongus-hématocèle, est en réalité, comme Virchow l'a prouvé, développée d'abord dans la rétine ; comme elle a son origine dans le tissu connectif interstitiel (Neuroglia) de la rétine, et dans celle-ci aussi bien que dans sa structure intime qui ressemble complétement au glioma cérébral, il l'a appelée *glioma retinæ*, nom qui a déjà été adopté par les pathologistes anglais et étrangers.

Les symptômes présentés par la maladie sont généralement très-marqués et très-caractéristiques. Dans les périodes du début, l'apparence externe de l'œil est saine et normale. En règle générale, il n'y a ni douleur ni symptôme inflammatoire ; mais la vue est perdue. La pupille est dilatée plus ou moins largement et brille dans le fond de l'œil, où l'on voit une réflexion blanche jaunâtre, brillante et éclatante, qui est souvent visible, même à une certaine distance. A cause de ce reflet jaune lumineux, on avait autrefois appelé cet état « amaurose de l'œil de chat ». Avec l'ophthalmoscope, les détails de la production peuvent être vus parfaitement. A la partie extérieure, la maladie est limitée à une portion de la rétine qui devient épaisse, opaque et un peu pommelée. La production morbide croît graduellement comme volume et comme étendue, jusqu'à ce qu'elle devienne proéminente sous la forme d'une masse nodulée d'un blanc jaunâtre située dans l'humeur vitrée. Suivant Virchow, l'accroissement de volume de la tumeur est dû en partie à la croissance de la masse originelle et en partie à la formation de nouveaux foyers malades dans son voisinage. De là, en devenant plus grande, la production prend une apparence lobulée, certaines parties de la rétine étant plus épaisses que d'autres. A propos de l'extension de la tumeur observée avec l'ophthalmoscope, on

(1) *Die krankhaften Gechwülste*, II, 159.

voit de nombreux vaisseaux sanguins qui s'anastomosent très-librement les uns avec les autres, et entre ces vaisseaux de petits épanchements de sang. En réalité, ces tumeurs sont très-vasculaires, et ce fait, ainsi que Hirsch-berg (1) l'a fait remarquer, est non-seulement utile au point de vue du diagnostic, mais encore explique le développement rapide des symptômes glaucomateux et l'atrophie temporaire du globe de l'œil, qui sont souvent notés dans les yeux atteints de glioma.

Les symptômes décrits ci-dessus sont ceux que présente généralement la maladie quand le chirurgien la voit pour la première fois. Car dans la grande majorité des cas, surtout chez les enfants, on fait d'abord très-peu attention à l'état de la vue, et l'affection passe inaperçue jusqu'au jour où les parents sont frappés par le reflet jaune brillant du fond de l'œil ; c'est seulement alors que le médecin est appelé. De là vient que nous pouvons très-rarement avoir l'occasion d'étudier de près le développe-ment de cette maladie et de suivre ses progrès gradués. Dans la période du début, on voit, suivant de Graefe (2), de nombreuses petites taches blanches d'un volume varié, qui sont en partie derrière les vaisseaux de la rétine et en partie répandues sur la rétine jusqu'à sa surface interne, ce qui donne lieu même à une boursouflure marquée. On peut les distinguer des infiltrations inflammatoires de la rétine par leur contour nettement limité ; la périphérie de ces figures n'est pas interrompue par des opacités ponctuées ou striées, comme cela a lieu en cas d'infiltration. En outre, elles sont d'une teinte blanche décidée, et non pas d'une couleur jaune crêmeuse, telle qu'elle se voit dans les infiltrations inflammatoires. Ces petites taches se collectent bientôt et augmentent comme épaisseur et comme volume, mais d'abord le long de la surface. A mesure que la ma-ladie avance, la surface postérieure de la rétine se boursoufle en avant (Hirschberg) (3). Les petits nodules individuels qui se forment alors se réunissent et produisent une élevure circonscrite semblable à une ex-croissance de chou-fleur lobulée de la surface externe de la rétine (*glioma retinœ circumscriptum tuberosum*). A cette période, il y a déjà une dis-sémination considérable du foyer secondaire. La rétine est généralement détachée déjà en partie et la tension de l'œil en quelque sorte accrue. Le décollement est souvent très-bien limité, formant parfois un angle aigu au sommet duquel se montre une petite partie blanche (de Graefe) (4). Le

_____

(1) *A. f. O.*, XIV, 2, 50. Voyez les articles de de Graefe et du docteur Hirschberg sur les tumeurs intra-oculaires dans ce volume des *Archives*. Ils sont très-importants et très-intéressants, et donnent des informations et des explications sur plusieurs points qui sans eux seraient encore douteux.

(2) *Ibid.*, p. 129.

(3) *Ibid.*, XIV, 2, 88.

(4) *Ibid.*, p. 129.

reflet particulier et les détails de la tumeur sont encore plus apparents lorsque la rétine est décollée. Quand la maladie est plus avancée et que toute la rétine est impliquée et épaissie, le décollement est généralement complet et en forme d'entonnoir, le sommet se trouvant au nerf optique et la base à l'ora serrata. Comme règle, l'excroissance morbide peut être très-facilement détachée de la choroïde, mais en certains cas la rétine est fortement engluée avec cette dernière (Virchow) (1), la tumeur remplit graduellement le globe de l'œil, force l'humeur vitrée à se retirer, et celle-ci est bientôt absorbée dans une proportion correspondante. La rétine, en pareil cas, se replie en dedans, de sorte que différents plis sont superposés les uns sur les autres.

Quand la production s'agrandit encore plus, la lentille et l'iris sont poussés en avant vers la cornée. La lentille devient souvent opaque et est partiellement ou complétement absorbée. La tension intra-oculaire, qui a généralement été depuis longtemps en augmentant, s'accroît d'une façon marquée, et cet accroissement peut être accompagné de symptômes inflammatoires plus ou moins aigus et de douleur très-vive. L'état de la tension de l'œil est très-important à cause du diagnostic différentiel entre une tumeur intra-oculaire et un simple décollement de la rétine, car, dans ce dernier cas, la tension est toujours diminuée. Comme la tumeur se produit dans la grande majorité des cas chez les jeunes enfants, dans lesquels le glaucôme n'est presque jamais uni à une affection primitive, l'accroissement de la tension intra-oculaire, dans l'absence de toute autre cause, doit de suite provoquer nos soupçons (de Graefe (2).

Quand la tumeur a rempli la cavité du globe de l'œil, celle-ci en général cède vite sur ce point. La perforation a lieu à la cornée ou près de son bord, ou à la partie antérieure de la sclérotique, et ne se produit que rarement à la partie postérieure. La perforation, dans cette dernière situation, et l'extension de la tumeur dans l'orbite peuvent être soupçonnées, si les mouvements du globe de l'œil sont contournés d'une façon marquée et si l'œil est protubérant. Quand la tumeur a rompu les tuniques du globe de l'œil, sa croissance est très-rapide. Elle arrive entre les paupières qui sont généralement enflées et souvent retournées et acquiert, par suite de son exposition à l'atmosphère et aux irritants externes, un aspect vasculaire charnu et d'un rouge bronzé qui lui a fait donner le nom d'hématode fongueux. Il s'exhale de cette masse un fluide sanieux qui se forme en croûte à la surface, et si ces croûtes sont le moins du monde excoriées, la tumeur saigne librement.

Quelquefois cependant la maladie ne suit pas un cours aussi régulier,

____

(1) *Loc. cit.*, p. 162.
(2) *A. f. O.*, XIV, 2, 130.

car après que la tumeur a atteint un certain volume au dedans de l'œil, il survient des symptômes d'irido-choroïdite, la pupille est bloquée par la lymphe, la tension de l'œil retombe au-dessous du degré normal, et la maladie prend pour un temps le caractère d'une irido-choroïdite passant lentement à l'atrophie temporaire du globe de l'œil. Ce dernier état est généralement dû à la choroïdite suppurative, mais il peut, dans quelques cas rares, être causé aussi par la suppuration de la cornée (de Graefe). En même temps que cet état d'atrophie du globe de l'œil, il y a souvent des paroxysmes de douleur très-intense et spontanée, l'œil n'étant cependant que peu ou point sensible au toucher; tandis que, dans l'atrophie qui dépend de l'irido-cyclite, on obtient un effet inverse. Mais la douleur la plus soudaine et la plus intense se produit s'il y a de l'hémorrhagie intra-oculaire. A une période plus avancée, les symptômes de la tumeur intra-oculaire se manifestent de nouveau dans le globe de l'œil partiellement atrophié : la tension s'accroît, la tumeur augmente de volume, la cornée ou la sclérotique cède et une excroissance morbide qui s'accroît rapide-ment arrive en dehors.

Virchow croit que cette maladie commence dans les couches externes de la rétine et surtout dans les éléments des couches granulaires du tissu connectif. Schweigger (1) croit qu'il est probable que cette tumeur com-mence dans les couches internes granulaires, et Hirschberg (2) a réussi à prouver la vérité de cette assertion, en trouvant, dans un cas, que la mala-die avait commencé par une prolifération des cellules dans la couche gra-nulaire interne de la rétine. A une période plus avancée de la maladie, les tissus de la rétine disparaissent souvent presque entièrement, de sorte qu'il est à peu près impossible de la suivre dès l'origine (3). La membrane limitante interne et la partie la plus interne des fibres du tissu connectif trabéculaire semblent résister plus longtemps et peuvent, suivant Vir-chow, être souvent suivies dans la tumeur, et vues la divisant en plusieurs segments.

Les principales masses de tumeur sont composées d'agrégations de nucléoles et de cellules. Ces dernières sont rondes ou ovales, leur volume est petit et elles ont parfois de petites prolongations. Elles sont quelque-fois rangées en bandes et contiennent un ou plusieurs nucléoles. Les nucléoles libres sont petits et ronds, et, suivant Virchow, correspondent exactement au petit nucléole qui réfléchit la lumière dans la couche gra-nulaire. La substance inter-cellulaire est si rétrécie qu'elle peut à peine être distinguée, mais si l'on y ajoute un peu d'acide chromique, elle devient

---

(1) *A. f. O.*, VI, 2, 326.
(2) *Ibid.*, XIV, 2, 40.
(3) Pour plus de détails sur les caractères anatomiques de ces tumeurs, je renverrai le lecteur aux mémoires importants de M. Hulke sur le cancer intra-oculaire (*R. L. O. H. Rep.*, III, IV, V).

légèrement granuleuse. Dans les variétés de tumeurs molles, les cellules sont plus grandes que dans les tumeurs dures, et de plus, dans ces dernières, le tissu est fibrillé. Les tumeurs peuvent subir la dégénérescence graisseuse et crayeuse. Quelquefois les cellules augmentent de volume ou prennent la forme d'un fuseau, et les nucléoles deviennent plus considérables, et alors la production morbide doit être considérée comme étant d'une nature sarcomateuse. En réalité, Virchow a montré que la tumeur prend quelquefois un caractère mixte ressemblant à un glioma comme structure, et d'autre part à un sarcoma, de sorte qu'on peut l'appeler glio-sarcoma; il pense, en outre, qu'une pareille tumeur est beaucoup plus dangereuse qu'un simple glioma (1).

Iwanoff (2) considère les petites excroissances de la membrane limitante interne observées dans les cas de rétinite, et qui s'enferment dans l'humeur vitrée, comme de petits glioma. Elles paraissent cependant n'avoir rien de commun avec les glioma. Virchow pense qu'une ligne nette de démarcation ne peut pas être tirée entre le glioma et les néoplasmes inflammatoires de la rétine, parce que la tumeur peut, dans son cours, être accompagnée de symptômes inflammatoires. Il trouve que le nom de glioma peut être donné aux formations néo-plastiques, même si elles sont d'une nature inflammatoire, qu'elles prennent un caractère plus permanent et une forme de tumeur, quoiqu'il soit toujours bien compris que les éléments de sa structure sont homogènes (3).

De Graefe, cependant, ne croit pas que le glioma soit dû à une hyperplésie inflammatoire et pense que les observations qui ont été rapportées en faveur de cette opinion dépendent probablement de ce que les suites des inflammations intra-oculaires, telles que : inflammation plastique de l'humeur vitrée ou dépôt sub-rétinal, ont été prises à tort pour du glioma, ou que la première période de la tumeur a passé complétement inaperçue, et que les complications inflammatoires consécutives passent à tort pour le début de la maladie. En outre, comme il le fait remarquer, les observations cliniques montrent une différence marquée entre la première période du glioma et l'hyperplésie inflammatoire.

La question de savoir si le glioma doit être regardé comme une affection maligne est douteuse pour plusieurs observateurs. De Graefe (4), cependant, parle maintenant d'une façon bien décidée de la malignité de cette affection et suppose qu'elle augmente avec la durée de la maladie et l'accroissement de la tumeur. Le glioma diffère cependant des tumeurs

(1) *Krankhafte Geschwülste*, II, 167.
(2) *A. f. O.*, XI, 1, 143.
(3) *Loc. cit.*, p. 159.
(4) *Loc. cit.*, XIV, 2. 110.

sarcomateuses de la choroïde en ce qu'il ne paraît pas affecter secondairement les organes éloignés et qu'il amène seulement à l'infection locale (1). Ainsi Rindfleisch (2) trouve, dans un cas de glioma, un petit nodule de tumeur entre la choroïde et la sclérotique, quand des produits semblables existaient dans le nerf optique. Hulke (3) rapporte un cas dans lequel le glioma rétinal dans chacun des yeux s'étendait au-dessus des nerfs optiques, en dedans du crâne, et où il observait distinctement la croissance du glioma dans le tissu connectif qui séparait les faisceaux de fibres nerveuses dans le tronc nerveux, en face de la commissure optique. La propagation de la maladie de la rétine se fait de deux manières différentes : 1° vers la choroïde ; 2° vers le nerf optique ; et la maladie de ce nerf est, suivant Hirschberg, plus fréquente qu'on ne le suppose habituellement. Sur huit cas qu'il rapporte (4), le nerf optique fût impliqué six fois et dans une étendue très-considérable. Dans cette tendance à l'extension de la maladie au nerf optique et de là au cerveau, on doit penser au danger extrême du glioma rétinal, car une tumeur secondaire du cerveau peut se développer et il peut s'en suivre une encéphalite. De là la nécessité où l'on se trouve d'enlever l'œil à la première occasion et de diviser le nerf optique aussi loin que possible en arrière. La première extension rétro-oculaire de la maladie est très-difficile à diagnostiquer, mais de Graefe (5) a trouvé que, quand il y a des dégénérescences du nerf optique, le globe de l'œil devient encore plus proéminent, les mouvements latéraux de l'œil sont en quelque sorte diminués. On éprouve aussi plus de résistance si on presse l'œil en arrière dans l'orbite et si le petit sillon entre les paupières et la cloison de l'orbite est oblitéré. Quand le tissu adipeux de l'orbite est une fois impliqué, le progrès de la maladie est très-rapide.

Les causes de cette affection sont souvent très-obscures, mais dans certains cas elle a évidemment une origine traumatique. Elle se développe plus fréquemment chez les enfants que chez les adultes, et surtout de deux à dix ans. Suivant Travers, elle peut être quelquefois congénitale ; il a extirpé un œil dans cet état chez un enfant de huit mois. Quelquefois les deux yeux sont atteints par la maladie, et, en pareil cas, de Graefe pense que nous ne devons pas considérer cette affection comme ayant été propagée d'un œil à l'autre par voie de chiasme car, dans les cas de Saunders

---

(1) Au congrès des ophthalmographes à Heidelberg, cette année, on a cependant rapporté un cas de glioma de la rétine, dans lequel on trouva, après la mort, des gliomas secondaires dans le foie, le poumon, le parenchyme du crâne.

(2) *Kl. Monatsbl.*, 1863, p. 341.

(3) *R. L. O. H. Rep.*, V, 172.

(4) *A. f. O.*, XIV, 2, 56.

(5) *Ibid.*, XIV, 2, 137.

et Hayes rapportés par Wardrop, le nerf optique de l'œil secondairement affecté était normal. L'idée de la dyscrasie ne se soutient pas à cause de l'immunité des autres organes, de métastase ou de gliomate secondaire. De Graefe cherche plutôt l'explication dans la symétrie singulière qui existe entre les deux yeux, et dont l'influence est si souvent marquée dans les maladies inflammatoires de l'œil. Dans quelques cas, le glioma paraît être héréditaire et affecte plusieurs membres de la même famille. Ainsi, Lerche mentionne quatre enfants affectés de cette maladie sur une famille de sept personnes. Sichel l'a rencontrée chez quatre enfants de la même mère. Les enfants atteints de glioma sont souvent d'une complexion très-belle, et très-blonds, quoique peut-être un peu délicats comme constitution.

Le pronostic de la maladie est toujours très-grave, car l'affection est très-capable de se reproduire, et rien ne prouve que le nerf optique n'est pas déjà intéressé, même lorsque la tension intra-oculaire est encore très-peu considérable. Pour cette raison, l'enlèvement immédiat de l'œil est indiqué et doit être fortement recommandé aussitôt que le diagnostic du glioma est bien établi, car c'est la seule chance de sauver la vie du malade. Cette opinion que la maladie peut être spontanément arrêtée ou même peut rétrograder est, suivant de Graefe (1), très-erronée, car il a observé que l'affection augmente sûrement et toujours avec une plus grande fixité que le sarcome de la choroïde, et que si l'on se reporte au début de la maladie, alors que la tumeur occupait seulement une petite partie de l'œil, on voit que deux ou trois ans s'écoulent avant que son développement extra-oculaire devienne manifeste. Dans ces cas où elle se développe à un âge peu avancé, par exemple à la fin de la première année d'un enfant, il croit que la maladie est probablement congénitale.

Quelques chirurgiens ont dit que l'extirpation de l'œil était inutile parce que la maladie revient à coup sûr et se termine toujours fatalement. Cependant il y a des cas dans lesquels il s'écoule plusieurs années après l'opération sans que la maladie (2) se reproduise. La règle est, par conséquent, d'enlever l'œil aussitôt que possible, afin de conserver une chance de trouver le nerf optique encore intact.

Le principal danger, c'est que la maladie peut s'étendre au cerveau, ou que la tumeur, dont le volume s'accroît de plus en plus, peut perforer le globe de l'œil, ou encore que la douleur vive, l'agrandissement de la tumeur, le développement de l'hémorrhagie, etc., etc., peuvent détériorer la santé du malade. Des complications cérébrales peuvent être soupçonnées si le malade devient languissant, si son intelligence s'affaiblit et s'il est sans cesse endormi, s'il se plaint d'un mal de tête constant, ou bien

---

(1) *A. f. O.*, 2, 135.
(2) Voy. *R. L. O. H. Rep.*, IV, 87, ainsi que l'article de de Graefe, *loc. cit.*

encore s'il se manifeste des symptômes de paralysie. Mais, même lorsque la tumeur a traversé les tuniques du globe de l'œil et qu'elle devient fongueuse et étendue, il est toujours à propos de l'enlever, surtout s'il y a de la douleur et de l'hémorrhagie. On doit en outre se rappeler que c'est la seule manière de prolonger la vie et d'alléger les affreuses souffrances du malade. En excisant l'œil, on doit diviser le nerf optique très-loin en arrière afin d'enlever toute la partie malade, si c'est possible. De Graefe a l'habitude, dans ces cas, de passer un neurotôme après qu'il a divisé la conjonctive, le long de la cloison extérieure de l'orbite au fond de ce dernier; alors, tirant l'œil en avant autant que possible et divisant le nerf optique tout près du trou optique, il pratique l'excision de la manière ordinaire. Si la maladie s'est étendue au tissu de l'orbite, il est sage d'appliquer, après l'enlèvement du globe de l'œil, de la pâte au chlorure de zinc de façon à détruire, si c'est possible, tout le tissu morbide.

XIV. — Atrophie de la rétine.

L'atrophie de la rétine se rencontre comme période finale de plusieurs des inflammations intra-oculaires, du glaucôme et de l'amaurose cérébrale. Cette affection peut être partielle et limitée à certaines parties ou éléments de la rétine, ou bien elle peut être complète, et en pareil cas toute la rétine est atténuée et se change en un tissu connectif mince et fibrillaire qui est si délicat, que les détails de la choroïde se voient plus distinctement que d'ordinaire, et que le faible reflet normal habituel de la rétine est complétement aboli. Les vaisseaux de la rétine sont très-atténués et finissent par se transformer en de petites raies blanches ou même par disparaître plus ou moins complétement. En même temps, le nerf optique montre tous les symptômes d'une dégénérescence avancée (peut-être l'excavation glaucomateuse) et il est atrophié. Dans l'atrophie rétinale qui suit généralement les inflammations, la rétine est pendant quelque temps plus ou moins opaque et recouverte çà et là d'exsudation, mais plus tard elle devient de plus en plus mince et transparente. Des dépôts de pigment et de cholestérine existent quelquefois dans le tissu atrophié.

XV. — Kystes de la rétine.

Ces kystes peuvent se produire en nombres variés, et leur volume varie de celui d'un petit pois à celui d'une noisette. A la section du globe ils apparaissent à l'œil nu comme de petites vésicules transparentes semées sur la partie externe de la rétine. Ils sont probablement produits par le développement de la matière colloïde dans la couche granuleuse externe, et par une prolifération des fibres trabéculaires radiées (Iwanoff) (1). Cette prolifération forme les cloisons externes et latérales du kyste, la cloison interne étant formée par les couches internes de la rétine. M. Vernon a rencontré des kystes de la rétine dans quatre cas rapportés *in extenso* dans le *R. L. O. H. Rep.*, VI, 3.

(1) *Klin. Monatsbl.*, 1864, 417.

CHAPITRE IX

MALADIES DU NERF OPTIQUE

---

1. — Inflammation du nerf optique (névrite optique, névro-rétinite).

(Pl. VI, fig. 13 et 14.)

L'inflammation du nerf optique se distingue par les symptômes ophthalmoscopiques suivants : au début il y a un certain degré d'hypérémie et d'œdème, de l'entrée du nerf optique et de la rétine dans son voisinage, de sorte que le disque apparaît d'une rougeur anormale, opaque, enflé, son contour étant brumeux et indistinct. Dans certains cas la névrite est partielle, l'enflure et l'infiltration séreuse étant complétement ou presque complétement limitées à une partie du disque. Mais les symptômes inflammatoires deviennent bientôt plus marqués. Le disque optique s'agrandit, se gonfle, devient proéminent, son contour est indistinct à cause de la couche d'exsudation de lymphe qui couvre l'anneau choroïdal; de sorte qu'il passe dans la rétine sans qu'on puisse suivre aucune ligne de démarcation. En outre, l'aspect mou, transparent, d'un rose clair que possède le disque est perdu, et il prend une teinte d'un gris rougeâtre; des épanchements de lymphe dans le nerf le font paraître strié et laineux. A cause de la grande enflure et de la proéminence du disque, on peut le voir dans l'image droite à quelque distance, car alors la réfraction est devenue en réalité hypermétropique. L'inflammation s'étend généralement plus ou moins sur la rétine dans le voisinage du disque, qui paraît alors brumeux et confus. L'aspect des vaisseaux de la rétine est changé aussi d'une manière notable. Les veines sont très-dilatées, noires, souvent très-tortueuses, s'enfonçant çà et là dans les infiltrations, de manière à en être plus ou moins couvertes et cachées, ou même interrompues dans leur cours. Les artères peuvent, d'autre part, être assez diminuées de calibre pour qu'on les distingue à peine. A cause du développement des nombreux petits vaisseaux du disque, celui-ci est très-rouge, très-vasculaire, ses bords paraissent couverts d'une frange rougeâtre. Sur le disque et autour de lui, il y a de nombreuses taches striées, des extravasations de sang, de forme et de volume variés. En se servant d'un grossissement considérable, on peut souvent voir que l'apparent épanchement hémorrhagique 'est en réalité une réunion de vaisseaux sanguins petits, très-rapprochés les uns des autres et nouvellement développés. L'enflure inflammatoire et l'exsudation peuvent cependant être assez considérables pour que les vaisseaux du disque soient complétement cachés et qu'il ne soit possible de les suivre que sur le bord. C'est seulement de temps à autre que l'on rencontre un vaisseau dont le contour peut être suivi dans toute son étendue. Quoique les cas de rétinite néphrétique et parenchymateuse soient accompagnés d'un certain degré d'inflammation du nerf optique, je me renfermerai ici dans la description de la névrite optique comme maladie idiopathique et sans l'examiner comme un symptôme d'inflammation de la rétine.

Nous pouvons distinguer deux formes principales de névrite optique :

1° *L'engorgement de la papille* (1) (*Stanung's papille de de Graefe*), dans laquelle l'inflammation débute dans la papille (disque optique), et s'étend au-dessus, le long du tronc nerveux, mais s'arrête brusquement à la lame criblée. De là le nom qu'on peut bien lui appliquer de névrite ascendante.

2° La névrite descendante dans laquelle l'inflammation commence extraoculairement et descend en dessous, au disque optique.

L'engorgement de la papille est presque toujours dû à un affaiblissement de la circulation du nerf, affaiblissement qui peut être causé par une tumeur intraorbitale qui presse sur le nerf, ou par un accroissement de la pression crânienne et un retard et un affaiblissement conséquent de la circulation de la veine ophthalmique. Cet obstacle mécanique à la circulation des vaisseaux du centre de la rétine est bientôt suivi d'infiltration séreuse du nerf optique et de prolifération inflammatoire des éléments du tissu connectif. De là une enflure considérable du nerf, et comme l'anneau scléral est résistant et ne peut pas céder, il embrasse fortement le nerf qui se trouve là plus ou moins strangulé, ce qui arrête la circulation encore davantage. L'irritation produite par cette compression est bientôt suivie d'inflammation.

De Graefe (2) fut le premier à reconnaître le lien qui existe entre la névrite optique et les affections du cerveau, aussi bien que de certaines conditions morbides de l'orbite. Suivant lui, la papille engorgée se dis-

---

(1) Je recommande spécialement à l'attention du lecteur l'ouvrage de M. le docteur Allbutt, *Ischœmia of the disc. Med. Times and Gazette*, 1868.

(2) *A. f. O.*, VII, 2, 58.

tingue surtout par une enflure considérable et parfois partielle, une certaine proéminence du disque, des hémorrhagies nombreuses et considérables sur la papille et autour d'elle, des veines dilatées, noires et tortueuses, des artères au contraire très-petites, atténuées, et souvent presque vides. L'infiltration inflammatoire de la rétine est limitée au voisinage de l'entrée du nerf. Dans la névrite *descendante*, le tissu du nerf est très-diffus, mais l'enflure et la rougeur du disque sont moins considérables, la teinte du disque étant d'un gris pâle. L'opacité de la rétine est plus diffuse et plus étendue et atteint plus profondément sa structure, les artères de la rétine sont considérablement diminuées comme volume, mais les veines sont moins dilatées et moins tortueuses que dans la papille engorgée. A cause de l'implication moins étendue de la rétine et de l'aspect des taches blanches que l'on voit sur elle, la maladie prend quelquefois une certaine ressemblance avec la rétinite néphrétique et peut même être prise pour cette affection par un observateur superficiel et peu soigneux. Les points principaux du diagnostic différentiel de cette maladie ont été déjà expliqués dans le passage qui traite de la rétinite albuminurique (p. 338). A cause de la grande portion de la rétine qui est envahie par cette maladie, cette forme spéciale peut être appelée avec raison névro-rétinite.

On doit dire cependant que les caractères de ces deux formes de névrite ne sont souvent pas aussi marqués, et que l'affection peut passer d'une forme à l'autre, et produire un groupe d'apparences ophthalmoscopiques mélangées. Quelquefois, dans la névrite descendante, l'opacité, l'enflure et la rougeur sont surtout confinées à la périphérie du disque, la partie centrale n'étant relativement que peu envahie.

Dans certains cas de névrite optique chez les enfants, M. Hutchinson a rencontré un aspect particulier de la rétine dans la région de la tache jaune : un groupe de globules très-réfractifs, ressemblant, au premier coup d'œil, à une masse d'œufs d'araignée. Ces groupes sont presque symétriques et très-limités (1).

Quand les symptômes inflammatoires diminuent, les produits morbides sont graduellement absorbés. L'enflure et la proéminence de la papille diminuent et elle devient graduellement molle. En même temps elle prend une teinte plus pâle, tandis que la rétine qui l'entoure reste parfois un peu troublée. Les veines de la rétine diminuent de volume, elles sont moins tortueuses, les extravasations de sang sont absorbées, l'opacité de la rétine disparaît et le disque reprend graduellement une apparence plus normale : la vue peut être rétablie. Comme l'enflure et l'infiltration du nerf sont beaucoup plus considérables dans la papille engorgée que dans

____

(1) *Ophth. Hosp. Rep.*, V, 4, 308.

la névrite descendante, l'absorption est aussi moins rapide que dans cette dernière. La guérison dans les cas graves est l'exception, mais non pas la règle, car le nerf devient généralement atrophié. Même dans les cas où la vision est rétablie, le disque reste opaque en quelque sorte, et d'une teinte pâle crémeuse. On est généralement capable, pendant longtemps, de distinguer l'atrophie consécutive à la névrite optique de celle qui se rencontre dans les amauroses cérébrales et cérébro-spinales, et qu'on appelle atrophie simple ou progressive. Dans l'atrophie consécutive à la névrite optique, le contour du disque reste en quelque sorte trouble et indistinct, et ne présente pas ce contour clair, net, bien délimité, qui est caractéristique de l'autre forme. Le disque peut aussi rester enflé, et la blancheur et la transparence de son lustre être changées en une teinte opaque et crémeuse. Les veines de la rétine gardent pendant un certain temps une dilatation et une tortuosité considérables ; mais, avec le temps, ces différences s'affaiblissent graduellement, et le disque prend, à la fin, l'aspect qu'il a dans une simple atrophie progressive. Quand les infiltrations de la rétine et du nerf optique sont absorbées, on voit souvent, sur ces points, un amincissement et une atrophie légère de la choroïde.

La maladie affecte généralement les deux genres (surtout quand elle est due à des causes cérébrales), soit simultanément, soit à un très-court intervalle. Suivant Bouchut, elle est plus marquée dans l'œil qui correspond à l'hémisphère le plus gravement atteint. Si la cause est intra-orbitale, le cas est très-différent. J'ai rencontré un cas dans lequel l'affection, dont la cause ne pouvait pas même être soupçonnée, est restée complétement limitée à un œil.

La vue est souvent très-compromise, quelquefois même on la perd soudainement, le malade devenant aveugle en quelques jours ou en quelques heures, au point de ne pouvoir distinguer la lumière de l'obscurité. Mais l'affaiblissement de la vue ne correspond pas nécessairement aux altérations morbides frappantes que présente la maladie. En réalité, la vue peut rester parfaitement normale dans des cas de névrite optique très-marqués.

J'ai maintenant sous ma direction un cas de névrite monoculaire dans lequel l'acuité de la vision est restée parfaitement normale pendant tout le temps, et il y a peu de temps j'ai vu, avec le docteur Hughlings Jackson, deux cas de névrite optique dans lesquels le malade pouvait lire le n° 1 de Geiger. Le docteur Jackson m'a assuré que de pareils cas n'étaient pas très-rares, mais qu'ils étaient rarement observés par les oculistes, qu'on ne consulte souvent que lorsque la vue commence à s'affaiblir. Mauthner (1) raconte un cas intéressant dans lequel un malade atteint de névrite optique a conservé une acuité normale dans la vision, jusqu'à

_____

(1) *Lehrbuch der Ophthalmoscopie*, 293.

l'instant de sa mort, qui fut subite. L'autopsie révéla l'existence d'une névrite optique interstitielle, mais la rétine était saine jusqu'au nerf optique.

Le champ de vision est aussi en général plus ou moins affecté, et c'est un point très-important comme pronostic, car, suivant de Graefe (1), nous trouvons presque toujours que, dans les cas de névrite optique dans lesquels le champ de vision est contracté, il en résulte au moins une atrophie partielle de la rétine et du nerf optique. La papille est en général rugueuse, dilatée, ou même peut-être presqu'immobile. Mais si la vue est bonne, il peut se faire qu'elle soit peu ou point affectée. Le malade est souvent troublé par les apparences subjectives de la lumière (photopsies et chromopsies) dont la présence constante et les formes fantastiques sont une cause de détresse et d'anxiété. Si la névrite est due à une cause cérébrale, elle est accompagnée d'ordinaire par des symptômes plus ou moins marqués des maladies du cerveau, tels que la perte de la mémoire, des vomissements, des étourdissements, de la perturbation de l'odorat, du goût ou de l'ouïe, des attaques épileptiformes, des affections paralytiques, un mal de tête intense, etc., etc. La céphalalgie est souvent très-grande et si pénible que le malade est souvent incapable de la localiser, car elle s'étend à toute la tête. De Graefe appelle l'attention sur ce fait que, dans les cas de tumeur cérébrale, on peut quelquefois préciser la position de la tumeur par la douleur aiguë que l'on produit en frappant avec le doigt la partie correspondante du crâne, ce qui augmente temporairement le mal de tête général.

Causes. — L'engorgement de la papille peut être causé par des conditions morbides de l'orbite qui donnent lieu à une grande protubérance de l'œil ou à une pression sur le nerf optique, et par conséquent une gêne de la circulation. Parmi les causes de ce genre on doit principalement signaler les tumeurs, l'inflammation du périoste ou du tissu cellulaire de l'orbite; en pareil cas on a souvent l'occasion de voir comment disparaissent les symptômes de névrite optique, et comment la vue se rétablit quand la tumeur a été enlevée ou que l'inflammation a diminué et que l'œil est revenu à son état normal.

Cette forme de névrite optique est en outre très-souvent produite par certaines affections cérébrales qui exercent une pression directe sur le sinus caverneux et s'opposent ainsi à la circulation veineuse, ou l'affectent par un accroissement de la pression de la circulation intra-crânienne (dans l'hydrocéphale). Parmi ces causes on doit mentionner spécialement les tumeurs cérébrales qui sont situées à la base du cerveau ou dans les hémisphères. Cet empêchement à la circulation de la veine ophthalmique

____

(1) *Kl. Monatsbl.*, 1863, 9, et aussi *A. F. O.*, VII, 2, 58.

donne lieu à une congestion mécanique de la papille qui, comme on l'a
déjà vu, est souvent suivie d'infiltrations séreuses, et plus tard de prolifération inflammatoire des éléments du tissu connectif du nerf optique.
Seulement, ainsi que de Graefe l'a fait remarquer au début, l'obstruction du sinus caverneux seul ne suffirait pas pour cela ; mais l'effet produit
par l'anneau scléral résistant accroît la tendance à la stase de la circulation et doit aussi être compté. Des cas d'engorgement de la papille,
dans lesquels des tumeurs cérébrales ont été trouvées après la mort, ont
été rapportés par de Graefe (1) et par d'autres auteurs. Mais quoique cette
forme de névrite optique nous conduise à soupçonner la présence d'une
tumeur cérébrale, on ne peut cependant établir toujours un diagnostic
semblable, car de pareilles tumeurs peuvent produire une simple atrophie
du nerf optique par la pression directe qu'elles exercent sur celui-ci. Ou
bien elles peuvent produire de l'inflammation des méninges qui, s'étendant au nerf optique, donne lieu à la névrite descendante. Cette dernière
maladie est quelquefois rencontrée dans des cas de méningite ou d'arach-
nite dans lesquels l'inflammation s'étend au nerf optique, et voyage
jusqu'à la papille et à la rétine. On peut cependant avoir affaire à des
formes mixtes de névrite dans lesquelles les phénomènes présentés par
la maladie sont dus en partie à l'inflammation du tronc nerveux et en
partie à l'obstruction de la circulation.

Dans un cas de névrite descendante rapporté par de Graefe (2), la
méningite circonscrite basilaire était causée par un entozoaire particulier
situé en partie à la base du crâne.

En réalité, suivant le docteur Hughlings Jackson (3), qui a fait des
recherches si intéressantes et si estimables sur les affections de l'œil unies
à des affections cérébrales, la névrite optique peut être produite par le
durcissement ou l'ossification, maladie fréquente de presque toutes les
parties du cervelet. Je ne puis mieux faire que de donner au lecteur le
résumé suivant et sommaire des idées de cet auteur, qui se trouve dans
le *Hospital Reports of the British Medical Journal* (March 28, 1868).

« Nous allons passer maintenant aux remarques sur l'état aigu du
nerf optique, qui est suivi par un autre genre d'atrophie. On doit se
rappeler que les remarques suivantes s'appliquent aux cas de névrite optique (névrite descendante) observés dans la pratique médicale, et contenant un résumé exact quoique très-bref des conclusions du docteur Hughlings Jackson. — La névrite optique causée par la maladie intra-crânienne
est toujours double, même quand la maladie qui la produit est limitée à

(1) *Kl. Monatsbl.*, 1863, 9.

(2) *Kl. Monatsbl.*, 1864, 367.

(3) Voyez les recherches du docteur Hughlings Jackson sur ce sujet dans le *R. L. O. H. Rep.*,
The London Hospital Reports, Med. Times, etc., etc.

un seul hémisphère cérébral. Assez souvent un œil souffre plus que l'autre ; mais, même lorsqu'il n'y a qu'un hémisphère cérébral de malade, il ne paraît y avoir aucune espèce de relation suivie entre le côté du cerveau malade et l'œil le plus affecté. Quoique, dans la pratique médicale, la maladie locale qui cause la névrite optique soit plus souvent dans l'hémisphère cérébral, elle peut être soit dans d'autres parties des hémisphères du cerveau ou du cervelet, soit à la base du crâne. — Le docteur Hughlings Jackson n'a pas encore trouvé de névrite optique, ni même d'atrophie optique d'aucune espèce, limitée à la couche optique, au pont de Varole ou à la moëlle allongée. La maladie intra-crânienne est presque toujours organique. La maladie intra-crânienne peut être de plusieurs genres, mais elle est ordinairement sérieuse. Ainsi, le docteur Hughlings Jackson a trouvé de la névrite optique simultanément avec des tumeurs, des abcès, des caillots de sang, des dépôts syphilitiques, des kystes hydatides, et tous ceux de l'hémisphère cérébral. Il n'a pas trouvé une seule exception, seulement un aspect tout à fait extraordinaire dans la chorée des enfants, maladie qu'il suppose causée, au moins fréquemment, par l'enfoncement des petites branches de l'artère cérébrale médiane (1). La chorée des enfants ne dépend pas de l'ossification du cerveau. A un point de vue superficiel, le docteur Hughlings Jackson pense que des changements pathologiques très-frappants se rencontrent souvent dans le disque optique avec le spasme et les convulsions unilatérales, et presque jamais avec les mouvements irréguliers unilatéraux. Les mouvements choréiformes se voient souvent pendant la convalescence de l'hémiplégie épileptique qui se rencontre quelquefois avec la névrite optique ; cependant, ce qui coïncide, ce n'est pas la névrite optique et le spasme ou la convulsion unilatérale, mais la névrite et l'affection organique intra-crânienne. C'est cette affection organique qui, siégeant sur un hémisphère cérébral, peut donner naissance à la névrite et à la cause pathologique du spasme et de la convulsion unilatérale, ou aux deux symptômes à la fois. Nous ne devons pas cependant, pense-t-il, faire une erreur semblable à celle des vieux astronomes, qui considéraient l'amaurose de la névrite optique, et l'atrophie qui en est la conséquence, comme un point autour duquel tous les autres symptômes opéraient leur révolution. Nous devons plutôt essayer de trouver la maladie centrale dans la pratique médicale, où souvent l'affection de l'hémisphère cérébral voit chacun de ces symptômes : mal de tête, convulsion, amaurose, névrite optique, lui être subordonnés. Il pense que l'on a tort, même quand on trouve, après la mort, une trace de maladie syphilitique dans le cerveau, de dire que la névrite optique est

(1) Voy. *London Hospital Reports*, 1864, I ; *Lancet*, 26 nov. 1864 ; *Med. Times and Gazette*, 28 janv. 1865.

causée par la syphilis, car le même aspect ophthalmoscopique peut se retrouver avec toute espèce de corps étrangers dans cette partie du cerveau.
Comment arrive-t-il qu'un corps étranger, dans le cerveau, excite quelquefois autour de lui des changements considérables, tandis que d'autres
fois il n'en produit aucun? c'est là un sujet de recherche tout à fait différent, dans lequel nous n'avons pas à entrer. La névrite optique dépend
de la perte de fonctions de la partie détruite par la maladie, comme le
pouvoir de l'expression intellectuelle en dépend (aphasie). La névrite
optique se forme lentement : ainsi, quoiqu'elle se rencontre avec des
caillots de sang, on ne l'a jamais vue se produire avec des caillots récents.
Quand la maladie de l'hémisphère cérébral produit du mal de tête, des
vomissements, du spasme unilatéral, de l'amaurose, de la névrite optique
ou le grand bouleversement appelé fièvre cérébrale, et qui renferme
plus ou moins de tout ce que nous venons d'énumérer, il est probable
qu'il y a un corps étranger; c'est la seule cause; le corps subissant et
produisant des changements diffus dans différentes directions, changements dont les symptômes dépendent directement. Le fait clinique le plus
important au sujet des névrites optiques, c'est qu'elles peuvent durer des
temps très-variables, quelques jours, quelques semaines ou même quelques
mois, sans amener aucun défaut apparent de la vue. On doit y faire une
grande attention dans tous les cas de maladie cérébrale, et même à tout
hasard dans les fièvres cérébrales. Il faut aussi y songer dans les cas de
perte de la parole par maladie des hémisphères. Comme dans les cas
précédents, on peut la rencontrer sur les sujets chez lesquels la parole
manque par suite d'une induration, et en pareil cas la névrite ne se produit qu'après la maladie principale. Un caillot de sang peut amener la perte
de la parole en détruisant un peu de structure élaborée, et, plus tard, de
la névrite optique, en agissant comme un corps étranger. Cependant la
névrite optique se trouve rarement associée avec la présence d'un caillot
de sang. »

Mais on rencontre quelquefois des cas de névrite optique dont il est
impossible de découvrir la cause ; il n'y a aucun affaiblissement de la santé,
excepté peut-être quelque dérangement des fonctions utérines, tel que
de l'insuffisance des règles. J'ai déjà vu plusieurs cas de ce genre chez des
femmes faibles et délicates, qui autrement jouissaient d'une parfaite santé.
De pareils cas se guérissent vite et complétement si on les voit dès le début de la maladie, et qu'ils soient activement et efficacement traités (1).
M. Hulke, dans un mémoire très-intéressant sur la névrite optique, rapporte des cas de ce genre, et d'autres aussi qui étaient réunis avec de la
diphthérie, de la fièvre rhumatismale, etc.

(1) *R. L. O. H. Rep.*, V, 12.

Pour prouver que la distinction entre l'engorgement de la papille et la névrite descendante n'est ni théorique ni arbitraire, nous devons seulement faire attention à la différence qui existe dans les changements anatomiques qui se produisent dans ces deux formes. Dans l'engorgement de la papille, les changements inflammatoires sont le plus souvent limités, surtout à l'extrémité intra-oculaire du nerf optique, et ne s'étendent pas, en règle générale, derrière la lame criblée, quoique la structure intime de cette partie soit souvent changée, et ses traits caractéristiques devenus indistincts (1). Mauthner (2) a vu quelques-unes des préparations de Iwanoff, dans lesquelles la prolifération du tissu connectif, au lieu de s'arrêter court à la lame criblée, s'étendait le long du tronc nerveux et produisait ainsi de la névrite ascendante.

Dans la névrite descendante, Virchow (3) prouve qu'outre l'hypertrophie des vaisseaux et l'accroissement dans la largeur des fibres nerveuses, tout le tronc du nerf avait subi des changements inflammatoires. Le névrilème était épaissi et présentait des décollements cystoïdes. Outre cette péri-névrite, les éléments du tissu connectif interstitiel avaient subi la prolifération et produit la dégénérescence du bulbe nerveux (4).

Le pronostic doit être, dans tous les cas, extrêmement douteux et réservé, et dans la grande majorité défavorable, car, dans la plupart des cas, la névrite optique se termine par une atrophie plus ou moins complète du nerf, et par la perte de la vue. En outre, pour la question de la vue, on doit aussi se rappeler qu'il s'en élève une encore plus importante au sujet de la vie ; car la névrite optique n'est que trop souvent causée par des affections dangereuses et incurables du cerveau. Les cas les plus favorables sont ceux dans lesquels la maladie reconnaît une cause temporaire et qu'on peut faire cesser, telle que l'irrégularité des règles, une tumeur ou une inflammation dans l'orbite ; mais, même dans ces cas, les changements morbides dans le nerf optique peuvent avoir été assez considérables pour empêcher la vue de se rétablir complétement, et la fin est alors l'atrophie du nerf et la cécité. Mais pour les cas dans lesquels les progrès de la maladie et la perte de la vue ont été très-rapides, le pronostic est beaucoup plus favorable que dans ceux où ces changements se sont produits d'une manière lente et graduelle. Dans le premier cas on peut espérer un rétablissement complet, même quand toute perception quantitative de lumière a été perdue temporairement (5).

(1) Schweigger Vorlesungen, p. 136.
(2) Lehrbuch der Ophthalmoscopic, p. 289.
(3) A. f. O., XII, 2, 117.
(4) Voyez aussi le mémoire intéressant du docteur Leber sur la névrite optique (A. f. O., XIV, 2, 333).
(5) A. f. O., XII, 2, 133.

Quant au traitement, nous pouvons seulement établir des règles générales qui varieront suivant la nature de la cause et les exigences particulières des cas individuels. Si l'on voit la maladie au début, le malade sera placé aussi vite que possible sous l'influence du mercure; si le malade est délicat, des toniques seront en même temps administrés. J'ai remarqué plusieurs fois que cette ligne de conduite exerçait une influence très-notable sur les progrès de la maladie et les épanchements morbides dont l'absorption est plus facile et plus rapide. Ce fait se produit surtout chez les femmes qui souffrent de dérangements des fonctions utérines, ou chez les personnes atteintes par la suppression de quelqu'écoulement ordinaire ou d'une grande inaction de la peau. Dans plusieurs de ces cas, j'ai vu une guérison complète résulter de l'influence combinée du mercure et de l'application locale de la sangsue artificielle. Les fonctions de la peau devront être stimulées par des diaphorétiques, et si le malade veut bien s'y soumettre, un traitement par la décoction de Zittmann sera tout particulièrement utile, dans les cas de syphilis. Si la maladie n'est pas encore arrivée à une période plus avancée, et quand les changements permanents dans le nerf se sont déjà établis, je ne pense pas qu'on ait aucun bénéfice à produire la salivation, et je préfère administrer de petites doses de bi-chlorure de mercure, combinées peut-être avec l'iodure et le bromure de potassium.

La douleur vive et si violente dans la tête, que les malades éprouvent souvent quand la maladie est causée par une lésion cérébrale, est généralement adoucie par un vésicatoire suppurant ou encore mieux par un séton à la nuque.

Pour diminuer la congestion du nerf optique et de la rétine, on appliquera la sangsue artificielle plusieurs fois à des intervalles de quelques jours, mais il faudra l'abandonner si elle n'amène pas de bons résultats. Si le malade est faible et délicat, des scarifications sèches pourront lui être substituées.

Au sujet de la névrite optique, de Graefe (1) a appelé dernièrement l'attention sur les cas dans lesquels il y a une perte soudaine de la vue, le malade devenant soudainement, sans cause apparente et en quelques heures, assez aveugle pour être incapable de faire la différence entre la lumière et l'obscurité. Il dit : « Après des maladies constitutionnelles d'un ordre différent (après des rougeoles, des catarrhes gastriques fébriles, des angines), mais sans aucune perturbation marquée de la santé générale, le champ de vision s'obscurcit avec ou sans photopsie et chromopsie, et au bout de quelques heures ou de quelques jours le malade devient complétement aveugle. Les deux yeux sont en général symétriquement affectés, et je n'ai vu que dans un seul cas la maladie limitée à un œil. Ce

(1) *Arch. f. Ophthalm.*, XII, 2, 135.

cas présentait des apparences irrégulières. La pupille en général se dilate énormément et devient inactive malgré la stimulation de la lumière. Elle ne conserve qu'un degré très-léger de mobilité, pendant les mouvements de l'œil ou les efforts de l'accommodation. Il y a par conséquent des raisons de croire à un état particulier d'irritation dans les fibres du sympathique. A l'ophthalmoscope on peut observer sans doute, quoique imparfaitement, les changements de la papille qui ont un caractère transitoire. Son tissu est voilé par une opacité diffuse et délicate; de même que la rétine sa voisine, le niveau du disque est cependant à peine élevé ou seulement à un degré très-peu considérable, et pour quelques jours seulement. Les artères sont rétrécies, mais en pressant sur l'œil on peut encore réussir à produire une pulsation légère (signe le plus sûr de l'existence de la circulation) (1). Les veines sont dilatées et tortueuses, mais leur cours est encore assez régulier à cause de l'opacité légère des tissus. » De Graefe raconte quatre cas de cette espèce. Dans deux la guérison fut complète quoiqu'il y ait eu une perte absolue de la perception quantitative de la lumière pendant un certain temps. Dans un autre cas la cécité continua, et la maladie passa bientôt à l'atrophie rapide du nerf. Dans le quatrième cas, la guérison fut incomplète et accompagnée d'atrophie partielle.

De Graefe pense que, selon toute probabilité, ces cas appartenaient à la névrite rétro-oculaire, l'enflure et l'opacité diffuse étant dues à une infiltration séreuse interstitielle (œdème). La différence entre cette forme et la névrite descendante consiste principalement en ce que les altérations les plus marquées du tissu ne s'étendent pas à la papille, que la maladie ne se développe que sur certains points et qu'elle n'envahit pas d'une façon continue tout le tronc du nerf. En réalité, le degré d'inflammation est très-modéré et la maladie ne dépend que rarement de lésions intracrâniennes graves.

De Graefe pense que certains cas d'ischémie de la rétine, comme aussi peut-être d'embolie de l'artère centrale de la rétine, peuvent être en réalité des cas de névrite rétro-oculaire.

II. — Atrophie du nerf optique.

(Pl. VI, fig. 11 et 12.)

Je me renfermerai dans la description des symptômes variés fournis à l'ophthalmoscope par les différentes formes d'atrophie du nerf optique, et

(1) Si un thrombus dans l'artère centrale de la rétine a causé de l'ischémie de la rétine, les artères de celle-ci seront aussi très-petites, mais même une pression considérable exercée sur l'œil avec le doigt ne réussira pas à produire la pulsation artérielle ou à vider les artères. A ce sujet, de Graefe dit ailleurs : « Si, réuni à un fluide veineux libre, il y a un thrombosis dans la

je réserverai l'examen des causes, du pronostic et du cours de la maladie,
jusqu'au moment où nous traiterons de l'amblyopie et des affections
amaurotiques de l'œil.

Quelques observateurs pensent que les changements atrophiques du
nerf optique sont les avant-coureurs d'un état hypérémique bien marqué
de la papille. Il faut cependant avoir bien soin de ne pas confondre des
particularités physiologiques dans la couleur du disque avec des symptômes, et ne pas les prendre pour un apport pathologique. Ainsi, comme
on l'a déjà dit, le côté nasal du disque est souvent beaucoup plus rouge que
le côté extérieur, son bord étant légèrement indistinct et ayant cependant
encore un aspect physiologique. Dans l'amblyopie qui dépend d'irrégularités dans la circulation cérébrale, on voit souvent l'hypérémie de la papille, comme aussi après un effort prolongé d'accommodation. Mais je ne
pense pas qu'en règle générale on rencontre cet état comme un symptôme
prémonitoire de l'atrophie primitive et progressive du nerf optique. La
nature anatomique la plus intime de l'atrophie simple et progressive du
nerf optique est encore très-douteuse. Quelques observateurs pensent qu'il
existe une première période d'irritation dans le tissu cellulaire interstitiel
qui conduit secondairement à la disparition des éléments nerveux con-
ductifs. En faveur de cette opinion, on peut placer les symptômes qui se
rencontrent dans le cours de la maladie, mal de tête, absences, etc. Mais
ni dans l'amaurose, ni dans le tube dorsal, on ne voit l'inflammation
du tissu cellulaire des nerfs dans le sens ordinaire du mot (1).

Les symptômes ophthalmoscopiques qui caractérisent particulièrement
l'atrophie du nerf optique sont une décoloration blanche ou blanc-
bleuâtre de la papille, une diminution dans le calibre et dans le nombre
des petits vaisseaux sanguins nutritifs sur toute l'étendue du disque. L'atténuation des vaisseaux de la rétine, surtout des artères, est souvent une
excavation particulière du nerf optique.

Dans l'atrophie du nerf optique (surtout dans les formes que l'on rencontre dans l'amaurose cérébrale ou cérébro-spinale), la papille ne présente pas la teinte gris-rose normale, mais elle apparaît pâle et blanche.
Quelquefois cette pâleur est assez considérable pour que le disque apparaisse comme un morceau de papier blanc mou, mais il a souvent un
reflet blanc-bleu ou verdâtre, qui cède à un lustre particulier. Dans le
premier cas, le plan du disque est de niveau et la couleur blanche est due

region de la lame criblée ou en arrière, on doit s'attendre à trouver les artères rétinales
libres. Mais si le flux veineux a été empêché par l'enflure des tissus, soit simultanément, soit
à une date antérieure, les artères peuvent rester pleines en partie, mais la pression sur le globe
de l'œil ne produira pas le phénomène ordinaire à cause de l'arrêt du reflux du sang (*A. f. O.*,
XII, 2, 134, note).

(1) Voyez le rapport sur l'amaurose par de Graefe (*Kl. Monatsbl.*, 1865, p. 157).

à l'atrophie du tissu nerveux et à l'hypertrophie et à l'épaississement du tissu connectif du nerf. Le reflet blanc-bleuâtre est dû d'une part aux changements qui s'opèrent dans les tubules nerveux entre les mailles de la lame criblée, ce qui rend les détails particulièrement distincts. En pareil cas il y a toujours une excavation du nerf. Très-souvent ces deux conditions coexistent, de sorte qu'on a une excavation peu profonde avec les détails de la lame criblée exposés en partie, et couverts d'un autre côté par une couche épaisse de tissu connectif (Graefe).

Outre sa couleur pâle et décolorée, le disque perd aussi sa transparence et la clarté particulière de sa teinte, de sorte que les vaisseaux de la rétine ne peuvent pas être suivis distinctement quand ils passent dans la substance de la papille. Quoique le contour du disque puisse être d'une forme irrégulière, il est très-bien limité et très-clairement, et l'anneau de la choroïde paraît étonnamment distinct. Le volume de la papille peut aussi être un peu diminué, mais il ne faut pas attacher beaucoup d'importance à ce symptôme qui est dû souvent à des causes qui tiennent à la réfraction de l'œil. La teinte bleue ou vert-bleuâtre se rencontre souvent dans les cas d'amaurose spinale, et quelques auteurs la regardent comme pathognomonique (1).

Les vaisseaux de la rétine sont généralement diminués comme volume, et souvent dans une proportion considérable. Les petits vaisseaux sanguins du disque sont atténués et même ont disparu, ce qui tend encore à rendre la papille plus pâle. Les artères de la rétine sont souvent assez étroites pour ressembler à de petits fils que l'on peut à peine suivre sur la rétine à une petite distance du disque, mais leur tronc principal se reconnaît facilement sur la papille. Les veines de la rétine sont aussi diminuées dans leur calibre, mais moins que les artères. Nous rencontrons cependant quelquefois des cas d'amaurose chronique complète avec des symptômes bien marqués d'atrophie du nerf dans lesquels les principaux vaisseaux de la rétine conservent leur diamètre normal. L'atténuation des vaisseaux est beaucoup plus marquée dans les cas d'atrophie consécutive de la rétinite ou de la choroïdo-rétinite.

Tandis que les symptômes ci-dessus se présentent dans l'atrophie pro-

(1) Mauthner appelle l'attention sur une décoloration bleue ou d'un vert bleuâtre de la papille, qui fut d'abord décrite par Geiger. Mais il ne considère pas cette coloration comme pathognomonique dans l'atrophie du nerf, à moins que d'autres symptômes, tels que la diminution des vaisseaux de la rétine, ne soient aussi présents. Quand il n'en est pas ainsi, il considère le pronostic comme plein d'espoir quant à l'état de la vue, car l'état de la vue peut non–seulement rester stationnaire, mais même subir une merveilleuse amélioration. Il fait remarquer, en outre, que ces changements de couleur du disque se voient mieux par l'examen direct et avec une lumière faible qu'avec les ophthalmoscopes de Helmholtz et de Jaeger (*Lehrbuch der Ophthalmoscopie*, p. 294).

gressive du nerf optique, la forme d'atrophie consécutive de la névrite optique reste pendant longtemps avec des aspects caractéristiques qui nous permettent généralement de la distinguer de l'autre forme et aussi de celle qui suit la rétinite pigmentaire. A la fin cependant, ces caractères distinctifs s'effacent, et l'on trouve l'aspect d'une atrophie cérébrale progressive. Dans la première période on la distingue facilement, parce que la papille reste un peu enflée et qu'elle a un aspect opaque légèrement trouble et d'un blanc grisâtre. Son contour n'est pas bien limité, mais indistinct, il passe graduellement et presque insensiblement dans la rétine, légèrement nuageuse, de sorte que le disque paraît entouré d'une légère auréole. Les veines de la rétine sont aussi quelquefois dilatées, voilées et tortueuses. Quelquefois on peut suivre distinctement les changements qui s'opèrent dans une partie de la papille, tandis que l'autre partie conserve encore les caractères particuliers de la névrite. Ces aspects sont très-bien reproduits dans l'atlas de Liebreich (Pl. XI, fig. 8 et 9).

Je dois rappeler ici que M. Wordsworth, M. Hutchinson et quelques autres observateurs pensent qu'il y a une forme particulière et caractéristique d'atrophie du nerf optique dans l'amaurose causée par l'usage du tabac.

M. Hutchinson, dans un mémoire sur l'amaurose causée par le tabac, à la « Roy. Med. Chir. Society » (1), dit : « Les cas dont je veux parler dans ce Mémoire se reconnaissent par la perte de la vascularité du nerf optique lui-même. En général, il n'y a pas beaucoup de diminution du volume des vaisseaux qui nourrissent la rétine, et souvent ils conservent encore un volume suffisant alors que le nerf lui-même est déjà aussi blanc que du papier. La première période (qui est souvent transitoire et peut être souvent inaperçue) est une période de congestion pendant laquelle le disque paraît très-rouge, la pâleur de la moitié externe du disque nerveux étant alors la partie qui se rapproche de la tache jaune. Pendant ces périodes, le malade se plaint un peu de la confusion de la vue ; chaque chose apparaît pour lui comme dans un brouillard, mais il n'éprouve aucune douleur et n'a ni photophobie ni photopsie. A une période plus avancée, tout le disque optique devient pâle et d'un blanc bleuâtre comme du lait, et un peu plus tard encore on a la preuve, non-seulement de l'anémie du nerf, mais d'une atrophie avancée. Ces périodes durent généralement de quatre mois à un an. Dans plusieurs cas le malade finit par devenir tout à fait aveugle ; mais dans d'autres cas la maladie, arrivée à un certain degré, s'arrête. Il n'y a du début à la fin aucune preuve d'affection des structures du globe de l'œil, excepté du nerf optique, et

---

(1) *Transactions of the Roy. Med. Chir. Society,* 1867, p. 411.

même après des années de cécité absolue, la rétine, la choroïde, etc., restent saines et leur nourriture sanguine suffisante. Les deux yeux sont presque toujours atteints et les progrès de l'affection paraissent presque *pari passu*. Du manque de sommeil, des étourdissements, un peu de mal de tête, tels sont en général les symptômes constitutionnels qui accompagnent cette affection. Ces symptômes disparaissent à une période plus avancée et le malade reprend sa santé habituelle. Comme il n'y a aucune tendance aux complications graves, on n'a presque jamais l'occasion d'examiner à l'autopsie le cerveau dans des cas semblables. »

Dans les cas d'hémyopie latérale, il est très-rare aussi que l'on rencontre une atrophie partielle de l'excavation du disque ; cependant cela peut se présenter, et dans ce cas l'atrophie correspond à cette moitié du nerf optique qui est supportée par les fibres du nerf optique malade. Mais il s'écoule un temps considérable avant que les symptômes d'une pareille atrophie se montrent, et, en réalité, l'hémyopie peut exister pendant très-longtemps sans qu'on puisse reconnaître la moindre trace d'atrophie.

III. — Excavation du nerf optique.

Il y a trois formes d'excavation du nerf optique : 1° l'excavation physiologique congénitale ; 2° l'excavation par atrophie du nerf optique ; 3° l'excavation par la pression ou excavation glaucomateuse.

Dans l'excavation physiologique congénitale, on trouve que l'excavation est généralement limitée à la partie centrale du disque optique ; qu'elle est surtout très-petite, assez sombre et peut continuer toute la vie sans subir de grands changements. Dans certains cas l'excavation n'est pas située au centre du disque, mais un peu à la partie externe (côté temporal) ; quelquefois elle est bien marquée et facile à reconnaître, la partie centrale du disque ayant un aspect blanc, brillant particulier, de volume et de forme variés. Ce point central brillant peut être ovale, circulaire ou d'un volume longitudinal ; il est en général peu considérable si on le compare avec celui du disque, et environné par une zone rougeâtre qui peut être presque de la même couleur que le fond de l'œil. L'étendue de cette zone varie avec l'étendue de l'excavation : si celle-ci est grande, la zone sera étroite et limitée à la périphérie du disque. Les bords de cette profondeur sont généralement légèrement inclinés, mais jamais abruptement, car l'excavation arrive graduellement dans la zone plus sombre sans qu'il y ait de séparation bien définie ; mais si l'excavation est conique et en forme d'entonnoir, les formes sont plus abruptes et les contours plus définis. On trouve que les vaisseaux de la rétine subissent aussi des changements particuliers dans leur cours de la périphérie au centre du disque, car lorsqu'ils arrivent aux bords de l'excavation, au lieu de passer droit au-dessus, ils décrivent une courbe plus ou moins considérable et s'enfoncent dans cette sorte d'entonnoir. Cette courbe peut être très-légère et graduée, si l'excavation est étroite et peu profonde ; mais si elle est profonde et étendue, la courbe peut être rapide et abrupte et produire un déplacement des vaisseaux. Dans l'étendue de l'excavation, les vaisseaux prennent généralement une teinte plus foncée, quelquefois cependant ils apparaissent plus frais, plus roses et comme enveloppés d'un voile délicat.

Dans certains cas, ainsi que M. Muller l'a fait remarquer, la surface du disque peut montrer une dépression et une élevure physiologique. La partie externe du disque est légèrement déprimée et la partie nasale légèrement élevée ; les deux moitiés de la papille présentent des différences plus frappantes et plus marquées qui seraient facilement prises pour des apparences pathologiques par un observateur inattentif. En pareil cas on trouve que la dépression n'a pas de bords bien limités et que le pointillage particulier qui la recouvre, et qui est dû à la lame criblée, est très-facile à observer, ce qui n'existe pas pour l'autre moitié. La couleur de l'excavation est pâle et blanchâtre et forme un contraste frappant avec la partie élevée qui est anormalement rouge et vasculaire. Le contour du disque est aussi différent, car il est parfaitement limité sur le côté temporal, et l'anneau scléral est très-apparent. En outre, du côté du nez il est indistinct et plus ou moins caché. Les vaisseaux de la rétine peuvent être suivis lorsqu'ils montent du centre du disque au sommet de l'excavation ; arrivés là, ils vont en pente de façon que leur continuation nous échappe.

Dans l'excavation par atrophie du nerf optique, on trouve aussi des symptômes caractéristiques très-bien marqués. Les vaisseaux sont diminués comme calibre, les artères sont petites, semblables à des fils et à peine apparentes ; les veines peuvent garder au début leur volume normal ou même être légèrement dilatées, mais dans le cours de la maladie elles diminuent aussi beaucoup comme diamètre. La couleur du disque change : au lieu de l'aspect jaune rosé qu'il présente dans un œil sain, il prend une couleur blanche grisâtre ou bleuâtre qui peut être limitée à une portion du disque ou s'étendre sur toute sa surface et qui lui donne un aspect brillant tendineux ou même nacré. La couleur gris-bleuâtre du nerf optique, ainsi qu'on l'a déjà dit, se rencontre souvent dans l'amaurose spinale et est considérée par quelques-uns comme symptôme caractéristique de cette affection. L'excavation atrophique, quoique parfois étendue à la surface, est généralement très-resserrée ; les bords tombent graduellement et non pas abruptement. En conséquence, lorsque les vaisseaux de la rétine arrivent au bord de l'excavation de la périphérie du disque, ils ne se déplacent pas d'une manière marquée, mais décrivent seulement une courbe plus ou moins aiguë. Quelquefois cette courbe est si légère qu'on l'aperçoit à peine ; même dans ces cas très-rares où l'excavation est profonde, la pente n'est pas abrupte, et pour cette raison il y a peu de déplacement des vaisseaux sur le bord. Si l'on promène çà et là la lentille de l'ophthalmoscope de manière à ce qu'elle agisse comme un prisme, le fond de l'excavation ne remuera pas tout entier, mais certaines parties seulement subiront un déplacement léger ; ce parallaxe est très-différent et facile à distinguer de celui que l'on trouve dans l'excavation glaucomateuse. En outre, l'interruption soudaine des veines pleines sur le bord de l'excavation, qui est si caractéristique dans la forme glaucomateuse, manque aussi.

Excavation glaucomateuse ou par pression (Pl. VI, fig. 15 et 16). Cette forme se distingue par les symptômes typiques suivants : l'excavation n'est pas partielle et limitée à la partie centrale du disque optique comme dans la forme physiologique, mais elle s'étend jusqu'au bord du disque, son diamètre égalant celui du disque et la lame criblée étant allongée et repoussée en arrière. Quoique l'excavation puisse ne pas avoir atteint encore une profondeur considérable, le bord est toujours abrupte et escarpé, ce qui diffère beaucoup de l'excavation atrophique dans laquelle la descente est douce et graduelle. Les bords peuvent aussi être comme suspendus sur l'excavation qui a miné les marges de la papille. Le disque est environné d'un anneau lumineux d'un blanc jaunâtre qui est dû à la réflexion de la lumière de la lame antérieure de l'anneau scléral, la choroïde étant amincie et atrophiée sur ce point. Cette zone varie comme largeur suivant la profondeur de l'excavation : plus celle-ci est profonde et avancée, plus l'anneau sera large et marqué. La couleur du disque est aussi très-altérée : au lieu de l'aspect rose jaunâtre du disque normal, la partie centrale brillante et pointillée est entourée d'une ombre profonde vert-bleu ou gris-bleu qui devient plus foncée à la périphérie du disque où elle peut prendre l'aspect d'un rebord foncé et bien limité. Si on remue légèrement le miroir de la lentille objective, cette ombre varie comme intensité et plus particulièrement à la partie centrale. A cause de l'éclat particulier du disque, il paraît, au premier coup d'œil, comme arqué en avant, plutôt que creux, comme il l'est en réalité. Le cours des vaisseaux de la rétine sur le bord de l'excavation est aussi tout spécial. Ces vaisseaux ne passent pas, comme dans l'œil normal, droit sur la marge du disque et sur la rétine sans courbe et sans déplacement ; mais si nous suivons leur cours à partir de la rétine, nous trouvons que lorsqu'ils arrivent au bord de l'excavation, les veines dilatées augmentent de volume et font une courbe plus ou moins aiguë pour descendre dans la profondeur. Au point où les veines suivent une courbe, elles apparaissent d'une couleur plus foncée. Si l'excavation est profonde, les veines semblent former des anneaux sur le bord et sont considérablement déplacées, en sorte que le prolongement des veines sur le disque optique dévie tellement, comparé aux veines qui se trouvent sur le bord rétinal de l'excavation, qu'il ne paraît pas appartenir aux mêmes vaisseaux. Leur continuité paraît interrompue, ce déplacement des deux parties peut égaler le diamètre du vaisseau ou même le dépasser. L'étendue et la rapidité de ce déplacement soudain varie suivant la profondeur de l'excavation. Dans le disque, les vaisseaux paraissent indistincts et fanés, leur calibre est diminué ; quelquefois même ils peuvent disparaître presque complétement, de façon qu'il soit très-difficile de retrouver leur trace. Si l'on remue la lentille objective de manière à la faire agir comme un prisme, on verra apparaître une parallaxe très-marquée. Tout le fond de l'excavation change de place et l'anneau scléral large peut sembler se remuer avec lui comme un cadre serait remué sur une peinture. Les différentes parties de l'excavation cependant ne changent leur position individuelle que d'une manière très-peu sensible. Le degré de la parallaxe varie aussi suivant la profondeur de l'excavation. Ces aspects se voient parfaitement stéréotypés avec l'ophthalmoscope binoculaire. Cette parallaxe caractéristique distingue l'excavation glaucomateuse de l'excavation du nerf optique, car, dans ce dernier cas, ainsi que nous l'avons déjà dit, quoique certaines parties de l'excavation changent de place, le fond tout entier ne remue pas à la fois. Le déplacement des vaisseaux dans l'excavation glaucomateuse nous permet aussi de distinguer cet état de l'état physiologique. En effet, le déplacement est plus ou moins rapide et se place sur le bord du disque, tandis que dans l'excavation physiologique le déplacement ou la courbe ne sont pas rapides, mais légers, gradués, et, de plus, les effets ne se produisent pas au bord du disque, mais dans son centre, à une distance plus ou moins considérable du bord, suivant l'étendue de l'excavation. S'il survient une excavation glaucomateuse quand il existe déjà une excavation physiologique, on peut quelquefois, au début de la maladie, observer ces deux états simultanés ; les vaisseaux présentent alors un double déplacement, l'un au bord de l'excavation physiologique et dans le centre de la papille, l'autre plus rapide et plus marqué sur le bord du disque optique ; mais, à une période plus avancée, les apparences de l'excavation physiologique disparaissent, cette excavation étant enveloppée dans l'excavation glaucomateuse.

Dans la majorité des cas, il n'est pas difficile de reconnaître cette affection glaucomateuse et de la distinguer des autres, avant même qu'elle ait atteint une profondeur considérable. L'étendue de la dépression, la rapidité des bords, le déplacement particulier des vaisseaux à la marge et la pulsation artérielle spontanée ou facile à produire sont des guides très-sûrs. Quand les symptômes d'atrophie du nerf optique sont réunis avec une excavation glaucomateuse, il peut être très-difficile d'assurer quelle a été l'affection primitive, surtout dans ces cas où l'atrophie du nerf optique dépend d'nne amaurose cérébrale et est compliquée de glaucome inflammatoire. En pareil cas une comparaison entre les deux yeux et un examen soigneux et minutieux de l'historique du cas triomphent généralement de cette difficulté. Mais nous devons nous rappeler que, dans l'excavation glaucomateuse, le nerf optique subit des changements atrophiques et devient très-blanc.

Au début de cette affection, la dépression peut être partielle et limitée à une partie du disque optique, mais elle présente toujours les symptômes typiqucs de l'excavation par pression. Le disque optique peut être complétement environné d'une large zone sclérale, les veines étant dilatées et soudainement déplacées, au bord de la partie déprimée ; il y a en outre une ombre bleuâtre à la périphérie de l'excavation ; cette couleur s'efface graduellement et devient plus claire vers le centre.

De Graefe a fait remarquer un fait très-intéressant et très-important, c'est qu'une excavation glaucomateuse peut se rétrécir et diminuer après l'opération de l'iridectomie, ce qui prouve que la dépression est causée par l'accroissement de la pression intra-oculaire. Les cas qui montrent le mieux la vérité de cette opinion sont ceux dans lesquels des symptômes aigus se sont développés dans un glaucome chronique ; alors l'excavation devient plus allongée et comme en forme de saucière. Les bords des vaisseaux sont moins subitement déplacés et ne sont plus interrompus, en sorte que leur continuité de la rétine au disque permet de suivre leur cours qui peut être un peu sinueux. Nous pouvons aussi ajouter que les vaisseaux qui étaient légèrement courbés au bord du disque se sont redressés.

IV. — Pigmentation du nerf optique.

En parlant de l'aspect normal que présente le fond de l'œil, j'ai dit que l'on rencontre souvent des dépôts plus ou moins marqués et plus ou moins étendus de pigment sur le bord du disque, que cette apparence est physiologique et n'a pas de signification pathologique. Quelquefois ce dépôt est peu considérable, et forme comme un croissant étroit sur une partie du disque ; dans d'autres cas son volume est plus grand et il peut embrasser une partie notable du bord à l'entrée du nerf optique.

Parfois on a observé que le pigment était déposé dans toute l'étendue du disque dans les cas d'atrophie du nerf optique. Liebreich (1) a rap-

____

(1) *Annales d'oculistique*, III, 31 ; voy. aussi Knap., *A. f. O.*, X, 1, 194.

porté un cas dans lequel il y avait dans les yeux de l'atrophie du nerf optique avec des dépôts marqués de pigment dans le disque et surtout dans l'œil gauche. Dans cet œil le disque tout entier, excepté au centre et sur une partie du côté extérieur (côté temporal), était couvert d'un pigment noir et dense. Quelquefois on voit de petits points brillants, superficiels, sur la papille (après des changements morbides, tels que névrite, etc.), qui ont l'aspect de cristaux de cholestérine (Mauthner).

V. — Tumeurs du nerf optique.

Les tumeurs du nerf optique sont très-rares et très-difficiles à diagnostiquer avec l'ophthalmoscope. De Graefe rapporte un cas dans lequel il y avait une large tumeur rétro-oculaire qui faisait faire à l'œil une saillie de 9‴. La vue était complétement perdue. A l'ophthalmoscope on voyait les veines de la rétine dilatées et tortueuses et les artères atténuées. A la moitié interne du disque on voyait une élevure abrupte, rapide, particulière. Celle-ci avait une projection de 1‴ au-dessus du niveau de la moitié externe du disque et pendait légèrement sur le bord interne. Dans cette élevure, la substance du disque était opaque et d'un rouge grisâtre et les vaisseaux de la rétine complétement cachés. A l'examen par le microscope fait par les docteurs Recklingshausen et Schweigger, on a trouvé que cette excroissance était une tumeur du nerf optique de nature sarcomateuse. Dans un autre cas de tumeur orbitaire rapporté par le docteur Jacobson (1), l'ophthalmoscope révéla aussi une projection frappante d'une partie du disque optique, dans laquelle une partie des vaisseaux de la rétine était perdue. Tout l'aspect du disque, les variations de couleur de ces différentes parties aussi bien que le cours des vaisseaux de la rétine, tout cela avait un aspect caractéristique. On trouva aussi qu'on avait affaire à une tumeur mixte sarcomateuse du nerf optique.

VI. — Fibres opaques du nerf optique.

Parmi les particularités physiologiques de la rétine que l'on rencontre quelquefois, il en est une qui, pleinement développée, pourrait être prise pour un épanchement dans la rétine. C'est un fait bien connu que, chez l'homme, les tubules nerveux du nerf optique perdent leur névrilème au tissu cribriforme quand ils passent à la partie la plus antérieure de la papille et de là à la rétine, dénudés de leur gaîne, simplement sous forme d'axe cylindrique transparent. Cependant, chez certains animaux, le lapin par exemple, la gaîne continue jusqu'à la rétine.

(1) *A. f. O.*, X, 2, 55.

Il semble que ce fait se produit quelquefois chez l'homme, ainsi que Virchow l'a fait remarquer, les fibres nerveuses conservant leur névrilème jusqu'à une courte distance de la rétine, de sorte que celle-ci, au lieu d'être transparente, montre sur ces points une opacité blanche marquée. Le diagnostic ophthalmoscopique des fibres nerveuses opaques n'est pas difficile, et un peu de soin et de réflexion empêchera l'observateur de les confondre avec les changements morbides de la rétine. Nous notons en pareil cas que le nerf optique, au lieu d'être nettement limité et environné par la rétine transparente, montre sur certains points des projections particulières blanches striées, en forme de langue, qui s'étendent jusque dans la rétine. Ces taches se terminent d'une manière irrégulière, leur contour ressemblant à de petites plumes. C'est un fait très-important comme diagnostic, que la rétine, dans le voisinage immédiat de ces taches, est parfaitement saine et transparente. Il n'y a pas la moindre trace de cette opacité de la rétine due à l'infiltration séreuse. En outre, dans les épanchements de la rétine, les parties contiguës sont toujours nuageuses à un certain degré.

Les vaisseaux de la rétine peuvent être cachés complétement, ou en partie, par ces taches blanches, surtout si le volume de celles-ci est considérable. On trouve alors que les vaisseaux qui passent du centre du disque au bord de l'opacité sont cachés par celle-ci, et reparaissent de nouveau à la périphérie, distribués sur la rétine de la manière normale. Ces opacités varient beaucoup comme volume et comme nombre. Dans certains cas, il y a seulement deux ou trois petites taches; dans d'autres, c'est une forme blanche considérable et irrégulière qui entoure la plus grande partie du disque, ou même le disque tout entier, et s'étend parfois sur toute la rétine à une distance considérable. (Pour un excellent dessin de cet état, voyez l'atlas de Liebreich, pl. XII, fig. 1, 2.) Quelquefois ces petites taches blanches peuvent se montrer sur la rétine à quelque distance du disque, non pas en contact avec lui, mais séparées par une partie normale de la rétine.

L'opacité produite par l'épaississement des fibres du nerf optique se distingue particulièrement de l'épanchement inflammatoire de la rétine et du nerf optique par les symptômes suivants :
1° Le disque optique lui-même est parfaitement normal comme couleur et comme transparence, et les vaisseaux qui traversent son étendue ont aussi un aspect sain. Dans la rétinite, surtout quand les produits morbides sont aussi rapprochés du nerf optique, le disque est toujours plus ou moins hyperémique, opaque, indistinct et parfois un peu enflé. Les veines de la surface sont dilatées, parfois tortueuses, les artères généralement atténuées, et les deux espèces de vaisseaux parfois légèrement voilées. 2° L'opacité causée par l'épaississement des fibres se termine, comme

on l'a déjà dit, d'une façon spéciale, comme les divisions légères d'une langue de feu ; elle se termine brusquement dans la rétine saine, et ce n'est que çà et là qu'on peut suivre la trace légère d'une fibre nerveuse épaissie, à une très-petite distance. 3° La rétine est parfaitement normale, comme transparence et comme couleur, jusqu'au point opaque. Les vaisseaux aussi sont absolument normaux. En outre, dans la rétinite compliquée de dépôts inflammatoires dans la rétine, l'état est tout différent, car on trouve alors que la rétine est plus ou moins opaque et nuageuse dans le centre autour des exsudations. Ce nuage va s'effaçant graduellement dans la rétine normale. Les vaisseaux sont aussi changés, les veines sont noires, tortueuses et dilatées, les artères atténuées, et il y a généralement aussi des extravasations de sang semées çà et là entre les vaisseaux. 4° Si l'œil est d'ailleurs sain, la vue et le champ de vision sont intacts. Si l'opacité est étendue, la *tache de cécité* correspondant au centre du disque sera agrandie.

Mauthner (1) rapporte un cas particulier très-intéressant, dans lequel il y avait une bifurcation des fibres du nerf optique, qui paraissaient réunies en deux paquets, dont l'un passait au-dessus et l'autre au-dessous. Les vaisseaux de la rétine suivaient le même cours, tandis qu'à la partie interne et externe du disque il n'y avait pas de vaisseaux. Les fibres avaient perdu leur gaîne, et de là il résultait que leur teinte blanche n'était pas aussi brillante, mais leur situation et leur cours étaient marqués et distincts à cause de la superposition des fibres individuelles qui rendaient les bords inférieur et supérieur de la papille complétement indistincts.

(1) *Op. cit.*, p. 267.

CHAPITRE X

AFFECTIONS AMBLYOPIQUES (AMAUROSE ET AMBLYOPIE)

Sous le terme vague d'amaurose on réunissait autrefois toutes les affections intra-oculaires qu'il n'est pas possible de distinguer à l'œil nu. Mais, depuis la découverte de l'ophthalmoscope, cet instrument a révélé si bien la véritable nature des maladies des tuniques internes de l'œil et du nerf optique, que nous pouvons renfermer le mot d'amaurose dans des limites très-étroites. En réalité, il est d'une grande importance pratique d'arriver à définir exactement quelles maladies sont contenues dans le groupe des affections amblyopiques; c'est seulement en agissant ainsi que l'on peut empêcher la confusion qui existe encore à cause de ce laisser-aller de certains écrivains, qui appliquent le nom d'amaurose indistinctement à tous les cas de cécité résultant d'affections intra-oculaires profondément situées, tandis que d'autres renferment cette dénomination dans des limites plus étroites, et l'appliquent seulement à la perte de la vue causée par une affection intra-crânienne. Je pense que l'explication de de Graefe doit être généralement adoptée; il décrit comme des affections amblyopiques (amblyopie ou amaurose) toutes les perturbations de la vue qui dépendent, soit de changements matériels perceptibles dans le milieu réfringent, dans les tuniques internes de l'œil, soit de la névro-rétinite et de l'embolie de l'artère centrale de la rétine (1). On peut se demander si nous devons exclure de ce groupe les cas de névrite optique qui sont dus à des maladies intra-crâniennes, et qui ne passent que trop souvent à l'atrophie consécutive de la rétine et du nerf optique, et à une cécité plus ou moins complète. Mais, même en pareil cas, je pense qu'il vaut mieux donner à une cécité de cette espèce le nom d'amaurose de la névrite op-

---

(1) Voyez les leçons de von Graefe sur *Amblyop. affections* (*Kl. M.* 1865). On trouvera une traduction très-bonne de ces leçons importantes et de tant de valeur, par M. Z. Laurence, dans *Ophthalmie Review*, II, 232.

tique, de même que lorsque nous voulons parler de l'amaurose (ou de l'amblyopie, suivant le cas), de la rétinite pigmentaire, du glaucome ou de l'embolie de l'artère centrale de la rétine. En un mot, nous devons conserver strictement le titre d'amaurose au cas de cécité par atrophie primitive (atrophie par dégénérescence) du nerf optique, et celui d'amblyopie (dans un sens spécial) à l'affaiblissement de la vision produit par des irrégularités de la circulation ou du système nerveux, qui peuvent conduire à l'atrophie primitive du nerf optique.

Les affections amblyopiques sont aussi classées en quelque sorte suivant le degré d'affaiblissement de la vue.

Liebreich (1) en distingue trois formes différentes : 1° L'*amblyopie amaurotique*, dans laquelle la vue est tellement détériorée que les objets, même les plus considérables, sont difficilement distingués. Le malade se guide très-difficilement lui-même. 2° L'*amaurose*. Dans cet état, des objets même grands ne peuvent plus être distingués, la perception qualitative de la lumière est abolie, et il ne reste plus qu'une certaine perception quantitative qui peut exister, soit dans le champ de vision, soit dans une partie de ce champ. 3° L'*amaurose* absolue, dans laquelle le malade n'est pas capable de distinguer la lumière de l'obscurité.

En examinant la vue dans les cas d'amblyopie et d'amaurose, il est très-important de s'assurer, avec la plus grande exactitude, de l'état du champ de vision. Dans ces maladies, il ne suffit pas d'examiner le champ à la lumière du jour, parce qu'alors des contractions ou des interruptions légères peuvent facilement échapper à l'attention, tandis que ces mêmes imperfections deviennent très-apparentes si l'on se sert d'une lumière artificielle que l'on peut diriger. C'est pour cela que le disque de lumière graduée de de Graefe est toujours très-utile. Le mode et l'étendue de la contraction ou de l'interruption du champ de vision sont très-importants pour le pronostic ; car c'est une indication précieuse qui nous permet de décider s'il y a des chances pour que la vue s'améliore ou se rétablisse.

Dans la description qui va suivre, des genres différents de contraction et d'interruption du champ de vision, et de la valeur de ces symptômes sur le pronostic, eu égard à l'état de la vue, j'ai complétement suivi les idées de de Graefe, telles qu'il les exprime dans les leçons que j'ai mentionnées plus haut, sur les affections amblyopiques. En réalité, c'est le premier auteur qui ait essayé de donner des règles définies sur les points principaux qui doivent influer sur notre pronostic dans cette classe de maladies. Un tel travail ne peut être fait que par un homme qui a expérimenté avec soin, pendant plusieurs années, sur un grand nombre de cas, et qui a étudié jusqu'au moindre détail. Une hypothèse généralisée, qui ne

______
(1) *Nouv. Dict. de med. chir. prat.*, p. 785.

serait pas fondée sur des matériaux suffisants et parfaitement étudiés, serait tout à fait sans valeur.

On observe plusieurs formes de contraction du champ de vision dans les affections amblyopiques.

La contraction commence souvent sur le côté temporal du champ de vision (la partie nasale de la rétine étant la première à souffrir), et de là elle passe latéralement vers le centre ou le long de la périphérie, à la fois dans la direction supérieure et inférieure pour s'étendre à la fin vers le côté nasal. Alors, quand toute la périphérie du champ est atteinte, la contraction s'avance d'une manière concentrique vers l'axe de vision, le contour de ces deux formes de contraction du champ est souvent très-irrégulier et ondulé. La contraction du champ, dans les cas d'amaurose, débute généralement au côté temporal ; cependant ce n'est pas toujours le cas, car il peut se faire aussi qu'elle commence du côté du nez. Il y a en outre, dans la contraction que l'on rencontre dans le glaucome, un trait caractéristique ; c'est que, comme règle, la contraction débute du côté du nez. La partie extérieure de la rétine étant atteinte la première, on trouve parfois que, quelque temps après qu'un œil a été atteint (peut-être même d'amaurose), une contraction graduelle et progressive du champ de vision se voit dans l'autre œil. Cette contraction commence parfois à un point symétrique à celui où la contraction a débuté dans l'œil primitivement affecté. De pareils cas conduisent à un pronostic très-défavorable, surtout si la vision centrale est très-affaiblie ou même tombée déjà plus bas que la partie excentrique de la rétine, car ces symptômes n'indiquent sûrement que l'atrophie progressive du nerf optique.

La contraction du champ peut être égale dans les deux yeux ; la moitié droite de chaque champ peut manquer, et la ligne de démarcation entre cette moitié et la moitié normale du champ peut être nettement délimitée et placée dans l'axe de vision. Cet état a reçu le nom d'hémiopie équilatérale ou homonyme, à cause des moitiés correspondantes gauches ou droites qui sont affectées. La nature de cette lésion est évidemment unique, si nous nous rappelons les relations anatomiques des

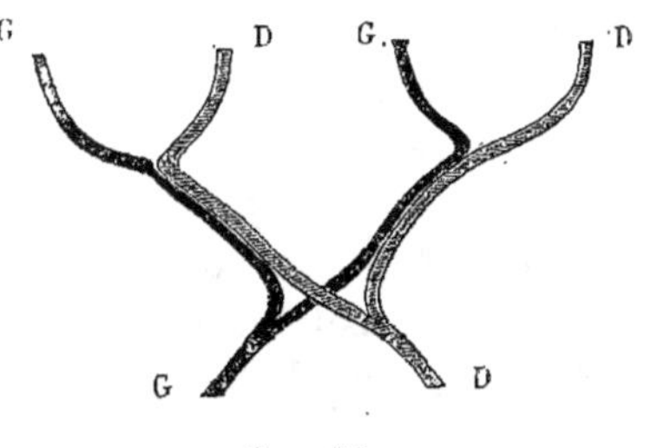

FIG. 55.

deux nerfs optiques et ce fait que leurs fibres sont croisées à la commissure optique de telle sorte que le nerf optique droit supporte la moitié droite de chaque rétine (le côté temporal dans l'œil droit, le côté nasal dans l'œil gauche), et le nerf optique gauche, la moitié gauche. Un coup d'œil jeté sur la figure 55 suffira pour comprendre ce fait.

La figure représente la commissure des nerfs optiques, et leur prolongement jusqu'à la rétine D est le nerf optique droit; G, le nerf optique gauche.

Si une tumeur ou un épanchement hémorrhagique comprime le nerf optique droit, au côté central de la commissure, de manière à détruire complétement sa conductibilité, la moitié droite de chaque rétine sera attaquée, et il manquera, par conséquent, la moitié gauche de chaque champ de vision. Mais si la compression est limitée à la commissure, qu'elle affecte seulement les fibres croisées, laissant intactes les fibres latérales, l'aspect sera différent, car alors la partie nasale de chaque rétine sera affectée, et la moitié temporale de chaque champ manquera. En pareil cas cependant l'hémiopie n'est pas aussi nettement limitée que dans la forme équilatérale, car il y a généralement une ligne de transition plus ou moins considérable, dans laquelle la partie défectueuse du champ se fond graduellement dans la partie saine. Le siége de l'affection peut cependant n'être pas limité à la commissure, mais peut être principalement situé en face ou derrière cette commissure. On doit le soupçonner, si d'autres symptômes coexistent avec l'hémiopie, tels que la paralysie des autres nerfs, l'hémiplégie, l'affaiblissement des fonctions mentales, etc., etc. On verra de plus que le pronostic est moins favorable dans l'hémiopie latérale que dans l'hémiopie équilatérale. Il est extrêmement rare de rencontrer de l'hémyopie des moitiés supérieure ou inférieure du champ, et la nature réelle des cas de ce genre est jusqu'à présent inconnue.

Si la cause de compression est située au bord terminal du nerf optique après le croisement des fibres dans la commissure, l'œil correspondant est seul affecté.

A la contraction du champ de vision, viennent s'ajouter souvent des interruptions dans sa continuité qui apparaissent sous la forme de nuages noirs irréguliers ou de taches devant l'œil du malade. Ces scotomes, comme on les appelle, peuvent être situés dans le centre du champ de vision, près du centre ou à la périphérie. En examinant le champ dans les cas de scotome, on trouve que dans le champ il y a une ouverture dans laquelle les objets deviennent indistincts ou même ne se voient pas du tout. Si le scotome est situé dans l'axe de vision, cela produit un grand affaiblissement de la vue, et le malade louche dans une certaine direction, afin de forcer les rayons qui émanent de l'objet à tomber sur une portion plus sensible de la rétine (en pareil cas, c'est sur la partie excentrique). Ajoutons que si l'interruption est placée à la périphérie du champ et que son volume soit peu considérable, elle passe généralement inaperçue pour le malade.

Ces scotomes apparaissent généralement d'une façon très-soudaine; cependant il s'écoule parfois quelques semaines avant que leur développement soit complet. Il n'est pas rare de les rencontrer après des maladies générales qui ont beaucoup affaibli le sujet, et après de grandes émotions mentales, et ils sont parfois accompagnés d'une insensibilité cutanée à la douleur. Suivant de Graefe, ces scotomes se rencontrent plus souvent chez les gens jeunes et ne sont jamais réunis aux maladies hémorrhagiques du cerveau. Leur cause est jusqu'à présent inconnue. Dans les cas d'anesthésie périphérique de la rétine, on trouve souvent ce phénomène intéressant que les phosphènes persistent dans certaines parties de la rétine qui sont insensibles à la lumière ; ce fait a une grande importance pour le pronostic, car il ne se produit pas dans l'amaurose. La vue est généralement très-affaiblie et peut se perdre complétement, en sorte que le malade ne peut plus distinguer la lumière de l'obscurité.

Dans l'amaurose cérébrale, la pupille est généralement un peu dilatée et indolente, ou immobile et grande si l'œil est atteint de cécité. Si la pupille est dilatée dans l'étendue la plus considérable de façon que le petit bord étroit de l'iris soit à peine perceptible, on peut dire qu'il y a une irritation des fibres sympathiques qui coexiste et qui produit la contraction du sphincter de la pupille. Si un œil seulement est malade, on voit souvent que sa pupille est dilatée et immobile malgré la provocation de la lumière quand l'autre œil est fermé, mais qu'elle se contracte simultanément avec la pupille de l'œil bien portant quand celui-ci est ouvert. Ce fait peut être utile pour découvrir la cécité simulée produite dans un œil à l'aide de la dilatation de la pupille par l'atropine. En pareil cas, cette action conforme ne se produit pas. On ne doit pas cependant attacher une grande importance, dans les cas d'amauroses, à la conduite de la pupille, car on voit quelquefois que même dans les cas de cécité absolue elle conserve son activité. Dans les cas d'amaurose spinale, la pupille est contractée d'une manière peu ordinaire et parfois irrégulière (ovale) et n'agit que très-imparfaitement et reste très-indolente malgré l'application de l'atropine. La grande contraction est due à la paralysie des fibres sympathiques.

Les symptômes ophthalmoscopiques de l'amaurose cérébrale et de l'amaurose spinale consistent en un certain changement dans l'aspect du nerf optique, qui indique l'atrophie progressive. On doit prendre garde de ne pas confondre l'anémie simple avec la pâleur du disque causée par l'atrophie au début. Les petits vaisseaux nutritifs qui sont distribués sur toute l'étendue du disque disparaissent, et c'est ce qui cause en partie la couleur blanche, tandis que les vaisseaux distribués sur la rétine peuvent conserver leur calibre normal, même quand le nerf optique est atrophié, mais cependant ils s'atténuent généralement bientôt. Les symptômes de l'atrophie du nerf optique ont déjà été décrits tout au long page 385.

Nous devons maintenant diriger notre attention sur les causes variées qui peuvent produire l'amaurose cérébrale et cérébro-spinale; mais ce sujet est beaucoup trop étendu pour les limites de cet ouvrage, et je dois me contenter de donner une simple esquisse des causes principales et renvoyer le lecteur, pour des informations plus complètes, aux articles et aux ouvrages publiés sur ce sujet. Parmi ces ouvrages, je recommande spécialement ceux de de Graefe, Hughlings Jackson, Hutchinson, Ogle, Galezowski, etc.

On doit cependant avouer qu'il est impossible de diagnostiquer la cause spéciale cérébrale ou de localiser son siége simplement d'après les symptômes ophthalmoscopiques présentés par le nerf optique. Afin de nous aider et de nous guider dans nos conclusions, quant à la cause et au siége, nous devons rechercher les autres symptômes généraux et locaux, mais même avec cette aide on est souvent incapable de décider ces points avec une certitude, même relative, et l'on peut trouver souvent à l'autopsie que l'on s'est trompé. En effet, on rencontre quelquefois des cas de simple atrophie progressive ou d'atrophie du nerf optique conduisant à la cécité, dans lesquels il est impossible de découvrir aucune cause, soit cérébrale, soit spinale, soit constitutionnelle. D'un autre côté, le tronc du nerf optique peut être sérieusement impliqué dans une maladie intra-crânienne, sans que la vue soit le moins du monde affectée (1).

Cependant l'ophthalmoscope est un aide immense pour le médecin dans la pratique de son art, et il peut souvent le conduire à découvrir des maladies que, sans lui, il aurait laissé de côté ou prises pour d'autres.

Comme j'ai déjà mentionné les affections variées du cerveau qui peuvent produire la névrite optique, je considérerai seulement maintenant celles qui peuvent donner lieu à l'atrophie progressive du nerf optique.

La *méningite* de la base du cerveau est une cause très-fréquente de maladies du nerf optique; les symptômes de la méningite aiguë sont généralement si marqués et si caractéristiques, que le diagnostic en est facile, mais il en est tout autrement dans la forme chronique, dont le cours est souvent très-insidieux et les symptômes masqués et indistincts. Mais cependant on peut deviner sa présence s'il y a des attaques fébriles accompagnées de paroxysmes violents et récurrents, de mal de tête, de vomissements graves, d'étourdissement, d'absence de sensibilité à la palpation crânienne. En outre, comme l'inflammation des méninges est généralement diffuse, on trouve que d'autres nerfs du système cérébral s'affectent, soit qu'ils se paralysent, soit qu'ils s'irritent. Ainsi, on voit quelquefois quelques-uns des muscles de l'œil paralysés, tandis que d'autres sont dans un état de contraction spasmodique (de Graefe). L'in-

(1) *A. f. O.*, XII, 2, p. 111.

flammation des méninges peut s'étendre des membranes à la substance corticale du cerveau, peut-être à une profondeur considérable et atteindre, suivant L. Meyer (1), même les couches optiques.

Quant au mal de tête qui peut se développer dans les cas d'amblyopie, il faut faire attention de ne pas l'attribuer toujours à une affection cérébrale, car, comme de Graefe l'a fait remarquer, il est souvent dû à l'affaiblissement de la vue et produit par les efforts que fait le malade pour essayer de recueillir ses impressions visuelles. A cause de cela, il y a des perturbations de la sensibilité semblables à celles que l'on observe dans la double vision, les cercles de diffusion sur la rétine, etc. Si le mal de tête est simplement produit par une de ces causes, il cesse rapidement si l'on ne continue pas à travailler, car on peut comprendre facilement que l'intensité de ce symptôme peut être matériellement accrue par toutes les causes qui produisent de la congestion de l'œil ou du cerveau, telles que se baisser, travailler, etc.

La méningite aiguë surtout dans sa forme tuberculeuse produit généralement de la névrite optique qui se développe rapidement dès le début de l'affection cérébrale, tandis que dans la forme chronique le nerf optique reste souvent pendant longtemps sain et subit ensuite l'atrophie progressive parce que sa nutrition est diminuée par la congestion chronique du cerveau et des méninges.

La *périostite chronique* de la base du cerveau peut aussi produire l'amaurose.

Des *tumeurs* dans le cerveau peuvent causer de l'atrophie progressive du nerf optique, soit que celui-ci devienne directement impliqué dans le procédé morbide et ses éléments détruits, soit qu'ils soient comprimés, tiraillés ou mis de côté par la tumeur, de sorte que sa conductibilité et sa nutrition soient grandement intéressées. Mais l'affaiblissement de la nutrition peut être dû aussi à la pression exercée sur les vaisseaux sanguins du nerf optique. Quoique les tumeurs sarcomateuses et carcinomateuses soient les productions morbides les plus fréquentes, il faut aussi citer d'autres néoplasmes, tels que des masses de tubercules, des excroissances syphilitiques gommeuses, des exostoses, etc. Ces productions morbides peuvent être situées à la base du cerveau ou dans sa substance. Leur diagnostic est très-obscur et très-incertain, excepté s'il coexiste d'autres symptômes généraux et locaux qui puissent nous aider à déterminer la nature probable et le siége de la maladie cérébrale. Ainsi, dans l'hémyopie équilatérale (de la moitié gauche du champ visuel), on peut suspecter une tumeur ou un épanchement hémorrhagique en pressant sur le nerf optique droit.

(1) L. Meyer, *Centralblatt für med. Wissensch*, 1867, nos 8, 9, 10.

Si la moitié temporale de chaque champ visuel est affaibli, les faisceaux entrecroisés des nerfs sont envahis et le siége de la maladie se trouve à la commissure. En pareil cas, l'affaiblissement de la vue est souvent très-rapide et elle peut être détruite dans l'espace de quelques jours. La contraction du champ de vision commence à la périphérie, au côté temporal, et s'étend en haut ou en bas jusqu'au centre, en sorte qu'à la fin il y a seulement un léger rayon de lumière sur le côté gauche nasal. Si la tumeur cérébrale se développe très-lentement, la substance du cerveau et les nerfs peuvent s'habituer graduellement à sa protubérance, et il peut n'y avoir que quelque compression périodique des vaisseaux à la base du cerveau, ce qui, en établissant une perturbation dans la circulation intra-crânienne, produira une hémiplégie éphémère, de l'ischémie et des évanouissements ou des accès épileptiformes. Mais les symptômes de paralysie des nerfs du cerveau peuvent survenir si la tumeur devient pénétrante, s'irrite ou presse sur la substance nerveuse, ou bien encore si les vaisseaux se compriment et que la nutrition des nerfs se trouve diminuée (1).

Les *tumeurs du cervelet* produisent presque toujours la cécité (généralement par névrite optique), en développant une perturbation générale (Hughlings Jackson) ; mais en général, l'abcès du cervelet ne produit pas les mêmes effets à cause de son peu d'étendue et de son influence limitée.

L'hémorrhagie cérébrale peut être soupçonnée si l'amaurose arrive tout à coup ; ainsi l'hémyopie soudaine équilatérale du côté gauche doit nous faire croire à une hémorrhagie dans l'hémisphère droit. Des contractions équilatérales du champ visuel restent souvent chez certaines personnes qui ont été affligées d'accès épileptiques. La perte du côté droit du champ visuel est plus gênante que celle du côté gauche, surtout en lisant, car le malade ne peut plus lire aussi vite et aussi facilement, à cause de l'impossibilité qu'il éprouve à voir les mots à l'avance (de Graefe). A un degré plus léger d'hémorrhagie cérébrale, la vue est souvent presque intacte. L'hémyopie peut être aussi produite par des affections temporaires du tronc nerveux, par exemple la syphilis.

Le *ramollissement sénile* du cerveau n'est pas, en général, accompagné d'amaurose, mais les changements atrophiques du cerveau peuvent s'étendre aux nerfs optiques ; leur nutrition peut être affaiblie peut-être par suite de la maladie des vaisseaux.

L'*épilepsie* peut aussi produire l'amaurose quand elle est due à quelques maladies du cerveau, par exemple à la méningite, car l'épilepsie doit être regardée comme un symptôme et non comme une maladie.

(1) *Kl. Monatsbl.*, 1865, p. 259.

Dans les maladies du cordon spinal, surtout dans la myélite chronique et l'ataxie locomotrice, l'amaurose se rencontre encore assez souvent par atrophie progressive des nerfs optiques. Mais cette maladie n'apparaît presque jamais dans l'ataxie locomotrice avant une période avancée de l'affection de la moelle épinière, et longtemps après l'affaiblissement de la sensibilité et de la mobilité des lymphes inférieures et après les affections paralytiques des muscles de l'œil, ces dernières se trouvant parmi les premiers symptômes de la maladie spinale. Dans quelques cas très-rares, l'atrophie des nerfs optiques a précédé pendant une longue période (plusieurs années) les premiers symptômes de la maladie spinale (de Graefe). Cette dernière apparence de l'amaurose s'explique par ce fait que la dégénérescence monte du canal vertébral à la cavité crânienne. L'amblyopie se développe souvent au commencement de l'affection spinale, et alors on doit faire un examen soigneux pour reconnaître la véritable nature de cet affaiblissement de la vue, car il peut être dû à une perte subie par le pouvoir d'accommodation par suite de paralysie des nerfs ciliaires, et n'avoir rien de commun avec une maladie du nerf optique. Un manque de soin dans l'examen de la véritable cause de l'amblyopie a conduit plusieurs écrivains à de grandes confusions sur ce sujet. Dans les cas où l'atrophie du nerf dépend de l'ataxie locomotrice, cette atrophie peut rester stationnaire pendant plusieurs semaines avant de commencer à progresser (de Graefe).

L'affection du nerf optique, dans la maladie spinale, est probablement une lésion du grand sympathique à l'endroit de sa communication avec les racines antérieures des nerfs spinaux.

Dans certains cas, une simple atrophie du nerf existe pendant longtemps sans aucune cause appréciable, ou même sans aucun symptôme indicateur d'une lésion cérébrale ou spinale. Même après la mort, il arrive qu'on ne trouve rien, si ce n'est l'atrophie des nerfs optiques, ou bien l'atrophie de ces parties du cerveau qui continuent le nerf optique. Dans quelques-uns de ces cas cependant il peut arriver de la folie, et ce fait nous conduit à un point très-important, je veux parler du grand usage et du grand bénéfice que les aliénistes pourraient tirer de l'ophthalmoscope, car, à l'aide de cet instrument, ils pourraient établir l'étude de l'aliénation sur une base plus solide (1). En Angleterre, nous sommes presque complétement redevables au docteur Allbutt de tout ce que nous savons sur ce sujet, et je renvoie le lecteur à son mémoire si intéressant et si bien fait, intitulé : *On the state of the optic nerves and retinæ as seen in the Insane,*

---

(1) Pour plus ample information, je recommande particulièrement le mémoire très-intéressant du docteur Leber, *On grey Degeneration of the Optic Nerve* (*A. f. O.* XIV, 2, 177), ainsi que dans les mémoires importants du docteur Westphal (*Archiv für Psychiatrie*).

lu devant la Société royale de médecine et de chirurgie, le 25 février 1868.
Dans ce mémoire, il mentionne que dans la paralysie générale des aliénés,
l'atrophie du nerf optique se trouve constamment, et est souvent accompagnée de l'atrophie des nerfs olfactifs. On ne voit pas distinctement cet
état avant la fin de la première période, car l'atrophie marche lentement
au-dessous des centres optiques, et elle est en relation avec la pupille qui
est contractée au début, et dilatée dans la période atrophique graisseuse.

Dans la manie, l'ophthalmoscope révèle souvent des changements symptomatiques ; dans la démence, la maladie organique et l'affection de l'œil
marchent généralement ensemble.

Chez les idiots, l'atrophie du nerf optique est très-fréquente : sur douze
cas on l'a trouvée très-marquée cinq fois, changeante une fois, et douteuse deux autres fois.

Il nous reste maintenant à considérer le pronostic qui peut être établi
dans les cas d'amaurose et d'amblyopie, à savoir, si la vue va s'améliorer,
rester stationnaire ou se perdre complétement et d'une manière permanente. En faisant ce pronostic, nous devons être guidés à la fois par
l'allure de l'attaque, l'état du champ de vision, et l'aspect présenté par le
nerf optique, la nature de la maladie primitive qui a causé l'affection de
l'œil doit naturellement aussi être prise en considération ; car le pronostic
sera matériellement influencé, par ce fait que l'affection intra-crânienne
est d'une nature qui permet d'espérer une amélioration, ou même une
guérison, par suite de l'absorption des produits morbides, ou des épanchements hémorrhagiques, ou bien encore de l'amendement des irrégularités de la circulation.

Si l'atrophie du nerf optique est déjà établie, le pronostic, au sujet de
l'arrêt de la maladie, doit être très-réservé ; parce que, dans ces cas, il y
a toujours une grande tendance à la progression et à la terminaison par la
cécité absolue. Mais ce n'est pas toujours ainsi que se passent les choses, et
on commettrait une grave erreur en condamnant irrévocablement un œil
uniquement parce que le nerf optique montre les symptômes d'une atrophie au début. L'état du champ de vision est, en pareil cas, notre meilleur
guide.

Si la perte de la vue a été très-soudaine et très-rapide, le pronostic ne sera
pas nécessairement fâcheux, car on rencontre quelquefois des cas dans lesquels une grande amélioration et même souvent une restauration complète
de la vue a lieu après que cette vue s'était perdue subitement. De l'hémyopie équilatérale soudaine est généralement causée par des épanchements
hémorrhagiques (apoplexie), ce qui arrive rarement dans le cas de scotome double central. De Graefe (1) considère le pronostic de l'amaurose

(1) *Kl. Monatsbl.*, 1865, 149.

soudaine comme plus favorable chez les enfants que chez les adultes. Il
dit aussi que le meilleur pronostic est fourni par les cas dans lesquels la
perte soudaine de la vue est le résultat d'un ébranlement moral, et aussi
dans ceux où il y a des phosphènes continus, malgré la cécité de la rétine,
et lorsque l'obscurité complète est profitable. Cette forme d'anesthésie est
souvent unie avec de l'insensibilité cutanée, et pourrait peut-être être rapportée à l'action vaso-motrice.

Le pronostic est aussi plutôt favorable si la maladie est restée stationnaire pendant longtemps; car, quoique les formes les plus dangereuses
d'amaurose s'arrêtent parfois dans leur progrès, cependant ces interruptions ne dépassent jamais quelques semaines, ou au plus quelques mois.
Les premiers cas dépendent souvent d'une combinaison de causes délétères telles que l'alcool, le tabac, les excès de tous genres, l'usage excessif
des yeux et du cerveau, les irrégularités de l'appareil digestif et du système utérin.

Le pronostic est mauvais si l'atrophie du nerf optique se développe
lentement et que les progrès soient persistants quoique tardifs.

Quand l'atrophie du nerf ne peut pas être attribuée à une cause particulière, mais paraît être une maladie *per se*, le pronostic est généralement aussi très-défavorable.

Dans les cas où l'état du champ visuel est presque normal (même lorsque
l'affection existe depuis plusieurs mois, et que l'acuité de la vision n'est
pas trop considérablement diminuée (seulement d'un sixième ou d'un
dixième), nous pouvons décidément regarder la maladie comme un résultat d'atrophie progressive. L'affaiblissement de la vue ne peut pas cependant subir une grande amélioration.

Quant au pronostic présenté par les différentes formes de contraction
et d'interruption du champ visuel, nous pouvons dire en quelques mots
qu'il est plus favorable quand la lésion est équilatérale avec une ligne de
démarcation bien nette, que lorsqu'elle est concentrique ou que ses bords
(dans la forme latérale) sont irréguliers et indéfinis. En réalité, les malades atteints d'hémyopie équilatérale ne deviennent jamais complétement
aveugles, excepté quand la maladie s'étend à la commissure, ou qu'il
survient une autre affection cérébrale (1). De tels malades jouissent souvent d'une vue centrale excellente, ils peuvent lire l'impression la plus
fine, et la maladie peut rester stationnaire pendant très-longtemps. Je
surveille encore des cas dans lesquels l'hémyopie équilatérale existe depuis

(1) De Graefe dit : « La cécité complète dans les cas d'affection unilatérale du cerveau
peut seulement arriver 1° quand l'autre hémisphère devient le siége d'une maladie ; 2° quand
les épanchements nouveaux se produisent dans l'hémisphère primitivement affecté, et occasion-
nent une maladie cérébrale diffuse, par malheur peut-être une anémie cérébrale ; 3° quand il
survient une affection basique qui affecte directement les troncs des nerfs optiques ; 4° quand

plusieurs années, et les malades continuent à pouvoir lire parfaitement; l'état de l'œil est toujours le même, et aucun autre symptôme ne s'est montré.

Les cas les plus dangereux sont ceux dans lesquels les contractions irrégulières du champ de vision se montrent à la fois dans les deux yeux, ou très-vite l'un après l'autre. Ceux aussi dans lesquels l'état de l'œil étant déjà très-mauvais (le degré de sa vue centrale étant par exemple inférieur à celui de sa vue excentrique), le deuxième œil devient malade d'une manière analogue; la contraction du champ visuel commençant pour ce dernier, à un point symétriquement semblable à celui qui a manqué le premier dans l'œil malade.

Les scotomes du centre n'indiquent jamais l'atrophie progressive de la périphérie du champ visuel resté normal. Mais, si ces scotomes existent depuis plusieurs semaines sans être le moins du monde altérés, et que le nerf optique commence à montrer en même temps des symptômes d'atrophie au début, une restitution intégrale ne peut plus être espérée. Si la partie centrale de la rétine maintient sa supériorité comme vue sur les parties extérieures (de façon que le malade puisse voir à travers les scotomes), le pronostic est toujours meilleur que dans les cas inverses. Si la partie de la périphérie du champ de vision derrière les scotomes est atteinte, on doit craindre l'atrophie progressive, ce qui n'est pas le cas quand cette portion du champ est normal, car alors on est sûr que le pouvoir conductible de la partie de la rétine affectée de scotome est parfaitement intact (de Graefe).

Nous ne pouvons pas établir notre pronostic uniquement d'après les apparences présentées par le nerf optique, car, comme de Graefe le fait remarquer, il est impossible de dire, rien qu'avec cela, si l'atrophie est progressive ou stationnaire. Nous devons être guidés par l'état du champ de vision et la manière dont l'attaque s'est produite, en même temps que par l'aspect du nerf optique. L'absence même des symptômes atrophiques dans le nerf n'exclut pas les résultats les plus fâcheux. Dans les cas d'amblyopie dus à des perturbations de la circulation ou à de l'alcoolisme, ou encore dans cette forme que l'on rencontre souvent chez les femmes très-nerveuses et chez les enfants, les symptômes d'atrophie du nerf optique ont toujours une conséquence matérielle, et aggravent beaucoup le pronostic.

Traitement. — Le traitement doit être surtout dirigé contre la cause première de l'affection de l'œil. Dans ces cas d'atrophie simple et progres-

---

quelque empiètement sur l'espace de la cavité cérébrale se produit par suite de compression du sinus caverneux, avec incarcération veineuse consécutive de la papille; quand l'encéphalo-méningite propagée conduit à la névrite descendante. » (*Kl. Monatsbl.*, 1865, 220; *Ophth. Review*, II, 359).

sive dans lesquels nous ne pouvons trouver aucune cause appréciable, organique ou fonctionnelle ; nous devons bien nous garder de soumettre le malade à un traitement actif, et surtout nous ne devons pas employer un traitement dépressif, de grandes méprises et de grands torts en résulteraient : les progrès de la maladie seraient hâtés au lieu d'être arrêtés ou même retardés. Le meilleur traitement pour des cas semblables consiste dans l'emploi des toniques, surtout de la teinture de muriate de fer, ou d'une combinaison de fer avec du quinine ou de la strychnine. Le lactate et le sulfate de zinc peuvent aussi être donnés par doses graduées, en commençant par 5 centigrammes par jour et en augmentant graduellement jusqu'à ce que le malade arrive à prendre 15 à 20 centigrammes par jour. Le régime doit être nourrissant, léger, et l'effet des stimulants surveillé de près. La manière de vivre du malade doit être soigneusement réglée, le temps du sommeil doit être suffisant, tout travail et tout plaisir capable de fatiguer les yeux ou la santé générale doivent être strictement interdits. L'usage du tabac doit être aussi complétement défendu.

S'il y a quelques symptômes qui fassent croire à l'existence d'une méningite chronique, tels que des irrégularités dans la circulation (surtout la circulation cérébrale), ou une suppression des écoulements ordinaires, les règles, les exhalations de la peau et particulièrement des pieds, un traitement dérivatif doit être institué. On appliquera des sangsues derrière les oreilles, ou la sangsue artificielle à la tempe, on pourra mettre un séton à la nuque, ce qui procure souvent un grand soulagement au mal de tête persistant et douloureux. Le bi-chlorure de mercure peut être donné à petites doses, combiné peut-être avec l'iode et le bromure de potassium, surtout si l'on suspecte un peu de syphilis. L'arrêt soudain d'une exhalation normale de la peau est une cause assez fréquente d'affection amblyopique, surtout si l'on a été longtemps exposé à l'humidité et au vent. Ainsi, des personnes qui sont restées plusieurs heures dans l'eau sont quelquefois atteintes d'amblyopie, à cause de la suppression de la transpiration des pieds. En pareil cas, des pédiluves chauds et stimulants, ainsi que des diurétiques et des diaphorétiques, doivent être prescrits. De Graefe recommande aussi les bains turcs ou romains qui excitent les fonctions de la peau, ce qui est très-utile dans les différentes formes d'amblyopie congestive (1).

____

(1) Un fait important et intéressant qui se rapporte au sujet qui nous occupe a été rapporté par le docteur Liaud. Ayant trouvé que les personnes affectées de congestion de la tête se trouvaient très-bien des bains turcs, il pense que le meilleur moyen de s'assurer de leur effet sur la circulation cérébrale est d'observer leur influence sur les vaisseaux sanguins de la rétine. M. Wordsworth a examiné les sinus du docteur Leared avec l'ophthalmoscope juste avant l'entrée au bain et après que le docteur Leared était resté un quart d'heure dans la chambre la plus

Dans les affections de l'œil qui sont produites par un choc ou un ébranlement du système nerveux, les toniques doivent être aussi prescrits.

Dans l'amaurose par ataxie locomotrice, des remèdes innombrables ont été essayés. Le docteur Althaus (1) dit qu'il y a un grand bénéfice, dans les cas d'ataxie locomotrice, à administrer de petites doses de nitrate d'argent. Il le donne avec de l'hypophosphite de soude, et il ne dépasse jamais la dose de 25 centigrammes de nitrate d'argent. On peut employer ce remède pendant quatre ou six semaines consécutives, on s'arrêtera alors pendant une quinzaine ou trois semaines, en même temps on donnera une eau minérale légèrement apéritive. Ensuite on recommencera l'emploi du médicament, que l'on pourra continuer pendant un mois. Les gencives devront être examinées de temps en temps ; parce que la décoloration bronzée de la peau produite par l'usage longtemps continué du nitrate d'argent apparaît toujours d'abord sur les membranes muqueuses.

Des cas d'amaurose ont été rapportés dans lesquels on avait éprouvé un grand bénéfice des injections sous-cutanées de strychnine (2). Mais, les histoires de ces cas, et surtout l'état exact des yeux, n'ont pas été rapportés avec assez d'exactitude pour nous permettre de nous former une opinion sur la valeur de ce médicament. La quantité injectée d'abord est environ 1 milligramme, et cette quantité est graduellement augmentée jusqu'à 2 milligrammes.

Quand les scotomes du centre se sont développés pendant une maladie générale très-déprimante, telle que la fièvre typhoïde, la fièvre scarlatine, la diphthérite, les couches, etc., etc. Des toniques, un régime nutritif et généreux, des stimulants, sont les meilleurs remèdes, et plus tard, quand la vue commence à s'améliorer, on se trouve souvent bien d'exercer méthodiquement la vue (même excentrique) avec des lentilles convexes fortes, comme on le fait dans les cas d'amblyopie par manque d'exercice. Un exercice avec la simple lentille convexe ordinaire est conseillé par de Graefe : une combinaison de deux lentilles bi-convexes (l'une de 6 pouces et l'autre de 4), réunies dans un tube ou anneau à un pied l'une de l'autre. On obtient ainsi un grossissement relativement considérable, avec une très-légère aberration sphérique. L'œil doit être d'abord exercé pendant un temps très-court, environ deux ou trois minutes, et avec une impression assez facile à déchiffrer.

S'il y a quelques perturbations dans les fonctions du foie ou de l'appa-

chaude (196° F.). M. Wordsworth put noter une pâleur très-marquée du nerf optique et de la diminution dans le volume des vaisseaux de la rétine. Le même effet fut observé chez quatre personnes employées du bain (un Nègre, un Indien, un Anglais et un Allemand), à une température de 120° F. Ils furent examinés en même temps par M. Wordsworth.

(1) *Lectures on Epilepsy, Hysteria and Ataxy*, 1866.
(2) Voy. Frémineau, *Gaz. des hôp.*, 1863. *Samann Deutsche klinik*, 1864.

reil digestif, on prescrira des eaux minérales douces et apéritives, telles que, par exemple, les eaux de Pullna, Karlsbad ou Rissingen.

I. — Amblyopie.

Cette affection est souvent due à la congestion passive du cerveau, de l'œil ou d'autres organes, tels que le foie, l'utérus, etc., ou à une perturbation des fonctions nerveuses.

Nous devons admettre que le terme de congestion passive est très-vague et que nous ne sommes pas très-sûrs de la façon dont la vue est atteinte. L'affection est-elle due à un ralentissement de la nutrition par le sang suivi d'une insuffisance conséquente de son aération? ou est-elle causée par des substances toxiques, telles que l'alcool, la nicotine, le plomb, etc., qui exercent une influence délétère et altèrent ainsi les fonctions du système nerveux?

Dans la pratique, nous devons cependant établir une ligne de démarcation entre l'amblyopie causée par de simples irrégularités des fonctions nerveuses ou de la circulation, et celle qui dépend d'une sorte d'empoisonnement du sang, si ce terme peut être accepté.

L'insuffisance du sang donne lieu à de l'amblyopie anémique et peut être due à quelque écoulement excessif de l'utérus, à la débilité qui résulte d'une maladie grave (1), à un accouchement très-fatigant ou à une nourriture trop prolongée. Des hémorrhagies abondantes, comme il s'en produit quelquefois après l'accouchement, peuvent aussi produire cette maladie. On rapporte des cas dans lesquels des vomissements de sang (dépendant probablement d'un ulcère de l'estomac) ont produit de l'amaurose. En pareil cas la perte de la vue arrive rapidement, la cécité s'établissant en quelques jours, et lorsqu'une pareille cécité affecte les deux yeux, la maladie est incurable. Les apparences ophthalmoscopiques sont négatives ou sont celles de l'anémie du nerf optique et de la rétine conduisant à l'atrophie. Quand la perte de sang est considérable, la fonction du nerf optique est probablement empêchée par l'anémie du cerveau et l'insuffisante excitation de la rétine. Mais il est à remarquer, comme de Graefe l'a dit, que la vue ne se rétablit pas nécessairement en même temps que les autres fonctions, et quand le sang est ramené dans une quantité suffisante. Il est probable que cette diminution momentanée de sang se trouve avoir causé des changements permanents dans la nutrition des éléments les plus délicats du nerf.

L'amblyopie que l'on rencontre dans le diabète est causée quelquefois par la paralysie de l'accommodation ou par la rétinite, analogue

(1) O'Reilly, *Lancet*, 1852. — Von Graefe, *A. f. O.*, VII, 2, 143.

comme nature à celle que l'on rencontre dans la maladie de Bright; très-rarement par l'anémie. Dans le choléra, on pourrait s'attendre à rencontrer une amblyopie considérable, à cause de la pauvreté du sang, mais il n'y en a pas.

L'*amblyopie congestive* peut être due à la surabondance du système sanguin et à la congestion de l'œil, du cerveau, ou des autres organes. Elle n'est pas rare dans les cas de suppression des écoulements ordinaires, absence ou insuffisance des règles, actions insuffisantes de la peau ou de la sécrétion du rein. M. Lawson (1) rapporte un cas dans lequel la suppression des règles avait produit en quelques jours une amaurose complète dans un œil et un grand affaiblissement de la vue dans l'autre.

Avec l'usage de l'iodure de potassium et le retour des règles, la vue fut parfaitement rétablie.

Un cas très-ordinaire et très-intéressant fut aussi rapporté par M. Lawson; dans ce cas, l'amaurose reparaissait chaque fois pendant la période de gestation.

La nature réelle de l'amblyopie observée dans certains cas, désignée sous le nom d'empoisonnement du sang, est jusqu'à présent très-obscure. On suppose généralement que la maladie est causée par des perturbations de la circulation qui produisent ce qu'on est convenu d'appeler la congestion passive du cerveau. Mais cette explication n'est pas satisfaisante, car, comme le dit de Graefe (2), « est-ce une inondation réelle du centre nerveux par le sang veineux? le courant et le changement du sang sont-ils seulement trop lents ou la fonction de la vue est-elle altérée parce que le sang est surchargé de substance narcotique ou alcoolique? telles sont les questions suggérées par le terme de congestion cérébrale passive. Ce terme sert seulement à désigner un état où toute évidence de congestion active manque et où la fonction, et parfois l'excitation nutritive du centre cérébral du nerf optique, sont intéressées par les influences circulatoires énoncées ci-dessus. »

Cette influence toxique peut être produite surtout par l'alcool, le tabac, le plomb et le quinine.

L'amblyopie des ivrognes commence généralement avec le symptôme suivant : un nuage devant les yeux qui environne plus ou moins les objets et les rend indistincts. En certains cas, l'affaiblissement de la vue devient très-considérable, de sorte que l'impression la plus grosse seulement peut être déchiffrée, et de plus, s'il s'établit de l'atrophie du nerf optique, la vue peut se perdre complétement. Le champ de vision peut rester normal ou bien se contracter plus ou moins. L'affection peut exis-

(1) *Med. Times and Gazette*, 1863.
(2) *Ophth. Review*, II, 340.

ter pendant très-longtemps sans produire aucun changement organique dans la rétine et le nerf optique, excepté de l'hypérémie et la perte d'une partie de la transparence du disque. Dans d'autres cas, si la maladie progresse ou que la cause persiste, il survient de l'atrophie du nerf optique, et ce fait assombrit toujours le pronostic, quoique l'on puisse quelquefois réussir à arrêter les progrès de la dégénérescence atrophique et à améliorer la vue ; cependant il est très-rare que la vue soit rétablie intégralement.

Dans plusieurs de ces cas, il est impossible de voir aucune apparence anormale à l'ophthalmoscope, et l'on doit par conséquent considérer l'affaiblissement de la vue comme produite par une lésion fonctionnelle et non pas par une lésion organique. Dans d'autres cas, il y a de l'hypérémie de la rétine et du nerf optique, et peut-être en même temps un certain degré de congestion passive et une diminution dans la transparence du disque. En pareil cas, les symptômes de l'atrophie du nerf optique peuvent apparaître. Mais ici encore je dois prémunir le lecteur contre la facilité avec laquelle on accepte l'existence de l'hypérémie et de la congestion du nerf optique et de la rétine, simplement parce que le disque paraît être un peu trop rouge ou les veines très-larges. On a déjà dit que les apparences du disque optique et de la circulation rétinale varient beaucoup, même en restant dans les conditions physiologiques, et qu'il faut souvent beaucoup de soins et d'expérience pour déterminer, oui ou non, si quelques particularités notées dans l'aspect de ces structures sont physiologiques ou pathologiques. En jugeant cela, il faut prendre en considération l'âge, les habitudes, la constitution du malade, etc.

Le *pronostic* dépend surtout de l'état du nerf optique, du temps depuis lequel dure la maladie, et de la volonté du malade ; c'est-à-dire qu'il est très-important de savoir s'il est, oui ou non, décidé à renoncer aux habitudes qui ont causé l'affection.

Les effets du tabac, comme produisant l'amaurose et l'amblyopie, furent d'abord signalés par Mackenzie. Plus dernièrement, Critchett, Wordsworth, Hutchinson et Sichel ont, de même que plusieurs autres auteurs, beaucoup étudié ce sujet. Ils pensent que le tabac produit une forme particulière et distincte de perte de la vue, qu'ils ont appelée amaurose par le tabac. On croit que le tabac produit une forme particulière d'atrophie du nerf optique, dont les symptômes sont assez spéciaux pour qu'on les trouve caractéristiques de l'amaurose par le tabac. (Voyez le passage sur l'atrophie du nerf optique, page 387.) L'argument qui a été poussé très-loin et qui apporte un poids tout spécial à cette opinion que le tabac peut produire l'amaurose, est celui-ci : la simple atrophie progressive du nerf optique se rencontre plus souvent chez les hommes que chez les femmes. J'admets volontiers ce fait, mais je dois aussi faire

remarquer que les autres causes qui peuvent produire l'amaurose se
rencontrent bien plus chez les hommes que chez les femmes. Ainsi, les
hommes, en règle générale, sont exposés à un travail mental et corporel
plus considérable, à des vicissitudes plus nombreuses et à un plus grand
laisser-aller, à cause de leur manière libre de vivre. En outre, selon
toute probabilité, l'amaurose est bien plutôt due à une combinaison de
ces influences délétères qu'à une seule de ces influences dominant toutes
les autres, comme par exemple le tabac. En résumé, dans le plus grand
nombre des cas d'amaurose que j'ai rencontrés chez des fumeurs, les malades admettaient de suite qu'ils s'étaient livrés à beaucoup d'autres
excès. Je crois certainement que l'usage excessif du tabac, le plus souvent uni à d'autres causes, peut produire un affaiblissement considérable
de la vue, et à la fin, si le malade ne change pas complétement d'habitude, et que l'usage du tabac et des autres stimulants ne soit pas abandonné, il peut survenir même de l'atrophie des nerfs optiques ; mais je
ne peux pas, par ma propre expérience, me ranger à cette doctrine qui
admet qu'il y a quelque chose de particulier dans la forme d'atrophie du
nerf optique qui conduit de suite à reconnaître que la maladie est causée
par l'usage excessif du tabac. Au sujet des trois particularités énoncées :
l'hypérémie prémonitoire du disque, le blanchiment du disque, d'abord
sur le côté externe, et enfin la diminution de volume ou même la disparition des vaisseaux nutritifs du nerf optique, tandis que les vaisseaux de
la rétine conservent pendant longtemps leur calibre normal ; toutes ces
conditions se trouvent réunies dans les autres formes d'atrophie du nerf
optique et, par conséquent, ne sont pas du tout des symptômes distinctifs
de l'amaurose par le tabac. En réalité, il est impossible de comprendre
pourquoi le tabac produirait ces changements particuliers. Je crois qu'au
début de l'amblyopie des ivrognes et des fumeurs, la perturbation de la
vue est d'abord fonctionnelle, la rétine étant, si l'on peut s'exprimer ainsi,
émoussée, sa sensibilité diminuée, de sorte qu'elle ne réagit pas avec son
élasticité habituelle. Ce changement de la fonction est probablement dû à
quelque irrégularité de la circulation des centres nerveux, quoique probablement et tout particulièrement dans les cas d'amaurose par le tabac,
il y ait une certaine dépression exercée directement sur le système nerveux. L'exactitude de cette hypothèse est prouvée par le fait suivant :
au début, le nerf optique et la rétine sont sains, peut-être seulement un
peu hypérémiés, et une amélioration rapide et considérable se produit
quand le malade cesse de fumer, de boire, de faire des excès et quand
il est en même temps soumis à un traitement tonique accompagné
peut-être de déplétions locales. Mais si la cause persiste, si le malade
continue à fumer et à boire, et si en même temps il se fatigue corporelle-
ment ou mentalement, alors la maladie ne continue pas à être un simple

dérangement fonctionnel, mais elle se transforme en lésion organique. Le disque optique commence à présenter des aspects de dégénérescence, et ce symptôme continue lentement, mais sûrement sa marche, jusqu'à ce que la vue soit considérablement affaiblie ou même perdue tout à fait. (De Graefe.)

L'absorption du plomb dans le système peut aussi produire l'amaurose; j'en ai rencontré un cas dans lequel la perte de la vue pouvait être évidemment rapportée à un empoisonnement par le plomb. C'était chez une jeune femme que j'ai eue sous ma direction à Moorfields, il y a quelques mois. Elle avait travaillé dans du plomb et avait été fort malade par suite de l'empoisonnement. Elle était complétement aveugle, et les deux nerfs optiques montraient des symptômes marqués d'atrophie consécutive à la névrite optique. M. Hutchinson m'a dit qu'il avait rencontré plusieurs cas semblables; dans ces cas, l'intoxication par le plomb avait produit une névrite optique suivie de l'atrophie des nerfs. En général, cependant, les seuls symptômes révélés par l'ophthalmoscope sont la congestion et l'hypérémie du nerf optique et de la rétine, les veines étant tortueuses et dilatées. La vue et le champ de vision sont souvent considérablement atteints. On doit mentionner que l'albuminurie se rencontre souvent dans l'empoisonnement par le plomb et que, par conséquent, la rétinite albuminurique peut se rencontrer. (Ollivier Desmarres.)

Le quinine à hautes doses a été, dans quelques cas très-rares, une cause d'amaurose; ce médicament agit probablement en produisant une congestion considérable dans la circulation cérébrale. En pareil cas, on se trouve très-bien de l'emploi de la sangsue artificielle.

Amblyopie urémique.

Dans le chapitre consacré à la rétinite albuminurique, on a dit qu'une cécité complète et soudaine se produisait quelquefois dans la maladie de Bright et était due à l'altération du sang par l'urée. La vue peut être perdue en quelques heures, en même temps que paraissent les symptômes de l'empoisonnement urémique, tels que : vives douleurs de tête, accès épileptiformes, etc. (1). Quand ces symptômes disparaissent, la vue est également rétablie. Cet affaiblissement doit être soigneusement distingué de celui qui arrive dans la rétinite albuminurique.

L'amblyopie est due quelquefois à l'irritation réflexe qui débute dans une des branches du cinquième nerf ou dans d'autres parties du système nerveux; ainsi, une névralgie dentaire prolongée peut causer l'affaiblisse-

___

(1) Un cas de cette amaurose urémique suivie de rétinite albuminurique est rapporté par von Graefe (*A. f. O.*, VI, 2, 277).

ment de la vue, affaiblissement qui disparaît quand on enlève la dent malade. L'examen à l'ophthalmoscope donne en général des résultats négatifs (1). Dans un cas d'abcès du sinus maxillaire, causé par une dent cariée et rapporté par le docteur James Salter, l'œil était très-protubérant et la vue complétement abolie. L'ophthalmoscope révélait une anémie extrême du nerf optique (atrophie ?). La vue ne fut pas améliorée par l'enlèvement de la dent. Dans un cas d'herpès frontal accompagné de vives douleurs et rapporté par M. Bowmann (2), le nerf optique était atrophié.

Quand un œil est exclu pendant quelque temps de la vision binoculaire, la vue commence généralement à s'affaiblir par manque d'usage. Cet état est appelé *amblyopie par anopsie* et se rencontre surtout dans ces cas où, à cause de l'opacité de la cornée, ou de la lentille, ou du strabisme doublé de diplopie, l'acuité de la vue est beaucoup plus grande dans un œil que dans l'autre. La différence entre les deux images rétinales, dont l'une est beaucoup plus distincte que l'autre, est un sujet d'embarras pour le malade, et afin d'y remédier il supprime spontanément l'image la moins distincte. Cette suppression active d'une image par le cerveau doit être distinguée de la suppression passive causée par une opacité dense de la cornée ou de la lentille, dont la présence empêche la formation de l'image sur la rétine. La suppression active de l'image rétinale est beaucoup plus nuisible pour la vue que la suppression passive ; cependant elles sont également funestes chez les enfants, car nous trouvons souvent qu'après que le strabisme a existé pendant quelque temps, six mois ou un an, dans un œil, la vue se trouve si affaiblie qu'on peut à peine déchiffrer les caractères les plus gros avec cet œil, tandis que l'autre apparaît comme parfaitement normal. En outre, si le strabisme est opéré et que l'œil soit exercé séparément avec de fortes lunettes convexes, la vue peut être facilement et rapidement rétablie si l'affaiblissement n'a pas atteint un degré trop considérable ; cela prouve que le défaut de la vue n'est pas congénital, comme on l'a quelquefois supposé, mais que c'est le résultat de l'exclusion d'un œil de la vision binoculaire et, par conséquent, une maladie de la rétine. En outre, si le strabisme alterne de façon que chaque œil soit laissé de côté à son tour, la vue reste excellente. Les cas rares de strabisme non-alternant dans lesquels la vision de l'œil malade conserve son acuité sont probablement dus à ce que ces yeux ne jouissent pas de la vision binoculaire et que, par conséquent, il n'y a ni diplopie ni suppression active de l'image double. Ce sujet est traité plus longuement dans l'article sur le strabisme. Chez les enfants, l'exclusion même passive

---

(1) Des cas d'amblyopie accompagnant des névralgies dentaires ont été rapportés par M. Hutchinson (*R. L. O. Rep.*, IV, 381) et aussi par Wecker. (*Ann. d'Oculist.*)

(2) *O. R. L. O. H. Rep.*, V.

d'un œil (par la cataracte) conduit à l'amblyopie beaucoup plus tôt que chez les adultes, pour lesquels la cataracte peut exister pendant plusieurs années sans aucun résultat. De Graefe cite un cas dans lequel elle avait duré soixante ans, et dans lequel l'opération ayant été faite avec succès, le malade vit sa vue parfaitement rétablie. Chez les enfants cependant, il n'en est pas ainsi, et la sensibilité de la rétine peut souffrir d'une manière permanente. De là cette règle que chez les enfants la cataracte, aussi bien que le strabisme, doivent être opérés aussitôt qu'ils paraissent.

Des coups violents et soudains sur l'œil peuvent produire aussi une cécité complète et instantanée, causée probablement par une paralysie de la rétine (*commotio retinæ*). Le même fait a été observé à la suite d'un éclair (1). L'ophthalmoscope ne révèle généralement aucun symptôme en rapport avec la cécité. Il y a peut-être un peu d'hypérémie du nerf optique et de la rétine ou quelques épanchements de sang. Dans d'autres cas, on n'observe rien d'anormal, et la perte de la vue est probablement due à quelques perturbations ou dérangements dans les éléments de la rétine, perturbations invisibles à l'ophthalmoscope. M. Wecker mentionne un cas dans lequel l'atrophie du nerf optique survint consécutivement. La vue, dans ces cas de paralysie de la rétine, se rétablit souvent parfaitement, même quand on a perdu au début toute perception de la lumière.

Le *traitement* des différentes formes d'amblyopie doit varier avec les causes de cette affection. Ainsi, dans les cas où elle est due à une grande débilité, lorsqu'elle succède à quelques maladies graves, à une nourriture trop prolongée, etc., des toniques, un régime nourrissant, beaucoup d'exercice au grand air, des bains de mer, etc., seront les principaux remèdes. Dans l'amblyopie congestive, on doit surveiller attentivement les organes éliminatoires, surtout le foie, la peau et le rein. A ce propos, des eaux minérales, salines et apéritives, diurétiques, des stimulants et l'air chaud ou les bains turcs sont très-avantageux. En Allemagne, l'usage prolongé de la décoction de Zittmann est un remède favori, mais ce mode de traitement est accompagné de tels inconvénients que peu de malades anglais accepteraient de s'y soumettre. Dans l'amblyopie congestive, j'ai souvent éprouvé les meilleurs résultats de l'usage répété de la sangsue artificielle. En certains cas, la première application fut suivie d'une amélioration vraiment étonnante de la vue ; de là vient que j'insiste particulièrement sur la nécessité d'essayer toujours la sangsue artificielle dans les cas d'amaurose ou d'amblyopie où la congestion est évidente ou soupçonnée ; dans ceux où il y a des irrégularités de la circulation, ce remède est à présent trop négligé en Angleterre. Le sang devra s'écouler rapidement, de façon que le cylindre de verre soit

______

(1) Voy. aussi Sämisch. *Kl. Monatsbl.* p. 22, 1864.

rempli en trois ou quatre minutes. Un ou deux cylindres pleins pour chaque tempe, si les deux yeux sont malades, suffisent généralement. L'opération peut être répétée à des intervalles de cinq à six jours, mais s'il n'y a pas d'amélioration de la vue après qu'on l'a répétée deux ou trois fois, on ne doit pas la continuer. Après l'application de la sangsue artificielle, le malade doit être tenu pendant vingt-quatre heures dans une chambre obscure, parce que l'opération est généralement suivie d'une grande réaction dans la circulation intra-oculaire.

Nous devons aussi insister auprès du malade pour qu'il mène une vie plus régulière et qu'il s'abstienne d'excès de tous genres. Dans l'amblyopie des ivrognes, les liqueurs spiritueuses doivent être défendues ou permises par doses très-minimes. Si le système nerveux est affaibli, on donnera des toniques à hautes doses, surtout du fer, soit seul, soit combiné avec le quinine ou la strychnine. La teinture de muriate de fer (de 15 gouttes à 355 ou même davantage deux ou trois fois par jour) est souvent très-efficace.

Afin de diminuer l'extrême agitation et l'irritabilité nerveuse des malades, la digitale ou l'hyoscianus pourront être prescrits et la morphine administrée pendant la nuit pour donner du sommeil, car l'insomnie est très-pénible ; on peut encore employer avec avantage les injections de morphine sous-cutanées.

Dans l'amaurose par le tabac, on doit insister fortement sur l'absolue nécessité dans laquelle se trouve le malade d'en abandonner l'usage ; aussi pouvons-nous espérer, rien que par cette abstention, d'arrêter ou de guérir la maladie ? En outre, il est en général plus facile pour un grand fumeur d'abandonner complétement cette habitude que de se limiter à un ou deux cigares ou pipes par jour, car, en pareil cas, la tentation se représente sans cesse. En même temps les toniques, et surtout la teinture de fer, seule ou combinée avec de la strychnine, seront prescrits. En suivant ce traitement, on peut généralement réussir à guérir rapidement l'amblyopie si elle est encore fonctionnelle, ou à l'arrêter et à améliorer la vue si le nerf optique est seulement un peu atrophié.

Si l'affaiblissement de la vue provient d'un empoisonnement par le plomb, il y a plusieurs remèdes, dont le plus efficace est évidemment l'opium. On a trouvé que ce médicament rend plus courte la période de la maladie constitutionnelle, qu'il diminue la fréquence des affections paralytiques et empêche les rechutes. L'injection sous-cutanée de morphine a été employée avec succès dans l'amblyopie saturnine par le docteur Haase (1). Règle générale, de pareils cas donnent un pronostic favorable si les symptômes de névrite optique ou d'atrophie du nerf n'existent pas. Le

(1) *Klin. Monatsbl.*, 1867, 225.

malade doit cependant avoir soin de ne pas s'exposer à un nouvel empoisonnement par le plomb, ce qui pourrait amener une rechute.

L'amblyopie causée par le manque d'usage de l'œil se traite mieux en exerçant méthodiquement la vue par des lectures et à l'aide d'une lentille convexe très-forte ou plutôt avec les deux lentilles combinées dans un petit tube, arrangées par de Graefe. L'œil peut être employé souvent pendant le jour, mais seulement chaque fois pendant deux ou trois minutes.

Si la perte de la vue provient d'une paralysie de la rétine, les antiphlogistiques, et particulièrement les vésicatoires et la sangsue artificielle, seront employés. Plus tard on pourra essayer de l'électricité et peut-être de la strychnine combinée avec des toniques. Wecker recommande les injections sous-cutanées de strychnine.

II. — Héméralopie.

Cette maladie est caractérisée par ce fait que, quoique le malade puisse voir très-bien pendant le jour, sa vue s'affaiblit rapidement vers le crépuscule et encore plus à la tombée de la nuit. De là le nom de cécité nocturne qui lui a été donné. Quand la clarté est insuffisante, un nuage gris plus ou moins dense ou un nuage de pourpre environne les objets et les rend brumeux et indistincts, en même temps qu'il ôte au malade le pouvoir de distinguer les couleurs. Ainsi, suivant Forster (1), certaines couleurs, telles que le blanc, le jaune, le vert, se distinguent plus facilement que le bleu, le violet ou le rouge. La pupille est large et indolente à la lumière, mais réagit normalement sous l'influence de l'irritation des branches du cinquième nerf causée par l'instillation de la teinture d'opium. Dans la rétinite pigmentaire, la pupille est au contraire contractée. Dans les cas graves, l'affaiblissement de la vue peut être assez considérable pour que, même les grands objets, ne puissent pas être distingués quand la lumière est diminuée ; c'est cependant à tort qu'on suppose que la diminution de la vue est produite par le coucher du soleil et qu'elle est limitée ainsi à certaines parties du jour. Des symptômes identiques se produisent si l'on diminue artificiellement l'éclairage, en plaçant le malade dans une chambre obscure. Ce fait a été très-ingénieusement prouvé par Forster, avec son optomètre. L'affaiblissement de la vue est dû seulement à la diminution de la sensibilité de la rétine ; le malade a besoin d'être stimulé par un jour brillant ou par une grande lumière artificielle, pour voir distinctement. Cet affaiblissement dans la sensibilité de la rétine peut être dû soit à une insuffisance du sang, soit à l'appauvrissement du sang ou

____

(1) *Uber Hemeralopie*, Breslau, 1857.

des éléments nerveux de la rétine, qui ont été trop surexcités par l'exposition prolongée à une lumière extrêmement brillante. Très-fréquemment l'héméralopie résulte de ces deux causes combinées.

Il paraît cependant vrai que de bonne heure le matin, et après un sommeil réparateur, la sensibilité de la rétine est plus grande qu'à une période plus avancée du jour, et que le malade peut alors y voir, même avec un éclairage moins considérable.

Il est très-important de distinguer l'héméralopie simple de cette forme de cécité nocturne qui accompagne la rétinite pigmentaire. La première est simplement fonctionnelle et peut guérir; la seconde est causée par des changements organiques dans la rétine et plus tard dans le nerf optique et est incurable. L'ignorance de ces faits ou le manque d'attention a produit une grande confusion dans les écrits de certains auteurs.

L'héméralopie peut être causée par l'exposition prolongée à une lumière extrêmement brillante, telle que les rayons du soleil dans les tropiques ou le reflet d'une grande étendue de neige brillante. Les mauvais effets sont particulièrement éprouvés si l'individu est débile et épuisé comme après une longue maladie ou des privations de nourriture. Ainsi, on trouve encore assez souvent de l'héméralopie parmi les marins qui reviennent des tropiques et qui, pendant longtemps, n'ont pas été suffisamment nourris et ont parfois souffert du scorbut. J'ai eu plusieurs fois quatre ou cinq marins d'un même vaisseau dans mon service à Moorfields; ils étaient atteints d'héméralopie. Leur histoire était toujours la même : ils arrivaient de leur vaisseau après être restés longtemps exposés au soleil des tropiques, avec une nourriture insuffisante et avaient généralement été atteints du scorbut ou d'un grand affaiblissement. L'héméralopie avait un peu diminué à leur arrivée dans une zone plus tempérée et disparaissait rapidement à leur arrivée en Angleterre, sous l'influence des toniques et d'un régime fortifiant. Dans aucun de ces cas, il ne me fut possible de noter une diminution dans le calibre des artères. En réalité, dans presque tous les cas de cette forme d'héméralopie, l'examen avec l'ophthalmoscope donne un résultat négatif. Chez plusieurs de ces malades, on voit distinctement des taches particulières d'un gris argenté, écailleuses, elles viennent de l'épithélium épaissi à la partie externe de la conjonctive oculaire, près de la cornée ; cette particularité a été spécialement remarquée par Bitot (1). Il pense que ces taches sont pathognomoniques de l'héméralopie et qu'elles disparaissent constamment en même temps que la cécité nocturne. Je ne les ai cependant pas trouvées dans plusieurs cas d'héméralopie, et il est évident qu'elles ne sont pas unies à la maladie,

______

(1) *Gaz. hebdom.*, 1863.

mais seulement causées par l'épaississement et la dessiccation de l'épithélium de la conjonctive, exposée à une chaleur intense qui développe sur
la conjonctive un état chronique de congestion ou d'inflammation. L'aspect de ces taches à la partie extérieure de la cornée est dû à ce que cette
portion de la conjonctive oculaire est plus exposée à cause de la largeur
de l'ouverture palpébrale sur ce point.

L'héméralopie a été aussi épidémique dans les camps, dans les pri-
sons, etc. Il est à peine nécessaire de dire qu'en pareil cas un examen
soigneux doit toujours être fait, afin d'empêcher la maladie de devenir
maligne. Suivant Alfred Graefe le pouvoir d'accommodation de l'œil est
souvent très-affaibli, et il y a aussi un certain degré d'insuffisance des
muscles droits internes.

Le traitement doit être surtout dirigé en vue de fortifier la santé générale, par des toniques et un régime généreux. Comme toniques : le quinine, le fer, l'huile de foie de morue sont les meilleurs. En réalité, l'huile
de foie de morue est considérée par Desponts comme un spécifique pour
l'héméralopie. En même temps, le malade doit être à l'abri de toute
lumière brillante, sa chambre doit être obscure, et il ne doit sortir que
lorsqu'il n'y a pas de soleil, et même alors prendre des écrans noirs. Si
l'attaque d'héméralopie est grave, il peut être nécessaire de le tenir dans
une obscurité complète pendant quelques jours et de l'habituer ensuite
graduellement à avoir de plus en plus de lumière. Des vésicatoires et des
déplétions locales ont été très-fortement recommandés par quelques auteurs, mais ces moyens sont généralement contre-indiqués par l'état de
faiblesse et de débilité du malade. Cependant, s'il y a des symptômes
marqués de congestion et d'hypérémie de la rétine et du nerf optique, on
devra essayer de la sangsue artificielle.

Dans la cécité causée par la neige, l'affaiblissement de la vision est dû
principalement aussi à une diminution de la sensibilité de la rétine,
diminution causée par l'éclat prolongé de la neige; mais cependant, il
peut se faire que la grande raréfaction de l'atmosphère dans les hautes
montagnes influe en même temps sur la rétine, et qu'elle produise non-
seulement de l'inflammation de la conjonctive avec des extravasations de
sang dans son tissu, mais aussi peut-être des épanchements hémorrhagiques dans la rétine et la choroïde.

Une affection très-analogue à la forme d'amblyopie dont nous venons de
parler est l'anesthésie de la rétine, qui se produit à la suite d'une station
trop prolongée à une lumière très-brillante (*ueberblendung der retina*).
Des cas de ce genre se rencontrent chez les personnes qui ont été longtemps exposées à la lumière du soleil, ou parmi celles qui ont fatigué leurs
yeux dans des études microscopiques, et surtout à la lumière artificielle.
Elles sont souvent atteintes d'une diminution soudaine de la vue, et voient,

surtout si la lumière est modérée, une sorte de disque ou nuage noir plus ou moins dense, qui paraît suspendu devant leurs yeux et leur cache la partie centrale de l'objet ou du champ de vision, en laissant la périphérie très-claire. La densité et l'étendue du nuage sont en rapport avec le degré de la maladie, comme aussi sa durée. Le tout est sujet à de grandes variations : ainsi, il arrive parfois que le nuage n'existe que quelques minutes après l'exposition, ou bien il peut persister pendant des jours, des semaines, ou même pendant plus longtemps. Le traitement consiste surtout à garantir le malade contre une lumière trop brillante, et à l'empêcher de se servir de ses yeux; si le cas est grave, il peut être nécessaire de garder le malade pendant un certain temps dans une chambre obscure. La sangsue artificielle est aussi souvent très-utilement employée, l'huile de foie de morue et le fer seront prescrits comme médicament interne.

III. — Cécité des couleurs (daltonisme ou dyschromatopsie).

On désigne sous le nom de daltonisme ou dyschromatopsie l'impossibilité dans laquelle se trouvent les malades de distinguer certaines couleurs. La forme la plus fréquente est celle dans laquelle le rouge et les couleurs formées avec le rouge, aussi bien que le vert, sont plus ou moins indistincts pour le malade. Ainsi le rouge apparaît soit comme une simple couleur noire, ou bien, les plus belles nuances de rouge ne peuvent être appréciées, et les différences entre la pourpre, le jaune orange, le brun, etc., ne sont distinguées qu'avec la plus grande difficulté. De plus, la différence entre le jaune et bleu est très-facilement reconnue; le violet est aussi apprécié, cependant on le confond avec le bleu. Dans quelques cas plus rares, le vert est la couleur qu'on ne peut reconnaître, et le plus rarement enfin, la cécité des couleurs est complète; en sorte que le malade peut seulement distinguer le blanc du noir.

On pense généralement que l'impossibilité dans laquelle se trouve le malade de distinguer les couleurs et particulièrement le rouge, est due à l'insensibilité des fibres nerveuses qui sont spécialement sensibles au rouge. Cette opinion a été récemment fortement attaquée par Max Schultze [1], qui trouve qu'en pareil cas l'abolition des couleurs dépend d'un développement considérable du pigment jaune dans la région de la tache blanche, développement qui a pour effet de diminuer l'intensité des rayons rouges de la lumière [2].

La cécité des couleurs a été regardée généralement comme congénitale

(1) Max Schultze, *Ueber den Gelben Fleck*, etc., 1866, ainsi que l'ouvrage *Zur und Physiologie der Retina*, 1866.

(2) A propos de cette maladie, il est très-intéressant de noter que pendant l'intoxication

et même héréditaire; mais les faits intéressants étudiés par Benédicte, Schelstre et autres, ont montré que le daltonisme peut se rencontrer dans l'atrophie du nerf optique, et suivant Galezowski (1), dans d'autres maladies encore.

Au point de vue pratique, le diagnostic de cette affection peut souvent être très-importante, par exemple pour les employés de chemin de fer, les hommes préposés aux signaux, et tous ceux enfin qui ont à distinguer entre des drapeaux de diverses couleurs.

IV. — Amaurose simulée.

On rencontre quelquefois des cas de cécité simulée, surtout parmi les femmes hystériques ou nerveuses, ou parmi les personnes qui désirent éviter certains devoirs, comme les soldats, les prisonniers, etc. Chez des individus intelligents et rusés, il est quelquefois très-difficile de les convaincre de supercherie. La cécité absolue des deux yeux n'est que rarement simulée, excepté peut-être dans les cas où il existe réellement un certain degré assez considérable d'amblyopie pour que le malade soit incapable de gagner son pain, et désire, par conséquent, paraître complétement aveugle pour exciter la pitié. En pareil cas, la manière d'être de la pupille sera notre meilleur guide; car, si un malade déclare qu'il est assez aveugle pour ne pas distinguer la lumière de l'obscurité, et que cependant la pupille se contracte sous l'influence de la lumière, on peut sûrement dire que c'est un cas de cécité simulée. De pareils malades cependant se dilatent quelquefois la pupille d'une manière artificielle à l'aide de l'atropine; mais cette supercherie peut être soupçonnée si la pupille est dilatée *ad maximum;* car dans l'affection due à l'amaurose (excepté lorsque les branches du cinquième nerf qui soutiennent le dilatateur de la pupille sont irritées) la pupille n'est que modérément dilatée. Si l'action de l'atropine est soupçonnée sans qu'il soit possible d'établir une conviction, on pourra, si c'est possible, pratiquer la paracentèse, et appliquer à un autre œil un peu de l'humeur aqueuse pour voir si la dilatation se produira aussi. Quand l'atropine a été appliquée seulement à un œil, le résultat est beaucoup plus simple, car la pupille sera non-seulement dilatée *ad maximum,* mais elle n'agira pas simultanément avec celle de l'autre œil dans les mouvements des yeux ou pendant la période d'accommodation (voyez le chapitre sur la Mydriase, p. 160). Mais il

saturnine chaque chose prend une teinte jaune ou d'un jaune vert; mais le violet et le rouge deviennent indistincts. Voyez sur ce sujet les articles de Rose (*A. f. O.*, VII, 2, 72.; et aussi Hüfner, *ibid.*, XIII, 2).

(1) *Chromatoscopie rétinienne,* 1868.

y a plusieurs autres méthodes pour reconnaître l'amaurose monoculaire simulée. Une des meilleures est l'essai de de Graefe avec des verres prismatiques. Ainsi, si le malade se plaint d'être complétement aveugle d'un œil, et que l'examen de cet œil soit terminé, celui de l'autre (les deux yeux étant ouverts) sera fait, et un prisme de 10 ou 15 degrés sera maintenu en haut ou en bas, devant l'œil sain. On demandera alors au malade (en ayant soin de ne pas lui laisser supposer que l'on doute de lui) si la présence de ce prisme améliore ou non sa vue. S'il dit qu'il éprouve de la diplopie, sa supercherie est prouvée; car, s'il était absolument aveugle d'un œil, la diplopie ne pourrait pas se produire, et en outre, cela n'excluait pas un degré considérable d'amblyopie. Le prisme devra être tourné dans différentes directions, afin que l'on puisse s'assurer si les images doubles correspondent à sa position.

Le docteur de Welz (1) place devant l'œil un prisme de 10 ou 15 degrés dont la base est tournée horizontalement à l'extérieur ou à l'intérieur; s'il se produit un strabisme correctif, ou si en enlevant le prisme il y a un changement dans la position des axes optiques, cela prouve que le malade jouit de sa vue binoculaire.

M. Zachariah Laurence (2) emploie le stéréoscope pour reconnaître l'amaurose monoculaire simulée. Il y a sur l'instrument deux mots ou deux figures différentes (un cercle et un cadran par exemple); ces figures sont préparées de manière à subir une transposition optique quand on les regarde à travers le stéréoscope. M. Laurence dit : « Quand la cécité de l'œil est simulée, l'épreuve est certaine, pourvu qu'on ait soin de ne pas laisser voir au malade les coulisses avant de les mettre dans le stéréoscope; pour cela, on n'aura qu'à entourer tous les côtés de verres dépolis. Le malade, par le fait de la transposition, expose lui-même sa tromperie, et se condamne par sa propre bouche. »

Javal fait lire de l'impression par le malade, et place ensuite une règle entre les yeux et l'impression, de façon qu'une partie de celle-ci soit cachée pour l'œil présenté comme aveugle. La position de la règle est alors un peu inclinée de l'autre côté, de façon que l'œil malade puisse voir toute la page, et qu'une partie de l'impression soit cachée pour l'œil sain. Si le malade voit avec les deux yeux, la position de la règle n'amènera aucune perturbation; si, au contraire, l'un des yeux est réellement aveugle, une partie du type sera perdu pour l'œil sain.

(1) *Congress ophthalmologique*, 1866; compte rendu.
(2) *Handy Book of Ophthalmie Surgery*, 17.

CHAPITRE XI

MALADIES DE LA CHOROIDE

I. — Hypérémie de la choroïde.

L'état hypérémique de la choroïde n'est pas aussi facile à reconnaître avec l'ophthalmoscope qu'on l'a souvent assuré, et en réalité, il est souvent impossible de le faire. D'un côté, la couche épithéliale de la choroïde peut être assez dense pour cacher complétement les vaisseaux de la choroïde. D'autre part, les diversités que l'on rencontre dans la quantité et la distribution du pigment dans le strome de la choroïde sont si variées, qu'il est souvent impossible de décider si, oui ou non, il y a de l'hypérémie. C'est surtout difficile si les deux yeux ont le même aspect, car alors nous perdons cette ressource, de comparer l'œil malade avec l'œil sain. L'hypérémie de la choroïde peut être soupçonnée si l'on voit, sur une partie du fond, que le volume et la rougeur des vaisseaux de la choroïde paraissent s'accroître, et surtout si les plus petites branches subissent ces modifications, de sorte que les espaces intra-vasculaires semblent entrecroisés et mélangés entre eux, et surtout si tous ces symptômes se sont développés rapidement, le disque peut aussi paraître rouge et hypérémique. Les symptômes externes, tels que l'injection ciliaire, la dilatation et la tortuosité des veines ciliaires, qui ont été souvent désignées comme distinctifs de l'hypérémie de la choroïde, sont presque impossibles à relever.

II. — Choroïdite disséminée ou exsudative.
(Pl. II, fig. 4.)

Quand cette maladie est un peu avancée, elle présente des apparences ophthalmoscopiques assez frappantes pour attirer l'attention de l'observateur le plus superficiel. Mais, dans les premiers temps, elle peut facilement passer inaperçue, surtout si elle commence, comme cela arrive sou-

vent, sous la forme de petites exsudations circonscrites, situées à la périphérie du fond. Ces petites taches rondes, d'un blanc grisâtre, varient
beaucoup comme forme et comme volume. Dans certains cas, elles ne
sont pas plus grandes qu'un grain de millet; dans d'autres, elles atteignent un volume considérable. Les plus grandes se rencontrent généralement au centre du fond. Les exsudations se développent à la fois à la
surface interne de la choroïde et dans le strome. Elles sont d'une couleur sombre blanc jaunâtre, ou bien ont une teinte crémeuse ; l'épithélium
qui les entoure est normal ou légèrement aminci. A une période plus
avancée, les exsudations sont absorbées, et la choroïde subit parfois des
changements atrophiques ; elle s'amincit, et permet à la sclérotique blanche
de se voir à travers, ce qui donne à l'endroit malade un aspect particulièrement blanc et brillant. Sur toute l'étendue, nous pouvons facilement
suivre le contour effacé des vaisseaux de la choroïde. Autour des taches
atrophiques, l'épithélium ne conserve pas son apparence normale ; mais
les cellules se prolifèrent, s'accroissent comme volume, et contiennent
une grande quantité de pigment qui se collecte autour du bord blanc
sous la forme d'une ceinture noire plus ou moins large et irrégulière.
Les exsudations individuelles augmentent souvent de volume, et se coagulent les unes avec les autres de manière à produire des taches plus larges,
qui atteignent à la fin un volume considérable. De la périphérie du fond
la maladie s'étend de plus en plus vers le pôle postérieur de l'œil, de sorte
qu'à la fin tout le fond de l'œil peut être pointillé avec d'innombrables
petites taches blanches, ou d'un blanc jaunâtre, dont la forme et le volume sont variés, et qui sont environnées par une frange noire épaisse,
et divisée peut-être par des raies saines de choroïde. En pareil cas, on a
souvent une bonne occasion d'observer les changements variés que subissent les exsudations, depuis le moment où elles apparaissent sous la
forme de petits points crémeux entourés d'un épithélium normal, jusqu'au
jour où les taches blanches brillantes, taches atrophiques, sont environnées par un cercle noir et profond de pigment.

Dans d'autres cas, la maladie débute dans la région de la tache jaune,
parfois au centre même. Un ou plusieurs points sont notés ; au centre
de ces points se trouve une teinte rouge plus pâle que celle de la choroïde
qui les environne. La tache peut être aussi d'un blanc grisâtre ou d'une
couleur crémeuse avec une auréole d'un rouge pâle tout autour. La
choroïde dans la région de la tache jaune est généralement plus foncée.
Les points blancs augmentent comme volume et comme nombre, s'arrangent parfois en groupe et s'étendent graduellement vers la circonférence. La périphérie de la choroïde peut rester saine ou montrer
seulement quelques groupes pointillés d'exsudation.

Quoiqu'il soit impossible de former un diagnostic certain par rapport au caractère syphilitique de la maladie simplement avec les symptômes ophthalmoscopiques, puisque nous trouvons quelquefois les formes les plus variées de cette affection produites par la syphilis, cependant quelques auteurs pensent que certaines apparences sont plus spécialement symptomatiques de la choroïdite spécifique disséminée. Ainsi Liebreich pense que cette affection se distingue en ce que les petites masses d'exsudation sont petites, circonscrites, isolées, et n'ont pas de tendance à se collecter, même quand elles sont groupées très-près les unes des autres. Les changements de tissu s'étendent profondément dans le stroma de la choroïde. Ces apparences sont bien marquées dans les planches ophthalmoscopiques (pl. II, fig. 4). De Graefe pense que la choroïdite syphilitique disséminée se montre plus fréquemment sous la forme de taches blanches nombreuses et circonscrites, entourées d'une zone rouge pâle, qu'elle se développe au pôle postérieur de l'œil et ne passe que rarement dans les autres formes de choroïdite. J'ai trouvé aussi cette forme plus souvent associée à la syphilis que toutes les autres. Mais cependant on doit admettre qu'elle peut parfois prendre des aspects plus variés. Ainsi j'ai vu des cas de choroïdite syphilitique dans lesquels une grande exsudation d'un gris bleu occupait la région de la tache jaune, et autour il y avait, dans une étendue considérable, de nombreuses exsudations et taches atrophiques, tandis que la périphérie du fond n'en avait presque pas. Ces apparences sur la tache jaune (spécialement l'épanchement nébuleux gris) étaient presque complétement identiques dans les deux yeux.

_ La *choroïdite aréolaire* de Forster (1) se distingue par certains traits particuliers qui montrent sous quelles formes différentes la choroïdite disséminée peut se présenter. Je considère plutôt ces observations comme une subdivision de la maladie que comme une affection spéciale. Les points sont larges, ovales ou circulaires, nettement limités et d'une couleur blanche ou jaunâtre, avec des traces marquées de vaisseaux de la choroïde dans leur champ. Ils sont séparés l'un de l'autre çà et là par des bandes de choroïde normale, et groupés surtout autour du disque optique, mais séparés de lui par une partie de choroïde saine, de sorte qu'ils ne l'atteignent pas complétement. Leur volume varie considérablement. Quelques-uns sont presque aussi larges que le disque optique, d'autres ont le volume d'un pois ; ils diminuent cependant tous vers la périphérie. Ces taches sont environnées d'une zone noire de pigment qui est plus large et plus marquée quand la tache blanche centrale est plus petite. A la périphérie du groupe des taches blanches on voit des points noirs qui n'ont pas de centre blanc.

_ Le diagnostic de la choroïdite disséminée n'est pas difficile, et ce n'est

(1) Forster, *Ophthalmologische Beiträge.* Berlin, 1862, p. 99.
Soelberg Wells.   29

pas facilement qu'on peut la prendre pour une autre maladie. Ce fait, que les petites exsudations blanches sont situées dans la choroïde et non pas dans la rétine, peut être facilement reconnu à l'aide des points suivants : les vaisseaux de la rétine peuvent être facilement tracés sur les taches et ne sont ni interrompus, ni indistincts dans leur cours ; il n'y a aucune apparence d'épanchement de sang dans la rétine, ce qui arrive générale- ment dans les exsudations de cette dernière ; enfin la rétine est transparente, son aspect est normal autour des exsudations, et les veines de la rétine ne sont ni tortueuses ni dilatées. Quand les exsudations sont absorbées et que la choroïde s'atrophie, les taches se frangent avec du pigment, et l'on peut noter des restes de vaisseaux et de tissu choroïdal. On doit avoir soin de distinguer cette forme de pigmentation des dépôts de pigment de la rétine qui peuvent se rencontrer dans des formes variées de choroïdo-rétinite, comme aussi dans la choroïdite disséminée où les couches externes de la rétine se collent plus ou moins contre la choroïde, se détruisent, s'atrophient, et où le pigment de la couche épithéliale de la choroïde s'infiltre dans la rétine. En pareils cas, les bulbes et les tiges sont les plus aptes à souffrir, mais les changements peuvent s'étendre plus profondément et envahir même les cellules ganglionnaires.

La rétine peut souffrir par suite de la compression qu'exercent les exsudations et les agrégations de cellules pigmentées, et si cet état se prolonge, la rétine s'amincit et s'atrophie graduellement ; elle se change à la fin en une sorte de tissu fibrillaire et ses éléments normaux sont indistincts. Ainsi l'atrophie consécutive de la rétine et du nerf optique suit assez souvent la choroïdite disséminée. Dans la planche II, figure 4, cet état est représenté. Le disque optique est parfaitement atrophié, il est d'une teinte gris bleuâtre et tout à fait dépourvu de vaisseaux sanguins, excepté deux petites ramilles que l'on peut voir courir le long de son bord. Il est impossible dans tout le fond de distinguer un seul des vaisseaux de la rétine. Il est très-rare de rencontrer un cas s extrême d'atrophie, et Liebreich pense que, selon toute probabilité, il y avait eu une rétinite syphilitique en même temps qu'une choroïdite disséminée.

L'humeur vitrée s'affecte fréquemment pendant les progrès de la maladie ; des opacités fixes ou flottantes sont quelquefois le premier ou même le seul symptôme prémonitoire qui appelle l'attention du malade sur son œil. J'ai rencontré plusieurs cas dans lesquels de petites opacités flottantes de l'humeur vitrée sont le premier symptôme, puisque alors aucune trace de choroïdite disséminée ne peut être vue à l'ophthalmoscope au plus minutieux examen. Mais, quelque temps après, de petites taches circulaires apparaissent sur la choroïde ; quelquefois cependant le corps vitré ne devient pas malade jusqu'à une période avancée de la maladie, et il peut se faire alors qu'il soit assez trouble pour rendre les détails du fond indistincts, ou bien encore qu'il soit traversé par des filaments membraneux foncés, flottants ou fixes. Subséquemment il se forme souvent une cataracte polaire postérieure.

L'iris s'enflamme quelquefois, mais presque jamais à un degré considérable; il y a seulement quelques synéchies délicates et très-peu d'altération dans la structure. L'inflammation prend quelquefois un caractère séreux, et il y a de petites opacités sur la cloison postérieure de la cornée. L'apparence externe de l'œil est généralement normale; il y a peu ou point d'injection conjonctivale et sous-conjonctivale, de photophobie ou de larmoiement, et peu ou point de douleurs. La pupille a souvent un volume normal, ou bien elle est légèrement dilatée, et quoique la vue puisse être très-affaiblie ce n'est qu'avec l'ophthalmoscope qu'on peut découvrir les changements frappants et considérables du fond de l'œil.

La vue est souvent très-affectée, le malade se plaint d'un nuage noir fixe et d'objets qui flottent devant ses yeux. Ces scotomes sont dus à des opacités flottantes ou diffuses de l'humeur vitrée, ou aux lésions que la rétine a supportées par suite de la compression, ou de la destruction de quelques-uns de ses éléments. L'affaiblissement de la vue sera proportionnellement plus grand si la maladie est située au pôle postérieur de l'œil que si elle est située à la périphérie du fond. Dans la première de ces situations, un groupe très-petit et très-circonscrit d'exsudations peut suffire pour détruire la vision centrale. Dans le deuxième cas, les dépôts même considérables ne peuvent affecter matériellement la vue, excepté autour du champ. Non-seulement la vision centrale souffre dans la perception distincte des objets quand les exsudations se trouvent dans la région de la tache jaune, mais l'objet apparaît tordu (métamorphopsie), à cause de la compression et de l'altération des éléments de la rétine. Nous remarquons quelquefois une grande amélioration de la vue quand les exsudations sont absorbées et que la pression est diminuée; mais ce mieux ne peut se faire sentir que si les éléments n'ont pas trop souffert ni pendant trop longtemps.

Le champ de vision est souvent très-contracté et présente dans son étendue des interruptions plus ou moins étendues (scotomes).

Le pronostic de la maladie doit toujours être extrêmement réservé, surtout si les exsudations apparaissent dans la région de la tache jaune. Dans les cas où les petits points sont environnés d'un bord d'un rouge pâle, ce qui est caractéristique de la syphilis, le pronostic est comparativement meilleur.

Dans les cas les plus favorables, les exsudations peuvent être absorbées et laisser seulement derrière elles de légères traces d'un changement dans la couche épithéliale, sous la forme de taches rouges légères, sur lesquelles les vaisseaux de la choroïde peuvent être distinctement suivis;

ou bien elles peuvent produire des cicatrices plus profondes. Plus fréquemment cependant elles donnent lieu à une atrophie étendue du stroma de la choroïde, état qui est particulièrement nuisible à la vue, si les exsudations sont larges et situées dans la région de la tache jaune, et surtout si elles se collectent de façon à former des taches atrophiques considérables. En outre, en portant notre pronostic, nous devons toujours nous rappeler que la rétine peut souffrir beaucoup à la fois de la compression directe de ces éléments et de leur destruction (surtout de la destruction des bulbes et des tiges); elle peut encore être réunie, collée à la choroïde, et le pigment peut de là s'infiltrer dans la rétine. L'atrophie de la rétine et du nerf optique est une conséquence assez ordinaire de la choroïdite disséminée.

Les causes de cette maladie sont souvent obscures, mais la plus fréquente de toutes est la syphilis. La choroïdite insidieuse qui est accompagnée de l'iritis séreuse se montre quelquefois chez des individus délicats, scrofuleux, phthisiques.

Le traitement doit surtout consister dans l'administration du mercure. En réalité, les maladies inflammatoires de la choroïde paraissent éprouver une influence plus salutaire du traitement à petites doses ($0^{gr},002$ à $0^{gr},003$ deux ou trois fois par jour) de bichlorure de mercure continuées pendant très-longtemps. S'il y a des traces évidentes de syphilis et si la maladie progresse rapidement, on établira tout de suite la salivation, afin d'empêcher, si c'est possible, les épanchements de lymphe et de hâter l'absorption de ce qui a déjà été exsudé. Si l'on n'agit pas ainsi, on devra donner de fortes doses de bichlorure combiné avec de l'iodure de potassium. La sangsue artificielle pourra être parfois appliquée ; mais si le malade est très-faible, on ne tirera que peu de sang, et en pareil cas la sangsue pourra être remplacée par une scarification sèche. On doit être très-strict sur l'usage des yeux et défendre de lire, d'écrire, etc. Les yeux seront en outre préservés d'une lumière trop vive par des lunettes bleues. Si les fonctions du foie, de l'utérus et des organes digestifs sont troublées, on devra essayer de les rétablir ; on tirera de grands avantages de l'emploi d'eaux minérales légèrement purgatives, telles que celles de Pullna, Marienbad, Karlsbad, etc.

III. — Sclérotico-choroïdite postérieure (staphylôme postérieur, sclérectasie postérieure).

(Pl. II, fig. 3.)

Cette maladie est rarement absente dans la myopie arrivée à un degré considérable, et elle doit être regardée, surtout si elle est progressive, comme une complication plus ou moins sérieuse.

Les yeux atteints de sclérotico-choroïdite postérieure paraissent généralement d'une grandeur démesurée, proéminents et d'une forme ovoïde. L'ouverture palpébrale est largement ouverte, ce qui est particulièrement remarquable si un seul des deux yeux est malade. Le globe de l'œil paraît aussi allongé dans son diamètre antéro-postérieur, et l'infundibulum ou excavation que l'on voit dans l'œil normal (quand il est tourné en dedans), entre le canthus externe et le globe, a disparu ; de sorte que le segment postérieur du globe de l'œil paraît allongé et carré, et a parfois une légère teinte bleue. Les mouvements latéraux de l'œil peuvent être légèrement recourbés si la maladie est étendue. Le malade se plaint souvent d'une tension pénible de l'œil et d'une sensation de plénitude dans le globe, comme si ce dernier était trop large pour l'orbite. Il y a aussi de la douleur dans l'œil et autour de l'œil.

La maladie cependant ne peut être reconnue à coup sûr qu'avec l'ophthalmoscope, car une partie considérable de l'allongement postérieur du globe de l'œil (staphylôme postérieur) peut exister sans aucune apparence de sclérotico-choroïdite postérieure.

Les symptômes ophthalmoscopiques sont généralement très-marqués et irréfutables. Le plus caractéristique est un croissant brillant blanc ou jaune pâle que l'on voit au bord du disque optique, généralement au côté externe. (Dans l'image renversée il apparaît naturellement vers le côté nasal.) Ce croissant peut varier beaucoup comme volume, il passe d'un petit arc blanc au volume d'une large zone qui peut s'étendre parfois tout autour du disque, embrasser même la région de la tache jaune, sa plus grande dimension étant toujours de ce côté (1). Les bords peuvent être nettement limités ou irréguliers et se perdre graduellement dans les structures saines environnantes. Des taches irrégulières de pigment sont semées sur la marge et aussi peut-être sur la surface de ce bord ; de sorte que de petits îlots noirs, de volume et de forme variés, apparaissent sur toute l'étendue de cette marge blanche. Le croissant lui-même est d'un blanc éclatant, si brillant même, que le disque, par suite de son voisinage, paraît anormalement rouge. A cause du fond blanc, les petits vaisseaux de la rétine sont vus plus distinctement, et leurs plus petites branches se suivent mieux dans cette région que sur le fond voisin. Ce croissant blanc est produit par l'amincissement, l'atrophie, du stroma de la choroïde. Les cellules de pigment ne sont pas nécessaire-

____

(1) On doit cependant avoir soin de ne pas appeler chaque petite tache blanche sur le bord du disque une sclérotico-choroïdite postérieure, car cette zone blanche peut être produite par l'état de la choroïde qui laisse voir un peu du nerf optique et permet à la lumière de tomber sur ce point à travers la rétine sur la sclérotique dénudée, ce qui produit tout à fait un bord blanc brillant. Seulement cet arc est très-étroit, et l'on ne voit pas d'atrophie de la choroïde ni de taches irrégulières de pigment sur ses bords.

ment détruites, mais il n'y a pas de molécules pigmenteuses, car les taches
noires irrégulières mentionnées plus haut sont des agglomérations pathologiques de pigment. A cause de la perte du pigment, de l'atrophie ou
de l'amincissement du stroma de la choroïde, la sclérotique luisante
brille à travers et donne l'aspect d'une figure blanche brillante. Cette
absence du pigment produit aussi une sensation d'éblouissement que le
malade éprouve en face d'une lumière brillante. L'amblyopie qui existe
fréquemment dans cette maladie est due aussi, sans aucun doute, en partie à ce fait ; car on a reconnu que la vue de ces malades est considérablement améliorée par l'emploi des lunettes bleues. Cependant, générale-
lement, l'amblyopie dépend surtout de la perturbation produite dans la
circulation intra-oculaire, par l'état de congestion chronique du système
veineux de l'œil. C'est pourquoi la vue est généralement très-améliorée
par des déplétions sanguines, et particulièrement par la sangsue artificielle.

La rétine souffre généralement tellement de cette perte de pigment de
la choroïde, qu'une légère diminution est produite dans l'acuité de la
perception. La tache de cécité (qui répond à l'entrée du nerf optique) est
quelquefois agrandie, mais cet accroissement ne correspond pas du tout
au volume du croissant, et la vue est seulement affaiblie et non pas détruite dans la partie extérieure de la tache. Quelquefois il s'établit une
grande irritabilité de la rétine, qui produit une amblyopie considérable,
une perturbation de la vision, et, en même temps que de la photophobie,
une sensation de douleur et de tension dans l'œil dès qu'on essaye de
s'en servir pour lire, travailler, etc.

La maladie peut progresser ou rester stationnaire ; dans le dernier cas
la myopie n'augmente pas, les douleurs péri-orbitales et intra-oculaires
diminuent ou cessent, et avec l'ophthalmoscope on voit qu'il n'y a pas
d'accroissement dans le volume du croissant, et souvent un dépôt régulier
de pigment s'est de nouveau produit.

Le pronostic de cette maladie est bien différent de celui que l'on porte
quand l'atrophie est avancée. La myopie s'accroît alors plus ou moins rapidement, la vue baisse ou s'affaiblit, les malades sont continuellement
tourmentés par des points noirs qui flottent devant leurs yeux, et qui prennent toutes sortes de formes fantastiques ; ces points sont dus à l'opacité de
l'humeur vitrée. D'autres fois ils sont gênés par des étoiles lumineuses ou
des jets de clarté produits par suite de l'irritation du nerf optique et de
la rétine. Ils sont plus ou moins éblouis par la lumière à mesure que
l'atrophie de la choroïde augmente et que le pigment se perd de plus en
plus. Mais les progrès de l'affection sont surtout bien observés à l'ophthalmoscope. Les bords du croissant montrent des symptômes d'hypérémie, ils
deviennent irréguliers et mal définis ; de petites taches blanches appa-

raissent autour de lui (ces taches sont symptomatiques de l'atrophie progressive de la choroïde), elles augmentent de volume, se collectent et se réunissent au croissant avec lequel elles forment un anneau large, blanc et brillant, qui s'étend surtout dans la direction de la tache jaune. En pareil cas, un observateur peu attentif pourrait supposer que le disque optique est considérablement élargi, ou même que le nerf optique est atrophié (à cause de la couleur blanche). Cependant, en examinant de près, il est facile de distinguer la zone blanche du disque, car l'entrée du nerf optique paraît d'un rouge anomal à cause du contraste avec l'anneau blanc brillant, et les vaisseaux se suivent plus facilement sur cet anneau blanc que sur le disque.

Quelque chose d'analogue peut aussi arriver dans la région de la tache jaune. De petites taches blanches apparaissent, leur volume augmente, elles se collectent et donnent au tout l'aspect d'espaces réticulés alternativement blancs et noirs, parce qu'elles sont produites par la sclérotique brillante que l'on voit à travers le stroma atrophié et la couche pigmentée de la choroïde. De Graefe pense que la rétine peut, dans cette situation, participer plus rapidement à la maladie à cause de son amincissement sur ce point. Si l'atrophie de la choroïde, dans la région de la tache blanche aussi bien qu'autour de l'entrée du nerf optique, progresse, les deux affections séparées peuvent s'étendre graduellement l'une vers l'autre, en laissant entre elles une partie plus ou moins considérable de structure saine, jusqu'à ce qu'elles se réunissent sous la forme d'une grande figure blanche.

Le développement de cette maladie produit généralement un grand affaiblissement de la vue, et le malade se plaint aussi de points noirs constants, soit qu'il y en ait plusieurs, soit qu'il y en ait un seul au centre (scotome), dans le champ de vision. On doit remarquer que ces points peuvent être vus par le malade, bien avant qu'il soit possible de reconnaître des changements correspondants dans la région de la tache jaune avec l'ophthalmoscope.

De Graefe (1) a appelé l'attention sur ce fait important, que le glaucome peut survenir dans la sclérotico-choroïdite postérieure, et conduire à un grand affaiblissement de la vue, et même à une cécité complète. L'œil devient dur, les vaisseaux ciliaires sont injectés, la chambre antérieure est plus creuse, la pupille dilatée. Le bord du disque contigu à l'arc est nettement délimité, on y voit une légère excavation, et les vaisseaux sont un peu déplacés et recourbés à cet endroit. L'excavation s'étend presque jusqu'à la marge du disque, ce qui la distingue de l'excavation physiologique. Cette complication glaucomateuse se présente surtout chez les personnes

(1) *A. f. O.*, IV, 2, 158 et *ibid.*, VIII, 2, 304.

âgées, et est probablement due à ce que la sclérotique perd de son élasticité à mesure qu'on avance en âge, qu'elle ne peut pas céder à la pression intra-oculaire, et par conséquent laisse cette pression exercer une
influence délétère sur le nerf optique. Cependant cet état se rencontre
aussi quelquefois chez les personnes jeunes. L'accroissement de la tension n'est généralement pas considérable. Ordinairement les deux yeux
sont simultanément attaqués; l'iridectomie devra être pratiquée dans la
période de début, car aucun autre remède ne peut arrêter les progrès de
la maladie.

Complications. Opacités du corps vitré. — Cette complication se rencontre souvent dans la sclérotico-choroïdite postérieure, et est souvent
une source d'anxiété pour le malade; car, même les atomes physiologiques sont très-distincts chez les myopes, à cause des cercles de diffusion qui se produisent sur la rétine. Les opacités du corps vitré peuvent
être noires, fixes, semblables à de petites taches, ou flottantes, telles que
des tuniques membraneuses de forme et de volume variés (voyez le chapitre sur les *Opacités de l'humeur vitrée*, p. 315).

Décollement de la rétine. — Cet accident est malheureusement assez
fréquent quand il y a un degré considérable de sclérotico-choroïdite postérieure. Son étendue peut être d'abord peu considérable, et il peut être
produit par un épanchement séreux ou hémorrhagique entre la choroïde
et la rétine; il peut encore être causé par la contraction de quelques-unes
des exsudations de l'humeur vitrée, qui exercent sur la rétine une traction
qui amène le décollement (1) (voyez le chapitre sur le *Décollement de la
rétine*, p. 358).

Opacités du pôle postérieur de la lentille. — Ces opacités se développent
dans la dernière période de la maladie; elles sont généralement situées
très-près du centre de rotation de l'œil, et là restent immobiles, quelle
que soit la direction que l'on imprime à l'œil. La cataracte, l'irido-choroïdite et l'atrophie du globe peuvent être les conséquences finales de
cet état.

Causes. — L'origine de cette affection est encore un sujet très-contro-
versé. Sans aucun doute il existe généralement une tendance congénitale
et souvent héréditaire, de l'allongement de l'œil dans l'axe optique, et
cette prédisposition est nécessairement une cause de tiraillement et d'allongement dans cette direction. Cette tendance est généralement suivie
bientôt d'atrophie consécutive, l'allongement progressif de l'axe visuel
est très-favorisé par la convergence des axes optiques et par l'état de congestion de l'œil, qui se produisent pendant l'accommodation de l'organe
pour des objets rapprochés, surtout s'ils sont petits et éclairés d'une

(1) Heinrich Müller, *ibid.*, IV, 1, 372.

façon insuffisante. Car, pendant une accommodation de ce genre, une certaine pression est toujours exercée sur l'œil, pression accompagnée d'un accroissement de la tension intra-oculaire qui a pour résultat de retarder la circulation veineuse intra-oculaire, et de produire une congestion mécanique plus ou moins considérable. Des cas semblables de congestion intra-oculaire se rencontrent dans l'amblyopie causée par des opacités de la lentille ou de la cornée ; la myopie se produit alors parce que le malade approche les petits objets tout près de ses yeux afin d'obtenir une image rétinienne plus considérable. Un état analogue se produit si le malade qui emploie, pour lire, des lunettes concaves, approche trop le livre de ses yeux. On trouve parfois que des opacités du corps vitré, et même le décollement de la rétine, se développent dans des cas semblables, après des lectures ou des travaux longtemps continués à l'aide de lunettes.

Cet état de congestion et d'accroissement dans la pression des fluides intra-oculaires conduit au ramollissement et à la distension des tuniques du globe de l'œil. Comme celles-ci ne sont pas soutenues au pôle postérieur par des muscles, c'est principalement sur ce point que l'allongement se produit ; c'est là que la choroïde est tirée et qu'elle subit généralement une atrophie consécutive.

Cette atrophie secondaire de la choroïde, qui produit cette tache blanche en forme de croissant au bord du nerf optique, a été considérée par de Graefe comme le résultat d'une inflammation chronique de la sclérotique et de la choroïde, et c'est pour cela qu'il l'a appelée sclérotico-choroïdite postérieure. D'autres ont pensé que cette affection était produite par une boursouflure circonscrite staphylomateuse de la sclérotique, et l'ont appelée *staphylôme postérieur*. Mais on doit admettre que ces deux opinions présentent des exceptions.

Cette atrophie de la choroïde peut exister sans aucun staphylôme postérieur. En réalité, Schweigger dit qu'un véritable staphylôme postérieur (sclérectasie locale plus ou mois limitée des cloisons du globe de l'œil) ne se produit pas dans la majorité des cas de myopie. La présence d'un staphylôme postérieur peut être diagnostiquée au moyen de l'ophthalmoscope, surtout avec l'ophthalmoscope binoculaire ; car alors on voit que la partie blanche brillante de la sclérotique, exposée à travers la choroïde amincie, n'a pas une courbe normale, mais qu'elle est particuliérement enfoncée en arrière et donne sur ce point une position penchée au disque optique. Schweigger, en outre, pense que l'acuité de la vision est diminuée d'une façon inusitée dans les cas de myopie où il existe derrière le nerf optique un staphylôme postérieur. C'est ce qui arrive surtout, comme on l'a fait observer, dans les cas où l'existence du staphylôme postérieur a été anatomiquement prouvée. La rétine, sur toute l'étendue de la partie boursoufflée, était plus ou moins altérée dans sa structure, et même atrophiée et adhérente aux restes de la choroïde et de la sclérotique.

Contre l'opinion de de Graefe, on a dit que tous les symptômes d'irritation et d'inflammation sont souvent complétement absents, du commencement à la fin de cette affection, et que la maladie peut même atteindre une degré considérable sans que ces symptômes apparaissent; mais il est certain que de tels symptômes sont presque toujours développés quand la maladie est grave et que la myopie est considérable. Dans les formes les plus légères, ces symptômes peuvent facilement nous échapper; mais, même dans les degrés modérés de myopie, et chez les individus jeunes, on observe le plus souvent des symptômes d'irritation, tels que de l'hypérémie du nerf optique, de la rétine, de la choroïde, et il paraît probable qu'il existe, avant l'atrophie, de l'irritation sinon de l'inflammation. Donders (1) pense « que presque sans exception, la prédisposition au développement du staphylôme postérieur existe à la naissance ; qu'il est développé avec des symptômes d'irritation qui sont modérés, et qui n'ont pas une grande importance clinique; mais, qu'un état inflammatoire très-considérable se développe toujours à une période plus avancée de la vie, comme un résultat et une cause coopérative du développement et de l'extension de l'atrophie ».

Jäger (2) pense que ce croissant, ou staphylôme postérieur, comme il l'appelle, est presque toujours congénital et souvent héréditaire; il peut exister pendant plusieurs années, ou même pendant toute la vie, sans augmenter de volume ou sans qu'il se produise aucun changement dans la choroïde ni dans son voisinage, le bord restant distinctement et nettement limité. Mais on trouve souvent, si l'on se sert beaucoup de ses yeux et que la myopie augmente d'une manière notable, que le bord du croissant devient irrégulier, brisé, et qu'il augmente graduellement de volume. Ce fait est évidemment dû aux changements inflammatoires qui se produisent dans la choroïde. En réalité, on peut se demander si même le croissant congénital n'a pas une origine inflammatoire.

Le *pronostic* doit être très-réservé si la maladie est le moins du monde avancée, si la myopie progresse et si les opacités de l'humeur vitrée sont considérables. Il est encore plus douteux, si les opacités de l'humeur vitrée sont diffuses, nombreuses, si les parties supérieure et inférieure du champ visuel sont obscurcies, ce qui est symptomatique ou prémonitoire du décollement de la rétine, et enfin, si les changements de la choroïde apparaissent dans la région de la tache jaune. Ils se montrent sous la forme de petits points blanchâtres isolés, sur le bord desquels sont de

---

(1) *Anomalies of Refraction and Accommodation*, p. 384.
(2) *Ueber die Einstellung des dioptrischen Apparates*. Vienna, 1861.

petits dépôts acumulés de pigment ; ces petites taches blanches augmentent de volume, se collectent, et alors l'atrophie de la choroïde est très-apparente. Pendant ce développement, la rétine est plus ou moins irritée, ce qui rend la vue trouble ; cet état disparaît quand l'irritation de la rétine diminue. Ces changements atrophiques dans la région de la tache jaune produisent des points noirs fixes dans le champ visuel, et si ces points sont cons:lérables, il peut être impossible de travailler dans de petits objets. Les changements dans la tache blanche débutent généralement dans un œil, et peuvent pendant quelque temps y rester limités, mais tôt ou tard ils s'étendent aussi à l'autre.

Traitement. — Les malades qui sont atteints de sclérotico-choroïdite postérieure devront être particulièrement garantis contre toute fatigue causée par un travail trop prolongé sur de petits objets. On leur recommandera aussi de ne pas tenir leur tête penchée en avant, car cette position cause facilement de la congestion veineuse intra-oculaire. Il est aussi très-mauvais de lire courbé ; la meilleure position pour eux est d'être assis, la tête un peu en arrière, la lumière tombant sur le livre et placée en arrière soi, de sorte que la page puisse être très-éclairée sans que l'œil soit exposé à l'éclat direct de la lumière. En écrivant, il est très-avantageux de se servir d'un pupitre incliné, de sorte que la personne n'ait pas besoin de se baisser beaucoup. Si l'on permet à ces malades de se servir de lunettes pour lire et pour écrire, on devra leur rappeler le danger qu'il y a pour eux à approcher les objets quand ils commencent à se fatiguer, car en agissant ainsi, on provoque une grande fatigue de l'accommodation. Le livre ou l'ouvrage devra être mis de côté jusqu'à ce que la fatigue soit passée ; dans les cas extrêmes, on doit défendre complétement tout usage de la vue qui force à rapprocher les objets des yeux avec ou sans lunettes.

L'irritation de la rétine, qui produit les jets de lumière colorée ou les étoiles brillantes, etc., est surtout calmée par des vésicatoires volants à la tempe ou derrière l'oreille. On peut répéter leur application avec avantage à des intervalles de six à huit jours.

La sensation d'éblouissement dont beaucoup de malades se plaignent en face d'une lumière brillante, et qui produit souvent de la névralgie ciliaire, des maux de tête douloureux, est très-diminuée par l'emploi des lunettes bleues.

Si les changements inflammatoires de la choroïde sont considérables ou progressifs, on devra conseiller toujours un traitement prolongé par de petites doses de bichlorure de mercure (0^{gr},002 à 0^{gr},003). Des dérivatifs agissant sur la peau et sur les reins, des bains de pieds chauds et stimulants, le soir, peuvent aussi être très-utiles.

Si l'œil est très-irritable, que les tuniques de l'œil soient injectées, que

le disque optique soit rouge et hypérémique et que le malade éprouve
de la douleur dans l'œil et autour de l'œil en même temps qu'une pesanteur dans le globe et une sorte de difficulté à maintenir les paupières
ouvertes, on ordonnera un repos complet et une interruption absolue
de tout travail, de toute lecture. On doit être extrêmement strict dans
ces prescriptions, car les malades sont portés à recommencer leurs travaux aussitôt que leurs yeux sont en meilleur état, et cette manière
d'agir a souvent pour résultat d'établir de nouveau une inflammation et
des symptômes de congestion qui produisent un accroissement rapide de
la myopie et de la sclérotico-choroïdite postérieure qui existe déjà. On se
trouve très-bien, dans ces cas, de lotions stimulantes et de douches
sur l'œil fermé et dans son voisinage, et aussi de l'application de la
sangsue artificielle. Ce dernier moyen produit en général les meilleurs
résultats. J'ai pu souvent, par son application, soulager l'irritation de
l'œil et la sensation particulièrement pénible de pesanteur douloureuse
du globe de l'œil, et cela quand tous les autres remèdes avaient échoué.
Mais quand la maladie est très-avancée et que l'on craint le décollement
de la rétine, l'emploi de ce remède est souvent dangereux, car le soulagement soudain de la circulation intra-oculaire est suivi d'une réaction
considérable et d'une hypérémie temporaire des vaisseaux de la rétine
et de la choroïde. De là des épanchements de sang qui peuvent se produire et amener le décollement de la rétine.

IV. — Choroïdite suppurative (panophthalmie).

Le cours de cette maladie est généralement grave et rapide ; elle
débute par une inflammation aiguë et violente de l'œil. Les paupières
sont très-enflées, rouges, œdématiées ; la paupière supérieure retombe
en forme de large pli. Les tissus conjonctival et sous-conjonctival sont
injectés et un chémosis ferme et gélatineux entoure la cornée comme une
ceinture d'un rouge bronzé et qui parfois est poussé en avant entre les
paupières ou les entr'ouvre légèrement. Un léger écoulement muco-purulent passe entre les paupières ; cependant il manque quelquefois, et alors
les bords de la paupière et l'enflure chémotique sont secs et recouverts de
croûtes. En ouvrant l'œil, on peut trouver la cornée claire ; mais la chambre
antérieure est diminuée et occupée parfois par un hypopyon plus ou moins
considérable ; l'humeur aqueuse est trouble, l'iris poussé en avant est décoloré et d'un rouge jaunâtre, la pupille est dilatée ; d'autres fois son volume
est normal ou elle est légèrement contractée et retenue par la lymphe qui
l'entoure. La tension de l'œil est souvent accrue et il est très-sensible au
toucher ; il est, de plus, proéminent, et ses mouvements sont gênés par
suite de l'infiltration du tissu sous-conjonctival. Si le milieu réfringent et

la pupille sont suffisamment clairs, on observe un reflet doré, jaune, tout particulier, qui vient de derrière la lentille dans la partie antérieure de l'humeur vitrée et est dû à une infiltration purulente de celle-ci. La rétine peut être infiltrée de sérosité ou subir une suppuration qui affecte aussi d'une manière étendue la choroïde et le corps ciliaire. Ces changements ne peuvent pas se voir à l'ophthalmoscope, à cause de l'exsudation de la pupille ou de l'état opaque de l'humeur vitrée ; il y a souvent un épanchement séreux de la choroïde qui produit un décollement complet ou circonscrit de la rétine ; ce décollement peut être produit aussi par des épanchements hémorrhagiques de la choroïde. En outre, on doit se rappeler qu'en même temps que cette pression de sang ou de sérosité derrière la rétine, la contraction et le plissement des exsudations dans l'humeur vitrée et la traction qui en résulte pour la rétine tendent à produire un décollement très-étendu, généralement en forme d'entonnoir. En réalité, quoique le décollement puisse rester partiel et circonscrit, il devient presque toujours complet à mesure que la maladie avance.

La cornée peut rester tout à fait transparente ; cependant, généralement, elle se trouble, s'infiltre de pus, se rompt, se plisse comme une petite membrane jaunâtre, comme du cuir bouilli, ou bien encore elle peut rester entière et il peut survenir une perforation spontanée du globe de l'œil, le plus souvent à travers la sclérotique ou entre l'insertion des muscles droits. La maladie est surtout accompagnée d'une douleur très-vive dans l'œil et autour de l'œil, douleur qui s'étend souvent au côté correspondant de la tête et de la face. Cette douleur est souvent plus intolérable, jusqu'au moment où le globe de l'œil se perfore ou lorsqu'on pratique la paracentèse ; alors elle diminue rapidement; il y a aussi des symptômes fébriles très-marqués, accompagnés parfois de vomissements. Dans d'autres cas, les symptômes inflammatoires et la douleur sont beaucoup moins prononcés et toute la marche de la maladie est plus insidieuse et d'un type plus bénin, quoique les résultats en soient tout aussi désastreux. La vue s'affaiblit beaucoup, et rapidement le malade en arrive bientôt à ne plus distinguer que la lumière de l'obscurité. Il est en outre très-troublé par des éclairs soudains de lumière, des étoiles lumineuses, etc.

Parmi les causes les plus fréquentes de choroïdite suppurative, il faut citer les coups et les lésions (1) de l'œil, les corps étrangers, surtout les fragments de capsule ou de métal dans le globe de l'œil, particulièrement dans l'humeur vitrée et le corps ciliaire ; car ces cas sont souvent accompagnés d'une vive douleur et de symptômes inflammatoires très-graves. Les corps étrangers peuvent rester longtemps suspendus dans l'humeur vitrée sans causer de grands troubles, ou se trouver entourés de lymphe

____

(1) Voy. Arlt, *Bericht der Wiener Augenklinik,* 1867.

et être ainsi enkystés ; cependant, ces cas sont très-rares, surtout si le corps étranger a un volume considérable et s'il est de nature à produire de l'irritation en subissant des changements chimiques. L'inflammation de l'humeur vitrée survient, s'étend à la rétine et à la choroïde, et l'œil est détruit par l'irido-choroïdite plastique ou panophthalmie suppurative.

Cette affection peut survenir à la suite d'opérations telles que l'enlèvement de la cataracte, soit par extraction, soit plus souvent encore par abaissement. (Voyez le chapitre sur la *Cataracte*.) Elle se développe le plus souvent chez les individus âgés ou débilités ou dans des cas où le malade est mis, après l'opération, dans une chambre mal ventilée ou dans une atmosphère viciée (pyogénie d'un hôpital, fièvres typhoïdes, etc.). Ce qui est très-important et très-remarquable, c'est que les yeux opérés pour irido-choroïdite chronique ont peu de tendance à l'inflammation suppurative, même lorsque la lentille a été enlevée avec une portion considérable de l'iris et des masses d'exsudation. En réalité, de tels yeux supportent impunément une intervention chirurgicale quelconque.

L'inflammation suppurative de la cornée et de l'iris (ophthalmie purulente et diphthéritique) peut aussi être suivie de panophthalmie.

Cette affection peut être aussi produite par une extension directe de l'inflammation des méninges à l'œil, comme dans les cas de typhus, de méningites cérébro-spinales, etc., mais elle peut aussi quelquefois suivre la métastase ; on en trouve des exemples dans la fièvre puerpérale. Très-peu de temps après la production de l'embolisme, on voit survenir une métastase secondaire, nouveau foyer de maladie dans les organes éloignés. Suivant O. Weber (1), deux jours suffisent pour cela. Cette forme métastatique de la maladie peut prendre un type très-aigu et très-inflammatoire et conduire très-vite à la désorganisation suppurative du globe, ou bien elle peut suivre une forme plus insidieuse mais également destructive. On la rencontre surtout avec la méningite cérébro-spinale, la fièvre puerpérale et la pyohémie ; dans ces cas elle attaque invariablement les deux yeux (2). Il reste à savoir si, dans la méningite cérébro-spinale, la maladie peut ne pas être due à l'exposition de la cornée aux lésions traumatiques par suite de lagophthalmos.

Le *pronostic* est très-défavorable, car cette maladie est l'une des plus destructives et des plus intraitables de l'œil. Il est très-rare que l'on puisse arrêter ses progrès de façon à conserver un certain degré de vision. Dans la plupart des cas, l'affection se termine bientôt par l'atrophie du globe de l'œil, avec ou sans perforation préalable de la cornée ou

(1) Billroth, *Handbuch der Chirurgie.*

(2) Voyez le traité du docteur Knapp sur la choroïdite métastatique (*Archiv f. O.*, XIII, 1, 129), ainsi que le mémoire du docteur Wilson, *Diseases of the Eye in cerebro-spinal Meningitis* (*Dub. quart. Journ.* May 1867).

de la sclérotique, suivie de l'écoulement d'une partie des organes de l'œil. La nature dangereuse de cette maladie est tout spécialement remarquable dans les cas de choroïdites, la métastatique par exemple, dans la fièvre puerpérale ou dans la méningite cérébro-spinale où les deux yeux sont généralement atteints. En pareils cas, si le malade survit, il passera le reste de ses jours dans une obscurité complète. Cependant, dans certains cas, le danger n'est pas limité à la perte de la vue, car la vie même est en péril, ainsi que de Graefe l'a démontré, par suite de l'extension de l'inflammation suppurative au cerveau, ce qui produit une méningite suppurative, affection bien souvent fatale.

Après la perforation de la cornée ou de la sclérotique, les symptômes inflammatoires et la douleur intense diminuent généralement d'une façon très-notable. Le volume de l'œil est aussi moins considérable ; il se plisse graduellement et se réduit à un petit moignon qui, généralement, ne reste pas douloureux et ne développe pas d'ophthalmie sympathique, excepté cependant s'il y a un corps étranger dont la présence cause toujours de l'irritation et reste pour l'autre œil une source de dangers. Quelquefois cependant l'œil conserve un certain volume, ne s'atrophie pas complétement, et quand l'humeur aqueuse et le corps vitré deviennent plus transparents, on peut les voir et les examiner avec l'ophthalmoscope qui nous montre de nouveaux épanchements d'exsudation ; la lentille devient bientôt opaque.

Le *traitement* doit être tout d'abord dirigé de manière à conserver, si c'est possible, un peu de la vue, ou, tout au moins, à adoucir les grandes souffrances du malade. Ainsi, si la maladie est produite par un corps étranger et qu'il soit possible de le saisir et de l'extraire, on le fera sans perdre de temps, même s'il est nécessaire de passer l'instrument dans l'humeur vitrée. (Voyez le chapitre sur les *Corps étrangers dans l'humeur vitrée*.) Si la lentille est enflée et atteinte, on l'enlèvera, en même temps qu'une portion considérable de l'iris s'il survient des symptômes graves d'inflammation.

S'il y a un ulcère perforant de la cornée avec hypopyon, la paracentèse (peut-être plusieurs fois répétée) ou l'iridectomie sera pratiquée.

Si un corps étranger a pénétré dans l'humeur vitrée et qu'il soit impossible de l'atteindre, ou bien s'il est petit, s'il n'a pas commis de dégâts considérables et qu'il n'y ait pas de lésions de la lentille, nous devrons essayer, par un traitement strictement antiphlogistique, de diminuer les complications inflammatoires et, si possible, d'empêcher la choroïdite suppurative de s'établir. En réalité, dans la plupart des cas, le corps étranger est enkysté et reste inerte, et alors on peut rétablir peut-être un excellent degré de vision. Mais quand un corps étranger reste dans l'œil, nous ne devons pas oublier le grand danger de l'ophthalmie sympathique. Si l'œil est détruit sans retour par suite de l'accident, le plus sûr et le plus sage est de l'enlever tout de suite, ce qui évite non-seulement tous les dangers de l'ophthalmie sympathique, mais aussi la crainte de la choroïdite suppurative. Car, quand les symptômes de panophthalmie se sont développés, il n'est plus sûr de le faire à cause du risque que l'on court de voir la suppuration s'étendre au cerveau et produire une méningite suppurative fatale. Des cas dans lesquels ce fait s'est produit après l'excision du globe de l'œil pendant la panophthalmie aiguë ont été rapportés par de Graefe, Knapp, Manhardt, etc. (1).

Si les symptômes inflammatoires sont très-graves et d'une nature sthénique, des compresses froides (glacées) seront constamment appliquées, aussi longtemps que le malade les trouvera agréables. Des sangsues seront mises à la tempe, et, si le malade est vigoureux et que la suppuration ne soit pas encore très-étendue (car il y a peu ou point de chance de l'arrêter), on établira la salivation dans l'espoir d'arrêter l'inflammation et de conserver un peu la vue. Généralement cette salivation est inutile. La vive douleur dans l'œil et autour de l'œil est souvent diminuée par les fomenmentations chaudes ou les cataplasmes avec l'eau de pavot et par les injections sous-cutanées faites à la tempe avec de la morphine. S'il y a de l'hypopyon ou que la tension de l'œil soit accrue, on pourra faire la parancentèse de la chambre antérieure et la répéter plusieurs fois à des intervalles d'un jour ou deux, ou même plus souvent. Si l'œil est très-distendu et que le malade éprouve de vives douleurs, la paracentèse peut être faite dans l'humeur vitrée, ce qui cause souvent un grand soulagement.

Les forces du malade doivent être soutenues par un régime nutritif, l'emploi des stimulants et l'administration des toniques.

Si la douleur et l'inflammation sont très-graves et que le malade soit assez affaibli pour que sa vie même soit en danger, il faudra enlever l'œil à tout hasard, même en courant le risque de voir la maladie s'étendre au cerveau, uniquement pour ôter toute source de douleur et permettre au malade de reprendre des forces.

Knapp (2) a décrit dernièrement deux cas très-intéressants d'embolie des vaisseaux de la choroïde. Dans chacun de ces cas, le malade était atteint d'une maladie cardiaque bien marquée (dans l'un, de l'endocardite, dans l'autre, de l'insuffisance des valvules aortiques avec de l'hypertrophie du ventricule gauche). L'affection de la vue avait été soudaine : le malade avait vu devant ses yeux un nuage épais, qui d'abord avait envahi tout le champ visuel, mais qui plus tard s'était concentré sur un point central.

(1) *Kl. Monatsblät.*, 1863, p. 456.
(2) *A. f. O.*, XIV, 1.

L'affaiblissement de la vue ne se produit pas aussi soudainement dans l'embolie de l'artère centrale de la rétine, ni dans une aussi grande étendue, car, dans le premier cas, S ou l'acuité V $= 1/10^\circ$, dans l'autre, le malade peut lire l'impression la plus fine et se plaint seulement d'un scotome considérable tout près de l'axe de vision. Il y a de la photopsie et de la chromopsie à un degré considérable. L'ophthalmoscope nous revèle un voile ou nuage circonscrit à la partie centrale du fond (correspondant au scotome) et qui est dû à un épanchement séreux dans la rétine, qui s'étend jusque sur le disque. Les vaisseaux sont hypérémiés dans cette partie obscurcie de la rétine. Ces apparences sont évidemment dues à un épanchement collatéral et hypérémique et à l'embolisme de quelques-uns des vaisseaux de la choroïde sur ce point. Ces phénomènes s'expliquent facilement quand on se rappelle l'anastomose qui existe entre les artères centrales de la rétine et les artères ciliaires qui perforent la sclérotique dans le voisinage du disque. Les malades recouvrent subséquemment leur vue normale et le fond de l'œil reprend son aspect habituel.

V. — Maladie colloïde de la choroïde.

Cette affection fut d'abord décrite par Wedl (1); elle consiste dans la formation de globules particuliers transparents et semblables à des perles qui se développent à la surface interne de la choroïde. Donders (2) suppose qu'ils sont dus à des changements séniles venant d'une métamorphose colloïdale des nucléoles, des cellules pigmenteuses hexagonales. En outre, M. Müller (3) pense que ces petits corps sont placés horizontalement derrière les cellules pigmentées, et qu'ils sont dus à un épaississement de tissu élastique. Des recherches de M. Hulke, il résulte que cette dernière opinion est la bonne (4). Il dit, en outre, que les vaisseaux capillaires de la choroïde ne paraissent pas être primitivement affectés, car les corpuscules de sang peuvent être vus distinctement à travers les vaisseaux capillaires, en colonnes interrompues, derrière les globules, à leur côté externe.

Les globules colloïdes sont très-réfringents et disposés, soit un par un, soit en petits groupes. Ils prennent des formes très-variées, sont parfois globulaires, ovales ou claviformes. Ils ne sont que peu ou point sensibles à l'action des réactifs, leur volume varie de $\frac{1}{1250}$ à $\frac{1}{430}$ de pouce (Hulke). Ils sont très-aptes à subir la dégénérescence graisseuse ou crayeuse, et dans ce cas, ils présentent une apparence très-fine et très-granulaire.

(1) *Grundzüge der Histologie*, 1854.
(2) *A. f. O.*, I, 2, 107.
(3) *Ibid.*, II, 21.
(4) *R. L. O. H. R.*, I, 70 et 180.

A cause de l'effet des masses colloïdes qui poussent sur le côté, ou même détruisent les cellules pigmenteuses hexagonales, elles sont réunies de façon à former une frange étroite autour du globule seul ou des globules réunis. De là cette apparence de l'épithélium de la choroïde qui présente çà et là un aspect varié et comme rapiécé. C'est en réalité le seul signe que nous ayons pour reconnaître la présence de la maladie colloïde de la choroïde avec l'ophthalmoscope. Nous voyons (1) de petites taches pâles pigmentées, environnées d'une frange sombre de cellules pigmentées; les vaisseaux sont cachés par les dépôts crayeux. Ces taches peuvent être semées à de petits intervalles sur une partie considérable de la choroïde, plus particulièrement vers l'équateur du fond de l'œil.

On a supposé que ces formations colloïdes étaient produites par des changements séniles, comme on en rencontre souvent chez les personnes âgées. Mais Hulke (2) les a vues se produire chez des individus jeunes, et il croit que l'inflammation est la cause de cet épaississement du tissu élastique, car il a souvent trouvé la maladie colloïde unie à des changements inflammatoires. Il dit que cet état existe presque toujours dans les yeux qui ont été plusieurs fois enflammés, et que, de plus, il a observé assez souvent cette complication dans les inflammations traumatiques aiguës.

A cause de l'atrophie de l'épithélium choroïdal et de la lésion consécutive des bulbes de la rétine, la vue est souvent très-affaiblie à une période avancée de la maladie, et si l'affection envahit le pôle postérieur de l'œil. Heureusement cependant, elle reste souvent limitée à la périphérie du fond (au voisinage de la tache jaune), et, dans ce cas, le contour du champ est seul affecté.

VI. — Tubercules de la choroïde.

Il a été supposé autrefois par quelques chirurgiens qu'une forme particulière de choroïdite plastique se rencontrait dans les dernières périodes de la tuberculose chronique, et, pour cette raison, on avait appelé la maladie choroïdite tuberculeuse. Les recherches soigneuses et considérables de Cohnheim ont prouvé que cette opinion était erronée, car il n'a pas trouvé de dépôts tuberculeux de la choroïde dans les cas de tuberculose généralisée du poumon ou de l'intestin (3). Manz (4) cependant a découvert anatomiquement dans deux circonstances la présence de tubercules dans la choroïde dans des cas aigus de tuberculose miliaire.

____

(1) Liebreich, *A. f. O.*, IV, 2, 290.
(2) *R. L. O. H. Rep.*, I, 181.
(3) *A. f. O.*, XIV, 1, 188, note.
(4) *Ibid.*, IV, 2, 120, et IX, 3, 133

Bush (1) a aussi rapporté un cas du même genre. A cause du petit nombre de ces cas, on a généralement supposé que la coexistence de la choroïdite avec la tuberculose miliaire aiguë était un fait rare et exceptionnel. L'erreur de cette supposition a été démontrée par Cohnheim, qui a trouvé sur dix-huit cas de tuberculose miliaire (examinés après la mort à l'Institut pathologique de Berlin) des tubercules dans la choroïde des deux yeux, *dans tous les cas.* Tandis que la présence de ces tubercule était ainsi anatomiquement démontrée, il était réservé à de Graefe (2) d'en faire le premier le diagnostic avec l'ophthalmoscope.

A l'ophthalmoscope les tubercules de la choroïde apparaissent sous la forme de petits points circulaires circonscrits, d'un rose pâle ou d'un blanc grisâtre. Leur volume varie de 1/3 à 2/5 de millimètre. Ils se rencontrent surtout dans le voisinage du disque optique, mais peuvent s'étendre parfois jusqu'à une distance considérable de ce disque. Quoique les plus petits tubercules produisent seulement un tiraillement ou un élargissement de l'épithélium de la choroïde sans perte de molécules pigmentées, et que, par conséquent, ils ne donnent lieu qu'à une très-légère décoloration de la choroïde sur ce point (de Graefe), cependant ils ne peuvent pas échapper à l'attention d'un observateur soigneux et habile, surtout s'ils sont placés près du centre du fond ; s'ils sont près de l'équateur, c'est un peu différent, surtout parce que les malades sont très-difficiles à examiner, à cause de leur état d'agitation ou de coma. Plus les nodules sont grands plus les changements sont marqués et leur niveau élevé au-dessus de celui de la choroïde, ainsi qu'on peut s'en assurer par la parallaxe qui peut être notée, si un vaisseau de la rétine passe sur un de ces nodules. La choroïde est, autour d'eux, complétement normale, et il n'y a, sauf quelques exceptions, aucune collection de pigment sur le bord des nodules, mais une zone d'un rouge pâle qui passe par des teintes plus claires et même blanchâtres, jusqu'au moment où elle atteint la couleur normale. En même temps que ces changements de la choroïde, on peut noter des différences dans la rétine, qui est plus ou moins hypérémiée, mais il n'y a pas la moindre trace d'une diminution de transparence même dans le voisinage des vaisseaux dilatés. Le nombre des tubercules peut varier de 1 à 52 (Cohnheim).

Quoiqu'il soit impossible de douter de ce fait, que les tubercules sont formés dans le stroma de la choroïde, le mode exact de leur développement est encore incertain. Ainsi Manz suppose qu'ils se développent primitivement dans la tunique adventive des plus gros vaisseaux de la choroïde ; Buch pense qu'ils sont formés par les cellules incolores du stroma de la

____

(1) Virchow's *Arch.*, vol. 36, 448.
(2) *A. f. O.*, XIV, I, 193.

choroïde. En outre, Cohnheim croit qu'ils sont développés dans des cellules spéciales (*Wanderzellen*) qui ressemblent à des corpuscules de lymphe semés çà et là dans la choroïde.

Aussitôt après la publication du mémoire de Cohnheim, je fus assez heureux pour diagnostiquer à l'ophthalmoscope la présence de tubercules dans la choroïde et pour en soumettre la préparation à la Société de pathologie, au commencement de cette année.

Comme ce cas est le premier dans lequel les tubercules de la choroïde ont été reconnus en Angleterre et que, d'ailleurs, il démontre bien leurs caractères ophthalmoscopiques, je le citerai *in extenso*.

M. J. P., petite fille de huit ans, fut reçue le 5 novembre 1867 à King's college Hospital, dans le service du docteur Garrod, avec des symptômes de tuberculose aiguë; elle avait rapidement maigri pendant les derniers mois et avait souffert de dyspnée et d'une toux sèche et fatigante. Au moment de son admission, il y avait une grande perturbation fébrile; le pouls était à 132, les respirations à 66, la température de 101°. Il y avait une légère matité dans le côté gauche de la poitrine et de la crépitation dans le second espace intercostal. Le 6 novembre, température 106. Pouls 148, respiration 96. Urine acide, pas d'albumine, respiration puérile du côté droit, légèrement tubulaire du côté gauche. J'examine les yeux à l'ophthalmoscope, et je reconnais la présence de tubercules dans la choroïde. 11 novembre, la malade s'affaiblit graduellement et meurt.

Autopsie faite par le docteur Kelly.

La matière cérébrale était normale en apparence; mais, en examinant la partie supérieure de l'hémisphère gauche, on aperçut deux ou trois petites opacités de la dure-mère. Les deux poumons étaient remplis de tubercules miliaires. Le foie et le cœur étaient sains, les reins contenaient des tubercules dans leur substance corticale et étaient congestionnés. La capsule de la rate avait quelques dépôts tuberculeux (?). L'organe lui-même était sain. Les glandes mésentériques étaient un peu augmentées comme nombre et comme volume, et quelques glandes solitaires des petits intestins étaient agrandies. La surface du péritoine était saine.

Examen des yeux pendant la vie.

J'ai trouvé que les yeux paraissaient extérieurement à l'état normal; l vue était excellente (n° 1 de Jaeger), le champ de vision était normal, les milieux réfringents d'une transparence parfaite. Dans la choroïde, qu d'ailleurs était parfaitement normale, on voyait de petits nodules circu laires, proéminents, d'un blanc grisâtre, situés surtout dans le voisinag du disque, principalement à la région de la tache jaune. Vers la péri phérie du fond ils étaient plus espacés. L'épithélium de la choroïde qu entourait les nodules était très-peu altéré en apparence, les cellules étant évidemment ouvertes ou poussées de côté par les nodules, et il n'y avait pas d'agglomération de pigment autour d'elles. Mais la partie amincie de l'épithélium repassait insensiblement dans la partie normale. Sur quelques points on pouvait voir un nodule placé derrière un vaisseau de la rétine qui passait distinctement sur lui. Les nodules étaient proéminents, mais on ne pouvait dire si les vaisseaux étaient recourbés en avant ou en arrière par le tubercule, car il était presque impossible de distinguer avec certitude la parallaxe à cause des mouvements continuels de l'œil du malade. L'état était le même dans les deux yeux.

Le diagnostic des dépôts tuberculeux de la choroïde fut vérifié par une dissection soigneuse faite par M. Bowater Vernon, professeur de l'hôpital de Moorefields, et dont le résultat fut publié dans le *R. L. O. H. Reports*, VI, 2, 133.

D'autres faits intéressants qui se rapportent au sujet qui nous occupe furent trouvés par Cohnheim, qui s'aperçut que la glande thyroïde, que l'on croyait protégée contre les dépôts tuberculeux par une immunité spéciale, était impliquée dans plusieurs cas. Il a réussi, en outre, à produire des tubercules de la choroïde par l'inoculation chez des porcs. La matière tuberculeuse venait d'une glande lymphatique tuberculeuse, et l'animal mourut cinq semaines après l'inoculation. A ce moment, et en dehors des tubercules maxillaires de la choroïde, il y en avait dans tous les organes, les poumons, le foie, les reins, la rate, les membranes séreuses, etc. (1).

<h3 style="text-align:center">VII. — Tumeurs de la choroïde.</h3>

Nous rencontrons deux formes de tumeurs de la choroïde : 1° le sarcome ; 2° le carcinome ou cancer. Ce dernier se subdivise en carcinomes médullaires et mélanotiques, cependant, dans plusieurs cas, la tumeur présente un caractère mixte, étant en partie sarcomateuse et en partie carcinomateuse. Suivant de Graefe (2), dans la grande majorité des cas, des tumeurs de la choroïde sont d'une nature sarcomateuse. Plusieurs d'entre elles sont aussi d'une nature mixte, et c'est très-exceptionnellement qu'elles sont carcinomateuses. Les différences dans la nature de la tumeur sont très-faciles à reconnaître au microscope, car l'œil ne présente aucun symptôme spécial qui nous permette de décider si un cas donné est d'une nature sarcomateuse ou carcinomateuse.

(1) *A. f. O.*, XIV, 1, 205.

(2) *A. f. O.*, XIV, 2, 115. Le lecteur trouvera dans cet article un récit très-intéressant des différences principales qui existent entre les symptômes, le développement et le cours du sarcome de la choroïde et du *glioma retinæ*.

1° Sarcome de la choroïde.

La maladie se présente au début sous la forme d'un petit nodule à la partie postérieure ou latérale de la choroïde développé dans le tissu connectif pigmenté de cette dernière. Pendant la première période l'épithélium de la choroïde et de la rétine peut rester sain, et passer intact par-dessus le petit nodule. Mais, à mesure que celui-ci augmente de volume, la rétine se décolle généralement plus ou moins, par suite de l'épanchement d'un fluide séreux ou hémorrhagique, d'un rouge brun, qui fait flotter la partie détachée de la rétine, et la fait trembler à chaque mouvement de l'œil. Plus tard la rétine se détache complétement, l'humeur vitrée subissant une diminution correspondante de volume, et il existe un décollement en entonnoir dont le sommet se trouve au nerf optique et la base à l'*ora serrata*. L'espace situé au dehors de la rétine décollée étant occupé par la tumeur, et plus ou moins fluide, il y a bientôt une cataracte sur la lentille, surtout au pôle postérieur ; l'humeur vitrée peut perdre sa transparence à une période peu avancée de la maladie et quand le décollement n'est encore que partiel, de sorte que les détails du fond sont parfois obscurcis par un état diffus de l'humeur vitrée, entremêlé de plus ou moins d'opacités membraneuses ou filiformes. Si la rétine reste transparente et en contact avec la tumeur, il peut être parfois possible de la reconnaître à l'ophthalmoscope, car alors elle présente l'aspect d'un gonflement distinct, mou et légèrement nodulé, dont la couleur varie d'un brun pâle à une couleur café, suivant la quantité de pigment qu'il contient. Si le décollement de la rétine subit des changements inflammatoires ou graisseux et qu'il s'épaississe, on peut voir un reflet jaune, par suite de la couleur brune de la tumeur ; mais ce reflet diffère de celui qu'on observe ans le gliome, car il n'est pas aussi brillant ni aussi blanc ou blanc jaunâtre, il n'est pas non plus aussi opalescent (de Graefe) (1). Comme règle, la période la moins avancée de la maladie est accompagnée d'un décollement séreux de la rétine qui cache complétement la présence de la tumeur, et ce n'est que lorsque celle-ci a augmenté de volume et atteint la rétine détachée que l'on peut apercevoir derrière celle-ci de petites protubérances noires, que l'on voit parfois côte à côte avec des portions de rétine détachée, et qui se remuent distinctement à chaque mouvement de l'œil. J'ai déjà dit (p. 378) que le degré de la tension oculaire est d'une grande importance pour le disgnostic dans les cas de décollement de la rétine, car tandis que, généralement, cette tension est diminuée dans les cas de simple décollement, elle reste normale ou plus ou moins augmentée quand le décollement est dû à la présence d'une

____

(1) *A. f. O.*, XIV, 2, 109.

tumeur intra-oculaire. En réalité, dans les stades les plus avancés du sarcome, la maladie présente souvent des symptômes glaucomateux. La tension de l'œil est grandement accrue, la cornée parfois rugueuse et anesthésiée, la chambre antérieure très-creuse, l'iris poussé en avant et son tissu atrophié. La pupille est dilatée souvent d'une manière irrégulière, la lentille est opaque, la vue perdue. Le malade se plaint d'une névralgie ciliaire intense qui s'étend parfois au côté correspondant de la tête et de la face. Les souffrances sont surtout aiguës et soudaines s'il y a eu une hémorrhagie intra-oculaire. Enfin, à une dernière période, des boursouflures staphylomateuses peuvent apparaître dans la région ciliaire, et être prises à tort pour des masses de tumeur. Cependant leur transparence, lorsqu'elles sont bien éclairées, nous préservera d'une pareille erreur (Graefe). Après que la tension intra-oculaire a existé pendant quelque temps, il peut survenir une attaque aiguë d'inflammation glaucomateuse. De Graefe appelle l'attention sur ce fait qu'il a plusieurs fois expérimenté dans des cas de ce genre ; c'est que cet état glaucomateux se produit souvent après qu'on a appliqué de l'atropine, pour faciliter l'examen ophthalmoscopique. Maintenant, si l'on ne connaît pas l'histoire du cas (le décollement primitif de la rétine, etc.), et que les milieux soient trop obscurcis pour permettre un examen à l'ophthalmoscope, il peut être très-difficile de reconnaître la véritable nature de la maladie qu'on considérera peut-être comme un simple cas de glaucome. Une iridectomie peut être pratiquée et la douleur momentanément soulagée par la diminution de la tension ; mais elle revient bientôt avec toute sa violence première : l'œil devient dur de nouveau ; on soupçonne alors la présence d'une tumeur intra-oculaire ; le globe de l'œil se montre, et nos conjectures se réalisent. Ce fait a conduit quelques chirurgiens à croire que le sarcome mélanotique est très-enclin à se développer dans l'état sarcomateux ; mais cette opinion ne paraît pas fondée, car l'état glaucomateux est simplement, dans ces cas, une phase de la maladie. De pareils cas de glaucome supposé, dans lesquels les tumeurs intra-oculaires se seraient subséquemment développées, ont été observés par Bowman (1), de Graefe (2), Hutchinson (3), Dor (4), etc.

Quelquefois, cependant, la présence de la tumeur produit une grande irritation et finit par causer une forme plastique d'irido-choroïdite qui conduit à une atrophie temporaire plus ou moins considérable du globe de l'œil. Cet organe devient le siége d'une douleur intense et persistante, pour le soulagement de laquelle on fait des recherches qui amènent la décou-

(1) *R. L. O. H. Rep.*, IV, 81.
(2) *A. f. O.* X, 1, 179.
(3) *R. L. O. H. Rep.*, V, 88.
(4) *A. f. O.* VI, 2.

verte de la tumeur, cause véritable de tout le mal. On doit dire, cependant, que tandis que l'atrophie temporaire du globe s'observe assez fréquemment dans le cours du gliome de la rétine. C'est tout à fait exceptionnellement qu'on la rencontre dans le sarcome de la choroïde. De même que l'inflammation de la choroïde prend généralement un caractère sécrétoire ou hémorrhagique séreux, de même l'état glaucomateux peut continuer même après le développement extra-oculaire de la maladie. L'atrophie se produit généralement après que la perforation de la cornée a été causée par la paralysie des nerfs de la cornée qui produit une panophthalmie suppurative plus ou moins grave (de Graefe) (1). De Graefe a appelé l'attention sur plusieurs points à l'aide desquels il nous est possible de distinguer entre la simple atrophie du globe de l'œil et celle qui dépend d'un sarcome intra-oculaire. Dans ce dernier cas, des paroxysmes de douleur spontanée se produisent, et cependant la région ciliaire est à peine sensible au toucher, tandis que dans l'atrophie qui suit l'irido-cyclite on obtient un résultat tout à fait contraire, il y a peu de douleur spontanée, mais l'œil est pendant fort longtemps sensible au toucher. En outre, s'il y a un sarcome dans le globe atrophié, la diminution de volume, l'aplatissement du globe de l'œil se produit dans l'axe antéro-postérieur; la région équatoriale ne se contractant pas dans la même mesure, les dépressions causées par les quatre muscles droits sont aussi apparentes d'une manière inusitée sur la surface antérieure du globe, En outre, à cause de la contraction subséquente des éléments du tissu connectif qui se sont formés dans l'œil pendant le cours de la panophthalmie, il y a, en quelque sorte, un obstacle opposé au développement de la tumeur, en face. Il en résulte que malgré l'accroissement de volume de cette dernière, le globe de l'œil affaissé tombe comme une masse, reste mou, et il se produit une extension rétro-oculaire de l'excroissance morbide. Cette excroissance pousse le globe de l'œil en avant et amène un certain degré d'exophthalmos. Pour estimer le degré de ce dernier symptôme, nous ne devons pas oublier que le globe de l'œil a diminué de volume, autrement nous pourrions facilement nous méprendre sur l'étendue de la proéminence.

Les progrès du sarcome de la choroïde sont généralement lents tant qu'il est retenu dans la cavité de l'œil par la sclérotique qui résiste; l'affection peut rester stationnaire pendant longtemps, mais quand une fois le sarcome a perforé les tuniques du globe de l'œil, ses progrès sont très-rapides. Sa surface exposée s'ulcère et se couvre de petites croûtes d'un rouge noir, formées par un écoulement sanguin et ichoreux. Si on lacère

---

(1) *A. f. O.*, XIV, 2, 120.
(2) *A. f. O.*, VI, 2.

cette surface, le sang coule souvent avec beaucoup d'abondance. La perforation peut se produire à la cornée, généralement c'est sur ce point ou près
de la jonction scléro-cornéale, en face de la sclérotique ou à sa partie postérieure, près du nerf optique. La maladie peut alors s'étendre dans le
nerf optique; on y trouve de petites taches noires qui passent en avant de
la lame criblée entre les tubules nerveux, et la maladie s'étend ainsi dans
l'orbite ou vers le cerveau. Quant à l'implication du nerf optique, de
Graefe pense que la maladie, au début, s'étend de la lame criblée le long
de la surface interne des gaînes des nerfs ou des cloisons. En outre, dans
le gliome, toute l'épaisseur du nerf est simultanément affectée; ou bien
encore, de petites taches noires circonscrites apparaissent sur la sclérotique, et paraissent indépendantes de la maladie; leur présence est généralement le symptôme précurseur d'une extension rapide de la tumeur.
Suivant Virchow, le microscope révèle en général une implication progressive de la sclérotique.

L'apparence de la tumeur, quand on la sectionne, varie suivant la
quantité de pigment qu'elle renferme. Elle est généralement marbrée,
quelques parties étant pâles, d'autres d'un brun plus ou moins foncé. Ces
tumeurs mélanotiques et sarcomateuses peuvent cependant avoir uniformément la couleur noire de l'encre. Mais, suivant Virchow (1), le sarcome
de la choroïde peut, dans des cas exceptionnels, être entièrement décoloré, et ceci est probablement dû à quelque cause locale, comme, par
exemple, à ce fait que la tumeur a été développée primitivement à la partie
interne la moins pigmentée de la choroïde.

Le sarcome est caractérisé à l'examen microscopique par la présence
de cellules d'une forme et d'un volume variés. Ces cellules peuvent être
rondes ou ovales fusiformes, avec des prolongations parfois bien marquées; elles contiennent des nucléoles. Quelquefois les cellules sont
extrêmement larges (cellules géantes de Virchow) et contiennent un
grand nombre de nucléoles. Entre les cellules on observe une quantité
variable de tissus intercellulaires rétrécis et fibrillés. Mais l'arrangement
aérolaire manque complétement, et dans la forme pure de sarcome, les
cellules ne sont pas réunies en groupes entre de larges espaces de tissu
connectif. Si ce dernier arrangement se rencontre dans une partie de la
tumeur, cela prouve qu'elle n'est pas simplement sarcomateuse, mais
d'une nature mixte, à la fois sarcomateuse et carcinomateuse. Les cellules contiennent souvent une quantité considérable de pigment, et dans
ce cas la maladie est appelée sarcome mélanotique; c'est ce qui arrive
très-fréquemment dans les tumeurs intra-oculaires.

____

(1) *Krankhafte Geschwülste*, II, 284, voy. aussi Hulke, *R. L. O. H. Rep.*, III, 283
et IV, 85.

Quant au pronostic des simples tumeurs sarcomateuses, il n'y a aucun doute quant à leur malignité et à leur grande tendance à la métastase. Suivant Virchow, le degré de malignité varie suivant la structure de la tumeur; ainsi les sarcomes (1) qui contiennent de petites cellules (quelle que soit leur forme) sont beaucoup plus dangereux que ceux dans lesquels les cellules sont grandes. A cause du petit volume et de la grande quantité des cellules, de pareilles tumeurs sont généralement molles, et doivent être surveillées avec infiniment de soin; tandis que les tumeurs qui ont des cellules géantes donnent un pronostic relativement très-favorable.

Un fait qui n'est pas douteux, c'est que l'excroissance est l'affection primaire, et que la métastase est l'affection secondaire. Ces tumeurs se développent surtout dans les reins, dans le foie, dans le cerveau et dans les poumons. Une particularité des tumeurs sarcomateuses qui les distingue des tumeurs carcinomateuses, c'est qu'elles montrent peu ou point de tendance à affecter les glandes lymphatiques; il en résulte que probablement l'infection des organes éloignés se transmet par le sang, et non pas par le système lymphatique.

Les causes du sarcome intra-oculaire sont encore incertaines, mais ce qui n'est pas douteux, c'est qu'il se développe après les lésions de l'œil. Ces tumeurs peuvent se former aussi dans des yeux qui ont été atrophiés, après l'irido-choroïdite. Dans ce cas cependant, on doit prendre garde de ne pas confondre la cause avec l'effet; mais si l'œil est depuis plusieurs années perdu par suite d'irido-choroïdite, avant que les symptômes de tumeur intra-oculaire se soient révélés, on peut, je pense, décider sûrement que c'est une affection secondaire. Ainsi, M. Bowman a enlevé un œil atteint de sarcome mélanotique qui était perdu depuis vingt ans par suite d'une inflammation aiguë (2).

Le sarcome de la choroïde se développe plus fréquemment après trente ans; on ne le voit que très-rarement au-dessous de quinze (3). De Graefe n'a jamais vu un seul cas dans lequel le sarcome choroïdal affectât à la fois les deux yeux, quoiqu'il en ait rencontré dans lesquels le second œil était amaurotique, l'examen ophthalmoscopique conduisant à un résultat complétement négatif. Mais, à une période plus avancée, on voit se développer l'atrophie du nerf optique. Dans deux de ces cas, les nodules mélanotiques existaient à la base du cerveau, et réagissaient sur le chiasma et le nerf optique du côté opposé.

Sarcome du corps ciliaire (4). — Cette affection se rencontre quelque-

(1) *Krankhafte Geschwülste*, II, 269.
(2) *R. L. O. H. Rep.*, III, 279.
(3) *A. f. O.*, XIV, 2, 106.
(4) Voy. les cas de de Graefe, *A. f. O.*, XII, 2, 233.

fois, et quand le sarcome a acquis un certain volume, on peut le voir distinctement, s'avançant dans la chambre antérieure. L'iris est sur ce point repoussé de côté et écarté de son insertion ciliaire par une tumeur d'un brun foncé qui remplit plus ou moins la chambre antérieure. Le sommet de cette tumeur est parfois en contact avec la cornée ; la pupille est en même temps tordue irrégulièrement. En examinant la position de l'excroissance derrière l'iris avec la lumière oblique, on peut voir parfois qu'elle gagne jusqu'au champ de la pupille et s'étend en arrière dans l'humeur vitrée, la lentille étant généralement déplacée d'une manière correspondante en arrière et au-dessus. La surface a un aspect d'un brun noir, est molle et en quelque sorte lobulée.

2° Carcinome de la choroïde.

On distingue deux formes de cancer de la choroïde : la forme médullaire et la forme mélanotique. J'ai déjà dit qu'il est impossible de diagnostiquer à coup sûr la nature de ces affections, excepté en examinant minutieusement leur structure. Cependant on peut se faciliter le diagnostic, si l'on se souvient que les tumeurs cancéreuses se développent plus rapidement que le simple sarcome, qu'elles conduisent plus tôt aux affections métastatiques et qu'elles ont une grande tendance à envahir les glandes lymphatiques.

Si l'on examine avec le microscope un carcinome médullaire, on trouve de larges espaces aérolaires, formés par des fibrilles de tissu connectif, et entre ces espaces, des petites masses de cellules cancéreuses, de forme et de volume variés. Ces cellules peuvent être fusiformes, ovoïdes ou rondes, et ressemblent beaucoup aux cellules épithéliales ganglionnaires. Elles contiennent un nucléole dans lequel se trouvent de nombreux nucléoles beaucoup plus petits.

Le *carcinome mélanotique* se distingue du carcinome médullaire par la quantité plus ou moins considérable de pigment renfermée dans les cellules et par les trabécules qui forment les aréoles. Ces tumeurs ont parfois une couleur noire comme de l'encre ; on observe aussi dans le cancer mélanotique de larges aréoles qui entourent les masses de cellules cancéreuses pigmentées.

Le cancer mélanotique est extrêmement dangereux et se reproduit très-vite. De Graefe dit qu'il ne se rappelle aucun cas dans lequel la cure apparente ait duré plus de quatre ans. Dans la majorité des cas, le cancer se reproduit localement ou dans les autres organes entre trois, six et douze mois.

La tumeur présente quelquefois un caractère mixte ; elle est en partie sarcomateuse et en partie carcinomateuse, et la prédominance relative d'une des conditions sur l'autre peut exercer une certaine influence sur la rapidité des progrès de la maladie et sur son retour. Il est probable cependant que le sarcome peut exister d'abord pendant quelque temps avant que les éléments cancéreux se développent, et leur apparition peut hâter considérablement les progrès de la tumeur. Virchow ne pense pas que les éléments sarcomateux se changent en éléments cancéreux, de façon que le cancer se développe du sarcome lui-même, mais il croit que les deux états existent côte à côte, qu'ils viennent de la même struc-ture primaire et qu'ils croissent ensemble comme les branches d'un même tronc (1).

Le traitement à adopter pour ces tumeurs (sarcomateuses et carcinoma-teuses) est le même : l'extirpation de l'œil aussitôt que le diagnostic est établi avec certitude. L'enlèvement de l'œil le plus tôt possible est indi-qué, non-seulement parce qu'on peut espérer empêcher l'infection des autres organes, mais aussi pour empêcher l'extension de la maladie au nerf optique. En enlevant le globe de l'œil, on coupera le nerf optique aussi loin que possible, de façon à aller en arrière du siége de l'affection.

Si, en enlevant l'œil, la partie coupée du nerf optique paraît noire et gonflée, on l'arrachera, aussi loin que possible, avec des pinces, et l'on divisera le nerf tout près de l'orbite. Il est souvent très-difficile d'agir ainsi si l'on essaie de conserver le nerf, et le mieux est, comme le con-seille (2) M. Hutchinson, d'essayer de trouver sa gaîne avec le quatrième doigt et de saisir ensuite son extrémité avec de fortes pinces à dents, de le tirer et de le diviser.

Quand le nerf optique est malade ou que la tumeur s'est étendue dans l'orbite, on devra toujours employer la pâte de chlorure de zinc. (Voyez les *Tumeurs de l'orbite.*)

Wecker (3) décrit un cas unique de *myome* de la choroïde, qu'il a observé dans sa clientèle. L'œil gauche du malade était dur, les vaisseaux ciliaires antérieurs dilatés et tortueux ; il y avait des paroxysmes de dou-leur. Presque toute la moitié interne de l'iris était pressée contre la cornée par une tumeur d'un rouge brun qui occupait en même temps la plus grande partie de la pupille. L'humeur vitrée était claire et le disque optique hypérémique. L'œil fut examiné et l'examen microscopique de la tumeur fait par Iwanoff démontra que c'était un myo-sarcome dans lequel se trouvaient des fibres musculaires distinctes.

Leber (4) décrit aussi un cas très-intéressant et tout particulier, dans lequel le sarcome de la choroïde avait un caractère distinctement caverneux.

(1) *Krankhafte Geschwülste,* II, 182.
(2) *R. L. O. H. Rep.,* V, 1, 92.
(3) *Maladies des yeux* (2ᵉ édition), I, 545.
(4) *A. f. O.,* XIV, 2, 221.

VIII. — Ossification dans la choroïde.

La formation d'un os véritable dans la choroïde se rencontre encore assez souvent (1) à la surface interne de cette membrane, dans les yeux qui ont subi l'atrophie et qui se sont rétrécis. Ces dépôts osseux peuvent apparaître sous la forme de petits points circonscrits, ou ils peuvent être assez étendus pour former un trou creux qui atteint la partie ciliaire du nerf optique et est perforé par ce dernier. Tout près de cette ossification, on voit souvent un tissu cartilagineux.

Le globe de l'œil rétréci dans lequel se produit un dépôt osseux est assez souvent douloureux au toucher et même spontanément, et il peut devenir le siége d'une inflammation sympathique.

IX. — Colobome de la choroïde.

Les symptômes ophthalmoscopiques présentés dans cet état sont très-frappants et très-caractéristiques. Ils sont remarquablement les mêmes dans tous les cas, quoique l'étendue du colobome et sa protubérance en arrière de la sclérotique puissent modifier ces apparences. Liebreich en donne un admirable dessin dans son atlas (2).

A l'ophthalmoscope on observe une grande figure blanche toute particulière à la partie inférieure du fond, cette tache s'étend parfois tout près du disque, quelquefois même elle embrasse toute son étendue. Antérieurement elle peut arriver plus ou moins près de l'apophyse ciliaire ou même au colobome correspondant de l'iris. Avec ce colobome de la choroïde, il y a toujours un staphylome protubérant en arrière de la sclérotique. Il peut être presque partout de la même profondeur ou augmenter tout à coup de volume, ce qu'on observe facilement avec l'ophthalmoscope, car cet agrandissement produit un changement particulier dans le cours des vaisseaux de la rétine, que l'on voit s'enfoncer autour du bord, et dont le cours est momentanément interrompu de façon à produire un parallaxe marqué. Ces apparences diverses peuvent être étudiées sur les dessins de Liebreich.

Sur toute l'étendue blanche on voit les vaisseaux de la rétine, cependant ils ne suivent pas leur cours régulier, mais subissent des changements spéciaux. Ils tournent, s'arrondissent, se tordent sur le bord du colobome. La présence de la rétine ou au moins de quelques membranes atténuées est prouvée par l'aspect des vaisseaux de la rétine sur la surface du

(1) Voy. Wedl., *Atlas der pathologischen Histologie des Auges.*
(2) Planche XII, fig. 5.

colobome. La rétine peut se trouver tout près de la sclérotique ou être tirée à travers la boursouflure de cette dernière, et en pareil cas, elle est légèrement repliée, en sorte que les branches de ses vaisseaux peuvent paraître sortir directement de la sclérotique, à cause de leur continuité avec les autres vaisseaux de la rétine qui se trouvent cachés par les plis. Des traces de vaisseaux de la choroïde peuvent aussi être suivies sur la figure blanche. Le bord de cette dernière est nettement limité, et l'on y voit une teinte brun rougeâtre ou couleur café ; elle est fortement pigmentée. Si les taches sortent tout près du disque, elles sont séparées de celui-ci par une ligne très-nette de démarcation et par une portion plus ou moins considérable et normale du fond. En outre, si le disque est renfermé dans le colobome, son apparence est singulièrement modifiée, car on le distingue à peine de la figure blanche, excepté par une teinte gris rose ; sa forme est elliptique, son plus long diamètre étant placé horizontalement.

Si l'extrémité antérieure du colobome n'atteint pas la fente de l'iris, on voit de petites apophyses ciliaires rudimentaires, et il est séparé du colobome de l'iris par une partie plus ou moins étendue du fond pigmenté et traversé par une espèce de raphé ou raies blanches (1) (quelquefois il y en a deux ou trois) ; à l'endroit où le colobome de la choroïde touche au colobome de l'iris, l'apophyse ciliaire peut manquer complétement. Sämisch (2) rapporte un cas très-intéressant de colobome de l'iris et de la choroïde dans lequel le premier était séparé de la pupille par une bande étroite qui était probablement un reste de la membrane pupillaire. Baumler (3) a aussi noté de petites bandes de ce genre dans le champ de la pupille qu'elle traversait dans des cas de colobome.

Si la région de la tache jaune n'est pas envahie, la vue peut être encore assez bonne, mais il y a toujours une interruption du champ de vision (scotome), qui correspond comme volume et comme situation au colobome de la choroïde.

Liebreich a aussi observé et dessiné (atlas, pl. xii, fig. 4) l'état très-rare et très-curieux d'un colobome du nerf optique.

X. — Rupture de la choroïde.

Des coups violents, ou des contusions de l'œil causées par des coups de poing ou par un corps émoussé, tel qu'un morceau de bois, par exemple, peuvent produire la rupture de la choroïde par suite de la simple secousse

(1) Voy. Arlt, *Krankheiten des Auges*, II, 128, ainsi que Sämisch, *Kl. Monatsb.*, 1867, page 87.
(2) *L. c.*, p. 87.
(3) *Würzburger med. Zeitschrift*, III, 84.

imprimée à l'œil, et sans qu'il y ait ni lésion, ni rupture de la sclérotique ou de la rétine. L'accident est généralement suivi d'une hémorrhagie considérable de la choroïde et de symptômes inflammatoires plus ou moins graves. L'humeur vitrée devient souvent diffuse et l'on y voit de nombreuses opacités qui sont dues aux épanchements hémorrhagiques ou aux exsudations inflammatoires. Si l'humeur vitrée est suffisamment claire pour permettre un examen du fond, on voit une ou plusieurs raies linéaires pâles dans la région de la tache jaune. Cet aspect est produit par la rupture de la choroïde, dont le contour est devenu irrégulier et divisé parfois en un ou plusieurs débris. Ses bords sont mous ou légèrement dentelés et irréguliers et entourés d'une sorte de frange formée de dépôt de pigment ou de petits épanchements hémorrhagiques. A mesure que le sang est absorbé, les épanchements peuvent disparaître complétement ou laisser derrière eux de petites taches pâles sur la choroïde, et la rupture linéaire peut prendre un aspect blanc brillant et tendineux, qui est dû à ce que la choroïde se trouve exposée par suite de l'absorption du sang. Dans l'étendue de la tache blanche, on peut parfois suivre un vaisseau choroïdal. Le fond autour de la rupture, excepté peut-être dans son voisinage immédiat, est généralement normal. La rétine est très-souvent saine et l'on n'y voit aucune rupture, car ses vaisseaux peuvent passer sans dérangement sur la choroïde ou ne présenter qu'une très-faible interruption. Les ruptures de la choroïde se produisent généralement dans la région de la tache jaune et se continuent dans une direction verticale. Elles sont quelquefois droites, dans d'autres cas, arquées ou en forme de croissant, la concavité de l'arc étant tournée vers le disque optique. Dans certains cas, il n'y a qu'une seule rupture ; dans d'autres, il y en a deux ou trois dont le volume est presque égal, ou au contraire varié. L'une des extrémités peut être relevée et divisée en deux ou trois petites branches (1).

La vue est d'abord très-considérablement affaiblie, à cause des épanchements hémorrhagiques qui se produisent dans la choroïde et dans l'humeur vitrée ou des complications inflammatoires. Comme les premières sont absorbées et que l'humeur vitrée reprend sa transparence, la vue peut de même s'améliorer beaucoup et même être presque complétement rétablie ; mais c'est rare, car elle reste le plus souvent très-affaiblie. Le champ de vision est quelquefois rétréci à la périphérie, et il peut y avoir aussi des interruptions (scotome) qui correspondent comme situation à la rupture de la choroïde.

Quoique dans les cas favorables la cicatrisation de la rupture de la

(1) Parmi les autres cas intéressants de rupture de la choroïde, j'appelle tout particulièrement l'attention du lecteur sur la description suivante de de Graefe. *A. f. O.*, I, 1, 402 ; von Ammon, *ibid.*, 1, 2, 124. Frank, *R. L. O. H. Rep.*, III, 84 ; Sämisch, *Kl. Monatsbl.*, 1866, 111 et 1867. Haase, *Kl. Monatsbl.*, 1866, 257.

choroïde ne soit suivie d'aucune affection consécutive de la rétine ou du nerf optique, cependant la rétine peut se détacher ensuite (1). Le docteur Frank (2) rapporte aussi un cas dans lequel la rupture de la choroïde a été suivie d'atrophie du nerf optique.

Le traitement doit surtout être dirigé de manière à hâter l'absorption des épanchements hémorrhagiques de la choroïde et de l'humeur vitrée, et pour parvenir à ce résultat, le bandage compresseur et l'application de la sangsue artificielle seront trouvés très-utiles.

Les *plaies incisées* de la choroïde et de la sclérotique ne sont pas généralement suivies d'une protusion (hernie) de la choroïde, mais le bord de la plaie peut être poussé entre les lèvres de l'incision de la sclérotique par l'exsudation de l'humeur vitrée. Dans les cas de plaies de la choroïde, il y a souvent un épanchement de sang considérable dans la choroïde et dans l'humeur vitrée.

XI. — Hémorrhagies de la choroïde.

Les extravasations de sang dans la choroïde peuvent se produire à la suite d'un accident, tel qu'un coup sur l'œil ou une blessure impliquant la sclérotique et la choroïde. Mais elles se produisent aussi dans les maladies de l'œil qui influent sur la circulation intra-oculaire, comme par exemple la glaucome, le sclérotico-choroïdite postérieure, etc., et produisent une congestion des vaisseaux de la choroïde, surtout si cette dernière est malade. En pareil cas, tout mouvement soudain, tel qu'un vomissement ou des efforts, ou bien la diminution subite de la tension intra-oculaire par l'iridectomie ou la paracentèse peut causer la rupture de quelques-uns des vaisseaux de la choroïde et peut-être une hémorrhagie considérable. Elle peut aussi avoir lieu spontanément ou après un usage trop longtemps continué des yeux, tel qu'une coûture fine, la gravure des études microscopiques, etc.

Le sang peut être épanché entre la sclérotique et la choroïde dans le tissu de cette dernière ou bien entre celle-ci et la rétine. Si l'hémorrhagie est légère, elle produira simplement dans la choroïde de petites ecchymoses circonscrites ; mais si elle est considérable, elle peut amener le décollement de la rétine. Esmarch (2) a rapporté un cas très-intéressant d'extravasation de sang dans la choroïde avec perforation de la rétine dans la région de la tache jaune et épanchement de sang dans l'humeur vitrée ; là le sang a subi graduellement l'absorption jusqu'à ce qu'il ne restât plus rien qu'une petite tache noire du volume d'une tête d'épingle,

(1) *Kl. Monatsbl.*, 1866, 111.
(2) *R. L. O. H. Rep.*, III, 84.

la perforation de la rétine s'étant guérie sans laisser aucune trace. Quelquefois cependant la place de la cicatrice peut rester visible ; elle ressemble alors à un petit point noir de pigment. Des épanchements de sang entre la sclérotique et la choroïde peuvent amener le décollement de cette dernière.

Avec l'ophthalmoscope les épanchements de sang peuvent se reconnaître à leur aspect uniforme. Ce sont des taches noires rougeâtres d'un volume et d'une forme variés, circulaires, ovoïdes, etc. Leurs bords peuvent être nettement limités ou, au contraire, complétement indistincts. La couleur des cas d'apoplexie est uniformément rouge, les taches ne sont pas striées, les bords sont semblables à des plumes, comme dans le cas où le sang est épanché dans les couches internes de la rétine et suit le cours des fibres optiques nerveuses. En outre, les vaisseaux de la rétine peuvent être vus distinctement ; ils passent tout droit sur l'épanchement sans être cachés ni interrompus par lui. S'il n'y a aucun vaisseau de la rétine situé au-dessus de l'épanchement ou très-près de lui, la situation de l'hémorrhagie, qui se trouve sur un plan plus profond que celui de la rétine, se reconnaît mieux à l'aide de l'ophthalmoscope binoculaire. Si la maladie a duré pendant quelque temps, quelques-unes des excavations voisines subissent une absorption partielle, et produisent une apparence toute particulière de la choroïde qui nous aide dans notre diagnostic de l'état exact des ecchymoses spéciales. Pendant la période d'absorption, l'épanchement prend graduellement une teinte plus pâle et plus jaune, et s'entoure d'un cercle de pigment. Les plus petites ecchymoses peuvent ne laisser aucune trace ; elles laissent, tout au plus, une petite tache pigmentée.

Si l'hémorrhagie est légère et située à la périphérie du fond, elle peut ne produire aucun affaiblissement de la vue, ou peut-être un léger scotome. Mais il en est tout autrement si elle est située à la tache jaune ou dans son voisinage, car alors la vue peut être tellement affaiblie que le malade est incapable de lire l'impression la plus grosse, un nuage plus ou moins épais lui dérobant les lettres ou les rendant indistinctes pour lui.

Le traitement doit être le même que celui que l'on adopte dans les hypérémies de la choroïde et de la rétine, et dans les épanchements hémorrhagiques de cette dernière.

XII. — Décollement de la choroïde d'avec la sclérotique.

Quelques cas de cette affection, très-rare, ont été décrits surtout par de Graefe et par Liebreich (1), et l'on trouve un dessin excellent de cet

____

(1) *A. f. O.*, IV, 2, 226. Liebreich, *ibid.*, V, 2, 259.

état dans l'atlas (1) de ce dernier auteur. Iwanoff (2) a donné aussi une description très-soignée de la dissection d'un œil atteint de décollement de la choroïde.

Les symptômes ophthalmoscopiques de cette maladie sont très-marqués et très-caractéristiques. Une protubérance globulaire plus ou moins considérable s'observe dans l'humeur vitrée. Son contenu est nettement délimité. sa surface tendue et molle n'offre aucun pli ; les vaisseaux de la rétine peuvent être distinctement suivis quand ils passent sur la protusion, en venant de la partie normale du fond. Mais le symptôme le plus caractéristique de tous, c'est l'apparence des vaisseaux de la choroïde et des espaces intra-vasculaires qui sont tout près de la rétine. A l'angle où la protusion se montre, dans le fond normal, la rétine est assez souvent décollée et le devient de plus en plus à mesure que la maladie avance. La couleur de la protubérance varie du gris jaunâtre au gris rougeâtre, suivant que le fluide qui produit le décollement est d'une nature séreuse ou hémorrhagique. La surface est assez souvent semée de petites ecchymoses. A cause de la position de la protubérance qui se trouve située en face de la longueur focale de l'œil, on peut la voir distinctement par l'image droite à quelque distance de l'œil, produisant un reflet jaune pâle au lieu de la couleur rouge normale du fond de l'œil. Les vaisseaux de la rétine peuvent aussi être vus distinctement à travers sa surface. On peut distinguer cette affection du simple décollement de la rétine par ce fait qu'il n'y a ni oscillation, ni tremblement, ni petits plis onduleux quand l'œil est remué dans des directions différentes, et que l'organe conserve son aspect tendu, mou et vésiculeux.

Il peut être difficile et même impossible de déterminer si le décollement de la choroïde est dû à un épanchement séreux ou à un épanchement hémorrhagique, ou bien à une excroissance morbide passant en arrière. C'est seulement quand la maladie progresse que l'on peut arriver à décider cette question d'une manière certaine ; car le simple décollement de la choroïde par le fluide finit toujours par une irido-choroïdite et par le ramollissement et l'atrophie du globe de l'œil. En outre, dans les tumeurs intra-oculaires, les symptômes de tension sont accrus, et l'inflammation glaucomateuse survient généralement à mesure que la maladie progresse.

(1) Pl. VII, fig. 4.
(2) *A. f. O.*, XI, 1, 191.

CHAPITRE XII

GLAUCOME

Nous devons maintenant aborder une des maladies les plus importantes et les plus dangereuses de l'œil : le glaucome. Cette affection, qui, traitée à temps par l'iridectomie, peut avoir une terminaison des plus favorables, conduit, si on l'abandonne à elle-même, ou si l'on emploie des remèdes inefficaces, à une cécité complète dans une période plus ou moins longue. Il est, par conséquent, de la plus grande importance pour le chirurgien d'être familiarisé avec tous les symptômes qui peuvent se présenter dans les formes variées de cette maladie, afin qu'il puisse reconnaître tout de suite cette affection, à la fois insidieuse et dangereuse, et la combattre avant qu'il soit trop tard.

Le nom de glaucome fut donné par Hippocrate à toutes les opacités situées derrière la pupille. Plus tard, ce nom fut réservé aux opacités, vertes en apparence, dont la nature était inconnue; on savait seulement que ces opacités vertes ne se guérissaient pas par l'opération (1). Quelques auteurs pensaient que ces opacités siégeaient dans l'humeur vitrée, d'autres les plaçaient dans la rétine et dans le nerf optique. Mais, plus tard, le glaucome fut attribué à une inflammation particulière de la choroïde, que l'on rencontre surtout chez les goutteux. De là le nom d'ophthalmie arthritique que cette affection conserve encore chez quelques auteurs. Lawrence dit que les symptômes du glaucome sont causés par une affection de la rétine et de la choroïde, Weller donne une description graphique excellente des symptômes du glaucome, dans laquelle se trouve le fait le plus important : le cours intermittent de la maladie, la rugosité et la dilatation de la pupille, la douleur périorbitaire, les arcs-en-ciel autour d'une bougie, etc. etc. Il mentionne aussi la tension du

(1) Pour un résumé historique intéressant je renvoie le lecteur à l'excellent article du docteur Hoffmann *A. f. O.*, VIII, 2. Pour la partie littéraire de ce sujet, j'appellerai l'attention spécialement sur l'article de de Graefe, *A. f. O.*, III, 2, IV, 2, VIII, 2.

globe de l'œil ; mais c'est Mackensie qui, le premier, en 1830, a fait remarquer l'importance de ce symptôme.

En 1851, Helmholtz découvrait l'ophthalmoscope, instrument inesti-
mable dans les maladies des yeux et qui a complétement révolutionné la
chirurgie ophthalmologique. Le premier résultat de l'examen de cette
affection à l'ophthalmoscope fut complétement négatif. Bientôt après on
découvrit qu'il y avait toujours une altération particulière du nerf optique
dans les cas de glaucome bien établis. En 1854, Édouard Jäger donna
un dessin excellent de l'aspect ophthalmoscopique de l'entrée du nerf
optique dans un cas de glaucome. On y voit le déploiement particulier des
vaisseaux sur le nerf optique, le léger bourrelet qui entoure celui-ci, etc.
Il était réservé, cependant, au grand génie de de Graefe de réunir ces
données éparses, de construire l'ensemble des symptômes présentés
par le glaucome, et d'en faire un tout homogène, fondé non-seulement
sur la doctrine moderne, mais en même temps augmenté de moyens de
guérison pour cette maladie, jusqu'alors incurable. Aussitôt après l'aspect
des apparences ophthalmoscopiques du disque optique présenté par
Jäger, de Graefe, après avoir décrit ces mêmes apparences plus en détail,
a relevé en même temps un fait très-important, c'est que, dans le glaucome, il existe une pulsation artérielle du nerf optique ; cette pulsation
est spontanée ou facile à produire par une légère pression sur le globe de
l'œil, pression beaucoup plus légère que celle qu'il faudrait exercer sur
un œil normal. Peu de temps après, de Graefe découvrait en outre un
aspect particulier du nerf optique que lui et d'autres observateurs avaient
cru causé par l'entrée du nerf arqué, et qui était dû en réalité à ce que ce
nerf était creusé plus ou moins profondément. Il reconnut tout de suite la
connexion intime qui existe entre ces deux symptômes (l'excavation et la
pulsation spontanée) et l'accroissement de la dureté du globe de l'œil.
De plus, ces observations cliniques lui montrèrent bientôt que tous les
autres symptômes tenaient aussi de près à cette augmentation de la tension. Le problème qu'il fallait résoudre ensuite était celui-ci : comment
cette tension peut-elle être diminuée d'une manière permanente? Tous
les remèdes ordinaires, tels que les mercuriaux, les antiphlogistiques,
les diurétiques, les diaphorétiques, avaient été aussi inutiles entre ses
mains que dans celles des autres praticiens. Les mydriatiques, qui avaient
diminué la pression intra-oculaire, furent employés à leur tour, et aussi
inutilement. Il essaya alors de ponctionner la chambre antérieure; mais
cette opération ne fut suivie que d'une amélioration temporaire qui dis-
parut bientôt. La maladie progressait graduellement et les rechutes ne
pouvaient pas être empêchées par la répétition de la paracentèse, car il
s'aperçut bientôt que les effets thérapeutiques diminuaient à chaque nouvelle opération, en sorte que les résultats finissaient par être nuls par

rapport à la vue. Ce n'est que dans deux cas, sur un grand nombre d'essais, que l'opération s'était trouvée à la fin utile.

La paracentèse n'ayant produit aucun bon résultat permanent pour diminuer la tension intra-occulaire, de Graefe essaya de l'iridectomie, qu'il avait trouvée très-utile dans les cas d'infiltration et d'ulcération de la cornée où elle diminuait la tension, et aussi dans des cas de staphylôme partiel de la cornée et de staphylôme de la sclérotique, la partie protubérante s'étant souvent effacée complétement après l'opération.

Il essaya d'abord l'iridectomie dans le glaucome en 1856, et trouva bientôt que cette opération non-seulement diminuait la tension intra-oculaire, mais encore qu'on pouvait la regarder comme le vrai traitement curatif du glaucome; quoique, comme tous les agents thérapeutiques, ses bénéfices soient renfermés dans de certaines limites. Depuis ce temps, l'iridectomie a été reconnue par les oculistes les plus éminents de l'Europe comme le seul traitement curatif connu du glaucome. Mais, quoique cette opération ait donné les plus brillants résultats entre les mains de plusieurs oculistes anglais, parmi lesquels je dois mentionner particulièrement MM. Critchett et Bowmann, qui, dès le début, l'ont appliquée et soutenue, il y a encore dans notre pays quelques oculistes jouissant d'une certaine réputation qui condamnent l'opération, ou qui ont si peu de confiance dans les résultats que leur manière de la louer est encore la condamner.

Ma propre expérience des bénéfices que l'iridectomie peut causer dans le glaucome me permet, non-seulement de recommander l'opération, mais encore d'insister auprès de mes confrères pour les empêcher de perdre l'occasion de sauver l'œil en laissant passer l'instant de pratiquer l'iridectomie. Nous verrons plus loin qu'un pronostic exact des bons effets de l'iridectomie peut être porté dans la majorité des cas, et nous expliquons pourquoi l'opération a pu être inutile entre les mains de certains praticiens. Ce n'est que trop souvent que l'on redoute les impossibilités; l'opération a été essayée, pour la première fois et une seule fois peut-être, dans des cas de glaucome chronique pour lesquels tout espoir était perdu. Alors elle a été inefficace, comme on pouvait s'y attendre, et de là jugée inutile.

Le début de la maladie, le développement des différents symptômes et le cours de l'affection présentent des variations considérables, et, pour cette raison, il est difficile de faire une véritable classification. Mais, si l'on observe de plus près, on trouve que les diverses variétés ont une grande tendance à se confondre. La ressemblance de ces formes différentes est très-marquée; car elles se distinguent, dès le début, par certains symptômes caractéristiques, et, quoique ces symptômes puissent varier dans leur cours, ils n'arrivent que trop sûrement tôt ou tard à cet état désespéré dans lequel le globe de l'œil devient dur comme une pierre, la pupille fixe et largement dilatée, les milieux réfractants troubles, le disque optique creusé; la vue est alors complétement ou presque complétement perdue. Tel est l'état auquel nos ancêtres réservaient le nom de glaucome. L'école ophthalmologique moderne ne limite plus le nom de glaucome à cet état désespéré, mais réunit sous ce titre, dès le début, toutes les variétés qui conduisent à cette dernière période. En considérant les différentes variétés du glaucome au point de vue clinique, on est particulièrement frappé par ce fait qu'une des classes de la maladie se distingue tout d'abord, par des symptômes inflammatoires plus ou moins marqués, tandis qu'une autre classe paraît complétement exempte d'inflammation, quoiqu'il puisse apparaître pendant son cours des symptômes inflammatoires aigus. Nous diviserons, par conséquent, les différents cas de glaucome en deux grandes classes principales :

1° Cas dans lesquels se rencontrent les symptômes inflammatoires.

2° Cas dans lesquels il n'y a pas de symptômes inflammatoires *apparents :*

Le glaucome peut exister comme maladie primitive, ou bien peut venir compliquer une première affection.

Nous trouvons que les différentes variétés de glaucome ont de certains caractères communs, et nous pouvons généralement reconnaître les quatre périodes suivantes :

1° Période prémonitoire (*glaucoma imminens, incipiens*, de de Graefe);

2° Période dans laquelle le glaucome est complétement développé (*glaucoma evolutum, confirmatum*, de de Graefe);

3° Période dans laquelle la perception quantitative de la lumière est complétement perdue depuis quelque temps (*glaucoma absolutum, consummatum*, de de Graefe);

4° Période dans laquelle l'œil subit la dégénérescence glaucomateuse (de Graefe).

On distingue deux formes principales de glaucome inflammatoire : la forme aiguë et la forme chronique.

I. — Glaucome aiguë inflammatoire (ophthalmie arthritique).

Période prémonitoire. — Dans la grande majorité des cas (72 pour 100), il y a une période prémonitoire caractérisée par la présence de plusieurs ou même de tous les symptômes suivants, qui apparaissent *périodiquement* en laissant une *intermittence parfaite.* Quand la maladie avance, il n'y a plus d'intermittence parfaite, mais seulement des rémissions de symptômes, et l'on ne peut plus regarder le cas comme dans sa période prémonitoire, mais bien comme un glaucome confirmé.

1° *Accroissement de la tension du globe de l'œil* (1). — Cet accroissement est généralement peu considérable et n'atteint jamais le plus haut degré. Dans les familles où le glaucome est héréditaire, un accroissement marqué de la tension se montre souvent même à une période peu avancée de la vie, quoique la maladie ne se développe que plus tard et même dans les cas où elle ne se développe pas du tout. En pareil cas, il est tout naturel de regarder cette tension anormale comme une prédisposition au glaucome, surtout si elle est accompagnée d'hypermétropie et d'une diminution disproportionnée du pouvoir d'accommodation. Il a été supposé par quelques auteurs que l'accroissement de la tension précède toujours les autres symptômes pendant un temps plus ou moins long. De Graefe a cependant trouvé plusieurs exceptions à cette règle. Dans certains cas qu'il a opérés pour le glaucome, l'autre œil avait une tension parfaitement normale au moment de l'opération, et cependant cet œil était bientôt après atteint de glaucome, dans un cas même de glaucome foudroyant. Cependant un accroissement dans la tension de l'œil doit toujours éveiller nos soupçons et nous conduire à surveiller les autres symptômes du glaucome. Si nous n'en trouvons pas, nous devons malgré tout surveiller l'œil avec soin et prévenir le malade qu'il doit observer s'il se produit chez lui quelques symptômes, tels que des arcs-en-ciel autour d'une bougie, de la presbytie qui augmente rapidement, des fatigues périodiques de la vue, etc. Nous devons être sur nos gardes contre une erreur très-fréquente qui consiste à prendre la sensation de tension ou de plénitude qu'éprouve le malade dans l'œil pour une preuve d'endurcissement du globe, car cette sensation de plénitude peut exister sans qu'il y ait la plus légère augmentation de la tension. Une autre erreur non moins commune est de croire que toutes les inflammations aiguës de l'œil sont accompagnées d'un accroissement de la pression intra-oculaire. Un examen soigneux des cas ordinaires d'inflammation aiguë de la conjonctive, de la cornée, de l'iris, etc., prouve tout de suite le peu de fondement de cette opinion, car en pareil cas la tension reste normale. Si la tension est augmentée, on doit considérer ce symptôme comme une complication dangereuse, qu'on doit surveiller avec soin, puisqu'il peut être le précurseur des autres symptômes glaucomateux.

2° *Accroissement rapide d'une presbytie existante.* — Comme les personnes atteintes de glaucome ont généralement entre quarante-cinq et cinquante ans, elles sont ordinairement presbytes; mais on voit cet état augmenter vite et beaucoup pendant la période prémonitoire du glaucome, de sorte que le malade peut être obligé en quelques mois d'échan-

___

(1) Le moyen de s'assurer et de noter le degré de la tension intra-occulaire est expliqué tout au long dans l'introduction, p. 2.

ger plusieurs fois ses verres contre des verres toujours plus forts. Cet accroissement rapide paraît être dû moins à l'aplatissement de la cornée, par suite de l'augmentation de la pression intra-oculaire, qu'à l'action de cette pression sur les nerfs qui supportent les muscles ciliaires, par conséquent à une paralysie de ceux-ci. Hoffmann a appelé spécialement l'attention sur ce fait, que l'hypermétropie se rencontrait souvent dans le glaucome. Il paraît probable que les yeux hypermétropes sont plus prédisposés que d'autres; mais l'hypermétropie peut aussi se développer pendant le cours de la maladie. La cause est encore incertaine; on pense cependant que cet état est produit par des changements dans la lentille cristalline (évolution sénile rapide et progressive), par lesquels le pouvoir réfractif est considérablement diminué.

3° *Hypérémie veineuse.* — La congestion des veines ciliaires est généralement légère pendant la période prémonitoire, et les vaisseaux ne présentent jamais alors ces aspects dilatés particulièrement tortueux si caractéristiques du glaucome chronique. Généralement on aperçoit seulement quelques veines dilatées qui courent sur la sclérotique. A l'examen par l'ophthalmoscope, on trouve aussi que les veines de la rétine sont dilatées et tortueuses; il peut y avoir de la pulsation veineuse spontanée, ou bien cette pulsation se produit à l'aide d'une légère pression exercée sur le globe de l'œil.

4° *Obscurcissement des humeurs aqueuses et vitrées.* — L'humeur aqueuse est souvent légèrement trouble, ce qui rend la structure de l'iris indistincte et produit un léger changement dans sa couleur. L'humeur vitrée devient aussi un peu trouble, et uniformément comme l'humeur aqueuse, car à l'examen par l'ophthalmoscope on ne trouve pas de grandes masses noires flottant dans l'humeur vitrée, mais seulement un nuage diffus qui rend les détails du fond plus ou moins indistincts. Cet obscurcissement des humeurs est très-variable comme durée et comme degré; quelquefois il est assez léger pour être à peine perceptible, d'autres fois il est assez considérable pour empêcher tout examen à l'ophthalmoscope. Dans la majorité des cas cependant, ce symptôme est modéré; dans la période prémonitoire, il se reproduit quelquefois plusieurs fois par jour et ne dure que quelques minutes; d'autres fois il arrive moins fréquemment et dure plus longtemps.

5° *Dilatation et indolence de la pupille.* — Si l'on compare la pupille d'un œil atteint des symptômes prémonitoires du glaucome avec l'autre œil (pourvu qu'il soit sain), on verra que la pupille du premier est dilatée et indolente, et qu'elle réagit peu sous l'influence de la lumière. La dilatation n'est jamais aussi considérable que dans la période avancée du glaucome, dans laquelle on trouve souvent la pupille largement dilatée et souvent immobile. Son inertie est pourtant en général très-bien marquée.

6° *Affaiblissement périodique de la vue.* — Le malade est troublé par des affaiblissements intermittents de la vue. Quelquefois les objets environnants lui apparaissent comme entourés d'un voile et sont indistincts : c'est comme s'ils étaient dans un brouillard ou au milieu de la fumée. Le degré d'affaiblissement varie beaucoup, ainsi que la durée des attaques, qui quelquefois durent plusieurs heures, et d'autres fois seulement quelques minutes. En même temps il peut exister aussi une légère contraction du champ de vision ; généralement, cependant, il y a uniquement de la confusion des impressions excentriques dans certaines directions. Quoique ces obscurcissements puissent être dus à des nuages transitoires des humeurs aqueuse et vitrée, ils sont plus souvent causés par des perturbations dans la circulation de l'œil. Le caractère de ces troubles peut être produit en exerçant une pression sur un œil sain, et Donders s'est aperçu que l'obscurcissement de la vue se produit aussitôt qu'on a causé la pulsation artérielle rétinale en pressant sur le globe de l'œil. J'ai fait plusieurs expériences sur ce sujet, et je suis arrivé au même résultat. J'ai trouvé aussi, par des expériences faites sur moi-même, qu'en régularisant la pression j'ai pu produire tous les degrés d'obscurcissement, depuis le plus léger, dans lequel les objets placés à la périphérie du champ de vision apparaissent en quelque sorte nuageux, jusqu'à ce degré extrême dans lequel la lumière d'une lampe est rendue presque invisible. L'augmentation de la pression intra-oculaire, agissant directement sur la rétine, ne paraît pas cependant être la principale cause de ces obscurcissements ; cependant on doit la chercher plutôt dans l'affaiblissement de la circulation, dans la stagnation et la plénitude des veines, et peut-être dans le peu de sang que renferment les artères. L'accroissement de la pression produit des changements dans la circulation, changements qui à leur tour causent les obscurcissements. Ce qui prouve la vérité de cette opinion, c'est que ces attaques d'obscurcissement sont généralement amenées par tout ce qui cause la congestion des vaisseaux sanguins de l'œil : par exemple, un trop grand repas, de l'excitation, la position courbée trop longtemps maintenue, des exercices violents, etc.

7° *Apparences d'une auréole ou d'un arc-en-ciel autour d'une bougie.* — Ce symptôme est très-constant dans la période prémonitoire. En regardant une bougie, le malade voit une auréole colorée ou une espèce d'arc-en-ciel autour de la flamme. Le côté externe de l'auréole est rouge, le côté interne d'un vert bleu. Quelques auteurs ont supposé que c'était un phénomène physique causé par la diffraction (intervention) des rayons de lumière due à des changements des milieux réfractants, surtout à la partie périphérique de la lentille.

Ces phénomènes se produisent quand la pupille est dilatée ; mais ils disparaissent quand on fait regarder le malade à travers une petite ou-

verture. On peut aussi reconnaître comme cause la congestion des vaisseaux, car j'ai quelquefois produit ce phénomène en me penchant en
avant pendant un certain temps.

8° *Névralgie ciliaire*. — Il y a une douleur plus ou moins aiguë au
front et aux tempes ; cette douleur passe aussi sur le côté du nez. On
l'observe occasionnellement au début, mais quelquefois à une période
beaucoup plus avancée des symptômes prémonitoires. En même temps il
y a des obscurcissements intermittents. Dans quelques cas, on ne rencontre pas ce symptôme.

9° Le *champ de vision* est quelquefois contracté ; en général, cependant, il y a seulement un peu de confusion des impressions excentriques
dans certaines directions, et surtout si l'éclairage est modéré.

L'intensité de ces symptômes varie suivant la gravité de l'attaque ; ils
peuvent être assez légers pour échapper à l'observation, ou au contraire
assez marqués pour qu'on les aperçoive tout de suite, et alors on voit
s'ajouter aux symptômes déjà observés de la diminution dans le volume
de la chambre antérieure, la pulsation artérielle, et de la confusion dans
la vision excentrique. Ce dernier symptôme peut être absent si l'éclairage est très-brillant ; mais il devient évident si la lumière est modérée.

Au début, ces symptômes prémonitoires se montrent à de longs intervalles, parfois au bout de plusieurs mois ; mais graduellement ils deviennent plus fréquents : d'abord, des mois s'écoulent entre chaque attaque,
puis des semaines, puis des jours, et, quand on en est arrivé à des intervalles de quelques jours, la deuxième période (*glaucoma evolutum*),
peut être attendue, quoique cependant elle puisse se développer même
quand les attaques sont séparées par de longs intervalles. Cette période
peut aussi être soupçonnée comme proche si les symptômes prémonitoires ne disparaissent pas après le sommeil, même quand ce sommeil a
été court (de Graefe), si les attaques périodiques ne laissent plus derrière
elles la pupille à l'état normal et la vue en bon état, et plus encore si le
nerf optique est déjà creusé. On ne doit plus donner aux accidents le
nom de *période prémonitoire*, mais celui de *glaucoma evolutum*, avec
accroissement périodique des symptômes.

La période prémonitoire peut durer pendant un temps indéfini, des
années peuvent s'écouler avant qu'elle conduise à un glaucome confirmé ; mais, dans la majorité des cas, elle ne dépasse pas quelques mois,
et peut même aboutir au glaucome après la deuxième ou la troisième
attaque, laissant seulement des rémissions et des intervalles mal définis
entre les rechutes ; quelquefois, ainsi que cela a été mentionné ci-dessus,
les symptômes prémonitoires sont si légers, qu'ils échappent à l'attention
du malade, surtout si l'autre œil est parfaitement sain. Il n'en est pas de
même quand on a déjà perdu un œil par cette maladie, car alors l'atten-

tion et l'anxiété du malade sont éveillées par les moindres symptômes prémonitoires, et il consulte de bonne heure son médecin, parce qu'il craint de perdre son second œil comme le premier.

Dans la grande majorité des cas (environ 75 pour 100), le glaucome inflammatoire aigu est précédé d'une période prémonitoire de symptômes plus ou moins marqués, et dont la durée est variable. Les intervalles entre les attaques prémonitoires deviennent de moins en moins considérables, jusqu'à ce que les rechutes se produisent tous les deux ou trois jours. Le malade est alors saisi tout à coup, souvent pendant la nuit et après plusieurs nuits sans sommeil, par une douleur violente dans l'œil et autour de l'œil qui s'étend au front, aux tempes, le long du nez au côté correspondant jusqu'à l'extrémité de l'os. Quelquefois cette douleur s'étend aussi à la moitié correspondante de la tête et même à l'occiput, ce qui fait qu'on la prend parfois pour une attaque rhumatismale. En même temps il peut y avoir des perturbations constitutionnelles considérables, de l'excitation fébrile, des nausées, des vomissements, et ces symptômes peuvent être assez graves pour que le malade se croie atteint d'une attaque bilieuse et que la maladie de l'œil soit oubliée ou qu'on la place sous la dépendance de l'affection bilieuse supposée. Mais l'œil présente alors des symptômes marqués d'inflammation interne aiguë; les paupières peuvent être très-enflées, très-rouges, boursouflées; les vaisseaux conjonctivaux et sous-conjonctivaux sont injectés, les veines particulièrement gorgées et dilatées. Il peut y avoir aussi un chémosis séreux très-considérable qui cache complétement la vascularité sous-conjonctivale et la zone rose qui entoure la cornée. Il y a aussi beaucoup de photophobie et de larmoiement; mais ces symptômes sont accompagnés de très-peu d'écoulement séreux, et cet écoulement est clair et mousseux. La cornée est obscurcie à sa surface postérieure et présente parfois de petites opacités ponctuées déposées par l'humeur aqueuse. La sensibilité de la cornée peut aussi être diminuée, mais cette anesthésie n'atteint jamais le même degré dans le glaucome aigu que dans le glaucome chronique où elle est souvent assez considérable pour qu'on puisse toucher la cornée, et même la frotter avec du papier ou un petit pinceau, sans qu'aucune sensation soit éprouvée. Il arrive que l'anesthésie n'est que partielle, limitée à certaines parties de la cornée. Cette perte ou diminution de la sensibilité est due à la compression des nerfs qui supportent la cornée; ces nerfs sont comprimés par suite de l'accroissement de la pression intra-oculaire comme dans les cas de glaucome aigu où la sensibilité revient après que la tension a été diminuée par l'iridectomie ou la paracentèse. La sensibilité de la cornée est mieux appréciée en la touchant délicatement avec un petit rouleau fin de papier de soie, en ayant soin de tenir les paupières bien ouvertes, de manière à ne pas toucher

la conjonctive. Dans les yeux sains la sensibilité de la cornée est si grande
que le plus léger contact d'un corps étranger est senti et éprouvé.

La chambre antérieure est un peu creusée, l'iris étant pressé en avant
et même peut-être en contact avec la cornée; l'humeur aqueuse est
obscurcie, l'iris décoloré et d'un rouge sale; parfois même, dans des cas
d'iritis aiguë avec des dépôts de lymphe au bord de la pupille, la pupille
est dilatée, indolente, et chez les vieillards on voit souvent un reflet vert
qui vient probablement du fond de l'œil.

On a déjà dit que ce reflet vert était autrefois considéré comme le
symptôme pathognomonique du glaucome. Il est dû aux causes suivantes:
la lentille subit certains changements physiologiques après quarante ans,
et entre autres prend une teinte jaune. Si l'œil d'une personne âgée (et
elles sont plus prédisposées à la maladie) est atteint de glaucome, l'humeur aqueuse devient trouble et d'un gris bleu sale. Cette teinte gris
bleu se confondant avec la teinte jaunâtre de la lentille produit ce reflet
vert particulier. Plus la pupille est dilatée, plus le reflet est marqué, car
alors la lentille reflète plus de lumière, particulièrement à sa périphérie;
il en est autrement quand elle a un volume normal. Le nuage grisâtre
de l'humeur vitrée tend aussi à s'accroître par l'intensité de la lumière
réfléchie. Deux faits prouvent que c'est là la véritable explication du
reflet vert : 1° Si l'on ponctionne la chambre antérieure et que l'humeur
aqueuse s'échappe, le reflet vert disparaît. 2° Si c'est l'œil d'un malade
jeune qui est atteint de glaucome, on ne voit pas le reflet vert, car à cette
période de la vie la pupille n'a pas pris encore cette teinte jaune; elle
est seulement d'un bleu gris sale.

Le globe de l'œil est anormalement dur. Les milieux réfractants sont
généralement si obscurcis que l'examen à l'ophthalmoscope est impossible. Si cependant ils sont assez clairs pour permettre de voir les détails
du fond, on trouve les veines de la rétine dilatées, tortueuses; on remarque peut-être aussi de la pulsation. Le disque optique peut être légèrement rouge ou d'un aspect jaune sale; il peut y avoir en outre de la
pulsation artérielle spontanée ou facilement produite par une pression
sur le globe de l'œil. Dans la première attaque aiguë, il n'y a pas d'excavation du nerf optique, car ce symptôme ne se produit qu'après que
l'accroissement de la tension a duré pendant quelques temps. On trouve
parfois des ecchymoses choroïdiennes, surtout au point de division des
veines rétiniennes; on les remarque surtout après l'iridectomie, quand
la diminution de la tension permet au sang de se précipiter à travers les
vaisseaux et de rompre les plus petits capillaires.

La vue peut être très-affaiblie, de façon que le malade puisse seulement distinguer les lettres les plus grosses ou compter les doigts; elle
peut même être complétement perdue tout à coup, à ce point qu'on peut à

peine apercevoir la lumière, distinguer la lumière des ténèbres, et qu'on ne voit ni les couleurs ni les objets. Dans les cas graves la cécité est complète. Le champ de vision est généralement contracté, quelquefois d'une manière concentrique. Le malade est, dans la plupart des cas, troublé par des apparences subjectives de lumière, de ballon, de feu ou d'étoiles brillantes, etc.

Les symptômes inflammatoires peuvent diminuer graduellement, mais la cécité continue, cependant ce fait est très-exceptionnel. Dans la plupart des cas, les attaques passent après quelques jours ou quelques semaines, parfois même elles subissent des rémissions et la vue peut être complétement rétablie. Cette amélioration temporaire peut se produire spontanément ou après le traitement par les antiphlogistiques, le mercure, l'opium, les sangsues, etc. Mais l'œil ne revient pas à son état normal, la chambre antérieure reste en quelque sorte creusée, l'iris est décoloré, la pupille inerte et dilatée, le champ de vision rétréci, et la tension du globe plus ou moins augmentée. Cependant la maladie n'est pas encore arrêtée, l'attaque aiguë inflammatoire peut revenir plusieurs fois de suite en laissant chaque fois la vue plus affaiblie et le champ visuel plus contracté, jusqu'à ce que la vue soit complétement détruite. Dans d'autres cas il ne reparaît aucune attaque inflammatoire nouvelle, car les exacerbations chroniques inflammatoires se produisent. Ou bien encore la maladie progresse insidieusement sans aucune rechute inflammatoire apparente. Le globe de l'œil devient de plus en plus tendu, le champ de vision se contracte souvent jusqu'à prendre la forme d'une bande, la vue s'affaiblit graduellement et se perd ; la fixité devient parfois excentrique (1) ; la cornée rugueuse est anesthésiée, la chambre antérieure très-petite, la pupille fixe et dilatée, l'iris décoloré, atrophié et plissé en un rebord léger. Les veines sous-conjonctivales sont inertes et tortueuses, et forment autour de la cornée des sortes de ronds. Si les milieux réfractants sont suffisamment clairs pour permettre l'examen ophthalmoscopique, on trouve qu'il y a une excavation croissante du nerf optique, que les vaisseaux de la rétine sont tortueux et dilatés, et qu'il y a une pulsation artérielle spontanée ou facile à produire. Il n'est pas rare même, après que la maladie a suivi un cours insidieux, sans exacerbation inflammatoire depuis la première attaque, de voir qu'à une période plus avancée, ces attaques inflammatoires reparaissent d'une façon très-aiguë. Quand la maladie a suivi son cours et que tout est perdu, même la perception

____

(1) Par fixité centrale on désigne une ligne tirée de l'objet à travers le centre de la cornée de l'observateur et qui atteint la tache jaune, son axe optique étant en réalité dirigé sur l'objet. La fixité excentrique signifie qu'une autre partie que la tache jaune est dirigée sur l'objet et a conservé plus de sensibilité que la tache blanche.

quantitative de la lumière, de Graefe lui donne le nom de *glaucoma consummatum* ou *absolutum*.

On rencontre quelquefois une forme subaiguë de glaucome dans laquelle tous les symptômes inflammatoires sont diminués comme intensité; la douleur est aussi moins considérable et la vue moins affaiblie que dans les cas de glaucome aigu.

Il y a en outre une forme hémorrhagique toute particulièrement dangereuse, parce qu'elle est beaucoup moins influencée par l'iridectomie. L'inflammation glaucomateuse survient parfois dans certaines affections hémorrhagiques de la rétine, particulièrement dans celle que l'on rencontre unie avec une maladie du rein. Dans ces cas, il y a une congestion considérable et une stagnation de la circulation intra-oculaire. En outre, quoique l'iridectomie puisse produire quelques avantages temporaires, cependant les rechutes sont très-fréquentes et l'opération est souvent suivie d'une hémorrhagie intra-oculaire considérable, qui se termine fréquemment par la destruction de l'œil. Le pouvoir d'absorption est aussi, dans ces cas, considérablement diminué, car on trouve que l'hémorrhagie de la chambre antérieure est très-souvent produite par une cause légère telle qu'une quinte de toux, et de plus elle est très-lentement et très-imparfaitement absorbée.

De Graefe (1) a appelé l'attention sur une catégorie de cas dans lesquels le cours du glaucome aigu est plus rapide, en sorte que la vue et même toute la perception quantitative de la lumière d'un œil primitivement sain peuvent être complétement perdues dans l'espace de quelques heures : une demi-heure même après l'explosion de l'attaque. Il a appelé cette forme *glaucoma fulminans;* cette forme est très-rare comparée au glaucome aigu ordinaire.

Il a trouvé que les cas de *glaucoma fulminans* se distinguent aussi parfois par un développement très-rapide des autres symptômes qui accompagnent l'augmentation de la pression intra-oculaire : névralgie ciliaire intense, dilatation rapide de la pupille arrivant bientôt à son maximum, diminution rapide du volume de la chambre antérieure, anesthésie de la cornée, durcissement pierreux du globe de l'œil. Quelquefois cependant ces symptômes ne sont pas plus prononcés que dans la forme aiguë ordinaire de glaucome, et cependant la vue peut être complétement détruite dans l'espace de quelques heures. Le phénomène de l'excitation vasculaire peut apparaître simultanément avec la perte de la vue, mais il se produit parfois d'une manière toute particulière. A l'examen par l'ophthalmoscope les humeurs aqueuse et vitrée sont troubles, diffuses; mais si elles sont suffisamment claires pour permettre l'examen

____

(1) *A. f. O.,* XIII, 2.

à l'ophthalmoscope, on voit une plénitude extrême des veines de la rétine. La diminution des artères et l'excavation du nerf optique se forment comparativement très-vite. De Graefe a noté, dans un cas, que l'excavation du nerf optique était très-profonde, quelques semaines seulement après le début de la maladie. Il pense que l'on doit attribuer ce fait à l'accroissement de la tension qui est plus considérable encore dans cette forme que dans les autres, et surtout plus soudain. A cause de la grande stagnation de la circulation veineuse de l'œil, l'iridectomie, dans ces cas, est souvent suivie d'une hémorrhagie considérable dans la rétine et dans la choroïde.

II. — Glaucome chronique inflammatoire.

Cette maladie peut se développer d'une manière insidieuse à la suite de la période prémonitoire, les symptômes prémonitoires deviennent plus fréquents et continuent pendant plus longtemps. Les intervalles sont plus rares jusqu'à ce qu'il n'y en n'ait plus aucun, mais seulement quelques rémissions, et la maladie passe graduellement et presque insensiblement à la forme de glaucome chronique. L'œil est dans le même état que dans la forme aiguë, après la terminaison de la période inflammatoire ; il devient de plus en plus tendu, jusqu'à ce que sa dureté égale celle d'une pierre (t. III), de sorte qu'il est impossible de le faire céder sous le doigt, même à l'aide d'une assez forte pression. Les veines sous-conjonctivales sont tortueuses et dilatées, et dans les dernières périodes de la maladie la sclérotique devient rouge, lâche, ce qui est dû à l'atrophie du tissu sous-conjonctival et à une diminution dans le calibre des artères de cette région. La cornée perd graduellement sa sensibilité ; fréquemment cependant elle en conserve une partie ; elle devient aussi plus molle, la chambre antérieure se creuse, l'humeur aqueuse s'obscurcit et peut varier considérablement étant plus ou moins troublée plusieurs fois dans la même journée. Cet état peut être produit par de l'excitation et de la fatigue, on le remarque souvent après un repas copieux, un exercice trop fatigant. L'iris est poussé en avant de manière à se trouver parfois en contact avec la cornée : il est décoloré, ses fibrilles étant plus ou moins oblitérées, et de plus il n'a pas un contour clair et distinct. La pupille est largement dilatée et immobile, ou très-inerte ; sous l'influence de la lumière, le champ de vision se contracte beaucoup et l'on y voit parfois comme une rainure. Ainsi que nous l'avons déjà dit, la contraction du champ dans le glaucome commence, en règle générale, au côté interne et s'étend de là en haut et en bas, de sorte que la portion externe est la dernière affectée. La vue se détériore graduellement, la fixité devient souvent excentrique, et finalement la vue peut être si complétement perdue qu'il ne reste pas de perception quantitative de la lumière, même lorsque celle-ci est augmentée au moyen d'une lentille biconvexe puissante. A l'examen ophthalmoscopique on trouve que le fond paraît toujours plus ou moins obscurci, souvent à tel point qu'il devient impossible de voir les détails du fond de l'œil. Cet état trouble est dû à l'opacité des humeurs vitrée et aqueuse, et aussi, dans certains cas, de la cornée. Mais si les milieux restent suffisamment clairs, on trouve les veines de la rétine tortueuses et dilatées, le calibre des artères diminué, une pulsation spontanée ou facile à produire, le nerf optique plus ou moins creusé et les vaisseaux déplacés sur sa périphérie. La différence principale et caractéristique entre le glaucome aigu inflammatoire et le glaucome inflammatoire chronique, c'est que ce dernier peut amener la perte complète de la vue sans qu'il y ait de douleurs vives, ni aucun symptôme grave d'inflammation. Il y a seulement des attaques insidieuses chroniques d'inflammation récurrente qui amènent graduellement la perte de la vue. Au début, ces attaques inflammatoires peuvent être intermittentes, se reproduire à des intervalles éloignés, mais plus tard il peut y avoir seulement des rémissions. Dans d'autres cas, après que l'œil a souffert quelque temps d'inflammation insidieuse chronique, il peut se produire subitement une exacerbation aiguë qui cause de vives douleurs. Ces exacerbations aiguës peuvent se reproduire plusieurs fois de suite, et la douleur peut être assez vive pour qu'on pratique l'iridectomie pour la soulager et quoiqu'il n'y ait aucune chance de rétablir la vue. Dans des cas de ce genre, on doit prévenir d'abord le malade et ses amis que l'opération n'est pas pratiquée pour rendre la vue, mais uniquement pour adoucir la douleur si c'est possible. Dans plusieurs cas surtout, si l'iridectomie a été assez largement pratiquée, le soulagement peut être permanent. Dans d'autres, il sera seulement temporaire. En parlant du glaucome aigu, on a dit qu'après la première attaque aiguë la maladie pouvait devenir un glaucome chronique inflammatoire sans qu'aucune nouvelle attaque aiguë se soit produite, mais seulement des exacerbations inflammatoires, latentes et chroniques. Quelquefois le cours du glaucome chronique est si insidieux que la vue peut être complétement perdue avant que le malade se doute que son œil est atteint, surtout quand l'autre est bon. Parfois il lui arrive accidentellement de fermer l'œil sain : il s'aperçoit alors de la cécité de l'autre, et il suppose que sa vue a été soudainement perdue; si on le questionne, il se rappelle qu'il a éprouvé, accidentellement, une légère douleur dans l'œil ou autour de l'œil, douleur qu'il a cru rhumatismale, que son œil a été de temps à autre un peu rouge et humide, ce qui avait été attribué à un froid, mais autrement il n'a rien éprouvé de particulier. Ce fait peut se produire non-seulement parmi les classes les plus humbles qui n'ont pas journellement besoin de leurs yeux pour lire ou parmi les laboureurs, mais aussi parmi les hommes de cabinet qui s'occupent de littérature ou de science, et qui lisent et écrivent longtemps chaque jour.

Quand la maladie a suivi son cours et que la vue est abolie, de Graefe l'appelle *glaucoma absolutum ;* à ce degré, toute chance d'améliorer la vue par une opération est perdue. La lentille est souvent opaque et prend la nuance verdâtre caractéristique du glaucome. Cette affection peut durer depuis fort longtemps sans que l'œil subisse d'autre changement que l'atrophie de l'iris, de la choroïde et du nerf optique, qui devient de plus en plus apparent. Dans d'autres cas, il arrive souvent que les symptômes inflammatoires, très-aigus et très-violents, se montrent accompagnés par un mal de tête violent et une névralgie ciliaire considérable. Dans les dernières périodes de la maladie il se produit d'autres changements, l'iris se réduit au volume d'une petite ligne, la cornée devient opaque et molle, surtout à sa partie centrale, et des épanchements hémorrhagiques se produisent dans la chambre antérieure, l'humeur vitrée, et les tissus internes du globe de l'œil. Il se forme des staphylômes de la sclérotique, et il peut se produire des inflammations suppuratives qui conduisent à l'atrophie du globe. De Graefe appelle cet état, période de dégénérescence glaucomateuse. L'iridectomie n'est plus praticable à cause des complications inflammatoires ; généralement la vue est complétement perdue. Quelquefois on peut perdre un œil par glaucome chronique inflammatoire, ou par forme apparemment non inflammatoire, tandis que l'autre est attaqué par le glaucome aigu.

III. — Glaucome simple (Donders) (1).

Cette affection fut longtemps considérée comme distincte du glaucome, avec lequel on croyait qu'elle n'avait de commun que l'excavation du nerf optique. De Graefe l'a décrite d'abord sous le titre d'amaurose avec excavation du nerf optique, mais il admet maintenant aussi qu'elle doit être placée dans le groupe des affections glaucomateuses.

Le cours de la maladie est souvent très-insidieux, de sorte qu'elle peut être considérablement avancée avant que le malade n'y fasse attention ; il pense trop souvent que la faiblesse croissante de sa vue est un effet des années. Quoiqu'il soit possible de noter à une certaine distance cette affection de la vision, on s'en aperçoit surtout quand on essaye de lire, d'écrire ou de coudre ; et l'on trouve, en pareil cas, que les verres convexes ne donnent que très-peu de bons résultats. Il n'y a généralement aucune période prémonitoire, car les obscurcissements intermit-

____

(1) Hoffmann, *Archiv.*, VIII, 2.

tents, les espèces d'arcs-en-ciel autour d'une bougie, etc., sont dus surtout à quelque légère attaque inflammatoire, accompagnée d'obscurcissements des milieux réfringents.

L'apparence extérieure de l'œil peut être parfaitement normale, les milieux réfringents peuvent être clairs, la cornée sensible, la chambre antérieure d'un volume normal, l'iris sain et non décoloré, ou subissant une décoloration si légère qu'on s'en aperçoit seulement si on le compare avec l'iris d'un œil sain. La pupille est parfois légèrement dilatée et un peu indolente. Mais la tension du globe de l'œil est généralement anormale, et avec l'ophthalmoscope on voit que le nerf optique présente une excavation glaucomateuse. Il se produit de grandes variations dans cet accroissement de tension, qui est parfois très-marqué et à peine apparent d'autres fois. Il est dès lors très-important d'examiner ces yeux-là souvent et à des heures différentes de la journée. Les opinions sont encore très-divisées au sujet de la présence continuelle de l'augmentation de tension dans cette forme du glaucome. Quelques-uns prétendent que la tension est toujours accrue dans les cas de glaucome simple ; d'autres pensent que c'est la règle générale, mais qu'il peut y avoir des exceptions. De Graefe, en particulier, soutient que la tension intra-oculaire du globe de l'œil n'est pas accrue dans tous les cas d'une manière sensible. Il pense que l'excavation glaucomateuse du nerf optique, sans augmentation marquée dans la tension du globe de l'œil, peut s'expliquer de la manière suivante : peut-être la force de résistance de la pupille optique varie selon les individus, peut-être aussi selon les âges ; et de même que l'iritis et l'irido-cyclite séreux peuvent exister surtout chez les individus jeunes, pendant longtemps, avec un accroissement de tension incontestable et sans excavation du nerf optique, ne peut-on pas admettre aussi que le pouvoir de résistance de la pupille optique est diminué relativement ou d'une manière absolue, de façon qu'un léger accroissement de tension, que n'excède pas la limite des variations normales, suffise pour causer l'excavation du nerf optique? Cependant, chaque accroissement de tension, même le degré le plus considérable, doit agir pendant quelque temps avant de conduire à l'excavation. La vérité de cette assertion se montre dans les cas aigus de glaucome, où l'excavation ne se produit pas tout de suite après la première attaque aiguë, et quoique cette attaque ait pu durer plusieurs semaines, pendant lesquelles la pression intra-oculaire était très-considérablement accrue. Dans le glaucome fulminant, c'est tout autre chose, et l'excavation apparaît très-vite. Mais un accroissement de tension longtemps continué, quoique très-léger, amènera forcément une excavation du nerf optique qui deviendra de plus en plus considérable ; les vaisseaux s'interrompront sur le bord et il y aura de la pulsation artérielle spontanée ou facile à produire. Les veines sembleront dilatées et peut-être un peu tortueuses; si la tension continue, le nerf optique s'atrophiera graduellement, les artères diminueront de calibre, et il pourra se produire une cécité complète. On trouve que si l'accroissement de la tension est lent et graduel, l'excavation du nerf optique peut être très-profonde, sans que le champ de vision soit considérablement affaibli. Cependant l'accroissement de la tension est en général le premier symptôme du glaucome simple, et il est accompagné parfois d'un hyper-métropie et d'un accroissement considérable et rapide de la presbytie. Graduellement, cependant, le nerf optique se creuse, et ces symptômes peuvent durer très-longtemps sans que d'autres surviennent. Dans quelques cas, l'accroissement de la tension peut se produire pendant long-temps sans qu'aucun autre symptôme glaucomateux existe.

Quelquefois le glaucome simple peut suivre son cours et conduire à la cécité sans qu'on aperçoive aucun symptôme inflammatoire. La maladie progresse lentement, mais sûrement. Le globe de l'œil devient de plus en plus dur, la cornée devient insensible, la chambre antérieure se rétrécit, les vaisseaux sont gonflés et congestionnés, la pupille dilatée et inerte, les veines rétinales gorgées, les artères diminuées de calibre ; parfois la pulsation s'établit, le nerf optique est profondément creusé, d'une cou-leur blanchâtre, le champ visuel de plus en plus contracté et la vue fina-lement détruite. Mais, dans la majorité des cas, les symptômes inflamma-toires se produisent pendant les progrès de la maladie qui peut prendre un type aigu chronique ou intermittent. Ces symptômes sont les mêmes que dans le glaucome chronique inflammatoire. Diminution rapide de la vue, obscurcissement, arcs-en-ciel autour d'une bougie, augmentation de la tension, trouble des humeurs aqueuse et vitrée, etc. etc. Quelquefois, cependant, ces symptômes inflammatoires n'apparaissent que quand la maladie dure depuis longtemps et que la vue est complétement détruite. D'autres fois ils peuvent être complétement transitoires, et, par cette raison, échapper à l'observation; car leur existence antérieure ne peut pas être reconnue, excepté par un examen très-attentif de l'histoire de la maladie. Lorsque les symptômes manifestes d'inflammation manquent dans un cas de glaucome simple, on doit examiner avec soin l'autre œil s'il est sain, et alors, grâce à une comparaison entre les deux yeux, on peut découvrir de légers changements dans la couleur et la structure de l'iris et un léger nuage de l'humeur aqueuse, qui, sans cette comparaison, auraient passé inaperçus. De Graefe trouve aussi nécessaire d'examiner ces malades à un moment de la journée favorable pour remarquer les symptômes inflamma-toires, et rappelle ce fait important à signaler, que ces symptômes, et parti-culièrement l'injection, sont plus visibles immédiatement après le sommeil. Il en est tout autrement dans le glaucome si le malade est resté longtemps éveillé, surtout s'il se couche plus tard que d'ordinaire. De Graefe raconte un cas intéressant qui peint bien le caractère particulièrement transitoire que peuvent prendre les symptômes inflammatoires. L'œil droit du malade dont il s'agit présentait ordinairement une apparence parfaitement saine, mais, depuis quelques années, il prenait un aspect glaucomateux quand le malade avait joué longtemps aux cartes, et seulement dans ce cas. La chambre antérieure, dans des cas semblables, devient moins profonde, l'humeur aqueuse est troublée, la pupille dilatée et inerte, les veines de la rétine dilatées, surtout vers le bord du nerf optique, et la pulsation artérielle peut être produite par la plus légère pression exercée sur le globe de l'œil. En même temps que ces symptômes la vue est indistincte, et les objets environnants apparaissent comme recouverts d'un voile ou d'un nuage; ces symptômes ne disparaissent que dans la matinée du jour suivant; alors la vue redevient normale (n° 1 des caractères de Jäger, à 12 pouces), et l'accroissement de la tension du globe de l'œil, très-appréciable pendant l'attaque, a cessé de l'être. On voit souvent dans le glaucome simple le second œil devenir malade très-vite après que la maladie s'est manifestée dans le premier. En outre, elle attaque souvent les yeux myopes, et diffère matériellement par ces deux points de la majorité des cas de glaucome inflammatoire.

Hoffmann dit que le glaucome simple est identique avec la période prémonitoire de glaucome de de Graefe, et soutient que tous les symptômes cités comme faisant partie de cette période se rencontrent tous dans le glaucome simple. Cependant il me paraît de la plus grande importance pratique de maintenir l'existence d'une période prémonitoire; car on voit, malgré tout, que son cours diffère généralement beaucoup du celui du glaucome simple. La période prémonitoire peut exister pendant plusieurs années sans produire aucun changement glaucomateux; les symptômes peuvent n'apparaître qu'à de longs intervalles, et pendant leur absence l'œil peut être parfaitement sain. Ou bien encore ils peuvent se reproduire à des intervalles plus fréquents et amener un glaucome aigu ou chronique. D'autres fois ils peuvent amener un glaucome tout développé après peu d'attaques prémonitoires. En outre, on trouve que les plus brillants résultats sont donnés par l'iridectomie dans la période prémonitoire, tandis qu'il n'en est pas ainsi pour les cas de glaucome simple.

IV. — Glaucome secondaire ou consécutif.

Nous trouvons que certaines maladies de l'œil peuvent en progressant se compliquer de glaucome, l'œil présentant en pareil cas des symptômes glaucomateux ajoutés à ceux de la maladie primitive. Cette complication peut surtout se rencontrer dans les maladies suivantes : 1° iritis; 2° sclérotico-choroïdite postérieure ; 3° cataracte traumatique ; 4° cicatrice proéminente de la cornée (staphylôme antérieur) ; 5° dislocation de la lentille. Ce sujet est traité d'une manière plus étendue dans les différents articles qui traitent de ces maladies (1).

Mais le glaucome peut aussi compliquer des maladies avec lesquelles comme cause il n'a aucune relation ; ainsi il peut se produire dans la cataracte sénile ou l'amaurose cérébrale. Dans le premier cas on n'enlèvera jamais la cataracte en même temps qu'on pratiquera l'iridectomie pour le glaucome ; car ce serait augmenter considérablement le danger de l'hémorrhagie intra-oculaire, à cause de la diminution subite de la tension. On doit laisser quelques mois s'écouler entre les deux opérations, afin que la circulation, la tension et la nutrition de l'œil aient le temps de s'améliorer et de se rétablir.

V. — Symptômes ophthalmoscopiques du glaucome.

Les symptômes caractéristiques du glaucome à l'ophthalmoscope sont : la pulsation des vaisseaux du centre de la rétine et l'excavation du nerf optique (voy. page 413).

La stase de la circulation veineuse de la rétine est souvent très-considérable ; les branches veineuses les plus grandes peuvent même présenter des opacités particulières en forme de perles. Cependant c'est rare. J'ai vu un cas dans lequel il y avait une tendance particulière à ces enflures ; mais Liebreicht donne dans son Atlas d'ophthalmoscopie des dessins dans lesquels ces enflures existaient d'une façon très-notable. Après la diminution de l'accroissement pathologique de la pression intra-oculaire, la stagnation de la circulation veineuse cesse, le calibre des veines diminue et elles cessent d'être tortueuses. Par exemple, après l'iridectomie et la diminution consécutive de tension du globe de l'œil, on a souvent l'occasion d'observer le changement de la circulation veineuse. Ainsi on observe quelquefois des ecchymoses étendues de la rétine, et les veines, qui avant l'opération étaient gonflées et dilatées, sont alors très-diminuées

---

(1) C'est un fait très-intéressant de voir que le glaucome peut, dans certains cas très-rares, se développer dans un œil qui n'a pas de lentille, Rydel l'a dit le premier (*Bericht über die Wener Augenklinik*, p. 155), et c'est un point important à cause de la théorie par suite de laquelle l'heureux effet de l'iridectomie dans le glaucome serait dû au soulagement qu'elle procure en affaiblissant l'irritation de l'iris qui se produit quand il est avec la lentille pressée en avant par suite de l'accroissement de la tension intra-oculaire. Dans deux cas de glaucome observés dans des yeux qui n'avaient pas de lentille, la chambre antérieure était profonde et l'iris occupait sa place normale, de sorte qu'il était impossible d'admettre qu'il fût irrité ou gêné par la pression. Heymann rapporte aussi des cas de glaucome dans des yeux sans lentille (*Kl. Monats.*, 1867).

comme calibre et beaucoup plus pâles. Les artères de la rétine paraissent
dans le glaucome très-petites, très-minces et beaucoup plus pâles que
dans l'œil normal.

Tandis que la pulsation veineuse spontanée (voir page 325) peut se
produire dans un œil normal, la pulsation artérielle spontanée ne peut se
rencontrer que si la tension est remarquablement accrue. La pulsation
artérielle est isochrone avec le pouls radial, mais légèrement en retard
sur la pulsation des carotides. Elle est limitée au disque et montre un mouvement de va-et-vient très-rapide, et de plus les artères s'emplissent et se
vident d'une manière rhythmée. La diastole artérielle prend moins de
temps que la systole, et est caractérisée par l'entrée rapide d'un jet de
sang dans un vaisseau vide.

VI. — De la nature et des causes du glaucome.

La véritable nature et les causes du glaucome sont encore envelop-
pées d'une certaine obscurité. Dans la grande majorité des cas il y a
des symptômes inflammatoires marqués, mais nous devons admettre
que l'on rencontre quelquefois, quoique très-rarement, des cas de glaucome simple dans lesquels on ne peut découvrir aucun symptôme inflammatoire. En réalité, c'est ce dernier point qui produit toute la difficulté ;
car il est facile d'expliquer l'accroissement de la tension et tous les symptômes qui suivent comme ayant une origine inflammatoire; mais il est
impossible d'expliquer, d'une manière aussi satisfaisante, quelle est la
cause première de l'augmentation dans la tension du glaucome simple qui
conduit à la perte de la vue, par suite de l'excavation et de la dégénérescence du nerf optique sans aucune apparence d'inflammation. Dans les
formes de glaucome inflammatoire, le siége de l'inflammation est surtout dans la région uvéale, dans la choroïde, dans le corps ciliaire et dans
l'iris. Mais d'autres organes, tels que la cornée, la sclérotique et la
rétine, peuvent être envahis plus tard. Cette irido-choroïdite produit un
accroissement de sérosité surtout dans l'humeur vitrée et une augmentation de la tension intra-oculaire qui donne lieu à tous les symptômes glaucomateux décrits ci-dessus. En même temps que cet accroissement dans
le volume de l'humeur vitrée, il y a dans le glaucome une diminution
du pouvoir d'absorption, et cela explique pourquoi ces affections séreuses ne sont pas enlevées comme dans les autres formes de choroïdite
par l'activité accrue des absorbants. Quelques écrivains ont appelé l'attention sur ce fait que la sclérotique paraît particulièrement rigide et raide
dans le glaucome, et l'on a supposé que ce fait est souvent congénital ou
héréditaire et peut former un élément prédisposant de glaucome. Maintenant, s'il existe une rigidité anormale de la sclérotique, on peut facile-

ment comprendre comment chaque accroissement rapide, quoique léger, du volume des contenus du globe de l'œil peut donner lieu, non-seulement à un accroissement disproportionné de la pression intra-oculaire, mais peut aussi augmenter la tendance à la stagnation des vaisseaux sanguins. Coccius a trouvé dans un cas de glaucome que la sclérotique avait subi des métamorphoses graisseuses, et il pense que cette affection de la sclérotique pouvait peut-être avoir causé l'accroissement de la tension intra-oculaire. Il est hors de doute que la rigidité de la sclérotique joue un rôle très-important dans le glaucome. Nous trouvons que chez les sujets jeunes, dont la sclérotique est plus élastique, un accroissement de la tension intra-oculaire causé par quelque inflammation de la région uvéale peut exister pendant quelque temps sans exercer aucune influence délétère sur le nerf optique ou sur la rétine. La sclérotique cède peut-être un peu dans son ensemble à cette augmentation de pression et s'y adapte, ou bien elle peut être un peu boursouflée sur certains points. Chez les personnes âgées, dont la sclérotique est ferme et rigide, l'accroissement de la tension intra-oculaire est beaucoup plus dangereux ; car cette tension amène bientôt les tissus les moins résistants (dans ce cas c'est le nerf optique) à céder devant elle, et c'est alors que l'excavation se produit.

En considérant les diverses formes de glaucome, nous avons eu occasion de noter souvent de grandes variations dans l'intensité des symptômes inflammatoires. Nous avons vu que dans le glaucome aigu l'inflammation peut être très-grave pendant la première attaque, mais diminuée bientôt après ; les exacerbations inflammatoires peuvent prendre un caractère chronique insidieux et la maladie passer graduellement dans la forme de glaucome absolutum, sans le retour d'aucune attaque. En outre, dans la forme chronique, les symptômes inflammatoires peuvent n'être que peu marqués au début ; mais, dans le cours de la maladie, des exacerbations aiguës d'un caractère très-grave peuvent se montrer. Dans la troisième forme, glaucome simple, il a été noté que la maladie pouvait parfois suivre son cours sans qu'on aperçût aucun symptôme inflammatoire, le globe de l'œil devenant pierreux, la vue étant détruite, le nerf optique profondément creusé, mais les milieux réfringents restant profondément clairs. Seulement, dans la grande majorité des cas de glaucome simple, des symptômes inflammatoires d'une gravité variée se produisent dans le cours de l'affection. A cause de ce fait que le glaucome simple peut parfois exister sans la présence apparente des symptômes inflammatoires, et à cause de l'accroissement de tension qui est parfois le premier symptôme apparent de la maladie, il a été supposé par Donders que l'inflammation n'est pas une partie intégrale de la maladie glaucomateuse, mais seulement une complication présente dans la majeure partie des cas, mais non pas indispensable. Il considère, en outre, l'accroissement de la tension

intra-oculaire comme essence de la maladie, et par conséquent le glaucome simple, qui suit son cours sans symptômes inflammatoires, comme
le type primordial de l'affection ; il pense que l'inflammation aiguë ou
chronique qui existe dans la plupart des cas, est d'une importance secondaire et n'est pas indispensable à la marche du glaucome. Il parle, en
outre, du glaucome simple et du glaucome *cum ophthalmia.* L'anomalie
dans la sécrétion des fluides de l'œil, est due, selon lui, à une irritation
anormale des nerfs qui régularise la sécrétion intra-oculaire. En outre, il
résulte de quelques expériences très-intéressantes et très-ingénieuses
faites par le docteur Wegner (*A. f. O.*, XII, 2, 1) que les nerfs vaso-
moteurs de l'iris, et, selon toute probabilité, ceux de la choroïde, sont
pourvus par le sympathique. Il a trouvé dans ses expériences sur des
lapins qu'en divisant le sympathique au cou, on produit une dilatation des
vaisseaux de l'iris et de la choroïde, et une diminution de la pression
intra-oculaire. On peut de là conclure que l'irritation des nerfs vaso-
moteurs produit un accroissement de la pression intra-oculaire. Cependant,
comme Wegner le fait remarquer, cette dernière expérience est très-difficile et très-incertaine, à cause de l'impossibilité où l'on se trouve de
régulariser le degré d'irritation avec une délicatesse suffisante. La relation intime qui existe entre les branches du cinquième nerf qui supporte
le globe de l'œil et le sympathique explique facilement comment l'irritation du premier peut rejaillir sur le second et causer ainsi une hypersécrétion de fluide dans l'œil et un accroissement de la pression intra-oculaire. De cette manière, les causes du glaucome simple sont facilement
expliquées. De pareils cas ont été observés par Hutchinson (1) et Horner (2). Dans un cas observé par Horner, les crises de névralgie étaient
accompagnées simultanément de symptômes glaucomateux. De ces faits on
peut parfaitement tirer cette conséquence hypothétique que dans le glaucome simple une irritation extra-oculaire du sympathique donne lieu à
une hypersécrétion de fluide et à un accroissement de la tension de l'œil.
Il faut ajouter cependant que ces questions, avant d'être résolues, doivent
être de nouveau étudiées.

On a dit aussi que le glaucome inflammatoire (glaucome ophthalmique)
ne pouvait pas se développer spontanément dans un œil sain, qu'il fallait
qu'il se présentât une augmentation de tension dans le globe de l'œil, qu'en
fait le glaucome simple devait avoir existé, peut-être même sans que le
malade s'en fût aperçu, et que l'inflammation n'était survenue qu'ensuite. Mais on rencontre souvent des cas de glaucome aigu dans lesquels
il n'y a aucune trace d'augmentation de tension ou aucun autre symptôme

(1) *R. L. O. H. Rep.*, IV et V.
(2) *A f. O.*, XII, 2.

glaucomateux avant que la maladie se déclare. Ainsi, de Graefe rapporte des cas dans lesquels, tandis qu'il opérait un œil pour le glaucome, l'autre œil avait une tension parfaitement normale, et cependant cet autre œil était bientôt à son tour atteint d'une affection glaucomateuse, dans un cas même de glaucome fulminant. Il pense en outre que la simple augmentation de tension ne constitue pas toujours un symptôme prémonitoire, car un accroissement de tension très-considérable peut exister pendant fort longtemps sans qu'aucun autre symptôme glaucomateux ne se produise. Dans les familles où le glaucome est héréditaire, il existe souvent un accroissement dans la résistance pendant l'enfance, et cependant la maladie peut ne se montrer que dans un âge moyen ou même ne pas se montrer du tout.

La question de savoir si l'inflammation n'a qu'une importance secondaire, est extrêmement intéressante. La difficulté se trouve dans ces cas (qui sont rares) où nous voyons la maladie glaucomateuse qui suit son cours sans le plus léger symptôme d'inflammation ; car si cela est possible, nous ne pouvons pas regarder les symptômes inflammatoires comme le *sine qua non* de la maladie. En pareils cas, on peut essayer de l'hypothèse qui consiste à donner pour cause à la maladie l'inflammation extra-oculaire du lympathique ; mais, jusqu'ici, nous n'avons aucune preuve sur laquelle nous puissions nous baser. — De Graefe maintient la nature inflammatoire du glaucome avec un accroissement de la sécrétion des fluides de l'œil et une augmentation de la tension. Il pense que, dans les cas de glaucome simple, une observation prolongée nous montrerait généralement des exacerbations inflammatoires, transitoires peut-être, d'une nature éphémère. De pareilles exacerbations peuvent être très-peu marquées et échapper facilement à l'attention du malade et de son médecin. Ou bien elles peuvent être produites à de certains moments ou par de certaines causes de la nature de celle que nous avons citée plus haut, à propos du jeu de cartes. L'absence de tout symptôme externe de vascularité ne prouve pas l'absence de l'inflammation interne, car l'ophthalmoscope nous révèle constamment la présence d'une inflammation considérable de la rétine et de la choroïde, sans qu'il y ait pour cela aucun accroissement dans la vascularité des tuniques externes du globe de l'œil. Le trouble des humeurs vitrée et aqueuse, que l'on peut observer pendant une exacerbation éphémère, peut être assez peu marqué pour échapper à l'examen par l'ophthalmoscope ; car nous savons que les petites opacités diffuses de l'humeur aqueuse sont souvent invisibles à la lumière transmise (1).

____

(1) Pour une information plus étendue sur ce sujet si important et si intéressant, je renvoie le lecteur aux écrits de de Graefe et du docteur Hoffmann sur le glaucome (*A. f. O.*, VIII, 2).

Le glaucome est une maladie des gens âgés, on le rencontre surtout chez des individus de cinquante à soixante ans; mais il peut se produire plus tard encore. Il est très-rarement observé dans la première partie de la vie ou avant l'âge de trente ans. Les femmes y paraissent plus exposées que les hommes, et chez elles cette affection arrive souvent bientôt après la ménopause. On trouve que les hommes atteints de glaucome souffrent souvent de la goutte ou des organes digestifs, et aussi qu'ils sont sujets aux hémorrhoïdes. Il n'est pas douteux que le glaucome soit héréditaire, et, ainsi qu'on l'a déjà dit, les yeux des individus d'une famille dans laquelle le glaucome est héréditaire, montrent souvent, même au début de la vie, un accroissement spécial de la tension du globe de l'œil et une résistance et une rigidité particulière de la sclérotique. En réalité, ces symptômes peuvent durer très-longtemps sans que la maladie se déclare, ce qui n'arrive généralement qu'après l'âge moyen.

Nous avons dit que le glaucome peut apparaître comme maladie primitive et comme maladie secondaire. Dans le premier cas, l'affection peut se déclarer après des lésions externes graves, ou bien sans aucune cause apparente externe ou interne. Elle attaque toujours un œil d'abord et peut en rester là; mais quand une fois un œil a été atteint de glaucome, il y a une grande tendance de la maladie à envahir l'autre œil. Nous devons par conséquent préparer toujours le malade à une pareille éventualité qui se présente souvent. A l'aide d'un traitement soigneux et judicieux, et en ayant soin surtout de ne pas fatiguer l'œil, on peut retarder l'attaque ou en diminuer l'intensité. La marche du glaucome dans le premier œil n'indique en rien celle que l'affection suivra dans le second. On trouve, par exemple, que le premier œil ayant été atteint de glaucome simple ou de glaucome inflammatoire chronique, l'autre peut être atteint d'une forme aiguë, ou même de glaucome fulminant. Le temps qui peut s'écouler entre le moment où le premier œil a été atteint et celui où le second devient malade varie beaucoup; quelquefois il n'y a qu'un espace de quelques jours, d'autres fois ce sont des mois ou même des années.

Dans le glaucome secondaire, qui peut survenir au milieu d'une autre affection, telle que la cataracte traumatique, l'irido-choroïdite, etc., cette disposition à l'extension de la maladie dans l'autre œil est beaucoup moins marquée que dans le glaucome primitif, mais cependant cette tendance existe et peut être développée par un coup reçu ou une opération pratiquée sur l'œil sain.

VII. — Pronostic du glaucome.

Si la maladie est laissée à elle-même ou traitée par des remèdes inefficaces, le pronostic est des plus défavorables, car l'affection conduit, tôt ou tard, à une cécité absolue. L'ancien traitement qui consistait à poser des sangsues, des ventouses, à employer le mercure, l'opium, etc., était inutile et incapable d'arrêter les progrès de l'affection. L'attaque aiguë inflammatoire pouvait céder à ces remèdes ou même se passer sans traitement, les symptômes inflammatoires pouvaient diminuer, les milieux réfringents redevenir clairs, la vue être rétablie, et le malade et son médecin se bercer de l'espoir d'avoir guéri la cruelle maladie pour jamais. Mais il n'en était pas ainsi, tôt ou tard l'œil devenait de nouveau malade, atteint peut-être d'exacerbations aiguës, peut-être d'inflammation chronique; mais, à coup sûr, il y avait des rechutes qui amenaient une cécité incurable.

L'indication principale, dans le traitement de cette affection, c'est la diminution de la tension intra-oculaire anormalement accrue, car tant que ce symptôme existe on ne peut espérer d'arrêter les progrès de la maladie. La paracentèse de la cornée a été essayée il y a longtemps dans le traitement du glaucome et tout récemment recommandée comme traitement curatif; mais nous savons que ses effets ne sont que transitoires, qu'elle ne diminue la pression intra-oculaire que pour très-peu de temps, que ce soulagement n'est pas permanent et que bientôt après l'accroissement de la tension et des symptômes du glaucome se manifestent de nouveau. La division du muscle ciliaire (ainsi qu'on l'a appelé) a été aussi très-vantée comme moyen curatif du glaucome. Que ce procédé puisse diminuer temporairement la tension, en laissant s'échapper l'humeur aqueuse et peut-être un peu de l'humeur vitrée, ceci est évident; mais la parencentèse de la chambre antérieure produit exactement le même effet. Si une quantité considérable de l'humeur vitrée s'échappe, la tension peut être diminuée même d'une manière permanente. Mais l'écoulement de l'humeur vitrée dans le glaucome est un fait que l'on doit éviter, si c'est possible, et non pas rechercher ni désirer; car on voit que l'écoulement de l'humeur, principalement dans l'opération de la cataracte, prédispose l'œil aux affections chroniques inflammatoires de la choroïde, accompagnées d'opacités de l'humeur vitrée, etc. En outre, aucun fait n'a été rapporté par ceux qui recommandent cette opération, et il est impossible de la mettre sur le même rang [que l'iridectomie dans le traitement du glaucome.

L'iridectomie, d'autre part, diminue incontestablement, et dans la plupart des cas, d'une manière permanente, l'accroissement de la tension oculaire anormalement accrue. Les résultats admirables de cette opération ne font plus aucun doute, car elle a été essayée et pratiquée par les oculistes les plus distingués de l'Europe.

Quelques opposants ont sans doute supposé que les partisans de l'opération lui attribuaient le pouvoir de rétablir la vue dans les cas de glaucome, quelles que soient leur nature et leur gravité, mais c'est ce que per-

sonne n'a jamais prétendu. On affirme seulement son pouvoir curatif dans les
cas où aucun changement irréparable ne s'est produit dans les structures
de l'œil. Le bénéfice qu'on peut espérer dépend surtout de la période de
la maladie et de sa forme. On doit admettre comme axiome que plus l'opération est pratiquée vite après le début de la maladie ou des symptômes
prémonitoires, plus les résultats seront heureux ; car en agissant ainsi
on intervient avant que la maladie ait eu le temps de produire des changements matériels dans les structures du globe de l'œil. Il nous reste
maintenant à considérer quel pronostic peut être généralement porté sur
les effets excellents de l'iridectomie suivant les périodes et les formes
variées du glaucome.

Période prémonitoire. — Tant que les symptômes prémonitoires n'apparaissent qu'à des intervalles éloignés et que les intermissions sont complètes, c'est-à-dire que l'œil revient dans l'intervalle à sa condition normale, on peut sans danger différer l'opération. Il est utile seulement de
recommander au malade d'éviter toute fatigue excessive. Il ne doit pas
non plus exposer ses yeux à une lumière très-vive ni à des changements
rapides de température. En un mot, il devra éviter tout ce qui peut amener
de l'irritation ou de l'hypérémie de l'organe et aider par conséquent au
développement de la maladie. Il doit aussi s'abstenir de tout excès. Cependant le système de déprimer les malades atteints de glaucome n'est pas
sage et produit souvent de très-mauvais effets, surtout si les malades sont
âgés et habitués à un régime copieux. Le régime de ces malades devra
être nourrissant, facile à digérer, peut-être même généreux. On leur
permettra l'usage modéré de stimulants dont la quantité sera réglée en
tenant compte des habitudes du malade et de l'état de sa santé générale.

Si les intermittences ne sont pas longues et complètes, et qu'il y ait seulement des rémissions de symptômes ; si les obscurcissements périodiques,
les névralgies ciliaires se reproduisent après un court intervalle d'un jour
ou deux ; si la vision excentrique s'affaiblit, que le champ se contracte,
si les vaisseaux sont congestionnés et le globe de l'œil tendu, il est dangereux d'attendre plus longtemps. L'attaque aiguë dans ces conditions est
imminente, et nous ne pouvons pas prévoir quelle en sera la gravité et
sous quelle forme elle apparaîtra. Peut-être aurons-nous affaire à une
forme très-aiguë, même à du glaucome fulminant, et en pareil cas nous
arrivons à avoir rapidement des lésions telles dans les structures que l'organe peut être détérioré avant que nous ayons le temps d'intervenir chirur-
gicalement. Il y a encore une autre raison qui nous engage à ne pas attendre
dre le début aigu de la maladie ; c'est qu'il n'est pas sûr que cette attaque
aiguë se produise, il peut se faire au contraire que l'affection passe insensiblement à une forme chronique avec excavation du nerf optique et
accompagnée seulement de détérioration de la rétine et des autres tissus,

détérioration contre laquelle l'opération offre peu de ressource. Si l'iridectomie est pratiquée pendant la période prémonitoire, quand les symptômes sont marqués et les attaques fréquentes, mais avant qu'il y ait eu aucun changement dans les structures, le pronostic est très-favorable, car alors les progrès de la maladie sont arrêtés et la vue est sauvée.

Dans le *glaucome inflammatoire aigu*, le pronostic est aussi favorable quand l'opération est pratiquée assez tôt. Si l'affaiblissement de la vue augmente rapidement, si la vue est déjà diminuée jusqu'à une perception à peine quantitative de la lumière, que le champ visuel soit très-contracté, le délai peut être très-dangereux, et le mieux est d'opérer de suite. On peut généralement espérer un résultat presque parfait si l'iridectomie est pratiquée dans la quinzaine qui suit le début du glaucome aigu. Il faut toujours compter en tout état de choses sur une bonne perception quantitative de la lumière, cependant nous ne devrons jamais attendre aussi longtemps de notre plein gré, car pendant tous ces délais les tissus pourraient subir des changements sérieux. De Graefe insiste particulièrement sur la nécessité de l'opération immédiate, il dit aussi que l'on peut se baser sur l'intensité des symptômes inflammatoires, sur la vivacité de la douleur et sur l'accroissement de la tension plutôt que sur l'état de la vue. Si la vue n'est pas très-affaiblie, que le malade puisse encore lire de gros caractères, on pourra renvoyer l'opération d'un ou deux jours. Seulement, dans l'intervalle, le malade doit être examiné de près, et s'il se produit une diminution rapide de la vue, on ne doit plus accorder aucun délai. Quelquefois il peut s'élever une question comme celle-ci : le malade atteint d'une attaque de glaucome aigu peut-il, si c'est nécessaire, faire un voyage afin d'aller se faire opérer, ou fera-t-il bien d'attendre que l'inflammation ait diminué et que l'œil soit redevenu tranquille? C'est ici que l'on doit insister sur la nécessité de ne pas remettre le voyage ; car si l'on attend, on peut trouver l'œil irrévocablement perdu. Le voyage est donc beaucoup moins dangereux que le délai. Mais même si l'événement le plus favorable se produit, si l'inflammation disparaît et que l'œil regagne en apparence son état primitif, nous ne savons que trop que pour cela la maladie n'est pas guérie et que tôt ou tard elle reparaîtra, soit sous la forme aiguë, soit sous la forme chronique. Dans ce dernier cas la marche peut être assez insidieuse pour que des changements sérieux et irréparables se produisent dans le nerf optique, dans la rétine, dans les tuniques des vaisseaux, et tout cela sans que l'attention du malade soit appelée par l'état de son œil.

Dans le *glaucome fulminant*, l'opération doit être pratiquée le plus tôt possible, car les structures subissent des changements si rapides et si considérables, que l'effet de l'opération peut être imparfait, même si on la pratique dans les trois jours qui suivent l'apparition de la maladie, comme cela s'est passé dans un cas opéré par de Graefe.

Dans les cas de glaucome aigu où la douleur est très-vive et où il y a beaucoup d'envie de vomir et lorsque l'affaiblissement de la vue n'est pas très-considérable, de Graefe dit qu'il vaut mieux attendre un ou deux jours avant de pratiquer l'opération. Il emploie alors une injection sous-cutanée de morphine de 10 à 15 centigrammes dans la région de la tempe, afin de procurer au malade un sommeil tranquille et de calmer le système nerveux avant d'opérer. Mais, si l'on se sert du chloroforme, je pense qu'il est inutile de remettre l'opération. En réalité, l'iridectomie est le meilleur des antiphlogistiques, et ses effets dans le glaucome aigu sont plus brillants et plus marqués si on la pratique de bonne heure. Le soulagement de la douleur excessive du malade est souvent immédiat; il tombe généralement bientôt dans un sommeil profond et réparateur, après qu'il a passé souvent plusieurs nuits sans sommeil et en proie à d'horribles souffrances; les symptômes inflammatoires diminuent rapidement et la vue devient meilleure, en partie à cause de la diminution de la pression intra-oculaire et en partie à cause de l'écoulement de l'humeur aqueuse troublée. Cette amélioration s'accroît rapidement pendant la première quinzaine, grâce à l'absorption des ecchymoses rétinales produites pendant l'opération. L'amélioration de la vue atteint son maximum deux mois environ après l'opération, si cette dernière a été pratiquée assez tôt; la vue est en général parfaitement rétablie, le malade pouvant lire l'impression la plus fine (avec des lunettes appropriées s'il est presbyte), et dans la plupart des cas cette amélioration reste permanente. Un pareil résultat peut encore être espéré, si l'on opère dans la quinzaine qui suit la première attaque de la maladie, et si, au moment de l'opération, la vue a conservé une bonne perception de la lumière, et que le champ de vision ne soit pas trop contracté.

Dans les dernières périodes du glaucome aigu, les résultats de l'opération sont très-variables. En pareil cas, le pronostic dépend de l'étendue des altérations dégénérescentes des tissus. Le pronostic peut être favorable, si le champ visuel n'est que modérément contracté, et surtout si cette contraction n'est pas en forme de fente, mais concentrique, que la fixité centrale ne soit pas très-affaiblie, et surtout si l'affaiblissement est produit par l'obscurcissement des milieux réfringents et l'accroissement de la tension intra-oculaire. L'opération faite dans ces conditions produira non-seulement une amélioration considérable de la vue, mais encore cette amélioration restera permanente. Il en est autrement si le champ est très-contracté, et surtout en forme de rainure, si la fixité est excentrique, la vision très-affaiblie, non pas par suite de l'opacité des milieux réfringents, mais d'une excavation déjà considérable du nerf optique et d'une détérioration de la rétine. Dans ce cas, le pronostic doit être très-réservé; car, quoique l'opération puisse même alors produire d'excellents résultats, il peut se faire que ces résultats ne soient pas permanents, mais que la vue diminue graduellement de nouveau, par suite du retour des attaques inflammatoires, ou par suite de l'atrophie progressive et de l'excavation du nerf optique.

J'ai déjà établi que l'iridectomie est de peu de secours dans les cas de glaucome hémorrhagique, à cause de l'écoulement de sang considérable qui suit l'opération. Elle peut produire un soulagement temporaire, mais les rechutes sont fréquentes, et, quoiqu'il soit possible de les soulager en répétant l'opération, il est rare qu'on rétablisse définitivement complétement la vue, quoique dans un certain nombre de cas il soit possible d'en conserver une certaine partie.

Dans le glaucome chronique inflammatoire, le pronostic doit être aussi très-réservé; la marche de la maladie n'est que trop souvent insidieuse, et le malade n'appelle généralement un médecin que lorsque des changements très-considérables se sont déjà produits dans les tissus, surtout dans la rétine et le nerf optique. L'iridectomie arrête généralement la maladie, conserve ce qui reste de la vue, et parfois l'améliore. Ce fait se produit surtout si la fixité est encore centrale, si la vue n'est pas trop affaiblie, le nerf optique pas trop creusé, le champ de vision contracté latéralement et d'une façon concentrique, mais non pas en forme de fente. En pareils cas, les progrès de la maladie et les changements dans la structure sont généralement arrêtés et la vision existante conservée d'une manière permanente. Les effets heureux de l'opération sont cependant plus lents à se développer que dans le glaucome aigu. Des mois entiers s'écoulent avant que l'amélioration ait atteint son degré maximum ou avant qu'on puisse être sûr que l'effet sera permanent. Mais, même lorsque le champ de vision est contracté et que la fixité est excentrique, on peut quelquefois arriver à conserver une certaine quantité de vue, même assez peut-être pour que le malade puisse lui-même se conduire. Ce résultat, si minime qu'il soit, doit être regardé comme très-désirable, si on le compare à la cécité complète qui se serait établie sans l'opération. Seulement il arrive que ces effets ne sont que temporaires, que la tension augmente de nouveau, que la vue se détériore lentement, mais d'une manière continue, et qu'enfin elle se perd complétement. Ce fâcheux résultat est souvent dû à une atrophie progressive du nerf optique, et plus rarement à un retour de symptômes glaucomateux. S'il y a un retour de symptômes glaucomateux inflammatoires avec accroissement de la tension, il peut être utile de répéter l'opération. C'est surtout le cas quand la première iridectomie n'a pas été assez largement pratiquée, ou bien quand l'iris n'a pas été enlevé tout près de son insertion ciliaire.

De Graefe a appelé l'attention sur ce fait qu'une décoloration blanchâtre du nerf optique (symptôme d'une atrophie progressive) se rencontre quelquefois dans le glaucome et augmente souvent quelques mois après l'opération sans mettre la vue en danger. La décoloration progresse jus-qu'à un certain point, et, arrivée là, elle reste stationnaire. Ce symptôme n'est dangereux que lorsqu'il est accompagné d'une détérioration simul-tanée de la vue.

Même dans les cas de glaucome où il n'y a pas de symptômes inflam-matoires manifestes (glaucome simple), l'iridectomie rend de grands services. Ici, comme dans le glaucome chronique, le malheur est que souvent le malade ne consulte pas avant que la maladie soit très-avan-cée. S'il n'y a qu'un œil d'atteint, il peut être presque perdu avant que le sujet se doute qu'il est malade, et alors, en l'examinant, le médecin s'aperçoit que la maladie a presque complétement accompli son œuvre, qu'il y a des changements graves dans la structure et que l'opération ne peut être que de peu de secours. Si le second œil devient malade de la même manière, c'est bien différent ; car alors le malade s'adresse de suite au médecin et consent à se faire opérer de bonne heure, même lorsque sa vue est bonne encore. Afin d'arrêter la maladie d'une manière permanente il est sage de faire l'opération de suite, avant que des chan-gements irréparables se soient produits dans les tissus. De Graefe recommande de faire l'opération à temps et de ne pas attendre jusqu'à ce que l'affaiblissement de la vue ou les symptômes inflammatoires se mani-festent. Dans ce cas, aussi, les bons effets de l'iridectomie se montrent lentement et graduellement. Si l'atrophie du nerf optique n'est pas très-avancée, elle est arrêtée, et une amélioration réelle, quoique très-lente, se produit de ce côté. Il a vu des cas dans lesquels le champ de vision et la vue avaient été graduellement diminuées pendant une période de un à trois ans, et où après l'iridectomie dont les suites furent observées pen-dant deux ou trois années, un arrêt complet des symptômes, et même une amélioration considérable de la vue avait eu lieu. Une amélioration sem-blable s'est rencontrée aussi dans deux cas où, en même temps qu'une excavation typique, tout accroissement appréciable de tension manquait. Il trouve que cet accroissement est plus ordinairement présent si l'affai-blissement de la vue n'est pas dû seulement à l'état du nerf optique, mais aussi à un affaiblissement évident dans le pouvoir conducteur de la rétine.

Dans le glaucome absolu, toute la vue et même la perception quan-titative de la lumière sont perdues. L'iridectomie n'est jamais indiquée, excepté pour diminuer les symptômes inflammatoires ou la douleur vive. Dans ce but on peut la pratiquer, en ayant soin de bien prévenir le malade et ses amis que le but de l'opération est de soulager sa souffrance et non

pas de lui rendre la vue. L'iridectomie doit toujours être largement prati-
quée.Dans les cas de dégénérescence glaucomateuse, il peut être nécessaire
de la faire dans le même but. Si elle est incapable d'arrêter les exacerbations inflammatoires et qu'elle soit suivie d'une hémorrhagie spontanée
considérable, ou encore si cette hémorrhagie spontanée se produit et que
la vue soit complétement perdue, on peut se demander s'il ne vaut pas
mieux enlever l'œil tout de suite, car il est à craindre que l'autre ne
soit atteint d'une ophthalmie sympathique.

J'ai essayé de démontrer, aussi simplement et aussi clairement que
possible, les circonstances qui doivent nous guider dans notre pronostic,
au sujet des résultats de l'iridectomie. Je n'ai avancé aucun fait dont
je ne sois certain, pour l'avoir observé moi-même fréquemment.
Cette partie du sujet nécessite une grande attention, car une appréciation trop légère des diverses raisons qui doivent influencer notre
pronostic des effets de l'iridectomie dans le glaucome, a nui à cette
opération et l'a rendue peu efficace, entre les mains de certains praticiens.

Comment l'iridectomie agit-elle en diminuant la pression intra-oculaire, anormalement augmentée dans le glaucome? C'est une question
qui n'est pas encore complétement décidée. Ce qui est certain, c'est que,
dans la grande majorité des cas, la diminution de la tension est permanente. Des théories variées ont été exposées afin d'éclaircir cette question. Parmi plusieurs hypothèses, il en est une qui admet que la tension
se trouve diminuée par l'excision d'une partie notable de la surface sécré-
tante (l'iris); d'autres font penser que l'enlèvement de l'iris, son insertion
ciliaire, et l'exposition conséquente de la zonule de Zinn, facilitent
l'échange des fluides aqueux et vitrés et diminuent ainsi la différence qui
existait entre le degré de tension des deux humeurs. Nous devons admettre que ce problème n'a pas été encore résolu d'une manière satisfaisante. D'autre part, quelques opposants rejettent l'iridectomie parce
que, disent-ils, la solution de la manière dont s'opère la guérison n'est
pas encore trouvée ; ils préfèrent priver leurs malades des ressources
d'une opération, qui selon toute apparence préserverait ou même réta-
blirait leur vue, plutôt que de pratiquer cette iridectomie dont l'effet,
quoique complétement prouvé, ne peut pas jusqu'ici être expliqué d'une
manière satisfaisante.

Quelques écrivains ont prétendu que l'iridectomie, telle qu'elle est
pratiquée dans le glaucome, est semblable à l'ancienne opération de
la pupille artificielle. Rien ne peut être plus erroné, car le principe
des deux opérations est complétement différent. Dans l'ancienne opération, l'ouverture était pratiquée dans la cornée, et une petite partie de
l'iris proportionnée au volume de pupille souhaité était excisée. Dans

l'opération moderne d'iridectomie pour le glaucome, le point principal est de faire l'incision dans a sclérotique, ou à la ponction scléro-cornéale, et d'une grandeur suffisante pour permettre l'excision d'un large segment de l'iris (environ un cinquième) tout près de son attache ciliaire. Plus les symptômes sont intenses, plus la tension intra-oculaire est augmentée et plus l'opération devra être largement pratiquée. La plupart des résul-tats négatifs ou à demi satisfaisants de l'iridectomie dans le glaucome ont été amenés, sans aucun doute, par quelques ɩɩutes dans la manière de pratiquer l'opération. Peut-être avait-on excisé une trop petite portion de l'iris, ou bien l'iris n'avait pas été enlevée tout près de son attache ciliaire. On trouve quelquefois que si l'on n'enlève qu'une petite portion et que cette portion ne soit pas près de l'insertion ciliaire, les symptômes ne cèdent pas complétement et il reste plus ou moins de tension. Si, en pareil cas, on fait une seconde iridectomie et que l'iris soit enlevé tout près de l'attache ciliaire, les effets heureux deviennent apparents, la tension diminue, l'inflammation s'apaise et la vue s'améliore. L'iri-dectomie doit être pratiquée en haut, de manière que la paupière supérieure couvre la plus grande partie de la pupille artificielle et cache ainsi la légère difformité de l'œil ; l'opération ainsi faite tend en même temps à rompre les irrégularités de la lumière réfractée. Cependant elle est plus difficile à faire dans cette direction qu'horizontalement et, par conséquent, le commençant fera mieux de la faire d'abord en dehors et en dedans. Pour une description complète du mode opératoire, je renvoie le lecteur à la page 180.

Dans les cas où le glaucome est complétement développé, et où l'iri-dectomie peut seulement préserver une partie de la vue, on trouve parfois utile l'application de la sangsue artificielle à la tempe, quelques mois plus tard.

Je dois, pour conclure, appeler l'attention sur certains désavantages qui peuvent suivre l'iridectomie ; ces désavantages sont légers quand on les compare aux résultats inestimables que l'opération amène dans cette maladie.

Dans les premières périodes du glaucome aigu, l'opération faite sur un œil peut amener l'apparition de la maladie sur l'autre, même lorsqu'il avait paru sain. Le malade doit être prévenu de cette éventualité, mais ce n'est pas un motif pour remettre l'opération, car nous savons combien le moindre délai peut être dangereux dans le glaucome.

En outre, quelques chirurgiens ont pensé que l'iridectomie pouvait amener un développement rapide de la cataracte. Mais il n'en est pas ainsi, car s'il se forme une cataracte bientôt après l'iridectomie, sur une lentille jusqu'alors saine, on doit admettre que cette cataracte est due à une solution de continuité de la capsule (causée généralement par la

pointe du couteau). Comme la chambre antérieure est très-profonde dans
le glaucome, et que la pupille est largement dilatée, l'extrait de fève de
Calabar peut être appliqué bientôt après l'opération pour que la pupille
se contracte et qu'elle recouvre la lentille. On peut employer le couteau étroit à cataracte de de Graefe, au lieu du couteau en forme de lance
à iridectomie; car avec celui-ci on peut ménager le bord de la chambre
antérieure et obtenir cependant une incision périphérale très-large. Nous
ne pouvons pas cependant être maîtres de l'écoulement de l'humeur
aqueuse aussi bien avec cet instrument qu'avec le couteau à iridectomie,
et un écoulement soudain et rapide de l'humeur aqueuse peut non-seulement produire une hémorrhagie grave intra-oculaire, mais encore une
rupture spontanée de la capsule et une cataracte consécutive.

Quoique la section, en règle générale, se ferme parfaitement, sans
laisser derrière elle aucune trace ou seulement une trace très-légère,
cependant on rencontre quelquefois des cas dans lesquels l'incision ne
se réunit pas, les lèvres étant séparées par des fibres cicatricielles qui
montrent une tendance à se boursoufler, par suite de la pression intra-
oculaire, sous la forme de petites élevures vésiculaires, en forme de
perles. En réalité, la cicatrice peut même se rompre plusieurs fois de
suite et l'humeur aqueuse s'échapper sous la conjonctive. De Graefe
appelle ce mode spécial d'union de la cicatrice, *cicatrice kistoïde*. Elle
se produit surtout quand il y a eu un accroissement de tension considérable, quelque temps avant l'opération et aussi quand il y a des excavations glaucomateuses unies à une sclérectasie postérieure. Enfin, suivant Bowman, on la trouve aussi dans les cas où la tension reste en excès
après l'iridectomie. De Graefe, au contraire, a trouvé la tension de certains yeux atteints de cicatrice kystoïde, plutôt au-dessous du degré
normal.

Si l'on voit quelque tendance à cette forme de cicatrice, un bandage
compresseur devra être tout de suite appliqué et maintenu pendant plusieurs jours si cela est nécessaire ; on répétera même plus tard cette opération périodiquement. Si la boursoufflure est considérable, on la percera
avec la pointe d'un couteau étroit ou avec une grosse aiguille, de façon à ce
que l'humeur aqueuse puisse s'échapper ; on coupe ensuite la membrane avec des ciseaux. M. Bowman engage à percer plusieurs fois cette
boursouflure avec une grosse aiguille. Il n'est pas prudent de toucher la cicatrice avec un caustique, car cela peut produire une grande
irritation.

CHAPITRE XIII

ANOMALIES DE LA RÉFRACTION ET DE L'ACCOMMODATION DE L'ŒIL

I. — Réfraction et accommodation de l'œil.

Les maladies de l'accommodation et de la réfraction de l'œil prennent chaque jour plus d'importance, et attirent de plus en plus l'attention de quelques-uns de nos ophthalmographes les plus capables et les plus savants. On sait maintenant que certaines formes d'asthénopie et d'amblyopie, qui défiaient autrefois tous les remèdes, ne sont pas dues, comme on le pensait généralement, à des lésions sérieuses des tuniques profondes du globe de l'œil, mais qu'elles dépendent en réalité de quelque anomalie de la réfraction de l'œil, ou d'une assymétric particulière de cet organe (astigmatisme). Depuis la découverte de ces faits importants, un groupe considérable de cas s'est trouvé curable à l'aide d'un traitement. Parmi ces cas, il y en a plusieurs qui auparavant surprenaient l'oculiste, et que trop souvent on ne pouvait guérir.

Plus on a marché en avant dans l'investigation des maladies de la réfraction et de l'accommodation, plus on a reconnu la nécessité de les étudier avec soin et de les traiter scientifiquement. Je veux insister sur ce point et faire comprendre à l'étudiant qu'une fois qu'il s'est familiarisé avec la partie théorique du sujet, c'est seulement en répétant sur un grand nombre de cas des examens pratiques, qu'il pourra acquérir la facilité nécessaire à l'examen de l'état de la réfraction et du pouvoir d'accommodation et au choix des lunettes. A ceux qui considèrent ces sujets comme abstraits et difficiles, je répondrai que la difficulté est toute superficielle, et qu'un peu de pratique et de persévérance les rendra bientôt capables de franchir les pas difficiles.

Avant d'entrer dans ce sujet de la réfraction et de l'accommodation de l'œil, il faut considérer très-rapidement les propriétés des lentilles optiques. Pour les lunettes, les lentilles sphériques biconvexes et biconcaves sont presque les seules employées, et je me renfermerai dans leur description. Dans le chapitre sur l'astigmatisme, les propriétés cylindriques seront expliquées.

La lentille biconvexe est formée par l'apposition d'un segment de deux sphères, le plan de courbure des deux surfaces étant égal. Ces lentilles sont souvent aussi appelées *convergentes*, parce qu'elles possèdent le pouvoir de faire dévier vers l'axe un rayon de lumière qui les traverse. La ligne passant vers le centre de la lentille (fig. 56, c) est appelée l'axe, et tout rayon qui la traverse n'est pas dévié (axe optique).

1° Si des rayons parallèles (venant d'un objet lumineux placé à une distance infinie) (1) tombent sur une lentille biconvexe, ils se réunissent à un certain point derrière la lentille, et ce point est appelé *foyer principal* ou simplement foyer de la lentille. La distance de ce point au centre optique de la lentille (qui égale le plan de courbure de la lentille) est appelée la longueur focale de la lentille. Ainsi, dans la fig. 56, *l* est

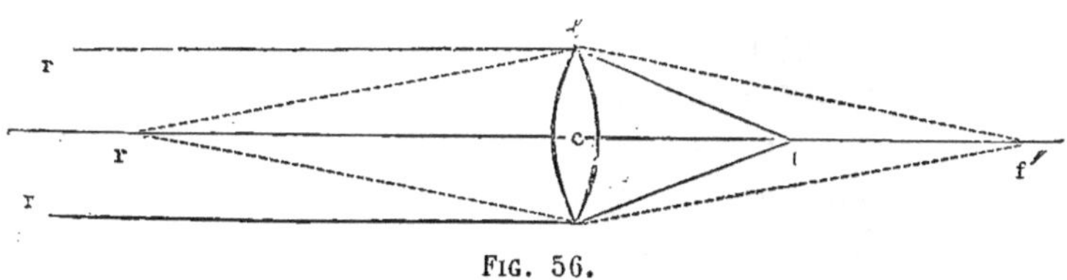

FIG. 56.

une lentille biconvexe de 6 pouces de foyer, les rayons parallèles *r r* sont unis en *f*, 6 pouces derrière la lentille. 2° Si l'objet est rapproché de la lentille à *r*, de façon à ce que les rayons qui en émanent prennent une direction divergente, ils seront portés en *f'* à un foyer qui se trouve à quelque distance en arrière du foyer principal (*f*) de la lentille. 3° Si l'objet est placé à une longueur deux fois égale au foyer, les rayons viendront s'unir sur un point placé à deux fois la longueur focale, derrière la lentille, et par conséquent la distance de l'objet et de son foyer à la lentille sera la même. 4° Si l'objet est placé au point focal antérieur principal *i*, e 6″ en face de la lentille (fig. 57 *f'*), les rayons émergeront de la lentille parallèlement à son axe *r r*. 5° Si l'objet est placé en dedans

(1) Comme ce terme de distance infinie reviendra forcément plusieurs fois dans ces pages, le mieux est de l'expliquer dès le début. Nous disons qu'un objet est à une distance finie tant que les rayons qui en émanent tombent sur l'œil dans une direction divergente. Ces rayons, même lorsqu'ils viennent d'une distance considérable, divergent en réalité, mais cette divergence (qui décroît nécessairement à mesure que l'objet est éloigné) est déjà si peu considérable quand l'objet est situé à 18 ou 20 pieds, que les rayons se rencontrent parallèlement sur l'œil. Par conséquent, nous considérons tous les rayons qui émanent d'un objet placé à plus de 18 pieds comme parallèles et comme venant d'un objet placé à une distance *infinie*. Les rayons émanant d'un objet plus rapproché sont divergents en proportion de sa proximité, et sont considérés comme venant d'une distance *définie*.

du foyer principal (fig. 57 r'), ses rayons seront si divergents que la lentille ne pourra pas les rendre parallèles et qu'ils émergeront étant encore divergents. Cette divergence sera moins considérable qu'avant leur entrée dans la lentille, et si les rayons ($r''\ r''$) sont prolongés en arrière, jusqu'au point où ils se coupent l'un l'autre, ce point est (f'')

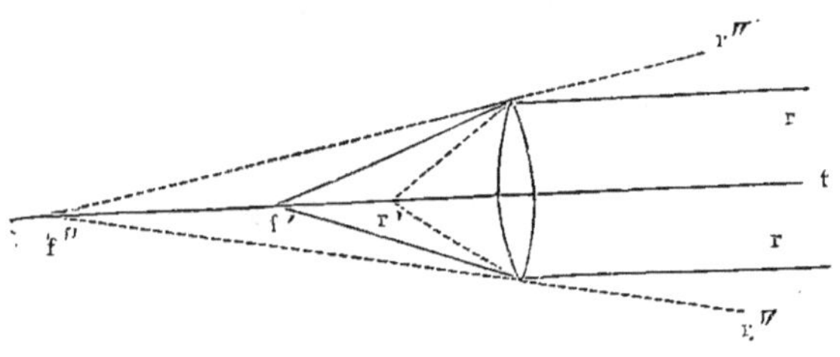

Fig. 57.

plus éloigné de la lentille que l'objet r'. Le foyer (f'') de ces rayons est par conséquent imaginaire et placé sur le même côté de la lentille que l'objet. 6° Si les rayons convergents, rendus tels par une autre lentille, tombent sur la lentille, ils sont amenés au foyer sur l'autre côté de la lentille en un point plus rapproché que le foyer principal.

Il a été démontré plus haut que plus l'objet est éloigné (objet dont les rayons divergents tombent sur la lentille) de la lentille, plus le foyer de ces rayons se rapproche du foyer principal ; en outre, plus l'objet est rapproché (pourvu qu'il reste en arrière du foyer principal), plus ce foyer s'éloigne de la lentille. A cause de cette dépendance dans laquelle se trouvent ces deux points, la position de l'objet et son foyer, on les appelle foyer conjugué. En outre, si l'on change les positions de l'objet et de son foyer, de façon à ce que l'objet soit placé en f' (fig. 56), les rayons seront portés à un foyer sur l'autre côté de la lentille en r', point sur lequel l'objet était primitivement placé. Dans ce cas f et r sont un foyer conjugué. Si l'objet est placé en f, ses rayons vont émerger parallèlement à la lentille.

Jusqu'ici nous n'avons parlé que de la réfraction des rayons qui sont parallèles à l'axe de la lentille, et dont le foyer se trouve sur l'axe. Nous allons maintenant examiner le foyer des rayons dont les axes passent à travers le centre de la lentille, mais dont les axes sont inclinés; on les appelle pour cette raison axes secondaires. L'inclinaison ne doit pas être trop considérable, autrement les rayons ne seraient pas amenés à un foyer exact, à cause du grand cercle d'aberration sphérique qu'ils parcourent. Ainsi dans la fig. 58, A B étant pris pour axe principal d'une lentille, r pour un point lumineux situé dans l'axe, et f pour le foyer auquel s'unissent les rayons de r, r' est un autre point lumineux, placé à quelque distance de la lentille comme r, non plus à l'axe principal, mais légèrement incliné vers lui. L'axe secondaire A′ B′ passera droit à travers le centre (c) de la lentille sans subir aucun changement de direction, et les rayons de r' seront portés à un foyer en f' placé sur

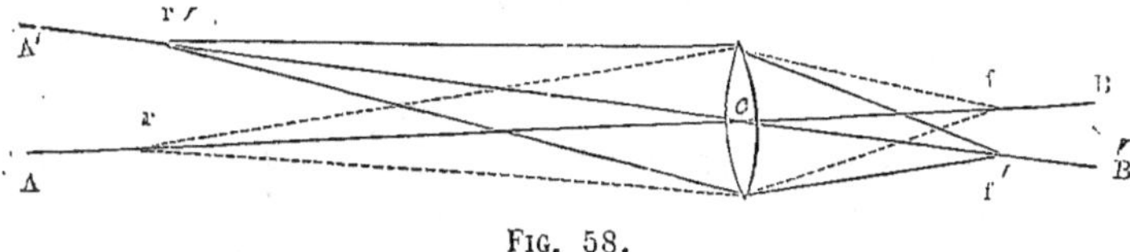

FIG. 58.

l'axe secondaire A′ B′, à la même distance derrière la lentille que f. Absolument comme f est le foyer conjugué de r, f sera le foyer de conjugaison de r':

Nous pouvons maintenant comprendre de quelle façon se forme l'image à l'aide d'une lentille biconvexe quand l'objet est placé derrière celle-ci : A B C (fig. 59) est un objet placé en face de la lentille. Les rayons qui

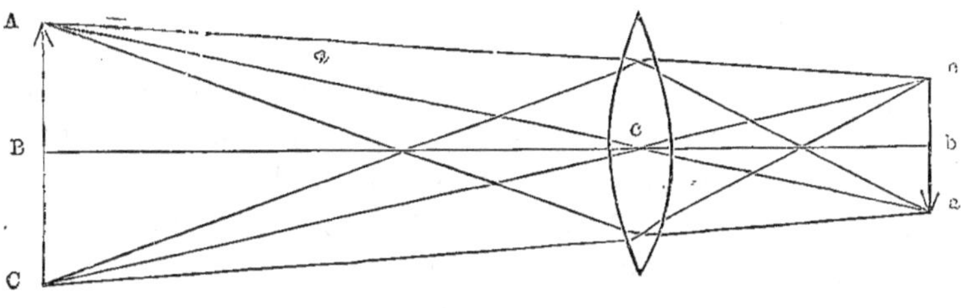

FIG. 59.

émanent de A seront au foyer au point a placé sur l'axe secondaire tiré de A à travers le centre c de la lentille; a est par conséquent l'image de A ; de la même façon, C est l'image de c et les rayons de B situés sur l'axe principal de la lentille sontunis en b et placés de là sur cet axe; en conséquence b est l'image de B. Une image plus petite et renversée de l'objet A B C se forme derrière la lentille en a, b, c. Les rayons qui passent au centre c de la lentille ne sont pas déviés, et les points $a\,b\,c$ forment le foyer conjugué de A B C. La distance C B, $c\,b$ est aussi conjuguée, car si l'on place l'objet en $a\,b\,c$, son image agrandie et renversée sera formée en A B C.

Le volume de l'image formée par la lentille dépendra de la distance à laquelle on place l'objet : 1° Si l'objet se trouve à une distance infinie, une image très-petite et renversée se formera derrière la lentille au foyer principal. 2° Si l'objet est placé de façon à ce que la distance soit deux fois la longueur focale de la lentille, l'image se trouvera également à une distance de deux fois la longueur focale, mais en arrière, et aura le même volume que l'objet. 3° Si l'objet est placé plus près de la lentille, mais cependant plus loin que le foyer antérieur, l'image renversée sera plus loin de la lentille et plus grande que l'objet. 4° Si l'objet est placé au foyer antérieur, il ne se formera aucune image réelle parce que les rayons sortiront de la lentille dans une direction parallèle. 5° Si l'objet est placé en dedans de la longueur focale, les rayons vont encore sortir de la lentille dans une direction divergente et celle-ci va agir comme un verre grossissant. L'image ne sera pas renversée et placée derrière la lentille, mais agrandie, droite et placée en face de la lentille, du même côté que l'objet. La figure 50 explique ce fait. Si A B est l'objet placé plus près de la

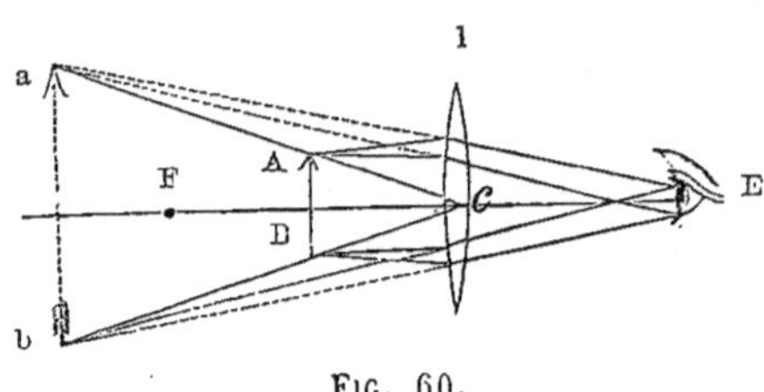

FIG. 60.

lentille c que son foyer antérieur F, les rayons de A vont encore diverger après leur passage à travers la lentille et dans une direction semblable à celle qu'ils auraient en venant de a; les rayons de B vont diverger comme s'ils venaient de b. Si l'œil E est placé de l'autre côté de la lentille, il verra au lieu de l'objet A B son image droite grossie a b.

Ce pouvoir grossissant de la lentille augmentera en raison inverse de la longueur de sa distance focale. Ainsi une lentille de 4 pouces grossit plus qu'une de 5 pouces, et celle-ci plus qu'une de 6 pouces. Afin de donner le grossissement désirable et de démontrer de suite qu'une lentille de 6 pouces grossit moins qu'une de 5 pouces, nous désignons par fractions le pouvoir grossissant d'une lentille; le numérateur sera un, et le dénominateur la longueur focale de la lentille. Ainsi 1/4 est plus fort que 1/5, la dernière fraction étant moindre que la première. En outre, cette façon d'exprimer la force de la lentille est correcte et indique son pouvoir de réfraction, car une lentille d'un cinquième fait dévier les rayons lumineux qui tombent sur elle plus qu'une lentille d'un dixième.

Si des rayons parallèles tombent sur une lentille biconvexe, ils sont unis à un foyer réel derrière la lentille. Il en est autrement, cependant, avec une lentille biconcave ou divergente, car ces lentilles n'unissent pas les rayons parallèles, mais les font diverger. Ainsi, 1° si des rayons parallèles (fig. 61 r r) tombent sur une lentille concave, ils seront rendus divergents et prendront une direction semblable à celle qu'ils auraient eue s'ils venaient de f où dans la prolongation en arrière des rayons divergents r r se couperaient l'un l'autre ; pour cette raison ce point est appelé le foyer virtuel négatif de la lentille. C'est un point imaginaire placé du même côté que l'objet. La distance de ce point pour les rayons parallèles de la lentille donne la distance focale de celle-ci ; 2° si l'objet est rapproché de

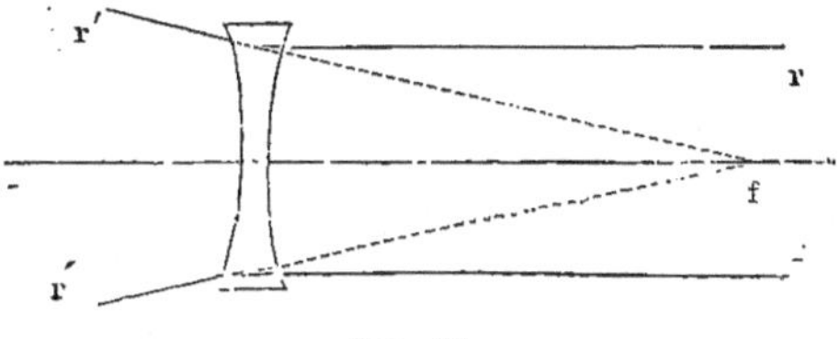

Fig. 61.

la lentille de façon que les rayons qui en émanent soient divergents, ils seront rendus encore plus divergents par la lentille concave et leur foyer sera plus près de la lentille que son principal foyer imaginaire.

Il nous faut maintenant considérer la manière dont l'œil reçoit sur la rétine l'image nette, claire et bien définie d'un objet placé en face d'elle.

Nous pouvons considérer l'œil comme une chambre obscure dans laquelle se forme (sur la rétine) une image diminuée et renversée de l'objet. L'impression de l'objet se produit sur les éléments (cônes et bâtonnets) de la rétine, et de là est portée au cerveau à travers les fibres du nerf optique où elle est reçue, et de là renvoyée dans une direction inverse extérieure à l'objet. La partie la plus sensible de la rétine se trouve à la tache jaune ; ce point est toujours dirigé vers tous les objets que nous regardons. La sensibilité de la rétine qui diminue rapidement de la tache jaune à la périphérie, peut être stimulée par les ondulations des rayons de lumière ou par des moyens mécaniques. La première de ces excitations se produit lorsque des rayons, émanant d'un objet lumineux, frappent sur la rétine ; la dernière, lorsqu'on appuie légèrement sur le globe de l'œil l'extrémité du doigt, ce qui produit les phosphènes ou anneaux lumineux situés apparemment dans une direction opposée à celle de la pression. Ainsi, si la partie interne de la sclérotique est pressée, l'anneau lumineux apparaîtra au côté nasal, et *vice versa*.

Le pouvoir réfractif normal d'un œil emmétrope est tel que les rayons qui émanent d'un objet éloigné et frappent sur la cornée dans une direction parrallèle, sont portés à un foyer exact sur la rétine, et que l'œil reçoit l'image distincte de cet objet. Le système d'optique de l'œil qui cause cette réfraction des rayons de lumière vient de certains milieux qui, pris conjointement, agissent de la même façon qu'une lentille biconvexe. Ces milieux réfringents sont la cornée, l'humeur aqueuse, la lentille cristalline et l'humeur vitrée. A cause du léger épaississement de la cornée, du parallélisme de ses deux surfaces, et de ce fait que le pouvoir réfringent de la cornée et celui de l'humeur aqueuse sont presque égaux, nous pouvons dire que les deux forment une seule surface réfringente. L'index de la réfraction de l'humeur vitrée est presque le même que celui de l'humeur aqueuse. Cependant la réfraction de la cornée et des humeurs aqueuse et vitrée ne suffirait pas à porter les rayons parallèles à un foyer sur la rétine dans un œil emmétrope, car le foyer se trouverait placé très-en arrière, et la lentille est nécessaire pour rendre les rayons suffisamment convergents. L'axe du système d'optique est appelé *axe d'optique ;* son extrémité antérieure correspond au centre ou au sommet de la cornée, et l'extrémité postérieure à un point situé entre la tache jaune et la papille du nerf optique. Sous le nom de *ligne visuelle* on désigne une ligne droite tirée de l'objet à son image formée à la tache jaune. On croyait d'abord que l'axe optique et la ligne visuelle étaient identiques, mais il n'en est pas ainsi, et suivant Helmholtz (1) la ligne visuelle en dehors de l'œil se trouve un peu au-dessus et au côté interne de l'axe optique, et son extrémité supérieure sur la rétine se trouve par conséquent un peu sur le côté extérieur et inférieur de l'axe optique. Ce fait est d'une grande importance, comme on le verra à propos du strabisme réel et apparent.

Si maintenant nous appliquons à l'œil les principes que nous avons posés ci-dessus par rapport aux propriétés des lentilles biconvexes, nous comprendrons facilement le mode de formation de l'image renversée sur la rétine. Ainsi : si A B C (fig. 62) est un objet placé à une distance conve

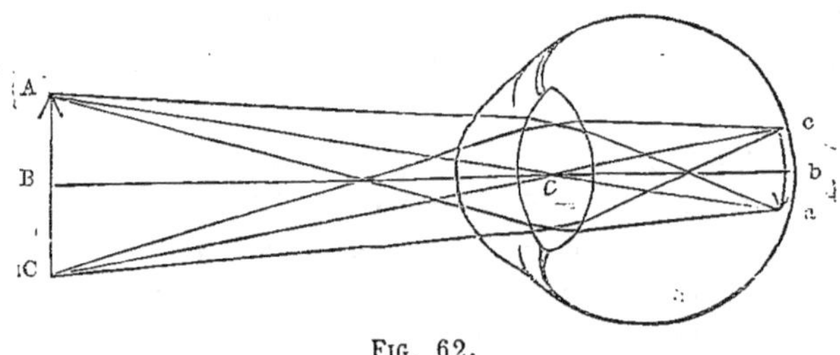

FIG. 62.

nable de l'œil, une image renversée et distincte de cet objet se formera sur la rétine en *a b c*. B *b* est le rayon de l'axe passant à travers le point central de la rétine. A travers ce point on tire une ligne droite de A à *a*. Cette ligne A *a* sera un axe optique secondaire, et tous les rayons qui émanent de A viendront se mettre au foyer sur la rétine en *a*. La ligne droite C *c* qui passe à travers le point central sera un autre axe optique secondaire, et tous les rayons de C viendront s'unir sur la rétine en *a*. Par conséquent *a b c* sera l'image renversée de A B C.

(1) *Helmoltz 's Physiologische Optik,* p. 70.

Il reste maintenant à savoir si les rayons de l'objet seront portés sur la rétine et si celle-ci recevra une image claire, nette de cet objet. Cela dépend absolument de la situation de l'objet et de la distance pour laquelle le système dioptrique de l'œil est accommodé. Les principes exposés à propos des lentilles biconvexes s'appliquent à ce cas. Ainsi, si un œil est accommodé pour des rayons parallèles, ces rayons seront portés sur la rétine à un foyer. Si l'objet est rapproché de l'œil de manière à ce que ces rayons deviennent divergents, ils ne s'uniront plus sur la rétine, mais en arrière de celle-ci. L'œil, par conséquent, ne recevra pas une image nette, mais une image indistincte, à cause des *cercles de diffusion* qui se formeront sur la rétine. Comme, en pareil cas, le foyer des rayons est derrière la rétine, chaque point lumineux de l'objet ne se trouve plus représenté par un point sur la rétine, mais par un cercle (secteur de chaque faisceau conique des rayons) ; et comme ces cercles se recouvrent l'un l'autre, l'image est rendue indistincte. Ces cercles sont appelés cercles de diffusion et prennent la forme de la pupille ; leur volume, par conséquent, diminue avec celui de la pupille, et *vice versa*.

Pour calculer exactement le passage des rayons de lumière à travers l'œil, Listing a construit un œil diagrammatique (fig. 63) qui a 6 points

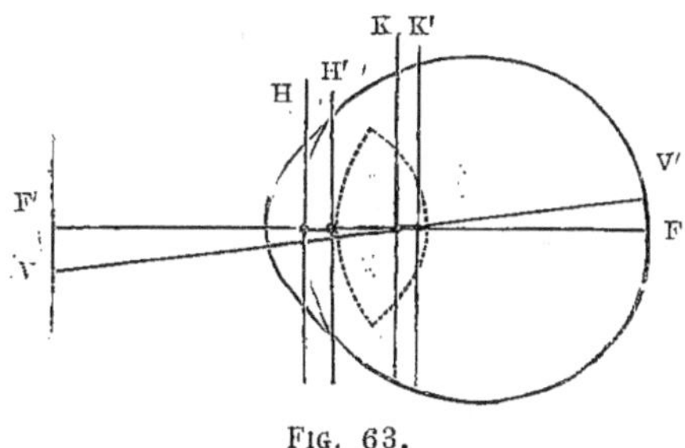

Fig. 63.

cardinaux correspondant à ceux des lentilles optiques et situés sur l'axe optique. 1° Le foyer F (fig. 63) placé sur la rétine est le point d'intersection des rayons qui tombent parallèlement sur la cornée. 2° Le foyer antérieur F' est celui où les rayons venant de la rétine et ceux dont le cours est parallèle dans l'humeur vitrée, sont portés au foyer. 3° Les deux *points principaux* HH' qui se trouvent sur l'axe optique dans la chambre antérieure sont tout près de la cornée (dans la fig. 63 ces deux points sont un peu trop loin de la cornée). 4° Les deux points nodaux KK' où les lignes de direction se coupent sont près de la surface postérieure de la lentille.

A cause de la distance infiniment petite (moins d'un quart de millimètre) qui existe entre les deux points HH' et les deux points KK, cet œil diagrammatique peut être simplifié et ces quatre points cardinaux réduits à deux : un point principal situé dans la chambre antérieure et un point central situé un peu en avant de la surface postérieure de la lentille ; les deux points du foyer restant les mêmes. Pour la façon de calculer les cours des rayons de lumière suivant les points cardinaux, je renverrai le lecteur à la *Physiologie optique* d'Helmoltz, et aux ouvrages de Donders sur les *Anomalies de la réfraction et de l'accommodation.*

Un regard jeté sur la figure 63 expliquera aussi la position relative des axes optiques (FF') et de la ligne visuelle (VV'). Cette dernière est une ligne imaginaire tirée de la tache jaune au point objectif. On croyait autrefois que ces positions étaient identiques, mais Helmholtz a trouvé qu'il n'en était pas ainsi et qu'en face de l'œil, la ligne visuelle était en dedans et généralement aussi un peu au-dessus de l'axe optique, son extrémité postérieure (la rétine) étant par conséquent au côté interne de l'axe optique et légèrement au-dessous. Ainsi dans la figure 63 (qui représente une section horizontale de l'œil diagrammatique, la partie supérieure de la figure étant le côté temporal et la partie inférieure le côté nasal) VV' est la ligne visuelle et FF' l'axe optique. A la cornée, la première se trouve au côté interne, à la rétine au côté externe de l'axe optique. Au point central K, elles se croisent.

Dans un œil emmétrope ou normal, la ligne visuelle tombe sur la cornée, un peu au côté interne de l'axe optique avec lequel elle forme un angle de 5 degrés environ. Mais Donders a montré que dans un œil hypermétrope elle se trouve encore plus sur le côté interne de façon à former un angle de 8° ou 9°, au lieu que, chez les myopes, la ligne visuelle peut correspondre à l'axe optique ou même être placée à sa partie externe. Ces différences dans la relation de l'axe optique et de la ligne visuelle produisent souvent un strabisme apparent.

Angle visuel. — Le volume apparent d'un objet dépend du volume de son image rétinienne. Si, par exemple, l'œil est accommodé pour l'ob-

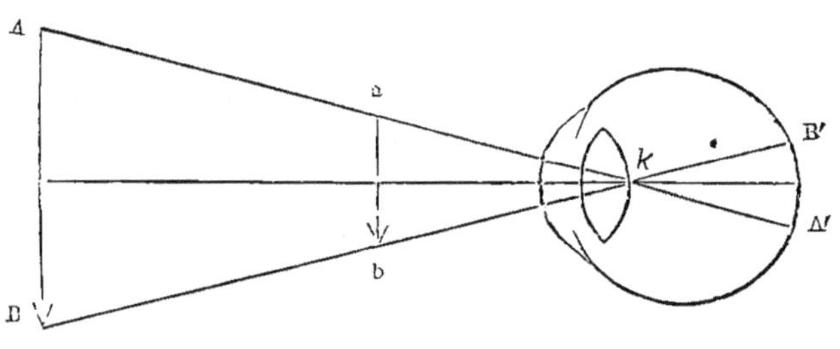

FIG. 64.

jet AB (fig. 64) et que les lignes de direction AA' et BB, soient tirées à travers le point central *K*, l'angle AKB sera l'angle visuel sous lequel l'objet est vu, et cet angle égalera l'angle A'K'B'. L'angle visuel est en relation directe avec le volume de l'objectif; car plus celui-ci est grand, plus l'angle visuel sera considérable et par conséquent plus l'image sera grande aussi, et *vice versa*. En outre, l'angle visuel augmentera aussi de volume suivant la proximité de l'objet et diminuera à mesure que celui-ci sera éloigné de l'œil. Si cependant le volume de l'objet augmente proportionnellement à sa distance, il sera vu sous le même angle visuel. Ainsi, AB (fig. 64) et *ab* sont vus sous le même angle visuel, quoique le premier soit considérablement plus loin de l'œil que *ab*. De cela on conclut facilement que le simple fait d'un malade lisant une impression très-fine n'exclut pas un certain degré d'amblyopie. En décidant ce point, nous devons toujours prendre en considération la distance à laquelle il peut lire et l'état de la réfraction et de l'accommodation.

L'angle visuel le plus petit sous lequel un objet peut être vu distinctement par l'œil est un angle de 5 degrés. On a par conséquent pris ce degré comme type pour déterminer l'acuité de la vue, et les caractères d'essais de Snellen et de Giraud-Teulon ont été divisés, d'après ce principe, comme on l'a déjà dit (page 4), chaque type étant sous un angle de 5 degrés à la distance, en pieds, qui correspond a ce nombre. Ainsi le n° 1 est vu à un angle de 5 minutes, à 1 pied, le n° 1 à 2 pieds, et ainsi de suite.

Il nous reste maintenant à examiner de plus près le sujet de la réfraction et de l'accommodation.

Par le terme accommodation on entend le pouvoir que possède tout œil normal de s'ajuster presque imperceptiblement et sans en avoir conscience pour les différentes distances, regardant un objet placé à quelques pouces de l'œil, et l'instant d'après regardant quelque objet très-éloigné ou bien encore embrassant d'un seul regard un espace considérable.

Dans un œil normal, tout l'appareil de l'accommodation est si parfaitement disposé et ses fonctions s'établissent et s'accomplissent avec tant de rectitude et de facilité, que quoique la vision soit un acte volontaire, elle s'exécute depuis la première enfance instinctivement et sans qu'on ait conscience du travail qu'on exécute. Il n'est pas étonnant que ce pouvoir d'ajuster l'œil aux distances les plus différentes ait été une étude favorite pour plusieurs physiologistes éminents et pour plusieurs naturalistes distingués.

La nécessité absolue de ce pouvoir devient évidente par un regard jeté sur la figure 65 et une exposition rapide du fait suivant :

Ainsi qu'on l'a déjà dit, l'œil emmétrope au repos est ajusté pour les rayons parallèles *aa*, de sorte qu'ils sont portés au foyer sur la rétine *b* sans aucun effort d'accommodation. Cependant si l'objet est porté en *c*

(12 mil: de l'œil) (1), les rayons seront très-divergents et portés au foyer derrière la rétine en *d*, à moins que l'œil ne puisse accroître assez son pouvoir de réfraction pour les unir sur la rétine. Sinon, les cercles de diffusion se formeront sur celle-ci et l'objet apparaîtra trouble et indistinct. Si l'accommodation de l'œil est paralysée, les rayons de l'objet *c* 12″, en face de l'œil, seront portés de la rétine au foyer à l'aide d'une lentille bi-conxexe de 12 pouces de foyer, ce qui rendra les rayons parallèles et permettra à l'œil de les porter au foyer sur la rétine.

Il est très-nécessaire de distinguer soigneusement entre les termes *réfraction* et *accommodation* qui signifient deux choses parfaitement différentes. Par réfraction on entend le pouvoir passif possédé par l'œil au repos — ajusté pour son point éloigné — de porter certains rayons au foyer sur la rétine, sans aucun effort actif ou aucune participation de l'appareil musculaire de l'accommodation. Ce pouvoir de réfraction est dû à la forme de l'œil et à ses différents milieux réfringents.

Nous avons vu (fig. 65) que l'état de la réfraction de l'œil normal est tel que, lorsque l'organe est au repos, les rayons parallèles sont portés

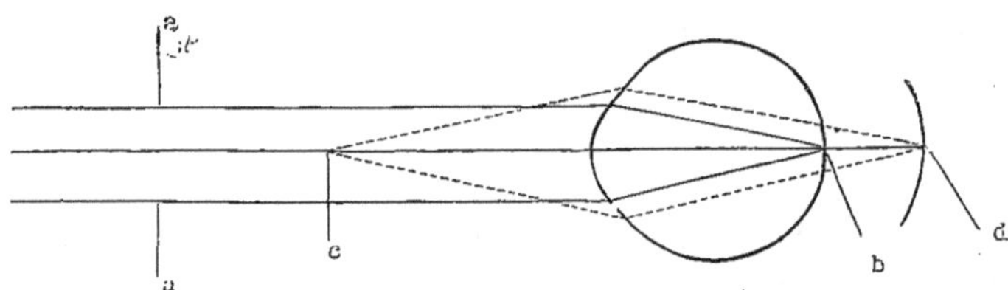

FIG. 65.

au foyer sur la rétine sans aucun effort d'accommodation. Le point le plus éloigné de la vision distincte est à une distance infinie. Donders appelle cet état de l'emmétropie. Il dit : « La réfraction des milieux de l'œil au repos peut être appelée normale à cause de la situation de la rétine, seulement quand les rayons parallèles incidents s'unissent sur la couche des bâtonnets. Alors, en réalité, les limites sont précisément à leur mesure, il y a de l'emmétropie (de ἔμμετρος, *modus temens*, et ὤψ, *oculus*). Un œil dans cette situation s'appelle emmétrope (2). »

Ce nom exprime très-bien ce qu'il veut dire. L'œil ne peut pas être appelé *normal*, car il peut facilement devenir anormal ou morbide et cependant être emmétrope. L'expression de *œil normalement construit* ne peut

---

(1) Je dois rappeler au lecteur la signification des expressions suivantes. A point d'accommodation, *r* point éloigné, *p* point rapproché ∞ (= o), distance infinie ′ pied, ″ pouces, ‴ lignes.

(2) Donders, *On the Anomalies of Accommodation and refraction of the Eye*, p. 81, New Sydenham. (*Society*, 1864.)

pas non plus convenir, car la structure d'un œil emmétrope peut être anormale de quelque manière, et il peut se faire aussi qu'un œil emmétrope soit construit sans différence de structure. Par ces raisons, le mot d'*emmétrope* paraît le seul qui puisse convenir et qui exprime exactement l'état auquel on fait allusion.

La réfraction peut dévier de deux manières dans l'état emmétropique.

I. Le principal foyer de l'œil, quand il est ajusté pour un point éloigné, se trouve en face de la rétine (fig. 66), de sorte que les rayons parallèles

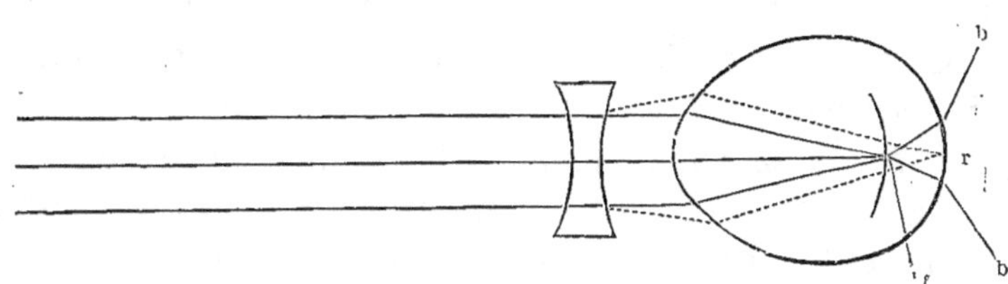

FIG. 66.

ne sont pas portés au foyer sur celle-ci, mais en face d'elle en *f*; les cercles de diffusion *bb* se forment, et les rayons suffisamment divergents seulement, sont unis sur la rétine. Cet état est appelé myopie et aussi brachymétropie (βραχύς, *brevis*, μέτρον, *modus*, ὤψ, *oculus*, l'image se forme à une trop courte distance), et dépend de la trop grande longueur du globe de l'œil ou de l'état trop élevé de la réfraction. Une lentille concave appropriée est nécessaire pour unir sur la rétine les rayons parallèles (fig. 66).

II. Le principal foyer peut se trouver derrière la rétine, de sorte que, quand l'œil est au repos, les rayons parallèles sont portés à un foyer derrière la rétine (fig. 67) en *f*. Des cercles de diffusion *bb* se forment et

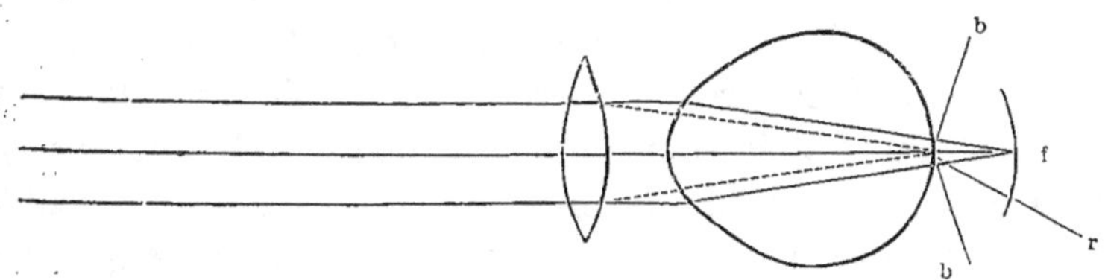

FIG. 67.

l'objet paraît indistinct. Cet état est appelé hypermétropie (ὑπερ, *super*, μέτρον, *modus*, ὤψ, *oculus*, l'image se forme à une trop grande distance). Pour remédier à cette confusion de l'image, l'œil subit un changement dans son accommodation, de façon à accroître son pouvoir de réfraction et à rendre les rayons parallèles assez convergents pour s'unir sur la rétine. On produit le même effet en plaçant devant l'œil une lentille convexe appropriée.

Afin de faire comprendre que cet œil, n'est pas emmétrope, Donders propose de l'appeler ammétrope (de ἄμετρος, *extra modum*, et ὄψ, *oculus*); il fait observer que la brachymétropie et l'hypermétropie sont deux états qui peuvent s'y rapporter. On croyait autrefois que la myopie et la presbytie étaient deux états non-seulement différents, mais opposés : cette opinion est erronée. Dans la myopie, il y a une position anormale du point éloigné, tandis que dans la presbytie la position de ce point est normale. Seulement celle du point rapproché est changée et amenée plus loin de l'œil. En réalité, la presbytie et la myopie peuvent coexister. La presbytie n'est pas une anomalie de réfraction, mais une diminution de la puissance d'accommodation.

En quoi consistent les changements de l'accommodation de l'œil? Cette question a été très-débattue et résolue de façons bien différentes. Quelques personnes ont pensé que la cornée subit certaines altérations pendant l'accommodation, pour les objets rapprochés, de sorte que son pouvoir de réfraction s'accroît et que l'œil peut s'ajuster pour lire, écrire, etc... Mais, en dehors des diverses raisons qu'on peut opposer à cette théorie, Helmholtz a montré avec un ophthalmomètre que la courbe de la cornée ne subit aucune altération pendant l'accommodation D'autres ont pensé que les muscles du globe de l'œil jouaient un rôle important en amenant, conjointement avec le muscle ciliaire, l'ajustement pour les objets rapprochés. Mais l'erreur de cette assertion est prouvée d'une manière irréfutable par un cas de de Graefe, dans lequel tous les muscles droits et obliques des deux yeux étaient paralysés, de sorte que les globes étaient immobiles et cependant le pouvoir d'accommodation était parfait.

On a à la fin établi définitivement, et surtout à l'aide des expériences de Cramer et de Helmholtz (faites indépendamment les unes des autres), que le changement nécessaire dans la réfraction de l'œil pendant l'accommodation est dû à une altération dans la forme de la lentille cristalline. Helmholtz trouve, au moyen de son ophthalmomètre, que la lentille ne change pas de position, pendant l'accommodation pour les objets rapprochés, mais que tout s'arrange par un changement dans la courbe des surfaces antérieure et postérieure de la lentille, qui deviennent plus convexes (la lentille étant elle-même plus épaisse en arrière qu'en avant), de sorte que la lentille acquiert un pouvoir de réfraction plus considérable, et par conséquent une distance focale moins grande; de la sorte les rayons d'un objet même très-rapproché sont portés au foyer sur la rétine. Il a trouvé, avec l'ophthalmomètre, que les yeux subissent les changements suivants pendant l'accommodation, pour les objets rapprochés.

1° Le volume de la pupille diminue; 2° le bord pupillaire de l'iris s'avance; 3° la partie périphérique de l'iris recule; 4° la surface antérieure de la lentille devient plus convexe (arquée) et le sommet se meut en avant; 5° la surface postérieure de la lentille devient aussi légèrement arquée, mais ne subit pas de changement perceptible dans sa position. La lentille, cependant, devient plus épaisse vers le centre (1).

Comme le volume de la lentille doit rester le même, Helmoltz pense que nous pouvons, en outre, dire que le diamètre transversal de la lentille diminue. Il trouve, d'après ses calculs, que ces changements de la lentille sont suffisants pour tous les besoins de l'accommodation (2).

La fig. 68 montre les changements que subit l'œil pendant l'accommodation. La partie antérieure de l'œil est divisée en deux parties égales.

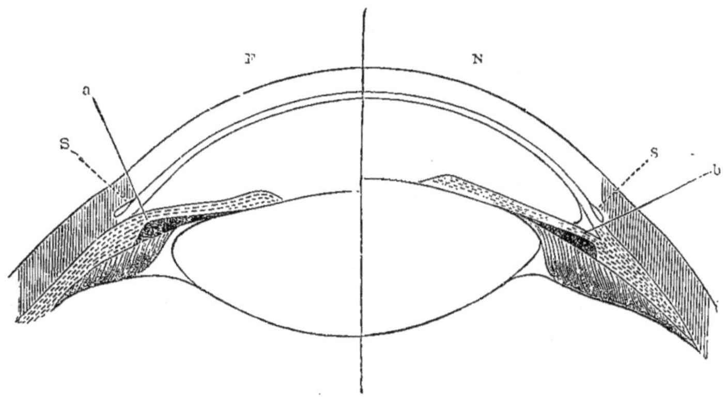

FIG. 68. — Changements que subit l'œil pendant l'accommodation.

Une moitié F montre la position des parties, quand l'œil est ajusté pour voir à distance; l'autre, N, montre la position de l'œil accommodé pour les objets rapprochés. Quand l'œil est au repos, l'iris forme une courbe (a) dans le voisinage duc anal de Schlemm (s); mais quand il est accommodé pour les objets rapprochés, les fibres de l'iris subissent une con-

(1) Otto Becker a trouvé dans des yeux albinos l'espace entre l'apophyse ciliaire et le bord de la lentille augmenté de volume pendant l'accommodation pour les objets rapprochés. Il pense que probablement le volume de l'apophyse ciliaire varie dans les conditions différentes de l'accommodation, et suppose que ce fait est dû à une différence dans le sang qui anime l'iris et qui varie, pense-t-il, avec la dilatation et la contraction de la pupille.

(2) On a trouvé avec l'ophthalmomètre que la position des images reflétées d'une bougie produites par la cornée et les surfaces antérieures et postérieures de la lentille subissent un changement pendant l'accommodation pour les objets rapprochés. Tandis que l'image reflétée par la cornée restait immuable, celle de la surface antérieure de la tension s'approchait de l'image cornéale et diminuait de volume; l'image de la surface postérieure de la lentille diminuait aussi légèrement de volume, mais ne subissait aucun changement appréciable dans sa position.

SOELBERG WELLS.   34

traction, la périphérie de l'iris est élargie (b), et la chambre antérieure allongée de sorte que sa diminution de profondeur est compensée, par suite de l'avancement de la surface antérieure de la lentille.

Reste maintenant cette question : De quelle manière se produit ce changement de forme de la lentille? Il est hors de doute que c'est uniquement dû à l'action du muscle ciliaire. Cramers, Donders, Helmholtz, Müller et tous les autres observateurs pensent que tandis que le muscle ciliaire joue le rôle le plus important dans le mécanisme de l'accommodation, il est aidé matériellement par l'iris. Il avait été impossible, malgré les plus minutieuses recherches et les plus soigneuses dissections, de déterminer exactement l'importance relative de l'iris et du muscle ciliaire. Cette question a été définitivement réglée par un cas rencontré dans la clinique de de Graefe : le malade complétement privé d'iris (enlevé après accident) avait conservé un pouvoir d'accommodation parfait, et sous l'influence d'une forte solution d'atropine, ce pouvoir fut complétement paralysé.

II. — Accommodation négative.

Quelques ophthalmologistes éminents, et surtout de Graefe et Weber, ont pensé qu'un œil emmétrope au repos n'est pas ajusté pour son point extrême de vision, mais qu'il peut le devenir par suite d'une légère accommodation que l'on peut appeler l'accommodation *négative* par opposition avec l'accommodation *positive*, qui lui permet de s'ajuster pour les objets rapprochés. De Graefe a pensé que ce fait se produit à l'aide des muscles internes du globe de l'œil, qui exercent sur celui-ci une légère pression et rendent la cornée en quelque sorte plus aplatie, que la réfraction de l'œil est légèrement diminuée et le point éloigné amené plus loin encore de l'œil que lorsque cet organe est au repos absolu. Henke (1) pense cependant que les deux accommodations négative et positive sont produites par l'action du muscle ciliaire : la positive étant due à l'action des fibres circulaires, et la négative à l'action des fibres radiales.

Le principal argument contre la théorie, qui prétend que les yeux s'accommodent activement eux-mêmes pour les objets éloignés, c'est l'action d'une forte solution d'atropine qui paralyse totalement le pouvoir d'accommodation, mais qui ne touche en rien à la vision éloignée d'un œil emmétrope et ne change pas la position de son point éloigné.

(1) A. f. O., VI, 2, 53.

III. — Puissance d'accommodation.

Quand l'œil a atteint son point de réfraction le plus élevé, il se trouve accommodé pour le point le plus rapproché de la vision distincte; quand, d'autre part, il est relâché au plus haut degré, il se trouve ajusté pour le point le plus éloigné de sa vue.

Cependant comme le pouvoir du muscle ciliaire est limité, l'accommodation pour les objets rapprochés doit aussi être limitée, et le point ne peut pas être rapproché plus qu'à une certaine distance de l'œil. Dans un œil emmétrope, ce point se trouve à 3 pouces et demi ou 4 pouces pendant la jeunesse, mais, à mesure qu'on avance en âge, il recule de plus en plus. Le point le plus éloigné de la vision distincte se trouve, pour un œil emmétrope, à ce que nous avons appelé distance infinie. Le point le plus éloigné de la vision distincte est exprimé par la lettre r (punctum remotissimum), et le point le plus rapproché par la lettre p (punctum proximum). La distance qui sépare ces deux points est appelée puissance d'accommodation. L'étendue de cette distance varie suivant la force et l'efficacité du muscle ciliaire, l'élasticité de la lentille et l'âge du sujet. La distance de p à l'œil (mesurée du point nodal) est exprimée par P, la distance de r à l'œil par R. Maintenant la puissance d'accommodation peut être facilement trouvée, si nous la prenons comme égale à la longueur focale d'une lentille, qui donne aux rayons émanant d'un objet placé au point rapproché (p), une direction semblable à celle qu'ils auraient s'ils venaient du point (r). Supposons que l'œil soit emmétrope et accommodé pour un objet placé à son point éloigné (rayons parallèles), si l'objet est maintenant amené à $5''$ de l'œil et que ce dernier n'exerce pas son pouvoir d'accommodation, les rayons de l'objet seront portés au foyer derrière la rétine. Afin de les unir sur celle-ci, une lentille biconvexe sera placée devant l'œil, ce qui rendra parallèles les rayons venant de l'objet (placé à $5''$) $i\ e$, et leur donnera la même direction qu'ils avaient quand il était placé à la distance infinie. Une lentille de 5 pouces sera nécessaire pour atteindre ce but, car les rayons d'un objet placé à sa longueur focale antérieure vont sortir parallèlement de la lentille. Si maintenant, nous supposons cette lentille auxiliaire placée dans l'œil, elle représente l'accommodation de l'organe et sa puissance d'accommodation, qui dans ce cas sera $= \frac{1}{5}$. La puissance d'accommodation $\frac{1}{A}$ peut être trouvée par la formule $\frac{1}{A} = \frac{1}{P} - \frac{1}{R}$

Rendons le fait plus clair par quelques exemples :

1° Si le point le plus éloigné se trouve à la distance infinie, $R = \infty$, le point le plus rapproché à $6''$ $P = 6''$, la puissance d'accommodation sera de $\frac{1}{6}$, $\frac{1}{6} - \frac{1}{\infty} = \frac{1}{6}$. La puissance d'accommodation est ici représentée par une lentille auxiliaire de 6 pouces de foyer.

2° Si, dans un œil emmétrope, le point éloigné se trouve à 8″ et le point rapproché à 4″ de l'œil, la puissance d'accommodation sera $\frac{1}{8}$,

$$\frac{1}{4} - \frac{1}{8} = \frac{1}{8}.$$

3° Si un œil presbyte a son point le plus éloigné à une distance infinie et son point rapproché à 10″, la puissance d'accommodation sera de

$$\frac{1}{10}, \quad \frac{1}{10} - \frac{1}{\infty} = \frac{1}{10}.$$

La méthode suivante est aussi très-bonne pour essayer le pouvoir d'accommodation, et pour découvrir de suite si l'œil est emmétrope, myope ou hypermétrope.

Une lentille convexe de 6″ ou 10″ de foyer est placée devant l'œil (1). Avec cette lentille on fait lire par le malade le n° 1 de G. Swellen, et on note le point éloigné et le point rapproché. Le point éloigné (r') et le point rapproché (p'), étant trouvés, sont en relation avec le point éloigné (r) et le point rapproché (p) réels de sorte que les rayons qui viennent de r sont réfractés par la lentille comme s'ils venaient de r, ceux de p' étant en même temps réfractés comme s'ils émanaient de p. Avec une lentille convexe, 6 r' (dans l'œil normal) se retrouve à 6″ de l'œil, car les rayons d'un objet éloigné de 6″ en tombant sur la lentille sont rendus parallèles par elle et vont par conséquent tomber sur l'œil comme s'ils venaient du point le plus éloigné (infinie distance, point éloigné normal). Le point rapproché (p') se trouve à environ $2\frac{2}{3}''$, cependant ces distances varient suivant l'âge du sujet.

La puissance d'accommodation se trouve très-aisément par la formule $\frac{1}{A} = \frac{1}{P} - \frac{1}{R}$. La lentille et sa distance de l'œil (environ $\frac{1}{2}''$) sont négligées dans le calcul.

Si (avec la lentille convexe 6) le point éloigné (r') se trouve à 6″, le point rapproché (p') à 3″, $\frac{1}{A} = \frac{1}{3} - \frac{1}{6} = \frac{1}{6}$.

Expliquons ce procédé par les exemples suivants :

1° *OEil myope*. On trouve avec la lentille convexe 6 $r' = 5''$, l'œil est par conséquent myope, car il n'est pas ajusté pour le point normal éloigné (6″), mais pour un point plus rapproché dont les rayons frappent sur l'œil dans une direction divergente : $- \frac{1}{A} = \frac{1}{3} - \frac{1}{5} = \frac{1}{7\frac{1}{2}}$.

____

(1) La lentille doit être forte, afin que le sujet puisse réellement commander son point éloigné, et que celui-ci puisse être rapproché jusqu'au minimum de l'angle distinct, assez pour n'exercer aucune influence, ce qui exclut l'amblyopie.

Maintenant, quels verres seront nécessaires à ce sujet pour voir à une distance infinie? Au moyen de notre forte lentille convexe, nous avons changé cet œil en un œil très-myope en réalité d'une myopie de $\frac{1}{5}$, car nous aurions à placer un verre concave de 5'' de foyer devant un verre convexe de 6, afin de faire voir à distance, en effet ce verre concave va rendre les rayons parallèles aussi divergents que s'ils venaient d'une distance de 5''. Afin de trouver le verre concave convenable pour cette distance, nous devons déduire le concave 5 du convexe 6.

De là, le verre concave convenable sera le n° 30, pour $\frac{1}{-} - \frac{1}{5} = \frac{1}{30}$.

2° *OEil hypermétrope.* Avec la lentille convexe 6, $r' = 8$, $p' = 3''$. L'œil est par conséquent hypermétrope, car son point éloigné se trouve derrière le point éloigné normal (6'').

Sa puissance d'accommodation $= \frac{1}{4\frac{4}{5}}$ pour $\frac{1}{A} = \frac{1}{3} - \frac{1}{8} = \frac{1}{4\frac{4}{5}}$.

Ci-dessus, nous avons parlé seulement du pouvoir *absolu* d'accommodation qui existe quand chaque œil est essayé séparément. Donders (1) dit, en outre, que nous devons distinguer deux autres puissances d'accommodation : la *binoculaire* et la *relative*. La binoculaire comprend l'accommodation du point le plus éloigné r_2, au point le plus rapproché p_2, quand les deux yeux regardent ensemble. La formule est celle-ci :

$$\frac{1}{A_2} = \frac{1}{P_2} = \frac{1}{R_2}.$$

Quoiqu'il y ait une certaine connexion entre l'accommodation et la convergence des lignes visuelles, cependant cette connexion n'est pas absolue et définie, car la position des lignes visuelles peut être changée, et malgré cela l'accommodation rester la même; car, si un prisme d'une force modérée est placé devant un œil (sa base tournée en dehors), la convergence des lignes visuelles sera considérablement accrue pour dominer la diplopie, et cependant on verra l'objet distinctement, à la même distance avec les deux yeux. En outre, l'accommodation peut être altérée, et cependant l'état de convergence rester le même ; car si l'on place une lentille concave ou convexe faible devant les yeux, un objet peut encore être vu distinctement à une distance infinie. Cela prouve que l'accommodation, peut être modifiée sans qu'il y ait aucun changement dans la convergence des lignes visuelles. Ces expériences montrent qu'il y a une certaine indépendance entre la convergence et l'accommodation et la puissance d'accommodation sur laquelle nous exerçons un contrôle. Une convergence donnée des rayons visuels est appelée puissance relative d'accommodation, et se trouve par la formule

(1) *Op. cit.* On trouvera une explication complète de ce sujet avec des diagrammes explicatifs dans l'ouvrage de Donders.

$\frac{1}{A_1} = \frac{1}{P_1} - \frac{1}{R_1}$. Elle consiste par conséquent en deux parties distinctes : la *positive* et la *négative*. La positive est cette partie dont on dispose pour une distance plus rapprochée que le point de convergence, et la négative est cette partie nécessaire pour voir un objet placé derrière le point de convergence des rayons visuels. La relation entre ces deux parties de la puissance relative d'accommodation, est d'une grande importance pratique, car on trouve qu'afin d'employer les yeux pendant longtemps sans fatigue, pour des objets rapprochés pour lire, travailler, etc., il est absolument nécessaire que la partie positive de l'accommodation existe dans une certaine proportion avec la négative (elle doit égaler au moins $\frac{1}{2}$).

Les meilleurs objets pour essayer le pouvoir d'accommodation sont les caractères types de Swellen ou l'optomètre de fil de fer de de Graefe. Cependant comme ce dernier instrument demande une certaine intelligence et de l'exactitude de la part du malade, je trouve plus pratique, surtout à l'hôpital, d'employer les caractères types. Si, pendant que le sujet lit le n° 1, nous remuons le caractère alternativement plusieurs fois, l'éloignant et le rapprochant de l'œil, on peut facilement s'assurer du point le plus éloigné et du point le plus rapproché (distinct). L'optomètre de de Graefe est un petit cadre carré en fil de fer, sur lequel sont attachés un certain nombre de fils délicats verticaux et parallèles. Ce cadre peut être augmenté d'un bâton de cuivre gradué, (en pouces et en pieds) sur lequel il est mobile et peut être fixé à l'aide d'un cordon gradué. Une des extrémités du bâton, ou la bobine du cordon, est placée près du front du sujet et le cadre amené au point le plus rapproché où les fils peuvent être individuellement distingués ; la distance de ce point à l'œil est indiquée par l'échelle graduée, et le nombre est indiqué comme point rapproché (p). Le cadre est alors porté au loin jusqu'au point le plus éloigné où les fils sont vus individuellement et d'une façon claire et nette, et ce point est noté comme point éloigné (r). La distance entre p et r est la puissance d'accommodation. Les fils n'apparaissent distinctement que lorsque l'œil est parfaitement accommodé pour eux ; dès qu'il y a la plus légère déviation de cette accommodation parfaite (soit que le cadre ait été porté trop loin ou trop près), les fils apparaissent épaissis et indistincts ou comme entourés d'une aréole, ou bien encore des images doubles colorées peuvent apparaître dans les intervalles transparents. Avec les caractères types, l'examen est encore plus facile. Le point le plus rapproché auquel le n° 1 de Swellen peut être lu facilement, est mesuré et noté comme point rapproché et alors le point le plus éloigné est mesuré et noté. (Dans un œil emmétrope, le n° 1 de Swellen est lu à 1′, le n° 20 à 20′).

IV. — Myopie.

Il a déjà été démontré que dans la myopie les rayons parallèles (émanant d'un objet placé à une distance infinie) sont portés à un foyer en avant de la rétine et que les rayons divergents sont seulement suffisamment unis sur celle-ci. Ce fait est dû à la trop grande longueur de l'axe antéro-postérieur du globe de l'œil ou à la trop grande force du pouvoir réfractant de l'œil. Afin de rendre leur vue plus appropriée aux objets éloignés, les personnes qui ont la vue courte rapprochent légèrement leurs paupières. En agissant ainsi, elles diminuent le volume des cercles de diffusion , en rétrécissant l'ouverture palpébrale et en diminuant légèrement la myopie par la pression qu'exercent les paupières sur le globe de l'œil.

La chambre antérieure est généralement plus profonde en quelque sorte, et la pupille un peu plus grande dans un œil myope que dans un œil emmétrope. Si le degré de myopie est considérable, le globe de l'œil paraît être d'une grandeur anormale, proéminent ; les paupières sont très-écartées et les mouvements de l'œil, dans le sens latéral, un peu tendus. L'augmentation de largeur du globe de l'œil, et la forme carrée ovoïde de sa partie postérieure, peuvent se reconnaître facilement quand l'œil est tourné du côté du nez, le petit creux qui existe dans l'œil emmétrope entre le canthus externe et le globe ayant disparu.

La myopie est souvent congénitale et fréquemment héréditaire, et l'on peut quelquefois là suivre dans plusieurs générations, s'accroissant parfois dans chaque génération successive. Elle peut aussi se rencontrer chez plusieurs membres de la même famille.

La cause la plus fréquente de la myopie est l'accroissement anormal de la longueur du globe de l'œil dans son axe antéro-postérieur. Cette extension se trouve surtout à la partie postérieure du globe, et peut donner lieu à une proéminence plus ou moins considérable, proéminence ovoïde (staphylôme postérieur) qui est accompagnée de l'amincissement et de l'atrophie de la choroïde et de la sclérotique (voir le passage sur la sclérotico-choroïdite postérieure, p. 452). Cependant, même si cela n'arrive pas, l'ophthalmoscope révèle souvent un état spécial de la rétine et du nerf optique, qui sont congestionnés et hypérémiés, surtout si l'on s'est beaucoup servi des yeux à la lumière artificielle.

Quelques personnes pensent aussi qu'un travail longtemps continué sur des objets rapprochés peut produire la myopie ; car des personnes ainsi occupées s'accommodent sans cesse pour un point très-rapproché, et, par conséquent, leur lentille cristalline prend sans cesse une forme plus convexe et, au bout d'un certain temps, elle ne peut plus reprendre sa forme primitive, même quand elle n'a plus à s'ajuster pour des objets rapprochés. L'œil est en réalité devenu en quelque sorte myope.

La production et l'accroissement de la myopie par l'emploi continuel des yeux pour des objets situés près paraissent trouver leur explication surtout dans ce fait que les tuniques du globe de l'œil se congestionnent. Le rapprochement de l'objet nécessite une convergence considérable des axes optiques, qui produit une accumulation de sang et une congestion des tuniques internes du globe de l'œil, ces conditions étant de plus en plus augmentées par la position penchée que l'on a généralement dans ces sortes d'occupations. Il est facile de comprendre que cette congestion et cette augmentation dans la pression du fluide oculaire doivent à la fin, si elles sont longtemps continuées, conduire à une extension des tuniques au pôle postérieur, et produire ainsi un staphylôme postérieur.

Les symptômes d'une vue courte sont souvent observés pendant l'enfance, soit à cause d'un emploi trop fréquent des yeux pour les objets rapprochés, soit par suite de quelque affection des milieux réfringents (la cornée ou la lentille). La cornée, par exemple, peut être nuageuse, et alors le sujet rapproche souvent les objets, afin d'obtenir une image rétinale plus grande et plus distincte, et la myopie peut se produire de cette façon. La même chose peut avoir lieu quand la lentille est opaque, ainsi il est bien connu que la cataracte se complique souvent de myopie.

Il est hors de doute que le degré de myopie soit souvent augmenté, pendant l'enfance, par un travail longtemps continué ou fait à un éclairage insuffisant; une mauvaise construction des tables et des pupitres sur lesquels les élèves lisent et écrivent est aussi une cause d'accroissement de la myopie. Un éclairage insuffisant force à rapprocher les objets, ce qui produit un tiraillement, une fatigue de l'accommodation et de la congestion de l'œil. Un mauvais agencement des tables, ou un défaut dans la distance qui les sépare des siéges, est aussi très-mauvais pour les enfants qui peuvent être forcés de se pencher. Une monographie très-utile et très-estimable a été écrite sur ce sujet par le docteur Cohn (1). Il a examiné les yeux de 10,060 enfants des écoles, et il lui a été possible de suivre distinctement les degrés d'accroissement de la myopie suivant la construction des pupitres et l'éclairage des salles d'étude.

On supposait autrefois que l'augmentation de convexité de la cornée était la cause de la myopie; cette opinion est erronée, car Donders a trouvé que la cornée est généralement moins convexe chez les myopes que chez les emmétropes. Une augmentation de la courbe de la cornée (comme dans la cornée conique) peut cependant produire de la myopie. On voit quelquefois des personnes atteintes d'une cataracte qui débute

---

(1) Docteur Cohn, *Untersuchung der Augen von* 10 060 *Schulkindern.* Leipsic, 1867.

devenir myopes et voir mieux de loin avec des verres concaves. L'explication réelle de ce fait n'est pas encore trouvée d'une manière certaine ;
il peut être dû à une légère enflure de la lentille (?) et à un accroissement consécutif de son pouvoir réfracteur.

Le diagnostic de la myopie est en général facile. Le point éloigné de
vision distincte est plus ou moins rapproché de l'œil, ce qui fait que les
objets éloignés ne peuvent pas être distingués clairement et qu'il faut une
lentille concave appropriée pour les rendre distinctement perceptibles.
Pourtant il faut être sur ses gardes et ne pas décider de suite qu'une personne a la vue courte seulement parce qu'elle tient les petits objets (tels
qu'une impression fine) très-près de ses yeux, ou parce qu'elle ne voit pas
bien à une certaine distance ; car il arrive qu'on reconnaît ensuite que ces
faits peuvent se produire dans des yeux hypermétropes, et ce sont alors
des verres convexes, et non pas des verres concaves, qui sont nécessaires
pour remédier à ce défaut.

En même temps que la myopie, il y a souvent plus ou moins d'amblyopie ou de faiblesse de la vue. Cela se produit surtout s'il y a de la sclérotico-
choroïdite postérieure à un certain degré, et ce fait paraît être dû surtout
au tiraillement des tuniques internes de l'œil, principalement des éléments
de la rétine conducteurs de la lumière. L'affaiblissement de la vue peut
être aussi la conséquence d'opacités dans l'humeur vitrée ou dans la lentille. Les yeux myopes sont souvent très-irritables, de sorte que, sous l'influence de la lecture ou de l'écriture longtemps prolongée, ils deviennent
rouges, chauds et douloureux. Cet état peut provenir en partie de l'irritabilité et de la congestion des tuniques internes, ou bien être causé par
un affaiblissement des muscles droits internes qui ne sont pas assez forts
pour maintenir le degré de convergence voulu. Si cette insuffisance des
muscles est considérable, elle peut donner lieu à des symptômes d'asthénopie et de fatigue des yeux (voyez l'article sur l'asthénopie musculaire).
Il est facile de distinguer la myopie simple de la myopie compliquée d'amblyopie, car la myopie simple peut être corrigée par des verres concaves
appropriés, ce qui n'arrive pas quand il y a de l'amblyopie. Plus l'amblyopie est considérable, moins les verres concaves ont d'action sur la
myopie, et *vice versa*.

Diagnostic ophthalmoscopique de la myopie. — On peut aussi reconnaître l'existence de la myopie et s'assurer approximativement de son
degré à l'aide de l'ophthalmoscope, ce qui est très-utile et très-commode
dans la pratique, surtout lorsqu'on ne peut s'en rapporter au malade,
dont les récits ne sont pas toujours dignes de foi. Les apparences sur lesquelles on peut baser le diagnostic de la myopie sont celles-ci :

I. Si l'on examine un œil très-myope à l'image droite (c'est-à-dire
simplement avec le miroir sans lentille convexe), on est frappé de ce fait

que les détails du fond peuvent se voir à quelque distance de l'œil. Si l'on regarde un des vaisseaux de la rétine ou du disque optique et qu'on remue légèrement la tête sur un côté, l'on voit que l'image remue *dans la direction contraire*, c'est-à-dire que si l'on remue à droite, l'image va à gauche, et *vice versa*, en sorte qu'on a une image renversée du fond de l'œil.

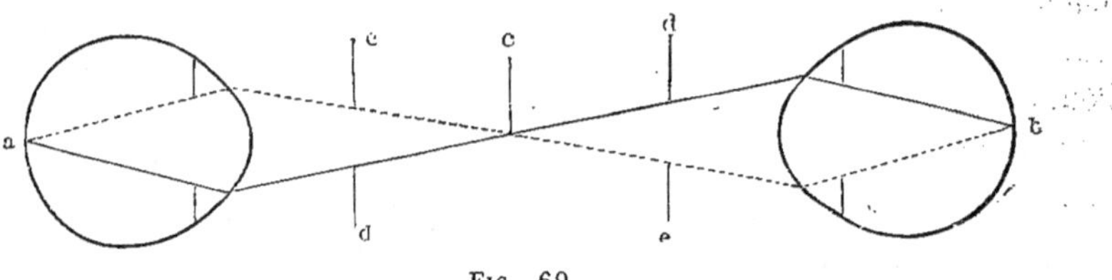

FIG. 69.

La figure 69 nous donne l'explication de ce fait. Prenons a pour un œil très-myope $(m = \frac{1}{4})$ et b pour l'œil de l'observateur : a étant au repos se trouve ajusté pour son point éloigné (c), qui est à $4''$ en face de l'œil. Les rayons du fond passent par conséquent en dehors de l'œil, dans une direction fortement convergente et se rencontrent en c, là ils se croisent et tombent dans une direction différente de l'observateur. Si celui-ci est myope (accommodé au repos pour rayons divergents), les rayons peuvent s'unir sur sa rétine (b) sans avoir recours aux lentilles correctives placées derrière l'ophthalmoscope. Cependant si l'œil de l'observateur est emmétrope et ajusté pour le point éloigné, il faudra, pour rendre parallèles les rayons divergents, qu'il ait recours à une lentille convexe appropriée placée derrière le miroir. Mais s'il s'accommode pour une distance suffisamment rapprochée, il pourra réunir sur sa rétine les rayons divergents sans avoir besoin de l'aide d'une lentille. L'image renversée de l'œil présentée dans la figure 69 (la myopie étant $\frac{1}{4}$) se verra à une distance d'environ $7''$ et $8''$, parce que comme les rayons se croisent en c, le rayon supérieur c devient le rayon inférieur après qu'ils se sont croisés, et le rayon inférieur d devient le supérieur.

II. Pour examiner un œil myope à l'image droite, il faut nécessairement placer derrière le miroir une lentille concave appropriée, de façon à obtenir une image distincte du fond. Plus la myopie est considérable, plus le verre concave doit être puissant, et plus l'observateur doit l'approcher de l'œil. La force de cette lentille concave nous permet d'obtenir approximativement le degré de la myopie (1), qui est un peu au-dessous de la force du verre correcteur. Le champ de vision paraîtra plus petit et l'image plus près de l'œil de l'observateur que dans les yeux emmétropes.

---

(1) Pour plus amples explications sur la manière de déterminer l'état de la réfraction à l'aide de l'ophthalmoscope, je dois renvoyer le lecteur à *Maulhner Lcrburch der Ophthalmoscopic.*

L'image est aussi moins brillante et moins éclairée, mais probablement plus grande : car nous ne pouvons pas, comme dans l'œil emmétrope (le volume de la pupille étant égal), saisir d'un seul regard toute l'étendue du disque optique dont on ne voit qu'une partie. Dans l'examen par le mode indirect, l'image du disque est moins grande que celle d'un œil emmétrope parce qu'elle se forme plus près de la lentille objective.

La myopie peut suivre une marche très-variable. Dans certains cas, ses progrès sont rapides et marqués ; dans d'autres, ils sont lents et insidieux ; dans les cas les plus favorables, elle reste stationnaire à l'âge adulte. Cependant, en général, elle progresse surtout entre 15 et 25 ans, et cette progression est souvent très-marquée dans les cas de myopie héréditaire ou bien quand le malade se sert beaucoup de ses yeux pour lire, coudre, etc. Une myopie stationnaire ou très-lentement progressive et à un degré peu considérable ne cause que peu de gêne aux individus qui en sont atteints ; mais il en est autrement si le degré de myopie est considérable et si sa marche progressive est rapide, car alors elle est presque toujours accompagnée de symptômes d'inflammation et d'irritation des tuniques internes du globe de l'œil : ce qui produit de la rougeur, de la chaleur et de la névralgie ciliaire chaque fois qu'on travaille pendant longtemps sur des objets petits et rapprochés.

Il est important pour le pronostic et pour le traitement de la myopie de surveiller avec soin ses progrès et de noter exactement le degré de la maladie au début, afin de voir et de juger plus tard si elle est restée stationnaire ou si elle a progressé, et dans quelle proportion.

L'idée populaire que la myopie diminue à mesure qu'on avance en âge n'est pas exacte, quoiqu'il soit vrai que la vision éloignée soit un peu améliorée par la diminution de volume de la pupille. Les changements séniles de la lentille (sclérose) peuvent aussi diminuer la myopie.

Quant au *pronostic* de la vue courte, on peut dire qu'il n'y a rien à craindre d'une myopie stationnaire et peu considérable, mais que le cas est très-différent quand la maladie est avancée, progressive et compliquée de sclérotico-choroïdite postérieure ; car alors il y a une véritable source de danger pour l'œil. On dit vulgairement que les vues courtes sont les meilleures, et quelques médecins sont aussi de cet avis. Cependant cette opinion est tout à fait erronée ; en réalité, un œil myope doit être considéré comme malade, surtout si la myopie est considérable et suit une marche progressive. En pareil cas, le malade doit prendre des précautions, éviter tout travail ou tout plaisir qui pourrait nuire à la vue. Le degré de la myopie est facilement trouvé de la manière suivante :

On doit d'abord s'assurer exactement du degré de la myopie en trouvant la distance la plus éloignée à laquelle le malade peut lire le n° 1. S'il ne peut pas arriver à lire à 10″ de l'œil, son point éloigné (*r*) se trouve à 10″ et sa myopie $= \frac{1}{10}$, car une lentille concave de 10″ de foyer lui permet de voir à une distance infinie, puisque avec cette lentille on donne aux rayons parallèles une divergence telle qu'ils l'auraient eue s'ils étaient venus d'un point à 10″ en face de la lentille (point éloigné du malade). La position de r nous donne toujours une sorte de fil d'Ariane qui nous permet d'estimer le nombre de lentilles concaves nécessaires ; cependant quoique le n° 10 soit théoriquement le verre convenable, on trouve dans la pratique qu'il est un peu trop fort. La raison de ce fait est que la convergence des axes optiques à 10″ empêche l'œil de s'accommoder exactement pour le point éloigné ; car l'œil ne peut atteindre ce point que lorsqu'on regarde des objets éloignés avec des axes optiques parallèles. Par conséquent les verres concaves du n° 11 ou 12 seront les plus convenables. On détermine facilement de la manière suivante si une lentille donnée est exactement appropriée à la vue du malade. Revenons au cas ci-dessus mentionné d'une myopie de $\frac{1}{10}$. Avec le n° 20 (concave), le malade peut lire le n° 20 de Snellen à 20′ par conséquent sa $V = 1$. Afin de savoir si le n° 10 est exactement le verre nécessaire, on place alternativement devant lui des verres convexes et concaves pour essayer leur effet. Si les verres concaves faibles augmentent la vue, la lentille n° 10 est trop faible ; si au contraire, c'est le verre convexe qui rend la vue plus perçante, c'est que la lentille est trop forte. Enfin si, ni les verres convexes, ni les verres concaves ne produisent d'effet, c'est que la lentille d'abord employée répond exactement. Ce verre convenable sera facilement trouvé par un simple calcul : si la myopie $= \frac{1}{10}$ et qu'un verre convexe améliore la vue encore plus (le verre convexe 40 faisant un effet contraire), le verre original est trop fort et nous devons déduire $\frac{1}{50}$ de sa puissance. Le verre approprié sera donc : $\frac{1}{12\frac{1}{2}}$, $\frac{1}{10} - \frac{1}{50} = \frac{1}{12\frac{1}{2}}$. On essayera le n° 13, on trouvera que ni un verre concave ni un verre convexe n'ajoutent rien à sa puissance.

Si la lentille originelle est $\frac{1}{10}$ rendue plus puissante par l'addition d'un verre concave de 50, elle était trop faible, et il fallait alors une lentille concave de 9 pouces de foyer environ, car : $\frac{1}{10} + \frac{1}{50} = \frac{1}{8\frac{1}{3}}$.

En règle générale, le verre le plus faible qui neutralise la myopie peut être donné.

Si un myope désire des lunettes pour voir à une distance de 2 pieds environ (pour lire de la musique, par exemple, etc.), les verres convenables seront aisément trouvés par le calcul suivant : Si la myopie $= \frac{1}{12}$ et qu'il désiré voir distinctement à 24″, la formule sera : $-\frac{1}{12} + \frac{1}{24} = -\frac{1}{24}$, et le n° 24 concave sera le bon.

Le degré de la puissance d'accommodation du malade influe matériellement sur le choix des lunettes et aussi sur la solution de la question suivante : Doit-on, oui ou non, en permettre l'usage pour lire, écrire, etc.?

La puissance d'accommodation peut être reconnue par la manière déjà décrite, c'est-à-dire en trouvant le point le plus rapproché et le point le plus éloigné auxquels on peut lire le n° 1 facilement, et en déduisant ensuite le dernier du premier, suivant la formule $\frac{1}{A} = \frac{1}{P} - \frac{1}{R}$.

La méthode suivante, recommandée par Donders, est cependant meilleure encore, car elle permet au sujet de s'accommoder réellement pour son point éloigné. On neutralise d'abord la myopie avec des verres concaves convenables, de façon que le sujet puisse lire le n° XX à 20″. La place du point rapproché (avec ces verres) est ensuite cherchée ; et si elle se trouve à 5″, le pouvoir d'accommodation $= \frac{1}{5}$, car comme $r - \infty$ et $p\ 5″$, $\frac{1}{A} = \frac{1}{5} - \frac{1}{\infty} = \frac{1}{5}$.

En déterminant ainsi le degré de la myopie, on devra toujours essayer chaque œil séparément, car le degré varie souvent un peu et parfois beaucoup dans les deux yeux. Quant à savoir quels verres il faut donner lorsqu'il y a une différence marquée entre les deux yeux, soit comme myopie, soit comme réfraction (l'un des yeux pouvant être myope et l'autre hypermétrope), c'est une question qu'on examine plus loin.

Il n'y a pas d'inconvénient à permettre à des personnes myopes de porter des verres pour voir à distance, et de neutraliser ainsi leur myopie, surtout si l'affection n'est pas arrivée à un degré trop élevé. Si le malade est jeune, la myopie légère et la puissance d'accommodation suffisamment bonne, on peut permettre l'usage des verres en lisant et en écrivant, car des cas de ce genre ont peu de tendance à augmenter. Mais si la myopie est considérable, que la puissance d'accommodation soit diminuée, l'acuité de la vision affaiblie, la myopie ne doit pas être neutralisée. Le malade peut en ce cas porter devant ses lunettes un verre concave binoculaire quand il désire voir distinctement un objet éloigné (1).

Pour lire la musique, je pense qu'il vaut mieux donner au sujet des lunettes calculées pour une distance de 2′ — 3′; car si le degré de myopie est considérable et qu'on emploie des verres destinés à la neutraliser, les

_____

(1) Dans les cas très-graves de myopie, j'ai trouvé un très-grand bénéfice de l'emploi du verre conique de Steinheil pour un des objets éloignés ; ce verre a environ un pouce de longueur, et peut entrer facilement dans la poche d'un gilet.

caractères de la musique sont diminués d'une manière gênante; elle devient indistincte et difficile à déchiffrer.

Nous arrivons maintenant à examiner si les personnes myopes doivent se servir de lunettes pour lire, écrire, coudre, etc. ; la réponse à cette question dépend de différentes circonstances.

Dans les cas où le degré de myopie est peu considérable (moins que $\frac{1}{14}$), on peut s'en dispenser; ou si leur emploi n'est pas continué pendant longtemps, les verres pour voir à distance peuvent être portés ; mais alors on devra tenir l'impression à une plus grande distance, autrement l'œil se fatiguerait et l'accommodation serait gênée. En somme, je trouve que pour des yeux de ce genre il est plus commode et moins fatigant de lire sans verres.

Si la myopie est assez considérable pour que le malade soit obligé de tenir l'impression tout près de ses yeux, il faudra prescrire des verres qui portent le point éloigné à 14″ — 16″ environ. En agissant ainsi on empêchera de prendre cette position penchée qui amène dans l'œil un flux de sang et un accroissement dans la tension des fluides intra-oculaires. Cette congestion de l'œil tend beaucoup à produire de la sclérotico-choroïdite postérieure, de l'hémorrhagie intra-oculaire et du décollement de la rétine, maladies si fréquentes chez les myopes. Pour ces raisons nous insistons pour que les myopes lisent la tête bien en arrière et écrivent sur un pupitre en pente. On doit aussi défendre de lire couché soit sur un lit, soit sur un canapé, car cela produit aussi une grande congestion des yeux.

Mais la forte convergence des axes optiques, qui a lieu quand on tient l'objet près de l'œil, est aussi une source de grands dangers, car cette convergence est toujours accompagnée d'un accroissement de l'accommodation et de la tension du globe de l'œil. Ce qui se passe pour l'accommodation est un acte d'association, qui n'est pas causé par le mécanisme de la convergence, mais qui se trouve dans l'œil lui-même et qui par conséquent peut facilement donner lieu à un accroissement de la myopie. En outre, la pression des muscles sur le globe de l'œil est plus grande quand les axes optiques convergent que quand ils sont parallèles, et cet accroissement de la pression doit tendre à produire, à développer un staphylôme postérieur et à en hâter les progrès. L'accroissement dans la tension du globe de l'œil est surtout marqué quand les muscles droits internes sont faibles, et que la convergence des axes optiques est rendue ainsi plus difficile.

Si nous permettons à des personnes dont la vue est aussi courte l'emploi de verres qui leur permettent de lire à une distance de 14 ou 16 pouces de l'œil, nous évitons toujours une convergence considérable des axes optiques, la position penchée et tous les inconvénients qui peuvent en résulter.

Cependant on devra mettre le sujet en garde contre l'habitude de trop rapprocher l'objet de ses yeux, lorsque ceux-ci commencent à être fatigués, car en agissant ainsi il pourrait fatiguer l'accommodation ; il faut, en pareil cas, mettre le livre de côté pour quelques minutes et laisser les yeux se reposer.

On peut aussi se servir des lunettes pour les objets rapprochés, dans les cas où la myopie est accompagnée d'une asthénopie musculaire (causée généralement par de l'insuffisance ou de la faiblesse des muscles droits internes), qui se manifeste aussitôt que le sujet fixe pendant un certain temps des objets petits et rapprochés.

L'usage des lunettes pour voir les objets rapprochés peut être permis avec avantage dans les formes de myopie dont nous venons de parler ; mais, d'autre part, on doit en interdire absolument l'usage, si la puissance d'accommodation est très-limitée et si le malade est atteint d'amblyopie assez considérable (causée en général par une scléro-choroïdite postérieure) pour être incapable de lire le n° 2 ou le n° 3 des caractères types de Snellen. En pareil cas les verres diminueraient le volume des lettres, et, afin de les voir à un angle visuel plus grand, le malade les rapprocherait beaucoup de son œil, ce qui amènerait infailliblement une grande fatigue de l'accommodation, un accroissement de la tension intra-oculaire et des désordres sérieux. En conséquence, on devra proscrire l'emploi des lunettes pour voir les objets rapprochés, quand il y a de l'amblyopie.

Si la myopie est très-considérable, on voit généralement qu'un seul des deux yeux est employé pour les objets rapprochés et que par conséquent la convergence des axes optiques est annulée. Donders dit à ce sujet : « Cet état m'a souvent paru désirable, car dans une myopie considérable la vision perd de sa valeur, et la tension nécessaire pour y arriver ne peut être que nuisible. En pareil cas, on ne donne pas de lunettes pour lire, d'abord parce que l'acuité de la vision est diminuée en général et que le rapetissement produit par des verres concaves est gênant ; ensuite parce que, avec la rétrocession de r, des effets nuisibles à la convergence et à la vision binoculaire peuvent être produits. Dans certains cas, les lunettes peuvent être assez faibles pour empêcher ces résultats. »

V. — Presbytie.

Comme premier symptôme de cette maladie, les sujets s'aperçoivent qu'ils ne peuvent plus voir de petits objets, tels que : impression fine, ouvrage petit, etc., d'aussi près qu'auparavant. Afin de voir distinctement des objets petits, le sujet est forcé de les éloigner de ses yeux, ou même d'éloigner une lumière brillante de façon à diminuer les cercles de diffusion qui se produisent sur la rétine en diminuant le volume de celle-ci.

Pourtant, comme les images rétinales de ces objets sont très-petites, à cause de la distance considérable à laquelle ils sont tenus, le malade éprouve bientôt une grande difficulté pour distinguer clairement les objets; l'impression, par exemple, devient bientôt confuse et indistincte et les yeux sont fatigués et douloureux.

Dans la presbytie simple, le point éloigné se trouve à la distance normale de l'œil, les rayons parallèles sont unis sur la rétine, et ni les verres concaves ni les verres convexes, même après l'instillation de l'atropine, n'améliorent la vue pour la grande distance. L'œil n'est ni myope ni hypermétrope. Il n'y a, en réalité, aucune anomalie de la réfraction, mais seulement un rétrécissement dans la puissance d'accommodation; le point rapproché est porté trop loin de l'œil, et c'est de là que vient la difficulté de distinguer exactement les petits objets.

L'amblyopie coexiste quelquefois avec la presbytie, on peut même la prendre pour de la presbytie, car les sujets amblyopes éprouvent aussi de la difficulté à voir les petits objets, et leur vue est aussi améliorée, en cette occasion, par les verres convexes. Mais dans la presbytie simple, qui n'est pas compliquée d'amblyopie, on peut rétablir l'acuité normale de la vue et la puissance d'accommodation par l'emploi d'un verre convexe convenable. Avec ce verre le malade pourra lire le n° 1 à 8''; par conséquent, s'il peut seulement déchiffrer les n° 2 ou 4, ou s'il est obligé de rapprocher l'impression de ses yeux, il est aussi amblyope.

Donders a trouvé que dans un œil emmétrope le point rapproché cède graduellement, même dès un âge peu avancé, et s'éloigne de plus en plus de l'œil. Cette récession commence vers l'âge de dix ans environ et progresse régulièrement à mesure que les années s'écoulent. A quarante ans, on est environ à 8'', à cinquante ans à 11'' — 12'', et ainsi de suite. Pour un œil emmétrope il ne résulte en général du fait aucune gêne, jusqu'à l'âge de quarante ou quarante-cinq ans. Ce changement dans la position de ce point rapproché se produit dans tous les yeux, qu'ils soient emmétropes, hypermétropes ou myopes.

Le point éloigné commence aussi à reculer dans un œil nomal, vers l'âge de cinquante ans. L'œil devient alors légèrement hypermétrope (la vision éloignée étant améliorée par les verres convexes). A soixante-dix ou quatre-vingts ans, l'hypermétropie peut être $= \frac{1}{24}\ i\ e$, et le malade peut voir distinctement à distance avec un verre convexe de 24'' de foyer. Cette hypermétropie, qui est d'abord uniquement acquise, peut devenir absolue, en sorte que le malade est non-seulement incapable de s'accommoder pour les rayons divergents, mais encore pour les rayons parallèles.

Cet éloignement du point rapproché de l'œil et le rétrécissement de la puissance d'accommodation qui en est la conséquence, sont plutôt dus à un changement produit dans les parties internes de l'œil qui changent passivement pendant l'acte de l'accommodation, qu'à une altération des parties actives qui produisent cet acte. En effet, le muscle ciliaire, agent actif de l'accommodation, est généralement resté normal quoiqu'il puisse subir plus tard, dans une période plus avancée de la vie, des changements séniles. En outre, l'organe passif de l'accommodation, la lentille custalline, subit des changements; elle devient de plus en plus dure avec les années, et, par suite de cette dureté croissante, la même action musculaire ne produit plus le même changement dans la forme de la lentille.

Au début, lorsque le point rapproché commence à se retirer graduellement, le sujet n'éprouve aucune gêne. Cette circonstance passe même inaperçue jusqu'au jour où la distance est devenue si considérable que les petits objets ne sont plus distingués. A ce moment devons-nous considérer l'œil comme presbyte? Donders pense qu'on le doit, dès que le point rapproché s'est retiré jusqu'à 8″ de l'œil; car aussitôt qu'il en est là, le sujet se plaint généralement de la fatigue qu'il éprouve à travailler d'une façon continue en fixant de petits objets. Cependant on rencontre quelquefois des personnes dont la vue est très-forte et qui peuvent lire ou écrire pendant des heures sans éprouver aucune lassitude, quoique leur point rapproché se trouve à 11″ — 12″ de l'œil; ces cas sont tout à fait exceptionnels, et par conséquent nous dirons avec Donders que la presbytie commence quand le point rapproché est à plus de 5″ de l'œil.

Le degré de presbytie (Pr) peut être reconnu facilement, si nous regardons une distance définie (*e g* 5″) comme le commencement de la presbytie, car alors il nous reste simplement à déduire le point rapproché presbyopique de cette mesure. Ainsi lorsque p' se trouve à 16″, la presbytie = $\frac{1}{16}$, car $\frac{1}{8} - \frac{1}{16} = \frac{1}{16}$. Il suit de là que le verre convexe n° 16 neutralisera cette presbytie en ramenant à 8″ le point rapproché.

Le lecteur a peut-être remarqué déjà qu'en admettant que la presbytie commence lorsque le point rapproché s'est reculé plus loin que 8″ de l'œil, un œil emmétrope et même un œil myope et hypermétrope peut être atteint de presbytie. En effet, si une personne a une myopie = $\frac{1}{16}$ et que son point rapproché se trouve à 12″, elle est aussi presbyte.

Ce fait ne peut pas se produire quand le degré de myopie dépasse $\frac{1}{8}$.

Chez les hypermétropes, la même chose peut avoir lieu, car si avec le verre convexe qui neutralise l'hypermétropie, le point rapprochés se trouve porté à 12″, le sujet est aussi presbyte.

La puissance d'accommodation se trouve par la formule suivante : $\frac{1}{A} = \frac{1}{P} - \frac{1}{R}$. Si $p = 10''$, et $r = \infty$ $\frac{1}{A} = \frac{1}{10}$, car $\frac{1}{10} - \frac{1}{\infty} = \frac{1}{10}$.

Il ne peut y avoir aucun doute sur la question des lunettes dont l'usage est nécessaire et doit par conséquent être permis aux personnes dont la vue est longue. On doit leur en faire porter aussitôt que la presbytie leur cause la plus petite gêne. Quelques médecins pensent que les sujets presbytes doivent attendre le plus longtemps possible pour se servir de lunettes, de crainte que l'œil ne s'y habitue au point de ne plus pouvoir s'en passer.

Cette opinion est erronée, car on a observé que si les sujets continuent à travailler sans lunettes, la presbytie augmente très-rapidement.

La force réelle des verres peut être facilement calculée. Si p (le point rapproché) se trouve à 16″ de l'œil, $P_r = \frac{1}{8} - \frac{1}{16} = \frac{1}{16}$. Un verre convexe de 16″ de foyer amènera le point rapproché jusqu'à 8″ de l'œil. On doit cependant donner, en général, des verres un peu plus faibles, parce que, à cause de la plus grande convergence des axes optiques, le point rapproché se trouvera, avec ces verres (16 convexes), en réalité amené plus près que 8″. En avançant dans la vie et lorsqu'il y a quelque diminution dans l'acuité de vision, le point rapproché peut quelquefois être ramené jusqu'à 6″ ou 7″, et il sera d'autant plus rapproché que la puissance d'accommodation sera plus grande.

S'il n'y a pas d'hypermétropie, on peut généralement donner les verres les plus faibles, avec lesquels on lit distinctement et facilement le n° 1 de Snellen à une distance de 12″ environ. Cependant j'ai souvent remarqué que, pour les personnes habituées à lire et à écrire beaucoup, et qui tiennent leur livre très-éloigné d'elles, c'est une grande cause d'ennui et de fatigue, au moins pendant les premiers temps, d'avoir le point éloigné à 10″ ou 12″. On devra, en pareil cas, donner au malade des verres qui n'amènent le point éloigné qu'à 16″, et il pourra travailler facilement pendant longtemps à cette distance. Plus tard on pourra changer ces verres et les remplacer par des verres plus forts.

En choisissant des lunettes pour les personnes dont la vue est longue, on doit être surtout guidé par la puissance de leur accommodation. Si l'accommodation est bonne, on pourra donner des verres qui amènent le point rapproché à 8″; mais si ces verres ont l'inconvénient de rapetisser beaucoup les objets, on devra choisir des verres plus faibles de façon à porter le point de 10″ à 12″ de l'œil.

VI. — Hypermétropie.

Nous avons déjà dit (p. 499) que, dans l'hypermétropie, le pouvoir réfractant de l'œil est si lent, ou l'axe optique si court, que dans cet œil au repos les rayons parallèles ne s'unissent pas sur la rétine, mais derrière elle, et que les rayons convergents seuls sont portés au foyer. Il faut donc donner aux rayons parallèles émanant d'objets éloignés, une direction convergente au moyen d'un verre convexe ; cette explication permet au lecteur de comprendre pourquoi un œil hypermétrope a besoin de verres convexes pour voir les objets éloignés. Parfois même le malade a besoin d'une paire de lunettes encore plus forte, pour voir les objets rapprochés. La conséquence de cette insuffisance du pouvoir réfractant de l'œil est celle-ci, tandis que, dans l'œil normal, les rayons parallèles s'unissent sur la rétine sans aucun effort d'accommodation ; l'œil hypermétrope a déjà en pareil cas à exercer plus ou moins son accommodation suivant le degré de l'hypermétropie. Cette nécessité augmente en raison directe de la proximité de l'objet. Si l'hypermétropie est modérée et que la puissance d'accommodation soit bonne, il peut arriver que le sujet n'éprouve aucune difficulté même pour lire et pour écrire. Mais dans les cas d'hypermétropie *absolue*, le malade est incapable de bien voir à aucun point.

On a remarqué que l'hypermétropie dépend généralement d'une construction particulière de l'œil. Cet organe est plus petit et plus mou qu'un œil emmétrope ; et quoique toutes ses dimensions soient plus petites, cette différence de volume est surtout frappante à l'axe antéro-postérieur. L'œil ne paraît pas remplir complétement l'ouverture palpébrale, et l'on peut remarquer un petit espace entre le canthus externe et le globe de l'œil. Si l'on fait tourner l'œil en dedans, on voit aussi que la partie postérieure du globe de l'œil est plus molle et plus comprimée que dans l'œil emmétrope. Donders pense que l'œil hypermétrope est un œil imparfaitement développé, que l'expansion de la rétine est moins considérable et qu'on y trouve un nerf optique plus petit, avec un nombre inférieur de fibres. Il dit aussi qu'avec l'hypermétropie il existe souvent une forme type de la face, tenant à l'étroitesse de l'orbite qui donne une expression plate particulière à la physionomie. La construction hypermétropique du globe de l'œil est congénitale et souvent héréditaire.

L'ophthalmoscope nous permet de diagnostiquer l'hypermétropie ; seulement, en pareil cas, nous obtenons juste l'inverse de ce que l'on voyait dans un œil myope (p. 509).

I. Le fond peut aussi être vu par l'image droite à une distance considérable ; mais nous obtenons une image debout (et non renversée comme dans la myopie), car si nous regardons le nerf optique ou un des vaisseaux de la rétine, et que nous portions notre tête sur le côté, nous voyons que l'image se meut *dans la même direction*. Un regard jeté sur la fig. 70 nous expliquera ce fait.

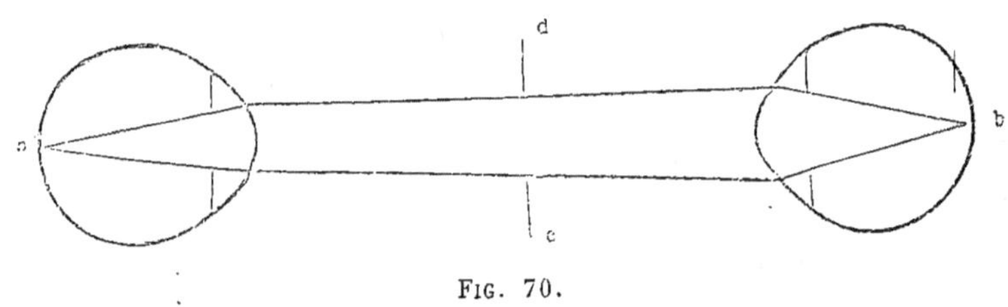

Fig. 70.

Soit *a* l'œil hypermétrope et *b* l'œil de l'observateur ; *a* est ajusté pour son point éloigné (rayons convergents), et les rayons réfléchis par le fond émaneront par conséquent dans une direction divergente, comme s'ils venaient d'un point derrière la rétine, et devront tomber aussi dans une direction divergente sur l'œil de l'observateur. Si celui-ci est myope (ajusté pour les rayons divergents), les rayons seront unis sur la rétine, sans qu'il soit nécessaire de placer derrière l'ophthalmoscope aucun verre correcteur Mais si l'observateur est hypermétrope (ajusté au repos pour les rayons parallèles), il faudra placer une lentille convexe derrière le miroir, ou il devra s'accommoder pour un point plus rapproché. La lentille convexe la plus forte avec laquelle les détails du fond peuvent être vus dans l'image droite, nous donne une mesure relative du degré d'hypermétropie.

L'image de l'œil, observée, sera droite, car *e* et *d* gardent leur position relative.

II. Si l'on se rapproche tout en xaminant encore l'image droite, le champ de vision apparaît plus grand et l'image de l'œil est considérablement diminuée comme volume, tandis que l'intensité de sa lumière et de sa couleur augmentent. Si l'hypermétropie est considérable, on peut saisir d'un coup d'œil, non-seulement toute l'entrée du nerf optique, mais aussi une partie notable du fond qui l'environne. Par le mode d'examen indirect, le volume du disque optique paraîtra plus considérable que dans un œil emmétrope, parce que l'image sera formée, plus loin de la lentille objective. Si nous sommes emmétrope, il faudra, afin d'obtenir une image distincte, placer derrière le miroir une forte lentille convexe ou s'accommoder pour un point plus rapproché.

Le diagnostic ophthalmoscopique de l'hypermétropie est souvent très-utile, surtout chez les jeunes enfants atteints de strabisme, pour lesquels il est nécessaire de reconnaître l'état de la réfraction, alors qu'ils sont encore trop jeunes pour savoir lire. Dans le spasme du muscle ciliaire venant de l'hypermétropie, il peut arriver que l'affection soit assez masquée pour que le malade puisse voir seulement à une certaine distance, avec des verres légèrement concaves, et qu'il lui soit impossible de rien voir avec des verres convexes. Il peut résulter de là qu'on croie avoir affaire à un cas de myopie, et avec l'ophthalmoscope on s'aperçoit de suite que la réfraction est hypermétropique. Le malade, dans ces cas, peut cependant regarder quelque objet éloigné, ou un espace vide, de façon que son accommodation soit relâchée. On peut voir, sur de semblables sujets, combien les aspects ophthalmoscopiques varient suivant que l'accommodation est relâchée ou que les sujets regardent un objet rapproché.

On doit distinguer des formes variées d'hypermétropie, et, pour notre classification, nous suivrons le système de Donders qui est le plus pratique.

On peut d'abord diviser l'hypermétropie en deux classes primitives : l'hypermétropie originelle et l'hypermétropie acquise.

Par suite des changements séniles qui se produisent dans la lentille à mesure qu'on avance en âge, le point éloigné peut commencer à changer vers l'âge de 40 ou 45 ans. A 60 ans, l'œil est généralement déjà assez hypermétrope pour que la vue des objets éloignés soit améliorée notablement par des verres convexes. A 70 ou 80 ans, l'hypermétropie arrive souvent à $= \frac{1}{24}$. Cet état est ce qu'on appelle de l'hypermétropie acquise ; l'hypermétropie sera très-considérable, dans les cas où la lentille cristalline a été enlevée (comme, par exemple, après l'extraction de la cataracte).

L'hypermétropie originelle peut être divisée en forme manifeste (Hm) et forme latente (Hl).

Afin de s'assurer de la présence de l'hypermétropie, on dit au malade de lire le n° XX de Snellen) à 20′. Je suppose qu'il y réussisse facilement, on cherche alors le verre convexe le plus fort avec lequel il peut voir clairement et distinctement le même nombre, et la force du verre nous donne le degré de l'hypermétropie manifeste. Si la lentille convexe est de 20 (le n° 18 des verres convexes rendant la vue plus mauvaise), $Hm = \frac{1}{20}$. Chaque œil devra être essayé séparément, car le degré d'hypermétropie peut être différent. La puissance d'accommodation est ensuite essayée avec ce verre.

Mais quoique le verre convexe 20 soit le verre le plus fort avec lequel le malade puisse voir à distance, le degré d'hypermétropie peut, en réalité, être supérieur à $\frac{1}{20}$, le malade s'étant tellement habitué à exercer son accommodation (même pour regarder des objets éloignés), qu'il ne peut pas la relâcher tout à coup même lorsque cet effort n'est plus nécessaire ; la conformation vicieuse de l'œil étant compensée par une lentille convexe. Donc pour trouver le degré exact de l'hypermétropie, il faut d'abord paralyser l'accommodation par une forte solution d'atropine (20 centigrammes pour 30 grammes), que l'on laissera agir pendant 2 ou 3 heures. Ce temps écoulé, le malade devra être examiné de nouveau, et peut-être ne pourra-t-il pas lire le n° 20 à 20″ sans lunettes ou même avec les verres convexes 20 ; il lui faudra peut-être le n° 8 pour arriver à ce résultat. Cette différence entre les verres requis avant et après, la paralysie du muscle ciliaire, nous montre dans quelle proportion le malade exerçait son accommodation avant l'application de l'atropine. Cependant cette grande différence n'existe que chez les personnes jeunes, dont l'accommodation est bonne et puissante. On doit appliquer l'atropine d'abord à l'un des yeux, son influence disparaît au bout de 6 ou 7 jours. Mais, comme l'emploi de cette solution a des effets très-désagréables et cause un grand trouble de la vue, on ne devra s'en servir que dans les cas où il est important de connaître exactement le degré de l'hypermétropie latente. L'action de l'atropine peut, si cela devient nécessaire, être neutralisée par l'extrait de féve de Calabar ; mais cette dernière substance n'ayant qu'un effet temporaire, on devra en répéter l'emploi.

Un léger degré d'hypermétropie peut passer inaperçu jusqu'à l'âge de 25 ou 30 ans, époque à laquelle les symptômes d'asthénopie apparaissent, si le sujet est obligé de travailler et de regarder des objets rapprochés. Si l'on essaye la vue à distance, on trouve que le malade peut lire le n° XX à 20′ et aussi avec un verre convexe faible (30 ou 40). Peut-être aussi si l'on place ce verre momentanément devant les yeux, il peut rendre la vue plus mauvaise, car le malade ne peut pas relâcher de suite son accommodation ; mais s'il continue à s'en servir pendant quelques minutes, il y a toujours amélioration ; pour être sûr du degré de H L, il faut paralyser l'accommodation à l'aide de l'atropine.

Donders divise l'hypermétropie manifeste en trois classes : hypermétropie facultative, hypermétropie relative, hypermétropie absolue.

Dans l'hypermétropie *facultative*, le sujet peut voir (avec des axes optiques parallèles) à une distance infinie avec ou sans verres convexes. Il peut aussi lire facilement sans fatigue une impression fine, de façon à n'éprouver aucune gêne pendant ce travail. La presbytie arrive cependant de très-bonne heure, et alors surviennent les symptômes de l'asthénopie.

Dans l'hypermétropie *relative*, l'œil peut aussi s'accommoder lui-même, soit pour des rayons parallèles, soit pour des rayons divergents et voir à la fois de loin et de près; seulement ce résultat n'est possible qu'à la condition de faire converger les axes optiques, sur un point plus rapproché que l'objet que l'on veut voir, c'est-à-dire en réalité en produisant un strabisme convergent. Ceci ne se produit pas fréquemment dans l'enfance, mais se rencontre plus souvent après l'âge de la puberté et dans la première période de l'âge d'homme. La vue est toujours plus ou moins affectée et le sujet éprouve de la difficulté à trouver la distance égale à laquelle il voit mieux.

Dans l'hypermétropie *absolue*, la vue est à la fois troublée à une distance éloignée et à une distance très-rapprochée; car le malade ne peut pas unir les rayons sur la rétine même, à l'aide d'un effort d'accommodation considérable, ou en faisant facilement converger les axes optiques. Le foyer des rayons divergents et parallèles reste placé derrière la rétine. Cet état ne se rencontre pas souvent chez les sujets jeunes, parce qu'ils possèdent en général une puissance d'accommodation assez considérable pour s'en rendre maître. A la suite d'un examen superficiel, on pourrait prendre un malade ainsi atteint pour un sujet myope et en même temps amblyope; car il lui est impossible de voir distinctement à distance sans le secours de verres, ce qui serait à tort attribué à la myopie; et il ne peut pas davantage lire des caractères très-fins, ce qui serait attribué à l'amblyopie.

Si le malade est hypermétrope à un haut degré, il arrive souvent qu'il y voit mieux quand les caractères sont très-rapprochés de ses yeux, que lorsqu'ils en sont à 10 ou 12''. Ce fait est dû en partie à la diminution de volume des cercles de diffusion, par suite de la contraction de la pupille. En outre, les cercles de diffusion s'accroissent comparativement moins en amplitude que le volume de l'image rétinale, quand l'objet est rapproché (Graefe).

Un œil hypermétrope peut, à un certain âge, devenir presbyte. Si, avec le verre qui neutralise l'hypermétropie, le point rapproché se trouve entre 12'' et 14'', la presbytie existe en même temps que l'affection primitive, et il faudra des verres plus forts pour lire.

On trouve mieux le pouvoir d'accommodation en neutralisant l'hypermétropie du malade, au moyen d'une lentille convexe appropriée et en cherchant ensuite avec ce verre le point rapproché.

L'acuité de la vue est généralement diminuée, quand l'hypermétropie est considérable. Ce fait est dû, suivant Donders, en partie à la structure de l'œil; car, comme le point nodal se trouve très en arrière, les images rétinales sont d'une petitesse correspondante. Les verres convexes améliorent la vue en rapprochant le point nodal et en augmentant le volume de l'image rétinale. On peut admettre aussi que ce fait est la conséquence de l'astigmatisme ou du petit nombre de fibres nerveuses du nerf optique et de la rétine.

L'hypermétropie cause souvent l'asthénopie (*seu hebetudo visûs*) diminution de la vue, asthénopie musculaire, etc., etc.); cet état se reconnaît
aux symptômes suivants : Le malade ne peut pas regarder des objets
rapprochés (soit pour lire, soit pour écrire, soit pour coudre, etc.) sans
être fatigué bientôt. Les caractères deviennent indistincts, les lettres
courent l'une dans l'autre; il y a de la douleur dans l'œil et autour de
l'œil qui devient rouge, chaud, humide et douloureux. Malgré cela l'organe paraît sain, les milieux réfringents sont clairs, la vision est bonne,
la convergence des axes optiques parfaite, et la mobilité de l'œil n'est
pas touchée. On ne voit rien d'anormal même avec l'ophthalmoscope, si
ce n'est peut-être une légère hypérémie de la rétine et du nerf optique.
Les symptômes de l'asthénopie disparaissent rapidement, lorsque le
malade met de côté son travail ou sa lecture, et reparaissent aussitôt
que le travail est recommencé. Il est bien heureux que Donders ait découvert que la plupart de ces cas d'asthénopie sont causés par l'hypertrophie et qu'on peut les guérir au moyen de lunettes appropriées.
Pour obtenir une guérison permanente, il faut imposer au malade
l'usage de verres appropriés afin d'éviter toute fatigue (effort) inutile
de l'accommodation.

On doit distinguer cette forme accommodative d'asthénopie de la
forme musculaire, qui est causée par la faiblesse des muscles droits
internes, et de l'asthénopie rétinale. Cette dernière forme est généralement due à de l'hyperesthésie et de l'irritabilité de la rétine accompagnées d'hypérémie du nerf optique et de la rétine. Cette forme se rencontre chez les sujets faibles, nerveux, excitables et principalement chez
les femmes.

Examinons maintenant de quelle façon on doit donner des verres aux
personnes hypermétropes.

Théoriquement, il paraît rationnel de neutraliser l'hypermétropie par
une lentille convexe et de changer ainsi l'œil malade en œil emmétrope,
la lentille faisant, à proprement parler, réellement partie de l'œil. Mais
la pratique nous apprend que ce n'est pas ainsi qu'il faut procéder.

Dans l'hypermétropie facultative on n'a pas à prescrire l'usage des
verres pour voir à distance, car le malade voit bien sans leur secours.
De plus il y a cet inconvénient, que lorsque l'on a employé pendant quelque temps des lunettes convexes pour voir de loin, il devient impossible
de voir sans leur secours, ce qui est fort gênant. Pour cette raison et à
cause de la perte de puissance qu'elles font subir, les lunettes ne seront
prescrites que dans des cas où l'hypermétropie absolue ou relative sera
portée à un degré considérable. S'il y a des symptômes d'asthénopie, on
donnera pour lire des verres un peu plus forts que ceux qui corrigent
l'hypermétropie manifeste. Si ces lunettes paraissent trop fortes au ma-

lade et lui fatiguent les yeux, on les changera pour de plus faibles dont on augmentera graduellement la force jusqu'à ce que l'asthénopie ait complétement disparu.

Dans les cas d'hypermétropie absolue ou relative, on devra porter aussi des lunettes pour voir à distance, car dans les cas de ce genre la vision n'est pas distincte. Je commence généralement par les verres qui neutralisent l'hypermétropie manifeste et je recommande aux personnes jeunes de se servir de ces lunettes pour regarder les objets rapprochés comme les objets éloignés. Si ces verres sont trop forts pour regarder au loin, on en aura de plus faibles qui seront changés graduellement pour de plus forts. Si ces verres ne suffisent pas contre l'asthénopie, ou s'il y a de la presbyopie, on devra en avoir de plus forts pour lire, coudre et écrire.

En se servant de lunettes pour lire, travailler, etc., il faut toujours avoir soin d'interrompre l'ouvrage pendant quelques minutes chaque demi-heure ou chaque heure. En agissant ainsi, on donne à l'œil un peu de repos et on le rend plus capable de reprendre les travaux, avec une nouvelle vigueur et une plus grande facilité. Si l'asthénopie ne cède pas complétement à l'usage des lunettes, on doit examiner le point convergent, car il peut exister, en même temps que de l'hypermétropie, de l'insuffisance des muscles droits internes, et l'asthénopie peut être causée en partie par ce fait. Si l'accommodation a été très-fatiguée par un travail prolongé sur de petits objets, surtout si ce travail a été fait sans lunettes ou que l'on constate du spasme du muscle ciliaire, on devra obtenir un repos complet de l'accommodation à l'aide d'une forte solution d'atropine, et cette paralysie de l'accommodation devra être maintenue pendant plusieurs semaines.

Donders a démontré que le strabisme convergent vient souvent de l'hypermétropie. Une personne hypermétrope est forcée de faire plus ou moins usage de l'accommodation pour rendre la vue distincte. Même pour voir de loin, elle est forcée de s'accommoder afin de neutraliser l'hypermétropie, et plus les objets seront rapprochés, plus la tension de l'accommodateur devra s'accroître. Il existe une certaine relation entre l'accommodation et la convergence des axes optiques; car l'augmentation de cette convergence produit aussi un accroissement du pouvoir d'accommodation. Cette opinion se prouve de la manière suivante : si l'on place devant un œil hypermétrope un prisme dont la base est tournée en dehors, le sujet va loucher en dedans, afin d'empêcher la diplopie de se produire en regardant les objets éloignés; et cette convergence va permettre à l'œil de s'accommoder pour les rayons parallèles (objets éloignés); avec des axes optiques parallèles, les rayons convergents sont d'abord nécessaires i, e, les rayons d'un objet éloigné doivent être rendus convergents au moyen d'un verre convexe, afin d'être portés à un foyer sur la rétine. Si nous plaçons un verre concave devant un œil normal, nons le rendons hypermétrope; les rayons parallèles sont alors unis *derrière* la rétine, et il faut un verre convexe ou un grand effort de l'accommodation pour les porter au foyer *sur* la rétine. Si la lentille convexe est peu puissante, un effort de l'accommodation (accroissement de la convexité de la lentille cristalline) neutralisera l'effet produit et triomphera de cette hypermétropie artificielle. Mais si le verre concave est trop fort pour que ce résultat se produise, l'œil arrive souvent à accroître considérablement sa puissance d'accommodation en louchant fortement dans la direction interne. On a donné à ce mouvement le nom de strabisme périodique. Au début on n'aperçoit aucune déviation de l'axe optique, tant que le sujet ne regarde minutieusement aucun objet; mais dès qu'il regarde avec attention un objet rapproché ou éloigné, le strabisme périodique se montre. Il arrive quelquefois que le strabisme n'est apparent que lorsque le sujet fixe des objets rapprochés, car il disparaît aussitôt que la vue se porte sur des objets éloignés. Au bout d'un certain temps, le strabisme devient permanent surtout chez les personnes qui regardent des objets rapprochés en lisant, écrivant, cousant, etc. On voit souvent apparaître ce strabisme chez les enfants de 3 ou 4 ans, lorsqu'ils regardent attentivement quelque chose, ou lorsqu'ils fixent depuis longtemps des objets rapprochés. Quand cette tendance au strabisme se manifeste, on peut le corriger en neutralisant l'hypermétropie au moyen de verres convexes; mais il est généralement nécessaire d'avoir recours à l'opération.

Il faut toujours prévenir le malade qu'après l'opération il peut être nécessaire de porter des lunettes, afin d'éviter le retour du strabisme.

La cause du strabisme divergent apparent, qui est souvent signalé dans les cas marqués d'hypermétropie, a été expliquée comme étant le résultat de l'angle considérable formé par le rayon visuel et l'axe optique sur la cornée des yeux hypermétropes; car la ligne visuelle dans les yeux de cette espèce étant placée sur la cornée au côté interne de l'axe optique, il est évident que si les lignes visuelles sont parallèles, par exemple dans le cas où l'on fixe un objet éloigné, les axes optiques divergeront et souvent à un degré très-marqué. Dans les degrés de myopie très-prononcés, c'est l'inverse qui arrive, car la ligne visuelle est souvent placée en dehors de l'axe optique et l'on croira à un strabisme convergent qui ne sera qu'apparent quand les lignes visuelles deviendront parallèles.

VII. — Astigmatisme.

Nous avons vu que que les anomalies de la réfraction se montraient sous deux formes : la myopie et l'hypermétropie, mais le degré de la réfraction peut varier dans les différents méridiens du même œil. Ainsi l'œil peut être emmétrope dans le méridien vertical, et myope ou hypermétrope dans le méridien horizontal, ou *vice versa*. Ou bien, dans les divers méridiens, il peut y avoir des différences dans le degré et même dans la forme de l'emmétropie. Cette assymétrie a été désignée sous le nom d'astigmatisme (de α privatif, et de στίγμα, qui veut dire point). Ce qui signifie que les rayons émanant d'un point ne sont pas réunis en un autre point unique. Ce défaut particulier fut observé pour la première fois par Thomas Yung en 1793, lequel l'attribua à une inégalité dans la structure de la lentille ; Warton Johnes croyait que le siége de cette infirmité était dans la cornée. Donders a démontré que cet accident est très-fréquent et que beaucoup de cas d'amblyopie congénitale ne sont que de l'astigmatisme et peuvent être guéris par l'usage de verres cylindriques appropriés (1).

Mais même dans l'œil normal la réfraction par la cornée n'est pas égale suivant tous les méridiens. La distance focale de l'appareil dioptrique est généralement plus courte dans le rayon visuel que dans le méridien horizontal. Ainsi cinq lignes verticales peuvent être aperçues à une distance plus considérable que cinq lignes horizontales, mais les lignes horizontales peuvent être vues de plus près que les verticales. Pour faire cette expérience, il suffit de tracer sur une feuille de papier des lignes horizontales et verticales, ou bien on peut faire usage de l'optomètre métallique de de Graefe.

Si les fils ou lignes sont entrecroisés, on est dans l'impossibilité de distinguer à la fois avec la même clarté et la même netteté à une seule et même distance les lignes horizontales et les verticales ; si l'on peut voir la ligne verticale bien claire et bien nette, il faut approcher la ligne horizontale très-près de l'œil pour en obtenir une image aussi distincte et *vice versa*. Cela prouve que le méridien vertical est à une distance focale plus courte que l'horizontal, et pour cette raison les lignes horizontales sont vues nettement à une distance plus courte que les lignes verticales ; car comme les rayons qui sont réfractés dans le méridien vertical se réunissent sur un point bien plus vite que ceux qui sont dans le plan horizontal, ces rayons horizontaux donnent lieu à des cercles de diffusion sur la rétine, sous forme de petites lignes horizontales. Ces cercles ne rendent pas confuses les images des lignes horizontales, mais ils gênent la perception des lignes verticales.

Comme il est très-important dans l'étude de l'astigmatisme que le lecteur comprenne parfaitement ces faits préliminaires, je donne ici l'extrait suivant et les planches explicatives tirées de l'ouvrage de Donders. Après

(1) Pour l'histoire de cette question, voyez l'ouvrage de Donders, p. 539.

avoir parlé de ce fait qu'un fil vertical peut être vu de plus loin et un fil horizontal à une plus courte distance, il continue ainsi : « Ces expériences prouvent que les points des méridiens réfracteurs ne sont pas disposés symétriquement autour d'un seul axe. La symétrie est d'une telle nature que la distance focale est plus dans le méridien vertical que dans l'horizontal. Ainsi, pour voir nettement un fil vertical, les rayons qui dans le plan horizontal divergent de chaque point de la ligne doivent être portés à un foyer sur la rétine. Il n'est pas nécessaire que ces rayons divergents dans un plan vertical convergent d'abord en un seul point, comme les images diffuses encore existant dans une direction verticale se couvrent l'une l'autre sur le fil vertical. D'autre part, pour voir nettement un fil horizontal, il est seulement nécessaire que les rayons lumineux qui divergent dans un plan vertical se réunissent en un seul point sur la rétine. Les lignes horizontales sont donc vues nettement, ainsi que je l'ai fait remarquer, à une distance plus courte que les verticales, et conséquemment les rayons situés dans un plan vertical qui sont réfractés dans le méridien vertical de l'œil, sont plus rapidement portés au foyer que les rayons de divergences égales situés dans un plan horizontal ; le méridien vertical a donc une distance focale plus courte que l'horizontal.

» L'exactitude de ce fait apparaît plus loin par la forme des images diffuses d'un point lumineux. Dans une accommodation précise, le point de diffusion est très-petit et presque rond, tandis qu'un point plus voisin apparaît en largeur et qu'un point plus étendu paraît en hauteur. La signification de ce phénomène doit être clairement comprise et paraît exiger une explication particulière.

» Supposons que la déviation totale de la lumière dans l'œil soit produite par une simple surface convexe et réfractante, avec le plus court rayon de courbure dans le sens vertical et le plus long dans le sens horizontal : ils représentent alors les deux méridiens principaux. A travers une ouverture centrale arrondie (fig. 71, *vv*, *hh*), faisons passer un cône de rayons procédant d'un point situé sur le prolongement de l'axe visuel et qui tombera sur cette surface ; de ce cône considérons seulement les rayons situés dans le plan vertical *vv*, et les rayons situés dans le plan horizontal *hh* desquels les points *vv* et *hh* sont respectivement les plus internes. Après la réfraction, les deux rayons se rapprochent de l'axe visuel qui, perpendiculaire au plan de la figure, passe à travers *a* ; mais *vv* arrivent cependant plus rapidement que *hh*. Avant la réunion, il se présente dans la forme de l'ellipse, figure 72 ; et quand *vv* se rencontrent en un point B, *hh* ne sont pas encore arrivés au foyer. Nous voyons donc successivement *vv* déjà inter-

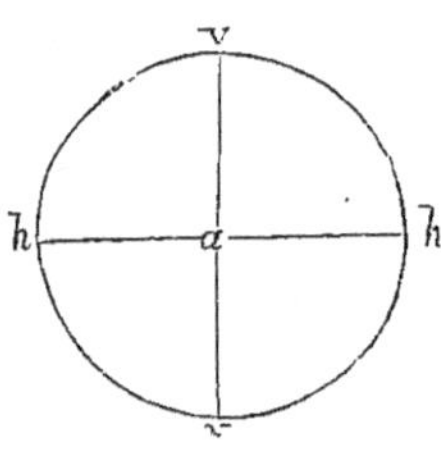

FIG. 71.

ceptés, *hh*, qui s'approchent l'un de l'autre, ce qui correspond aux figures C, D, E. Plus loin, *hh* se sont réunis en un seul point, et *vv* après leur intersection se sont largement écartés (fig. F). Enfin les deux rayons se sont intersectés figure G. Le foyer de *vv* se ferme donc antérieurement et celui de *hh* postérieurement sur l'axe visuel. L'espace entre les deux points où les rayons des différents méridiens se croisent peut être appelé l'*intervalle focal*. Les figures précédentes font voir d'une manière claire par

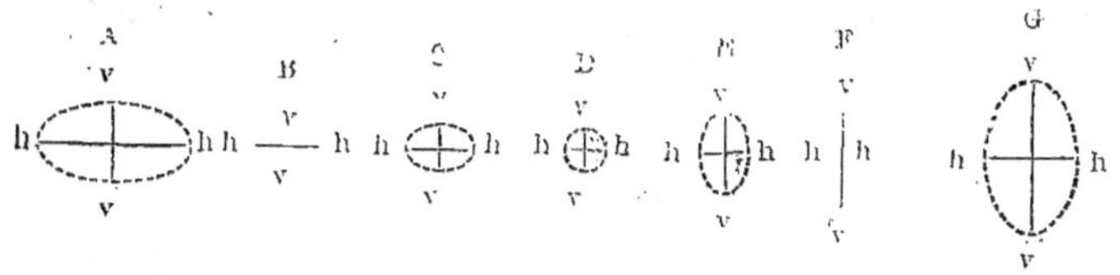

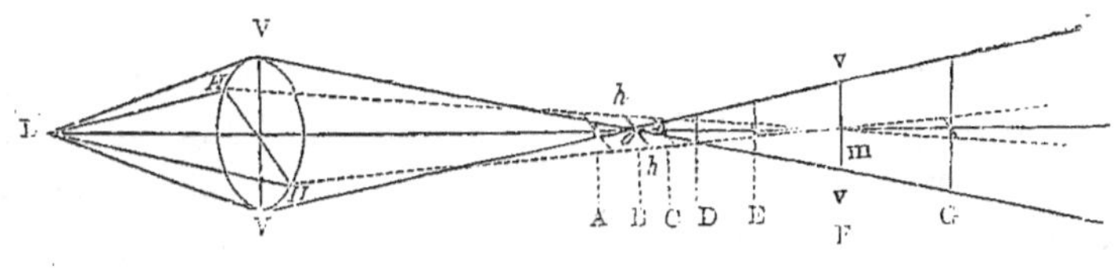

FIG. 72.

quelles formes successives passe le cône de lumière. Au milieu de l'intervalle focal D il y aura une ellipse presque ronde, qui a été antérieurement aplatie (C avec un degré plus marqué d'excentricité), cette ellipse C arrive à la ligne horizontale *B*. Postérieurement, et en passant à travers des ellipses allongées E, on arrivera à la ligne verticale F. Enfin, avant l'intervalle focal, on voit une large ellipse aplatie A, et après ce même intervalle une large ellipse allongée G.

» La situation de ces figures par rapport à l'intervalle focal est indiquée dans la figure 73. Dans le cône de rayons lumineux qui émane de *l*, sont représentés les rayons qui tombent sur le méridien vertical *vv* et sur le méridien horizontal *hh*; les premiers se réunissent en *o*, les second en *m*, en sorte que *o m* est l'intervalle focal.

FIG. 73.

» Dans la figure 73, les lettres A, B, C, D, E, F, G correspondent aux mêmes lettres de la figure 72. Les rayons qui sont dans le plan méridien vertical *vv* (fig. 73) arrivent à un foyer en *o*, où les rayons qui sont dans le plan horizontal H, H, ne sont pas encore réunis, mais forment la ligne horizontale *h*, *h*, c'est la ligne *focale antérieure*. Les rayons H, H sont unis plus loin en arrière, et en un point *m*, où les rayons verticaux forment la ligne verticale *vv*, c'est la ligne *focale postérieure*. Là distance

entre ces deux lignes focales forme l'*intervalle focal*. La ligne focale antérieure *h, h* correspond à la position du méridien de puissance réfractaire
inférieure, tandis que la ligne focale postérieure *v, v* correspond à celle
du méridien de puissance réfractaire supérieure. Généralement, le malade astigmatique s'efforce, sans en avoir conscience, de régler son accommodation, de telle sorte que la portion moyenne de l'intervalle focal tombe
sur la rétine ; de cette manière, il n'y a qu'un petit cercle rond de diffusion D (fig. 72) qui soit formé et l'objet est vu plus distinctement qu'il ne le
serait à l'extrémité antérieure ou postérieure de l'intervalle focal. Dans le
cas où l'extrémité antérieure de l'intervalle focal (et cela peut être le foyer
du méridien vertical) tombe sur la rétine, une flamme circulaire apparaît comme une ligne lumineuse horizontale. L'inverse devra arriver si
l'extrémité postérieure de la ligne focale (ce qui peut correspondre au
foyer du méridien horizontal) tombe sur la rétine, et alors la flamme
apparaîtra comme une ligne lumineuse verticale. De la sorte, les fils horizontaux et verticaux seront clairement et nettement vus quand les images
diffuses de tous les points du fil forment respectivement des lignes verticales et horizontales qui se couvrent l'une l'autre le long du fil ; et ce
sera le cas, quand le commencement et la fin de l'intervalle focal corres-
pondront respectivement à la portion sensible de la rétine (Donders). »

Quoique nous ayons admis jusqu'ici que la courbe principale des axes
correspond avec les méridiens vertical et horizontal, il ne faut pas oublier
qu'elle peut dévier jusqu'à en être très-sensiblement différente. Ainsi, il
peut arriver qu'au lieu que le minimum de la courbe corresponde au
méridien horizontal et le maximum au méridien vertical, l'inverse se produise, et que la courbe maximum coïncide avec le méridien horizontal.

L'aberration qui est due à une différence dans la distance focale des
deux principaux méridiens est appelée astigmatisme *régulier*, et dépend
de la courbe de la cornée. D'autre part, l'aberration qui est due à une
différence dans la réfraction d'un seul et même méridien, est appelée
astigmatisme *irrégulier* ; cet état est généralement causé par une anomalie particulière dans la structure de la lentille cristalline, et ne peut
pas être corrigé par des lentilles cylindriques. Cet état donne souvent lieu
à de la polyopie monoculaire ; au reste, les deux formes coexistent quelquefois. Le degré d'astigmatisme régulier qui existe dans un œil normal
est généralement trop peu considérable pour causer une diminution de
la vue ; mais lorsque cet état augmente d'intensité, la vision est indistincte. Cette amblyopie étant causée par les cercles de diffusion qui se
forment sur la rétine et qui se croisent, se mêlent et se cachent les uns
les autres, plus il y a de différence dans la réfraction des méridiens principaux, plus les cercles de diffusion seront considérables, et par conséquent plus la vue sera troublée.

Si l'astigmatisme est porté à un haut degré, l'acuité de la vision est considérablement diminuée, et ce fait se produit à la fois pour les objets rapprochés et pour les objets éloignés.

Si l'œil est myope ou hypermétrope, on ne peut, à l'aide des lentilles sphériques, ni produire aucune amélioration réelle, ni ramener l'acuité de la vision à un état normal.

Le diagnostic de l'astigmatisme peut généralement se poser sans trop de difficulté ; il est cependant nécessaire de suivre un mode d'examen déterminé, autrement un commençant pourrait tomber dans une confusion regrettable et tout au moins perdre beaucoup de temps. Il y a plusieurs moyens actuellement en usage pour découvrir l'astigmatisme ; mais les procédés suivants sont sans contredit les plus simples et les plus pratiques.

On doit avant tout examiner avec soin l'acuité de la vision, et savoir quel numéro de Snellen le malade peut voir à une distance de 20'. Si la portée de la vision est au-dessous de l'échelle normale, si le malade ne peut lire le numéro 20″, on doit essayer les lentilles sphériques concaves ou convexes. Si l'on échoue, il faut soupçonner l'existence de l'astigmatisme, et chercher tout de suite à déterminer la situation des deux principaux méridiens (c'est-à-dire le maximum et le minimum de la courbe). On y arrive en faisant regarder par le malade un petit point lumineux placé à une certaine distance. Le diamètre du point variera entre 2 et 4 millimètres, et le malade regardera à travers une petite ouverture pratiquée dans un grand écran noir ; il devra être placé à une distance de 12 à 16 pieds. Si l'œil est astigmatique, le point lumineux n'apparaîtra pas avec sa forme arrondie, il sera allongé dans telle ou telle direction suivant que la lumière est plus ou moins éloignée du point d'accommodation de l'œil. Ainsi, quand le méridien de courbure coïncide avec le méridien vertical, la ligne lumineuse sera horizontale si l'œil est accommodé pour une distance plus éloignée ; elle sera verticale si l'œil est accommodé pour une distance plus rapprochée. De faibles lentilles concaves et convexes seront alors placées alternativement devant l'œil (suivant qu'il y a myopie ou hypermétropie), et la ligne focale antérieure et postérieure ainsi portée alternativement sur la rétine. La direction de cette ligne dépendra naturellement de la direction du principal méridien.

Un meilleur mode d'épreuve consiste à employer une série de lignes droites qui s'entrecroisent au centre d'un cercle ; dans cet ordre de faits, les meilleurs instruments d'épreuve que j'aie trouvés et dont je me sers de préférence sont ceux du docteur Green (1). Il fait usage de trois figures

____

(1) Voyez le mémoire du docteur Green sur la manière de découvrir et de mesurer l'astigmatisme, dans le *American journal of medical sciences*, janvier 1867.

(fig. 74) qui peuvent être disposées de manière à amplifier les résultats obtenus. J'ai cependant trouvé que l'un des diagrammes est suffisant. Il

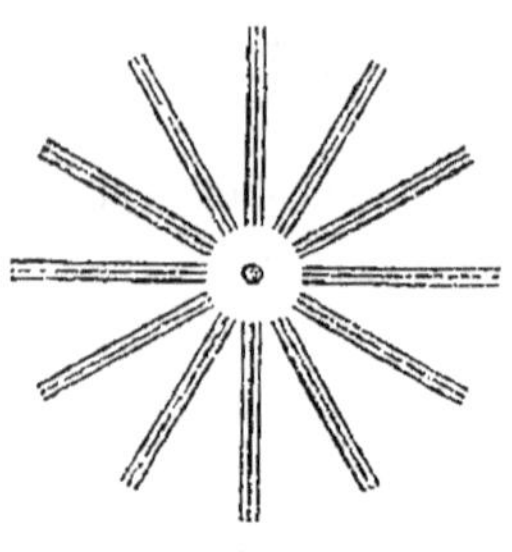

Fig. 74.

consiste en un cercle traversé par une série de 12 lignes triples correspondant à des chiffres placés comme sur un cadran de montre. Les chiffres sont donc placés à l'extrémité des séries de lignes, comme cela se fait dans l'optomètre de Javal (fig. 75). Chaque ligne est égale en épaisseur à celles qui sont employées par Snellen pour la construction de ses types d'essais n° 20′, et est disposée à une distance d'à peu près 20. Le cercle mesure environ 12½″ de diamètre.

Ce cercle d'essai est placé à une distance de 20′, et si le malade peut voir toutes les lignes distinctement et nettement tracées (toute myopie ou hypermétropie a été corrigée par des lentilles sphériqnes appropriées), il n'est pas astigmatique. Mais si la ligne n'apparaît claire et bien tracée que sur un seul méridien et que les autres lignes soient indistinctes, l'existence de l'astigmatisme est prouvée et la direction de la ligne distincte correspond au méridien de la plus puissante réfraction. Si maintenant nous désirons découvrir le degré et la nature de l'astigmatisme et n'avons à notre disposition que des lentilles sphériques, nous essayerons la lentille concave la plus faible ou la lentille convexe la plus forte, laquelle, placée dans un appareil sténopéique (1), met le malade à même de voir avec une égale netteté toutes les lignes rayonnantes. Si l'on a besoin d'une lentille concave, il s'agit d'un cas d'astigmatisme avec myopie ; si une lentille convexe est nécessaire, il y a astigmatisme avec hypermétropie.

Si l'on a à sa disposition une série de lentilles cylindriques d'essai, il faudra chercher les verres cylindriques concaves les plus faibles ou les verres cylindriques convexes les plus forts, lesquels font voir nettement et clairement toutes les lignes rayonnantes. Quand on a trouvé la lentille qui corrige l'astigmatisme, il faut essayer la vue du malade avec les types d'essais de Snellen, afin de bien s'assurer du degré d'amélioration produit par la lentille. Dans les cas d'hypermétropie, l'effort d'accommodation masque souvent une part considérable de l'astigmatisme, et peut ainsi tromper le médecin sur le degré de la maladie. L'examen est beau-

---

(1) L'appareil sténopéique employé dans ce but consiste en un petit cylindre ouvert à une extrémité, disposé de manière à s'adapter immédiatement à l'œil, l'autre extrémité étant munie d'un petit écran qui peut être facilement relevé ou abaissé. L'effet de cet écran, qui doit être placé à une distance de un millimètre et demi à 2 millimètres, est d'admettre quelques rayons de lumière seulement, suivant une certaine direction, et d'exclure les autres. La boîte de ce cylindre devra pouvoir s'ouvrir, afin que l'on y place des lentilles sphériques.

coup facilité par l'usage de l'atropine, qui paralyse tout d'abord l'accommodation.

Dans les modes précédents d'examen, chaque œil est étudié séparément.

Javal a imaginé l'instrument suivant, fort ingénieux du reste, pour déterminer d'une manière rapide l'astigmatisme et pour le corriger (1). Il a la forme d'un stéréoscope monté sur un pied, et il est muni de lentilles sphériques convexes à foyer de 5″ environ. Dans les hauts degrés d'hypermétropie, on devra faire usage d'une lentille à foyer de 3″, tandis que, dans les cas de myopie très-prononcée, on devra laisser de côté les lentilles convexes et leur substituer des lentilles concaves. Deux cercles sont dessinés côte à côte sur un morceau de carton, comme cela se fait pour le stéréoscope; ils sont éloignés l'un de l'autre, de manière qu'une ligne qui réunirait les centres de deux cercles soit égale à l'écartement des deux yeux. Dans l'une des figures (fig. 75), on a dessiné une série

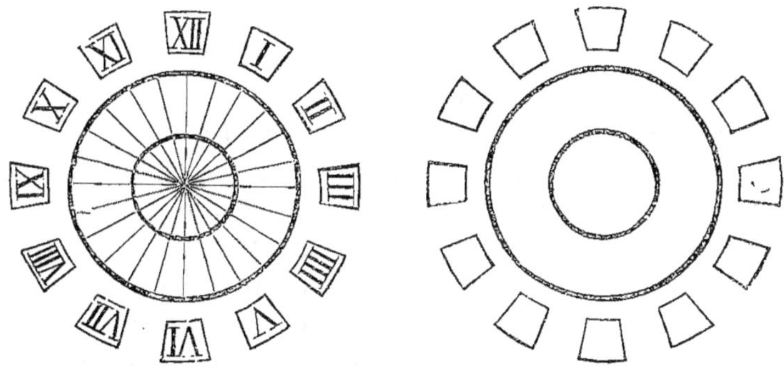

Fig. 75. — Appareil de M. Javal pour déterminer l'astigmatisme.

de lignes rayonnantes à l'extrémité desquelles se trouvent placés des chiffres romains I à XII, disposés comme les chiffres d'un cadran de minutes.

Si les lignes visuelles sont parallèles, les deux cercles se fondent en une seule image, au centre de laquelle se trouvent les lignes rayonnantes, les figures étant à la circonférence. A cause du parallélisme des yeux, ces figures sont accommodées pour leur point éloigné. Au moyen d'une vis, les cercles sont éloignés des yeux petit à petit, jusqu'à ce que toutes les lignes rayonnantes, sauf une, deviennent indistinctes. La direction de cette seule ligne est facilement reconnue à l'aide des figures, et sa direction correspond au diamètre de la plus haute réfraction. Derrière la lentille oculaire d'un œil sont placées, sur un pivot, une série de lentilles cylindriques concaves, de façon qu'il soit facile de les faire passer rapi-

(1) L'optomètre de Javal a été fait par M. Nachet, rue Saint-Séverin, 17, à Paris.

dement en face de l'œil. On essaye jusqu'à ce qu'on ait trouvé la lentille qui corrige l'astigmatisme et indique en même temps son degré. Ces lentilles sont préparées de telle sorte qu'elles peuvent être seules ou réunies, ce qui produit les combinaisons les plus variées. Une fois qu'on s'est assuré du degré d'astigmatisme et qu'il est bien déterminé, on doit reconnaître l'état de la réfraction de l'œil, et le même appareil peut être employé dans ce but. Après que l'examen d'un œil a été achevé, on procède à celui de l'autre, et l'on n'a pour cela qu'à changer de côté la série de lentilles cylindriques. La principale objection qui peut être faite à cet instrument, c'est que, le malade ayant conscience de la proximité de l'objet, il ne se produit pas un relâchement complet de l'accommodation ; que, par conséquent, il n'est pas accommodé pour le point éloigné, et que, par conséquent, nous pouvons être induit en erreur quant au degré exact de l'astigmatisme. Cette erreur peut être évitée en grande partie, si nous avons soin d'essayer à distance son accommodation avec des lignes rayonnantes, et complétement, si, dans un cas d'hypermétropie, l'accommodation est paralysée.

Donders a distingué trois formes d'astigmatisme : I. L'astigmatisme simple. II. L'astigmatisme composé. III. L'astigmatisme mixte.

I. *Astigmatisme simple.* — L'état de réfraction d'un méridien principal est emmétrope, tandis que l'autre est soit myope, soit hypermétrope. Si, en pareil cas, nous trouvons la rainure de l'appareil sténopaïque dans la direction du méridien normal, l'acuité de la vision doit être parfaite, tandis qu'une lentille sphérique concave ou convexe deviendra nécessaire si la rainure est placée dans la direction de l'autre méridien.

L'astigmatisme simple se divise en : 1° astigmatisme myopique simple (Am) : la myopie se trouve dans le méridien principal, et l'emmétropie dans l'autre ; 2° astigmatisme hypermétropique simple (Ah) : l'hypermétropie se trouve dans le principal méridien, et l'emmétropie dans l'autre.

II. *Astigmatisme composé.* — Dans cette forme la myopie ou l'hypermétropie existent dans les deux principaux méridiens, mais varient comme degré. Si, en pareil cas, on fait usage de l'appareil sténopaïque, on trouvera qu'il faut employer une lentille différente, concave ou convexe, dans chacun des principaux méridiens, afin de rendre à la vision sa puissance normale.

Nous devons ici distinguer deux formes : 1° l'astigmatisme myopique composé (M + Am) : la myopie existe dans les deux principaux méridiens; 2° l'astigmatisme hypermétropique composé (H + Ah) : l'hypermétropie existe dans les deux principaux méridiens.

III. *Astigmatisme mixte.* — C'est une forme rare dans laquelle le principal méridien est myopique et l'autre hypermétropique. Nous devons ici distinguer encore : 1° l'astigmatisme mixte avec prédominance de myopie (Am*h*); 2° l'astigmatisme mixte avec prédominance d'hypermétropie (A*hm*).

Knapp et Schweigger ont considéré que l'ophthalmoscope nous donne un diagnostic facile et important de l'astigmatisme régulier. En examinant par la méthode directe un œil affecté d'astigmatisme, on trouvera que le disque optique, au lieu d'être arrondi, apparaît allongé dans une direction qui correspond directement au méridien de la plus grande courbure; car comme la distance focale est plus courte dans ce méridien que dans l'autre, l'image doit aussi être plus amplifiée dans cette direction. Si nous examinons maintenant le même œil avec l'image renversée, le cercle optique apparaîtra allongé dans la direction opposée. Ainsi, avec l'image droite le disque apparaît ovale dans le sens vertical ; avec l'image renversée il apparaîtra ovale dans le sens horizontal, et cela prouve à la fois l'existence d'un astigmatisme régulier et une plus grande courbure du méridien vertical, qui a, par conséquent, une distance focale plus courte que le méridien horizontal. L'examen comparatif de l'image droite et de l'image renversée nous aide donc d'une manière notable à établir le diagnostic et nous épargnera souvent la nécessité d'un examen plus long et plus compliqué.

En examinant avec l'image droite un œil affecté d'astigmatisme hypermétropique, on trouvera aussi que, pour voir avec une égale netteté les vaisseaux qui suivent des directions différentes, l'œil de l'observateur doit subir divers changements d'accommodation.

M. Bowmann a été quelquefois amené à découvrir un astigmatisme régulier de la cornée et la direction des différents méridiens en se servant du miroir d'un ophthalmoscope de la même manière que pour étudier les légers degrés d'une concavité de la cornée. L'observation est beaucoup plus facile à faire si le disque optique se trouve dans la ligne du rayon visuel et si la pupille a été agrandie. Le miroir doit être tenu à 2 pieds de distance et son inclinaison variée rapidement, de manière à faire arriver la lumière sur l'œil, suivant des angles très-petits par rapport à la perpendiculaire : la lumière doit arriver successivement par des côtés opposés et suivant la direction des divers méridiens. Le champ de la pupille montre alors une ligne courbée suivant tel ou tel méridien (1).

L'astigmatisme est généralement congénital et souvent héréditaire ; il peut aussi être acquis. L'astigmatisme congénital est le plus ordinairement régulier et dépend d'une assymétrie de la cornée. Dans la majorité des cas, il existe sur les deux yeux, quoique à divers degrés. Donders a constaté que l'astigmatisme anormal existe plus fréquemment dans les yeux hypermétropiques que dans les autres. Il pense même que, sur six

____

(1) Donders, page 490.

yeux hypermétropiques, il y en a un qui est atteint d'astigmatisme anormal. L'amblyopie, qui existe souvent dans le cas d'hypermétropie et qui ne peut être corrigée par des lentilles sphériques convexes, est le plus souvent due à l'astigmatisme. Nous voyons souvent des personnes corriger un certain degré d'astigmatisme en penchant la tête d'un côté et en regardant ainsi obliquement à travers leurs lunettes.

L'astigmatisme acquis est le plus ordinairement causé par des changements inflammatoires de la cornée, lesquels laissent derrière eux des opacités et des cicatrices. Il peut aussi être produit par un affrontement irrégulier des bords de la plaie, après l'opération de la cataracte par extraction. Nous voyons parfois que si l'iridectomie ou l'iridodésie est pratiquée pour des cas d'opacité de la cornée, il devient persistant après l'opération un degré considérable d'amblyopie, bien que la pupille se trouve maintenant placée en face de la portion transparente de la cornée. En examinant ces yeux, on trouve que, dans beaucoup de ces cas, la faiblesse de la vision est causée par l'astigmatisme, et la puissance de vision est alors considérablement augmentée par l'usage d'une lentille cylindrique. L'astigmatisme acquis peut aussi être produit par la rupture de la lentille cristalline, et plus particulièrement par la position oblique de cette lentille dans le champ de la pupille.

Les meilleurs exemples d'un astigmatisme pur et régulier sont fournis par les opérations heureuses de cataracte; car, dans ces cas, tout astigmatisme irrégulier qui pourrait être causé par une lentille sera facilement corrigé.

Le trouble de la vision, produit par un degré même faible d'astigmatisme, est souvent très-grand et très-ennuyeux; la forme et la dimension des petits objets, tels que de petites lettres, sont tellement modifiées, qu'ils ne peuvent être vus avec netteté, et qu'ils paraissent confus et vagues. Cela est dû à ce que certaines parties d'une lettre sont tout à fait distinctes, tandis que d'autres n'apparaissent pas du tout : ainsi, les lignes verticales qui entrent dans la composition de la lettre H peuvent apparaître tout à fait noires et claires, tandis que la ligne horizontale qui les réunit est presque invisible. Cela donne aussi un aspect tremblant et incertain à la délimitation d'un objet. En même temps que le malade est atteint d'astigmatisme régulier, il peut être affecté de polyopie ou diplopie monoculaire.

L'astigmatisme régulier peut être corrigé par l'usage de lentilles cylindriques qui corrigent l'anomalie de réfraction dans chacun des principaux méridiens.

Une lentille-cylindre est le segment d'un cylindre, et réfracte les rayons de lumière qui atteignent un plan de ce cylindre suivant des angles droits par rapport à l'axe de la courbure cylindrique, tandis que les rayons qui passent à travers son axe ne subissent aucune déviation. En ceci donc, la lentille cylindrique diffère de la lentille sphérique, qui réfracte les rayons dans tous les plans du segment.

Maintenant, si, dans un cas d'astigmatisme simple, le méridien principal est normal, en sorte que les rayons qui le traversent se réunissent exactement sur la rétine, et si l'autre méridien principal est myopique ou hypermétropique, et que les rayons qui le traversent arrivent à un foyer en avant ou en arrière de la rétine, nous devons corriger cette anomalie de la réfraction par l'usage d'une lentille-cylindre dont l'axe correspond au méridien normal. L'effet de cette lentille sera que les rayons qui passent à travers son axe ne subissent aucune réfraction, tandis que ceux qui passent dans un plan à angle droit avec l'axe subissent la réfraction obligée, et ainsi sera neutralisée l'anomalie qui existe suivant ce méridien. Une lentille convexe cylindrique devra être placée dans une direction telle que son axe se trouve dans le plan du méridien à réfraction la plus puissante, afin que cette position donne aux rayons qui subissent le plus faible degré de réflexion un aussi grand degré de convergence que s'ils passaient à travers le méridien de la plus grande réfraction.

L'inverse doit être observé si l'on emploie des lentilles concaves cylindriques : ici l'axe doit correspondre au méridien de moindre réfraction, de manière que la longueur focale du méridien de la plus grande courbure puisse être augmentée et soit faite égale à celle du méridien de moindre réfraction. Un coup d'œil jeté sur la figure 73 rendra ceci très-clair.

Je vais maintenant expliquer par quelques exemples comment on doit choisir les lentilles cylindriques.

I. *Astigmatisme simple.* — L'état de réfraction de l'un des méridiens principaux est emmétrope, tandis que la réfraction de l'autre est myopique ou hypermétropique.

1° *Astigmatisme simple myopique* (Am). — Supposons l'emmétropie dans le principal méridien horizontal (le point éloigné étant à la distance infime $i, e, R = \infty$), et la myopie dans le principal méridien vertical $= \frac{1}{8}$, alors A$m = \frac{1}{8} - \frac{1}{\infty} = \frac{1}{8}$.

Afin de corriger le défaut, on fera usage d'une lentille concave cylindrique dont le foyer mesure 8 pour l'axe correspondant au méridien horizontal, de telle sorte que les rayons lumineux puissent passer à travers cette lentille sans subir aucune réfraction, et que ceux-là seulement qui tombent à angle droit sur l'axe, autrement dit les rayons verticaux, soient réfractés. De la sorte, on neutralise la myopie qui existe selon le principal méridien vertical. Si l'on veut une exactitude parfaite, la lentille ne devrait être que de fort peu plus puissante qu'une lentille à foyer de sept pouces et demi, car il faudra bien déduire un demi-pouce comme équivalent de la distance entre la lentille et le point normal. Dans le cas d'hypermétropie, au contraire, cette distance d'un demi-pouce devra être ajoutée au foyer de la lentille convexe. Dans les cas de myopie ou d'hypermétropie légère, c'est-à-dire ceux qui ne vont pas au delà de $\frac{1}{15}$ ou $\frac{1}{20}$, on peut dans le calcul ne pas tenir compte de ces petites différences.

2° *Astigmatisme hypermétropique simple* (A*h*). — Dans le méridien horizontal, supposez une hypermétropie $= \frac{1}{10}$ dans l'emmétropie, supposez A*h* $= \frac{1}{10} - \frac{1}{\infty} = \frac{1}{10}$, le malade aura besoin d'une lentille cylindrique convexe d'un foyer de dix pouces, avec son axe placé verticalement.

II. *Astigmatisme composé*. — Dans cette forme, on se rappellera que la myopie ou l'hypermétropie existe dans les deux méridiens principaux, mais qu'elle varie comme degré.

On fera comprendre facilement ces cas d'astigmatisme composés si l'on considère que l'œil est affecté de myopie simple ou d'hypermétropie, mais qu'il existe en outre un degré maximum de cette anomalie de réfraction, suivant l'un des principaux méridiens. Nous avons donc un certain degré de myopie ou d'hypermétropie dans tout l'œil, et en outre un degré particulier suivant l'un des principaux méridiens.

1° *Astigmatisme myopique composé* (M + A*m*). — La myopie existe dans les deux méridiens, mais à un degré plus élevé dans l'un que dans l'autre.

Dans le méridien vertical principal, soit M $= \frac{1}{15}$.

Dans le méridien principal horizontal, soit M $= \frac{1}{30}$.

Nous avons donc la myopie $= \frac{1}{30}$, et A*m* $= \frac{1}{15} - \frac{1}{30} = \frac{1}{30}$, que nous écrirons M $= \frac{1}{30} +$ A*m* $\frac{1}{30}$.

Dans un cas semblable, une lentille sphérico-cylindrique doit être appliquée, une des surfaces ayant une courbe sphérique, l'autre surface une courbure cylindrique. L'effet est celui d'une lentille plano-cylindrique combinée à l'effet d'une lentille plano-sphérique, ce qui s'exprime par la formule des surfaces réfringentes unie par un signe de combinaison.

Le cas que nous avons supposé serait donc corrigé par la formule

$$- \frac{1}{30} \text{ s} \bigcirc - \frac{1}{30} \text{ c.}$$

Car la surface sphérique et cylindrique demanderait à avoir une distance focale négative de 30″, et l'axe de la surface cylindrique devrait être placé horizontalement.

2° *Astigmatisme hypermétropique composé* (H + A*h*). — L'hypermétropie existe suivant les deux méridiens principaux, mais plus suivant l'un que suivant l'autre.

Pour le méridien vertical, soit $H = \frac{1}{18}$; suivant le méridien horizontal, soit $H = \frac{1}{12}$. Nous avons donc $H = \frac{1}{18}$, et en outre $Ah = \frac{1}{12} - \frac{1}{18} = \frac{1}{36}$, et nous écrirons donc $H \frac{1}{18} + Ah \frac{1}{36}$. De là il faudra faire usage d'une lentille positive sphérico-cylindrique qui sera corrigée par $\frac{1}{18}$ s $\frown$ $\frac{1}{36}$ c. L'axe de la surface cylindrique étant placé verticalement.

III. *Astigmatisme mixte.* — Dans cette forme, qui se complique de myopie suivant un méridien principal, et d'hypermétropie suivant l'autre méridien, on devra faire usage de verres bicylindriques. Ces verres sont formés par deux surfaces cylindriques courbes dont les deux axes sont perpendiculaires l'un à l'autre; une des surfaces est concave, l'autre est convexe. L'effet de ces lentilles est de faire diverger dans le plan d'un axe les rayons parallèles incidents, et de les faire converger dans le plan de l'autre axe. L'axe de la surface concave doit être placé dans la direction du méridien hypermétropique, et l'axe de la surface convexe dans la direction du méridien myopique. Leur mode d'action peut être exprimé pour chacun des deux plans par la formule consacrée avec le signe de l'angle droit $\sqsubset$.

1° *Astigmatisme mixte avec myopie prédominante (Amh).* — Dans le méridien vertical, soit $M = \frac{1}{10}$; dans le méridien horizontal, soit $H = \frac{1}{20}$. On a donc $Amh = M \frac{1}{10} + H \frac{1}{20} = \frac{1}{6\frac{2}{3}}$, ce qui est corrigé par $\frac{1}{20}$ c $\sqsubset$ $- \frac{1}{10}$ c.

L'axe de la surface convexe est à placer verticalement, celui de la surface concave horizontalement.

2° *Astigmatisme mixte avec hypermétropie prédominante (Ahm).* — Dans le méridien vertical, soit $M = \frac{1}{18}$; dans le méridien horizontal, soit $H = \frac{1}{12}$. Donc, $Ahm = H \frac{1}{12} + M \frac{1}{18} = \frac{1}{7\frac{1}{5}}$, et qui est corrigé par $\frac{1}{12}$ c $\sqsubset$ $- \frac{1}{18}$ c.

L'axe de la surface convexe doit être placé verticalement, celui de la surface concave horizontalement.

Ces exemples indiquent quelle méthode on doit adopter pour trouver les verres qui corrigent l'astigmatisme et l'amétropie. Mais, dans beaucoup de cas, il n'est pas tout a fait à propos de neutraliser l'anomalie de réfraction, à cause de la différence de diamètre des images rétiniennes qui se produira si les lentilles sont fortes, et aussi à cause du trouble qu'on ferait naître dans l'action combinée du muscle ciliaire et des muscles droits internes. Il est souvent à désirer que l'astigmatisme soit complétement corrigé, mais qu'une partie seulement de la myopie ou de l'hypermétropie puisse être neutralisée. Après l'opération de la cataracte par extraction, la vue est souvent améliorée par l'usage de lentilles cylindriques, alors même qu'avant l'opacité de la lentille la vue était parfaitement normale. Des cas de ce genre ne peuvent s'expliquer qu'en supposant qu'un certain degré d'astigmatisme de la cornée avait été neutralisé (compensé) par un certain degré d'astigmatisme lenticulaire; de telle sorte qu'une fois la lentille absente, les mauvais effets de l'astigmatisme de la cornée se font sentir. Ces cas doivent être distingués de l'astigmatisme secondaire, qui est dû à une cicatrisation vicieuse de la plaie. Dans tous les cas d'extraction où la vue n'est pas aussi bonne qu'on pourrait s'y attendre d'après l'aspect général de l'œil, on devra rechercher s'il y a astigmatisme, et tenter l'usage de lentilles cylindriques.

Il est extrêmement important de placer les axes des surfaces courbes des verres cylindriques suivant les méridiens principaux de l'œil, car une déviation même très-légère donnerait lieu à un trouble considérable de la vision. Afin d'assurer l'adaptation exacte des verres à l'œil, les lentilles devront être montées de telle sorte qu'elles puissent être facilement tournées dans toutes les directions. Dès qu'on a trouvé la position exacte de l'axe, il faut serrer la vis et fixer solidement la lentille dans la position voulue. L'aspect disgracieux d'une monture circulaire peut être facilement corrigé par la petitesse du diamètre. On peut aussi, à la rigueur, donner aux verres une forme ovale, mais il faut les monter alors avec de très-grands soins.

L'astigmatisme irrégulier tient quelquefois à des irrégularités dans la courbure de la cornée : ainsi, quand la cornée a été amincie par suite d'inflammations à une forme conique de cette membrane, à une réunion vicieuse des lambeaux après une extraction de cataracte, des irrégularités dans la structure de la lentille, un déplacement de cette même lentille qui viendra se placer en partie dans le champ de la pupille peuvent encore donner lieu à cette forme d'astigmatisme.

Par suite de ces irrégularités dans la cornée ou dans la lentille, la réfraction des rayons lumineux est dérangée ; non-seulement les rayons dans un certain diamètre, mais encore dans le même diamètre des rayons considérés en particulier, subissent une réfraction irrégulière. En pareil cas, la rétine reçoit une image confuse et trouble, la vision est altérée, les objets paraissent difformes et contournés. Souvent il y a une diplopie ou une polyopie monoculaire très-marquée. Tandis que cet astigmatisme irrégulier ne peut être corrigé par des verres cylindriques, il est souvent amélioré par des lunettes sténopaïques qui, en excluant une grande quantité des rayons irrégulièrement réfractés, rendent l'image moins confuse et moins contournée.

VIII. — Aphakia (absence de la lentille cristalline).

Cet état peut être le résultat d'une opération de cataracte (extraction, division ou abaissement), de l'absorption de la lentille après la cataracte traumatique, de la dislocation de la lentille dans l'humeur vitrée. L'état de la réfraction est en réalité très-altéré par l'absence de la lentille : ainsi, un œil emmétrope devient fortement hypermétrope ; un œil déjà hypermétrope le devient encore davantage, tandis qu'un œil myope le devient moins, ou, si la myopie existe à un haut degré, il peut même devenir emmétrope. La puissance d'accommodation est complétement absente dans l'*aphakia;* le fait est maintenant incontestablement prouvé par les expériences exactes et nombreuses de Donders.

L'acuité de la vision, même après les opérations les plus heureuses de la cataracte, et avec l'aide des meilleurs verres, n'atteint pas en général le degré normal. Chez les personnes âgées, ce fait est souvent le résultat des changements séniles qui se produisent dans tous les yeux, et qui souvent détériorent considérablement la vue. Une autre cause assez fréquente d'affaiblissement est le développement d'une cataracte secondaire, ou même le tremblement de la capsule transparente, lequel peut produire une grande confusion de l'image rétinienne.

Les malades qui ont été opérés de la cataracte ont besoin de verres convexes très-forts pour neutraliser l'hypermétropie acquise. La force de ces verres variera suivant le degré de l'hypermétropie, c'est-à-dire suivant la longueur de l'axe optique, car plus l'axe optique sera court, plus la lentille devra être forte. Il sera nécessaire d'avoir deux espèces de verres, les uns pour voir les objets éloignés, les autres pour lire, coudre, etc. Pour les uns, le numéro est généralement de 4″ à 5″ de foyer, pour les autres de 2″ à 2″ 1/2. Mais, comme les indications sont très-différentes, on devra essayer plusieurs numéros avant de se décider, et l'on doit se rappeler que, dans ces sortes de verres, une très-légère différence peut avoir un effet considérable sur la vue. Afin de remédier à la grande aberration sphérique et chromatique de lumière qui se produit dans ces verres par suite de la différence d'épaisseur entre le centre et la périphérie, les lunettes ont généralement une monture très-épaisse, en corne ou en écaille, afin qu'il n'y ait de libre que la partie centrale du verre.

IX. — Paralysie, spasme et atonie du muscle ciliaire.

La diminution ou la perte de l'accommodation par paralysie ou atonie du muscle ciliaire coïncide quelquefois avec la convalescence d'une maladie grave, tout le système musculaire étant en pareil cas profondément débilité. Dans les faits de ce genre, il est ordinaire de croire à une amblyopie développée sous l'influence de la débilité générale. Cette paralysie peut aussi se produire à la suite de la diphthérie, et elle dépend alors beaucoup moins de l'affaiblissement général de la constitution que d'une sorte d'empoisonnement tout spécial dont la nature n'est pas encore exactement déterminée. Les symptômes de la paralysie de l'accommodation sont très-marqués dans les yeux emmétropes. Les malades trouvent qu'ils ne peuvent distinguer nettement les objets rapprochés, qu'ils sont complétement incapables de lire, d'écrire ou de coudre; mais à distance ils peuvent voir nettement. La limite extrême de la vision n'a pas subi de changement, le point rapproché s'est éloigné. Si l'on essaye la vue avec une lentille convexe à foyer de 6″, on trouve que le point rapproché s'est éloigné de 5″ ou 5″ 1/2, et que le point éloigné reste à 6″ (distance focale de la lentille); d'où l'on voit que la puissance d'accommodation est entièrement perdue. La position du point rapproché variera donc avec le degré de la paralysie. Si la paralysie est légère, qu'il n'y ait que parésie, le point rapproché peut n'être que fort peu éloigné de l'œil; le trouble de la vision générale est peu considérable. Si la paralysie est complète, les malades ne peuvent généralement distinguer au-dessous du n° 14 ou 16 de Jæger; mais ils lisent facilement les caractères les plus fins avec de fortes lentilles convexes. La vue est beaucoup moins affectée chez les personnes myopes; car si la myopie égale $\frac{1}{12}$ ou $\frac{1}{14}$, ils sont encore capables de lire à leur point éloigné (12 ou 14), puisqu'il n'y a que le point rapproché qui subisse une modification, et le point éloigné est encore suffisamment près de l'œil pour permettre de distinguer nettement les petits objets. Dans les yeux hypermétropes, il y a cependant une différence, car les points rapprochés et distants ne sont pas les mêmes pour les deux yeux; il en est en pareil cas comme chez les personnes à qui l'on a mis de l'atropine. Dans la paralysie incomplète, les symptômes ressemblent souvent à ceux de l'asthénopie, et, si l'on ne songe à examiner où en est l'accommodation, on peut ne pas reconnaître la véritable nature de la maladie. Avec la paralysie de l'accommodation, il y a presque toujours paralysie du constricteur de la pupille, et par conséquent dilatation de la pupille, puisque tous les muscles sont animés par la troisième paire, et fréquemment les autres muscles de l'œil animés par ce même nerf sont aussi atteints. En essayant la vue, on devra donc examiner où en est la dilatation de la pupille, où en sont les cercles de diffusion sur la rétine, et l'on fera lire le malade à travers une très-fine ouverture sténopaïque.

Le traitement de la paralysie du muscle ciliaire varie suivant la cause. Si le malade a été atteint de diphthérite ou de toute autre affection débi-

litanté, on devra surtout faire usage de toniques. Dans la forme rhumatismale, dans la forme syphilitique, on emploiera l'iodure et le bromure
de potassium, et l'on appliquera un vésicatoire à demeure derrière l'oreille
correspondante. Je me suis souvent très-bien trouvé de ce dernier
moyen, à ce point qu'un malade qui pouvait à peine déchiffrer les lettres
du n° 14 ou 16 de Jæger devenait capable, vingt-quatre ou quarante-huit
heures après l'application du vésicatoire, de lire les caractères les plus
fins. La solution d'extrait de fève de Calabar m'a donné aussi d'excellents
résultats. Je l'emploie à doses suffisantes pour faire contracter le muscle
ciliaire et le sphincter de la pupille, sans arriver toutefois au point
d'exagérer cette contraction, et par suite de fatiguer les muscles. Je sus-
pens alors le médicament pour en laisser disparaître les effets; puis, après
quelques jours de repos, j'y reviens une seconde fois pour que les muscles soient périodiquement stimulés. L'action de la fève de Calabar sur la
pupille a été très-bien étudiée en 1862 par le docteur Fraser dans sa
thèse inaugurale, soutenue devant l'Université d'Édimbourg sous le titre
de : *Caracters actions and therapeutic uses of the ordial bean of Calabar* (1). En 1863, le docteur Argyl Robertson a découvert l'action du
même médicament sur l'accommodation (2).

En appliquant une faible quantité d'une solution concentrée (une
goutte $= 0,20$ centigrammes de fève) à la face interne de la paupière
inférieure, on produit de la rougeur et une faible irritation. Ces effets
disparaissent rapidement en cinq ou dix minutes; la pupille commence à
se contracter, et presque en même temps le spasme du muscle ciliaire se
manifeste. La contraction de la pupille atteint son degré maximum (à peu
près 1''' de diamètre) en l'espace de trente à quarante-cinq minutes;
après deux ou trois heures, elle se dilate de nouveau graduellement, et
ne reprend son diamètre normal qu'au bout de deux ou trois jours; mais
elle peut être encore plus large qu'auparavant. Au moment même de sa
plus grande largeur, la pupille est encore sous l'influence de la lumière.

Le spasme de l'accommodation commence à peu près en même temps
que la contraction de la pupille. Le point rapproché et le point éloigné se
rapprochent considérablement de l'œil, qui, de fait, devient myope. Le
point éloigné dans l'œil emmétrope peut être porté à 5 ou 6 centimètres,
et le point rapproché à 3 ou 3 centimètres et demi. L'effet produit sur
l'accommodation passe beaucoup plus vite que celui qui a été produit sur

---

(1) Dans une monographie récente publiée dans les *Transactions of the royal Society of
Edingborough*, vol. XXIV, le docteur Fraser a fait de nouvelles recherches sur l'action physiologique de la fève de Calabar.

(2) Peu de temps après la découverte du docteur Argyl Robertson, j'eus moi-même l'occasion
d'étudier avec soin les effets de la fève de Calabar dans un cas de paralysie du muscle ciliaire.
On trouvera le compte rendu de ce fait dans le *Médical Times and Gazette*, 16 mai 1863.

la pupille; trois ou quatre heures suffisent généralement pour rétablir la réfraction dans son état normal, aussi bien que l'accommodation.

De Graefe a prouvé d'une manière irréfutable que le spasme de l'accommodation est dû à l'action du médicament sur les muscles de l'accommodation, et non pas sur l'iris. Il en a essayé les effets dans un cas d'absence complète de l'iris, et a trouvé que l'action sur l'accommodation se produisait au même instant et absolument de la même manière que dans les yeux qui avaient conservé l'iris. Cette action de la fève de Calabar s'exerce donc bien sur le muscle ciliaire, et est tout à fait indépendante de l'effet produit sur l'iris.

L'effet de la fève de Calabar, comme opposé à l'action de l'atropine, a été prouvé par un grand nombre d'expériences. L'action des solutions faibles d'atropine est facilement détruite par une solution concentrée de Calabar. Mais la paralysie complète de l'accommodation produite par une solution concentrée d'atropine, 0,20 centigrammes pour 0,30 grammes, n'est que momentanément vaincue par une solution même très-forte de Calabar (1 goutte = 0,20 centigrammes). La pupille devient plus petite, et l'état de réfraction augmente; mais l'action de l'atropine réapparaît au bout de quelques heures. Dans des cas semblables, on doit renouveler l'application du Calabar jusqu'à ce que l'effet de l'atropine sur l'accommodation ait cessé de se faire sentir (1).

Une grande fatigue du muscle ciliaire, causée par un travail soutenu sur des objets rapprochés, peut donner lieu à des symptômes très-graves d'asthénopie, qu'on devra traiter à l'aide de forts verres convexes de six à dix pouces de foyer, qu'on devra employer pour lire, écrire, etc. Après que ces verres auront été employés pendant quelque temps, on s'exercera graduellement à employer des verres plus faibles, la distance de l'objet restant la même. L'accommodation peut aussi s'améliorer par l'usage d'une forte solution d'atropine continuée pendant quelque temps.

Le spasme du muscle ciliaire est plus rare, et se rencontre surtout avec des cas d'hypermétropie chez des personnes jeunes qui se sont fatigué les yeux sans avoir recours aux verres convexes. Une tension continue de l'accommodation produit une contraction spasmodique du muscle ciliaire. En pareil cas, le sujet paraît atteint de myopie, car il lui faut des verres concaves pour les objets éloignés, et cependant, si on l'examine avec l'ophthalmoscope, on trouve la réfraction hypermétropique. L'usage d'une forte solution d'atropine doit souvent être continué pendant plusieurs jours avant qu'on n'obtienne la paralysie complète du muscle

(1) Au lieu de l'extrait, on peut employer la préparation plus délicate des disques gélatineux. Cependant cette préparation ne réussit pas aussi bien quand il s'agit de stimuler un muscle paralysé partiellement, car on ne peut pas en régulariser la force aussi exactement que pour la solution.

ciliaire. Cette paralysie et le repos complet de l'accommodation devront être continués pendant plusieurs semaines.

X. — Lunettes.

Les lunettes qui sont généralement employées pour corriger quelque défaut optique de l'œil sont des lentilles sphériques ou cylindriques, ou bien encore une combinaison des deux espèces. Les propriétés de ces lentilles ont été suffisamment expliquées (p. 517 et 560), et j'ajouterai seulement ici quelques remarques sur les différentes espèces de lunettes et sur leur construction.

D'après ce que nous avons dit des différentes anomalies de l'accommodation et de la réfraction, le lecteur doit se rendre compte de l'importance du choix scientifique des lunettes. Je n'hésite pas à dire que la façon hasardeuse et empirique généralement employée par les opticiens n'est que trop souvent suivie des plus tristes résultats, et qu'on voit souvent des yeux abîmés à tout jamais, lorsqu'on aurait pu au contraire les préserver pendant de longues années. Pour cette raison, j'insiste fortement auprès des médecins pour que non-seulement ils examinent l'état des yeux et se rendent compte de la nature exacte du trouble de la réfraction ou de l'accommodation, mais encore que, faisant un pas de plus, ils déterminent eux-mêmes avec soin le numéro du verre. Pour atteindre ce but, ils devront avoir une série de verres d'essai, avec un assortiment complet de lentilles convexes et concaves, et de verres correspondant aux numéros des opticiens. Des indications écrites seront données au sujet de la distance focale des verres à employer, suivant qu'on veut voir de près ou de loin.

La force d'une lentille convexe quelconque peut être facilement appréciée d'après la distance à laquelle l'image d'un objet, tel qu'une bougie, des barreaux de fenêtres, se forme distinctement sur un mur ou sur une feuille de papier blanc. La distance entre cette image claire et la lentille donne la longueur focale de celle-ci; mais si nous avons sous la main une série de verres d'épreuves, il y a un moyen plus simple : on cherche la lentille concave qui neutralise complétement la lentille convexe, et celle-ci nous indique facilement le numéro.

La neutralisation complète d'une lentille convexe se reconnaît en plaçant une lentille concave tout près de la convexe; si, à travers ces deux lentilles ainsi accolées, on peut lire aussi bien qu'avec les yeux à l'état naturel, la neutralisation est parfaite. Il y a encore un autre moyen : on fixe à travers ces deux lentilles une ligne verticale, soit, par exemple, un barreau de fenêtre, et l'on fait passer de droite à gauche devant l'œil les deux verres; si la neutralisation est complète, l'objet reste immobile. Le contraire a lieu si les deux lentilles ne se neutralisent pas. Si l'objet se meut dans une direction contraire au mouvement des lentilles, c'est la lentille convexe qui est la plus forte; s'il se meut dans le même sens, c'est la concave qui l'emporte. On essaye de la même manière la puissance des lentilles concaves.

Il faudra avoir soin que les lunettes s'adaptent bien exactement aux yeux, que les verres soient sur le même niveau, suffisamment près des yeux, et que le centre de chaque verre corresponde bien au centre de la pupille. Ce point devra être surtout observé pour les verres qui sont maintenus au moyen d'un ressort pinçant le nez (*pince-nez*). Autrement, ce genre de lunettes agit à la manière des prismes, et donne lieu à de la diplopie ou à du strabisme, lequel peut même devenir permanent si l'on fait un usage constant du pince-nez. Les verres concaves doivent être placés tout près de l'œil; autrement, ils diminuent les dimensions et la netteté de l'image rétinienne. Comme les rayons lumineux qui tombent sur une lentille concave sont rendus divergents par cette lentille même, il s'ensuit que plus le verre est éloigné de l'œil, et moins les rayons périphériques traversent cet organe. C'est de cette manière qu'on explique que l'image rétinienne soit rapetissée et rendue moins nette (1). L'inverse s'obtient dans les verres concaves; car, comme ils rendent les rayons qui tombent sur eux plus convergents, un plus grand nombre de rayons périphériques arrive à l'œil, et plus le verre convexe est, bien entendu dans une certaine mesure, éloigné de l'œil, plus l'image rétinienne devient large et brillante.

Des monocles ne devraient pas être permis en règle générale, car ils amènent la faiblesse de l'œil dont on ne fait pas usage.

Outre les lunettes sphériques et cylindriques, on devra considérer encore les espèces suivantes :

Les verres *périscopiques* sont des lentilles concavo-convexes et convexo-concaves, et, en conséquence, ces verres n'ont qu'une très-légère aberration sphérique. Par suite de cette conformation, quand la surface concave est tournée vers l'œil, il y a sur le bord du verre une réfraction beaucoup moins irrégulière, et les images deviennent plus nettes. Le malade peut regarder obliquement, ainsi que l'a fait observer Wollaston, qui, à cause même de cela, a donné à ces verres le nom de *périscopiques*. Leurs principaux désavantages sont de réfléchir davantage la lumière, d'être plus pesants, et de coûter plus cher.

---

(1) Il a déjà été établi que les verres concaves diminuent l'image rétinienne en reportant en arrière le point nodal, c'est-à-dire en diminuant l'angle de la vision, tandis que les verres convexes agrandissent l'image rétinienne en reportant en avant le point nodal et agrandissant de la sorte l'angle de vision.

Les verres de lunettes doivent quelquefois avoir un foyer différent pour les parties supérieure et inférieure, lunettes *pantoscopiques* : c'est le cas qui se présente quand la presbytie coexiste avec la myopie ou l'hypermétropie : ainsi, Franklin, qui était presbyte et en même temps légèrement myope, se servait de verres dont la moitié inférieure était convexe pour neutraliser la presbytie, et la partie supérieure concave pour neutraliser la myopie. A Paris, ces verres sont appelés *verres à double foyer*, et sont construits en donnant à la partie supérieure du verre sur la face qui ne regarde pas l'œil un rayon différent de la partie inférieure. De telles lunettes doivent être placées devant les yeux à une hauteur appropriée, de manière qu'en regardant des objets rapprochés, les rayons arrivent à l'œil en traversant la moitié inférieure du verre, tandis que pour les objets éloignés ils auront à traverser la moitié supérieure. Des verres de ce genre sont très-utiles aux peintres en miniature et aux personnes qui lisent beaucoup.

Les verres prismatiques sont quelquefois employés dans le but d'exercer et de fortifier ainsi quelques-uns des muscles du globe de l'œil, ou, au contraire, pour les reposer. L'action des prismes a déjà été expliquée dans l'Introduction, et l'usage des lunettes prismatiques sera indiqué dans l'article sur l'asthénopie musculaire. Les prismes sont généralement placés la base tournée en dedans pour reposer les muscles droits internes ; ils peuvent être employés seuls ou combinés avec des lentilles convexes ou concaves. Dans le dernier cas, ils seront polis de telle sorte, qu'on trouve réunis l'effet d'un prisme et celui d'une lentille sphérique. En tournant en dedans la base du prisme, les rayons seront réfléchis quelque peu vers le côté interne de la tache jaune ; l'œil, en conséquence, se portera légèrement en dehors, de manière à faire tomber les rayons exactement sur la tache jaune. Il y aura, en conséquence, une convergence moindre des axes optiques ; l'effet obtenu sera le même que dans le cas où un objet serait placé plus loin ; il est vu sous le même angle visuel, et la divergence des rayons est la même.

Immédiatement à côté des verres prismatiques, il faut placer les verres décentrés de Giraud-Teulon. Ils sont construits de telle manière que les portions concentriques de deux lentilles convexes se rapprochent de manière à produire une action légèrement prismatique : ainsi, dans les lentilles convexes, le centre devrait être placé un peu en dedans des rayons visuels, tandis que dans les lentilles concaves il devrait être un peu en dehors.

Le docteur Scheffler propose de substituer aux lentilles sphériques communes, des verres qui seront pris sur la périphérie d'une large lentille et agiront comme des lentilles décentrées. L'avantage qu'il y trouve est que la convergence des axes optiques subit une altération qui est en harmonie avec le changement d'accommodation, ce qui n'est pas toujours le cas lorsqu'on fait usage de lentilles sphériques ordinaires. Son travail, *Die Theorie der Augenfehler und der Brille*, dans lequel ce sujet est traité à fond, a été traduit en anglais par M. R. B. Carter.

Les abat-jour sont très-utiles pour protéger les yeux contre une lumière trop brillante, la poussière ou les vents froids. Les meilleurs sont les abat-jour recourbés d'un bleu moyen. Ils ont à peu près la forme d'un verre de montre, et sont construits de façon à recouvrir et à protéger complétement l'œil, excepté du côté temporal. Là on doit laisser une ouverture suffisante pour que l'air puisse s'introduire, arriver jusqu'à l'organe et maintenir l'évaporation de la transpiration conjonctivale. Ces abat-jour sont bien préférables à ceux qu'on fait complétement fermés, soit par un verre, soit par de la soie. Ces derniers procédés ont l'inconvénient de tenir l'œil dans une atmosphère trop chaude. Ils sont, par les mêmes raisons, très-utiles dans les cas où un malade est exposé à l'air extérieur après une opération grave, lorsque l'œil est encore enflammé et susceptible de se refroidir; mais en toute autre circonstance les abat-jour à verres recourbés devront être préférés.

L'éblouissement dont se plaignent plusieurs malades, et surtout les myopes, lorsqu'ils sont exposés à la lumière du soleil ou du gaz, peut être soulagé par des verres bleus. On croyait autrefois que les rayons rouges du spectre solaire étaient les plus fatigants pour les yeux, et l'on conseillait des lunettes vertes, parce que cette couleur exclut les rayons rouges. Mais il est aujourd'hui bien connu que ce ne sont pas les rayons rouges, mais les rayons oranges, qui irritent la rétine; et comme le bleu exclut les rayons oranges, c'est cette couleur bleue qui est véritablement la bonne pour ce genre de lunettes. De plus, la couleur bleue, à cause de sa position plus excentrique dans le spectre solaire, cause moins d'impression sur la rétine. Les lunettes noir de fumée ne sont pas aussi bonnes, parce qu'elles diminuent la quantité de couleur et de lumière, et rendent ainsi l'image plutôt indistincte.

Il est souvent très à propos de combiner la teinte bleue avec l'emploi des lentilles sphériques convexes ou concaves; dans les verres faibles, on peut le faire aisément; mais si les verres sont forts, c'est plus difficile, car l'épaisseur variable du verre produit une différence considérable dans la teinte entre le centre et les bords de la lentille. En pareil cas, il serait à propos d'adopter la proposition de M. Laurence, qui engage à joindre une feuille très-mince de verre teinté à une lentille sphérique sans couleur. Le morceau de verre teinté sera appliqué derrière la lentille.

En dehors des verres protecteurs employés pour protéger les yeux contre le vent, la poussière, l'impression trop vive de la lumière, etc., il y a ceux qui sont employés par les travailleurs pour se garantir de parcelles de métaux ou de substances dangereuses qui peuvent les atteindre pendant leurs travaux. Les meilleurs sont faits en verre très-épais, avec des côtés de fil de fer ou de toile métallique, et sont assez forts pour résister aux éclats de pierre, d'acier, etc., à tout, en un mot, excepté à un gros projectile. Leur seul défaut est d'être très-lourds et très-chers. Pour obvier à ces inconvénients, le docteur Cohn a proposé d'employer pour ces appareils protecteurs du mica au lieu de verre. Si le mica est de bonne qualité, il est presque aussi transparent que du verre ; seulement, il répand sur les objets une légère teinte grise qui ne diminue en rien l'acuité de la vision, mais tempère un peu la lumière. Ces appareils sont construits de manière à recouvrir exactement les yeux, en laissant seulement sur le côté temporal une légère ouverture. Leur poids est beaucoup moindre et leur prix beaucoup moins élevé, et ils ont de plus l'avantage de ne pas se briser en tombant.

XI. — Différence dans la réfraction des deux yeux.

Il n'est pas rare de rencontrer des différences sensibles dans la réfraction des deux yeux, et généralement ces différences tiennent au degré de la myopie ou de l'hypermétropie, qui n'est pas le même pour les deux yeux. Il peut arriver aussi qu'un œil soit emmétrope, tandis que l'autre est myope ou hypermétrope, ou bien encore la myopie peut exister dans un œil tandis que l'hypermétropie se trouve dans l'autre. L'absence de la lentille cristalline (aphakie) donne lieu aussi à de grandes différences dans l'état de la réfraction. Dans la grande majorité des cas, la réfraction des deux yeux est presque semblable ; quelquefois, cependant, pour les yeux myopes et hypermétropes, on trouve des différences considérables dans le degré de ces affections. La question pratique est celle-ci : Quelles lunettes doit-on donner aux malades? Il peut paraître rationnel de donner à chaque œil le verre qui lui convient ; mais, dans la pratique, on trouve que ce procédé ne répond pas généralement aux besoins, car les malades se plaignent presque toujours de ces verres, qui rendent leur vue indistincte, à cause de la différence du volume des deux images rétiniennes. Il vaut mieux donner pour les deux yeux des verres qui conviennent à l'œil le moins amétropique. S'il faut que le sujet jouisse de toute l'acuité de vision possible, il faudra donner deux verres différents, de manière à neutraliser complétement la différence de réfraction, et faire essayer au malade s'il peut voir distinctement et facilement avec ces verres différents. Il arrive quelquefois qu'avec un peu d'habitude le malade arrive à voir très-bien dans cette condition, et en pareil cas on peut lui permettre de continuer l'emploi de ces lunettes. Si ce résultat ne se produit pas, on peut neutraliser partiellement la différence et diminuer ainsi le volume des cercles de diffusion. Ainsi, si la myopie d'un œil $= \frac{1}{14}$ et celle de l'autre $\frac{1}{6}$, on pourra prescrire une lentille concave n° 15 pour le premier et une lentille concave n° 9 ou 10 pour le second. On a dit aussi que si la vue de deux yeux (qui diffèrent considérablement comme degré de myopie) est également bonne, le verre qui se trouve juste entre les deux degrés peut être donné pour les deux. Si, par exemple, un œil demande une lentille concave n° 4 et que l'autre demande une lentille concave n° 8, on devra prescrire une lentille n° 6 pour les deux yeux; mais ces verres ne peuvent pas convenir, puisqu'ils sont trop forts pour l'un des yeux, et trop faibles pour l'autre.

S'il y a une différence dans la réfraction de deux yeux, l'un étant myope et l'autre hypermétrope, il est souvent difficile de trouver des verres qui neutralisent chaque anomalie. Ce fait est dû à la différence de grandeur des images rétiniennes produites, car la lentille convexe va agrandir l'image pendant que la lentille concave va la diminuer, et ces effets inverses seront une source de confusion. En réalité, dans tous les cas de différence dans la réfraction des deux yeux, les malades devront essayer pendant un certain temps des verres, afin de s'y habituer, si c'est possible avant qu'on décide définitivement quelle sorte de verre on prescrira.

CHAPITRE XIV

AFFECTIONS DES MUSCLES DE L'ŒIL (1).

I. — Action des muscles de l'œil.

Afin de comprendre complétement l'action physiologique des différents muscles du globe de l'œil, nous devons considérer l'œil comme une sphère dont le centre serait fixe et dont les mouvements pourraient être seulement des rotations autour d'un axe fixe, et par conséquent où il ne peut exister aucun changement de localité. Seulement, afin de déterminer exactement ces rotations, il ne suffit pas de s'assurer du changement de position qu'*un* point peut subir sur la surface de la sphère, mais nous devons considérer aussi la position d'un *second* point qui ne doit pas se trouver en relation avec le pôle du premier. Si nous prenons le centre de la cornée comme premier point et le méridien vertical (le cercle le plus grand qui est perpendiculaire à l'équateur de l'œil) pour second point, nous pourrons facilement déterminer les mouvements de rotation de l'œil en examinant dans quelle direction se meut le centre de la cornée, et quelle espèce d'inclinaison subit le méridien vertical.

Afin de découvrir les inclinaisons du méridien vertical dans les diverses positions de l'œil, Donders conseille une expérience très-ingénieuse : il commence par suspendre un fil coloré qu'il regarde jusqu'à ce que son image soit imprimée sur sa rétine (cette image se trouve dans le méridien vertical de l'œil); il remue alors sa tête dans les différentes directions pour lesquelles il désire s'assurer des inclinaisons du méridien vertical, et mesure l'angle que forme l'image sur sa rétine avec une ligne tenue verticalement sur son œil. Comme la position de l'image verticale correspond

(1) Pour des informations plus complètes sur les maladies des muscles de l'œil, je renvoie le lecteur aux articles de de Graefe dans *A. f. O.*, I et III ; et Alf. Graefe, *Motilitätsstörungen des Auges* ; ainsi qu'aux miens, *R. L. O. H. Rep.*, II et III, dans le *Medical Times and Gazette*, 1865.

avec celle du méridien vertical, il a pu de cette manière s'assurer de la direction du méridien vertical dans chaque mouvement du globe de l'œil.

Je dois ici faire remarquer que, d'ordinaire, on voit les objets d'une manière verticale, et non pas inclinée, même lorsque le méridien vertical est incliné.

En se basant sur ses expériences, Donders a établi les règles suivantes quant à la position du méridien vertical dans les différentes positions de l'œil :

1° Si l'on regarde, dans le méridien horizontal, droit devant soi à droite ou à gauche, le méridien vertical ne subit aucune inclinaison, mais reste vertical ;

2° Si l'on regarde, dans le méridien vertical, droit devant soi en haut ou en bas, le méridien vertical reste encore vertical ;

3° Si l'on regarde obliquement en haut, à gauche, les méridiens verticaux des deux yeux sont inclinés (1) parallèlement à la gauche (celui de l'œil gauche penché en dehors et celui de l'œil droit en dedans) ;

4° Si l'on regarde obliquement en bas, à gauche, les méridiens verticaux des deux yeux sont inclinés parallèlement à droite (celui de l'œil gauche en dedans, celui de l'œil droit en dehors) ;

5° Si l'on regarde obliquement en haut à droite, les méridiens verticaux des deux yeux sont inclinés parallèlement à droite (celui de l'œil droit en dehors, celui de l'œil gauche en dedans) ;

6° Si l'on regarde obliquement en bas à droite, les méridiens verticaux des deux yeux sont inclinés parallèlement à gauche (celui de l'œil droit en dedans, celui de l'œil gauche en dehors) (2).

Afin d'être plus clair, nous pouvons regarder les muscles moteurs de l'œil comme divisés en trois paires, les deux muscles de chaque paire agissant d'une façon antagoniste l'un avec l'autre.

Afin de s'assurer de la direction dans laquelle agit un muscle, il est nécessaire de tirer une ligne droite qui unit le milieu de son origine au milieu de son insertion. Un plan placé à travers cette ligne, au point tournant de l'œil, est appelé *plan du muscle*, et une ligne qui est perpendiculaire à ce plan au point tournant est appelée *axe tournant*. Nous verrons maintenant qu'il est de la plus grande importance, dans les paralysies des différents muscles du globe de l'œil, de connaître les positions de l'œil dans lesquelles certains muscles agissent sur la hauteur de la cornée, et surtout sur le méridien vertical. Nous trouverons que l'effet produit sur la hauteur de la cornée est d'autant plus grand que le plan du muscle coïncide avec le plan méridien vertical, et que l'axe tournant

---

(1) L'extrémité supérieure de la ligne du méridien vertical est celle qui est toujours décrite.

(2) Ces règles ont été traduites de l'excellent ouvrage d'Alfred Graefe : *Klinische analyse der Motilitätsstörungen des Auges.*

approche du diamètre horizontal. D'autre part, le pouvoir exercé sur le méridien vertical sera moins grand dans cette situation, mais augmentera en proportion quand l'œil sera tourné dans la direction opposée, l'axe tournant s'approchera de plus en plus de la position de l'axe optique.

Examinons maintenant l'action des différents muscles sur le globe de l'œil, et la direction du méridien vertical.

Le muscle droit supérieur s'élève d'une partie de l'os juste en face du trou optique, et continue sa course obliquement sur le globe jusqu'à l'endroit où il vient s'insérer dans la sclérotique, à trois lignes dans la cornée, mais il passe si obliquement que la partie interne de son insertion se trouve de presque une ligne plus près de la cornée que dans sa partie externe. Son action consiste à faire mouvoir l'œil en haut et légèrement en dedans, en inclinant le méridien vertical en dedans.

Le droit inférieur commence aussi dans l'ouverture optique, et son tendon est inséré à trois lignes environ du bord inférieur de la cornée, mais à une demi-ligne environ du côté interne de la ligne idéale verticale tirée à travers le centre de la cornée. Il fait mouvoir l'œil en bas et en dedans, en inclinant le méridien vertical en dehors.

Ces muscles, droits supérieur et inférieur, exercent une influence considérable sur le niveau de la cornée, lorsque l'œil est tourné en dehors, car le plan du muscle coïncide de plus en plus avec le plan méridien, et l'axe tournant approche du diamètre horizontal. Ces muscles agissent davantage sur l'inclinaison du méridien vertical quand l'œil est tourné en dedans, car alors l'axe tournant approche de plus en plus de l'axe optique.

Le droit externe part du tendon commun, et se développe le long du côté externe du globe de l'œil, pour venir s'insérer à trois lignes environ du bord extérieur de la cornée. Il donne à l'œil les mouvements directement extérieurs sans produire aucune inclinaison du méridien vertical.

Le droit interne est le plus fort des muscles oculaires : il a près de quatre lignes de largeur, part du tendon commun, et est inséré dans la sclérotique à deux lignes et demie environ du bord inférieur de la cornée. Il donne à l'œil le mouvement directement inférieur, sans inclinaison du méridien vertical.

Le muscle oblique supérieur part juste en face de la partie interne de la cavité optique, et va le long de l'angle interne de l'œil, où son tendon passe à travers le trochléateur, de là se penche en dehors, se développe en arrière comme un éventail, et vient s'insérer dans le quart supérieur, postérieur et externe du globe de l'œil, par un tendon long de trois lignes dont la convexité se trouve en arrière. L'action de l'oblique supéieur consiste à faire rouler l'œil en bas et extérieurement, et à incliner le méridien vertical en dedans.

Le muscle oblique inférieur part d'une dépression dans le bord orbitaire de l'os maxillaire supérieur. Il est légèrement tourné vers le côté externe du sac lacrymal, et passe le long du plancher de l'orbite extérieurement en bas et en arrière, jusqu'à ce qu'il arrive au-dessous du droit inférieur (auquel il est réuni par le tissu fibro-cellulaire), à l'endroit de sa courbe en haut et en arrière, et passe au côté interne du droit externe, pour venir s'insérer, par un tendon court, près de l'insertion du muscle supérieur oblique. L'oblique inférieur fait remuer l'œil en haut et extérieurement, et incline au dehors le méridien vertical. Les deux muscles obliques agissent plus sur la hauteur de la cornée quand l'œil est remué en dedans, car le plan du muscle coïncide alors de plus en plus avec le plan méridien ; en outre, ils agissent sur l'inclinaison du méridien vertical quand l'œil est tourné en dehors, car alors l'axe tournant se rapproche de plus en plus de l'axe optique.

Ayant ainsi décrit l'action individuelle des muscles, il nous reste maintenant à considérer les mouvements de l'œil qui sont produits par l'action combinée de plusieurs muscles réunis. En agissant ainsi, on rencontre huit mouvements différents de l'œil à examiner :

1° Le mouvement vertical en haut, dans lequel le méridien vertical reste vertical, est produit par l'action combinée du droit supérieur et de l'oblique inférieur. Le droit supérieur seul tire la cornée en haut et en dedans, et incline en dedans le méridien vertical : de là vient qu'un autre muscle (l'oblique inférieur) dont l'action consiste à tirer la cornée en haut et extérieurement, et à incliner extérieurement le méridien vertical, doit s'associer au droit supérieur, afin de contrebalancer l'action de celui-ci.

2° Si l'on remue l'œil obliquement en haut et en dedans, le méridien vertical sera incliné en dedans, et alors le droit supérieur est associé au droit interne. Cependant, comme ce dernier ne produit aucun effet sur le méridien vertical, le droit supérieur va produire une inclinaison en dedans trop considérable. De là une perturbation entre cet œil et l'autre, dont le méridien vertical est incliné extérieurement. Il était donc nécessaire que quelque autre muscle, dont l'action consiste à incliner extérieurement le méridien vertical, fût aussi employé de façon à contrebalancer l'action du droit supérieur. Ce muscle nécessaire est encore l'oblique inférieur. En outre, comme l'oblique inférieur a moins d'influence sur le méridien vertical quand l'œil est tourné en haut et en dedans, il ne corrige pas complétement l'action du droit supérieur, mais seulement la limite.

3° Quand on remue l'œil obliquement en haut et en dehors, le méridien vertical étant extérieurement incliné, le droit supérieur agit conjointement avec le droit externe. Seulement, comme ce dernier n'a aucune influence sur la position du méridien vertical, et que le droit interne attire ce méridien en dedans, il nous faut un autre muscle qui non-seulement contrebalance l'effet du droit supérieur, mais encore corrige cette disposition et amène le méridien extérieurement. L'inférieur oblique se trouve remplir ces conditions, car, dans le mouvement dont il s'agit, ce muscle agit beaucoup sur le méridien vertical.

4° Le mouvement vertical en bas, le méridien restant vertical, est produit par l'action combinée du droit inférieur et de l'oblique supérieur. L'action du droit inférieur seule consiste à tirer l'œil au-dessous et en dedans, et à incliner le méridien vertical extérieurement. Par conséquent, il doit être associé avec l'oblique supérieur, dont l'action consiste à amener l'œil en bas et extérieurement, et à incliner le méridien vertical en dedans, ce qui contrebalance l'action du droit inférieur.

5° Dans le mouvement diagonal en bas et en dedans, le méridien vertical étant incliné extérieurement, le droit inférieur est associé avec le droit interne, et de plus il est nécessaire d'avoir le muscle oblique supérieur pour limiter les effets du droit inférieur sur le méridien vertical, et préserver le parallélisme des deux méridiens.

6° Dans le mouvement diagonal en bas et extérieurement, le méridien vertical étant incliné en dedans, le droit inférieur est associé avec le droit externe, et le supérieur oblique arrive non-seulement pour contrebalancer les effets du droit inférieur sur le méridien vertical, mais aussi pour les annuler et incliner le méridien en dedans.

7° Le mouvement direct extérieur est produit par l'action du droit externe.

8° Le mouvement direct en dedans est produit par l'action du droit interne.

La table suivante permettra au lecteur de se rappeler plus facilement le mode de production des différents mouvements de l'œil :

MOUVEMENTS.	MUSCLES PRODUCTEURS (MOTEURS).
En haut............	Droit supérieur et oblique inférieur.
En bas............	Droit inférieur et oblique supérieur.
En dedans.........	Droit interne.
En dehors.........	Droit externe.
En haut et en dedans..	Droit supérieur, droit interne, et oblique inférieur.
En haut et en dehors..	Droit supérieur, droit externe, et oblique inférieur.
En bas et en dedans...	Droit inférieur, droit interne, et oblique supérieur.
En bas et en dehors...	Droit inférieur, droit externe, et oblique supérieur.

L'effet des muscles droits est de tirer l'œil *dans* l'orbite, et celui des muscles obliques de le tirer *hors* de l'orbite.

Les nerfs qui supportent les muscles de l'œil sont les troisième, quatrième et cinquième.

Le troisième nerf supporte les muscles droit supérieur, inférieur et interne : l'inférieur oblique, l'élévateur palpébral supérieur, le constricteur pupillaire et le muscle ciliaire.

Le quatrième nerf supporte le muscle supérieur oblique.

Le sixième nerf supporte le droit externe.

Il y a deux différentes sortes de mouvements binoculaires : les mouvements associés et les mouvements accommodatifs. Dans les premiers, les axes optiques ou, pour parler strictemeut, les lignes visuelles restent parallèles. Au contraire, dans les mouvements de l'accommodation, elles convergent l'une vers l'autre et se réunissent sur le même objet. Quand les muscles des deux yeux sont au repos, l'angle formé par les lignes visuelles est appelé le *mésoroptre musculaire*, et la convergence des lignes visuelles est telle que leur prolongation se réunirait à un point qui varie de 8′ à 12′ en face des yeux. Je dois ajouter que, si l'on regarde en bas, il y a toujours une tendance marquée à la convergence, et, si l'on regarde en haut, une grande tendance à la divergence. De là un strabisme convergent est beaucoup plus marqué si le malade regarde en bas, et un strabisme divergent est au contraire plus marqué si le malade regarde en l'air.

Il nous reste maintenant à considérer rapidement les symptômes, le diagnostic et le traitement des affections paralytiques des différents muscles de l'œil, et je commencerai par la forme la plus simple et la plus facile de paralysie, celle du muscle droit externe.

Pour empêcher les répétitions inutiles, et afin de n'oublier aucun symptôme, il est toujours à propos de suivre une espèce de routine dans l'examen des malades qu'on suppose atteints de strabisme ou de paralysie d'un ou de plusieurs des muscles de l'œil. Pour un examen de ce genre, il vaut mieux commencer par diriger le regard du malade (qui doit tenir sa tête droite et immobile) sur un objet, tel qu'une plume ou une règle, qu'on tient à une distance de quelques pieds, et qu'on remue dans toutes les directions. Le malade devra suivre cet objet des yeux ; tout effet anormal dans le mouvement de l'un des yeux sera facilement reconnu tout de suite. Ensuite nous fermons un œil, le droit par exemple, que nous couvrons avec notre main ; pendant ce temps, le malade doit tenir ses yeux fixés sur l'objet. Nous observons alors si l'œil gauche (admettant que le droit ait été couvert) reste immobile ou s'il doit faire un mouvement pour amener son axe optique sur l'objet. Dans ce dernier cas, nous reconnaissons tout de suite que cet œil a précédemment dévié de l'objet : ainsi, s'il se meut en bas, il est clair qu'il était trop haut auparavant, et *vice versâ*.

II. — Paralysie du muscle droit externe de l'œil gauche.

Si l'objet (une bougie allumée) est placé, dans le méridien horizontal, à quatre ou cinq pieds en face du malade, on voit que les deux axes optiques sont fixés sur lui, car si l'on ferme un œil, l'autre fait un mouvement ; on prend ensuite l'objet, qu'on déplace successivement à la droite du malade, en haut, en bas, et les yeux le suivent exactement. Cependant, quand on remue cet objet à gauche de la ligne médiane, on voit que l'œil gauche reste en arrière, ce qui produit un strabisme convergent qui augmente proportionnellement à mesure que l'objet est emporté plus loin vers la gauche. Comme la paralysie d'un muscle ne peut se montrer que lorsque l'œil fait un mouvement pour lequel l'action de ce muscle est nécessaire, la paralysie du droit gauche externe ne se produit que lorsque l'œil est remué dans cette direction, à gauche de la ligne médiane.

Dans un cas récent de paralysie complète du droit externe, on verra que, si le malade ferme l'œil sain et que l'objet soit légèrement amené dans la moitié gauche du champ de vision, l'œil gauche essayera de la suivre, non pas par mouvement horizontal, mais par un mouvement de rotation en zigzag produit par l'action des muscles obliques supérieurs et inférieurs.

Un troisième symptôme, c'est que la déviation secondaire est beaucoup plus grande que la déviation primitive (1). C'est un symptôme très-important pour distinguer la forme paralytique de la forme concomitante de strabisme. La déviation de l'œil atteint de strabisme est appelée *déviation primaire*. Si l'œil sain est recouvert, l'autre remuera dans une certaine direction pour ajuster son axe optique à l'objet ; ce mouvement sera accompagné par un mouvement d'association de l'œil sain recouvert, qui alors devient louche à son tour, et c'est ce mouvement de l'œil sain qui est appelé *déviation secondaire*.

Pour rendre ce fait plus intelligible, supposons que, dans un cas de paralysie du droit externe gauche, l'objet soit remué au côté gauche du malade : sur un certain point, un léger degré de strabisme convergent de l'œil gauche, égalant peut-être une ligne, apparaîtra. Ce strabisme sera produit par l'impossibilité dans laquelle se trouve l'œil de suivre l'objet. Si ensuite on couvre l'œil droit avec la main, l'œil gauche va faire un mouvement extérieur d'une ligne à peu près, afin de diriger son axe

____

(1) Pour surveiller la situation de l'œil qu'on exclut de l'acte de vision, on place devant l'un des yeux un morceau de verre cannelé, au lieu de le couvrir avec la main. Par ce moyen, le malade ne peut pas voir, et il nous est facile cependant d'observer la position de cet œil.

optique sur l'objet ; mais l'œil droit, quoique recouvert, fera simultanément un mouvement d'association en dedans d'environ deux lignes et
demie à trois lignes. Cette déviation secondaire de deux lignes et demie à
trois lignes est beaucoup plus considérable que la déviation primitive, qui
était d'une ligne. La raison en est très-simple : comme le muscle externe
de l'œil gauche a une innervation insuffisante, il lui faut une impulsion
plus considérable de la volonté pour porter son mouvement à une ligne
que si l'innervation était normale. Mais cet accroissement de l'impulsion
affecte aussi le droit interne sain de l'œil droit, et produit par conséquent un mouvement plus considérable. De là vient cette règle invariable
de tous les cas de paralysie, que la déviation secondaire dépasse considérablement la déviation primaire, et celle-ci, que, dans le strabisme ordinaire concomitant, les deux déviations sont exactement égales.

La mesure linéaire du strabisme doit être prise de la manière suivante :
on marque un point sur la paupière inférieure qui correspond à une ligne
verticale imaginaire tirée à travers le centre de la pupille de l'œil louche,
quand l'autre œil est fixé sur un objet placé à une distance de 8′ à 12′.
On ferme alors l'œil normal, et l'œil louche est dirigé sur l'objet : alors
le point de la paupière inférieure correspond à une ligne verticale tirée à
travers le centre de la pupille, qui est mesurée à son tour, et la distance
entre le premier et le second point donne le volume linéaire du strabisme.
Ces points peuvent être marqués d'abord avec un peu d'encre sur la paupière inférieure ; mais un peu d'habitude permet bientôt d'estimer vite et
sûrement la distance qu'il y a entre eux. Ce procédé est représenté dans la
figure 76 : A est la marque correspondant au centre de la pupille, quand

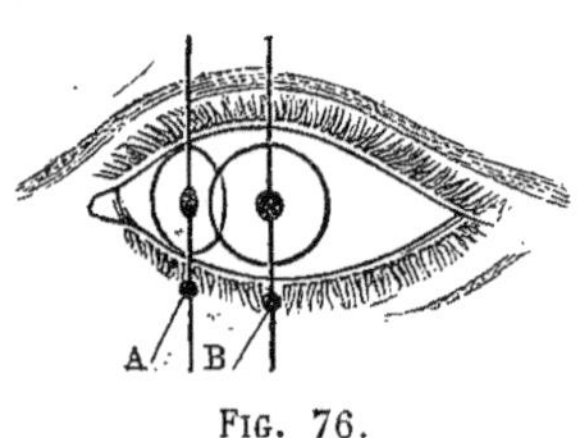

FIG. 76.

l'œil louche ; B est la marque correspondant au
centre de la pupille, quand l'œil est fixé sur
l'objet. La distance entre A et B donne le
volume du strabisme.

Cependant il est encore plus commode d'employer le monomètre à strabisme de M. Laurence (fig. 77). Cet instrument se compose
d'une plaque d'ivoire P, moulée d'après la con-
formation de la paupière inférieure. Son bord est gradué de telle sorte,
que le centre étant désigné par le chiffre 0, les lignes et les demi-lignes
de Paris sont marquées sur chaque côté du chiffre 0. Le manche H est
attaché à la plaque. La plaque doit être appliquée sur le bord de la paupière inférieure de l'œil louche, et le volume du strabisme sera reconnu
facilement et très-sûrement.

Un autre symptôme qui est caractéristique d'une affection paralytique,
c'est la projection erronée du champ visuel. Par exemple, si nous fermons
l'œil droit et que nous disions au malade de frapper vite avec son doigt

(s'il le fait lentement, il aura le temps de corriger son erreur) sur un objet tenu vers la gauche de la ligne médiane, il se trompera et cherchera l'objet trop sur la gauche. La raison de ce fait est celle-ci : le droit externe, dont l'innervation est insuffisante, est obligé de se contracter plus qu'il ne serait nécessaire si l'innervation était normale, et beaucoup plus même que cela n'est nécessaire. En conséquence, le malade se trompe dans son estimation du mouvement, et se figure que l'objet est plus loin sur le côté du muscle malade qu'il ne l'est en réalité, et par conséquent porte trop sur la gauche. Si l'affection paralytique n'est pas trop compliquée, les malades, avec le temps, arrivent à corriger ces erreurs de projection. Les étourdissements dont ils se plaignent souvent ne sont pas nécessairement dus à une lésion cérébrale, mais à la confusion qui se produit par suite de la diplopie, etc.

La manière dont on doit examiner la position des images doubles, et l'usage et l'action des lunettes prismatiques, ont été expliqués dans l'Introduction, à la page 9.

Dans un cas de paralysie du droit externe, la diplopie apparaîtra quand l'objet est remué dans la moitié gauche du champ visuel, mais il n'existera pas dans la moitié droite. La distance entre

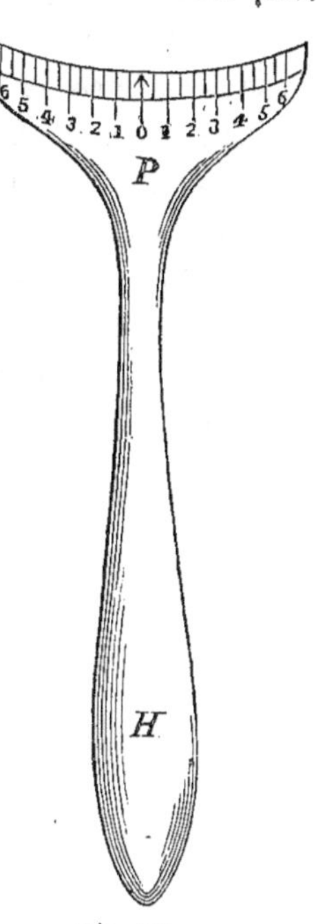

FIG. 77.

les images doubles augmentera à mesure que l'objet sera plus éloigné vers la gauche. Les images doubles montreront seulement des différences latérales ; elles seront parallèles homonymes et de la même hauteur. C'est un fait intéressant, car, quoique le droit externe n'ait aucune influence *directe* sur le méridien vertical, cependant, en l'assistant dans les positions diagonales externes du globe de l'œil, il aide en préservant le parallélisme des méridiens verticaux des deux yeux. Par exemple, si l'œil du malade est dirigé sur un objet tenu diagonalement en haut à gauche, l'œil droit remuera dans la situation nécessitée par l'action combinée du droit supérieur, de l'oblique inférieur et du droit interne, sur le méridien vertical, étant incliné sur la gauche. L'œil gauche a besoin, pour se mouvoir en haut et extérieurement, de l'action combinée du droit supérieur, de l'inférieur oblique et du droit externe. Seulement, comme ce dernier est paralysé, l'œil gauche reste presque droit, et son méridien vertical, au lieu d'être incliné vers la gauche, reste vertical. Le parallélisme des méridiens se trouve détruit, et il converge au sommet, tandis que la double image paraît au malade être divergente au sommet. Cependant, à cause de la conformité des lois de la vision normale, l'image qui tombe dans le méridien incliné d'un œil sain paraît droite au malade, l'image de l'œil malade apparaissant nécessairement penchée.

Dans les positions diagonales de l'œil gauche extérieurement, et en haut extérieurement et en bas, l'image double ne montre pas seulement une différence dans l'inclinaison, mais aussi dans la hauteur. Comme le droit externe est employé en même temps que le droit supérieur et l'inférieur oblique, pour produire les mouvements de l'œil diagonalement en haut et extérieurement, la paralysie doit porter sur ces mouvements et affecter aussi la position du méridien vertical, qui, au lieu d'être parallèle avec celui de l'œil droit et incliné à gauche, sera presque vertical, et, par conséquent, les deux méridiens verticaux viendront converger au sommet, et l'image double apparaîtra divergente au malade. Un regard jeté sur la figure 78 expliquera facilement ce fait.

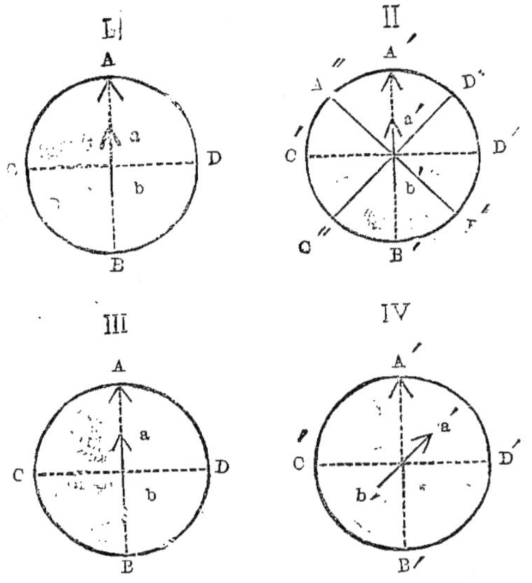

FIG. 78.

Dans la figure 78, I représente l'œil droit sain, dont le méridien vertical AB est vertical, et dont le méridien horizontal CD est horizontal. L'image AB tombe dans le méridien vertical; II est l'œil gauche atteint de paralysie du droit externe dans la situation en haut et extérieure; le méridien vertical A'B' n'est pas parallèle à celui de l'œil droit, mais converge vers lui (A"B"). L'image a'b', par conséquent, ne tombe pas dans le méridien vertical, mais dans les quarts supérieur et extérieur (A"D"), et interne et inférieur (C"B") de la rétine. L'image double apparaîtra, par conséquent, au malade comme tournée vers la gauche, et divergente au sommet de celle de l'œil droit (III et IV, ab et a'b').

Je dois appeler l'attention sur ce fait, que les inclinaisons des méridiens verticaux sont absolument relatives, en sorte que, quoiqu'en réalité l'image de l'œil sain puisse être l'image inclinée, elle apparaît généralement droite au malade, et l'image de l'œil atteint apparaît inclinée, quoique son méridien vertical puisse rester vertical.

Nous rencontrons aussi un phénomène très-curieux dans le mouvement en haut et extérieur : c'est une différence dans la hauteur des images doubles, sans aucune différence dans la hauteur de la cornée. Cette anomalie apparente s'explique facilement par un regard jeté sur la figure 79.

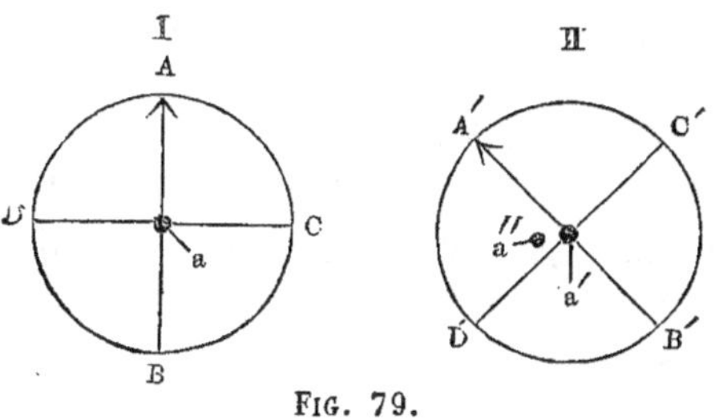

FIG. 79.

Dans la figure 1, les rayons de l'objet tomberont sur la tache jaune a, mais dans l'œil gauche II, à cause de la convergence des yeux et de l'inclinaison en dedans du méridien vertical A″B″, les rayons ne tomberont pas sur a', mais en a'', point qui se rencontre dans le quart interne supérieur de la rétine; par conséquent, l'image double se trouvera à gauche et au-dessous de l'objet. En outre, dans la position diagonale inférieure et extérieure, l'image double se trouvera à gauche et au-dessus de l'objet, et inclinée vers la droite.

La position de la tête est aussi très-caractéristique; le malade la porte légèrement inclinée à gauche, afin d'empêcher la diplopie en amenant les objets, autant que possible, dans la moitié droite du champ de vision.

Le pronostic est généralement favorable si la paralysie du muscle droit est aiguë, qu'elle ne soit pas trop considérable comme étendue et qu'elle ne dépende pas d'une lésion cérébrale. Des cas de ce genre sont souvent complétement guéris, ou au moins grandement améliorés. Quelquefois, cependant, il survient une contraction secondaire du droit interne du même œil, à cause de la diminution des forces opposées à l'action de ce muscle. De cette manière, il peut s'établir un strabisme permanent de l'œil; mais si l'œil malade a la meilleure vue des deux et qu'il soit atteint seulement d'une paralysie partielle du droit externe, le malade peut s'en servir, en dépit de l'effort que cela occasionne de préférence à l'autre œil, qui louchera considérablement en dedans et peut-être d'une manière permanente.

Dans la paralysie du droit externe, un prisme sera appliqué ayant sa base vers la tempe, afin que les rayons puissent être réfractés extérieurement, car, à cause de la convergence des axes optiques, les rayons de l'objet tomberont au côté interne de la tache jaune. Des verres prismatiques peuvent être employés dans deux buts différents : 1° pour débarrasser le malade de l'ennui de la diplopie; 2° afin d'exercer légèrement le muscle paralysé et de le fortifier graduellement. Dans le premier cas, nous prescrirons le nombre de prismes nécessaire pour neutraliser complétement la diplopie à une certaine distance. En outre, si nous désirons exercer le muscle malade, nous ferons faire un prisme qui rendra seulement les deux images approximatives. Cela procure au malade une grande confusion, et il essaye de fondre ces deux images; de cette manière, le muscle se fortifie par un exercice volontaire qui lui est infligé. En agissant ainsi, on doit prendre garde de ne pas employer un prisme trop faible : d'abord, il faut le choisir de façon qu'il réunisse presque les deux images, et c'est à mesure que le muscle devient plus fort qu'on doit prescrire un prisme plus faible.

III. — Paralysie du troisième nerf.

Le troisième nerf est le principal nerf moteur du globe de l'œil; il se divise dans l'orbite en deux branches, l'une supérieure, l'autre inférieure. La branche supérieure supporte le droit supérieur et l'élévateur palpébral; la dernière supporte le droit interne, le droit inférieur, l'inférieur oblique, le sphincter pupillaire et le muscle ciliaire. Suivant Volkmann et Fäsebeck, le troisième nerf envoie aussi une petite branche au supérieur oblique et au droit externe.

La paralysie du troisième nerf peut varier comme degré et comme étendue; elle peut être partielle ou complète : 1° tous les muscles supportés par ce nerf peuvent être plus ou moins intéressés; ils peuvent être tous complétement ou imparfaitement paralysés, ou bien quelques-uns peuvent être paralysés complétement, tandis que les autres ne sont atteints qu'en partie; 2° un ou plusieurs muscles peuvent être complétement ou partiellement paralysés, tandis que les autres sont parfaitement sains.

Avant de décrire les symptômes présentés par la paralysie isolée des muscles individuels supportés par le troisième nerf, il est à propos de jeter un regard sur ceux qui sont présentés par une paralysie de toutes les branches du nerf.

Supposons qu'il y ait une paralysie complète du troisième nerf de l'œil gauche, les symptômes présentés seront les suivants : la paupière supérieure pend sur l'œil; si on la soulève et la remue dans différentes directions, l'œil ne suit pas les mouvements en haut, en bas et en dedans. Le mouvement en dehors existe encore par suite de l'action du droit externe, et aussi un peu en bas extérieurement à l'aide du supérieur oblique. Généralement, il survient une contraction secondaire du droit externe, accompagnée par un strabisme divergent et une diplopie entrecroisée.

Si nous remuons un objet à la droite du malade, il se produit un strabisme divergent avec diplopie entrecroisée qui augmente à mesure que l'objet est entraîné davantage dans cette direction. Si l'on porte l'objet en haut, l'œil droit le suivra, mais l'œil gauche restera en arrière; les rayons de l'objet tomberont, par conséquent, sur une partie de la rétine située derrière la tache jaune, et l'image double sera projetée au-dessus de celle de l'œil droit. Si l'objet est porté en bas, le contraire se produira, et l'image de l'œil sera projetée au-dessous de celle de l'œil droit.

A cause de la paralysie de la branche du sphincter de la pupille, la pupille sera dilatée (de 2 à 2 lignes et demie de diamètre environ) et immobile. La paralysie de cette branche peut cependant précéder la paralysie générale du troisième nerf. Sous l'influence de l'atropine, la pupille se dilate au volume le plus considérable. A la fin, quand le muscle ciliaire devient paralysé, l'œil perd tout pouvoir d'accommodation.

Si l'œil sain est fermé et que le malade soit dirigé vers certains objets qu'il faut atteindre en marchant droit, il sera étourdi, et sa démarche sera incertaine, ce qui est dû à l'illusion qui existe dans son cerveau entre la position réelle et la position imaginaire de l'objet. Le globe de l'œil est généralement protubérant, à cause de la paralysie des muscles droits, dont l'emploi est de retenir l'œil dans l'orbite (1). Il y a aussi un ptosis marqué, mais ce dernier symptôme n'est pas aussi considérable que lorsque la palpébrale orbiculaire est aussi paralysée. Si l'on relâche l'orbiculaire et qu'on contracte le frontal, la paupière supérieure sera aussi un peu relevée. Quoique nous ne rencontrions que rarement une paralysie complète et isolée des muscles individuels supportés par le troisième nerf, il est à propos de considérer rapidement les symptômes que présentent les paralysies de ces différents muscles.

IV. — Paralysie du droit interne de l'œil gauche.

Quand un objet est porté de gauche à droite, les deux yeux restent fixés sur lui presque jusqu'à la ligne médiane; mais, quand il est porté à

(1) M. Muller a découvert dans la fissure orbitale inférieure une masse grise rougeâtre formée de petits faisceaux de fibre musculaire, avec tendons élastiques d'une structure analogue à la membrane orbitale de la mammalia. Il suppose que son action consiste à rendre le globe de l'œil protubérant. Cette masse était supportée par des fibres du grand sympathique, et l'irritation de ce nerf à la hauteur du cou a été reconnue comme cause de la protubérance de cet œil, peut-être même par l'action de ce muscle.

droite, l'œil gauche reste de plus en plus en arrière, et il se produit ainsi un strabisme divergent. Si la paralysie est complète et que le malade essaye de porter son œil gauche en dedans, il réussira seulement à produire un mouvement de zigzag de rotation par suite de l'action du droit supérieur et inférieur. Comme le strabisme est divergent, la diplopie est entrecroisée, et la distance latérale entre les images doubles va augmenter en proportion du chemin que l'objet va faire sur la droite; seulement, il n'y aura aucune différence dans la hauteur et la position droite des images si l'on regarde verticalement en haut ou en bas; mais, dans les positions en dedans et diagonales, il y a non-seulement une différence dans la hauteur des images doubles, mais encore l'une d'elles biaise considérablement. Dans la position oblique des objets en dedans et au-dessus, l'image sera divergente au sommet, celle de l'œil gauche étant inclinée à droite. En outre, dans la position diagonale en dedans et en bas, les images doubles paraissent convergentes au sommet, celle de l'œil gauche étant inclinée vers la gauche.

Dans la position diagonale en dedans, il y a aussi une différence dans la hauteur des images, même lorsqu'il n'y a pas de différence dans la hauteur de la cornée. La raison de ce fait a déjà été expliquée à propos de la paralysie du muscle droit externe.

La ligne qui divise la partie du champ dans laquelle le malade voit double, de celle dans laquelle la vision simple existe, ne va pas verticalement de haut en bas, mais obliquement de gauche à droite; elle se trouve au côté gauche de la ligne verticale au-dessus de la ligne horizontale, et au côté droit au-dessous de la ligne horizontale. Ces différences sont expliquées par ce fait, que la divergence est plus grande quand l'œil regarde au-dessous que quand il regarde au-dessus.

La tête du malade est tournée vers la droite, de façon à éviter la diplopie en amenant les objets, autant que possible, dans la moitié gauche du champ visuel.

V. — Paralysie du droit supérieur de l'œil gauche.

Ce muscle a pour mission de produire les mouvements de l'œil en haut et en dedans, et d'incliner en dedans le méridien vertical.

L'inefficacité du droit supérieur paralysé n'est pas apparente dans les mouvements de l'œil au-dessous du diamètre horizontal, mais seulement dans ceux qui se produisent au-dessus. La diplopie sera, par conséquent, apparente dans la partie supérieure du champ de vision; quand l'objet est porté au-dessus de la ligne horizontale, l'œil gauche reste en arrière, et sa déviation augmente en proportion de la hauteur à laquelle l'objet est porté. Il y a en même temps aussi un strabisme divergent, car, à cause de la paralysie du droit supérieur, l'inférieur oblique amènera l'œil un peu extérieurement. Si l'œil droit est fermé et qu'on dise au malade de considérer un objet placé un peu à la partie supérieure du champ visuel, l'œil gauche va remuer en haut et en dedans dans une proportion correspondante à la paralysie, et montrera qu'il a été précédemment dévié en bas et en dehors. L'œil couvert essayera en même temps de s'associer à l'acte de vision par un mouvement considérable en haut et en dehors. Le malade, en essayant d'atteindre un objet, le cherchera trop haut; il portera la tête en arrière, de façon que les objets se trouvent, autant que possible, à la partie inférieure du champ.

La diplopie se manifeste dans la moitié supérieure du champ visuel. Les images doubles présentent des différences latérales; elles sont entrecroisées, différentes comme hauteur, et ne sont pas parallèles.

Comme la cornée est déviée en bas et en dehors, les rayons d'un objet placé au-dessus de la ligne méridienne horizontale tombent sur une partie inférieure et extérieure de la rétine, et sont, par conséquent, projetés en haut et en dedans; l'image double de l'œil malade (*pseudo-image*) se trouve au-dessus et à droite de l'image de l'œil droit.

Comme l'action du droit supérieur sur la hauteur de l'œil augmente à mesure que ce dernier est déplacé extérieurement (sur la gauche), l'insuffisance du muscle paralysé pour élever la cornée sera aussi plus évidente dans cette direction. La différence dans la hauteur des images doubles augmente, en outre, quand l'œil est tourné extérieurement, et diminue quand il est ramené intérieurement. D'autre part, l'inclinaison du méridien vertical est plus apparente quand l'œil est tourné en dedans, et moindre quand il est tourné en dehors (à gauche). A cause de la paralysie du droit supérieur, les méridiens verticaux ne sont pas parallèles; mais celui de l'œil gauche est tourné en dehors par suite de l'action non balancée de l'inférieur oblique. La pseudo-image paraîtra convergée vers l'image de l'œil droit, mais les images doubles seront entrecroisées, et de là vient leur divergence au sommet, la pseudo-image étant inclinée vers la droite (1).

VI. — Paralysie du droit inférieur de l'œil gauche.

Les symptômes qu'on trouve dans cette affection sont juste les mêmes symptômes que ceux qu'on rencontre dans la paralysie du droit supérieur; seulement, ils sont renversés. Le manque de mouvement et la

-----

(1) Comme il est souvent difficile pour les malades de reconnaître exactement l'obliquité d'un petit objet, tel que la flamme d'une bougie allumée, il vaut mieux se servir d'une baguette blanche ou d'un rouleau de papier d'une longueur de douze pouces environ.

SOELBERG WELLS.   38

diplopie consécutive ne sont apparents que lorsque l'objet se trouve placé au-dessous de la ligne horizontale médiane. La pseudo-image se trouve au-dessus de celle de l'œil droit et vers la droite. Les images doubles augmentent de hauteur quand les yeux sont remués à gauche, et inclinées quand ils sont remués à droite. Les images doubles sont entre-croisées, et la pseudo-image inclinée vers celle de l'œil droit (inclinée vers la gauche).

VII. — Paralysie de l'oblique inférieur de l'œil gauche.

Comme il est extrêmement douteux qu'une paralysie isolée de ce muscle existe, je ne décrirai pas les symptômes que présenterait une semblable affection, et me contenterai de dire qu'ils seraient juste le ren-versement de ceux qu'on rencontre dans la paralysie du supérieur oblique, et à l'aide desquels il est très-facile de les reconstruire.

VIII. — Paralysie du supérieur oblique de l'œil gauche.

La paralysie du muscle supérieur oblique montre mieux que celle de tous les muscles oculaires la réalité des règles posées au sujet de l'action des différents muscles et de la nature de la diplopie amenée par leur pa-ralysie. En réalité, la déviation de l'axe optique est si légère dans les cas de paralysie du muscle supérieur oblique, qu'elle peut facilement échap-per à l'attention, et nous devons, par conséquent, nous baser surtout sur la position des images doubles pour établir notre diagnostic.

Une personne atteinte de paralysie du muscle supérieur oblique gauche se plaint de ce que les objets, le parquet, les marches, etc., dans la moitié inférieure du champ de vision, apparaissent doubles et irréguliers dans leur contour. Au-dessus de la ligne médiane horizontale, les deux axes optiques se fixent sur l'objet, et il n'y a pas de diplopie. Si l'objet est placé dans la ligne médiane horizontale ou très-peu au-dessous, on voit une très-légère déviation de l'œil gauche en haut et en dedans; cette déviation devient de plus en plus marquée à mesure que l'objet est porté à la moi-tié inférieure du champ, et surtout vers la droite. Si l'œil droit est fermé, l'œil gauche fera un mouvement bien marqué en bas et en dehors, et il y aura une projection erronée du champ dans la même direction. En fer-mant l'œil droit sain et en essayant la mobilité de l'œil gauche, on peut d'abord supposer qu'il n'est pas affaibli dans toutes les directions; mais, en examinant de plus près, on trouve qu'en bas et en dedans, vers le nerf, il y a un manque évident de mobilité. Au lieu de suivre la courbe décrite par l'objet d'en bas au côté interne, l'axe optique monte diagona-lement en haut et en dedans. Les images doubles sont homonymes, différentes comme hauteur, et aussi l'une d'elles est penchée latéralement. La diplopie est limitée à la moitié inférieure du champ de vision, et n'existe pas à la partie supérieure. A cause du strabisme convergent qui se produit au-dessous de la ligne horizontale, la diplopie est homonyme, et, comme l'œil gauche reste en même temps trop haut, son image double va apparaître derrière celle de l'œil droit. La différence latérale entre les images doubles augmente à mesure que l'objet est porté en arrière, car la convergence des axes optiques devient alors plus considérable, à cause de l'action non contrôlée du droit inférieur. La différence dans la hauteur des images doubles augmente quand l'objet est porté sur la droite, et diminue quand il est amené à gauche. Cela vient de ce que l'oblique supérieur exerce une influence considérable sur la hauteur du globe de l'œil quand l'œil est remué en bas et en dedans, et de là il résulte que la perte de pouvoir sur la hauteur de la cornée se fait plus sentir dans cette direction. D'un autre côté, l'inclinaison des images doubles sera plus considérable si l'objet est remué à gauche, et moins si on le porte sur la droite ; car le supérieur oblique exerce une plus grande influence sur la position du méridien vertical quand l'œil est remué en bas et intérieurement. A cause de la paralysie du supérieur oblique, le droit inférieur exercera une influence incontestée sur le méridien vertical, dans tous les mouvements de l'œil, au-dessous de la ligne médiane horizontale, et l'inclinera en dehors. Le parallélisme des méridiens verticaux sera par conséquent détruit ; ils seront divergents au sommet et les images doubles paraîtront convergentes. A cause de la pente extérieure du méridien vertical de l'œil gauche, l'image de l'objet ne va pas tomber dans le méridien vertical, mais sur les quarts supérieur, inférieur et inférieur extérieur de la rétine. La pseudo-image par conséquent paraîtra au malade inclinée vers la droite, et convergente vers l'image de l'œil droit. Un coup d'œil à la figure 78, page 584, rendra ce fait très-intelligible ; on doit se rappeler cependant que le méridien vertical est tourné en dehors dans la paralysie du supérieur oblique, et en dedans dans celle du droit externe.

Quand l'objet est porté très-loin en bas, à la moitié inférieure du champ, on observe un phénomène curieux : La pseudo-image apparaît au-dessus de celle de l'œil droit, même lorsque la cornée gauche reste plus haute que la cornée droite. Ce fait est dû à l'inclinaison extrême du méridien vertical, qui devient assez grande quand l'œil est remué en bas pour qu'il se produise une perturbation complète du côté de la rétine : les rayons qui partent de l'objet ne tombent plus sur le quart de cercle interne et supérieur de la rétine, mais sur l'interne et inférieur, pour être de là projetés en haut et à gauche.

Les images doubles dans la paralysie du supérieur oblique ne sont pas à la même distance du malade, et celle de l'œil malade est considérablement plus rapprochée de lui. Ce fait fut noté pour la première fois, je crois, par le docteur Michaelis. Il paraît dû à la projection de l'image sur une surface horizontale au-dessous des yeux, par exemple sur le parquet de la chambre, car ce symptôme disparaît avec une altération de la surface de projection (1).

La ligne qui divise le champ à l'endroit ou la vision de simple devient double n'est pas horizontale, mais oblique en bas de droite à gauche. Le malade porte la tête en bas et à droite, de façon à porter les objets autant que possible dans la partie supérieure gauche du champ, car là diplopie se produit plutôt dans la moitié droite. Les prismes doivent être tournés de façon que leur base se trouve en bas et extérieurement.

Après qu'une paralysie du supérieur oblique a existé pendant quelque temps, il survient souvent une contraction secondaire de l'inférieur oblique. La diplopie s'étend alors à la moitié supérieure du champ visuel; arrivée là, elle se croise, la pseudo-image étant encore en arrière de celle de l'œil droit. Ce fait est dû à ce que la cornée est remuée d'une manière anormale au-dessous et en dehors par suite de la contraction de l'oblique inférieur. L'accroissement de la hauteur des images doubles augmente vers la droite, et diminue vers la gauche; l'inverse se produit au sujet des inclinaisons des images doubles.

Ayant considéré les symptômes variés que présentent les affections paralytiques des différents muscles de l'œil, il nous reste maintenant à nous occuper de leur cause, de leur pronostic et de leur traitement.

Nous pouvons distinguer des causes cérébrales et des causes périphérales; parmi les dernières, le froid et les rhumatismes sont les plus fréquentes. L'affection se développe rapidement et est généralement accompagnée de douleurs rhumatismales, plus ou moins aiguës dans le côté correspondant de la figure et de la tête. Il est souvent très-facile de se reporter à un refroidissement que le malade aura gagné en s'exposant à des changements soudains dans la température, où à un courant d'air froid. Bientôt la douleur se développe dans l'orbite et dans les environs, elle est accompagnée d'une diplopie légère. Les changements pathologiques consistent en une inflammation rhumatismale de la gaîne des nerfs.

Les causes peuvent se trouver dans l'orbite; parmi celles-ci, nous devons citer les épanchements de sang, toutes les formes différentes de tumeur de l'orbite, les abcès de l'orbite, le goître exophthalmique, etc.

La cause la plus fréquente est encore la syphilis. Suivant de Graefe, un tiers environ des affections paralytiques des muscles de l'œil reconnaît cette cause. Dans plusieurs cas cependant, il est impossible de déterminer exactement le siége exact de la cause, et il faut se contenter de

(1) De Graefe, *Symptomenlehre der Augenmuskellæhmungen,* 1867, p. 145.

savoir que le malade a eu la syphilis; il n'est pas rare d'ailleurs de voir une guérison rapide suivre un traitement antisyphilitique bien approprié.

Les exostoses et les nodules syphilitiques peuvent aussi se trouver dans l'orbite ou à la base du cerveau, et devenir la cause d'une paralysie par suite de la pression qu'elles exercent sur le nerf. Les névromes syphilitiques peuvent aussi être mis au nombres des causes.

La paralysie des muscles oculaires est souvent due à des causes situées à la base du cerveau, et l'on doit particulièrement le soupçonner si plusieurs muscles des deux yeux sont atteints où si quelque autre nerf, tel qu'un nerf facial ou quelque branche du cinquième nerf, se trouve atteint. Ces causes situées à la base du cerveau produisent généralement la paralysie par une compression directe des nerfs. Parmi ces causes, nous devons noter particulièrement les ostéites et les périostites syphilitique et rhumastimale, les exostoses et les tophus syphilitiques, les dépôts tuberculeux, les épanchements de sang et les tumeurs d'espèces variées. Dans les cas de tumeur, le progrès de la paralysie est généralement lent, le contraire se produit dans les cas d'épanchements inflammatoires.

La cause cependant peut se trouver dans le cerveau lui-même, et nous trouvons généralement dans ce cas des dérangements des fonctions intellectuelles. La mémoire baisse et le malade éprouve une certaine difficulté à coordonner ses idées, ou à les exprimer. Ces dérangements sont souvent transitoires et peuvent varier considérablement, depuis un léger affaiblissement de la mémoire jusqu'à un état qui approche de l'idiotie.

La paralysie de la paupière supérieure est souvent le symptôme d'une affection cérébrale, tandis que la disposition vicieuse connue sous le nom de *lagophthalmie* ne l'est qu'exceptionnellement. Parmi les affections variées du cerveau qui peuvent produire la paralysie des muscles de l'œil, on doit mentionner le ramollissement, les épanchements de sang, les dépôts tuberculeux, l'anévrysme, l'imperméabilité de quelques-uns des vaisseaux du cerveau, les tumeurs variées du cerveau, l'hydrocéphale, etc. La nature de la diplopie nous aide, dans une certaine mesure, à reconnaître et à localiser la cause de la paralysie; car dans les paralysies dues à une lésion cérébrale, on voit que le malade à une grande difficulté à fusionner les images doubles; il est très-difficile ou même impossible de les réunir, même avec les prismes les mieux choisis; le malade se trouvant dans l'impossibilité de les fusionner par un effort volontaire, même quand elles sont placées très-près l'une de l'autre.

Le pronostic des différentes espèces de paralysie varie suivant la cause, le degré et la durée de cette paralysie.

Pour le pronostic en *général* des affections paralytiques des muscles de l'œil, on peut établir comme règle que plus l'affection est récente, plus le pronostic est favorable. En outre, une paralysie partielle promet un pronostic plus favorable qu'une paralysie complète, quand même cette dernière durerait depuis moins longtemps. Le caractère de la diplopie a aussi une grande importance dans le pronostic, car les images doubles, montrant seulement des différences latérales et aucune différence de hauteur, sont beaucoup plus facilement réunies que celles qui ont une différence de niveau. De légers cas de paralysie des muscles droits externe et interne peuvent être spontanément guéris par l'effort produit dans l'acte de vision qui amène la fusion des images.

Le pronostic est généralement favorable dans les cas de paralysie rhumatismale, surtout si le malade consulte tout de suite après l'apparition de la maladie. Si la cause se trouve dans l'orbite, le pronostic dépendra principalement de la possibilité d'enlever ou de détruire la cause.

Dans la forme syphilitique, le pronostic penche du côté favorable; cependant, il est fortement influencé par le siége et la cause de l'affection. Quand la cause est centrale, il est beaucoup plus défavorable, quoiqu'il soit possible d'obtenir une guérison complète si la cause première peut disparaître, comme par exemple s'il se produit l'absorption des exsudations, etc., etc.

Le *traitement* doit aussi varier avec la nature de la cause. Dans la paralysie rhumatismale, un purgatif doit être administré et des diaphorétiques prescrits; on mettra en même temps un large vésicatoire derrière l'oreille. Je me suis trouvé très-bien de ce dernier remède, et aussi de l'usage interne de l'iodure de potassium. Quand les symptômes inflammatoires ont cédé et que les nerfs regagnent quelque puissance, il faut avoir recours à la faradisation. Dans les cas syphilitiques, l'iodure et le bromure de potassium rendent les plus grands services; et si c'est nécessaire les onctions mercurielles peuvent être employées ; la décotion Zittmann est aussi très-utile, car elle agit non-seulement comme un anti-syphilitique, mais encore comme un diaphorétique. Son usage cependant entraîne une certaine quantité d'ennuis et de malaises.

Pour soulager le malade de l'ennui et de la confusion que produit la diplopie, l'œil malade doit être exclu de l'acte de vision par un écran ou un morceau de verre dépoli si l'on se sert de lunettes. En agissant ainsi, on remédie aussi à cette habitude du malade de porter la tête sur un côté.

Des lunettes prismatiques peuvent être employées pour amener la fusion des images doubles, et aussi pour les fortifier. La direction à donner à leur base dépend du muscle atteint et du degré de déviation. Dans la paralysie du droit interne, la base sera tournée en dedans; dans celle du droit externe, en dehors. Si les images doubles montrent tous les deux une différence dans les côtés et dans la hauteur, on pourra diviser les prismes en les plaçant l'un avec sa base latérale et l'autre avec la base en haut ou en bas, suivant le cas. On peut encore diviser ces deux prismes entre les deux yeux : en suivant ce fait que l'œil peut facilement se rendre maître des différences latérales dans les images doubles, tandis qu'il ne peut que très-imparfaitement corriger les plus légères différences dans la hauteur, on trouve souvent que si cette dernière différence est corrigée par un prisme, les différences latérales seront tout de suite corrigées par un effort de l'un des muscles horizontaux de l'œil. Ce fait est d'une grande importance dans les cas où l'on opère pour guérir la diplopie. J'ai déjà dit en parlant de la paralysie du recto-externe, que lorsque nous désirons faire l'emploi thérapeutique d'un prisme, les images doubles ne sont pas fusionnées en une, mais seulement rapprochées afin que le muscle paralysé soit stimulé et fasse un effort pour les réunir.

L'électricité est souvent très-utile dans le traitement de la paralysie des muscles de l'œil, surtout si la cause est périphérique. Généralement on applique un des pôles de l'instrument à la paupière fermée, dans une situation qui correspond à celle du muscle malade. L'autre pôle est placé à la tempe ou derrière le cou. J'ai quelquefois obtenu de très-bons résultats avec la machine ordinaire à rotation, dont je continuais l'usage pendant quelques minutes. Jusqu'ici on a généralement supposé que l'électricité agit en excitant directement le nerf moteur paralysé, mais suivant Benedikt (1) il n'en est pas ainsi, car il prétend que ces effets sont dus à une excitation réflexe de la cinquième paire. Il trouve, en outre, que dans beaucoup de cas, l'action curative est produite seulement quand l'excitation est relativement faible, et quand il n'y a aucune trace de contractions musculaires produites par l'électricité. La mesure exacte de la force du courant est l'excitabilité de la cinquième paire. Si la cinquième paire est très-sensible; la batterie peut être reduite à deux ou trois élements de Daniell; si au contraire elle est très-insensible, on peut-être forcé de l'élever jusqu'à douze ou quinze des mêmes éléments. Le courant sera suffisamment intense pour produire une légère sensation dans les parties excitées, mais l'excitation durera seulement une demi-minute environ à chaque expérience. La pratique a montré au docteur Benedikt que dans la paralysie du droit externe, le pôle de cuivre peut être appliqué au front et le pôle de zinc sur le voisinage de l'os de la joue. Dans la mydriase, ce dernier peut occuper la même place, mais le pôle de cuivre doit être placé sur la paupière fermée. Dans la paralysie de la paupière supérieure, le pôle de cuivre peut être placé sur le front ou appliqué au moyen d'un court rhéophore semblable à un cathéter sur la membrane muqueuse de la joue, tandis que le pôle zinc est appliqué sur la pau-

(1) Voy. un mémoire très-intéressant du docteur Moritz Benedikt : *On electro-therapeutical and physiological researches on paralysis of the ocular muscles, A. f. O.*, XI, translated in *Ophthalmic Review*, II, 143.

pière. Pour toutes les autres branches de la troisième paire, le pôle de cuivre est appliqué comme ci-dessus. Afin d'agir sur le droit interne ou l'inférieur oblique, le pôle zinc sera placé sur la peau du côté du nez, près de l'angle interne de l'œil, et afin d'agir sur le droit inférieur, le pôle cuivre sur le bord inférieur de l'orbite. Benedikt a trouvé que dans un grand nombre de cas l'amélioration est instantanée, ainsi qu'on le reconnaît par l'accroissement de la mobilité de l'œil et la diminution de la partie du champ dans laquelle se produit la diplopie. Quand ce résultat ne se produit pas, une continuation du remède et une augmentation de la puissance ne sont pas indiquées. Quand la paralysie est restée stationnaire pendant quatorze jours de traitement, il n'y a selon lui aucune amélioration à espérer d'une continuation de ce traitement.

Les affections paralytiques des muscles de l'œil peuvent suivre des cours différents : 1° La paralysie peut être complétement guérie, ce qui arrive surtout quand l'affection est récente et produite par une cause périphérale. 2° La cure peut être incomplète, le muscle regagnant seulement une partie de sa puissance première. 3° La paralysie peut rester complète, mais cet état conduit généralement à l'état suivant : 4° contraction secondaire du muscle contraire. Ainsi, dans la paralysie du droit gauche externe, la diplopie peut s'étendre de plus en plus dans la moitié droite du champ de vision, et il peut se produire un strabisme convergent de l'œil gauche, strabisme qui est apparent même lorsqu'on tient l'objet dans la partie droite du champ. Le muscle contraire peut avec le temps se contracter tellement que l'œil devient complétement immobile sur ce côté.

Quand tous les autres remèdes ont été inutiles, on peut être forcé d'employer une opération dont la nature dépend du degré de la paralysie. Ainsi si la paralysie est peu considérable, s'il ne reste qu'un léger degré de paralysie du droit externe, et que le manque de mobilité soit de 1 ligne ou 1 ligne 1/2 environ, la division du muscle contraire (droit interne) sera indiquée. Mais quand l'immobilisation dépasse ce degré, et atteint 2 ou 3 lignes, cette opération ne peut plus suffire et elle doit être combinée avec celle qu'on désigne généralement sous le nom de *rajustement*, et qui consiste à porter plus en avant l'insertion du muscle paralysé, de façon à augmenter le pouvoir de mobilité du globe de l'œil. Cette opération ne doit pas être différée pendant trop longtemps, car si l'on attend, le muscle paralysé peut subir de la dégénérescence graisseuse, ce qui le rend incapable du degré de contraction nécessaire, même si son innervation est complétement ou en grande partie restaurée, ce qui favorise en outre la contraction secondaire du muscle contraire. Le mode opératoire du rajustement sera expliqué en même temps que celui du strabisme.

IX. — Affections spasmodiques des muscles de l'œil, nystagmus, etc.

Les symptômes du nystagmus consistent dans un mouvement ou une oscillation particulière et dans une agitation incessante du globe des yeux. L'oscillation est généralement horizontale, mais parfois on voit, au contraire, un mouvement de rotation, les globes font des mouvements d'oscillation autour des axes des muscles obliques. Dans un cas, j'ai vu le mouvement vertical se produire sur un œil atteint de strabisme convergent. Cet œil faisait perpétuellement un mouvement vertical de haut en bas, qui n'était ni arrêté ni diminué par la ténotomie du droit interne. C'est le seul cas d'oscillation verticale que j'aie jamais rencontré. L'oscillation peut être périodique et très-variable suivant les moments, sensiblement accrue par suite d'une excitation nerveuse, de l'effort de l'accommodation. Pour remédier à cette confusion de la vue produite par le mouvement perpétuel de l'œil, les malades font souvent un mouvement contraire avec la tête, ou bien pour lire ils tiennent l'impression dans une position verticale, ou penchée, au lieu de la laisser dans la position horizontale. La raison est facile à comprendre, car alors ils peuvent voir individuellement des lignes, surtout à l'aide des muscles droit inférieur et supérieur, et les cercles de diffusion causés par l'oscillation du globe s'étendent verticalement au lieu de s'étendre horizontalement. La longueur des lettres sera par conséquent plus accrue que leur largeur, ce qui les rend moins confuses, car alors leurs séparations latérales sont conservées. En outre, quand elles sont augmentées horizontalement, une lettre atteint la suivante, son contour est mélangé et le pouvoir de distinguer considérablement affaibli.

Quoiqu'il puisse y avoir une oscillation considérable des globes, les mouvements des yeux ne sont pas atteints et s'exécutent parfaitement dans toutes les directions. Les deux yeux agissent parfaitement ensemble; cependant la vision binoculaire est souvent trouvée, et la vue des deux yeux fréquemment très-différente. Les oscillations diminuent quelquefois beaucoup où même s'arrêtent quand les yeux sont portés très-loin en dehors ou en dedans, ou même dans une des positions diagonales en bas (Bœhm) (1).

Cette affection apparaît généralement de bonne heure pendant l'enfance, et se rencontre surtout dans les cas ou, pour y bien voir, il faut un degré considérable de tension des muscles oculaires, l'objet par exemple devant être mis très-près des yeux, soit à cause de quelque anomalie de la réfraction, soit à cause de quelque opacité des milieux réfringents. Ainsi

(1) Bœhm, *Der Nystagmus.*

l'affection se rencontre chez les enfants, en même temps que des opacités de la cornée ou de la lentille dans les cas de strabisme, chez les
albinos, etc.

La maladie peut diminuer à mesure que le malade avance en âge,
mais généralement elle est permanente et varie peut-être un peu avec
l'état de la santé. Toute excitation nerveuse ou débilitante augmente son
insensité. Si le strabisme coexiste, l'affection peut être guérie par une
opération, et dans certains cas elle est considérablement diminuée par la
ténotomie. Dans d'autres cas, on doit avouer que ce moyen ne procure
aucun bénéfice, et pas même de résultats temporaires; je crois donc
qu'il n'est pas sage de pratiquer cette opération sur aucun des muscles
oculaires, dans le seul but de guérir le nystagmus, excepté cependant
quand il y a du strabisme. Toutes les anomalies de la refraction pourraient être corrigées par des lentilles appropriées, et l'on se trouve souvent bien de l'usage des lunettes bien choisies pour diminuer l'intensité et
l'éclat de la lumière.

Les affections spasmodiques des muscles oculaires sont extrêmement
rares, des spasmes se rencontrent quelquefois chez les enfants atteints de
chorée ou de méningite de la base du cerveau. Quelquefois aussi dans
les cas d'empoisonnement par le plomb et dans quelques-unes des affections du cerveau et du cordon spinal. Les spasmes toniques des muscles
oculaires, sont parfois observés dans l'épilepsie.

Le spasme de la palpébrale orbiculaire est décrit dans le chapitre sur
les maladies des paupières.

X. — Strabisme.

Nous devons maintenant examiner les formes variées du strabisme
et le traitement qu'il faut instituer. Le chirurgien doit parfaitement
connaître la partie théorique de son sujet, avant de tenter une opération
pour la guérison du strabisme, car quoique cette opération ne soit pas
difficile en elle-même nous rencontrons cependant des cas pour lesquels
il faut une grande exactitude, et un soin considérable, non-seulement dans
l'examen préliminaire mais aussi dans le mode d'opération. Encore plus
délicats et plus difficiles sont ces cas dans lesquels nous opérons non pas
pour guérir une difformité souvent peu visible, mais pour débarrasser le
malade de l'ennui que lui cause la diplopie. Ces cas demandent une
connaissance approfondie des actions individuelles des muscles du globe
de l'œil, une familiarité extrême avec les différentes formes de diplopie et
une grande dextérité manuelle dans la pratique de l'opération, dont
l'étendue et le caractère devront exactement être déterminés d'avance. Ces
cas en réalité nous donnent souvent les problèmes les plus difficiles qu'on

ait à résoudre dans la chirurgie ophthalmique, et ils ne peuvent être résolus avec succès que par ceux qui se sont rendus maîtres de la théorie. Un manque de connaissance théorique avait amené l'opération du strabisme à un discrédit complet. C'est à de Graefe que nous devons de l'avoir tirée de son obscurité, et c'est grâce à lui qu'elle est devenue l'une des opérations le plus souvent réussie de la chirurgie ophthalmique. Il a obtenu ce succès non pas en changeant beaucoup le mode opératoire, mais en faisant des recherches considérables sur la physiologie et la symptomatologie des formes variées du strabisme. Par suite de ses recherches, de Graefe a pu donner une marche exacte pour les traiter avec succès.

Symptomatiquement, nous entendons par strabisme l'impossibilité de porter simultanément les deux lignes visuelles sur le même point, l'une de ces lignes étant toujours déviée dans une certaine direction. Si l'œil louche dévie en dedans, on appelle l'affection strabisme convergent; s'il dévie en dehors, on le nomme strabisme divergent, si c'est en haut, strabisme sur-convergent, si c'est en bas, strabisme sous-convergent.

Le nom de strabisme était autrefois appliqué indistinctement à toutes les déviations anormales des lignes visuelles, quelles que soient leurs causes, qu'elles soient dues à la paralysie ou au spasme d'un ou de plusieurs des muscles de l'œil, à des tumeurs de l'orbite qui empêchent les mouvements des yeux dans certaines directions.

Le terme de strabisme est maintenant limité (strabisme concomitant de de Graefe, nom que nous allons adopter) à un groupe de cas qui présentent d'une manière constante et bien définie les symptômes suivants :

1° La ligne visuelle d'un œil étant fixée sur un objet, celle de l'autre dévie toujours dans un certain angle et dans une certaine direction. Dans le strabisme convergent, il dévie à la partie interne ; dans le strabisme divergent, à la partie externe de l'objet. Afin de déterminer quel est l'œil qui louche, on doit dire au malade de fixer un objet tel qu'une bougie allumée placée dans la ligne médiane horizontale à une distance de quelques pieds. Alors on couvre alternativement chacun des yeux avec la main et l'on regarde si l'œil reste fixé sur l'objet ou s'il est obligé de changer de position pour amener sur lui son disque optique. Dans le premier cas, c'est l'œil que l'on emploie pour la fixation; dans le second, il dévie de l'objet. Cependant nous pouvons ne pas découvrir la déviation de cette manière si elle est assez légère pour être presque inappréciable, et, en pareil cas, il faut appeler la diplopie à notre aide, car elle nous permet de reconnaître la plus légère déviation dans les axes optiques. Le strabisme concomitant est en général très-évident.

Si nous couvrons l'œil sain avec la main, l'autre œil va remuer dans une certaine direction, afin de fixer l'objet (dans le strabisme divergent,

il se meut extérieurement, et intérieurement dans le strabisme convergent); l'œil sain étant couvert fait en même temps un mouvement d'association qui a été désigné sous le nom de déviation secondaire, et devient
en réalité l'œil louche.

J'ai déjà expliqué de quelle façon on peut mesurer l'étendue linéaire
de la déviation à l'aide du manomètre à strabisme de Laurence. J'ajouterai seulement que le degré de strabisme peut être estimé pour les objets
éloignés, et pour les objets rapprochés, car il est souvent plus considérable
pendant un grand effort de l'accommodation, par exemple en lisant de
l'impression, que quand l'œil se porte sur des objets éloignés.

Nous trouvons qu'il y a non-seulement une déviation latérale mais
aussi une légère différence dans la hauteur des deux yeux. Il est important, en pareil cas, de déterminer si, dans un cas de strabisme divergent,
cette différence est due aux fibres supérieures du droit interne qui sont
plus contractées que les fibres médianes ou inférieures, ou bien si elle
est due au droit supérieur également atteint. Cette question est d'une
grande importance, elle nous permet de décider si nous devons opérer sur
plus d'un muscle.

Le mouvement d'association exécuté par l'œil sain pendant qu'il est
couvert et que l'œil louche fixe l'objet, nous permet de trancher la question, car si le droit interne est seul atteint, le mouvement d'association de
l'autre œil sera uniquement latéral sans aucune déviation de la hauteur.
En outre, si le droit supérieur est intéressé, l'œil sain fera non-seulement
un mouvement interne, mais encore un mouvement en bas correspondant
aux mouvements extérieurs et inférieurs de l'autre œil. Dans le premier
cas, nous réussirons presque toujours à guérir la déviation en dedans et
légèrement au-dessus par la ténotomie du droit interne seul, surtout si
nous divisons largement la partie supérieure du tendon. Dans le dernier
cas nous aurons à opérer non-seulement le droit interne mais aussi le
droit supérieur.

2° Les déviations primitive et secondaire sont presque égales en étendue. Le sens de cette phrase a déjà été expliqué tout au long à la
page 554. Supposons que l'œil gauche louche en dedans de 2 lignes, si
le droit est couvert, l'œil gauche devra se mouvoir en dehors de 2 lignes
afin de fixer l'objet, et l'œil sain fera en même temps un mouvement en
dedans de 2 lignes, mouvement d'association qui produit une déviation
secondaire exactement égale à la déviation primitive.

3° L'étendue du mouvement des deux yeux est normale et égale, l'axe
de mobilité étant exactement le même dans les deux yeux et seulement un
peu déplacé, vers le côté du muscle raccourci. Ainsi, dans le strabisme
convergent, il est légèrement incliné en dedans, mais ce qui est gagné
dans cette direction est perdu dans le mouvement extérieur. Cet accrois-

sement dans la mobilité vers le côté du muscle raccourci est très-peu considérable si on le compare au degré de strabisme. A cause de cette solidarité complète des mouvements entre l'œil louche et l'œil sain, on a donné à l'affection le nom de strabisme concomitant. Si l'on place un objet dans la ligne médiane horizontale et qu'on le remue ensuite à droite et à gauche, l'axe optique de l'œil louche suit exactement celui de l'œil sain dans tous ses mouvements, seulement il dévie de ce dernier, toujours au même angle, excepté aux portions extrêmes du champ de vision.

Afin de noter exactement et de se rappeler facilement les mouvements du côté latéral extrême de chaque œil en dedans et en dehors, M. Bowman a adopté la méthode suivante qui est simple et pratique : il note le pouvoir extrême en dedans, en marquant la position de la pupille dans l'inversion extrême comparée avec celui du point le plus bas ; et le pouvoir extrême en dehors en marquant la position du bord externe de la cornée avec le renversement extrême comparé à celui du canthus externe.

Les figures suivantes représentent cette méthode : le malade est supposé se tenir en face de l'observateur.

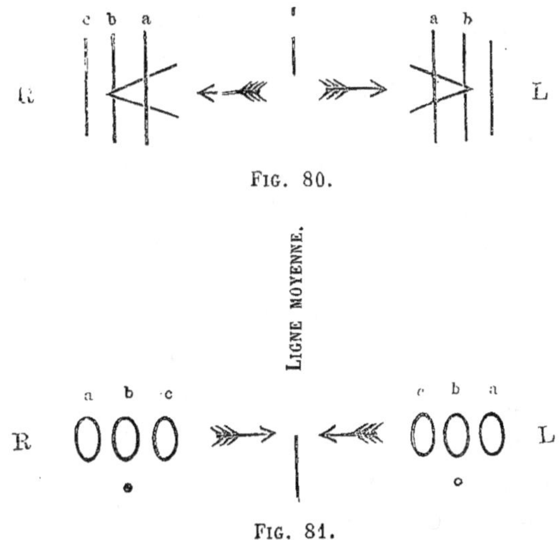

FIG. 80.

FIG. 81.

La figure 80 nous montre R côté droit externe du canthus et L côté gauche externe du canthus croisé par une ligne verticale *a* ou *b* ou *c* qui indique par sa situation l'étendue dans laquelle le bord externe de la cornée s'approche du canthus ou même passe derrière lui par suite d'une *inversion extrême* de l'œil. Dans la figure 81 c'est de la même manière D pour l'œil droit et G pour l'œil gauche et la position qu'occupe la pupille O par rapport au point *o*, quand l'œil est remué *en dedans* jusqu'au point extrême. Elle peut ne pas l'atteindre comme en *a a*, ou être dessus comme en *b b*, ou passer plus ou moins en dedans et derrière comme en *cc*.

En prenant la relation de la pupille au point, si l'œil est très-renversé l'observateur pourra être en face de la pupille dans sa position renversée ; autrement l'intervalle qui existe entre lui et le point ne sera pas aussi exactement estimé ; ou bien les parties pourront être observées d'en haut, le chirurgien élevant la paupière supérieure et se tenant derrière le malade qui est assis sur une chaise ; mais un peu de pratique rend bien vite cela inutile.

Si le bord extérieur de la cornée est très-notablement renversé et qu'il passe au-dessus du canthus, sa position exacte actuelle peut être facilement marquée en notant simplement de combien l'iris est caché.

On peut faire une estimation diagrammatique du pouvoir de mobilité afin de pouvoir juger ensuite des effets de l'opération sur les mouvements latéraux de l'œil.

Les mouvements d'accomodation devront être aussi examinés avec soin, car ils sont ensuite d'une grande importance pour déterminer le mode et l'extension de l'opération ; en rapprochant de plus en plus l'objet des yeux, l'axe optique de l'œil sain reste fixé sur lui en convergeant davantage à mesure que l'objet est plus près. La position de l'œil louche (strabisme convergent) peut, en même temps, subir les changements suivants :

1° Il peut garder sa position primitive et subir seulement quelques mouvements d'oscillation irréguliers et latéraux.

2° Il peut rester complétement stationnaire, de sorte que l'angle du strabisme diminue à mesure que l'objet se rapproche jusqu'à ce qu'il soit arrivé à un certain point, alors (si le strabisme n'est pas excessif) son axe optique sera aussi fixé sur l'objet et il ne restera plus aucun strabisme apparent. Si cependant l'objet est amené encore plus près, il se produira un strabisme convergent, car, tandis que l'œil sain continuera à converger de plus en plus, l'autre conservera sa situation et finira par dévier passivement à l'extérieur.

3° Il maintient sa situation jusqu'à un certain point et alors quand l'œil sain fait un mouvement en dedans pour suivre l'objet, l'œil malade fait un mouvement d'association en dehors.

4° Il dévie tout à coup et spasmodiquement en dedans quand l'objet est très-rapproché.

Le strabisme concomitant peut être monolatéral ou alternant. Dans le premier cas, le strabisme est toujours limité, quand les deux yeux sont ouverts, à un seul œil, toujours le même. Si l'œil sain est couvert, l'autre œil remuera afin de fixer l'objet, mais aussitôt qu'on découvre le premier œil, l'œil malade reprend tout de suite sa position louche. Dans le strabisme alternant, il en est autrement ; car c'est tantôt un œil, tantôt l'autre qui dévie. Si, dans ces cas, nous couvrons l'œil sain, l'autre œil fait un mouvement pour ajuster son axe optique sur l'objet et il conserve sa position nouvelle, même lorsqu'on découvre l'autre œil. L'œil découvert devient, en ce cas, en réalité l'œil louche. Si alors nous recouvrons l'autre œil, le strabisme va alterner de nouveau. Le malade est presque complétement hors d'état de dire quel œil il emploie. Dans ces cas, il n'y a généralement aucune différence entre la vue des deux yeux. En outre, dans le strabisme monolatéral la vision de l'œil louche est presque toujours atteinte à cause de la suppression de l'image double, elle l'est quelquefois d'une manière très-considérable.

La négation active de la double image par le cerveau conduit bientôt à une détérioration plus ou moins considérable dans la vue de cet œil. Nous trouvons parfois cependant que la vue de l'œil louche est restée bonne quoique le strabisme ne soit pas alternant. J'ai vu des cas, exceptionnels il est vrai, dans lesquels les malades pouvaient lire l'impression la plus fine et m'affirmaient qn'aussi loin que remontait leur mémoire ils n'avaient jamais souffert de diplopie. Ici la vision binoculaire n'avait probablement jamais existé : de là venait l'absence de la diplopie.

On a, à une époque, proposé de guérir le strabisme en fermant l'œil sain, ce qui force l'autre à se fixer sur l'objet. Il est évident que ce traitement est complétement erroné, car on arrive seulement à transporter le strabisme dans l'œil fermé. En effet, il se produit exactement la même chose que lorsque nous couvrons l'œil sain avec la main afin d'estimer les déviations primitive et secondaire. La vision de l'œil louche est exercée mais la maladie n'est pas du tout guérie. Cependant ce procédé est souvent utile dans la pratique, car il peut transformer un strabisme monolatéral en un strabisme alternant et préserver ainsi la vue des deux yeux. Si, par exemple, un enfant louche (s'il y voit avec les deux yeux) et si, pour une raison quelconque, l'opération doit être ajournée, on peut préserver la vue de l'œil louche par l'exclusion périodique de l'autre œil. De cette façon, on peut non-seulement maintenir le caractère alternant du srtabisme et la vue des deux yeux, mais même changer un strabisme monoculaire en un strabisme alternant.

La question de savoir si la vision binoculaire existe ou n'existe pas dans un cas de strabisme est très-importante pour le pronostic. Car si elle n'existe pas, nous ne pouvons pas espérer une guérison parfaite, mais seulement une guérison approximative. En effet, s'il n'y a pas de diplopie, la guérison parfaite du strabisme qui consiste dans la fusion des deux images ne peut pas avoir lieu. Il faut donc toujours s'assurer de la présence de la vision binoculaire avant de poser le pronostic d'une opération pour le strabisme. La présence de la vision binoculaire est dénotée par celle de la diplopie binoculaire. La vue de chaque œil peut être bonne, il peut n'y avoir aucune déviation des axes quand les deux sont ouverts et cependant les deux peuvent ne pas être employés en même temps. L'existence de la vision binoculaire est facilement reconnue à l'aide des prismes. On peut d'abord examiner chaque œil séparément et s'assurer exactement de l'acuité de la vision, du pouvoir d'accomodation et de l'état de la réfraction. On examinera aussi si la ligne visuelle se trouve sur l'objet ou si l'œil *fixe* ce dernier avec une partie excentrique de la rétine et non pas de la tache jaune. Dans le premier cas, on l'appelle la fixation *centrale*, dans le second, on l'appelle *excentrique*. Les deux yeux du malade sont ensuite dirigés sur une bougie allumée, située à une distancede 4 ou 6 pieds, et l'on place un prisme dont la base est tournée en dehors devant l'un des yeux, le gauche par exemple. L'un des trois effets suivants va alors se produire : 1° de la *diplopie ;* 2° un *strabisme correctif*, si le prisme n'est pas trop fort pour que l'œil gauche essaye de triompher de l'ennui de la diplopie en louchant en dedans et en produisant la fusion des images doubles; 3° le prisme peut ne produire aucun effet et n'amener ni diplopie, ni strabisme correctif; ce dernier résultat prouve l'absence de la vision binoculaire, et aussi que le prisme a été placé devant l'œil qui n'est pas employé, car si l'on place le prisme toujours avec sa base tournée en dehors devant l'autre œil, celui-ci se portera en dedans de façon à amener les rayons défléchis sur la tache jaune, cet effort étant accompagné d'un mouvement d'association vers le dehors exécuté par l'œil qui est exclu de la vision binoculaire.

La vision binoculaire est souvent perdue seulement dans certaines parties de la rétine, et surtout dans celles qui, quoique n'étant pas identiques, sont constamment et simultanément excitées en même temps que la partie centrale de la rétine de l'autre œil.

Ainsi dans le strabisme convergent, on voit que dans l'œil louche la portion de la rétine en dedans de la tache jaune est la première à souffrir de la perte de la vision binoculaire, car elle est dirigée vers l'objet, et quoiqu'elle ne lui soit pas identique, elle est constamment excitée simultanément avec la partie centrale de la rétine de l'autre œil qui est fixée sur l'objet. L'inverse se produit dans le strabisme divergent, car la partie externe de la rétine est la première à manquer. Au début, cette perte de la vision binoculaire s'étend seulement horizontalement, de sorte que si nous tournons un prisme dont la base sera en haut ou en bas, ou même si nous le plaçons dans une position diagonale, nous produirons tout de suite des images doubles qui auront non-seulement une différence de hauteur, mais aussi, s'il y a un peu de strabisme, des différences latérales. Nous pouvons ainsi déterminer avec la plus grande exactitude quelle est la partie de la rétine qui a perdu son pouvoir de vision binoculaire. Quelquefois cette perte s'étend sur toute la rétine, en sorte que nous ne pouvons réussir à produire la diplopie même avec les prismes les plus forts et en les tournant dans toutes les directions. Dans d'autres cas, au contraire, cette perte de la vision binoculaire est assez bien circonscrite, et est limitée à une très-petite portion de la rétine. Dans le strabisme convergent, par exemple, il peut n'y avoir qu'une toute petite partie de la rétine en dedans de la tache jaune qui ait souffert, de sorte qu'en plaçant un prisme, la base tournée vers le nez devant l'œil, et en inclinant les rayons encore plus en dedans, on produit tout de suite la double image, quoique les rayons inclinés frappent alors sur une partie plus excentrique et par conséquent moins sensible de la rétine. Parfois nous pouvons en pareil cas produire la diplopie si, au moyen d'un prisme, nous portons les rayons plus près de la tache blanche. Un changement soudain dans la position de l'axe optique de l'œil malade peut produire tout de suite la diplopie. Ce fait peut se produire après l'opération du strabisme ou dans les cas de paralysie, ou de spasme des autres muscles du globe de l'œil.

De Graefe a trouvé la vision binoculaire absente 90 fois sur 100 dans les cas de strabisme concomitant, et il a pu produire la diplopie à l'aide des prismes 25 fois sur 100. Après l'opération, la vision binoculaire existait 50 fois sur 100. La vision binoculaire est aussi souvent absente dans le strabisme concomitant, parce que, à cause de l'ennui et de la confusion que produit la diplopie, le malade prend bientôt l'habitude de supprimer mentalement l'image rétinienne de l'œil louche. Cette suppression active de la pseudo-image est accompagnée d'une amblyopie considérable, et cette amblyopie peut s'accroître assez chez les enfants, pour que quelques mois après le début du strabisme l'enfant puisse à peine déchiffrer avec l'œil louche de grosses lettres nº 16 ou 20 de Jæger. Dans ce cas on ne devra jamais différer l'opération, à moins de raison très-grave. La question est souvent débattue, à savoir si un enfant de deux ou trois ans doit être opéré du strabisme, ou s'il faut remettre l'opération jusqu'à ce qu'il soit plus âgé. Je suis très-opposé à cette dernière opinion, et j'engage fortement à opérer le plus tôt possible pendant que la vision binoculaire existe encore et que la vue de l'œil louche est encore bonne. S'il est cependant absolument nécessaire de différer l'opération, la vue de l'œil louche devra être souvent exercée et chaque œil employé alternativement, etc.

L'amblyopie causée par la suppression de l'image rétinienne est souvent diminuée par l'opération, surtout si l'on a soin d'exercer la vue ensuite avec une lentille convexe puissante, ou avec le tube à deux lentilles préparé par de Graefe (voy. p. 432). L'amélioration produite par les opérations varie suivant le degré d'amblyopie et est plus considérable, quand le malade pouvait lire encore une impression d'un volume modéré du nº 4 au nº 14 de Jaeger; quand la vue est améliorée par des verres convexes et que la fixation est centrale, le champ de vision bon.

L'amélioration soudaine et très-marquée de la vue, qui a lieu quelquefois tout de suite après la division du tendon, est due problablement à la diminution de la compression exercée par le muscle contracté sur la sclérotique et en même temps sur la rétine. Il est difficile d'expliquer autrement cette amélioration soudaine.

Nous devons maintenant considérer rapidement les différentes formes de strabisme, et les causes variées qui peuvent les produire. Avant d'entrer dans la question, je dois rappeler que nous trouvons quelquefois du strasbisme *apparent*. Dans ces cas, il y a sans aucun doute une déviation bien marquée (soit divergente, soit convergente) des axes optiques, et cependant les deux yeux sont fixés sur le même objet et ne remuent pas du tout quand on ferme l'un des deux. De là on conclut que le strabisme n'est pas réel, mais seulement apparent. Donders a appelé spécialement l'attention sur ce fait, duquel il donne plusieurs explications.

J'ai déjà dit (page 522) que, selon Helmholtz, l'axe optique et la ligne visuelle (ligne imaginaire qui part de la tache jaune pour arriver à l'objet) ne correspondent pas, mais que cette dernière frappe légèrement sur la cornée au côté interne de l'axe optique, formant avec lui un angle de cinq degrés environ. Il devient dès lors apparent que si les lignes visuelles sont parallèles, les axes optiques doivent nécessairement être légèrement divergents, et c'est en réalité ce qui se produit dans un œil normal; seulement cette divergence est si légère et nous y sommes tellement accoutumés qu'elle échappe à notre appréciation. Dans certains cas, la ligne visuelle peut changer de position par rapport à l'axe optique, et si cette déviation est le moins du monde considérable, on a un strabisme apparent. Dans la myopie, par exemple, la ligne visuelle, au lieu d'être au côté interne de l'axe optique, peut correspondre avec ce dernier ou même se trouver à son côté externe. Dans ce dernier cas, il y aura par conséquent un strabisme convergent apparent, car tandis que les lignes visuelles se rencontrent sur le même point de l'objet, les axes optiques doivent nécessairement s'entrecroiser sur le côté de cet objet. Dans les yeux hypermétropes c'est l'inverse qui se produit; la ligne peut être plus au côté interne de l'axe optique que dans un œil normal, et former avec l'axe, si l'hypermétropie est considérable, un angle de huit degrés ou même de neuf degrés au lieu de cinq degrés. Si des yeux de ce genre fixent un objet éloigné, ils paraissent atteints de strabisme divergent, car tandis que les lignes visuelles sont fixées sur l'objet, les axes optiques s'en éloignent. Cette explication donnée par Donders est non-seulement très-intéressante, mais aussi très-utile dans la pratique, car elle nous préserve d'erreurs considérables dans le diagnostic et le traitement de ces cas (1). Quelques cas appelés *manque de symétrie de la rétine* sont, en réalité, des cas de strabisme apparent.

1° Strabisme convergent.

Le strabisme convergent est dans la grande majorité des cas dû à l'hypermétropie. Suivant Donders (2), cette dernière se présente 75 fois sur 100, dans les cas de strabisme convergent. Wecker a une proportion encore plus élevée (85 pour 100). L'hypermétropie passe souvent inaperçue parce qu'elle est souvent latente, ou parce que les malades sont très-jeunes et ne savent pas lire. L'ophthalmoscope peut cependant, en pareil cas, nous permettre de découvrir le véritable état de la réfraction.

On doit se rappeler que sous le nom d'hypermétropie nous désignons cet état de l'œil dans lequel le pouvoir de réfraction est trop peu élevé, ou l'axe optique (axe antéro-postérieur) trop court, en sorte que les rayons tombant parallèlement sur l'œil (ceux qui émanent des objets éloignés) ne sont pas portés au foyer sur la rétine quand l'œil est au repos, comme cela se produit dans l'œil normal, mais plus ou moins en arrière suivant le degré d'hypermétropie qui existe. Cet état de la réfraction dans l'œil normal produit un effet considérable, car tandis que les rayons d'un objet éloigné s'unissent sur la rétine, sans aucun effort d'accommodation, l'œil hypermétrope doit déjà pour agir ainsi exercer d'une façon plus ou moins considérable son pouvoir d'accommodation. Cet effort doit augmenter en raison directe de l'approximation de l'objet à l'œil, car si l'accommodation doit déjà agir pour unir sur la rétine les rayons parallèles, combien à plus forte raison ne doit-elle pas être nécessaire, quand l'objet est très-rapproché et que les rayons qui en émanent tombent sur l'œil dans une direction divergente. Afin d'accroître la puissance d'accommodation, un œil louche souvent en dedans, parce que, en même temps qu'il y a accroissement dans la convergence des axes optiques, il y a accroissement dans la puissance d'accommodation. Nous pouvons facilement prouver la vérité de cette assertion en plaçant un prisme dont la base est tournée en dehors devant un œil hypermétrope, car cet œil regardant des objets éloignés va loucher en dedans, afin d'éviter la diplopie, et cette convergence des axes optiques va lui permettre d'unir sur la rétine les rayons parallèles émanant des objets lointains.

(1) Quoique la ligne visuelle et l'axe optique ne correspondent pas ensemble, j'emploie encore généralement le terme d'*axe optique* pour désigner la déviation de l'œil dans le strabisme, afin d'empêcher la confusion que produiraient les différents termes employés.

(2) Voyez l'article de Donders sur *The pathogeny of squint, A. f. O.*, IX, 1, 99, et aussi l'excellente traduction de l'article par le docteur Wright (de Dublin).

En outre, quand les axes optiques sont parallèles, ils peuvent seulement unir les rayons convergents. De plus, si l'on place devant un œil
normal une lentille concave, on le change en œil hypermétrope, car
les rayons parallèles sont alors unis derrière la rétine et il faut, soit
un verre convexe, soit un effort de l'accommodation pour amener ces
rayons de nouveau à un foyer sur la rétine. Si ce verre concave est
faible, un accroissement dans l'effort de l'accommodation va suffire pour
neutraliser ces effets et débarrasser l'œil de cette hypermétropie artificielle ; si cependant la lentille concave est trop forte pour que l'œil puisse
la neutraliser, il triomphe de cet obstacle en louchant en dedans, ce qui
accroît encore sa puissance d'accommodation. Cela montre, en dehors de
toute autre conséquence, le danger de donner à une personne à vue
courte des verres trop forts, car nous pouvons ainsi produire un strabisme
convergent. La même chose se produit dans l'hypermétropie, un œil louchant en dedans, afin d'accroître le pouvoir d'acommodation. Au début, ce
strabisme n'est que périodique, et n'apparaît que lorsque le malade
regarde fixement le même objet ; aussitôt qu'il dirige ses regards vers un
autre point rapproché ou éloigné, l'œil se rapproche. Souvent cependant le strabisme se produit seulement quand il regarde les objets rapprochés comme en lisant, en écrivant, en travaillant, et ce strabisme a
d'abord été appelé strabisme périodique et l'hypermétropie en est de
beaucoup la cause la plus fréquente. Il est même surprenant que cet état
ne soit pas plus commun parmi les individus hypermétropes. Cette forme
de strabisme périodique se rencontre souvent chez les jeunes enfants,
et fréquemment aux environs de la quatrième ou de la cinquième année,
quand ils apprennent à épeler. Dans ces cas, il est fort difficile par le
simple examen des yeux de découvrir le plus léger strabisme, quelquefois même c'est impossible ; cependant si nous disons au malade de regarder
fixement quelque chose comme pour lire, par exemple, un œil louche tout
de suite en dedans. Cette déviation disparaît de nouveau aussitôt que l'objet
est enlevé ; quelquefois ce strabisme périodique se montre lorsque les personnes regardent attentivement un objet, qu'il soit éloigné ou rapproché ;
dans d'autres cas, cependant, il ne se produit que lorsque l'œil est dirigé
vers des objets rapprochés, le strabisme disparaissant aussitôt que le
malade fixe des objets éloignés. Le strabisme peut souvent se corriger à
l'aide de verres convexes appropriés que l'on place devant les yeux, afin
de neutraliser l'hypermétropie. Si l'on n'y réussit pas malgré l'emploi
constant des lentilles convexes, le strabisme devient bientôt permanent et
prend alors tous les symptômes du strabisme concomitant. Comme
l'hypermétropie est souvent héréditaire et qu'elle se rencontre fréquemm-
ment chez plusieurs membres de la même famille, et comme cet état conduit aussi au strabisme, cette idée populaire que le strabisme peut se

produire rien que par l'imitation est très-répandue même parmi les médecins. J'ai souvent eu l'occasion d'examiner des cas de strabisme développés chez plusieurs membres de la même famille, et j'ai presque toujours trouvé que sur les deux malades le modèle et l'imitateur supposés étaient hypermétropes : une cause commune avait produit un effet analogue.

La raison pour laquelle la majorité des personnes hypermétropes ne louche pas est évidemment celle que donne Donders ; les personnes atteintes d'hypermétropie préfèrent sacrifier, dans une certaine mesure, l'acuité et l'état distinct de la vision pour éviter la diplopie. Cette assertion est prouvée par le fait suivant : si l'on couvre avec la main l'un des yeux d'un malade hypermétrope, cet œil dévie tout de suite en dedans tandis que l'autre est employé pour lire, pour travailler, etc. Il en est tout autrement quand les images des deux yeux sont différentes comme distinction, comme cela se produit, par exemple, si l'hypermétropie, est plus considérable dans un œil que dans l'autre, ou s'il se trouve des opacités dans les milieux réfringents de l'un des yeux. En pareils cas, un strabisme convergent se développe très-facilement. La même chose a lieu si les muscles droits externes sont très-forts. Une grande différence entre la position de la ligne visuelle et celle de l'axe optique (les deux formant un angle considérable) semble aussi dans les yeux hypermétropes prédisposer au strabisme (Donders).

Le strabisme convergent se rencontre plus fréquemment avec un degré modéré d'hypermétropie (de $\frac{1}{40}$ à $\frac{1}{10}$) et en général il n'existe pas dans les degrés élevés. Ceci est évidemment dû à ce que quand l'hypermétropie est très-considérable, l'accommodation est insuffisante (même quand les lignes visuelles convergent d'une manière anormale) pour produire une image rétinienne parfaite, et par conséquent le malade s'habitue à se donner une idée exacte d'une représentation imparfaite plutôt qu'à améliorer cette représentation par un maximum d'efforts (Donders).

L'affaiblissement de la vue dans l'un des yeux est une cause fréquente de strabisme, comme nous pouvons le noter dans les cas d'opacité de la cornée ou de la lentille, ou de quelque affection des structures les plus profondes de l'œil. La clarté de l'image rétinienne dans l'œil malade se trouve, par conséquent, affaiblie. Cette différence dans la clarté et l'intensité des images rétiniennes dans les deux yeux est souvent une cause de confusion et d'ennui pour les malades, et afin d'échapper à cet ennui le sujet louche involontairement avec l'œil malade, de manière que les rayons de l'objet puissent frapper sur une partie plus périphérique, et, par conséquent, plus sensible de la rétine. Il résulte de cet effort un affaiblissement si considérable de l'image de cet œil, qu'elle cesse d'être une cause d'ennui et de fatigue. La direction dans laquelle cette déviation peut avoir lieu est généralement déterminée par la force relative des différents muscles ; si l'un d'eux a une force prédominante, l'œil sera entraîné et louchera dans la direction de ce muscle ; ce dernier se contractera de plus en plus, et le strabisme prendra tous les caractères du strabisme concomitant. L'image de l'œil louche sera graduellement supprimée, et l'amblyopie se produira par suite du manque d'usage de l'œil. Ce dernier état sera ajouté à la faiblesse de la vue causée par l'affection originelle (opacité dans les milieux réfringents, etc.). On doit cependant admettre, comme Pagenstecher l'a fait remarquer, que dans la plupart de ces cas de vision affaiblie, il se trouve de l'hypermétropie et que, par conséquent, cet état doit être considéré comme la véritable cause du strabisme. Donders pense que l'inflammation qui produit les opacités de la cornée peut s'étendre à quelques-uns des muscles et amener une contraction spasmodique plus tard organique des tissus musculaires. Le strabisme convergent peut aussi se produire comme une affection secondaire après la paralysie ou des coups, des lésions du muscle opposé. Des cas très-marqués de cette forme secondaire de strabisme ne sont que trop souvent produits par des opérations excessives pour le strabisme. L'étendue de l'opération étant trop considérable pour les besoins du cas, ou bien le muscle ayant été divisé au lieu du tendon, une contraction spasmodique du droit interne peut aussi produire le strabisme convergent; mais ce fait n'appartient pas, à proprement parler, à notre sujet.

De Graefe (1) a fait remarquer que, dans certains cas rares, la myopie peut être la cause du strabisme convergent. Cela se produit seulement lorsque la myopie est modérée et que les yeux sont extrêmement fatigués par des ouvrages délicats. Au bout de quelque temps, le droit interne se contracte par suite de son usage constant et excessif, et il ne peut plus se relâcher quand le malade regarde un objet éloigné ; le droit externe étant trop faible pour triompher de l'action du droit interne, il se produit un strabisme convergent qui est d'abord périodique, mais qui peut devenir permanent et qui apparaît aussitôt que le malade regarde un objet qui n'est pas placé tout près de lui.

Le strabisme n'existe pas dans les cas de myopie très-considérable, parce que, dans ceux-ci, la convergence nécessaire des axes optiques ne peut généralement pas être maintenue à cause de la grande proximité des objets et, par conséquent, le malade n'emploie qu'un œil. Cette forme de strabisme se développe surtout pendant les premières années de la virilité, et surtout chez les gens de cabinet et les étudiants qui ne portent pas de lunettes.

(1) *A. f. G.*, X, 1, 156.

2° Strabisme divergent, etc.

De même que l'hypermétropie est de beaucoup la cause la plus fréquente du strabisme convergent, de même la myopie est la cause la plus
fréquente du strabisme divergent. Ce dernier peut être constant ou absolu,
une des lignes visuelles divergeant toujours de l'objet et cette divergence
existant pour toutes les distances, de façon que les deux lignes ne puissent
jamais converger sur le même objet à aucune distance. La divergence
cependant diminue quelquefois quand on regarde les objets rapprochés.
Cette divergence absolue se rencontre surtout dans des cas où la vue
d'un seul œil est considérablement affaiblie (amaurose, cataracte à
maturité, etc.), dans la paralysie du muscle droit interne ou dans les cas
où ce dernier a été trop largement divisé dans une opération pour le
strabisme convergent.

On pense que l'allongement de l'axe antéro-postérieur du globe de l'œil
chez les myopes est la cause principale de strabisme divergent, et c'est
à elle qu'on attribue la tendance des yeux myopes vers cette affection.
A cause de la forme elliptique du globe, le pouvoir de mobilité est
diminué et l'on ne peut pas le remuer aussi librement en dedans et en
dehors. La limite de la mobilité en dehors n'est pas importante puisqu'elle est produite seulement par le mouvement latéral extrême de l'œil
et que l'inconvénient qu'elle procure peut facilement être annulé en tournant légèrement la tête.

Nous trouvons cependant qu'il en est tout autrement s'il y a une torsion
considérable dans le mouvement interne, car alors le mouvement de convergence nécessaire pour un point très-rapproché ne peut être maintenu qu'avec beaucoup de fatigue et de difficulté. Les muscles droits
externes sont considérablement exercés et fatigués, des symptômes d'asthénopie apparaissent et, pour soulager cet effort musculaire considérable, l'un des yeux est forcé de dévier considérablement en dehors, une
fois cette déviation produite le travail peut être continué sans difficulté.
C'est une forme de strabisme chronique ou relative et la même chose a
lieu, comme Donders l'a fait remarquer, si la myopie est assez considérable pour que le sujet soit forcé d'approcher tellement l'objet de ses
yeux qu'il soit impossible de faire converger les lignes visuelles. Une divergence relative peut être due simplement à l'allongement du globe de
l'œil en même temps qu'à une myopie considérable, le droit interne étant
sain; ou bien encore à la faiblesse du droit interne sans myopie; mais,
dans la plupart des cas, ces deux causes sont réunies. La tendance au
strabisme divergent est aussi augmentée par la petitesse de l'angle formé
par l'axe optique et les lignes visuelles chez les myopes. Nous voyons aussi

le strabisme convergent apparaître seulement lorsque le sujet myope regarde quelque objet en arrière de son point le plus éloigné et qu'il ne voit pas distinctement, ou bien encore quand il regarde au hasard devant lui sans fixer spécialement aucun objet. A cause du manque de clarté de l'objet, il n'y a pas d'effort binoculaire, et l'un des yeux suit son impulsion musculaire naturelle et dévie en dehors si le droit externe est relativement plus fort que le droit interne ; mais si le malade a des lunettes bien appropriées pour la distance, de façon qu'il puisse voir les objets distinctement, le désir de maintenir la vision binoculaire triomphera de la divergence, le même fait se produira s'il fixe quelque objet en dedans de son pouvoir d'accommodation. Quand un œil est frappé de cécité, ou bien quand il y a une grande différence dans la réfraction des deux yeux, il se produit souvent un strabisme divergent, car il n'y a aucune impulsion pour maintenir la vision binoculaire, le droit interne diminue graduellement comme force et le droit externe subit parfois une contraction secondaire. La forme relative de strabisme divergent qui dépend de l'insuffisance du droit interne est très-importante et demande un examen si soigneux et si spécial, comme description et comme traitement, que je l'examinerai séparément sous le nom d'asthénopie musculaire.

Nous devons maintenant passer à l'examen du traitement du strabisme. La nature du strabisme concomitant est totalement différente de celle du strabisme paralytique. Dans ce dernier, l'innervation de l'un ou de plusieurs muscles du globe de l'œil est affaiblie, tandis que dans la forme concomitante le strabisme est dû à un changement (accroissement du degré de tension) dans le muscle dans la direction duquel le strabisme se produit. Cependant l'innervation reste normale, comme on s'en aperçoit par la mobilité parfaite que conserve le globe de l'œil dans cette direction et par ce fait que la déviation secondaire égale la déviation primitive et ne l'excède pas comme cela arrive dans les cas de paralysie. Pratiquement, nous pouvons considérer le muscle malade comme raccourci. Nous rencontrons souvent des formes mixtes de strabisme, car des affections paralytiques et spasmodiques du globe de l'œil peuvent produire du strabisme concomitant et ne laisser derrière elles que des traces très-légères de l'affection primitive. Cependant, de même que la paralysie peut produire le strabisme concomitant, de même celui-ci, s'il est excessif et qu'il dure longtemps, produira des changements dans le muscle antagoniste. Supposons, par exemple, qu'il y ait un strabisme convergent considérable d'un œil : si l'on n'a pas soin de l'exercer fréquemment et de fixer sur l'objet son axe optique alternativement, soit par des moyens naturels, soit par des moyens artificiels, le manque d'usage du droit externe conduira graduellement à l'atrophie de ce muscle. Le droit interne deviendra en même temps hypertrophié et la mobilité de l'œil en dehors sera considérablement attaquée. Ces changements dans la structure des muscles sont évités par un exercice fréquent et séparé de l'œil louche.

Dans les cas légers de strabisme, il peut être avantageux d'exercer le muscle faible par des exercices systématiques et fréquents. De cette manière, on peut le fortifier graduellement et le rendre capable de triompher de l'action excessive du muscle opposé, dans la direction duquel l'œil se trouve dévié. De pareils exercices cependant ne sont indiqués que lorsque l'œil louche possède un certain degré de vision, lorsque la vision binoculaire existe et lorsqu'il y a de l'intolérance dans la diplopie, de sorte que les images doubles, étant suffisamment près l'une de l'autre, soient fusionnées par un effort musculaire volontaire. Ces exercices peuvent être pratiqués à l'aide du prisme, les images doubles étant assez rapprochées l'une de l'autre pour se trouver facilement unies. A mesure que la force du muscle s'accroît, celle des prismes doit être diminuée, car alors la distance entre les images sera augmentée et le muscle encore plus exercé. Javal (1) a inventé un arrangement stéréoscopique très-ingénieux pour servir à ces exercices orthopédiques. Le dernier consiste à fusionner deux larges points (un dans chaque moitié du stéréoscope) et subséquemment des lettres et des mots dont le volume diminue graduellement. Seulement ces exercices prismatiques et stéréoscopiques demandent une grande patience et une grande exactitude, ce qui fait que beaucoup de malades préfèrent la cure plus rapide amenée par l'opération ; cependant ces exercices sont très-souvent utiles pour perfectionner les résultats de l'opération elle-même. La vue de l'œil louche doit aussi être exercée souvent toute seule.

Le strabisme absolu concomitant ne peut être guéri que par une opération.

Le but de l'opération est d'affaiblir le muscle dans la direction duquel le strabisme se produit, de façon à diminuer son influence sur les mouvements et la position du globe de l'œil. Ce but est atteint en divisant avec soin le tendon aussi près que possible de son insertion ciliaire, le muscle cède alors légèrement et acquiert une nouvelle insertion un peu plus loin en arrière. Cette récession est accompagnée d'une certaine diminution de puissance, car plus l'insertion est en arrière, moins le muscle exercera son influence sur les mouvements du globe de l'œil. Comme nous désirons affaiblir le muscle, mais en même temps préserver autant que possible sa mobilité latérale, nous devons régulariser avec soin et adapter le plus possible la nature et l'extension de l'opération aux besoins de chaque cas individuel, et nous verrons plus loin combien il est toujours facile d'estimer exactement ces effets. Le succès dépend moins de la dextérité

____

(1) *Annales d'oculistique*, 1863, p. 76, et aussi 1867, p. 5.

manuelle] que d'une connaissance complète de la partie théorique du sujet.

Après la ténotomie et la rétrocession du muscle, le globe de l'œil s'inclinera passivement du côté opposé dans une proportion égale à celle dans laquelle le muscle a reculé sur la sclérotique. La diminution de la mobilité latérale sur le côté du muscle opéré excédera pourtant cette rétrocession. Si, par exemple, le muscle s'est raccourci de deux lignes, la perte de mobilité sera de deux ou trois lignes, ce qui affaiblirait beaucoup les résultats de l'opération (surtout en ce qui concerne les mouvements d'accommodation), si la mobilité de l'œil louche n'était pas pathologiquement accrue vers le côté du muscle rétracté. Par suite de ce fait, la mobilité ne sera, en réalité, que très-peu diminuée par l'opération, elle peut même rester égale à celle de l'autre œil.

La question de savoir si les deux yeux doivent être opérés ne roule pas sur ce fait que les deux yeux soient louches ou qu'il n'y en ait qu'un, mais dépend seulement de l'étendue du strabisme. C'est une erreur que de croire que l'opération doit être limitée à un œil simplement parce que le strabisme est mono-latéral, et faite sur les deux yeux lorsque, au contraire, le strabisme est alternant.

Si le strabisme mesure de 2 à 2 $\frac{1}{2}'''$, nous pouvons, en général, le corriger par une seule opération ; en incisant le tissu sous-conjonctival librement et, en employant un plus large crochet, nous pouvons obtenir un effet de 2 $\frac{1}{2}$ ou 3'''. C'est surtout ce qui se produit chez les enfants. Si la déviation dépasse 2 $\frac{1}{2}$ ou 3''', nous devons alors faire l'opération sur les deux yeux.

Supposons, par exemple, qu'un malade soit affecté d'un strabisme convergent de l'œil droit de 4 $\frac{1}{2}'''$ environ. Pour le corriger par une seule opération, nous aurons à diviser le tendon du muscle droit interne de l'œil, de façon que ce muscle puisse se rétrécir de 4 $\frac{1}{2}'''$. Ce fait sera accompagné d'une diminution dans la mobilité en dedans de 5 $\frac{1}{2}'''$ environ, et même en supposant que l'accroissement pathologique de la mobilité dans cette direction ait été d'abord d'une ligne, on aura un déficit de 4 $\frac{1}{2}'''$ environ après l'opération. Les mouvements d'association, vers le côté gauche du malade, seront par conséquent considérablement diminués, et cette perte de mobilité en dedans se fera particulièrement sentir pendant les mouvements d'accommodation, car elle empêchera les axes optiques de converger en lisant et travaillant, de même que l'axe optique de l'œil droit déviera légèrement en dehors de l'objet, ce strabisme divergent s'accroîtra bientôt comme étendue et deviendra permanent. Afin de remédier à cela, il faut diviser l'opération entre les deux yeux. Supposons que la ténotomie du droit interne de l'œil droit ait corrigé 2 $\frac{1}{2}'''$ de la déviation, il restera, par conséquent, un strabisme en dedans de cet œil, de deux lignes environ. Si l'on couvre l'œil gauche avec la main et qu'on dise au malade de fixer un objet avec l'œil droit, cet œil devra faire un mouvement en dehors de 2‴. Ce mouvement sera accompagné d'un mouvement en dedans, mouvement d'association de l'œil gauche et aussi de 2‴. Nous devons maintenant calculer la grandeur de l'opération nécessaire pour corriger le strabisme de l'œil gauche tout à fait comme si le premier œil avait été primitivement affecté d'un strabisme convergent de 2‴. Supposons maintenant que le droit interne de l'œil gauche ait été divisé et que nous avons obtenu un effet de 2‴, l'œil va par conséquent s'incliner en dehors dans la même proportion, et l'on aura produit en réalité un strabisme divergent de 2‴; il faudra donc une section du droit interne considérable pour amener l'axe optique de l'œil gauche à se porter de nouveau sur l'objet ; ce mouvement en dedans de 2‴ sera accompagné d'un mouvement analogue en dehors de l'œil droit, et par conséquent le strabisme convergent qui était resté après la première opération sera complétement corrigé. Si la vision binoculaire existe, les images doubles seront alors si rapprochées l'une de l'autre qu'il suffira d'un effort musculaire léger pour les réunir d'une façon permanente. La cure du strabisme sera par conséquent complète.

L'opération doit toujours être pratiquée de façon que la plus grande partie de la correction soit réservée à l'œil louche, car la mobilité pathologique est accrue dans la direction du muscle raccourci.

Je limiterai ma description aux opérations suivantes : opération sous-conjonctivale de de Graefe. Opération de M. Critchett. Opération de de Graefe modifiée par Liebreich.

Je peux dire cependant que l'ancienne opération dans laquelle on incisait largement le tissu sous-conjonctival et conjonctival, où la capsule de Tenon était lacérée, et le muscle lui-même divisé au lieu du tendon, ne doit jamais être pratiquée. Son effet est généralement si malheureux qu'elle a réussi à remettre en question l'opération pour le strabisme.

Le principe de l'opération de de Graefe est une division soigneuse du tendon tout près de son insertion avec une quantité aussi minime que possible de tissu sous-conjonctival lacéré et du tendon de la capsule de Tenon. Nous diminuons le pouvoir du muscle en lui procurant une insertion plus en arrière, mais en même temps nous laissons sa longueur intacte. Notre but est de l'affaiblir, et non pas de le rendre plus ou moins impotent. Afin de considérer cette méthode opératoire, je dois m'arrêter un instant sur les rapports anatomiques des muscles de l'œil avec la gaîne oculaire. Commençant à l'ouverture optique et entourant d'une manière lâche le nerf optique, la gaîne s'étend et passe sur le globe de l'œil qui l'enveloppe. Elle est unie à la sclérotique par le tissu connectif, mais d'une manière assez lâche pour que le globe puisse facilement rouler en dedans. A l'équateur du globe, elle est percée par les tendons des muscles obliques et plus antérieurement par les tendons des quatre muscles droits avec lesquels elle se confond ; à la fin, elle se perd plutôt qu'elle ne s'insère dans la sclérotique tout près de la cornée. La partie postérieure de la gaîne au passage des tendons a été appelée capsule de Bonnet, la partie antérieure du passage des tendons à la sclé- rotique ayant été désignée sous le nom de capsule de Tenon. Si l'on perce la capsule, les tendons des muscles droits se réunissent avec elle au moyen d'une légère apophyse cellulaire produite par la capsule. Cette apophyse vient du trop grand rétrécissement du nerf après la division du tendon et est suivie d'une grande perte de puissance. Il est par consé- quent très-important que cette apophyse connective ne soit pas aggravée par une division trop éloignée du tendon ou lacérée par des manipula- tions rudes et inhabiles avec le crochet à strabisme. De Graefe a en outre dit que le résultat peut être défavorable, même lorsque le tendon a été divisé antérieurement à ces fibres, parce que la gaîne du tendon s'épaissit sur le point où elle passe à travers la capsule et que cet épaississement s'étend presque jusqu'à l'insertion. Par conséquent, si le tendon n'est pas divisé assez près de son insertion, il est capable de se rétracter dans la gaîne épaissie, et cette rétraction empêchera dans beaucoup de cas sa réunion avec la sclérotique. Dans l'ancienne opération, le muscle était divisé très-loin, souvent même postérieurement à son passage à travers la capsule, et il était souvent si appauvri que le globe de l'œil ne pouvait plus se remuer dans cette direction. Le muscle antagoniste prenait par conséquent un pouvoir prépondérant et produisait souvent un strabisme secondaire dans la direction opposée. De là l'effroi populaire de l'opéra- tion qui, dit-on, rend l'œil louche de l'autre côté. Cependant un résultat aussi triste ne doit pas être redouté si le chirurgien opère avec soin et circonspection, et s'il connaît à fond la partie théorique de son sujet. Une règle très-importante est qu'il ne faut jamais aller trop loin, car rien n'est plus difficile que de rétrograder et que de corriger une faute quand elle a été commise. Il est beaucoup plus facile d'augmenter l'effet de l'opération que de le diminuer. Je ne connais pas d'opération chirurgicale qui soit aussi sûre et aussi utile que celle du strabisme quand elle est bien pratiquée. Passons maintenant à la description de l'opération de de Graefe.

Comme l'opération est quelquefois très-douloureuse, le malade doit être chloroformé ; les paupières sont maintenues par l'élévateur à res- sort, et, si cet instrument n'est pas assez fort, par les grandes pinces d'ar- gent. Un aide attire l'œil avec des pinces (je suppose que le droit interne de l'œil droit doit être opéré), en ayant soin d'agir dans une direction horizontale sans faire tourner l'œil sur son axe, car, autrement, la position horizontale du droit interne serait changée. L'opérateur saisit alors avec des pinces pointues et fines un pli petit, mais profond, du tissu conjonctival et sous-conjonctival, tout près du bord de la cornée et à moitié chemin environ entre le centre et le bord inférieur de l'insertion du droit interne. Il excise ensuite le pli avec des ciseaux à plat et dont la pointe est émoussée et, passant derrière le tissu sous-conjonctival dans la direction en bas et en dedans, fait une ouverture en entonnoir qui s'ouvre derrière le tissu sous-conjonctival. Cette ouverture doit être faite avec beaucoup de soin, afin de ne pas diviser ce tissu dans une trop grande étendue. Si le tissu sous-conjonctival est fort et épais, il vaudra mieux prendre seulement d'abord un petit pli de la conjonctive, l'ouvrir, et alors, saisissant le tissu sous-conjonctival, le diviser. Le crochet à strabisme, qui sera tenu à angle droit et dont la pointe sera légèrement bulbeuse (fig. 82), est alors passé à travers l'ouverture au bord inférieur du tendon ; sa pointe étant assez fortement pressée contre la sclérotique, on le fait glisser en haut, derrière le tendon, aussi près que possible de son insertion, afin que le tendon soit complétement enveloppé. L'opérateur doit avoir soin de ne pas diriger la pointe du crochet en haut et en dehors, car il pourrait perforer les fibres du tendon, tandis qu'on ne doit saisir qu'une portion de celui-ci. La pointe devra donc être dirigée plutôt en haut qu'en dedans. Quand le tendon a été assuré sur le crochet, la partie de la conjonctive qui le recouvre doit être doucement écartée, de façon à montrer

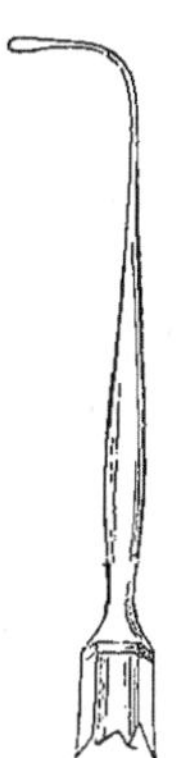

Fig. 82.

le tendon, qui est alors excisé avec soin avec des ciseaux, aussi près que possible de son insertion. Quand il a été complétement coupé, la conjonctive doit être légèrement relevée sur la pointe du crochet et un crochet plus petit passé de haut en bas, pour s'assurer que les expansions latérales du tendon ont été bien divisées. S'il reste quelques fibres, on devra les diviser, et le chirurgien s'assurera de nouveau s'il n'en reste pas d'autres. Il ne devra jamais manquer de se satisfaire sur ce point, car quelquefois les expansions latérales sont considérables, le tendon s'ouvrant en forme d'éventail ; et s'il restait seulement quelques fibres non divisées, cela suffirait pour empêcher les bons résultats de l'opération.

J'ai récemment introduit une légère modification dans l'opération de de Graefe, que je pratique plus sous la conjonctive : j'emploie une paire de ciseaux droits émoussés et, au lieu de pousser la conjonctive hors du crochet, afin d'exposer le tendon, je divise le tendon sous-conjonctivement, tout près de son insertion. De cette façon, je combine les avantages des opérations de de Graefe avec ceux de l'opération sous-conjonctivale. A cause du volume plus petit du crochet et de la place de l'incision qui se trouve entre le bord et le centre du tendon, le tissu sous-conjonctival est tiré et incisé dans une étendue plus considérable que dans l'opération sous-conjonctivale. De plus, la place et la direction de la plaie conjonctivale sont telles, qu'une suture peut être appliquée de suite si c'est nécessaire. En outre, avec l'opération sous-conjonctivale, il faudra agrandir considérablement l'incision en haut, avant que l'on puisse produire aucun effet, à l'aide d'une suture sur les deux bords du tendon. Seulement, si le degré du strabisme est assez considérable pour qu'on puisse être sûr qu'aucune suture ne soit nécessaire, on peut employer l'opération sous-conjonctivale, surtout si l'on n'a pas d'aide pour porter le globe de l'œil dans la direction opposée.

Si l'on trouve, en introduisant le crochet, qu'il glisse sur le bord de la cornée sans saisir le tendon, il est certain que nous n'avons pas divisé du tout le tissu sous-conjonctival ou que le crochet a passé entre lui et la conjonctive. Si le tissu sous-conjonctival n'a pas été divisé, nous devrons le diviser et introduire ensuite de nouveau le crochet ; nous n'aurons ensuite aucune difficulté à trouver le tendon. L'ouverture dans les tissus conjonctif et sous-conjonctif doit être petite, et l'on doit limiter les recherches avec le crochet, autrement le tissu sous-conjonctival et le cours latéral de la capsule de Tenon seraient trop lacérés, et il pourrait en résulter un trop grand rétrécissement du muscle.

Le traitement consécutif est très-simple : l'œil ayant été bien lavé et bien nettoyé, en ayant soin d'enlever tout le sang coagulé, on le maintient humide avec des compresses d'eau froide pendant toute la journée qui suit l'opération, afin d'éviter tout épanchement de sang considérable sous la conjonctive. Il ne se formera aucune granulation ni aucun bouton sur le tronçon du tendon, si celui-ci a été divisé tout près de son insertion, et si l'ouverture de la conjonctive a été faite près du bord supérieur ou inférieur du tendon, de façon à ne pas le laisser à découvert.

L'effet produit sur le strabisme immédiatement après l'opération n'est pas permanent ; nous pouvons, en réalité, distinguer trois périodes dans les effets produits : 1re période, celle qui suit immédiatement l'opération ; 2e période, celle qui arrive trois ou quatre jours après ; 3e période, celle qui se produit au bout de quelques mois et qui est permanente. Pendant la première période, l'effet est considérable, car l'œil peut être remué dans la direction du muscle divisé par la connection indirecte de celui-ci avec la sclérotique, par la capsule de Tenon qui est latérale. Aussitôt que l'extrémité divisée du tendon se réunit avec la sclérotique, ce qui a lieu en général au bout de trois ou quatre jours, l'effet diminue, car le muscle exerce alors une influence directe sur le globe de l'œil ; c'est la seconde période ; mais une altération plus considérable de la situation se montre quelques semaines ou quelques mois après l'opération. L'effet se trouve alors complétement ou en partie accru, grâce à l'action du muscle antagoniste, qui, à cause de l'affaiblissement de son congénère, peut exercer une influence considérable sur la position du globe de l'œil.

Ce qui doit nous guider dans notre appréciation des résultats permanents, c'est la position de l'œil opéré pendant les mouvements d'accommodation des yeux, quand ils sont dirigés sur quelque objet rapproché. Il est toujours très-important de se rendre compte de la position des yeux pendant l'accommodation, aussitôt après l'opération et dès que le malade a été arraché à l'influence du chloroforme. Nous avons déjà vu que la position de l'œil louche (strabisme convergent) peut varier lorsque l'objet est très-rapproché des yeux, car, tandis que l'axe optique de l'œil sain reste fixé sur l'objet, convergeant de plus en plus à mesure que l'objet est plus rapproché, l'œil louche peut subir les changements suivants : 1° Il peut conserver sa position première et subir seulement quelques mouvements d'oscillation latérale et irrégulière. 2° Il peut rester complétement stationnaire, de sorte que l'angle de strabisme diminue à mesure que l'objet se rapproche ; arrivé à un certain point, si le strabisme n'est pas excessif, son axe optique viendra aussi se fixer sur l'objet et il n'y aura pas de strabisme. Si, cependant, l'objet est approché encore davantage, il peut se produire un strabisme divergent, car plus l'œil sain converge, plus l'autre œil conserve toujours la même situation et dévie passivement en dehors. 3° Il conserve sa position jusqu'à un certain point, et alors, comme l'œil sain se dirige en dedans pour suivre l'objet, il fait un mouvement d'association en dehors. 4° Il dévie tout à coup en dedans d'une manière spasmodique, à mesure que l'objet est rapproché.

Nous devons donc aussi, après l'opération et quand les effets du chloroforme sont dissipés, voir si les deux axes optiques peuvent se fixer sur l'objet tenu à une distance de 4 ou 6 pieds des yeux (leur réfraction étant normale). Si la vue est courte, la distance devra être moins grande, le résultat final de l'opération peut être prédit à coup sûr d'après la position que prennent les yeux opérés. S'ils restent stationnaires quand l'objet est approché à moins de 8 pieds, et qu'une divergence passive puisse s'élever quand on le rapproche, nous devons nous attendre à voir une certaine quantité de divergence se produire au bout de quelques mois. Mais encore plus devra-t-on s'y attendre, si l'œil, au lieu de rester stationnaire, fait un mouvement d'association en dehors. Il est nécessaire d'essayer à une courte distance (4 ou 6 pieds), car l'œil pourrait être capable de fixer momentanément son axe optique sur l'objet, tout en étant incapable de maintenir cette position pendant un certain temps. Dans les deux cas, l'effet de l'opération devra être diminué par une suture conjonctivale, et surtout dans le dernier cas. L'effet de la suture variera avec sa position et avec la quantité de conjonctive qu'elle embrasse. Son effet sera considérable, si elle est insérée diagonalement de bas en haut et de dedans en dehors, de façon que les lèvres externe et interne de la plaie soient unies. En la faisant dans cette direction, nous empêcherons aussi la caroncule de s'affaisser. La suture diminue aussi l'effet de l'opération en ramenant le tendon en avant; ce tendon est uni de près avec les tissus conjonctif et sous-conjonctif; les extrémités divisées seront, par conséquent, de plus en plus rapprochées et la rétraction du muscle diminuée. On peut laisser la suture de vingt-quatre à trente-six heures.

La quatrième position que l'œil opéré peut prendre pendant l'accommodation est le mouvement soudain et spasmodique en dedans, qui doit nous faire craindre une rechute. Au bout de quelques mois, apparaîtra de nouveau ce même strabisme qui se montre pendant l'accommodation des objets rapprochés et qui graduellement atteindra les distances les plus éloignées. C'est en pareil cas qu'il faut dire que l'opération n'a donné que des bénéfices temporaires, et l'on doit tout de suite insister auprès des amis des malades sur le retour probable du strabisme et la nécessité d'une nouvelle opération.

L'étendue de l'opération doit être réglée suivant le degré du strabisme.

Dans les degrés légers de strabisme (1° à 1 $\frac{1}{2}'''$), on pratiquait autrefois souvent une ténotomie partielle, le tendon n'étant pas complétement divisé et quelques-unes des fibres supérieures ou inférieures, suivant le cas, restant intactes. Mais ce procédé ne répond pas au besoin, car, en agissant ainsi, on diminue peu ou point le pouvoir du muscle. Nous devrons donc faire une ténotomie complète et, si c'est nécessaire, une suture. L'ouverture conjonctivale doit être petite et le crochet d'un volume modéré; les mouvements d'accommodation doivent être essayés avec soin, aussitôt après l'opération, car, s'il reste la plus légère tendance à la divergence, quand l'objet est approché à 6 ou 8 pouces de l'œil, une suture devra être insérée. Dans un strabisme de 2 lignes ou 2 lignes $\frac{1}{2}$, le tissu cellulaire peut être quelquefois plus librement incisé, et un crochet plus grand peut être employé. Chez les enfants, l'effet est en général plus considérable, car le muscle n'est pas hypertrophié et le tissu cellulaire environnant est très-élastique; nous pouvons, par conséquent, atteindre facilement chez eux un effet de 2 lignes $\frac{1}{2}$ à 3 lignes par une seule opération.

Si le strabisme excède 2 lignes $\frac{1}{2}$ ou 3 lignes, il faut alors opérer les deux yeux. En pareil cas, on fait une large ténotomie dans l'œil louche et une ténotomie très-soignée dans l'autre œil; on en limitera les effets considérablement à l'aide d'une suture. Pour ce dernier procédé, on sera guidé par le degré du strabisme restant après l'opération. Règle générale, je ne trouve pas à propos d'opérer les deux yeux en même temps, à moins que le strabisme ne soit très-considérable, qu'il n'excède par exemple 4 lignes ½ ou 5 lignes ; car, si les deux muscles sont divisés en même temps, nous ne pouvons pas nous assurer exactement de l'état de l'accommodation après l'opération, et nous perdons ainsi l'occasion de nous assurer de l'effet permanent. Il est beaucoup plus sûr d'opérer d'abord l'œil malade, puis, lorsque quelques jours se sont écoulés et que le tendon divisé s'est réuni avec la sclérotique, de s'assurer du degré de strabisme qui reste. C'est ce degré qui nous guidera pour pratiquer l'opération nécessaire sur l'œil sain. Si, après la seconde opération, l'effet dépasse en quelque sorte notre désir, nous pouvons toujours le diminuer par une suture. Il est certainement beaucoup plus brillant d'opérer les deux yeux en même temps et de débarrasser ainsi le malade de son strabisme. Seulement on court grand risque d'avoir comme résultat une déviation consécutive de l'œil de l'autre côté. On doit toujours se rappeler que la cure doit être permanente et non pas temporaire. Dans quelques cas exceptionnels cependant, on doit en courir le risque, par exemple lorsque le malade ne dispose que d'un temps limité, ou lorsqu'une seconde visite est impossible ; si le strabisme dépasse 5 lignes, nous pouvons particulièrement opérer chez les adultes sur les deux yeux à la fois. Il peut être quelquefois nécessaire d'opérer sur les deux yeux, et même de répéter l'opération sur l'œil louche avant que l'affection ne soit sûrement guérie ; mais ce n'est que dans les cas de strabisme excessif, ou lorsque l'affection dure depuis plusieurs années et que le muscle est hypertrophié. Cette seconde opération sur l'œil malade demande beaucoup de soin, car l'effet de la correction pourrait excéder l'étendue de la rétraction, puisque l'influence du muscle sur le globe de l'œil diminue en proportion de la position en arrière de son insertion.

Dans les cas graves, il vaut encore mieux opérer d'abord l'œil malade et accroître l'effet de l'opération autant que possible, en faisant regarder le malade du côté opposé pendant quelques jours après l'opération. De cette manière, les deux extrémités du tendon peuvent être tirées de côté et largement séparées. L'effet sera que la réunion viendra se produire plus en arrière que si l'on avait tenu l'œil dans une position médiane. Si le droit interne de l'œil droit a été divisé, et que nous désirions augmenter l'effet de l'opération, on dira au malade de regarder aussi loin que possible du côté droit. Le moyen le plus facile pour atteindre ce but, est de faire porter au malade des lunettes dans lesquelles la moitié gauche de chaque verre sera couverte d'un morceau de taffetas d'Angleterre. De cette façon le malade sera nécessairement obligé de regarder à droite. On devra porter ces lunettes pendant les deux ou trois jours qui suivent l'opération. Ou bien encore, deux morceaux de carte peuvent être fixés sur la moitié gauche des yeux à l'aide d'un cordon passant sur le front. De cette manière, on obtiendra, par l'opération, un effet excellent et le degré de strabisme restant devra être traité par une opération pratiquée sur l'autre œil.

De Graefe fait remarquer que quelquefois, quoique rarement, on rencontre des cas dans lesquels l'opération ne produit aucun effet, ni sur la position ni sur la mobilité du globe de l'œil ; et cependant aucune fibre latérale du tendon n'est restée intacte. C'est qu'il y avait une deuxième connection du muscle avec la sclérotique un peu plus loin, en arrière près de l'équateur ; dans un cas de ce genre il a trouvé une connection à la partie postérieure de l'équateur.

Si l'opération du strabisme est faite avec soin, il n'y a rien à craindre pour la caroncule, elle s'enfoncera un peu quelquefois, quel que soit le mode opératoire employé, car je crois qu'il n'y a aucune méthode avec laquelle une immunité parfaite soit garantie. De Graefe pense que cet affaissement ne dépend pas autant de l'ouverture de la plaie conjonctivale et de la rétraction de ses lèvres internes que de la cicatrisation du tissu connectif, placé entre le muscle et la conjonctive et par lequel la caroncule mobile est rétractée. Plus la cicatrisation s'étend en arrière, plus la caroncule va s'abaisser ; de là vient le danger d'inciser trop largement le tendon, et de promener le crochet dans la plaie ; ce qui cause une lacération du tissu connectif.

L'opération sous-conjonctivale de M. Critchett doit être pratiquée de la manière suivante : le malade ayant été chloroformé et les paupières

étant maintenues ouvertes par un spéculum à arrêt, l'opérateur saisit un petit pli des tissus conjonctif et sous-conjonctif au bord inférieur de l'insertion du muscle droit, puis avec des ciseaux droits émoussés, il fait une petite incision sur ce point à travers ces structures. Le bord inférieur du tendon tout près de l'insertion se trouve alors exposé. Un crochet émoussé (fig. 83) est alors passé à travers l'ouverture dans le tissu sous-conjonctival derrière le tendon, de façon à saisir celui-ci et à le tendre. Les pointes des ciseaux légèrement ouverts sont alors introduites dans l'ouverture. Une des pointes est passée le long du crochet derrière le tendon, l'autre en face du tendon entre lui et la conjonctive ; alors le

FIG. 83.   tendon est divisé tout près de son insertion, par des coups de ciseaux successifs. Une petite contre-ponction peut être faite sur le bord supérieur du tendon, pour permettre l'écoulement du sang épanché et pour empêcher qu'il ne se répande derrière la conjonctive (Bowmann).

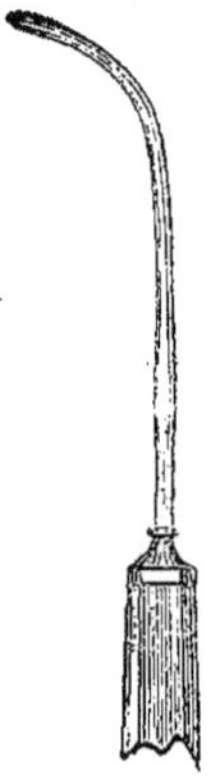

Le docteur Liebreich (1) a récemment modifié l'opération du strabisme, par suite de sa manière d'envisager les relations anatomiques des tissus conjonctif et sous-conjonctif et de la capsule de Tenon avec les muscles de l'œil. Il considère la capsule de Tenon comme divisée en deux parties, partie antérieure et partie postérieure ; la division se trouvant sur un point où les muscles droits la percent de dehors en dedans. La capsule étant sur ce point unie de très-près au muscle, de façon à rendre impossible tout déplacement entre eux, la moitié postérieure de la capsule avec sa surface interne, unie et ferme, forme comme une coupe dans laquelle le globe de l'œil se meut librement comme le haut d'une articulation sur sa base. La connection interne qui existe entre les muscles et la moitié postérieure de la capsule est accrue par les sortes de feuillets qui tapissent la partie interne de la surface externe de la capsule vers l'orbite et qui sont, dans une certaine étendue, étroitement unis aux muscles. Mais il n'y a pas de ces feuillets entre la partie interne de la capsule postérieure et la sclérotique. La moitié antérieure de la capsule de Tenon adhère à la partie supérieure du muscle et est intimement unie avec lui. Cependant, Liebreich nie la présence des feuillets venant de la capsule, à l'endroit où ils la perforent en accompagnant les muscles jusqu'à leur insertion. Il dit en outre :

« La caroncule, de même que le pli semi-lunaire, reste sur un ligament en forme de bande, qui va de la capsule de Tenon vers le bord de l'orbite. Quand le droit interne est contracté et que l'œil roule en dedans, cette bande se tend, et la caroncule, qui est fixée sur elle, est par conséquent tirée vers le bord interne de l'orbite. Le bord extérieur de la caroncule, en même temps que le pli semi-lunaire et une partie de la conjonctive, sont très en arrière comme dans une rainure. » Cette connection intime entre le muscle, la capsule et la caroncule, est la cause de l'affaissement de la caroncule et du pli semi-lunaire que l'on observe parfois après une division étendue du droit interne. Pour prévenir cet inconvénient et avoir cependant un effet considérable, Liebreich opère de la manière suivante :

« Si c'est le droit interne qu'on va diviser, je prends des pinces avec lesquelles je soulève un pli de la conjonctive au bord inférieur de l'insertion du muscle, et j'incise avec des ciseaux, en faisant pénétrer leurs pointes dans l'ouverture qui se trouve entre la conjonctive et la capsule de Tenon. Je sépare alors soigneusement ces deux tissus l'un de l'autre aussi loin que le pli semi-lunaire, je sépare aussi ce dernier de même que la caroncule des parties placées en arrière. Quand cette partie de la capsule, si importante dans la ténonomie, a été complétement séparée

(1) *A. f. O.*, XII, 2, 298, et aussi *British Medical Journal*, 15 décembre 1866.

de la conjonctive, je divise l'insertion du tendon de la sclérotique de la manière ordinaire, et j'étends la coupure verticale qui est faite simultanément par la ténotomie en haut et en bas, et d'une façon plus large, si un effet plus considérable est désiré. La plaie dans la conjonctive est alors fermée par une suture.

« Le même mode opératoire doit être continué en divisant le droit externe, et la séparation de la conjonctive doit être continuée aussi loin que la portion de l'angle externe qui est tirée à angle aigu en arrière quand l'œil est tourné en dehors.

« Les avantages de mon procédé sont les suivants :

« 1° Il laisse à l'opérateur plus de liberté pour proportionner et diviser l'effet de l'opération entre les deux yeux.

« 2° L'affaissement de la caroncule est évité aussi bien que toute espèce de trace de cicatrice, ce qui n'a pas lieu dans la ténotomie ordinaire.

« 3° Il n'y a jamais besoin de plus de deux opérations pour la même personne, ni de plus d'une opération sur le même œil. »

J'ai pratiqué souvent l'opération de Liebreich avec beaucoup de succès, et je la préfère à toutes les autres dans les cas où l'on veut obtenir un grand effet tout en limitant l'opération à un seul œil, car je n'ai pas trouvé qu'avec aucun autre procédé, il soit possible de produire un effet aussi considérable, et en même temps d'avoir une perte si légère de la mobilité et si peu d'affaissement de la caroncule dans les cas où il s'en produit. Cependant, l'impossibilité de chloroformer le malade et l'insertion des sutures m'ont empêché de pratiquer cette opération d'une manière étendue. Si le chloroforme est donné, il est impossible d'estimer exactement l'effet produit par les libres incisions de la capsule, et très-peu de malades se décident à subir une opération longue et douloureuse sans être chloroformés. L'enlèvement des sutures un jour ou deux après l'opération est souvent suivi d'une assez grande difficulté chez les enfants, chez les femmes nerveuses et hystériques ; car quoique ce procédé ne soit presque pas douloureux, il est généralement considéré par le malade et ses amis comme une seconde opération. Quand il est absolument nécessaire, pour le succès de l'opération, de faire une suture, je n'hésite jamais, mais dans l'opération de de Graefe c'est l'exception, tandis que dans l'opération de Liebreich, c'est la règle.

Je dois décrire maintenant la méthode par laquelle certains cas de strabisme doivent être traités. La question est quelquefois débattue, à savoir si le strabisme périodique qui est causé par l'hypermétropie doit être opéré, ou s'il est corrigé par l'emploi de verres convexes appropriés. Si le strabisme est léger, les lunettes peuvent suffire, mais s'il est considérable et que le droit interne soit très-fort, la ténotomie doit être pratiquée ; car en divisant le droit interne, nous diminuons son pouvoir

et il faudra une plus grande incision de ce muscle pour amener l'axe
optique sûr l'objet. Cet effet sera accompagné d'un accroissement dans
le pouvoir d'accommodation, comme cela se produisait avant, quand
l'œil louchait. Mais nous aurons un accroissement dans le pouvoir
d'accommodation en même temps qu'une position normale des axes
optiques.

En examinant ces cas de strabisme périodique avec des prismes, on
trouve, en général, que les muscles droits internes sont anormalement
forts; cette prépondérance de la force s'étend dans tout le champ de
vision, de sorte que la position correcte des axes optiques qui peut se
produire à l'aide de verres convexes, est souvent forcée. Une ténotomie
du muscle droit interne pratiquée avec soin, est par conséquent capable
de produire les meilleurs résultats. En conseillant une opération dans
cette forme de strabisme périodique, je ne prétends pas mettre de côté
les verres convexes dans le traitement de l'hypermétropie. Je pense seulement qu'il est avantageux de balancer la force des muscles de l'œil et
de rétablir leur équilibre, car, en agissant ainsi, on obtiendra un accroissement considérable de facilité et de bien-être dans l'emploi des yeux,
surtout pour les ouvrages prolongés et l'examen des objets rapprochés.
Mais doit-on opérer un œil ou deux yeux? cela dépend du degré de
strabisme et de la force relative des muscles droits internes.

Je crois que le meilleur traitement, dans cette forme de strabisme
périodique, est une ténotomie soigneusement faite du droit interne
avec neutralisation subséquente de l'hypermétropie au moyen de verres
convexes. En certains cas peut surgir la question de savoir si, en opérant
un strabisme périodique, nous pouvons débarrasser le malade de cette
difformité. N'est-il pas possible en même temps de le débarrasser de
l'ennui de porter des lunettes? Car après l'opération, l'accroissement de
la puissance d'accommodation pour lire, travailler, etc., ne sera pas accompagné de strabisme. Cette question se présente surtout avec les
femmes, qui désirent être non-seulement débarrassées de leur strabisme, mais encore n'être pas forcées de porter des lunettes.

Le strabisme périodique qui se rencontre chez les gens à vue courte,
se montre seulement, en général, quand l'objet est porté derrière la
limite du pouvoir d'accommodation; comme ce strabisme disparaît
aussitôt que la myopie est neutralisée par des verres concaves, il peut
paraître inutile de pratiquer une opération; cependant nous trouvons
encore que l'opération facilite beaucoup l'emploi des yeux longtemps
continué en face des objets rapprochés. Si l'on exclut l'œil malade de
l'acte de vision en le couvrant avec la main, on observe qu'il se porte
alors en dedans, même lorsque l'objet est maintenu dans sa ligne d'accommodation et que, par conséquent, sa fixation est forcée. En essayant ces

cas avec des verres prismatiques, le muscle droit interne se montre en général anormalement fort. Il est par conséquent nécessaire de l'affaiblir et de rétablir ainsi l'équilibre, de façon que la force des différents muscles du globe de l'œil puisse être balancée. Seulement, on doit avoir grand soin de ne pas produire un effet trop considérable, ce qui rendrait impossible la convergence des axes optiques pour les objets rapprochés. De là, le pouvoir de convergence pour un point très-rapproché (3″ à 4″) doit toujours être essayé soigneusement et estimé exactement, et si l'on trouve qu'il se produit difficilement, l'effet de l'opération doit être tout de suite diminué par une suture de la conjonctive. Afin de ne pas être trompé par l'insuffisance temporaire du muscle divisé qui, plus tard, disparaît de nouveau en partie, de Graefe recommande que le point de fixation pour les objets éloignés, comme pour les objets rapprochés, ne se trouve pas dans la ligne médiane, mais vers le côté temporal de l'œil opéré; car dans cette position, l'insuffisance temporaire du droit interne apparaîtra beaucoup moins et les résultats temporaires se rapprocheront bien davantage des résultats qui seront permanents.

Dans les cas légers de strabisme périodique, il peut être suffisant de donner au malade des lunettes concaves, de façon à lui permettre de tenir à une plus grande distance les objets, tels que les livres, etc., ou bien encore on pourra combiner les verres concaves avec les prismes mobiles.

Opération pour la guérison de la diplopie. — Nous sommes quelquefois obligés d'opérer pour guérir la diplopie, la déviation de l'axe optique étant dans certains cas à peine perceptible. Cette forme est la plus difficile et ces cas sont les plus compliqués, car la réussite dépend moins de la dextérité manuelle que de la connaissance approfondie de la partie théorique du sujet et d'une connaissance également complète de l'action des différents muscles du globe de l'œil, de leur effet sur la position du méridien vertical, etc., etc. Ayant déjà expliqué ces sujets tout au long, je veux simplement en mentionner les points principaux qui doivent être considérés à propos du traitement. Nous devons d'abord nous assurer des directions qu'il faut donner aux prismes, afin de fusionner les doubles images et de voir si elles sont très-rapprochées. On trouve que certaines espèces d'images doubles sont beaucoup plus difficiles à unir que d'autres. Il est presque impossible de fusionner les images qui sont différentes comme hauteur, excepté si cette différence est très-légère, si elle égale par exemple un prisme d'un degré. Les images doubles entrecroisées sont beaucoup plus difficiles à unir que les images homonymes. Si les images doubles ont une différence dans la hauteur, nous devons d'abord essayer d'y remédier par une opération, et alors, quand ce premier défaut est corrigé, le malade peut arriver à opérer la fusion des images, si elles sont suffisamment rapprochées l'une de l'autre. Si elles sont entrecroisées, on devra d'abord les rendre homonymes et les rapprocher l'une de l'autre, de façon qu'elles soient unies facilement.

Strabisme secondaire après la paralysie du muscle contraire. — Notre traitement devra varier suivant le degré d'immobilité dans la direction du muscle paralysé. Supposons qu'après une paralysie du muscle abducteur, l'immobilité externe soit d'une ligne à une ligne et demie, mais qu'il n'y ait aucune déviation en dedans, en sorte que la diplopie ne s'étende que jusqu'à la ligne médiane ou très-légèrement dans la moitié opposée du champ de vision. En pareils cas, une simple ténotomie du muscle droit interne suffira généralement. Si l'immobilité dépasse une ligne ou une ligne et demie et qu'elle arrive à mesurer deux lignes ou deux lignes et demie, une simple ténotomie ne peut plus suffire ; nous devons alors porter plus en avant l'insertion du muscle paralysé (opération de rajustement) et combiner cette opération avec une ténotomie du muscle opposé et une suture. Si le manque de mobilité dans la direction du muscle paralysé excède deux lignes et demie, on doit porter plus en avant le muscle paralysé et en même temps diviser son antagoniste. Notre but, en ramenant plus en avant l'insertion paralysée, est de lui donner un accroissement de pouvoir sur le globe de l'œil, car plus son insertion est antérieure, plus son pouvoir est considérable.

L'opération de rajustement combinée avec la ténotomie du muscle contraire peut être pratiquée suivant les méthodes de de Graefe, de Critchett ou de Liebreich.

Le mode opératoire de de Graefe est le suivant : les paupières étant écartées à l'aide du spéculum, on divise l'insertion du droit interne paralysé comme dans l'opération du strabisme. Mais sa connexion avec la sclérotique doit être plus largement atteinte et le tissu connectif des deux côtés du muscle plus largement incisé. La plaie de la conjonctive, quoique plus large que dans la ténotomie ordinaire, ne doit pas cependant être trop considérable. Nous devons avoir soin de séparer la conjonctive de la partie superficielle du muscle. Quoique ce dernier adhère encore aux expansions latérales de la capsule de Tenon, il lui sera facile de se mouvoir librement sur la sclérotique, de façon que l'extrémité libre du tendon puisse être apportée sur le bord ou même derrière le bout de la cornée. Afin de conserver cette position, l'œil doit être tourné en dedans autant que possible, et tenu dans cette position jusqu'à ce que le tendon ait été réuni à la sclérotique sur le point désiré. Nous ne devons craindre de ce procédé aucun effet fâcheux sur la cornée, car sa couche épithéliale la protége contre toute réunion avec le tendon. Il faut passer ensuite à la ténotomie du muscle abducteur. Un grand crochet à strabisme ayant été passé derrière le tendon, nous prenons un fil de soie dont chaque extrémité est enfilée dans une aiguille courbe, et nous introduisons une des aiguilles, de dedans en dehors, à travers le tiers inférieur du tendon, de façon à l'amener au dehors au-dessous du bord inférieur. L'autre aiguille est alors passée dans la même direction, à travers le tiers supérieur du tendon. Les extrémités libres de la soie sont alors attachées de telle sorte que la suture qui est placée entre le crochet et l'insertion du muscle comprenne les deux tiers externes du tendon. Le tendon est alors complétement divisé derrière la suture, afin que celle-ci reste fortement attachée au tronçon. L'œil est alors amené en dedans autant que possible et maintenu dans cette position par des fils fortement retenus au bord du nez par des bandes de taffetas d'Angleterre. Afin de maintenir une immobilité parfaite dans l'œil, j'applique généralement un bandage sur l'œil sain. Des compresses d'eau froide doivent être constamment appliquées dans le but de diminuer les symptômes inflammatoires. Les fils sont laissés dans l'œil de vingt à trente heures.

Le mode opératoire de M. Critchett est celui-ci : Toutes les parties qui couvrent le côté interne du globe sont disséquées de la sclérotique (dans les cas où une opération précédente pour le strabisme convergent a été suivie d'un strabisme divergent secondaire), y compris la conjonctive, l'aponévrose sous-conjonctivale, la cicatrice et le muscle avec le tissu condensé qui l'entoure. Il divise ensuite le droit externe et finalement passe des sutures à travers le lambeau qui a été soulevé à la partie interne de l'œil, en excisant d'abord une partie de la conjonctive et en l'attachant à la petite partie de la conjonctive laissée intacte au bord interne de la cornée. De cette façon, toute la couche musculaire du droit interne est portée en avant. J'ai trouvé cette opération très-heureuse dans plusieurs cas, et je la préfère à celle de de Graefe, à cause de la plus grande facilité et de la plus grande sûreté avec lesquelles le tendon du muscle, dont l'insertion a été amenée en avant, est maintenu dans sa nouvelle situation.

Strabisme secondaire suivant la ténotomie du muscle contraire. — Ce strabisme sera traité de la même manière que celui qui est consécutif à une paralysie du muscle opposé. Le pronostic est cependant plus favorable dans ce dernier cas.

Le docteur Liebreich m'a fait la communication suivante sur sa façon de pratiquer le rajustement. Il dit : « Les mêmes considérations anatomiques qui m'ont conduit à introduire une modification dans l'opération de la ténotomie m'ont amené à modifier également l'opération qui consiste à amener plus en avant l'insertion du muscle. Il me paraît particulièrement désirable d'obvier à la nécessité d'exciser une partie de la conjonctive ; cette nécessité, ainsi que je l'ai remarqué, est très-désavantageuse. J'opère par conséquent de la manière suivante : Après avoir fait une large incision verticale dans la conjonctive, près de l'insertion du muscle, ou mieux encore derrière cette insertion, je sépare avec soin la conjonctive des parties environnantes, non-seulement vers la périphérie, mais aussi près de la cornée. Je divise ensuite le tendon et prolonge mon incision en haut et en bas dans la capsule de Tenon. Le muscle et la partie de la capsule qui lui appartient étant ainsi rendus mobiles, je passe enfin deux sutures (le fil portant une aiguille à chaque extrémité) à travers la conjonctive, près du bord de la cornée et entre le bord conjoint du tendon et de la capsule de Tenon. En attachant ces sutures, je réunis à la fois fortement le muscle et la capsule de Tenon, qui sont portés tous deux tout près du bord de la cornée et restent dans cette position un peu couverts par la conjonctive. La plaie de la conjonctive doit être fermée par les sutures ordinaires. »

XI. — Asthénopie musculaire (insuffisance des muscles droits internes).

Cette affection est très-commune et caractérisée par des symptômes très-marqués d'asthénopie qui sont quelquefois si fatigants et si insupportables au malade, qu'il lui est impossible de lire ou de travailler. De tels malades se plaignent de ce que, après avoir lu ou travaillé un certain temps, leurs yeux deviennent chauds, douloureux ; s'ils lisent, l'impression se trouble, les lettres se mélangent, se réunissent ou paraissent courir les unes après les autres. Cet état est généralement précédé d'une sensation de poids ou de tension dans les yeux et sur le sourcil, et quelques malades sentent distinctement que l'œil cesse d'être fixe et qu'il y a du vague dans la fixation, accompagné d'un mouvement graduel en dedans. Ils arrivent souvent à amener plus tôt les symptômes en fermant l'un des yeux. Après qu'on s'est reposé pendant un temps assez court, on peut recommencer à lire pour être de nouveau interrompu par la même suite de symptômes. En examinant les yeux, nous voyons qu'ils ont un aspect normal ; que l'acuité de la vision et le pouvoir d'accommodation sont excellents ; mais aussi, règle générale, il y a un degré considérable de myopie. Si nous disons au malade de regarder fixement un objet, tel qu'un crayon ou le doigt par exemple, et que nous rapprochions peu à peu cet objet de ses yeux, nous voyons, lorsqu'il est arrivé à environ 6″ du malade, que l'un des yeux devient vague, cesse de fixer et qu'il dévie en dehors soit lentement et graduellement, soit tout à coup et d'une façon spasmodique. La même déviation se produit (même quand l'objet est placé à quelques pieds du malade) si l'on couvre l'un des yeux avec la main ou avec un morceau de verre dépoli, dans le but de l'exclure de la vision binoculaire. Une déviation semblable se manifeste si l'on tient un prisme avec sa base en haut ou en bas, de façon à produire la diplopie, car les images doubles ne peuvent pas se fusionner en une, puisque les yeux sont incapables d'unir les images doubles qui montrent des différences notables dans la hauteur. Ceci est une façon d'essayer plus délicate que celle qui consiste à couvrir simplement l'œil avec la main, car on peut estimer les degrés de déviation de l'axe optique qui sont trop légers pour être appréciés par l'œil.

On constate qu'un œil normal est généralement capable de triompher d'un prisme de 20 à 30 degrés dont la base est tournée en dehors et d'un prisme de 6 ou 8 degrés dont la base est tournée en dedans. Cela provient de ce que le droit interne est beaucoup plus fort et plus exercé que le droit externe. Cependant, très-peu de personnes peuvent surmonter l'effet d'un prisme de 1 degré dont la base est tournée en haut et en bas. Par conséquent, la diplopie sera produite, l'impulsion visuelle sera annulée et l'œil cédera à l'influence prépondérante du muscle le plus fort. Dans l'œil normal, les muscles sont également balancés, les images doubles présentent une différence dans la hauteur et se tiennent droites l'une sur l'autre. Mais si le muscle droit interne ou externe excède considérablement la quantité habituelle de force, les images doubles montreront non-seulement une différence dans la hauteur, mais aussi une différence latérale. Si le droit interne est insuffisant, l'œil va se mouvoir en dehors. Quand on tiendra un prisme avec la base en haut ou en bas, il y aura par conséquent non-seulement une différence dans la hauteur des images doubles, mais encore elles seront entrecroisées à cause du strabisme divergent. Nous pouvons alors exprimer facilement le degré de l'insuffisance par le degré du prisme (base tournée en dedans) qui est nécessaire pour amener les doubles images l'une au-dessus de

FIG. 84.

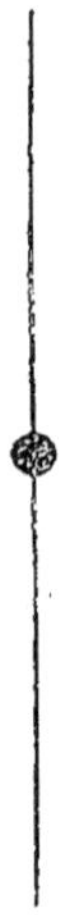

l'autre. Ce mode d'examen est particulièrement recommandé par de Graefe, qui procède de la manière suivante : Un gros point est dessiné sur un morceau de papier et traversé par une ligne verticale légère (fig. 84) ; ce papier est placé à la distance ordinaire pour lire ou pour écrire, et l'on dit au malade de regarder le point avec les deux yeux. On place ensuite devant un œil un prisme de 14 degrés avec sa base tournée en haut : aussitôt la diplopie se produit, et l'image de l'œil devant lequel le prisme est placé vient se former derrière celle de l'autre œil. Si la vue est normale, les images doubles auront seulement une différence de hauteur, mais aucune différence latérale ; elles seront droites l'une sur l'autre. Mais si le muscle droit interne est insuffisant, l'œil va se mouvoir au dehors et les images vont montrer non-seulement une différence de hauteur, mais aussi une différence latérale ; elles seront aussi entrecroisées. Nous chercherons ensuite quel est le prisme qui pourra, sa base étant en dedans, neutraliser l'effet de cette déviation et amener les images droites l'une au-dessus de l'autre. Afin de savoir si les images sont croisées ou homonymes, nous plaçons un morceau de verre rouge devant l'autre œil, ce qui nous permet de distinguer quelle est l'image qui vient de l'œil gauche et quelle est celle qui vient de l'œil droit. Après avoir déterminé ainsi la présence et le degré de l'insuffisance, nous devons essayer la force relative du droit interne et du droit externe de chacun des yeux, en nous assurant quel est le prisme le plus fort qu'ils sont capables de dominer. Le meilleur objet à employer est une bougie allumée ou un rouleau de papier que l'on tient à une distance de 6 à 10 pieds. On place les prismes de forces variées devant un œil, en tournant la base d'abord en dehors, de façon à trouver le prisme le plus fort avec lequel le malade voit une image unique : ce qui nous donne la force du droit interne. Le droit externe du même œil doit alors être essayé, et ensuite l'autre œil sera examiné de la même manière. L'insuffisance du droit interne est ce qui se rencontre le plus souvent dans les cas de myopie considérable. La raison de ce fait est facile à comprendre, si l'on se rappelle qu'une personne qui a une myopie d'un sixième doit tenir tout petit objet, tel qu'un livre, à une distance de 5″ environ. Cela nécessite un degré considérable de convergence dans les lignes visuelles et un grand exercice des muscles droits internes. Au bout de quelque temps, ceux-ci se fatiguant, les symptômes d'asthénopie apparaissent et, si l'ouvrage est continué, l'un des yeux dévie en dehors. Une insuffisance temporaire du droit interne peut aussi être produite par des maladies constitutionnelles graves qui affaiblissent beaucoup le système : telles que les fièvres, la diphthérie, etc., etc. ; mais cette insuffisance disparaît quand le malade a repris ses forces. Cette insuffisance peut aussi coexister avec l'hypermétropie, et l'on doit toujours la soupçonner, si les symptômes d'asthénopie persistent en dépit de l'emploi de lentilles convexes.

La maladie peut être traitée de plusieurs manières, suivant qu'on se propose de diminuer l'asthénopie ou de la guérir. Elle peut être allégée par l'emploi des verres concaves pour lire ou pour travailler, ce qui permet aux malades de tenir les objets à une distance de 12″ ou 14″ et ainsi nécessite un moindre degré de convergence. En outre, l'emploi de prismes dont la base est tournée en dedans, soulagera le droit interne ; seulement il est à craindre que par suite du manque d'exercice, ces muscles ne deviennent encore plus faibles au bout d'un certain temps. Ce mode d'emploi des prismes est indiqué seulement dans les cas les plus légers d'insuffisance, ou s'il y a un pouvoir très-limité d'abduction pour la distance, de sorte qu'on court le risque de produire du strabisme convergent en pratiquant la ténotomie du droit externe. Ces prismes peuvent souvent être avantageusement combinés avec les verres concaves.

Le droit interne peut être fortifié par de fréquents exercices avec des prismes dont la base est tournée en dehors. Un objet tel qu'une bougie allumée ou une baguette blanche, est placé à une distance de 6 à 8 pieds, et un prisme dont la base est tournée en dehors est tenu devant un œil. De la diplopie croisée se produit, et afin de s'en rendre maître, le malade va volontairement loucher en dedans. La force des prismes devra être graduellement augmentée, mais ils ne devront pas être trop forts au début ; autrement le droit interne serait affaibli par suite de fatigue. Si le malade a la vue courte, il aura des lunettes concaves pour regarder l'objet. Ce mode de traitement demande en réalité beaucoup de patience et d'exactitude, et devient bientôt, en général, très-ennuyeux pour le malade.

Le meilleur traitement est encore la division du droit externe, car en agissant ainsi, on fortifie indirectement le droit interne qui aura une résistance moins forte à vaincre. Dans une myopie de $\frac{1}{7}$ notre principal but doit être de permettre au malade de converger facilement et pendant un certain temps, à une distance d'environ 4 $\frac{1}{2}''$, puisqu'il devra tenir son ouvrage ou son livre à environ 5 $\frac{1}{2}$ ou 6''.

Même s'il se produit à distance un léger strabisme convergent, c'est de peu d'importance, car ce strabisme est facilement neutralisé par un effort du droit externe. La quantité de convergence qui peut être laissée pour la distance, dépend entièrement de la force relative des muscles droits externes et internes, et l'on doit, par conséquent, essayer avec soin leur pouvoir à l'aide de prismes avant de pratiquer l'opération. Ainsi, si dans une myopie de $\frac{1}{7}$, le droit interne avant l'opération peut seulement se rendre maître d'un prisme de 4 ou 5 degrés, et le droit externe d'un de 14 ou 16 degrés, il sera parfaitement sûr et prudent de laisser une convergence de $\frac{1}{2}'''$ à 1''' pour la distance, surtout si l'œil exclu a dévié avant l'opération de $\frac{3}{4}'''$ ou 1''' en dehors quand il était couvert. En pareil cas, et même avant sa division, le muscle droit externe restera suffisamment fort pour rectifier le strabisme convergent. Les considérations suivantes doivent nous guider, quant à l'extension de la ténotomie : 1° Le degré de la myopie et la distance à laquelle les axes optiques vont converger en lisant, travaillant, etc. ; 2° la force des prismes qui peuvent être supportés par les muscles droits externe et interne. La force des prismes qui peuvent être supportés à distance par le droit externe nous donne la mesure de la ténotomie que nous devons pratiquer, car nous pouvons sans danger corriger la déviation en dehors, qui correspond à la force de ces prismes. De Graefe a trouvé que les effets primitifs de l'opération pouvaient même excéder cette mesure de $\frac{2}{3}'''$ à $\frac{3}{4}'''$, de sorte qu'à distance, les images doubles homonymes se produisent dans la ligne médiane, ce qui nécessite un prisme de 10 degrés pour les réunir. Tant que cette mesure n'est pas dépassée, nous n'avons pas à craindre de voir la diplopie homonyme rester permanente. Afin de ne pas être trompé par l'insuffisance du droit externe, il vaut mieux ne pas tenir l'objet dans la ligne médiane, mais à 15 ou 20 degrés sur le côté nasal de l'œil opéré (de Graefe). 3° Le degré de déviation en dehors (si l'on regarde les objets éloignés), qui se développe quand l'œil malade est couvert ; moins cette différence existe, plus on doit être soigneux dans la ténotomie. Si le degré d'insuffisance dépasse le prisme, que l'œil peut annuler à distance par abduction, nous devrons seulement corriger en partie l'insuffisance et limiter l'effet de l'opération par une suture conjonctivale. Nous pouvons aussi aider à l'effet de l'opération en employant des verres prismatiques avec leur base tournée en dedans pour lire et pour travailler. Quand le pouvoir d'abduction est extrêmement léger et l'insuffisance à une certaine distance presque nulle, la ténotomie est contre-indiquée, car elle serait certainement suivie de strabisme convergent, et comme résultat de diplopie à distance. En pareil cas, on devra soulager l'asthénopie avec des verres prismatiques. 4° Le mode de déviation, quand l'objet est approché des yeux. Cet essai est cependant beaucoup moins sûr que les précédents. De Graefe pense qu'il est indiqué de corriger largement si l'œil se remue soudain et se porte spasmodiquement en dehors, quand l'insuffisance du muscle droit se montre. En outre, nous devons être plus réservés comme étendue d'opération, si à mesure que l'objet est rapproché graduellement des yeux, l'un d'eux se meut en dehors à peu près dans la même proportion que l'autre se meut en dedans, en faisant avec celui-ci un mouvement d'association. On doit être encore plus réservé si l'œil malade reste stationnaire sur un certain point sans dévier davantage.

Si les deux muscles droits externes sont plus faibles qu'à l'état normal, et si la déviation dans l'œil couvert par la main dépasse $1\frac{1}{2}'''$ ou $2'''$, une opération double sera nécessaire ; cependant, on ne devra jamais faire les deux opérations en une seule séance. On divisera d'abord le droit externe de l'œil le plus malade, et alors, au bout de quelques jours et lorsque le résultat final de la première opération sera devenu évident, l'autre œil sera soigneusement examiné afin de voir à quel degré en est l'insuffisance, et dans quelle étendue il faut faire l'opération. Il est toujours plus sûr, pour la seconde, de diviser l'abducteur très-soigneusement et très-près de son insertion, et alors d'essayer les mouvements d'accommodation des yeux, le degré de convergence à distance et le prisme nécessaire pour triompher de la diplopie homonyme, et enfin, si la convergence dépasse ce que nous désirons, il sera bon d'insérer une suture dans la conjonctive.

CHAPITRE XV

MALADIES DE L'APPAREIL LACRYMAL

I. — Maladies de la glande lacrymale.

Inflammation de la glande lacrymale (dacryoadénite). — Cette affection a généralement un caractère chronique et donne lieu à une enflure plus ou moins considérable, nodulée, ferme et immobile, située à la marge supérieure et extérieure de l'orbite. La partie supérieure de la tumeur disparaît derrière le bord de l'orbite, mais peut être facilement suivie si l'on insère l'extrémité du petit doigt derrière le sommet supérieur et extérieur de l'orbite. La peau est mobile autour de la tumeur et la paupière supérieure est en quelque sorte bouffie. Quelquefois la rougeur et l'enflure peuvent être très-considérables, de sorte que la paupière supérieure retombe sur la paupière inférieure comme un pli massif et épais. La conjonctive est un peu enflée et injectée, surtout au pli rétro-tarsal, et il peut y avoir aussi un chémosis considérable. Règle générale, le gonflement n'est que peu douloureux, soit spontanément, soit au toucher; mais si l'inflammation est très-aiguë, la douleur est plus vive et s'étend sur le côté correspondant de la face et de la tête. Si l'enflure atteint un volume considérable, le globe de l'œil va se déplacer en bas et en dedans, et ses mouvements seront gênés dans la position opposée. L'inflammation suit généralement un cours chronique et prolongé; l'enflure s'absorbe graduellement ou produit une suppuration chronique. Cependant, si la tumeur est assez considérable pour amener le déplacement du globe de l'œil, il sera nécessaire de l'enlever. Quelquefois les deux glandes lacrymales (1) sont simultanément enflammées, ce qui donne lieu à une enflure symétrique du bord supérieur et extérieur de chaque orbite. Dans des cas plus rares, l'inflammation prend un caractère aigu et sthénique; il y a de la chaleur,

---

(1) Voy. Haynes Walton, *Med. Times and Gazette*, 1854, p. 317. — Horner, *Kl. Monatsbl.* 1866, p. 257.

de la rougeur, de l'enflure de la partie, en même temps peut-être une formation rapide de pus, de sorte que la maladie prend tout à fait l'apparence d'un abcès aigu. Cet abcès s'amincit, la peau se perce, et il y a un écoulement de pus qui peut continuer pendant quelque temps. Plus tard, l'ouverture se ferme, les produits inflammatoires paraissent absorbés et l'enflure disparaît graduellement. Quelquefois, cependant, l'ouverture reste béante, et une petite ouverture fistuleuse s'établit, à travers laquelle les larmes suintent. La fistule peut aussi se produire dans la suppuration chronique de la glande, et elle est alors située soit sur la peau externe, soit sur la surface conjonctivale. De telles fistules sont très-obstinées et rebelles au traitement, et, si l'ouverture se bouche accidentellement, les symptômes inflammatoires graves peuvent survenir. L'inflammation de la glande lacrymale peut être causée par le froid ou bien avoir une origine traumatique ; elle peut aussi survenir dans des inflammations chroniques de la conjonctive ou de la cornée. De Graefe rapporte des cas dans lesquels l'enflure et la congestion de la glande étaient causées par l'usage d'un bandage compresseur, la rétention des larmes dans la glande étant probablement la cause déterminante de l'irritation.

Dans la dacryadénite chronique, nous devons essayer de produire l'absorption des produits inflammatoires par l'application locale de frictions à l'iodure de potassium, à l'iode ou au mercure ; on peut aussi badigeonner la partie avec de la teinture d'iode. Dans la forme aiguë, les cataplasmes chauds, les sangsues seront appliquées, et, si la suppuration menace, une large incision sera pratiquée dans l'enflure. On doit agir de même s'il se forme du pus dans les cas chroniques.

Hypertrophie simple de la glande lacrymale. — Cette affection est rare et il peut être parfois difficile de poser sûrement son diagnostic. Elle peut suivre des attaques inflammatoires souvent répétées, ou se développer spontanément, et on la rencontre le plus fréquemment chez les enfants ; elle peut même être congénitale. Cet état est particulièrement caractérisé par la lenteur avec laquelle le volume de l'enflure augmente et par l'absence de toute rougeur, douleur, ou autres symptômes inflammatoires. La tumeur est circonscrite, plus ou moins ferme, élastique et nodulée, et peut, avec le temps, acquérir un volume assez considérable pour déplacer le globe de l'œil et contourner ses mouvements. On doit essayer de faire disparaître la tumeur par l'application de l'iode, le traitement mercuriel, etc. ; mais ces remèdes sont généralement inutiles, et il faut avoir recours à la médecine opératoire.

Kystes de la glande lacrymale (1). (Dacryops.) — Ces kystes sont

---

(1) Voyez un très-intéressant mémoire sur ce sujet par M. Hulke, *R. L. O. H. Rep.*, I, 285.

très-rares ; ils ont l'aspect d'un petite tumeur dont le volume varie depuis celui d'un petit pois jusqu'à celui d'une noisette ; ils sont placés à la partie supérieure et en dehors de la paupière supérieure et s'étendent derrière le bord de l'orbite. Si leur volume est le moins du monde considérable, il est facile de les voir en regardant l'œil et facile aussi de les reconnaître au toucher. En retournant la paupière, on voit tout près, derrière la conjonctive, une enflure élastique semi-transparente, d'un rose bleuâtre, fluctuante et formée peut-être de plusieurs segments nodulés de volumes variés. Cette enflure est encore plus visible si la paupière est rétractée et pressée en arrière. L'enflure s'accroît tout à coup d'une manière marquée si le malade crie, ou encore la sécrétion des larmes est stimulée par l'application d'un irritant sur la conjonctive. Le kyste est généralement causé par l'arrêt d'un ou plusieurs des conduits excréteurs de la glande, de sorte que les larmes sont retenues et distendent cette partie du conduit et la glande au-dessus du point où se trouve l'obstruction. Le conduit est quelquefois arrangé de façon que les larmes puissent suinter et le kyste être vidé par la pression (1). Suivant Schmidt (2), la maladie est quelquefois congénitale. Le meilleur mode de traitement est d'établir une ouverture artificielle sur le côté de la conjonctive, de façon à offrir une libre sortie aux larmes ; car, si l'on essaye d'enlever le kyste tout entier, on n'y réussit généralement pas, parce que les cloisons sont très-légères et la tumeur très-apte à revenir. En outre, on doit craindre de laisser une petite ouverture fistuleuse qui peut être très-rebelle au traitement. Wecker a dernièrement rapporté un cas d'enlèvement d'un kyste, suivi de succès (3). Une ouverture artificielle d'un volume suffisant peut être obtenue en faisant simplement une incision linéaire de $1\frac{1}{2}'''$ à $2'''$ d'étendue et en la maintenant ouverte à l'aide d'une sonde passée tous les jours le long de ses bords jusqu'à ce que ceux-ci aient été cicatrisés. Ou bien encore le plan de de Graefe (4) peut être adopté : il consiste à passer une aiguille courbe enfilée à travers l'ouverture du conduit (s'il est ouvert) et à la porter le long de la cloison antérieure du kyste jusqu'à une distance de $2'''$ environ. Arrivé là, on doit faire ressortir le fil de nouveau, de manière qu'une partie de la cloison antérieure du kyste de $2'''$ environ d'étendue soit renfermée dans le fil que l'on attache avec une boucle lâche. La partie intermédiaire de cette sorte de pont peut être laissée à elle-même et divisée au bout de quelques jours. On obtient ainsi une ouverture artificielle par laquelle la sécrétion lacrymale peut s'écouler.

(1) Voy. de Graefe, *A. f. O.*, VII, 2, 1.
(2) *Lehre von der augenkrankheiten*, 1817.
(3) *Kl. Monatsbl.*, 1867, p. 34.
(4) *A. f. O.*, XII, 2, 2.

Fistule de la glande lacrymale. — Cette fistule existe parfois, comme lésion traumatique, après des opérations telles que l'ouverture ou l'enlèvement d'un kyste, elle peut être consécutive à quelques lésions, telles que dacryops ou abcès chroniques aigus. L'ouverture fistuleuse est généralement très-petite et admet à peine la pointe d'un instrument très-fin. A travers cette petite ouverture, les larmes s'écoulent lentement, et leur quantité augmente avec l'augmentation de la sécrétion de la glande lacrymale pendant toute excitation mentale ou toute irritation de l'œil causée par la poussière, le vent, les applications astringentes, etc. L'affection est souvent obstinée et intraitable. Les bords de l'ouverture fistuleuse peuvent être touchés légèrement avec le nitrate d'argent après que ces bords auront peut-être été avivés; ou bien l'oblitération peut être essayée par un appareil galvano-caustique. En outre, nous pouvons réussir à fermer la fistule en avivant les bords de l'ouverture et en les réunissant ensuite par une fine suture. Quelquefois, cependant, des symptômes inflammatoires graves, suivis de formation de pus, arrivent après la fermeture de la fistule. L'ouverture se produit de nouveau, et de nouveau aussi il y a des rechutes de plus en plus graves (1). Alfred Graefe rapporte un cas de ce genre, dans lequel il fut à la fin obligé d'exciser la glande lacrymale, afin de guérir la maladie et de soulager le malade de ses souffrances incessantes. M. Bowman (2) a réussi à guérir une fistule obstinée et établie depuis longtemps, en faisant une ouverture artificielle sur la conjonctive, à l'aide d'un petit séton, et en ferman ensuite l'ouverture externe. C'était une fistule externe de la glande acrymale.

Des formes variées de tumeurs se rencontrent dans la glande lacrymale, mais de beaucoup les plus fréquentes sont les tumeurs sarcomateuses. Le cancer est très-rare et probablement toujours secondaire, venant du tissu voisin de la glande. Knapp (3), cependant, rapporte un cas d'hypertrophie de la glande lacrymale avec carcinome.

Quelquefois, les sécrétions de la glande peuvent subir de la dégénérescence crayeuse, et, dans ce cas, il se forme des dacryolides.

Extirpation de la glande lacrymale. — Cette opération peut être pratiquée dans l'inflammation chronique ou dans l'hypertrophie de cet organe, si ces affections produisent un déplacement considérable du globe de l'œil et donnent un aspect repoussant. On l'a fortement recommandée récemment pour la cure des cas graves et rebelles de maladies lacrymales. Cette opération a été surtout pratiquée par M. Zachariah Laurence pour cette dernière classe de maladies; on trouvera une

(1) *A. f. O.*, VIII, 1, 279.
(2) *R. L. O. H. Rep.*, 1, 288.
(3) *Klin. Monatsbl.*, 1865, 378.

description complète de son procédé opératoire dans le mémoire qu'il a publié sur ce sujet (1). Le malade ayant été chloroformé, le chirurgien divise, avec un scalpel, la peau, le muscle et le fascia, sur le tiers supérieur et extérieur de l'orbite, dans l'étendue d'un pouce environ, de façon à arriver librement dans l'orbite jusqu'à la place de la glande lacrymale. Cette dernière se sent aisément au toucher, à l'aide du petit doigt, comme un petit corps dur. S'il y a une difficulté pour trouver la glande, M. Laurence recommande de diviser, à l'aide d'une incision horizontale, la commissure externe des paupières : l'incision doit du premier coup rencontrer l'extrémité externe. Ainsi l'on formera un lambeau triangulaire dont le sommet sera à l'extérieur, et la glande sera plus facilement atteinte. On la saisira alors fortement avec un crochet aigu ; elle sera tirée et excisée avec soin. Une hémorrhagie assez abondante suit généralement cette opération ; mais on peut l'arrêter facilement par l'application d'un jet d'eau froide. La plaie doit être fermée avec de fines sutures de fil d'argent ; on ne les appliquera pas avant que l'hémorrhagie ait complétement cessé ; car il pourrait y avoir des extravasations de sang considérables dans le tissu cellulaire de la paupière supérieure.

II. — Épiphora. Stillation lacrymale.

Quoique le terme d'*épiphora* soit appliqué généralement à tous les yeux larmoyants, c'est à strictement parler par erreur, et ce terme doit être employé dans les cas où il y a une sécrétion anormale de larmes et aussi du mucus sécrété par la conjonctive, de sorte que, le canalicule ne pouvant pas transporter les larmes, elles coulent sur les paupières et de là sur les joues. L'épiphora peut être dû à une irritation limitée aux nerfs lacrymaux de la conjonctive ou de la cornée. Ainsi, si un corps étranger est logé sur la cornée ou sur la conjonctive, il y a de suite un degré considérable de larmoiement. La même chose a lieu dans beaucoup d'inflammations des yeux et surtout dans l'ophthalmie phlycténulaire, les différentes formes de cornéites et aussi dans quelques-uns des changements morbides subis par les tissus profonds du globe de l'œil. Une émotion mentale peut aussi le produire. Le degré de larmoiement varie suivant la nature et l'intensité de l'état morbide et aussi suivant les circonstances individuelles. On doit distinguer dans cet état celui dans lequel il n'y a pas d'hypersécrétion des larmes, mais où le larmoiement est dû à un empêchement, un obstacle apporté à leur flux à travers les passages lacrymaux. Cet état est appelé *stillation lacrymale*. Dans ces cas, les larmes réunies dans le coin de l'œil forcent le malade à s'essuyer fréquemment les yeux pour

_____

(1) *Ophthalmic review*, n° 12, 361.

les empêcher de tomber goutte à goutte sur la paupière inférieure dont le bord deviendrait bientôt rouge, douloureux, enflé par suite de l'humidité constante. Cet état irritant des paupières tend alors à augmenter de plus en plus et à accroître le larmoiement, en même temps qu'il altère la position et la structure du point lacrymal et du canalicule. Les yeux deviennent souvent très-irritables, les malades se plaignent d'une irritation constante, de démangeaison, de chaleur, ces symptômes étant encore aggravés quand ils lisent, écrivent, travaillent ou sont exposés à une lumière brillante, à du vent, à de la poussière, etc. Si la véritable cause de cette irritabilité de l'œil n'est pas connue, le larmoiement passe inaperçu, une inflammation très-obstinée et très-difficile à traiter se développe sur la paupière et sur la conjonctive et déjoue tous les collyres, toutes les formes et toutes les applications topiques. Cependant tous ces symptômes cèdent rapidement, si la cause du désordre de l'appareil lacrymal cesse d'exister et si la stillation lacrymale est guérie. L'obstacle au flux des larmes peut se trouver sur n'importe quel point du canal lacrymal, au point, au canalicule, au sac ou au conduit nasal.

Nous voyons quelquefois, chez les personnes âgées ou après une maladie grave, la palpébrale orbiculaire tellement relâchée, que les larmes ne peuvent plus être retenues dans le point lacrymal, et qu'elles se collectent à la partie centrale de la paupière inférieure qui est affaissée et un peu renversée comme une sorte de petite poche. En pareil cas, le fluide ne passe pas facilement dans le point, même lorsqu'il est ouvert; ce relâchement est dû souvent, chez les personnes âgées, à l'atrophie du tissu cellulaire orbitaire ou même orbiculaire.

Les points lacrymaux peuvent subir certains changements de position et de forme ou même s'oblitérer. Dans leur position normale, ils sont tournés directement en dedans vers le globe de l'œil, de sorte que les larmes qui se collectent dans le lac lacrymal, près de la caroncule, peuvent être facilement guidées dans le point et le canalicule, pour suivre de là leur route à travers le sac lacrymal et le conduit nasal. Maintenant, si la position du point est changée, de sorte que, au lieu d'être juste assez penché, il se trouve droit ou renversé, les larmes ne peuvent plus pénétrer, mais se collectent dans le coin de l'œil et se répandent sur la paupière. Un déplacement presque imperceptible peut suffire pour cela. On a déjà dit que cette moiteur constante des paupières les rend très-irritables, les enflamme, les gonfle et qu'elle tend encore plus à renverser le point lacrymal. Cette mauvaise disposition du point se rencontre plus fréquemment après les maladies qui produisent le rétrécissement de la peau externe des paupières, comme, par exemple, l'eczéma ou l'inflammation du bord de la paupière, l'ectropion, etc... De même, si la conjonctive ou la caroncule sont assez enflées et hypertrophiées, de façon que le bord de la paupière soit repoussé en quelque sorte de l'œil, de petites tumeurs ou kystes situés près du point peuvent aussi la produire. D'autre part, la mauvaise position du point peut ne pas venir de ce qu'il est renversé, mais de ce que le bord de la paupière et le point sont tournés en dedans, ce qui arrive quand l'œil est trop enfoncé dans l'orbite. Cette mauvaise position du point passe très-souvent inaperçue. Le point lacrymal et une partie du canalicule peuvent aussi être dilatés et avoir perdu toute contractilité ; ils apparaissent alors sous la forme d'un mamelon proéminent, de sorte que l'entrée des larmes devient très-difficile, ou bien encore le volume du point peut être considérablement contracté ou même oblitéré, ayant été recouvert par une couche d'épithélium. Ce cas peut se produire dans les inflammations chroniques de la conjonctive et du bord des paupières, les secrétions étant altérées ou diminuées, et une couche fine d'épithélium desséché se formant sur le bord libre de la paupi ère et du point.

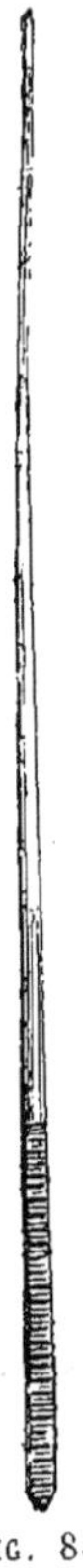

Le meilleur mode de traitement des mauvaises positions du point, qu'il soit droit, renversé ou retourné, est l'opération de M. Bowman, qui consiste à changer le canal fermé en un canal ouvert dans lequel les larmes peuvent entrer aisément. Cette petite opération peut être pratiquée de plusieurs manières et, quoique simple et facile en apparence, demande encore un certain degré de soin et beaucoup d'habitude pour être faite vite et avec succès, surtout si le malade est timide et agité. Supposons que le point inférieur de l'œil droit doive être divisé. On fera asseoir le malade dont la tête sera soutenue sur le dossier d'un fauteuil ou sur la poitrine du chirurgien. Ce dernier doit se tenir derrière le malade et introduire une sonde cannelée (fig. 85) verticalement dans le point, ensuite, tournant l'instrument dans une direction horizontale, il le fait passer le long du canalicule, aussi loin que le bord interne du sac lacrymal. Tandis que la sonde passe le long du canalicule, la peau de la paupière inférieure peut être maintenue fortement et tirée en dehors et un peu en bas avec le quatrième doigt de la main gauche. Autrement, si la membrane qui tapisse le canalicule est enflée ou relâchée, on peut la relever en face de la sonde et ainsi s'opposer à ses progrès. Quand la pointe de l'instrument a atteint l'extrémité la plus éloignée du canalicule, on la prend dans la main gauche entre le pouce et le quatrième doigt, la paupière inférieure étant en même temps maintenue sur le prolongement par le second doigt de la même main. On dit alors au malade de regarder en bas ; quand il est dans cette position, on insère dans le point la pointe d'un couteau à

Fig. 85.

cataracte que l'on tient entre le quatrième doigt et le pouce de la main droite, tandis que le deuxième doigt de la même main maintient la paupière supérieure. Le bord du couteau est dirigé le long du premier instrument à la partie interne du sac, de sorte que le canalicule inférieur est fendu dans toute son étendue. Si le malade est très-timide et très-agité et qu'il ferme fortement les paupières, il faudra avoir un aide. Pour obvier à cet inconvénient, les chirurgiens ont quelquefois des ciseaux droits à pointes émoussées, dont une lame est introduite dans le peint et glissée tout le long du canalicule jusqu'à l'extrémité, le canalicule étant en même temps tiré et ensuite divisé par une coupure aiguë. Je préfère employer le couteau étroit, pointu en forme de sonde à canalicule inventé par Bowman, à tout autre instrument. Il doit être fait très-étroit, et sa sonde pointue très-petite, autrement il serait très-difficile de l'introduire, dans le cas où le point est très-petit. En pareil cas, on devra d'abord dilater le point avec la pointe de la sonde, et cette précaution suffit généralement pour qu'il soit possible d'introduire la pointe du couteau dont on placera le bord tranchant en haut, le long du canalicule et tout près de son extrémité, afin de le diviser tout le long de son cours, en retirant le couteau du manche à la pointe. Il faut avoir soin de diviser le canalicule complétement. Pour couper la partie supérieure du point et le canalicule, on peut employer ce couteau ou bien l'instrument cannelé et le couteau à cataracte, quoique je préfère en général, dans ce cas, le couteau en forme de bec de Weber.

En choisissant l'instrument, il faut faire bien attention que la pointe nodulaire, aussi bien que la partie coupante de la lame, ne soit pas trop grande, autrement on éprouverait une grande difficulté à l'insérer dans le point supérieur, et à le passer le long du canalicule. La pointe en forme de bec doit être passée en bas dans le sac, de sorte que le canalicule supérieur puisse être divisé dans toute son étendue. L'écoulement de sang qui suit la coupure du canalicule est généralement assez peu considérable, et, quand il s'est arrêté, l'espèce de tunique formée par le sang coagulé s'enlève facilement avec des pinces. Dans toute la longueur de la plaie, on applique un peu d'huile d'olive afin de l'empêcher de se fermer. De plus, il est à propos de passer une sonde tous les jours le long de l'incision, et cela pendant quelques jours, afin de la maintenir ouverte.

Cependant, le canalicule peut aussi être contracté, ou bien encore oblitéré complétement ou en partie, et le passage peut être rétréci par l'état d'inflammation de la membrane interne, ou par suite des changements cicatriciels qu'elle a subis à la suite d'une inflammation précédente. De pareilles cicatrices se rencontrent très-souvent après des granulations de la membrane interne, car l'inflammation granuleuse peut s'étendre de la conjonctive jusqu'au canal et même jusqu'au sac lacrymal. En outre,

les cicatrices peuvent avoir une origine traumatique et avoir été produites par des brûlures, par des coups ou par le déchirement ou le brisement du canal, lésions qui peuvent être occasionnées par le passage
d'une sonde. L'enflure des canalicules est due, soit à l'extension d'une
inflammation de la conjonctive ou du sac lacrymal, soit à la présence d'un
corps étranger, tel qu'un cil ou de petits fongus. Quoique cet état se
rencontre sur tous les points des canalicules, cependant il est plus souvent remarqué à l'endroit où ceux-ci viennent s'ouvrir dans le sac.

Si le point inférieur est oblitéré et presque invisible, même aux recherches les plus minutieuses faites à l'aide d'un verre grossissant, on peut
pratiquer une opération très-ingénieuse inventée par M. Streatfield (1).
Après avoir divisé la partie supérieure du point et le canalicule, une sonde
appropriée et suffisamment recourbée est passée par l'ouverture dans le
canalicule inférieur, et, si c'est possible, à travers le point inférieur ;
sinon, le canalicule inférieur peut facilement rester ouvert au-dessus.
Cette opération est aussi très-utile dans les cas où le point inférieur et
une partie du canal inférieur sont oblitérés. L'inverse peut être fait aussi
la sonde étant introduite par le point inférieur et portée extérieurement
au point supérieur. Ces opérations demandent cependant beaucoup de
dextérité et de patience.

Si le canalicule est seulement rétréci, on le maintiendra facilement
ouvert de la manière indiquée ci-dessus. Si l'étranglement se trouve
exister au cou du sac, et que celui-ci soit ferme et contracté, on devra le
diviser largement avec un couteau à canule, qui sera introduit entre les
parties avec son étui. Une fois arrivé en face du rétrécissement, l'étui est
enlevé et la lame découverte. Cet instrument s'introduit plus facilement
par les canalicules supérieurs après qu'ils ont été primitivement divisés, ou
bien encore on peut inciser le rétrécissement avec le couteau de Weber.
Après la division, le rétrécissement doit être soigné à l'aide d'une sonde.
Je reviendrai sur ce sujet et sur ces instruments à propos du rétrécissement
des passages lacrymaux. Si le canalicule inférieur, par suite de l'épaississement et de l'enflure des paupières, reste renversé, même après avoir
été divisé, M. Critchett (2) engage à saisir une partie de la cloison postérieure du canal et à la couper avec des ciseaux : « On arrive à attirer
le canal plus en dedans vers la caroncule, ce qui formera un réservoir
dans lequel les larmes pourront couler et empêchera qu'elles ne se réunissent quelque part. Mais si le tout, ou la plus grande partie du canalicule, est oblitéré, c'est tout différent; si le malade est troublé par l'épiphora, le canalicule supérieur sera fendu dans toute sa longueur, de façon

---

(1) *R. L. O. H. Rep.*, II, 4.
(2) *Lectures on the diseases of the lacrymal diseases,* in *Lancet*, 1863, III, 697.

que les larmes puissent entrer librement. Si cela ne suffit pas et que
le canal inférieur soit seulement oblitéré en partie, on doit essayer de
passer en arrière une sonde cannelée très-fine, depuis l'ouverture du
canalicule supérieur jusqu'au canalicule inférieur. On maintiendra l'ouverture à l'aide de la sonde. »

III. — Inflammation du sac lacrymal (dacryocystite).

Cette maladie a souvent un caractère très-aigu et est alors accompagnée
d'une douleur très-vive qui s'étend au côté correspondant de la figure et
de la tête, et en outre très-souvent de troubles constitutionnels ou fébriles.
La peau, sur la région du sac lacrymal et dans son voisinage, devient
enflée, rouge et luisante, et une enflure ovale, d'un volume varié, apparaît sur ce point. L'enflure inflammatoire s'étend souvent aussi aux paupières et à la face. Les premières deviennent bouffies et œdémateuses,
de sorte qu'elles ne s'ouvrent qu'avec difficulté, et l'on voit parfois que la
conjonctive est enflée et injectée et qu'il y a un certain degré de chémosis. A cause de cette grande enflure de la face et des paupières, ces
cas ressemblent à un érysipèle de la face avec lequel les observateurs
superficiels la confondent quelquefois. L'enflure est parfois si sensible,
que le malade se recule involontairement si l'on fait mine de le toucher.
Si les symptômes inflammatoires sont modérés, la sensibilité est beaucoup moins marquée, et, en exerçant une certaine pression, on peut
extraire une partie du pus à travers les points ou bien encore ce pus
peut passer à travers le conduit nasal. L'enflure et l'épaississement de
la membrane qui tapisse les passages peuvent être assez considérables
pour empêcher l'écoulement du pus. En outre, l'ouverture du sac peut
avoir été déplacée à cause de l'enflure de la membrane et de l'élargissement de la cavité, ce qui oppose un nouvel obstacle à la sortie de tout
écoulement.

Cependant, lorsque l'enflure inflammatoire s'est un peu calmée et que
le volume des conduits s'est accru, il est très-facile, quelquefois, de saisir
l'écoulement dans les points ; cet écoulement se réunit en général dans le
coin de l'œil pour tomber de là sur la paupière. En même temps que de
la douleur, le malade éprouve un sentiment de sécheresse et de pesanteur
du côté du nez, et, si la maladie a été précédée par une blennorrhée du sac
ou un étranglement des passages lacrymaux, il y a toujours une histoire
distincte de la préexistence d'un épiphora plus ou moins considérable et
obstiné.

Dans l'inflammation aiguë du sac, le début de la maladie est générale-
lement très-rapide et très-intense, et elle atteint son point culminant dans
le délai de quelques jours. Pourtant son cours peut être plus chronique

et plus prolongé, et tous les symptômes inflammatoires sont alors moins marqués et moins graves. Si la maladie est laissée à elle-même, l'enflure gagne comme volume, la peau devient de plus en plus mince et un état distinct de fluctuation est ressenti, enfin des abcès s'ouvrent spontanément à travers la peau et il s'échappe une quantité considérable de pus. La perforation est bientôt suivie d'une grande diminution dans l'intensité des symptômes inflammatoires. Pendant quelque temps, les matières continuent à s'écouler à travers l'ouverture, mais à la fin elle se cicatrise fermement et la maladie peut guérir, ou bien l'inflammation peut devenir chronique, et dans ce cas cette affection est très-obstinée et très-rebelle au traitement. De nouvelles exacerbations inflammatoires peuvent se produire, une rechute peut avoir lieu. Dans quelques cas, l'inflammation est assez considérable pour détruire la membrane qui tapisse le sac et ce dernier peut par conséquent s'oblitérer. Ou bien encore, l'ouverture de la peau peut se recouvrir de croûte, le pus se collecter de nouveau dans le sac et s'échapper de nouveau à travers l'ouverture. Ces abcès peuvent se renouveler sans cesse, jusqu'à ce qu'une ouverture fistuleuse se produise. A travers cette ouverture permanente, un liquide muco-purulent mêlé de larmes s'écoule sans cesse. Dans d'autres cas, le sac peut être ulcéré sur ce point et subir des altérations par lesquelles les matières s'échappent jusque dans les tissus cellulaires voisins où elles produisent un sac ou poche secondaire, qui peut se perforer à son tour et donner lieu à une ouverture fistuleuse qui conduit (parfois après un certain temps) dans ce diverticulum. Dans quelques cas, il y a plusieurs poches derrière la peau dans des directions différentes. Ces poches ne se rencontrent en général que dans la forme chronique de dacryocystite.

L'inflammation du sac lacrymal est souvent due à une extension de la muqueuse qui tapisse le sac et le conduit nasal depuis les narines, et la conjonctive et les canalicules. Il peut se produire un catarrhe nasal ou une conjonctivite surtout de forme granuleuse. Cette affection peut suivre aussi la blennorrhée du sac. La périostite et la carie des os du nez, surtout chez les personnes scrofuleuses ou syphilitiques, peuvent aussi produire cette affection. Quand elle est primitive, elle reconnaît généralement pour cause l'exposition au froid, au vent et à l'humidité. On a souvent dit que l'érysipèle était aussi une cause fréquente, mais il paraîtrait au contraire que cette maladie est plutôt un effet.

Notre principal but, dans le traitement de ces cas, doit être d'établir un passage libre pour la sortie de l'écoulement : on y réussit surtout en divisant le point et le canalicule presque dans le sac. Si l'ouverture de ce dernier est un peu contractée, j'ai soin, en général, de diviser le canalicule supérieur avec le couteau de Weber et de passer ensuite ce couteau dans le sac afin de l'inciser librement au col. De cette manière, on obtient une large ouverture à travers laquelle le contenu du sac peut être facilement vidé ; une légère pression suffit dans ce cas pour faire sortir le pus. Une sonde peut alors être passée de façon à dilater le col du sac et le conduit nasal. Mais si la membrane muqueuse est plus enflée et plus enflammée, il est sage de ne pas trop intervenir et de laisser de côté l'emploi de la sonde qui ne pourrait qu'irriter et produire une nouvelle inflammation. Lorsqu'on a obtenu une sortie libre de l'écoulement, les symptômes inflammatoires commencent à diminuer et en outre tout danger de perforation est évité. En réalité, en employant de bonne heure ce mode de traitement, on peut éviter le danger même lorsque la peau est déjà très-amincie au-dessus de l'enflure. Pour diminuer l'inflammation, on emploiera des fomentations chaudes de pavot ou même une ou deux sangsues. Si la maladie est assez avancée pour que la perforation soit imminente, le sac sera largement ouvert avec un scalpel et le pus évacué. L'incision devra être faite dans la direction en bas et en dehors, et suffisamment grande pour permettre à l'écoulement de sortir avec facilité. Une bande étroite de charpie sera insérée dans le sac de façon à maintenir la plaie ouverte pendant quelques jours, et à permettre que toute la matière s'écoule par là. Un cataplasme chaud sera appliqué après l'opération et changé fréquemment pendant les deux premiers jours. Quand l'inflammation sera diminuée, le canalicule sera divisé et une sonde sera passée dans le conduit nasal de façon à établir un conduit pour le passage des larmes. L'ouverture du sac sera alors fortement fermée et ne laissera derrière elle qu'une légère cicatrice. Pour hâter la cicatrisation, on touchera légèrement le bord de l'ouverture avec du sulfate de cuivre. Si la perforation s'est déjà produite avant que le malade n'ait consulté, le chirurgien devra diviser largement le canalicule et le col du sac et y passer une sonde. Dans ces cas, les bords de la perforation sont souvent très-granuleux et même il peut y avoir une ouverture ulcérée, d'un volume considérable. Il faut alors toucher la plaie avec du sulfate de cuivre, passer une sonde tous les jours dans le conduit, et en agissant ainsi, on arrive bien vite à fermer l'ouverture fistuleuse. S'il y a quelques ouvertures fistuleuses en communication avec l'ouverture, on les laissera ouvertes et elles se fermeront par le bas.

Si l'état inflammatoire chronique du sac, accompagné d'écoulement muco-purulent, persiste après que la perforation est fermée et que les symptômes inflammatoires aigus ont disparu, on devra injecter le sac avec une lotion astringente. Il est bon de faire précéder cette injection d'une injection d'eau claire qui débarrasse l'œil de l'écoulement et affaiblit aussi l'effet de l'injection astringente.

℞ Sulfate de zinc ou alun................... 0,30 centigrammes.
　Eau distillée........................... 30 grammes.

Ce médicament diminuera l'enflure inflammatoire et la sécrétion des conduits lacrymaux. Cette injection sera employée tous les jours ou tous les deux jours suivant les circonstances et produira généralement un excellent effet. Sa force peut être accrue graduellement. Il y a plusieurs genres de seringues, mais la meilleure est une petite seringue graduée, de verre, qui contient environ 20 grammes. J'ai l'habitude d'en employer une faite pour moi par M. Weiss, qui diffère un peu de la seringue ordinaire. Cet instrument se compose de deux parties séparées, la canule d'une part et la seringue de l'autre.

La canule d'argent est du même volume que la sonde n° 6 de Bowman, et a environ trois pouces de longueur. Au sommet est une traverse à l'aide de laquelle on peut tenir et diriger l'instrument, derrière cette traverse est une partie de tube en gomme élastique d'un quart de pouce environ de longueur, se terminant par une monture d'argent, dans laquelle est emboîté fortement le bec de la seringue. L'avantage du tube en gomme élastique est que quand la canule est passée dans le conduit nasal, le malade peut tenir la tête penchée en avant au-dessus d'une cuvette, et le chirurgien placé en face du malade peut pencher ce tube ou le tirer en avant autant que cela est nécessaire et insérer de suite le bec de la seringue, ce qui permet d'injecter le liquide sans difficulté; tandis qu'avec la canule d'argent ordinaire, il est souvent difficile d'y arriver à cause de la proéminence du sourcil. L'agencement du bec dans la canule par une simple monture est préférable à une vis, parce que si la vis se desserre un peu ou que le malade remue, la membrane qui tapisse les conduits lacrymaux peut facilement être endommagée tandis qu'on essaye de visser le bec. L'instrument doit être employé de la manière suivante : la canule est passée en bas par le canalicule supérieur ou inférieur à travers le sac dans le conduit nasal, et laissée là pendant cinq ou dix minutes, de façon à dilater le passage. Le malade doit ensuite tenir la tête penchée bien en avant au-dessus d'une cuvette. Le bec de la seringue est alors inséré doucement dans la canule et le liquide injecté lentement de manière à ce qu'il s'écoule dans la cuvette par le nez. Pendant l'injection, le chirurgien devra avec sa main gauche saisir la canule par sa traverse et la retirer lentement, de façon à ce que le fluide se trouve en contact avec toutes les parties du canal et du sac. La première injection doit être faite avec de l'eau afin d'enlever l'écoulement, et la canule doit ensuite être retirée et introduite de nouveau pour employer l'injection astringente. M. Bowman se sert d'une petite seringue-boule en caoutchouc, mais le courant de cet instrument est souvent trop faible pour s'introduire, si la membrane qui tapisse le sac et le conduit est très-enflée ou que l'étranglement soit très-ferme. Si le cas est très-rebelle et que le malade ne puisse pas se soumettre à un traitement prolongé, et si cependant il est très-désireux de voir se terminer la maladie, le mieux sera de détruire le sac, mais un pareil parti ne doit se prendre que dans des circonstances tout à fait exceptionnelles. Je reviendrai du reste sur ce sujet à propos de la blennorrhée et de l'étranglement du conduit et du sac.

IV. — Blennorrhée du sac (mucocèle).

Cette maladie se développe souvent très-lentement et d'une manière insidieuse ; elle arrive sans que le malade s'en doute, ne produisant qu'un peu d'épiphora et une enflure légère et occasionnelle dans la région du sac lacrymal, accompagnée, si ce dernier est comprimé, d'un léger suintement de liquide visqueux trouble, qui passe sur la cornée et gêne la vue. L'enflure du sac varie considérablement comme volume et comme dureté. Elle est généralement élastique et ferme, et la peau un peu rouge ; si l'on appuie sur l'enflure pour en faire sortir le contenu, le bout du doigt s'enfonce un peu dans la peau. L'extension du sac subit des altérations considérables qui varient selon la température et les situations dans lesquelles se place le malade. Tant que la température est chaude et sèche, le malade peut ne ressentir aucune douleur ; mais aussitôt qu'il s'expose à un vent froid et à l'humidité, le sac s'enflamme, se gonfle, l'œil devient larmoyant, et en pressant sur le sac, on produit un écoulement considérable à travers les points. Les retours fréquents ou la prolongation de cet état conduisent à un épaississement de la membrane qui tapisse le sac et les conduits ; la sécrétion devient plus épaisse et prend le caractère muco-purulent. Si cette sécrétion est constamment rejetée à travers les points, ceux-ci et les canalicules peuvent se dilater. L'étranglement de certaine partie du conduit nasal ou des canalicules dans le voisinage de son ouverture dans le sac, survient généralement s'il n'existe déjà.

Dans certains cas, le sac, au lieu d'être épaissi et hypertrophié, s'amincit et s'étend ; il est rempli d'un fluide léger, glaireux, visqueux, qui s'échappe par le conduit nasal, ou bien suinte à travers les points.

La blennorrhée du sac lacrymal se rencontre presque toujours comme affection secondaire ; elle suit souvent une inflammation de la membrane de Schneiderian, qui, descendant le long du conduit nasal, a atteint le sac.

Le catarrhe nasal, la périostite ou carie des os du nez sont aussi des causes assez fréquentes de cette maladie. Elle peut encore survenir après l'inflammation de la conjonctive, surtout après l'ophthalmie granuleuse et aussi après l'inflammation du bord de la paupière. Une mauvaise position ou une contraction des points, le rétrécissement de l'étranglement du canal lacrymal sont autant de causes de blennorrhée. En réalité, les obstructions des conduits lacrymaux, soit au-dessus, soit au-dessous du sac, doivent être regardées comme des causes très-fréquentes.

Cette affection se rencontre souvent en outre dans des cas où il y a rétrécissement, oblitération ou même inversion des points, ou bien encore une
contraction ou un étranglement des canalicules du conduit nasal dû à
l'enflure inflammatoire de la membrane ou à la présence de cicatrice.
Des polypes ou autres productions qui par suite de la compression peuvent rétrécir ou obstruer le conduit peuvent aussi produire cette maladie.
Les personnes chez lesquelles la racine du nez est très-large et très-
aplatie et les yeux très-écartés, sont très-sujettes aux affections de l'appareil lacrymal, à cause de la diminution du diamètre antéro-postérieur du conduit. Cependant la même chose peut arriver, ainsi que Arlt et
Wecker l'ont fait remarquer, si le nez est très-étroit et très-proéminent et
que le passage latéral soit par conséquent très-étroit. La blennorrhée du
sac survient souvent après l'inflammation aiguë du sac, qui, après avoir
causé une perforation plusieurs fois répétée et la sortie de l'écoulement,
passe dans la forme chronique avec un écoulement sucré et muco-purulent. Les exacerbations inflammatoires aiguës reviennent de temps à autre,
et un étranglement plus ou moins étendu du conduit lacrymal ou du
conduit nasal existe presque toujours.

Ce n'est que dans des cas très-rares que nous voyons la maladie laissée
à elle-même subir une amélioration et encore moins se guérir. Car même
en dépit du traitement le meilleur et le plus persévérant, cette affection
est seuvent obstinée et intraitable. La membrane qui tapisse le sac et le
conduit s'enfle et s'hypertrophie, et subit souvent des changements cicatriciels étendus qui la transforment en un tissu fibro-tendineux, l'écoulement devenant mince, glaireux, visqueux, et même en certains cas gluant
(Stellwag).

Etranglement des conduits lacrymaux. — Ces étranglements varient
beaucoup comme siége, comme étendue et comme dureté. En général, leur
siége se trouve au point où le canalicule s'ouvre dans le sac, ou bien à
l'endroit où le canalicule passe dans le conduit nasal. Cependant on peut les
rencontrer à la partie inférieure du canal, et de là la nécessité de passer
toujours une sonde dans toute la longueur, afin de s'assurer s'il n'y a pas
un étranglement à la partie inférieure. Si l'étranglement est produit par
l'épaississement ou l'enflure de la membrane interne, et si son étendue est
considérable, il opposera un certain degré de résistance au passage de la
sonde et la retiendra fortement. Cependant il pourra céder à une pression
douce et longtemps continuée. L'étranglement cicatriciel est plus résistant,
et il peut être très-difficile de passer même une sonde très-petite sans employer une certaine force. Les symptômes produits par l'étranglement
sont l'épiphora, la blennorrhée ou l'inflammation du sac, et l'écoulement
clair, mais muco-purulent.

Le principe fondamental du traitement de la blennorrhée du sac et de

l'étranglement du conduit lacrymal est de diviser un ou deux des points
et le canalicule pour passer une sonde tout le long du conduit nasal.
Le mode de division des points et du canalicule a déjà été décrit. Les
sondes les plus propres au cathétérisme sont celles de M. Bowman (1) :
elles sont en argent, et de six tailles différentes. Le n° 1 est très-petit,
il a le volume d'un cheveu ; le n° 6 a environ $\frac{1}{20}$ de pouce de diamètre.
M. Teale Pridgin (de Leeds) recommande une sonde à bulbe que M. Critchett préfère aussi ; il trouve qu'elle passe plus facilement et risque
moins de lacérer la membrane muqueuse ou de pratiquer un faux passage.
Moi-même, en règle générale, j'emploie toujours les sondes de M. Bowman ; seulement je prends souvent une sonde beaucoup plus grande que
son n° 6. L'instrument doit être introduit de la manière suivante : l'extrémité de la sonde ayant été légèrement penchée de manière à passer plus
facilement en avant dans le conduit nasal, sa pointe est insérée verticalement dans le point inférieur, la peau étant en même temps élargie, et on
la passe horizontalement le long du canalicule ouvert, jusqu'à ce que son
extrémité ait atteint la cloison interne du sac, ce dont on s'aperçoit facilement en sentant sous la sonde un obstacle osseux. La sonde est alors tournée verticalement, la convexité de la courbe se trouvant en arrière, et on
la passe doucement et avec précaution dans le sac. Quand ce dernier a été
atteint, la direction de l'instrument doit être légèrement changée, la pointe
étant dirigée un peu en dehors et en avant afin qu'elle puisse facilement
passer dans le conduit nasal à travers lequel on la pousse, jusqu'à ce qu'elle
atteigne le plancher du nez. Quand la membrane qui tapisse le sac et le
conduit est très-enflée et hypertrophiée, il est quelquefois difficile de trouver
cette entrée qui peut être déplacée, contractée et plus ou moins couverte
par un pli de la membrane muqueuse, ce qui forme comme une petite
vulve au-dessus de lui. Si, après une recherche soigneuse, nous n'arrivons
pas à trouver l'entrée du canal nasal, il vaut mieux retirer la sonde et
attendre un ou deux jours, jusqu'à ce que l'inflammation ait diminué,
plutôt que d'essayer de forcer le passage, car en employant la force on
peut non-seulement produire une lacération grave de la membrane,
mais amener la formation d'un passage artificiel. Ou bien la sonde peut
être retirée, son inclinaison un peu changée, et une nouvelle tentative peut
être faite pour trouver l'ouverture. La première sonde qu'on passe doit
être d'un volume moyen (n° 3 ou 4 de Bowman) ; mais si l'étranglement
est très-considérable, le n° 2 ou même le n° 1 peuvent être essayés avant
de réussir. L'instrument doit être laissé dans le canal de cinq à dix minutes
et ensuite doucement retiré. Ce cathétérisme devra être répété tous les
jours ou tous les deux jours, suivant les nécessités des cas. Le volume de

(1) *R. L. H. Rep.*, I, 10.

la sonde sera graduellement augmenté jusqu'à ce qu'elle arrive au n° 6. Si la sonde est arrêtée à l'endroit où le canalicule rejoint le sac, la peau près du tendon oculaire sera remuée par les mouvements de la sonde, et l'on sentira un obstacle élastique ; mais aussitôt que l'instrument a pénétré dans le sac, la peau ne remue plus et ne se plisse plus.

Le sac diminue souvent beaucoup de volume et ses cloisons s'amincissent, si par suite du déplacement des points ou du rétrécissement des canalicules, il a été vide pendant longtemps. Il est alors très-difficile d'introduire la sonde dans le sac parce qu'elle glisse sans cesse. Dans plusieurs cas, il suffit d'ouvrir le canalicule inférieur pour y passer la sonde ; dans d'autres il est nécessaire d'ouvrir aussi le supérieur. C'est surtout si nous devions avoir une large ouverture dans le sac pour passer une sonde d'un volume considérable, ou bien s'il y a quelque étranglement à l'entrée du sac où s'ouvre le canalicule. Dans ce dernier cas, je préfère ouvrir le point supérieur et le canalicule avec le couteau à bec pointu de Weber, dont on passe la pointe presque dans le sac, pour diviser librement le ligament palpébral interne sous-cutané. En agissant ainsi, le bord coupant et légèrement convexe de la lame sera tourné en avant et en dehors, et le ligament palpébral interne divisé sous la peau par un léger mouvement de scie. Le malade éprouve un certain déchirement, et cette division est suivie d'une perte de sang plus ou moins considérable. On passe ensuite une sonde au-dessous pour s'assurer de la situation exacte et de l'étendue de l'étranglement (1). Weber emploie une sonde graduée à bouts coniques, dont le volume s'accroît rapidement de la pointe à l'extrémité. On doit l'enfoncer à travers l'étranglement si ce dernier cède facilement ; mais s'il n'en est pas ainsi, et que la membrane soit enflée et enflammée, il vaut mieux remettre le sondage à quelques jours, lorsque les symptômes imflammatoires auront cédé, et hâter ce moment par l'emploi d'injections d'eau et de lotions astringentes. Le ligament palpébral interne peut aussi être divisé avec le couteau à canule de Bowman ; le canalicule supérieur est largement divisé, puis la pointe du couteau est passée avec sa gaîne dans le sac ; la gaîne est ensuite enlevée et le ligament divisé sous la peau. On peut encore employer le couteau à cataracte et la sonde cannelée. Malgré tout, le couteau de Weber sera toujours plus commode. L'ouverture faite dans le sac peut être élargie avec le dilatateur de Bowman, dont les lames émoussées, en se séparant comme des lames de ciseaux, dilatent l'ouverture dans le sac.

Il y a quelques années plusieurs chirurgiens éminents employaient des bougies *laminaria digitata*. Ces bougies avaient été d'abord introduites

(1) Voyez les articles de Weber sur les maladies de l'appareil lacrymal, *A f. O.*, VIII, 1. 107, et *Kl. Monatsbl.*, 1863.

par M. Cooper, et employées par lui et par M. Critchett. Je les ai aussi employées souvent avec beaucoup de succès dans des cas d'étranglement très-obstinés. Leur avantage principal est de s'imbiber du fluide des passages lacrymaux et d'augmenter jusqu'au double et au triple de leur volume primitif. Seulement on court le risque de les voir augmenter tellement en arrière de l'étranglement, que la partie dilatée ne puisse être retirée qu'aux dépens des structures contusionnées et même dé lacération de la membrane, ou, ce qui est encore pire, de déchirure amenée par l'effort tenté pour enlever la sonde. La meilleure manière d'éviter cette difficulté, tout en produisant une dilatation lente et graduée, est de retirer la sonde à des intervalles très-rapprochés, peut-être d'une minute ou deux, afin que l'enflure ne puisse pas se produire d'une manière considérable derrière l'étranglement. Par suite de cette rétraction graduelle l'étranglement va se trouver doucement dilaté par l'élargissement de la sonde. En continuant cette méthode et ayant toujours soin d'employer les sondes délicatement, je me suis très-bien trouvé de ce procédé. L'emploi des sondes demande tant de soins, qu'il est quelquefois difficile de trouver le temps de s'en servir à l'hôpital où les malades sont si nombreux, que l'on peut facilement oublier de retirer la sonde à des intervalles rapprochés et par conséquent laisser l'enflure devenir trop considérable. Afin de limiter la dilatation au point d'étranglement, on couvre le reste de la bougie de résine copale.

Si la blennorrhée est très-obstinée et que l'enflure du sac et du conduit lacrymal continue, on se trouve très-bien de l'usage des injections astringentes de sulfate de zinc, d'alun ou d'acétate de plomb. Leur force doit varier suivant la quantité et la nature de l'écoulement et le degré d'enflure de la membrane. Avant de les employer, le sac devra être lavé à l'aide d'une injection d'eau. Le malade doit aussi appuyer fréquemment afin de faire sortir l'écoulement; car si on laisse cet écoulement s'accumuler, il se décompose et devient une source d'irritation considérable, il peut même produire une inflammation aiguë du sac.

Le docteur Stilling, de Cassel, a introduit un moyen de cure pour les étranglements des conduits lacrymaux par incision interne (1). Le point lacrymal ayant été divisé, il passe en bas une sonde pour s'assurer du siége exact de l'étranglement, puis il retire la sonde et passe avec son couteau (2) (fig. 86) jusqu'à l'étranglement qu'il divise dans trois ou quatre directions

(1) Voyez la brochure du docteur Stilling : *Ueber die Heilung der Verengerungen der Thränenwege mittelst der Innern Incision*. Cassel, 1868.

(2) La lame de ce couteau est de 13 millimètres de long, 3 millimètres de large à côté du manche, et se rétrécit jusqu'à la pointe, où elle a trois quarts de millimètre. Cette pointe est un peu arrondie, mais coupante; elle passe sur une sorte de tige plate qui a environ le volume de

différentes. Ensuite il retire le couteau, réintroduit la sonde, et si un autre étranglement se rencontre, il le divise aussi. Le docteur Varlomont, dans

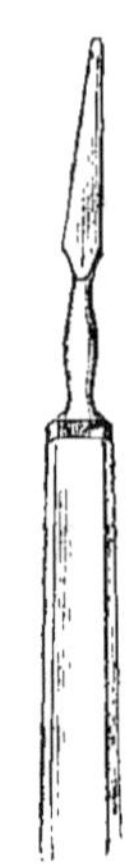

un article récent des *Annales d'oculistique* (1), parle dans les termes les plus chauds du succès immédiat et considérable que donne cette opération, et rapporte plusieurs cas de guérison. Il opère de la manière suivante : après avoir divisé le point avec le couteau de Weber, il passe la sonde biconique de Weber dans le conduit nasal, où il la laisse pendant quelques minutes; aussitôt qu'il l'a retirée, il introduit complétement le couteau de Stilling dans le conduit nasal, de façon que la lame disparaisse entièrement et incise le canal dans trois ou quatre directions, jusqu'à ce que le couteau puisse être facilement tourné dans toutes les directions. Aucun dilatateur, aucune sonde ne sont introduits après l'opération, et pourtant, d'après Stilling et Varlomont, des cas même très-graves sont traités et guéris immédiatement. L'action favorable de cette opération paraît être due surtout à ce qu'elle permet le libre écoulement du contenu du sac.

Fig. 86.

Le docteur Herzinstein propose d'opérer la dilatation forcée de l'étranglement d'après le principe de la dilatation de l'étranglement de l'urèthre par le docteur Barnard-Holt.

Il arrive quelquefois que les altérations de la membrane du sac sont tellement considérables qu'elles persistent même lorsque le passage des larmes n'est pas oblitéré. Il est alors nécessaire de diriger son traitement du côté du sac. Ainsi, si celui-ci est non-seulement dilaté, mais épaissi, et qu'il sécrète un écoulement muco-purulent, M. Bowman dissèque la moitié antérieure du sac épaissi. M. Critchett traite ces cas avec succès en laissant le sac ouvert et en détruisant une partie de l'intérieur avec de la potasse. Comme cet état de la membrane du sac, aussi bien que la dilatation considérable de celui-ci, sont maintenus et accrus dans une grande proportion par l'effusion constante des larmes dans le sac, Weber (2) a remédié à cela en produisant une inversion du point de façon que les larmes ne puissent pas couler dans le canalicule, ce qui les force à se réunir dans le petit réservoir formé par la paupière inférieure qui est légèrement portée en dehors du globe de l'œil. Il obtient ce résultat en passant une aiguille enfilée de gros fil à travers la peau et les muscles tout

la plus grande sonde de Bowman, et qui est attachée au manche. Le dos de la lame doit être fort, et plutôt en forme de coin, et sa trempe ne doit pas être trop fine, car elle pourrait se briser facilement, et une partie voler en éclats pendant qu'on incise l'étranglement. Ce couteau se trouve chez M. Weiss.

(1) *Annales d'oculistique*, octobre 1868.

(2) *Klin. Monatsb.*, 1865, 106.

près du point et en la ressortant un peu plus loin en dedans, de manière à embrasser le point et un petit pli de la peau dans la suture, que l'on doit ensuite nouer fortement. Ce procédé produit très-vite un léger ectropion et a pour effet d'empêcher les larmes d'entrer dans le sac lacrymal. Ce résultat devient généralement évident au bout de vingt-quatre heures. Je me suis quelquefois très-bien trouvé de l'application d'un bandage compresseur sur le sac; ce bandage empêche aussi les larmes d'entrer. Ce mode de traitement est également très-utile dans les cas où le sac est très-dilaté et très-aminci, et sécrète une quantité considérable d'un écoulement clair et glaireux. M. Critchett (1) a employé un petit bandage ingénieux qui exerce une pression douce et continue.

Si le rétrécissement est très-dur et très-dense, et s'il montre de la disposition à s'obstruer complétement après l'enlèvement de la sonde, on pourra passer un stylet dans le conduit par le petit canalicule et l'y laisser pendant plusieurs jours. La partie supérieure doit être très-mince et recourbée à angle très-aigu, de façon à être courbée au-dessous de la paupière inférieure et à maintenir l'autre partie dans sa position. La partie recourbée peut aussi être assez mince et assez petite pour tenir le long de l'ouverture faite dans le point inférieur et être ainsi invisible. M. Bowman a introduit le premier ce mode de traitement qui est souvent suivi de succès, mais, dans certains cas, le stylet cause une irritation considérable et peut même produire de l'ulcération si on le laisse trop longtemps. Le volume du stylet doit être graduellement accru suivant l'étranglement, jusqu'à ce qu'on ait atteint des dimensions plusconsidérables que la sonde n° 6 de M. Bowman. Le docteur Seeley, de Cincinnati, m'a dit qu'il employait ce traitement sur une grande échelle et avec beaucoup de succès. Le stylet à l'ancienne mode, dont on se servait pour passer dans le conduit nasal à travers une ouverture externe du sac, est tombé presque complétement en désuétude à juste titre.

Dans les cas très-graves et très-obstinés d'inflammation chronique du sac accompagnés parfois d'ulcération, de périostite et d'un rétrécissement ou même d'une occlusion du conduit, cas qui résistent à toute espèce de traitement et sont une source constante d'ennui et de fatigue pour le malade, il peut devenir nécessaire d'oblitérer le sac. Ce procédé est aussi indiqué si le malade ne peut pas se soumettre à un traitement médical pendant assez longtemps pour qu'on puisse raisonnablement espérer une amélioration avec les moyens ordinaires, et que cependant il soit très-désireux d'être débarrassé de cette affection fatigante. Ce dernier mode de traitement ne devra être adopté qu'après qu'on aura essayé de tous les moyens de traitement. Il ne faut pas oublier les excellents résultats que l'on

(1) *Lectures on Diseases of Lachrymal Apparatus*, in *Lancet*, 1864, 1, 148.

peut obtenir en traitant ces cas avec patience et avec soin, quoiqu'il faille ajouter qu'il se passe souvent beaucoup de emps avant qu'aucune amélioration se produise. L'oblitération du sac n'est indiquée que lorsque la sécrétion naturelle des larmes n'est pas considérable, de sorte qu'elles sont presque complétement emportées par l'évaporation, autrement un épiphora très-ennuyeux resterait après la destruction du sac.

Il y a plusieurs manières de détruire le sac et divers procédés ont été recommandés. A une certaine époque, le cautère actuel était employé dans ce but, mais dernièrement l'appareil galvano-caustique lui a été substitué. Le sac doit être ouvert par une large incision qui doit s'étendre, à travers le tendon oculaire, à la partie supérieure du sac, à l'endroit où il forme comme un cul-de-sac au-dessus du tendon et complétement vidé. Quand l'hémorrhagie a cessé, les lèvres de la plaie doivent être maintenues écartées avec le péculum de Manfredi; ce spéculum a des côtés unis afin de ne pas blesser les joues. Au lieu du cautère actuel ou du galvano-caustique, on peut employer divers caustiques tels que : le nitrate d'argent, le beurre d'antimoine, la potasse, le perchlorure de fer, etc. Je préfère pour ma part le nitrate d'argent, que j'ai vu employer pour la première fois avec beaucoup de succès par de Graefe : ce caustique est très-maniable, très-dur, et c'est celui qui laisse la cicatrice la plus molle et la moins apparente. Avant d'essayer de détruire le sac, on doit oblitérer le point lacrymal et le canalicule de façon à empêcher les larmes d'arriver dans le sac ; autrement leur présence empêcherait ou du moins retarderait beaucoup l'inflammation adhésive et l'oblitération du sac. La meilleure méthode pour fermer le point et le canalicule est de les traverser avec une sonde très-fine enduite de nitrate d'argent ou un fer chaud très-mince qui produira une inflammation adhésive, oblitérera le point et fermera le canalicule. Quand ce résultat est obtenu, le sac doit être laissé ouvert dans toute son étendue à l'aide d'une incision et complétement vidé, puis lorsque le sang s'est arrêté on touche les cloisons du sac avec du nitrate d'argent. Des compresses froides sont ensuite appliquées pour diminuer les symptômes inflammatoires. Le nitrate d'argent doit être réappliqué plusieurs fois à des intervalles de deux jours avant que l'épithélium soit formé; ou bien après quarante-huit heures on peut enlever complétement l'eschare épaisse et appliquer une petite compresse ferme sur le sac de façon à réunir ces surfaces, on place ensuite un bandage sur la compresse afin de la maintenir.

Au congrès ophthalmologique tenu à Heidelberg cet automne, le docteur Berlin a rapporté plusieurs cas de maladies graves et obstinées du sac dans lesquelles l'extirpation de celui-ci a rendu les plus grands services.

Dans les cas graves et rebelles d'épiphora, d'inflammation du sac, l'extirpation de la glande lacrymale a été fortement recommandée par plu-

sieurs chirurgiens et surtout par M. Zachariah Laurence (1) qui l'a
pratiquée d'une manière étendue ; cette opération a été faite aussi par les
docteurs Carter, Taylor, Windsor, et autres.

V. — Fistule du sac lacrymal.

Sous ce titre on comprend une communication existant entre le sac lacrymal ou les passages lacrymaux et les téguments externes. J'ai déjà
dit en parlant de l'inflammation du sac qu'après la perforation spontanée
de ce dernier, une ouverture fistuleuse plus ou moins étendue pouvait se
produire, et que cette ouverture était très-obstruée s'il y avait un étranglement ou une maladie de l'os. Les caries et les nécroses des cloisons
osseuses du sac sont une cause fréquente de fistule. La fistule d'autre part
n'est que rarement produite par un coup reçu sur le sac. La fistule peut
s'ouvrir directement dans le sac, ou bien il peut y avoir une voie fistuleuse
d'une longueur variable. Les bords de la fistule peuvent être d'abord enflés, irréguliers et ulcérés en quelque sorte ; l'ulcération s'étendant parfois à quelque distance de l'ouverture. Cependant, au bout de quelque
temps elle se contracte, ses bords deviennent plus mous, et à la fin il ne
reste qu'une très-petite ouverture qui permet à peine l'introduction d'une
sonde des plus petites : alors la maladie prend le nom de fistule capillaire.
Si l'orifice est rétracté et que ses bords soient recouverts d'une peau
d'apparence saine, la petite ouverture peut facilement échapper ; mais si
l'on presse sur le sac on verra sortir une larme.

Le meilleur traitement pour la fistule lacrymale consiste à fendre les
points lacrymaux, à diviser le ligament palpébral interne et à passer une
sonde librement. Si le passage est libre, la fistule se ferme généralement
dans l'espace de quelques jours ; mais si le passage est oblitéré ou que la
maladie de l'os soit étendue, il peut être nécessaire d'oblitérer le sac ou de
forcer le passage. Ce dernier résultat doit être obtenu à l'aide de l'une des
sondes de Bowman ou du dilatateur de Weber. Seulement il faut avoir
bien soin d'agir très-délicatement, car si l'on emploie la force sans précaution, on est sûr de produire de grands dommages. Dans la fistule capillaire
dont les bords sont couverts par une peau molle, il est quelquefois à propos
de les mettre à vif et de fermer ensuite l'ouverture avec une suture, ce
qui produira la réunion par première intention.

Les polypes du sac sont très-rares ; ils ressemblent beaucoup comme
structure aux polypes du nez et peuvent atteindre le volume d'une petite
noix. Ils donnent lieu à une sensation toute particulière de résistance et

(1) Voyez l'article de M. Laurence : *On Removal of the Lachrymal Gland as a radical cure
for Lachrymal Disease*, in *Ophthalmic Review*, n° 12.

d'élasticité sous le doigt, et quoiqu'à l'aide de la pression on puisse faire évacuer une certaine quantité de fluide glaireux ou muco-purulent, cependant il est impossible de vider le sac complétement. Si l'on incise, un peu du fluide s'échappe, et le polype, comme une masse gélatineuse, surgit dans la plaie (1). Si le sac est malade dans une grande étendue, ou qu'il y ait un rétrécissement considérable du conduit nasal, il peut être nécessaire d'oblitérer le sac après l'enlèvement du polype.

Des cas d'hémorrhagie du sac qui produisent l'imperméabilité de celui-ci sont très-rares ; deux cas de ce genre ont été rapportés par de Graefe (2). La présence de concrétions crayeuses dans les conduits ou dans le sac lacrymal est très-rarement observée.

Tandis que dans certains cas le point est absent dans une paupière, ce qui a lieu par suite d'inflammation, il peut aussi arriver qu'il y ait plus d'un point dans une paupière. Ces points supplémentaires se rencontrent généralement dans la paupière inférieure et sont placés tout près du véritable point (3).

(1) Voyez un cas de de Graefe, *A. f. O.*, I, 283.

(2) *A. f. O.*, III, 1, 337.

(3) Voyez des cas de points supplémentaires rapportés parmi d'autres par de Graefe, *A. f. O.*, I, 1, 288. — Weber, *ibid.*, VIII, I, 1, 352. — Zehender, *Kl. Monatsbl.*, 1863, p. 394.

CHAPITRE XVI

MALADIES DE L'ORBITE

I. — Inflammation du tissu cellulaire de l'orbite.

Les symptômes et le cours de cette maladie sont généralement d'un caractère inflammatoire très-grave et très-aigu. Les paupières deviennent rapidement rouges, chaudes et gonflées; les conjonctives palpébrales et oculaires sont très-injectées, et il y a un grand chémosis séreux qui entoure la cornée sous la forme d'un monticule épais d'un rouge foncé dont les bords peuvent être recouverts et cachés en partie par la cornée. Le malade se plaint d'une douleur intense et intermittente dans l'œil et autour de l'œil, et cette douleur continue dans le côté correspondant du front. Il y a aussi en général une perturbation constitutionnelle très-marquée, un mouvement fébrile; et si l'inflammation s'étend de l'orbite au crâne, des symptômes cérébraux très-graves peuvent survenir. Le globe de l'œil devient protubérant. Au début de la maladie, cette protubérance n'est pas très-marquée et peut ne devenir évidente que lorsqu'on compare les deux yeux. Cependant quand l'enflure inflammatoire du tissu cellulaire de l'orbite augmente, et encore plus quand le pus est formé, l'exophthalmos augmente rapidement, parfois même d'une telle façon que les paupières enflées ne peuvent plus se fermer sur le globe de l'œil, et que ce dernier se projette plus ou moins en dehors entre elles. Si le pus se collecte surtout au fond de l'orbite, la protubérance est uniforme et droite dans l'axe du globe de l'œil et non pas dans une direction particulière, comme c'est le cas dans les exophthalmos qui accompagnent la périostite de l'orbite. Les mouvements du globe de l'œil sont aussi diminués uniformément et non pas dans une direction donnée. Si le malade essaye de remuer l'œil, si on le touche, et surtout si l'on repousse légèrement l'œil en arrière, il se produit une douleur vive. Cependant si l'on passe légèrement le petit doigt le long du bord de l'orbite, on ne produit pas cette douleur et l'on ne trouve pas de point douloureux spécial comme cela se produit dans l'exophthalmos qui accompagne la périostite de l'orbite. La formation du pus est généralement accompagnée par une sensation bien marquée de froid.

Par suite de l'exposition du globe de l'œil aux intempéries, les sécrétions de la surface de la conjonctive et l'enflure du chémosis se dessèchent et deviennent des croûtes noires et dures. La surface de la cornée peut aussi devenir rugueuse et nuageuse par suite de la dessiccation de son épithélium et de son exposition aux irritants mécaniques. La vue est souvent très-affaiblie par suite du tiraillement ou de la pression exercée sur le globe. Le nerf optique et les veines rétiniennes sont généralement plus ou moins engorgés et tortueux, et il y a parfois en même temps une infiltration du disque et de la rétine dans le voisinage de celui-ci. Le champ de vision est rétréci, souvent même d'une façon considérable. Si l'exophthalmos existe pendant longtemps, il peut survenir de la névrite optique par suite de congestion et d'engorgement du nerf optique suivi parfois d'atrophie consécutive de ce dernier.

Si le pus se forme en quantité suffisante, il chemine en avant du fond de l'orbite et peut causer une fluctuation distincte derrière la conjonctive ou les paupières. Dans ce cas, il y a perforation à travers les paupières ou à travers la conjonctive, et le pus paraît venir du fond de l'œil. Cependant l'inflammation et la suppuration peuvent envahir le globe de l'œil, et de la panophthalmie se produire. Le pus apparaît dans la chambre antérieure, la douleur devient de plus en plus forte et ne diminue que lorsque la cornée se rompt et que la lentille et les humeurs de l'œil sont évacuées. Quelquefois l'enflure des paupières est si considérable, que toute sensation de fluctuation est perdue.

Quoique la gravité des symptômes inflammatoires que l'on rencontre dans la cellulite orbitaire varie beaucoup d'intensité, la maladie suit généralement un cours plus ou moins aigu. Cependant, suivant Mackenzie (1), elle peut, dans certains cas très-rares, être extrêmement chronique. Il peut s'écouler non-seulement un certain temps, mais des mois, avant que la matière ne s'accumule dans l'orbite ; alors l'œil devient graduellement proéminent, les paupières rouges et enflées ; le pus arrive jusqu'à la surface, la peau se tend et il peut rester un sinus dont le traitement est parfois très-difficile.

En établissant notre pronostic, nous ne devons pas oublier que cette maladie se complique souvent de périostite, qui amène plus tard de la carie ou de la nécrose. En outre, l'inflammation peut s'étendre en arrière, le long du périoste, jusqu'aux membranes du cerveau, et produire de la méningite ou des abcès du cerveau. S'il y a de la carie ou de la nécrose

____

(1) *Diseases of the eye*, 299.

des cloisons de l'orbite, e pus peut cheminer à travers les ouvertures dans le crâne, dans l'antre d'Highmore, etc. De plus, la santé générale du malade, peut-être déjà affaiblie par une maladie longue et sérieuse, peut céder sous l'influence des douleurs aiguës causées par la maladie, si on laisse celle-ci suivre son cours et si l'on n'a pas soin de l'arrêter par une évacuation opportune du pus.

Parmi les causes les plus fréquentes de l'inflammation cellulaire de l'orbite, il faut placer les plaies contuses ou incisées et les corps étrangers logés dans l'orbite. La maladie peut aussi être produite par des changements subits de température, par l'exposition au froid, à l'humidité, et elle peut être consécutive, secondaire, dans les maladies constitutionnelles graves, telles que la fièvre puerpérale, la pyohémie, etc. Elle peut être causée aussi par l'extension de l'inflammation des parties voisines, comme dans l'érysipèle de la tête et de la face, par l'inflammation du sac lacrymal ou les opérations pratiquées sur ce dernier, et particulièrement sa destruction par l'appareil galvanocaustique ou par des caustiques très-forts ; ou bien encore elle peut arriver après la panophthalmie ou les opérations de l'œil et des paupières.

Le traitement doit être surtout dirigé en vue de soumettre et de diminuer les symptômes inflammatoires. Si la maladie est causée par des lésions, on doit adopter un traitement suivant le caractère de cette lésion (voy. *Lésions de l'orbite*), et faire usage des sangsues et des compresses froides. Cependant, si la suppuration a déjà eu lieu, on remplacera ces applications par des fomentations chaudes de pavots ou des cataplasmes, et l'on fera avec le bistouri une large incision à une période peu avancée, afin d'amener l'évacuation du pus. S'il y a des doutes sur la véritable nature de la maladie on devra faire une petite incision exploratrice, et si le pus coule on devra élargir cette incision suffisamment pour lui permettre de s'échapper librement. Si c'est possible, on fera l'incision à travers la conjonctive et non pas à travers les paupières ; cependant, si l'abcès se trouve directement derrière la paupière, l'incision doit être faite à cette place. En faisant l'incision à travers la conjonctive, la paupière supérieure doit être soulevée avec les doigts et un scalpel, ou la pointe d'un couteau à cataracte passé à travers la conjonctive, au-dessus du bord supérieur du globe de l'œil dans l'orbite. On doit avoir soin de ne pas blesser le globe de l'œil et, dans ce but, la pointe du couteau sera dirigée un peu en haut ; des cataplasmes seront ensuite appliqués sur la plaie, que l'on maintiendra ouverte en y passant une sonde tous les jours. Si la trace de la plaie est longue et profonde et qu'on craigne de ne pas la voir se fermer jusqu'au fond, on insérera un petit bourdonnet de charpie que l'on changera tous les jours. Le sinus

devra aussi être injecté une ou deux fois par jour avec une lotion légèrement astringente :

> ℞ Sulfate de zinc....................... 20 centigrammes.
> Eau distillée......................... 60 grammes.

Si l'ouverture du sinus est obstruée et s'il reste une petite protubérance, un examen soigneux doit être fait afin de voir s'il n'y a pas
de la nécrose ou de la carie dans l'os. Dans ce dernier cas, il faut un
certain temps pour obtenir le relâchement ou le détachement de la partie
de l'os, et l'incision doit être suffisamment élargie pour qu'on puisse
enlever les fragments de l'os avec des pinces.

S'il y a en même temps de la panophthalmie et un abcès de l'orbite, et
que le pus soit répandu dans la chambre antérieure, on devra pratiquer
la paracentèse et faire évacuer le pus.

La santé du malade sera soutenue par des toniques et un régime généreux. On devra aussi faire en sorte que les intestins soient libres ; les
symptômes fébriles seront allégés si l'on a soin de surveiller l'action des
reins et de la peau.

Quand le pus est évacué, la protubérance de l'œil diminue graduellement et le globe reprend bientôt sa position normale. Si l'œil a, d'autre
part, échappé à d'autres lésions et que l'affaiblissement de la vue n'ait
été produit que par le tiraillement du nerf optique et la stase de la circulation, la vue reviendra bientôt à l'état normal. Quelquefois, cependant,
il reste, après cette maladie, un mouvement de torsion de l'œil dans de
certaines directions.

II. — Périostite de l'orbite.

Nous rencontrons deux formes de périostite de l'orbite, la forme *aiguë*
et la forme *chronique*.

Dans la périostite aiguë, les symptômes inflammatoires sont souvent
très-graves et très-prononcés. Le malade se plaint d'une grande douleur
dans l'œil et autour de l'œil, et les symptômes constitutionnels sont aussi
très-graves. Les paupières, et surtout la paupière supérieure, deviennent
gonflées, rouges, chaudes, douloureuses ; mais l'enflure et la rougeur ne
sont pas, en général, aussi considérables que dans la cellulite orbitaire, et,
de plus, elles se développent moins rapidement que dans les cellulites de
l'orbite. En outre, dans la périostite, l'enflure des deux paupières n'est
pas au même degré, mais l'une est généralement plus enflée que l'autre.
Les tissus oculaires conjonctival et sous-conjonctival sont injectés, et il y a
plus ou moins de chémosis séreux. Le globe de l'œil devient protubérant à
tel point que, s'il y a beaucoup de pus de formé, le malade ne peut plus

fermer les paupières. La protubérance, cependant, n'est pas droite et en avant, comme cela arrive généralement dans les abcès de l'orbite, mais inclinée sur un côté. Les mouvements du globe de l'œil, par conséquent, ne sont pas altérés d'une manière égale dans toutes les directions, mais plus ou moins dans de certaines directions. Cela vient de ce que la périostite est surtout limitée à une des cloisons ou à un des côtés de l'orbite ; ainsi, si les cloisons supérieure et interne de l'orbite sont affectées, le globe de l'œil sera protubérant en bas et en dehors, et le mouvement de torsion se produira surtout dans la direction en haut et en dedans. Si l'on passe l'extrémité du petit doigt le long du bord supérieur ou inférieur de l'orbite, et que l'on pousse un peu en arrière dans la cavité, on peut souvent découvrir un point sur lequel la pression exerce une douleur vive et où une enflure distincte indique le siége de la maladie. Quelquefois les malades peuvent eux-mêmes localiser exactement la périostite. Dans le cours de la périostite aiguë, le tissu cellulaire devient généralement très-enflammé ; il peut se former une grande quantité de pus ; l'œil devient très-gros, très-protubérant, et ses mouvements sont gênés ou même complétement empêchés. Arrivée à ce point, la maladie prend un type mixte entre la périostite et l'abcès de l'orbite. La périostite est généralement accompagnée, dès le début, d'un certain degré d'inflammation de l'os lui-même.

Dans la périostite chronique, les symptômes inflammatoires sont beaucoup moins prononcés et la maladie a un cours plus insidieux. L'enflure et la rougeur des paupières, l'injection de la conjonctive, le chémosis et la protubérance de l'œil sont généralement beaucoup moins graves que dans la forme aiguë. Il y a de la douleur dans l'œil et au-dessus de l'œil, et cette douleur augmente beaucoup vers la nuit et aussi quand on presse sur le bord de l'orbite ou en arrière, dans certaine direction. Quelquefois on peut découvrir exactement sur un point l'enflure de l'orbite. Une assez abondante suppuration se produit généralement, et s'il y a beaucoup de pus, le globe de l'œil sera très-protubérant. Comme règle, cependant, la suppuration est limitée et le pus s'accumule entre l'os et le périoste qu'il relève. Le périoste est souvent très-enflé et épaissi, ce qui produit parfois de petits nodules ou des tubérosités. Ces produits peuvent diminuer de volume et laisser à la fin le périoste épaissi, ou bien encore ils peuvent s'ossifier et donner lieu à des exostoses. Si l'os est intéressé, la carie et souvent la nécrose se produisent, et l'inflammation ou le pus peuvent s'étendre dans l'orbite, à travers l'ouverture, jusque dans la cavité crânienne ou dans le sinus frontal. En réalité, le grand danger de cette maladie est de voir l'inflammation s'étendre depuis l'orbite jusqu'aux membranes du cerveau, où elle produit une méningite, ou bien encore de voir l'abcès se former dans le cerveau.

La périostite se rencontre quelquefois chez les enfants et est beaucoup plus commune chez les individus jeunes que chez les individus âgés. Les causes de la périostite aiguë sont : les plaies pénétrantes de l'orbite faites par des instruments tranchants; des contusions graves occasionnées par des coups ou par des instruments émoussés et la présence de corps étrangers dans l'orbite. Elle peut aussi être secondaire, l'inflammation s'étendant du périoste à quelques-unes des cavités voisines, telles que le sinus frontal, les espaces maxillaires, etc. L'exposition à l'humidité et au froid et les changements soudains de température sont aussi des causes de cette maladie. Comme je l'ai déjà dit, elle peut apparaître dans le cours d'une inflammation du tissu cellulaire de l'orbite. La périostite aiguë est très-souvent unie à la syphilis.

Le plan général de traitement ressemble beaucoup à celui qu'on recommande dans l'inflammation du tissu cellulaire de l'orbite, et si l'on suspecte la présence du pus, on doit l'évacuer le plus tôt possible. Quand la maladie est due à la syphilis, l'iodure et le bromure de potassium, combinés avec d'autres préparations de mercure, doivent être administrés, ou les bains mercuriaux employés. On doit avoir soin de ne pas affaiblir la santé générale du malade, mais de la fortifier autant que possible par des toniques et un régime généreux.

III. — Carie et nécrose de l'orbite.

Au début d'une affection des os de l'orbite, il y a généralement un certain degré d'enflure œdémateuse des paupières, qui sont en même temps rouges et parfois douloureuses. Les tissus conjonctifs et sous-conjonctifs sont injectés, et l'œil est irritable et larmoyant. L'œdème des paupières est souvent très-considérable, surtout chez les enfants atteints de diathèse scrofuleuse. Bientôt on aperçoit un point dans lequel la paupière prend une teinte rouge plus foncée. L'abcès se produit là; la peau cède, et à travers cette petite perforation on voit suinter un écoulement muco-purulent faible, peu abondant et parfois fibreux. Si l'on passe une sonde à travers l'ouverture, on trouve qu'elle conduit à une partie d'os nu et rugueux. Les bords de l'ouverture sont généralement renversés, enflés, ulcérés et couverts parfois de granulations charnues. En général, une partie de l'os est à l'état de nécrose et de petits fragments sont exfoliés. Après que cet état a duré pendant plus ou moins longtemps, le sinus se ferme, l'ouverture se bouche; mais, pendant la période de cicatrisation, les téguments deviennent adhérents au périoste, et il peut se produire un renversement de la paupière qui laisse le globe de l'œil exposé à toutes les influences délétères (lagophthalmos).

Le cours de la maladie est très-lent, surtout chez les personnes d'une santé délicate et d'un tempérament syphilitique ou scrofuleux, qui sont exposées à des rechutes très-fréquentes. Parfois l'état s'améliore, le sinus et l'ouverture extérieure paraissent se fermer. Mais une rechute arrive, de nouveaux symptômes inflammatoires se produisent, l'écoulement devient plus abondant, et de nouvelles fractions d'os sont exfoliées.

La carie et la nécrose peuvent se produire dans des parties différentes de l'orbite; ainsi, le fond de l'orbite peut être le siége de la maladie, comme cela arrive après la périostite de la cavité. Dans des cas plus rares, elle peut survenir après l'inflammation du tissu cellulaire de l'orbite accompagnée de périostite. Quelquefois la carie est limitée à la marge de l'orbite, ou bien elle se produit juste dans la cavité, près du bord. En pareil cas, la paupière supérieure ou inférieure, suivant les cas, peut être enveloppée dans la cicatrice, ce qui produit un ectropion considérable. Ces cas de carie et de nécrose de la marge de l'orbite sont en général le résultat d'un coup ou d'une chute et se voient souvent chez les enfants, surtout chez ceux dont la diathèse est scrofuleuse. La syphilis est une cause fréquente de carie de l'orbite et la maladie de l'os peut, en certains cas, être due à l'extension de la maladie des fosses nasales.

Le traitement ressemble à celui de la périostite. Le pus devra être évacué le plus tôt possible, le sinus fistuleux lavé souvent avec de l'eau tiède ou des injections légèrement astringentes, et un petit bourrelet de charpie introduit afin de forcer le sinus à se fermer au fond. Si une partie d'os est détachée avec la sonde, l'ouverture extérieure devra être élargie et le fragment enlevé soigneusement avec des pinces. Le traitement du lagophthalmos et de l'ectropion consécutif à la carie des os est décrit dans les articles spéciaux sur ce sujet.

IV. — Inflammation de la capsule de Tenon.

La capsule fibreuse qui enveloppe le globe de l'œil (capsule de Tenon) est parfois sujette à de l'inflammation. Cette maladie se distingue surtout par l'apparition d'un chémosis plus ou moins marqué autour de la cornée; il y a en même temps une injection conjonctivale et sous-conjonctivale considérable. En examinant de plus près, on trouve qu'il n'y a pas de cause apparente de chémosis, car la cornée, l'iris et les tuniques profondes de l'œil sont saines, et la vue et le champ de vision excellents. Les paupières sont aussi un peu rouges et enflées, le globe de l'œil est en outre légèrement protubérant, quoique ce symptôme soit souvent assez peu accusé pour échapper à l'attention, si l'on ne compare pas les deux yeux ensemble. Il y a en même temps un certain affaiblissement des mouvements du globe de l'œil qui devient apparent dans les mouvements extrêmes des différentes directions qui amènent de la diplopie. La douleur dans l'œil et autour de l'œil peut être vive, mais elle n'atteint jamais le même degré que dans la périostite ou la cellulite de l'orbite. La marche de la maladie est généralement lente. Il faut compter de deux mois à deux mois et demi pour la guérir.

Cette affection a généralement une origine rhumatismale elle peut être produite par du froid, un courant d'air comme on en éprouve dans les voyages, les chemins de fer, etc., ou bien par un changement brusque dans la température. On la voit aussi dans les cas d'irido-choroïdite consécutive à des opérations et surtout à l'opération de la cataracte. Suivant Wecker, elle peut suivre l'opération du strabisme si la sclérotique a été très-exposée ou la capsule de Tenon trop largement incisée.

Si les symptômes inflammatoires sont graves, quelques sangsues seront appliquées aux tempes et les fomentations chaudes de pavot seront prescrites ainsi que des frictions avec un composé de belladone. Si la maladie a une origine traumatique, comme dans l'opération du strabisme, des compresses de glace seront appliquées.

V. — Goître exophthalmique (maladie de Graves, Basedowii morbus, etc.).

La nature et la cause de cette maladie intéressante et toute spéciale sont pour le moment inconnues. Parmi les premiers symptômes, il y a en général des palpitations et une accélération de l'action du cœur : le pouls atteint 120 ou 150 pulsations par minute. Il y a en même temps de la dyspnée et de l'excitation nerveuse. Quelquefois il y a en outre des symptômes de dérangement gastrique tels que des efforts, des vomissements ou de la diarrhée. On remarque quelquefois aussi que l'œil a un regard particulier et parfois fixe, ce qui est dû à la rétraction de la paupière supérieure qui laisse le globe de l'œil découvert, ce qui donne au malade une expression d'étonnement. En outre, ainsi que de Graefe l'a fait remarquer, la paupière supérieure ne suit pas les mouvements du globe de l'œil, quand la personne regarde en haut ou en bas, mais reste un peu élevée. Cette élévation de la paupière supérieure est indépendante de l'exophthalmos et apparaît généralement pendant la période de progression, et peut disparaître sans qu'il y ait aucune protubérance de l'œil. Suivant de Graefe cet état peut être soulagé par l'emploi d'une injection sous-cutanée de morphine. Les symptômes cardiaques peuvent durer depuis un certain temps avant que ceux de l'exophthalmos apparaissent. Les derniers symptômes se montrent généralement en même temps, mais n'ont pas nécessairement une relation absolue entre eux, et ne coexistent pas toujours; car suivant Prael (1), dans des circonstances exceptionnelles, la bronchocèle peut ne pas exister. Il n'y a en outre rien de particulier dans cette forme, excepté que les veines sont très-dilatées, souvent même à un tel degré que l'on peut appeler la maladie broncho-cèle anévrysmatique; souvent un murmure diastolique distinct peut être entendu. Suivant Virchow (2) il y a au commencement une simple enflure de la glande thyroïde, et c'est graduellement que la maladie se développe et devient une vraie bronchocèle. Des changements dégénératifs d'une nature cystoïde et gélatineuse peuvent alors se produire, ou bien des indurations fibroïdes peuvent se former. Comme tous ces changements existent aussi dans la bronchocèle commune, Virchow pense que l'affection de la thyroïde est probablement d'une nature secondaire.

Au début, l'affection cardiaque paraît consister simplement en un accroissement de la fonction et des palpitations violentes du cœur, mais au bout de quelque temps la dilatation et l'hypertrophie du ventricule gauche surtout se produisent. Il y a souvent un bruit de souffle marqué sans qu'il y ait aucune affection valvulaire. Le murmure peut s'étendre jusque dans l'aorte et dans la carotide. La pulsation de la carotide est quelquefois évidente même à une certaine distance du malade. L'aorte et les artères plus larges ont parfois été trouvées avec des changements athéromateux.

L'exophthalmos peut devenir assez considérable pour que les paupières ne se ferment plus sur la cornée, alors celle-ci et une partie plus ou moins considérable de la sclérotique deviennent protubérantes. L'œil n'est généralement pas poussé droit en avant dans la direction de l'axe optique, mais dans une certaine direction et très-souvent du côté nasal. A cause de l'exposition constante de la cornée découverte aux influences des irritants externes, sa surface épithéliale devient rugueuse et épaisse, il se forme des ulcères qui, étendus en profondeur et en circonférence, peuvent amener une perforation étendue de la cornée et même une atrophie consécutive du globe de l'œil. Les paupières en même temps s'enflamment, la conjonctive oculaire est injectée, œdématiée peut-être et d'une couleur rouge brune par suite de son exposition constante à l'atmosphère et aux irritants. La suppuration qui peut se développer dans cette maladie n'est pas d'origine névro-paralytique; mais de Graefe pense qu'elle est due à une paralysie des fibres du cinquième nerf ainsi que l'ont prouvé les expériences de Meissner.

Des cas de suppuration de la cornée ne sont cependant pas fréquents, et je n'ai rencontré qu'un seul cas de cette nature, c'était chez une jeune femme atteinte de goître exophthalmique; elle avait perdu les deux yeux

(1) *A. f. O.*, III, 2, 209.
(2) *Krankhafte Geschwülste*, III, 1, 76.

par suite de suppuration de la cornée, et les deux globes, quoique rétrécis, étaient encore très-proéminents. Suivant de Graefe, cet état est plus fréquent chez les hommes que chez les femmes ; ainsi, sur quatorze cas de suppuration, il y en a dix chez les hommes et quatre chez les femmes (1).

L'exophthalmos est causé par l'hypertrophie du tissu cellulaire adipeux de l'orbite et par l'enflure hypérémique de ce tissu. Cette enflure peut d'abord être diminuée par la pression et disparaît rapidement après la mort (2). Recklinghausen a aussi observé de la dégénérescence graisseuse des muscles du globe de l'œil. Le docteur Wright (3) a trouvé en outre une dilatation considérable des veines et une petite quantité de sang à moitié coagulé extravasé sur le globe de l'œil.

La véritable cause de la maladie et la nature de la connexion entre l'affection du cœur, la glande thyroïde et l'œil sont jusqu'ici inconnues. Quelques auteurs ont supposé qu'une pression exercée par la thyroïde agrandie sur les vaisseaux sanguins du cerveau causait la protubérance de l'œil. Contrairement à cette opinion, on peut dire cependant qu'on rencontre souvent des bronchocèles considérables sans qu'il y ait d'exophthalmos, et que d'autre part, ainsi que l'a montré Praell, cette dernière affection peut exister sans qu'il y ait aucun agrandissement de la glande thyroïde. D'autres ont supposé que les symptômes sont dus à l'anémie, et Mackensie appelle cette affection un exophthalmos anémique. Cependant il est impossible d'admettre que l'anémie soit la cause directe d'une pareille maladie, et l'on doit penser comme Virchow qu'elle agit seulement en ce sens que l'état morbide du sang exerce une influence délétère sur les nerfs.

Il est par conséquent beaucoup plus probable que l'affection est due à une irritation ou à une névrose du nerf sympathique : cette irritation produit de l'hypertrophie du tissu adipeux de l'orbite et la dilatation des veines. Il y a en outre un autre fait en faveur de cette opinion qui rapporte la maladie à l'irritation du sympathique : c'est la rétraction de la paupière supérieure, car H. Müller a découvert des fibres musculaires dans la paupière supérieure supportées par les branches du grand sympathique. Toute irritation de ces petits nerfs cause une élévation de la paupière ; si cette irritabilité est allégée, la rétraction disparaît. De plus ce dernier fait, ainsi qu'on l'a déjà dit, peut être observé après une injection sous-cutanée de morphine. Les conditions anatomiques du sympathique varient beaucoup ; ainsi quelques observateurs (Wright, Moore, Trousseau), trouvent les ganglions cervicaux du sympathique élargis, durs et fermes, et à l'exa-

(1) Berliner, *Klin. Wochenschr.*, 1867, 649.
(2) Virchow, *loc. cit.*, 76.
(3) *Med. Times and Gazette*, novembre 1865.

men microscopique on les trouve remplis d'une substance granuleuse semblable à celle de la glande sympathique dans la première période de la tuberculose. Le trou du sympathique et les branches qui vont à la thyroïde inférieure et aux artères vertébrales étaient aussi agrandis. D'autre part, Recklinghausen (1) a observé que le trou et les ganglions du sympathique avaient diminué de volume, comme dans l'atrophie. sans cependant présenter aucun changement histologique. Un fait qui sert d'argument contre la supposition de l'irritation du sympathique est l'état de la pupille, car ce n'est que dans quelques cas qu'elle a été trouvée dilatée.

Virchow, en parlant des perturbations fonctionnelles, appelle l'attention sur ce fait, qu'en même temps que la bronchocèle disparaît sous l'influence de petites doses d'iode, on observe une accélération marquée du pouls et des palpitations. Cependant comme la même chose a été parfois notée dans la diminution spontanée de la bronchocèle, on se demande si ces symptômes ne seraient pas dus à un mélange des matériaux goîtreux solubles avec le sang.

La maladie se rencontre le plus souvent chez les femmes, surtout au moment de la puberté ou pendant l'accouchement. On l'observe aussi en même temps que des perturbations dans les fonctions utérines et particulièrement dans la chlorose. On rencontre aussi cette maladie dans des affections constitutionnelles graves. Suivant de Graefe elle est non-seulement plus rare parmi les hommes, mais encore elle se développe chez eux plus tard et est beaucoup plus grave. Elle peut être causée par des exercices du corps trop fatigants, des émotions mentales, des frayeurs, un grand affaiblissement, etc.

Le cours de la maladie est en général très-lent ; il y a souvent des rechutes, surtout quand il y a des perturbations du côté du cœur. Chez les hommes le pronostic doit être réservé, parce que la maladie prend souvent un caractère plus grave et qu'elle est souvent compliquée d'affections sérieuses de la cornée. A cause de la gêne que produit l'exophthalmos dans la circulation intra-oculaire, les veines de la rétine sont quelquefois dilatées et tortueuses, mais dans le fond de l'œil il n'y a aucun autre changement, et les fonctions de la rétine sont généralement intactes. L'hypermétropie peut se produire à cause de l'aplatissement de l'œil.

Quant au traitement, les plus grands avantages ont été retirés de l'emploi des toniques et tout particulièrement des préparations de quinine et de fer ; le régime sera fortifiant, on conseillera de l'exercice au grand air et, si c'est nécessaire, un changement de résidence et un séjour prolongé à la campagne. Un bandage compresseur fait souvent diminuer l'exophthalmos. La rétraction particulière de la paupière supérieure peut être allégée au besoin par une opération sur l'élévateur palpé-

(1) Virchow, *loc. cit.*, p. 80.

bral ainsi que l'a conseillé de Graefe. Autrefois il recommandait la tarsorrhaphie pour cette élévation de la paupière supérieure. Mais maintenant il préfère une ténotomie partielle de l'élévateur de la paupière supérieure. L'opération est pratiquée de la manière suivante (1): la spatule ayant été introduite derrière la paupière supérieure, de façon que celle-ci soit bien étendue, on fait une incision horizontale à travers la peau de la paupière supérieure ; cette incision s'étend dans presque toute la longueur et est placée à un millimètre environ au-dessus du bord supérieur du cartilage tarse. On divise alors l'orbiculaire, ou mieux encore on en excise une petite partie horizontale afin de mieux voir les parties sous-jacentes. En exposant la face tarso-orbitale on voit bientôt la partie striée verticale ou oblique qui indique le tendon de l'élévateur palpébral qui passe de dessus en dedans et se confond avec le cartilage. Avec un couteau très-étroit on incise de chaque côté le point de réunion, de sorte qu'il ne reste debout qu'un pont central large d'environ un millimètre. On doit prendre bien garde de ne pas perforer la conjonctive. Le résultat de l'opération est un ptosis qui diminue considérablement pendant les premières semaines, et qui reste juste assez considérable pour neutraliser la rétraction de la paupière supérieure qui existait auparavant.

VI. — Tumeurs de l'orbite.

Il faudrait sortir des limites de cet ouvrage pour examiner les différentes variétés de tumeurs que l'on peut rencontrer dans l'orbite, et les différences que présentent leur structure, leur diagnostic et leur mode de développement. Je me renfermerai donc dans les limites d'une division large et pratique de ce sujet, et vais essayer de donner rapidement la description des signes caractéristiques présentés par les principales variétés de tumeurs, aussi bien que des différents modes de traitement qui sont plus spécialement indiqués.

Les tumeurs de l'orbite peuvent se développer primitivement ou bien commencer dans l'œil ou dans une des cavités voisines, et augmentant graduellement de volume arriver à la fin dans l'orbite. Tant que la tumeur est limitée dans l'œil, ses progrès peuvent être très-lents, mais une fois qu'elle a perforé les tuniques oculaires, sa croissance n'étant pas arrêtée par la sclérotique dure est souvent très-rapide, de sorte qu'elle peut dans un temps très-court atteindre un volume très-considérable.

Les tumeurs peuvent se développer dans toutes les parties de l'orbite; elles peuvent surgir du fond de la cavité, de ses bords, de ses cloisons et

____

(1) Voyez le compte rendu du Congrès d'ophthalmologie de 1867, ainsi que *Kl. Monatsbl.* 1867, p. 272.

de la partie la plus antérieure. A mesure que le produit morbide augmente de volume le globe de l'œil devient de plus en plus protubérant et la direction de cette protubérance dépend de la situation principale de la tumeur. L'exophthalmos peut devenir assez considérable pour que le globe de l'œil soit poussé en avant hors de l'orbite jusque sur la joue. En même temps que cette protubérance se produit, les mouvements du globe deviennent plus ou moins difficiles. Les paupières sont généralement gonflées, œdématiées, et parfois l'œdème est si considérable qu'il est impossible de juger de la véritable nature de la tumeur dont cet état peut même cacher la présence. Si la tumeur est située à la partie supérieure de l'orbite, il y a fréquemment un certain degré de ptosis. Les paupières sont d'autres fois retournées et leur surface conjonctivale exposée à l'air est gonflée et d'un aspect charnu. Il y a souvent aussi un chémosis considérable d'une teinte rouge sale. La vue peut souffrir de l'état du nerf optique, qui est tiré ou comprimé par la tumeur, ou de l'affaiblissement de la circulation intra-oculaire.

Le flux des veines rétiniennes est retardé; il peut survenir des symptômes d'inflammation du nerf optique; et si la tumeur n'est pas enlevée, ce nerf peut subir une atrophie consécutive. Cependant la vue peut être très-affaiblie ou même perdue, à la suite de l'inflammation ou de l'ulcération étendue de la cornée, causée par son exposition aux irritants externes; par suite de la protubérance de l'œil, la perforation ou la gangrène de la cornée peut se produire, l'œil se vider et subir une atrophie graduelle.

En essayant d'enlever à l'aide d'une opération n'importe quelle tumeur de l'orbite, on doit toujours considérer soigneusement le volume, la nature probable, la situation, les progrès de cette tumeur, en même temps que l'état de l'œil et la santé générale du malade. Si la vue a persisté, on doit toujours essayer d'enlever la tumeur sans sacrifier l'œil; mais dans certains cas et particulièrement dans ceux de tumeurs malignes, il est impossible d'enlever complétement la tumeur en épargnant l'œil, et le plus sage est de sacrifier l'organe, car on court le risque de laisser en arrière une partie de la tumeur, ce qui est une source de rechute. Nous devrons si c'est possible enlever la tumeur à travers la conjonctive, mais si cela ne se peut pas, on devra porter l'incision à travers la peau des paupières. L'incision doit, en pareil cas, être toujours horizontale et peut être légèrement recourbée, de façon à correspondre aux mouvements naturels de la peau et à éviter la formation de cicatrices désagréables.

Afin d'avoir plus de place et d'être plus à l'aise, il peut aussi être nécessaire de diviser le canthus extérieur. Nous essayerons toujours d'extirper la tumeur sans aucune blessure des parties voisines, et pour cette raison le couteau ne doit pas être trop librement employé; les attaches de la

tumeur doivent être plutôt séparées avec le bout du doigt ou le manche
du scalpel, ou avec la pointe d'un couteau d'argent. Dans certaines
tumeurs il est nécessaire d'arracher les différentes parties ou de les séparer par des incisions des cloisons du périoste, à l'aide d'une paire de
ciseaux recourbés à pointes mousses. L'emploi de la pâte de chlorure
de zinc dans les cas d'enlèvement de tumeurs malignes, aussi bien que
dans celles dont on craint le retour, sera considéré dans l'article qui
traite spécialement de ces tumeurs.

1° Tumeurs fibreuses.

La tumeur fibreuse a pour caractère principal la ressemblance qui existe
entre sa structure et le tissu connectif fibrillaire radié, les fibrilles étant
réunies ensemble. Sectionnée, une pareille tumeur présente une surface
ferme et en quelque sorte rugueuse, traversée par des faisceaux de fibres
parallèles. Sa couleur est d'un blanc grisâtre ou d'un jaune grisâtre. Elle
est toujours entourée d'une couche de tissu connectif épaissi et pénétré
par un petit nombre de vaisseaux. Ces tumeurs peuvent subir des changements secondaires et il peut se former des kystes, ce qui amène un
ramollissement et un peu de fluctuation peut-être perceptible. Si ces
symptômes sont considérables on peut aisément se méprendre et croire à
des kystes. Elles peuvent encore subir des changements osseux ou calcaires,
l'os s'y rencontrant généralement sous la forme d'un petit spicule.

Ces tumeurs se développent en partant du périoste, soit par une large
base, soit par un ou plusieurs pédicules. Elles sont généralement formées
près du bord de l'orbite, et si elles ont une tige on les sent sous la forme
d'une petite excroissance mobile, ferme et circonscrite. La consistance de
la tumeur peut varier considérablement : elle est généralement dure, par
suite de l'épaississement et de la condensation des éléments du tissu connectif radié. Dans d'autres cas cependant elle est plus molle et parfois
lobulée, ou bien sa surface peut être molle et la partie centrale ou celle qui
est le plus près de la partie d'origine ferme et dure. La marche de la
tumeur est généralement très-lente et les premières variétés n'acquièrent pas en général un volume considérable. Il en est autrement avec les
variétés plus molles, qui peuvent atteindre une grandeur considérable ;
ainsi Mooren mentionne une tumeur fibreuse de l'orbite, qui après une
première opération atteignait encore le volume de la tête d'un enfant et
envahissait les os de la face et de la tête. M. Critchett rapporte un cas
remarquable de tumeur fibreuse de l'orbite enlevée en deux fois. Zehender
a aussi rapporté un cas dans lequel il a enlevé avec succès une large
tumeur fibreuse tout en préservant l'œil, et appliqué de la pâte de chlorure de zinc sur un emplâtre en bande au fond de l'orbite, la surface

sur laquelle la pâte caustique était étendue étant tournée du côté opposé
à l'œil et celui-ci protégé en outre par l'interposition d'une couche
épaisse de charpie. Cette précaution suffit pour préserver le globe de
l'œil de l'action de la pâte caustique, et comme la surface externe du
globe est couverte par une légère couche d'eschare, la sclérotique reste
à l'abri.

Si les tumeurs fibreuses ont un petit volume et qu'elles soient placées
près du bord de l'orbite, on peut généralement les enlever sans danger;
mais si elles sont considérables et si elles s'étendent profondément dans
l'orbite; si en outre elles sont largement attachées au périoste, soit par
une large base, soit par plusieurs pédicules, une intervention chirurgicale
peut être nuisible et produire une inflammation très-considérable, parfois
même s'étendre jusqu'au périoste de l'orbite et de là gagner le cerveau.
L'opération peut encore être suivie d'un érysipèle fatal (1).

2° Tumeurs sarcomateuses (fibro-plastiques).

Les tumeurs sarcomateuses se distinguent particulièrement par leur
structure délicate, et par ce fait qu'elles sont composées de cellules de
forme variée, très-rapprochées les unes des autres, et d'une substance
intercellulaire pauvre. Ces cellules varient beaucoup de forme et de
volume : elles sont stellées, circulaires, oblongues en forme de fuseau, etc.
Si les cellules contiennent du pigment, on appelle la tumeur sarcome
mélanotique. La variété fibro-plastique a surtout des cellules en forme de
fuseau, avec un nucléole long et ovoïde, et divisé parfois par de filamenteuses extrémités. A cause de cette forme particulière de la cellule et de
ses longues projections terminales, on a supposé d'abord que le tissu
connectif était formé par une division de cellules. Cependant, ainsi que
Virchow (2) l'a démontré, cette opinion est erronée ; car ce qui caracté-
rise ces tumeurs, c'est la persistance de ces cellules, et aussi qu'elles ne
se développent pas dans le tissu connectif. Car si ce développement avait
lieu, s'il existait réellement une formation considérable de substance fibrillaire intercellulaire et si les cellules étaient transformées en fibres, la
tumeur serait fibreuse et non pas sarcomateuse. En réalité, la tumeur fibro-
plastique n'est rien qu'un sarcome de cellules en forme de fuseau. Les
tumeurs fibreuses malignes et les tumeurs fibroïdes décrites par Paget,
sont aussi des variétés de sarcomes. La quantité de substance fibrilleuse
intercellulaire varie beaucoup; dans certains cas, cette substance est
ferme et dense, dans d'autres, à cause du développement des cellules, elle

(1) Mackenzie, p. 327.
(2) *Krankhafte Geschwülste*, II, 1, 180.

peut disparaître complétement ; la tumeur est alors très-molle et devient médullaire.

Les tumeurs sarcomateuses ne sont pas bénignes comme caractère et ont une grande tendance à infecter les organes voisins, en commençant par les tissus homogènes pour passer ensuite dans les tissus hétérogènes. Elles affectent aussi les organes éloignés et comme les glandes lymphatiques restent souvent intactes, on a supposé que l'infection se transmettait plutôt par le sang que par les vaisseaux lymphatiques.

Suivant Virchow les tumeurs sarcomateuses de l'orbite se développent généralement dans le tissu adipeux derrière l'œil. Plus tard elles poussent le globe de l'œil en dehors de l'orbite et apparaissent derrière la conjonctive sous la forme d'une protubérance ronde, et à la fin avec un caractère fongueux. Le début peut souvent être reconnu et provenir de causes traumatiques très-distinctes. Si l'on ne fait pas d'opération, l'œil est détruit à la fin par la pression ou l'inflammation, ou au moins s'atrophie. Le fongus peut aussi pousser en arrière, atteindre la *dure-mère*, envahir le crâne, et se terminer par des métastases parmi lesquelles celles des os du crâne sont les plus remarquables. Beaucoup de sarcomes de l'orbite ont moins de consistance et appartiennent au genre glio-sarcomateux ou mélanique. Ils sont généralement multicellulaires. Cependant même ces tumeurs formées de cellules plus petites peuvent être opérées avec succès (1). Très-souvent les tumeurs sarcomateuses et surtout le sarcome mélanotique, débutent dans le globe de l'œil et passent ensuite dans l'orbite.

Le grand danger de cette maladie, c'est de la voir s'étendre aux cavités voisines, les cloisons osseuses qui les séparent de l'orbite étant détruites par la carie ou la nécrose, ou usées par la pression de la tumeur. En pareil cas, l'extension de la grosseur dans la direction externe peut être lente et très-prolongée. L'opérateur qui croit avoir affaire seulement à une tumeur moyenne et d'une forme définie, est surpris de se trouver en face d'une tumeur qui se prolonge dans les cavités voisines où elle atteint souvent un volume considérable (Stellwag).

Cependant la tumeur peut se développer d'abord dans une autre cavité, telle que les fosses nasales par exemple (2), ou l'antre de Highmore (3), et de là s'étendre dans l'orbite.

Ces tumeurs sont très-aptes à renaître et peuvent s'opérer plusieurs fois. Ainsi dans un cas rapporté par M. Guérin, on avait opéré trois fois (4). Si la vue est intacte on essayera d'exciser la tumeur sans sacrifier le globe de l'œil ; et afin d'enlever tout ce qui reste de l'excroissance

(1) *Krankhafte Geschwülste*, II, 349.
(2) De Graefe, *A. f. O.*, 11, 419.
(3) Pagenstecher, *Klinische Beobachtungen*, 1, 7 , 1 61
(4) *Med. Times and Gazette*, 1854, n° 204.

morbide on emploiera la pâte de chlorure de zinc étendue sur du linge ; on l'insérera dans la plaie, en ayant soin de tourner le côté sec vers l'œil et de le protéger par l'interposition de couches de charpie. Zehender a prouvé, dans un cas, que le caustique pouvait être employé sans inconvénient pour le globe de l'œil et pour les muscles. M. Hulke (1) a publié récemment une observation du même genre.

Mais si la maladie est étendue et le globe de l'œil perdu, ou bien s'il n'y a aucun doute sur la nature maligne de l'affection, le globe doit être excisé avec la tumeur, que l'on enlèvera aussi complétement que possible. L'excision de l'excroissance morbide avec le couteau et les ciseaux recourbés à pointes mousses, ne suffira pas dans les cas où la tumeur est sarcomateuse ou carcinomateuse, et a envahi plus ou moins les structures voisines. Car dans ce cas l'on n'est pas complétement sûr d'avoir tout enlevé et des restes de la tumeur se trouveraient en arrière. Le chirurgien devra donc essayer d'enlever la plus grande quantité possible de l'excroissance morbide, en l'arrachant par petits lambeaux des cloisons de l'orbite et en ayant soin d'explorer avec le doigt la masse qu'il s'agit d'exciser. Si les cloisons de l'orbite sont aussi affectées, le périoste ou même des parties de l'os malade peuvent être enlevés tout de suite à l'aide de l'élévateur. Afin d'arrêter l'hémorrhagie et de détruire toutes les parties restantes de l'excroissance qui ne peuvent pas être atteintes par les ciseaux, on appliquera le fer chaud à la surface de la plaie et ensuite, quand l'écoulement de sang aura cessé, la pâte de chlorure de zinc étendue sur du linge. La pâte de chlorure de zinc a été employée sur une grande échelle et avec beaucoup de succès à l'hôpital de Middlesex, où la formule suivante est généralement employée : — On met une partie pesée de chlorure de zinc avec quatre parties de farine, auxquelles on ajoute une quantité de teinture d'opium suffisante pour faire une pâte de la consistance du miel.

Pour beaucoup de chirurgiens, l'usage du fer chaud et d'un escharotique à l'orbite paraîtra un procédé dangereux, à cause du peu d'épaisseur de la voûte de l'orbite qui le sépare du cerveau. Mais l'expérience prouve que ce procédé, employé avec soin et habitude, n'est accompagné d'aucun risque, car l'action du fer chaud est superficielle et celle du chlorure de zinc peut être facilement régularisée. En outre, cette manière d'agir produit peu ou point de troubles constitutionnels et excite seulement une légère inflammation des tissus vivants qui entourent l'eschare. La vérité de ces assertions est prouvée par les cas très-remarquables dans lesquels ce mode de traitement a été suivi par MM. de Morgan, Moore, Hulke et Lawson, et qui ont été portés à la connaissance des médecins dans différentes circonstances.

(1) *R. L. O. H. Rep.*, V, 4, 346.

M. Hulke (1) rapporte un cas très-intéressant de sarcomes fongueux mélanotiques considérables, développés dans un globe de l'œil rétréci ; cette tumeur remplissait la cavité de l'orbite et avançait entre les paupières ; elle fut extirpée avec succès à l'aide du cautère actuel et de la pâte de chlorure de potasse.

Un cas très-important et très-intéressant de tumeurs fibroïdes récurrentes opérées plusieurs fois par M. Lawson, est rapporté dans le numéro à paraître de *R. L. O. H. Reports.*

3° Tumeurs graisseuses de l'orbite.

Les tumeurs graisseuses se développent dans le tissu cellulaire adipeux de l'orbite, soit dans la cavité, soit entre les muscles droits, juste derrière la conjonctive. Elles se présentent généralement dans une période peu avancée de la vie et sont parfois congénitales. Elles augmentent lentement, ne sont accompagnées d'aucun symptôme inflammatoire ou douloureux, et varient beaucoup comme consistance et comme volume. La consistance dépend de la quantité relative de matériaux graisseux, de la fermeté et de la quantité du tissu fibro-cellulaire. Elles sont très-élastiques et produisent au toucher une sensation de fluctuation qui peut nous tromper sur leur véritable nature, et nous amener peut-être à les confondre avec des kystes. Elles sont en général faciles à enlever, et le mieux est de les extraire en dedans de la paupière.

4° Tumeurs osseuses et cartilagineuses.

Suivant Mackenzie (2) on doit distinguer trois sortes d'exostoses de l'orbite : 1° la forme cellulaire, 2° la forme semi-cartilagineuse, 3° la forme d'ivoire. L'exostose cellulaire est caractérisée par une croûte osseuse, qui entoure une substance molle traversée par de nombreuses et délicates parcelles d'os. Quelquefois elle peut contenir des hydatides. Cette forme part du périoste, n'atteint pas généralement un volume considérable et peut rester stationnaire. L'exostose semi-cartilagineuse a généralement un centre osseux, environné par un cartilage sur lequel le périoste peut être imparfaitement tracé, mais elle n'a pas d'écailles complètes. Elle peut venir du périoste. L'exostose d'ivoire est la forme la plus fréquente dans l'orbite ; c'est une grosseur excessivement dure, qui consiste en un tissu osseux, dense, ferme et parfaitement développé. Suivant Mackenzie, cette grosseur se produit dans le diploé, presse le tissu compacte de l'os en avant et forme une tumeur ronde, douce et un peu nodulée, qui a en outre une tendance à s'étendre dans le crâne.

(1) Hulke, *On Orbital Tumours* (R. L. O. H. Rep., V, 3, 181).
(2) *Treatise on Diseases of the Eye*, 4ᵉ édition, p. 41.

L'exostose survient fréquemment dans l'ostéite et la périostite ; elle peut être due à une diathèse scrofuleuse ou syphilitique, ou bien être produite par des lésions, telles qu'un corps étranger, une chute sur l'orbite ou des fractures de celui-ci.

Ces tumeurs osseuses sont plus ou moins dures au toucher, lentes dans leur développement et accompagnées généralement par peu ou point de douleurs et de symptômes inflammatoires. Quelquefois la douleur peut être vive, surtout s'il survient de la périostite dans le cours de la maladie. Le degré d'exophthalmos et la gêne dans les mouvements du globe de l'œil varieront suivant l'étendue et la situation de la tumeur. Il est souvent impossible de déterminer la nature exacte de la maladie avant l'opération, surtout quand la tumeur est située profondément dans l'orbite. Les exostoses d'ivoire proviennent souvent de l'os frontal ou de l'ethmoïde.

Au début, le traitement doit être dirigé de façon à provoquer l'absorption de la tumeur, par l'administration de l'iodure de potassium à l'intérieur, l'application de l'onguent mercuriel sur le front, le sourcil, etc. La santé générale du malade doit être soignée et soutenue par un régime généreux et tonique, le séjour à la campagne ou au bord de la mer, etc.

Si l'exostose est petite et reste stationnaire, on ne devra pas faire d'opération ; mais si elle augmente de volume, s'il se produit de l'exophthalmos, le chirurgien devra essayer de l'enlever.

La tumeur sera mise à nu par une ou plusieurs incisions faites à travers les téguments et entre les fibres de l'orbiculaire, ou s'il est nécessaire, en disséquant les paupières en arrière. Afin d'avoir de la place, on peut être obligé de diviser la commissure externe des paupières. La tumeur ayant été ainsi dégagée, on doit la tirer en dehors du périoste et l'exciser avec un scalpel aidé de fortes pinces à os. On doit prendre bien garde de ne pas blesser la cloison de l'orbite en employant les instruments sans les précautions nécessaires et avec brusquerie. Les exostoses d'ivoire sont souvent si dures et si intimement liées à l'os, qu'il est impossible de compléter l'opération et qu'on est forcé de l'abandonner. M. Haynes Walton rapporte un cas dans lequel il a enlevé avec succès une grande exostose d'ivoire (1). Deux circonstances semblables sont racontées par Maisonneuve.

Quelquefois cependant la tumeur est tellement dure et son attache si étendue, qu'elle résiste à tous les efforts tentés avec la scie, le boulinier coupant, le maillet, etc. De petits éclats d'os peuvent bien être déchirés, mais la grande masse est inattaquable et l'opération doit être abandonnée.

(1) *Surgical Diseases of the Eye*, 286.

Des cas de ce genre ont été rapportés par Mackenzie (1) et par Knapp (2).
Dans le cas de Knapp, sept semaines après l'opération, les cinq premières
s'étant parfaitement passées, le malade fut atteint de symptômes de méningite et mourut. A l'autopsie on découvrit un épaississement du crâne
et une grande exostose du volume d'un œuf d'oie venant de l'os frontal.
Dans un autre cas d'exostose d'ivoire, Knapp (3) réussit à enlever la
tumeur.

Les véritables tumeurs cartilagineuses (enchondrome) ne se trouvent
que très-rarement dans l'orbite. La plupart des cas qui ont été rapportés
sous ce nom étaient en réalité des cas d'ostéo-stéatome ou d'ostéo-sarcome.
Cette méprise peut se produire d'autant plus facilement, que la plupart de
ces tumeurs subissent, pendant leur développement, des changements cartilagineux avant de s'ossifier.

Quoique ces tumeurs cartilagineuses viennent en général de l'os, elles
peuvent aussi se développer dans les parties molles de l'orbite ; elles se
rencontrent le plus souvent chez des individus jeunes. Dans un cas rapporté par de Graefe (4), la tumeur existait chez un enfant de sept mois
et on l'avait vue dès le premier mois qui suivit la naissance.

5° Tumeurs enkystées de l'orbite.

Des kystes peuvent se produire dans des régions diverses de l'orbite,
soit profondément dans sa cavité derrière le globe de l'œil, soit au bord
supérieur ou inférieur. Tandis que quelques-uns de ces kystes renferment
des hydatides, d'autres sont développés dans les follicules des paupières.
Au début, leur véritable nature peut être facilement reconnue, mais lorsqu'ils ont atteint un volume considérable, la connexion qui existe entre
le kyste et les follicules peut être atténuée, déchirée même, en sorte
que leur véritable origine peut passer inaperçue. La consistance et le contenu de ces kystes folliculaires sont sujets à de grandes variations. Ainsi
dans la forme athéromateuse, le contenu est une substance friable analogue à du fromage ou à du lait caillé, tandis que dans la forme stéo-
mateuse, le contenu ressemble plutôt à du suif.

D'autres kystes se forment dans les glandes de la conjonctive et peuvent
contenir un fluide albumineux, jaune, séreux ou plutôt visqueux, comme
du blanc d'œuf. (Ce dernier genre de kyste est appelé hydroma). Ils peuvent avoir environ le volume d'un pois ou d'un haricot, et être situés tout
près de la surface de la conjonctive. Cependant ils s'étendent quelquefois
en arrière dans l'orbite, atteignent un volume considérable et produisent

(1) *Surgical Diseases of the Eye*, 48.
(2) *A. f. O.*, VIII, 1, 239.
(3) *Kl. Monatsbl.*, 1865, 376.
(4) *A. f. O.*, 1, 1, 415.

un exophthalmos considérable. Dans quelques cas très-rares les kystes contiennent un fluide hémorrhagique brun.

On a trouvé dans certains kystes de l'orbite des cheveux qui poussent de leurs parois internes.

Deux genres d'hydatides peuvent se rencontrer dans l'orbite, l'échinocoque et le cysticerque. L'échinocoque est beaucoup plus grand et se rencontre en plus grand nombre que le second; il peut atteindre le volume d'une aveline et comme il peut y en avoir un grand nombre, l'œil peut être rendu très-protubérant. Dans un cas de Laurence rapporté par Mackenzie (1), on a tiré d'un kyste de l'orbite une demi-tasse à thé de ces animaux dont le volume variait de la grosseur d'un pois à celle d'une aveline. M. Bowman (2) a opéré un cas semblable, dans lequel trois hydatides tombèrent quelques jours après l'opération. Deux de ces hydatides étaient gros comme des billes et le troisième d'un volume moitié moins considérable. Dans un cas cité par Waldhauer (3) quelques-uns des hydatides, qui étaient très-nombreux, avaient atteint le volume d'une noisette. L'hydatide est renfermé dans une capsule de tissu connectif épaissi, et en outre dans la propre cloison du kyste. Les cysticerques sont beaucoup plus petits et les cloisons de leurs kystes plus minces et plus légères.

Les tumeurs enkystées de l'orbite ont généralement une marche très-lente et leur volume peut rester très-petit. Cependant elles peuvent grossir considérablement et amener la protubérance du globe de l'œil. Leur développement n'est généralement pas accompagné de douleurs, mais quand le kyste est très-grand et que l'exophthalmos est produit, les souffrances du malade deviennent plus vives. La douleur s'étend parfois au côté correspondant de la tête et de la face. La tumeur cependant n'est pas molle au toucher. Si le kyste est situé près du front, en sorte qu'il soit facile de le voir et de le toucher, il a une forme ronde ou ovoïde, de dimension variée, et il ne paraît avoir aucune connexion avec le globe de l'œil. Si la cloison du kyste est mince ou molle, la tumeur sera très-élastique et la fluctuation distincte. Si l'on presse fortement, on pourra peut-être l'enfoncer dans l'orbite, mais elle apparaîtra de nouveau aussitôt qu'aura cessé la pression. Si la cloison du kyste est épaisse ou que les téguments de la tumeur soient gonflés, il paraîtra ferme à l'examen superficiel, la fluctuation ne pouvant être découverte qu'à l'aide d'une plus profonde pression.

S'il y a quelques doutes, quant à la nature de la tumeur, on pourra faire une ponction ou incision exploratrice, et si l'on trouve que le kyste a une étendue modérée, qu'il ne s'étend pas très-loin en arrière et que

(1) Mackenzie, 1087.
(2) Ib., 1088.
(3) Kl. Monatsbl., 1865, p. 385.

son contenu est dense, on pourra l'exciser facilement, en le disséquant à
l'aide d'un couteau d'argent ou avec l'extrémité d'un scalpel aidé par le
doigt. Si le contenu est fluide et que le kyste soit grand, il vaudra mieux
le vider, s'il est nécessaire plusieurs fois, à l'aide d'une incision et le laisser
ensuite se refermer par une inflammation adhésive. Quelquefois des
bandes de linge sont insérées et produisent une inflammation suppurative.
Cela est dangereux si le kyste s'étend profondément dans l'orbite, parce
qu'alors l'inflammation peut s'étendre aux membranes qui tapissent le
cerveau. Les injections d'iode ont été recommandées, mais on court de
grands risques en s'en servant.

Je dois ajouter qu'au commencement de la maladie, il est souvent très-
difficile et même impossible de diagnostiquer avec certitude si une
tumeur est maligne ou bénigne. Il y a cependant certains points qui peuvent nous aider pour établir notre opinion. Ainsi dans les tumeurs malignes, la santé générale du malade est très-altérée, même dès le début,
tandis que dans les tumeurs bénignes le malade peut conserver une santé
excellente jusqu'au moment où la tumeur ayant atteint un volume considérable, cause des douleurs par suite de la pression qu'elle exerce sur le
globe de l'œil, ou du tiraillement qu'elle produit sur les nerfs.

Les progrès d'une tumeur maligne sont en général beaucoup plus
rapides. La rapidité de la croissance varie cependant suivant les cas.
Ainsi tant que la tumeur est limitée à la partie postérieure de l'orbite, la
pression du globe de l'œil empêche, jusqu'à un certain point, son développement et arrête en partie sa croissance. Il en est de même dans les
tumeurs intra-oculaires malignes, dont les progrès peuvent être comparativement lents, tant qu'elles restent dans les tuniques externes de l'œil,
mais lorsque ces tuniques ont cédé et que la tumeur est libre de s'échapper, sa croissance est toujours plus marquée et plus rapide. La douleur
est aussi plus intense et continue dans les tumeurs malignes ; cependant
ce symptôme n'est pas très-caractéristique, car même dans les tumeurs
bénignes il peut exister à un haut degré, si la protubérance de l'œil est
considérable.

De Graefe (1) attache une grande importance au degré d'implication
des muscles et des nerfs de l'œil, au point de vue du diagnostic différentiel,
entre les tumeurs bénignes et les tumeurs malignes de l'orbite. Les excroissances malignes selon lui attaquent beaucoup plus les mouvements de l'œil ;
il peut même arriver que le globe soit immobile, tandis que l'exophthalmos est encore à un degré peu avancé. En estimant le point d'immobilité on doit considérer l'effet mécanique de la tumeur et le changement
de position du globe de l'œil.

(1) *A. f. O.*, X 1. 194.

La peau et les parties voisines sont très-souvent atteintes dans les tumeurs malignes, de sorte que les bords de la tumeur ne sont pas très-limités et que la peau n'est pas aussi mobile autour d'elle. Les excroissances malignes de l'orbite sont aussi plus fréquentes chez les enfants que chez les adultes ; ainsi Leber a trouvé que dans le tiers des cas de cancer de l'œil et de l'orbite, les malades avaient moins de dix ans.

Quant à savoir si la tumeur vient de l'œil ou si elle se continue en dedans, cette question peut être résolue par la nature des mouvements du globe de l'œil. Si les mouvements ont lieu autour du point tournant de l'œil protubérant, cela prouve que la couche normale du tissu connectif entre l'hémisphère postérieur du globe de l'œil et la tumeur existe encore. Tandis que si la tumeur et le globe sont continus, les mouvements ne tournent pas autour du point tournant de l'œil (de Graefe).

Les tumeurs cancéreuses de l'orbite peuvent se développer dans les cloisons de celui-ci, dans le tissu cellulaire adipeux, ou s'étendre dans l'orbite venant des cavités voisines ou du globe de l'œil.

Le cancer médullaire et mélanotique se rencontre beaucoup plus fréquemment dans l'orbite que le squirrhe.

6° Squirrhes.

Les squirrhes de l'orbite sont généralement causés par une lésion ou par une inflammation primitive. Le squirrhe peut apparaître sous la forme d'une large masse squirrheuse envahissant tout l'orbite, ou sous la forme d'une petite tumeur dure, circonscrite, qui ressemble beaucoup aux exostoses. Son développement est généralement lent et accompagné de peu de douleur.

Le cas suivant de tumeur squirrheuse de l'orbite est très-rare et très-intéressant, surtout parce qu'il montre les grands bénéfices que l'on peut tirer de l'extirpation du squirrhe, suivie de l'application du fer rouge et de la pâte de chlorure de zinc.

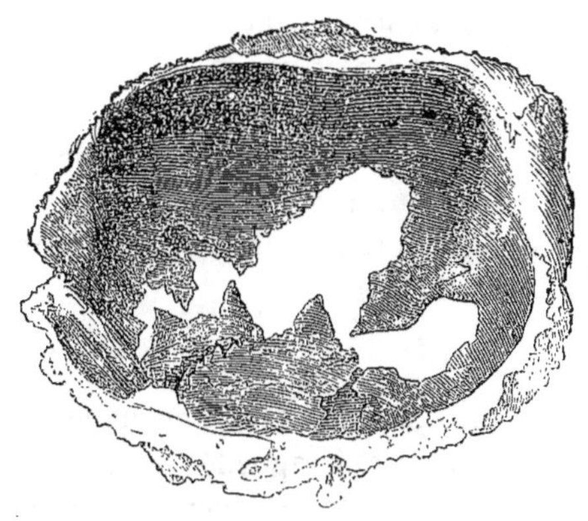

Fig. 87.

Une femme âgée de quarante-huit ans à son entrée à l'hôpital de Middlesex dans le service de M. Lawson, au mois de janvier 1866, avait l'œil gauche protubérant d'un bon pouce de plus que l'autre. Cet œil était poussé par une excroissance dure et solide que l'on sentait distinctement avec le doigt et qui remplissait l'orbite. La surface de la cornée était ulcérée et l'œil n'avait conservé qu'une simple perception de la lumière. La paupière supérieure ne pouvait pas se fermer par-dessus le globe. Quatre mois avant son entrée à l'hôpital, on avait signalé devant l'oreille un tubercule squirrheux dur qui avait alors le volume d'un pois; M. Lawson excisa le globe de l'œil et tout le cancer au-dessous des cloisons orbitaires; il appliqua ensuite le cautère actuel pour arrêter l'hémorrhagie, puis il mit des bandes de linge recouvertes de pâte de chlorure de zinc dans le fond de l'orbite et autour de ces cloisons. Après cela il enleva le tubercule qui était sur la face et appliqua là aussi, après avoir arrêté le sang, la pâte de chlorure de zinc. De larges eschares superficielles se détachèrent d'abord et au bout de trois mois environ après l'opération, tout l'os de l'orbite se détacha et M. Lawson put l'enlever

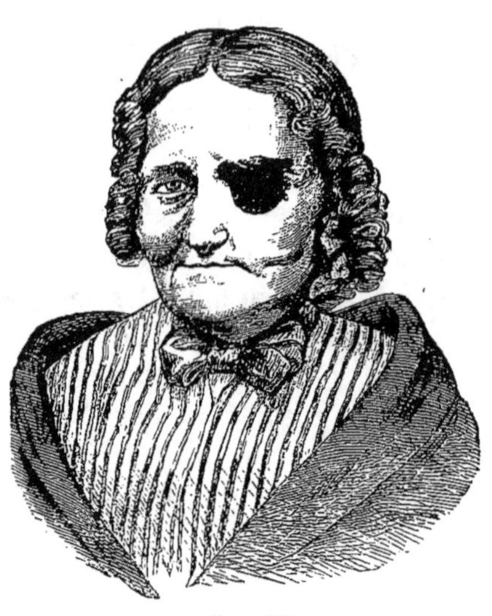

FIG. 88.

d'une seule pièce (fig. 87) (1). Le volume exact et l'aspect de l'orbite après l'enlèvement sont très-exactement représentés et se trouvent actuellement dans le musée de l'hôpital de Middlesex. La malade éprouva de grandes douleurs de tête et de grands malaises pendant la séparation de l'os d'avec les tissus voisins, mais tous ces symptômes cessèrent après l'enlèvement de l'os de l'orbite.

Aujourd'hui (novembre 1868), c'est-à-dire près de trois ans après l'opération, cette femme se porte parfaitement bien et n'a éprouvé aucune rechute; son aspect extérieur actuel est très-bien représenté dans la figure 88 (2).

7° Cancer médullaire.

Cette tumeur est caractérisée surtout par sa consistance molle et par son aspect qui rappelle le riz, par les excroissances en forme de choux-fleurs ou l'aspect charnu fongueux qu'elle présente quand elle s'est avancée hors de l'orbite. (Hématode fongueux). La forme de la tumeur peut être assez bien circonscrite et pas très-adhérente au périoste; ou

______

(1) *Transactions of the Pathological Society*, 1867, p. 223.

(2) Ces figures (prêtées à l'auteur par M. Lawson) ont été reproduites sur bois d'après les photographies de M. Heisch.

bien elle peut être très-intimement rapprochée de celui-ci, envahir et détruire les muscles de l'œil, le périoste, les os de l'orbite, s'étendre de là dans les cavités voisines, et même le long du nerf optique jusqu'au cerveau.

La tumeur peut pousser très-vite et atteindre un volume énorme ; c'est ce qui arrive surtout quand elle se reproduit après qu'on a extirpé le globe de l'œil avec la tumeur primitive.

Le cas suivant, rapporté par le docteur de Morgan, montre l'aspect présenté par une tumeur de ce genre, aussi bien que le traitement qu'on doit adopter et qui a été couronné de succès pendant quatorze mois ; au bout de ce temps le malade est mort d'une tumeur secondaire dans le crâne, la maladie ayant cheminé le long du nerf optique.

Le malade (1) James Vinal était âgé de trente-trois ans, bien portant et d'une famille bien portante lorsqu'il reçut au mois d'août 1863 un coup sur l'œil gauche. En deux mois la vue s'affaiblit considérablement et il commença à éprouver une douleur située profondément dans l'orbite. Au mois de février 1864, il était presque aveugle de cet œil. M. Woolcott diagnostiqua une tumeur cancéreuse intra-oculaire et enleva l'œil le 20 avril. Les parties se fermèrent rapidement et la santé devint meilleure. Au mois de mai, l'opéré éprouva de nouveau une douleur lancinante au fond de l'orbite et bientôt après une tumeur apparut entre les paupières. L'excroissance morbide augmenta très-rapidement et la santé et les forces du sujet déclinèrent. Au mois de mai, la tumeur commença à saigner et l'hémorrhagie revenait tous les jours. En octobre, un morceau du volume d'une grosse noisette se détacha du centre de cette masse. Le malade fut admis à l'hôpital de Middlesex le 3 novembre 1864. M. de Morgan s'exprime sur la tumeur et l'opération de la manière suivante :

« Une tumeur considérable et irrégulière était projetée hors de l'orbite, il y avait au centre une excavation et une eschare (voy. fig. 89). Les bords des paupières pouvaient être suivis sur la tumeur ; ils étaient tirés d'une façon remarquable et la partie inférieure et extérieure de la tumeur avait envahi la structure de la joue. Sa surface générale était molle, circulaire, et avait 4 pouces de largeur. Elle se projetait de près de 4 pouces en avant de la joue au côté externe, et d'environ 2 pouces et 3/4 du côté nasal. Aucune altération ne pouvait être reconnue dans les os du crâne et l'on ne sentait aucune maladie des glandes. Le malade n'avait jamais eu aucun symptôme cérébral. Il était dans un état de santé déplorable, par suite du saignement continuel, de l'écoulement, et aussi de la vive et incessante douleur. Comme dans deux hôpitaux les chirurgiens qui l'avaient vu avaient refusé de l'opérer, il était très-impressionné et regardait son état

____

(1) *Pathological Society's Transactions*, 1866, 265.

comme incurable. Cependant il désirait vivement que l'on fît quelque
chose pour le délivrer de l'écoulement et de la douleur. Avec ces dispositions, je consentis à l'opérer, espérant seulement retarder la mort et
procurer au malade quelque adoucissement en détruisant la maladie au
moment où elle se reproduirait de nouveau. Le succès qu'avait obtenu
l'opération de M. Moore dans un cas d'ulcère rongeant, rapporté au British medical Association, m'engagea à suivre le même plan et à détruire

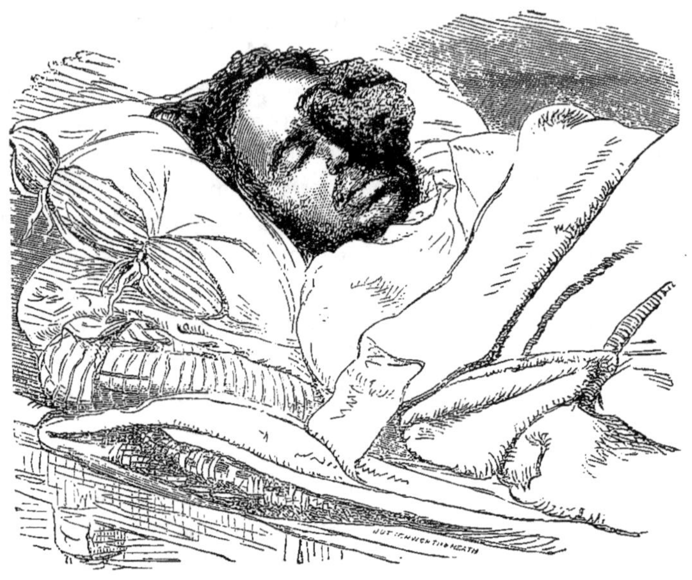

FIG. 89.

la maladie autant que je le pourrais. J'enlevai la tumeur le 23 novembre
1864, en excisant d'abord la masse de l'orbite avec de forts ciseaux recourbés et en enlevant ensuite toutes les parties auxquelles s'étendait la
tumeur, les parties externes et les paupières elles-mêmes. Le cautère actuel fut alors largement appliqué sur toute la surface de l'orbite et les
parties environnantes, et à la fin le tout fut recouvert d'une couche
d'ouate enduite de pâte de chlorure de zinc.

Il y eut très-peu d'hémorrhagie et le malade n'éprouva presque pas de
douleur après l'opération. Au bout de quinze jours une grande masse de
tissu modifié fut enlevée avec quelques parties des os de l'orbite. Des
parties exfoliées des os de l'orbite tombèrent de temps en temps jusqu'à ce
qu'enfin le cadre tout entier fût tombé, laissant à découvert d'un côté la
dure-mère et l'ouverture du canal nasal ainsi que les cavités maxillaires. Des
granulations saines couvrirent bientôt toute la surface et le malade re-
couvra bientôt la force et la santé. Une ou deux excroissances comme
des grains de millet restèrent à la partie interne de la cloison de la cavité,

mais elles ne paraissaient pas grossir ; de temps en temps cependant on les touchait avec du chlorure de zinc ou du nitrate d'argent.»

En septembre 1865 le malade souffrit de nouveau de douleurs rhumatismales dans la hanche ; il avait maigri et le pouls était à 100. Les excroissances de l'intérieur de l'orbite ayant augmenté de volume (l'une d'elles était plus grosse qu'une noisette) furent enlevées par M. de Morgan et les tissus voisins détruits par le chlorure de zinc.

L'examen microscopique de la tumeur, fait par M. Hulke, montra que c'était un cancer médullaire ; le nerf optique paraissait sain à la section, mais en poursuivant entre les feuillets internes et externes du tissu connectif mou, on voyait de petites taches diffuses d'élément cancéreux qui se trouvaient dans les mailles du tissu sain.

La figure 90 (1) montre l'état du malade quand il parut à la Société pathologique, le 6 février 1866, Il paraissait alors très-bien portant.

Quoique le malade parût en bon état au mois de février 1866, il mourut le 11 juillet, un an et huit mois après son opération. Il souffrait beaucoup depuis quelque temps d'une sciatique, suivie bientôt de paraplégie. Il avait aussi de l'hémyopie verticale dans l'œil qui lui restait. A l'autopsie on trouva une large tumeur dans le ventricule moyen du cerveau ; elle provenait probablement du trou orbitaire et de la fissure sphénoïdale ; le nerf

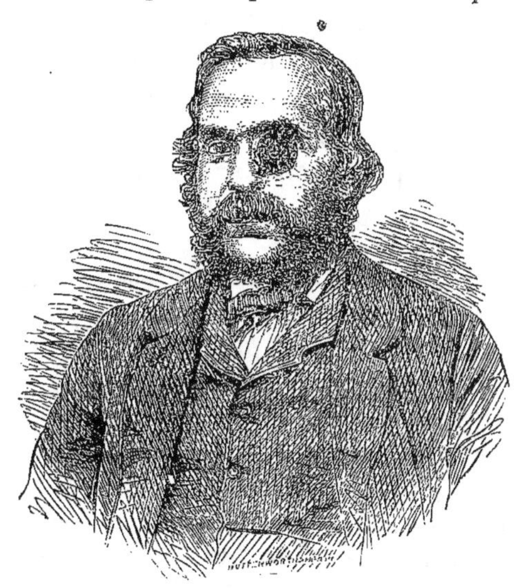

FIG. 90.

optique était envahi aussi bien que la commissure et ne pouvait en être distingué. On trouva aussi des dépôts cancéreux dans les glandes autour de l'aorte et adhérant au tronc nerveux. L'orbite ne présentait aucune excroissance cancéreuse.

Le retour de la maladie et sa terminaison fatale furent par conséquent dus seulement à ce que le nerf optique était envahi par l'affection cancéreuse. M. de Morgan pense que ces faits justifient son opinion ; si l'opération avait été faite plus tôt et de la même manière, le malade aurait pu être définitivement guéri.

(1) Cette figure et la précédente, exécutées d'après les photographies de M. Hisech, ont été communiquées à l'auteur par le conseil de la Société pathologique.

8° Cancer mélanotique.

Les tumeurs mélanotiques de l'orbite présentent souvent, comme celles de l'œil, soit un caractère sarcomateux, soit un caractère mixte, une partie de l'excroissance étant sarcomateuse et l'autre carcinomateuse. Le caractère et la marche du cancer mélanotique ont été déjà décrits dans les articles sur les tumeurs de la choroïde (p. 469), et ne peuvent être reproduits ici, puisque la maladie ne diffère pas essentiellement dans son cours et dans sa nature (excepté comme couleur) des autres affections cancéreuses de l'orbite.

9° Cancer épithélial.

Le cancer épithélial de l'orbite se rencontre aussi parfois; il débute dans la peau de la tempe, la joue ou le nez et s'étend de là dans l'orbite. M. Hulke (1) rapporte un cas très-intéressant de cancer épithélial de l'orbite causé par un coup violent sur la joue, et dans lequel les symptômes présentés par la maladie ressemblaient beaucoup à la cellulite charbonneuse.

VII. — Tumeurs vasculaires de l'orbite.

1° Tumeur caverneuse.

On a rapporté seulement quatre cas de cette forme très-rare de tumeur orbitaire; ces cas sont relatés par Lebert (2), de Ricci (3), de Graefe (4) et Wecker (5).

Ces tumeurs ne présentent aucun trait caractéristique dans leur apparence extérieure, si ce n'est celui-ci : elles subissent facilement des changements marqués et spontanés de volume, qui dépendent de l'hypérémie mécanique de l'excroissance morbide. Ainsi tout effort violent ou toute position courbée de la tête peut être suivi d'un accroissement frappant de la tumeur. Dans le cas de de Graefe la simple pression de l'oreiller du lit, d'un côté de la tête et de la figure, donna lieu à une protubérance momentanée de l'œil accompagnée d'une grande congestion des vaisseaux conjonctivaux et sous-conjonctivaux.

Le développement de ces tumeurs est généralement lent, surtout si elles

(1) *R. L. O. H. Rep.*, V, 336.
(2) *Abhandlungen aus dem Gebiete der praktischen Chirurgie*. Berlin, 1848, p. 88.
(3) *Dublin Quarterly Journal*, novembre 1865, p. 338.
(4) *A. f. O.*, VII, 2, p. 12.
(5) Wecker, *Maladies des yeux*, 2e édition, I, 798.

sont situées profondément dans l'orbite, car alors la pression du globe de l'œil retarde leur développement.

La tumeur caverneuse (1) est entourée d'une capsule de tissu cellulaire dense, qui est réunie au tissu adipeux de l'orbite par une connection très-lâche, de sorte que la tumeur peut disparaître complétement et facilement à la suite d'une hémorrhagie très-peu considérable. A la section on voit qu'elle est d'une nature spongieuse et traversée par les mailles délicates du tissu connectif qui la divise en de nombreux petits compartiments. Ces espaces contiennent du sang qui peut être facilement exprimé par une légère pression; ce qui produit une diminution considérable dans le volume de la tumeur qui devient bientôt d'un gris pâle.

Les tumeurs érectiles qui se rencontrent dans l'orbite ont presque invariablement leur origine dans les paupières; elles augmentent de volume et s'étendent de là dans l'orbite. Elles sont décrites dans l'article sur les tumeurs des paupières.

2° Anévrysme de l'orbite.

L'*anévrysme par anastomose* est beaucoup moins fréquent dans l'orbite qu'on ne l'avait un moment supposé, et beaucoup des cas qui ont été décrits sous ce nom étaient évidemment des cas d'anévrysme diffus. L'anévrysme par anastomose se rencontre souvent chez les jeunes enfants et est congénital. La tumeur commence dans la peau ou près de la peau; il y a une connexion considérable entre elle et le tissu sous-cutané. Sa forme est celle d'une excroissance nodulée irrégulière, formée par la convulsion des artères qui sont dilatées, ainsi que les vaisseaux du voisinage. L'origine de la tumeur n'est ni soudaine ni produite par une violence directe, mais lente; son volume n'augmente que lentement et peu à peu; la tumeur présente un accroissement considérable pendant toutes les positions ou les mouvements qui produisent de la congestion de la tête; quand le malade se baisse, tousse, fait des efforts, etc. Quoique la tumeur présente des signes distincts de pulsation, on ne produit aucun effet, ou seulement un effet très-tardif, sur ces symptômes ou sur le gonflement en comprimant l'artère carotide. En outre et comme M. John Bell l'a fait remarquer, l'anévrysme par anastomose n'est pas guérissable par la ligature des vaisseaux. Le meilleur traitement est celui de la ligature sous-cutanée de la tumeur, cette ligature étant appliquée d'une façon circulaire de manière que la base de la tumeur se trouve incluse dans une boucle large ou en forme de 8. Si la tumeur est d'un volume considérable et qu'elle soit divisée en différentes portions nodulées, celles-ci peuvent être

____

(1) Virchow, *Krankhafte Geschwülste*, III, 1, 358.

opérées successivement par des ligatures ; des fils trempés dans une solution de perchlorure de fer peuvent aussi être passés dans la tumeur, de façon à s'entrecroiser dans des directions différentes ; ce mode opératoire est très-sûr et plus prudent que les injections de perchlorure de fer ou autres agents, que l'on peut employer pour produire la coagulation. Le traitement du docteur Althaus par l'électricité peut aussi être essayé.

Anévrysme véritable.—Le véritable anévrysme de l'orbite est très-rare et n'atteint pas un développement considérable, à cause de la petitesse des deux artères ophthalmiques et de l'artère centrale de la rétine. Dans uu cas rapporté par M. Guthrie (1) des anévrysmes des artères ophthalmiques du volume d'une noix furent découverts dans les deux yeux apres la mort. La veine ophthalmique était considérablement agrandie, et obstruée près de son passage à travers la fissure sphénoïdale, par suite du grand accroissement de volume des muscles droits, qui avaient aussi acquis une dureté presque cartilagineuse. Quoique les yeux fussent très-protubérants, la vue était à peine affectée et l'exophthalmos était évidemment dû autant à l'état des muscles qu'à la dilatation des vaisseaux. Il y avait un bruit sifflant perceptible dans la tête, qui était attribué à l'anévrysme. Comme la maladie existait des deux côtés, M. Guthrie n'avait pas proposé la ligature de la carotide.

Des cas d'anévrysme de l'artère central de la rétine ont été observés par Graefe l'aîné, Schmidler et Cooper. Dans le cas de de Graefe, l'artère centrale de la rétine était dilatée et avait atteint le volume d'une tige d'herbe. Mais Sous (2) put une fois reconnaître l'affection avec l'ophthalmoscope. Il observa chez une femme de soixante-quatre ans une tumeur rouge, ovoïde, sur le disque optique gauche, qui s'étendait un peu en arrière de son bord et qui après être devenue tout à coup étroite passait dans une des artères rétiniennes. Elle présentait des signes évidents de pulsation ; la diastole était isochrone avec la systole. Les autres artères de la rétine étaient très-étroites et semblables à des fils, les veines étaient dilatées.

Anévrysmes faux ou diffus. — Cette maladie est assez fréquente dans l'orbite, elle peut être primitive, traumatique, ou consécutive. Dans le premier cas, les cloisons de l'artère sont rompues ou déchirées par un coup ou une secousse soudaine de l'orbite ou de la tête, ou bien encore par une chute sur la tête, et l'effet en est immédiat ; le sang se répand dans le tissu cellulaire de l'orbite et un certain degré d'exophthalmos se produit. A mesure que l'exophthalmos augmente, les paupières deviennent enflées, rouges et œdémateuses ; les vaisseaux conjonctivaux et sous-conjoncti-

____

(1) *Lectures on Operative Surgery*, p. 158.
(2) *Ann. d'Oculist.*, 1865.

vaux sont congestionnés, les mouvements du globe de l'œil affaiblis et la vue plus ou moins diminuée. Les vaisseaux sanguins sont dilatés et tortueux. Une tumeur élastique et bleuâtre apparaît alors sur un point du bord de l'orbite et montre une pulsation distincte, évidente à l'œil et au toucher, isochrone à la systole du cœur et accompagnée d'un bruit perceptible. Si l'on applique l'oreille, on entend un son particulier de bourdonnement semblable au bruit d'une machine à vapeur ou d'une toupie ; ce bruit cause un grand ennui au malade et peut s'étendre à une partie considérable de la tête. Dans un cas rapporté par le docteur Joseph Bell (1), ce ronflement était perceptible à la distance d'un mètre. Il y a souvent aussi une douleur intense dans l'orbite, autour de l'orbite et dans le côté correspondant de la tête. La compression de l'artère carotide arrête tout de suite la pulsation, et la pression exercée sur la tumeur la fait généralement diminuer de volume. Dans certains cas, la tumeur anévrysmale n'apparaît qu'un certain temps après l'accident et son accroissement est lent et graduel ; dans d'autres cas, les symptômes surviennent immédiatement ou très-vite après la lésion.

L'anévrysme diffus consécutif de l'orbite est souvent précédé d'un *anévrysme véritable*, accompagné de dégénérescence graisseuse ou athéromateuse des tuniques des vaisseaux sanguins, qui sont par conséquent affaiblis. Cependant la maladie des tuniques des vaisseaux sanguins peut exister seule. Quelques mouvements soudains ou un effort du malade causent la rupture du vaisseau, et il en résulte aussitôt une douleur soudain très-marquée dans l'œil et dans la tête, comme si l'on avait tiré un coup de pistolet ou que quelque chose se fût introduit dans la tête. Le sang s'infiltre dans le tissu cellulaire environnant ; il se forme une cavité qui communique directement avec le vaisseau. Des symptômes d'exophthalmos apparaissent avec la pulsation et le bruit dans la tumeur, et enfin surviennent les autres symptômes d'anévrysme en même temps que le malade éprouve de vives douleurs. Quelquefois la maladie peut apparaître spontanément et sans aucune cause apparente, sans accident, sans effort ; on la rencontre souvent chez les femmes pendant la grossesse ou l'accouchement. La compression de la carotide cause une diminution considérable ou même un arrêt de la pulsation ou du bruit, mais elle est souvent accompagnée d'une douleur très-vive et de symptômes très-pénibles de plénitude dans la tête (Groppi). D'autres fois ces résultats peuvent être produits à un degré très-marqué par le relâchement soudain de la pression, tandis qu'un relâchement graduel ne cause aucune souffrance (2).

Cependant tous les symptômes de l'anévrysme orbitaire peuvent

(1) *Edinburgh Medical Journal*, 1861, p. 1064.
(2) Docteur Joseph Bell, *loc. cit.*, p. 1065.

exister sans qu'il y ait aucune maladie de l'orbite ; la pulsation de la tumeur étant simplement due à la compression de la veine ophthalmique qui empêche le sang de sortir de l'orbite. La cause de cette compression est souvent un anévrysme de l'artère ophthalmique près de son origine ou près de l'artère carotide interne. Ainsi M. Nunneley, dans son mémoire si intéressant sur la protrusion vasculaire du globe de l'œil (1), raconte entre autres le cas d'un malade chez lequel il a lié avec succès la carotide, en 1859, pour une tumeur à pulsation de l'orbite. En 1864, le malade mourut et à l'autopsie on reconnut la présence d'un anévrysme circonscrit de l'artère ophthalmique, juste à son origine et du volume d'une noisette. Le tronc et les branches de l'artère ophthalmique continuaient en avant dans l'orbite et leur volume était très-petit. Le cas suivant de Bowman (2) est aussi très-intéressant, puisqu'il montre que tous les symptômes de l'anévrysme orbitaire peuvent paraître sans que cette affection existe. La malade, une femme de quarante ans, éprouvait une douleur très-vive dans la tempe gauche ; cette douleur avait commencé très-vite après un coup de poing reçu sur le côté gauche de la tête et de la tempe : quinze jours après, elle sentait une irritation continuelle dans le côté de la tête et quelque chose de semblable au battement d'une machine à vapeur. Ce bruit augmentait avec l'accélération de l'action du cœur. Quand elle fut admise à l'hôpital de King-college, dans le service de M. Bowman, l'œil était congestionné et proéminent, la pupille dilatée, mais active, la vue éloignée, parfaite ; seulement elle ne pouvait pas lire. Il y avait un bruit sibilant assez fort au côté gauche de la tête, bruit qui était isochrone au mouvement du cœur. Il y avait une pulsation distincte de l'œil gauche, reconnaissable au toucher et un bruit considérable que l'on pouvait entendre avec le stéthoscope, quand on le plaçait sur les paupières fermées. M. Bowman lia l'artère carotide, et le bruit et la pulsation cessèrent aussitôt. Cependant la malade mourut dix-huit jours après l'opération à la suite d'une ulcération et d'une hémorrhagie de la plaie. A l'autopsie on ne put découvrir aucune apparence d'anévrysme ; il est difficile, ainsi que M. Hulke le fait remarquer en rapportant le cas, d'expliquer les symptômes de l'anévrysme par les apparences pathologiques, qui étaient celles d'une phlébite de la caverne, des sinus circulaires transversaux et du sinus pétreux. La carotide interne pouvait avoir été partiellement comprimée par l'enflure des cloisons du sinus caverneux sur le côté du corps de l'os sphénoïde donnant lieu au bruit, qui avait un bon milieu conducteur dans les os du crâne. Le tamponnement du tronc de la veine ophthalmique à l'endroit où elle rejoint le sinus caverneux, en empêchant le retour du sang

<hr>

(1) *Med.-Chir. Trans.*, XLVIII, 1865, p. 29.
(2) *R. L. O. H. Rep.*, II, p. 6.

de l'orbite, produit la protrusion du globe de l'œil et peut-être aussi la pulsation que l'on sent avec le doigt, parce que chaque diastole de l'artère ophthalmique doit avoir été accompagnée d'un accroissement momentané de la quantité totale de sang dans l'orbite, car sa sortie à travers la veine ophthalmique se trouve empêchée et les cloisons osseuses résistantes de l'orbite permettent seulement une distension en avant.

La ligature de la carotide a été pratiquée avec beaucoup de succès dans les cas d'anévrysme ou d'anévrysme supposé de l'orbite. Ainsi le docteur Morton de Pensylvanie a réuni trente cas dans lesquels la carotide commune avait été liée et sur lesquels vingt-deux cas de guérison furent obtenus. Trois autres cas furent guéris en partie, deux ne furent pas améliorés et un troisième se termina fatalement. Depuis lors M. Zacchariah Laurence (1) a pratiqué avec succès cette opération et un autre cas également réussi est rapporté par le docteur Bell (2).

La compression digitale de la carotide a réussi dans trois cas : dans celui de Gioppi (3), de Vanzetti (4) et de Freeman (5). Dans un cas de Sczokalski (6) la compression digitale fut continuée pendant cinquante-six heures en même temps que des compresses glacées et de petites doses de digitale; tout cela fut insuffisant. Alors on fit la ligature de la carotide commune et l'on obtint un succès complet. La compression digitale peut être appliquée de manière à pousser la carotide commune directement en arrière contre la colonne vertébrale ; mais de cette façon la veine jugulaire peut être aussi comprimée, ce qui produit une congestion considérable de la tête. Il vaut mieux, par conséquent, soulever un peu la carotide et la comprimer entre les doigts. Des aides doivent être prêts pour se relayer, de façon à continuer cette compression. Quelquefois elle ne peut pas être supportée plus de cinq à six minutes consécutives. Le succès de ces cas nous encourage à donner à ce mode de traitement par la digitale une certaine importance avant d'avoir recours à la ligature de la carotide, car cette opération peut toujours être pratiquée si la compression ne réussit pas.

Deux cas ont été soignés avec succès par les styptiques. M. Kolmes en rapporte un d'anévrysme traumatique guéri par l'administration de l'ex-

(1) *Ophthalmic Review*, 12.

(2) *Edinburgh Medical Journal*, juillet 1867.

(3) *Ann. d'oculist.*, novembre et décembre 1858.

(4) *Annali univers.*, 1858, p. 148; voy. aussi *Lancet*, 15 mars 1862.

(5) *Amer. Journ. of Med. Science*, juillet 1866.

(6) *Kl. Monatsbl.*, II, 427. — Pour plus ample information, pour un relevé des cas d'anévrysme qui ont été opérés, je renvoie le lecteur au mémoire du docteur Morton (*Amer. Journ. of Med. Science*, avril 1865), et aux articles de Zehender dans *Kl. Monatsbl.*, 1868, 99.

trait d'ergot et de la teinture d'ellébore verte, aidée d'un repos absolu et d'un régime très-léger (1). Deux cas dans lesquels l'électricité et les injections de perchlorure de fer avaient été employées sont rapportés par Zander et Geissler (2). Ce dernier remède est pourtant très-dangereux, car on l'a vu plus d'une fois causer la mort instantanément.

VIII. — Épanchement de sang dans l'orbite.

L'épanchement du sang dans l'orbite est généralement très-rapide et peut être rapporté à une cause directe, telle qu'un coup, une chute sur l'œil ou sur la tête, une blessure de l'orbite par un instrument tranchant ou piquant, ou bien encore la présence d'un corps étranger. Dans quelques cas rares, l'hémorrhagie peut être causée par un effort violent ou avoir une origine spontanée. L'œil devient très-vite proéminent et ses mouvements sont diminués. Souvent la protubérance, aussi bien que la diminution de la mobilité du globe de l'œil, existe surtout dans de certaines directions. La vue est plus ou moins affectée, ce qui est dû surtout à la pression exercée sur le nerf optique par l'épanchement. Dans les cas de coups sur la tête, il faut se rappeler que la maladie peut dépendre de quelque lésion cérébrale. Ainsi une névro-rétinite consécutive peut se développer par suite de l'inflammation des méninges (3), et à cause de la diminution de la mobilité du globe de l'œil il y a aussi de la diplopie. Les paupières sont gonflées, contusionnées, décolorées, et présentent parfois de petites ecchymoses que l'on peut retrouver aussi dans les tissus conjonctival et sous-conjonctival. En outre, quoique le sang puisse être d'abord limité à la partie postérieure de l'orbite, il peut presser en avant et se répandre derrière la conjonctive, ce qui produit un chémosis considérable. Dans les cas d'hémorrhagie orbitaire par suite de fracture des os de l'orbite, on suppose que la présence des ecchymoses des paupières peut guider pour diagnostiquer le siége de la fracture : Velpeau insiste particulièrement sur l'importance de ce symptôme. Quand l'ecchymose des paupières existe seule ou précède l'épanchement sous-conjonctival, on suppose qu'elle indique une fracture du bord de l'orbite. En outre, quand l'épanchement sous-conjonctival existe avec d'autres symptômes de fractures de l'orbite, dans lesquelles il n'y a pas d'ecchymoses des paupières, ou quand cette ecchymose est supposée pathognomonique, on peut penser à une lésion plus profondément située ou placée même au fond de l'orbite. Cependant on ne peut pas avoir une confiance absolue dans ces

____

(1) *Amer. Jour. of Med. Science*, juillet 1864.
(2) *Verletzungen des Auges*, 433.
(3) Manz, *A. f. O.*, XII, 1, 1.

symptômes, cas les os de l'orbite peuvent être fracturés sans qu'il y ait
aucun épanchement de sang, soit dans la conjonctive, soit dans les paupières. S'il y a une fracture du plancher interne et inférieur de l'orbite, il
peut y avoir de l'emphysème de ce dernier, et dans ce cas la protubérance du globe de l'œil sera augmentée quand le nez est enflé.

Le traitement doit être surtout dirigé en vue de hâter l'absorption du
sang. Des compresses froides et un bandage sont les moyens les plus
utiles. Seulement dans les cas où l'épanchement est très-considérable et
où il y a beaucoup d'exophthalmos et de douleur, il est à propos de faire
des incisions, afin de permettre l'écoulement du sang. Dans la majorité
des cas, il vaut mieux laisser le sang s'absorber.

IX. — Emphysème de l'orbite.

L'emphysème de l'orbite est généralement accompagné d'un état semblable des paupières. L'affection peut être produite par une rupture
des cellules ethmoïdales, par une fracture du sinus frontal, et en pareil
cas l'enflure s'étend jusqu'au front et à la tempe ; ou bien encore, ce qui
est le plus fréquent, par une rupture du sac lacrymal. L'air pénètre dans
le tissu cellulaire de l'orbite et des paupières, ce qui produit une enflure
considérable des paupières et une grande protubérance de l'œil. Tous ces
symptômes diminuent considérablement si l'on exerce une pression sur le
globe et sur les paupières. Si l'affection est due à une rupture du sac
lacrymal, l'enflure peut être immédiatement produite quand le malade
est forcé de se moucher. L'enflure emphysémateuse est très-élastique au
toucher et il y a des symptômes marqués de crépitation.

X. — Pression exercée sur l'orbite par les cavités voisines.

La dilatation des cavités dans le voisinage de l'orbite cause une défor-
mation et une contraction de ce dernier, accompagnée de plus ou moins
d'exophthalmos, de torsion dans les mouvements du globe et d'affaiblissement de la vue.

Maladies du sinus frontal (1).— Cette affection peut produire une dilatation considérable de la cavité, dilatation qui gagne l'orbite, le contracte, le déforme et produit une protubérance considérable du globe
de l'œil. Parmi des affections de ce genre du sinus frontal, on doit ranger
l'inflammation aiguë et chronique de la membrane qui le tapisse, et qui
donne lieu à la formation d'un écoulement muco-purulent. Dans des cas

(1) Voyez les articles de M. Hulke sur les maladies du sinus frontal, *R. L. O. H. Rep.*, III,
147.

plus rares, on trouve dans le sinus frontal des polypes, des kystes, et des entozoaires se rencontrent en même temps que de l'exostose. Cette dernière maladie cependant, suivant Mackenzie, est extrêmement rare ; il ne se souvient pas d'un seul cas d'exostose du sinus frontal quoiqu'il en ait deux spécimens dans sa collection particulière (1). Parmi ces maladies du sinus frontal, l'inflammation aiguë ou chronique qui se termine par des abcès est la forme la plus ordinaire.

Les symptômes présentés par l'abcès du sinus frontal sont souvent assez obscurs et peuvent être inaperçus, même par un chirurgien expérimenté, car ils simulent très-bien ceux que présente une tumeur intra-orbitaire.

La maladie présente généralement les symptômes suivants. Le malade éprouve une sensation de plénitude et de malaise sur le sourcil, accompagnée d'une douleur vive que l'on accroît quelquefois en pressant sur ce point, ou en agissant et en se plaçant de manière à accélérer la circulation. Dans les abcès aigus, l'écoulement muco-purulent perfore généralement la voûte de l'orbite ou suit son cours par le nez, au début, avant que le sinus ait eu le temps de se dilater. Comme l'abcès augmente de volume, le globe de l'œil est déplacé en bas et en dehors, il devient de plus en plus protubérant et sa mobilité est atteinte ; alors il se manifeste de la diplopie quand le malade regarde en bas. Si l'écoulement a suivi son cours dans l'orbite, les paupières deviennent rouges et enflées, parfois même la paupière supérieure suinte un peu et une petite tumeur élastique apparaît à l'angle supérieur et interne de l'orbite. Si l'abcès n'est pas ouvert, il formera une pointe et s'ouvrira à travers la peau de la paupière supérieure, généralement près de l'angle interne ou peut-être plus bas, juste au-dessus du tendon de l'orbiculaire ; il arrive alors que l'ouverture fistuleuse qui reste peut être prise pour de l'inflammation du sac lacrymal. Cependant si l'on passe une sonde dans l'ouverture, on trouve que le sinus s'étend en dedans, au-dessus et en arrière, parfois à une distance considérable ; d'autres fois, il y a plusieurs ouvertures fistuleuses. Dans un abcès chronique, le sinus frontal devient souvent très-considérable, étant distendu par la collection de mucus, ce qui produit de l'exophthalmos et donne lieu à une proéminence marquée sur le sourcil. La marche de l'abcès chronique est souvent très-lente et accompagnée de peu de douleur, jusqu'à ce que les symptômes de diplopie et l'exophthalmos se soient développés. L'inflammation et l'abcès du sinus frontal sont généralement causés par des coups ou des chutes sur cette partie de la face.

Comme les symptômes sont généralement très-obscurs au début, le

____

(1) Mackenzie, *Diseases of the Eye*, 4e édition, I, p. 59.

traitement peut alors être seulement dirigé pour adoucir la douleur ou l'inflammation, par l'application de fomentations chaudes de pavot. Cependant quand on a reconnu la présence du pus, on doit faire une large incision dans l'enflure, juste derrière l'axe sus-orbitaire et en faire sortir le pus, le doigt ou un petit morceau d'éponge étant introduit dans ce but dans la cavité du sinus frontal. L'extrémité du doigt sera portée dans le sinus dilaté, afin de reconnaitre sa relation avec les cavités voisines et aussi l'état de la membrane qui le tapisse. L'extrémité du petit doigt sera ensuite introduite dans la narine correspondante jusqu'au plancher du sinus dilaté ; on passera un bistouri à travers l'ouverture du sinus frontal et la cloison inférieure de ce dernier, juste au-dessus de l'extrémité du doigt qui est dans la narine, et l'on incisera de manière à établir une libre communication entre le sinus et la cavité nasale. Un large séton, composé de plusieurs fils de soie épais, sera passé à travers l'ouverture de la peau dans le sinus, et de là à travers la narine. L'extrémité libre qui se projette à travers cette dernière est attachée à celle qui passe par l'incision de la peau, de sorte qu'il y a une grande boucle mobile, qui peut être aisément remuée par le malade deux ou trois fois par jour, de manière à maintenir l'ouverture et la communication entre le sinus et la cavité nasale, ouverture qui doit rester permanente. Le malade devra rester quelques jours au lit et être très-surveillé ; le séton sera maintenu pendant quelques semaines ou même pendant plus longtemps ; cependant on devra l'enlever s'il cause trop d'irritation ou s'il donne lieu à quelque symptôme cérébral. Quand la communication avec le nez est établie d'une manière permanente, on enlève le séton et alors l'ouverture de la peau se couvre bientôt de granulations et se ferme complétement. J'ai vu plusieurs cas de ce genre traités avec succès de cette manière par M. Bowman.

Agrandissement du sinus maxillaire. — Cet agrandissement, uni à la cavité nasale et à la cavité du crâne, peut exercer une pression et causer une contraction de la cavité de l'orbite, accompagnée de protubérance du globe et d'affaiblissement des mouvements. Pour le récit de cas intéressants de ce genre, je dois renvoyer le lecteur à l'ouvrage de Mackenzie (1).

XI. — Blessures et lésions de l'orbite.

Les plaies de l'orbite causées par des instruments tranchants et pointus doivent toujours être surveillées avec le plus grand soin, car les symptômes sérieux ne se montrent pas toujours tout de suite après la production de la plaie, mais souvent ils se manifestent un peu plus tard. L'instrument

(1) *Traité des maladies des yeux.*

qui a causé la blessure doit être examiné, afin que l'on soit certain qu'il ne s'est pas brisé et qu'un petit éclat n'a pas pu sauter dans l'orbite. Lors même que le globe de l'œil lui-même et les os de l'orbite auraient échappé à une lésion directe, il est possible qu'il y ait inflammation du tissu cellulaire de l'orbite et une formation de pus plus ou moins étendue peut très-bien exister.

Les corps étrangers, surtout si leur volume est petit, tels que des éclats de verre, d'acier, etc., peuvent rester pendant fort longtemps ignorés au fond de l'orbite. La pression d'un corps étranger ainsi logé dans l'orbite peut devenir dangereuse par suite d'un coup reçu directement sur le globe de l'œil, le nerf optique ou les cloisons orbitaires pouvant être fracturés. Ou bien encore ces parcelles peuvent produire de l'inflammation du tissu cellulaire de l'orbite ou du périoste, etc.

Quelquefois de très-gros corps étrangers se sont logés dans l'orbite sans que le malade s'en soit douté. Des cas de ce genre très-extraordinaires ont été rapportés, entre autres par Nélaton (1) et par R. B. Carter, de Stroud (2). Dans le dernier cas un éclat de 3 pouces $\frac{3}{10}$ de longueur était resté dans l'orbite pendant dix ou vingt jours, sans que le malade s'en aperçût. Cet éclat fut enlevé avec succès par M. Clarke, et le malade guérit sans éprouver aucun symptôme défavorable ; la vue et le globe de l'œil restèrent intacts.

Les fractures des cloisons de l'orbite sont extrêmement dangereuses, surtout quand le toit ou la partie supérieure de la cloison interne est fracturée, car alors le corps étranger (souvent l'extrémité d'un instrument pointu, telle que le fer d'un parapluie, etc.) peut pénétrer dans le crâne, ou bien les éclats de l'os fracturé peuvent provoquer une inflammation considérable du cerveau ou des méninges. La gravité de la lésion et l'apparition des symptômes cérébraux peuvent n'apparaître qu'un ou deux jours après l'accident.

Si la fracture s'étend depuis l'orbite jusque dans les cellules frontales ou ethmoïdales, il y a généralement de l'emphysème de l'orbite et des paupières.

Le traitement des lésions de l'orbite doit varier suivant leur nature. Dans les cas de plaies par instrument tranchant ou piquant, on doit essayer de diminuer l'inflammation par les compresses froides, les sangsues, etc., et une évacuation du pus. Les corps étrangers devront être enlevés aussitôt que possible, excepté s'ils sont assez petits pour ne pouvoir être trouvés que difficilement, et que leur enlèvement cause plus de trouble que leur présence.

(1) Zander et Geisslér, *loc. cit.*, 225.
(2) *Ophth. Rev.*, n° 4, p. 337.

Avant de tenter aucune opération pour enlever un corps étranger, on doit s'assurer aussi exactement que possible de sa nature, de son volume et de sa position par un examen soigneux. Si le corps étranger a un volume considérable, et s'il est situé profondément dans l'orbite, de façon qu'on soit obligé de faire une incision pour l'extraire, le canthus externe peut avoir à être divisé, afin que la paupière supérieure ou inférieure puisse être retournée en haut ou en bas. La conjonctive entre le globe de l'œil et la paupière doit être divisée sur le point où l'on suppose que se trouve le corps étranger, et une sonde ou l'extrémité du petit doigt introduit pour reconnaître la position exacte du corps étranger. On peut ensuite le saisir et l'extraire avec des pinces. L'incision ne doit jamais être faite à travers la peau de la paupière, car la contraction inévitable qui se produirait au moment de la cicatrisation de la plaie donnerait lieu à un ectropion. Les lèvres de l'incision du canthus externe sont alors unies par deux ou trois sutures fines ou par des sutures enroulées.

Dans les fractures de l'orbite, le repos le plus absolu doit être gardé, le malade doit avoir un régime très-doux, et tout stimulant doit être défendu. Des compresses froides, et, si c'est nécessaire, des sangsues seront appliquées.

Le globe de l'œil peut être disloqué et poussé hors de l'orbite par un corps étranger tel qu'un morceau de fer ou le fer d'un parapluie ou d'une canne, etc., etc. En pareil cas, l'œil retombe sur la joue, et se trouve très-éloigné des paupières qui ne peuvent plus se fermer. Le nerf optique est considérablement tiré et la vue perdue d'une façon plus ou moins complète. Cependant quand on enlève le corps étranger et qu'on remet l'œil à sa place, la vue peut redevenir excellente. Le corps étranger devra être immédiatement extrait et le globe de l'œil replacé. Cette dernière opération doit être pratiquée avec soin et quoiqu'il faille délicatement presser un peu fortement et très-droit sur le globe de l'œil, pour le repousser et le ramener en arrière jusque dans l'orbite; la vue, en pareil cas, se trouve généralement rétablie immédiatement. L'œil doit être maintenu dans sa nouvelle position par un solide bandage compresseur.

XII. — Excision du globe de l'œil.

La méthode moderne d'enlever l'œil a été introduite d'abord en 1841 par Bonnet et O'Ferral; ces deux médecins avaient fait leur proposition tout à fait indépendamment l'un de l'autre. Stœber adopta ce mode d'opération en 1842 et Critchett l'établit pour la première fois à Londres en 1851.

Les avantages principaux de cette opération sur celles qu'on pratiquait autrefois sont : que l'œil est enlevé de la capsule oculaire sans y causer aucune lésion et sans aucune intervention du tissu cellulaire de l'orbite ou division de la commissure externe des paupières ; que les muscles sont divisés tout près de leur insertion dans la sclérotique, que presque toute la conjonctive est préservée et qu'on ne divise que peu de vaisseaux sanguins; par conséquent, l'hémorrhagie est très-modérée et l'on conserve une mobilité suffisante et excellente pour l'insertion d'un œil artificiel.

L'opération est pratiquée de la manière suivante : le malade est étendu sur un lit et une grosse éponge est placée derrière la tempe et la joue du côté correspondant de l'œil que l'on doit enlever, afin que le sang ne puisse pas couler dans son cou ou sur ses habits. Un aide doit être tout près et tenir plusieurs éponges plus petites, pour éponger le sang qui coule de l'œil, pendant les différents temps de l'opération. Le malade ayant été complétement chloroformisé et les paupières étant tenues ouvertes par le spéculum à arrêt, l'opérateur se place derrière le malade, et fixant le globe de l'œil fortement avec des pinces, divise la conjonctive tout autour de la cornée et près de cette dernière avec une paire de ciseaux à pointes mousses et recourbés à plat. Il incise ensuite le tissu sous-conjonctival sur un point, et passant à travers l'ouverture un crochet à strabisme, saisit un des muscles droits et le divise tout près de son insertion. Les quatre muscles droits doivent être successivement divisés de la même manière ; ensuite l'opérateur presse en arrière les paupières supérieure et inférieure, de façon à faire jaillir le globe de l'œil à travers la petite ouverture de la conjonctive, en sorte que le globe est proéminent entre les paupières. L'extrémité coupée du tendon du muscle droit interne ou externe est alors saisie avec les pinces et le globe de l'œil amené en roulant au côté correspondant. Les ciseaux fermés sont alors passés le long de la surface postérieure du globe jusqu'au nerf optique; une fois là, les ciseaux sont ouverts et le nerf divisé tout près de la sclérotique. Le globe de l'œil est ensuite soulevé en avant avec les doigts, et toute partie du tissu conjonctival ou sous-conjonctival qui adhère au globe, aussi bien que l'insertion des muscles obliques, divisée près de la sclérotique. Cela termine l'opération, et l'œil enlevé et presque complétement libre de tissu conjonctif ou musculaire a un aspect mou et poli.

Comme l'opérateur se tient derrière le malade, il peut trouver plus facile de diviser le nerf optique de l'œil droit, sur le côté temporal, l'œil étant en même temps roulé en dedans ; le nerf optique gauche au contraire se divise plus facilement du côté nasal. En agissant ainsi on peut se servir de la main droite pour les deux yeux, et l'opérateur n'est pas obligé de changer de position.

L'hémorrhagie qui suit la division du nerf optique et de l'artère ophthalmique est généralement bientôt arrêtée par un jet d'eau froide que l'on fait couler à l'aide d'une éponge (à défaut d'éponge par le gouleau étroit d'une petite cruche), sur le fond de l'orbite, et alors il n'est pas nécessaire de faire des ligatures sur aucun des vaisseaux. Quand l'hémorrhagie est arrêtée les lèvres de l'ouverture conjonctivale à travers laquelle l'œil a été enlevé peuvent être réunies par une suture fine passée à travers les quatre petits lambeaux qui restent dans l'intervalle des muscles droits. La suture, que l'on insère très-bien à l'aide d'une longue aiguille à manche inventée dans ce but par M. Hulke, peut être alors fermement attachée de façon que les lèvres de l'incision soient exactement réunies. Il vaut mieux cependant attendre un ou deux jours pour attacher la suture jusqu'à ce que toute hémorrhagie ait cessé. Quoique l'insertion de la suture amène les bords de la plaie conjonctivale très-bien ensemble, on ne l'emploiera pas dans les cas où l'œil excisé est très-enflammé, car cela empêche la sortie des exsudations inflammatoires. Une fois l'opération terminée, le spéculum à arrêt sera remplacé par un spéculum mince en fil de fer, et un morceau de linge humide couvert par une petite éponge sera inséré dans l'orbite et attaché fortement en bas avec un bandage, de façon à arrêter toute hémorrhagie. Au bout d'une ou deux heures, on pourra enlever cet appareil et appliquer un linge humide sur les paupières fermées. La rétraction des paupières par le spéculum, maintenue une ou deux heures après l'opération, empêche celles-ci de se décolorer et de s'œdématier.

Le traitement consécutif dans les cas d'excision de l'œil est généralement très-simple. Une compresse froide est appliquée pendant les premiers jours et l'on fait dans l'orbite des injections d'eau tiède, afin de le débarrasser de tout écoulement. Si l'écoulement continue plus de huit ou dix jours, et que la conjonctive paraisse enflée, une injection légèrement astringente d'alun ou de sulfate de zinc sera employée deux ou trois fois par jour. Si des symptômes d'inflammation du tissu cellulaire de l'orbite surviennent, on emploiera des cataplasmes chauds de mie de pain, ou des fomentations de pavot. La sortie du pus sera facilitée par une incision dans la conjonctive ; on ne devra jamais négliger ce dernier moyen, si les lèvres de la plaie ont été fermées par une suture. S'il se produit de petites granulations sur la cicatrice conjonctivale, on devra les couper avec une paire de ciseaux.

Quand l'œil est excisé à cause d'une tumeur intra-oculaire, le nerf optique, au lieu d'être divisé près du globe, doit être séparé le plus loin possible afin d'enlever, autant que cela se peut, toutes les parties malades. Ou bien encore, on peut pratiquer la division préliminaire du nerf optique de de Graefe ; la description de ce procédé se trouve dans l'article sur les tumeurs intra-oculaires (page 374). L'extirpation de l'œil avec les parties molles de l'orbite est une opération beaucoup plus grâve que la simple excision. La commissure externe des paupières doit être généralement divisée, afin de donner plus de place pour l'extirpation de l'œil et des contenus morbides de l'orbite.

XIII. — Application des yeux artificiels.

L'emploi d'un œil artificiel ne doit être prescrit que cinq ou six semaines après l'opération, quand la cicatrice est fortement unie et que les parties sont reposées et libres de toute irritation. Si l'œil a été enlevé à cause d'une irritation sympathique, on doit avoir soin de ne laisser porter l'œil artificiel que lorsque tout symptôme d'irritation sympathique a disparu, et cela depuis plusieurs mois et d'une façon permanente : encore l'œil doit-il être surveillé avec le plus grand soin pendant quelques temps afin de voir si l'œil artificiel ne produit pas de nouveau les mêmes symptômes. En réalité, un œil artificiel porté pendant trop longtemps produit parfois une grande irritation qui peut donner lieu à une maladie sympathique (1).

D'abord on doit porter un œil très-petit pendant quelques instants, chaque jour, et ensuite quand les parties s'y sont accoutumées et qu'il n'y a aucun symptôme d'inflammation, on peut le remplacer par un œil plus grand que l'on porte pendant plus longtemps et enfin pendant toute la journée. Mais un œil artificiel doit être *toujours enlevé pendant la nuit*. Au bout de quelques mois la surface interne de l'œil artificiel devient rugueuse, ce qui est une nouvelle source d'irritation et de malaise ; il faut alors en avoir un nouveau.

Comme l'insertion et l'enlèvement d'un œil artificiel demandent une certaine pratique, je place ici les règles simples et concises qui suivent et que l'on remet au malade à l'Hôpital royal d'Ophthalmologie de Londres.

Instruction pour les personnes qui portent un œil artificiel. — On devra l'enlever tous les soirs et le replacer tous les matins.

Pour placer l'œil. — On met la main gauche à plat sur le front avec les doigts dirigés vers l'œil, avec les deux doigts du milieu on soulève la paupière supérieure vers le sourcil, alors avec la main droite on pousse le bord supérieur de l'œil artificiel derrière la paupière supérieure, que l'on laisse ensuite retomber. L'œil doit alors être soutenu avec le doigt du milieu de la main gauche, tandis qu'avec la main droite on soulève la paupière inférieure sur le bord inférieur de l'œil.

(1) Voyez un cas intéressant de cette espèce rapporté par M. Lawson, *R. L. O. H. Rep.*, VI, 2, 123.

Pour enlever l'œil. — La paupière inférieure doit être tirée en bas avec le doigt du milieu de la main gauche, et alors avec la main droite on introduit l'extrémité d'un petit passe-lacet derrière le bord inférieur de l'œil artificiel, que l'on soulève doucement en avant au-dessus de la paupière inférieure quand il en est complétement sorti. Arrivé à ce point on doit prendre garde de ne pas laisser tomber l'œil par terre ou sur une surface dure, car il est très-fragile et pourrait facilement se briser en tombant (1).

Quand l'œil a été porté tous les jours pendant six mois, la surface polie devient rugueuse, alors il faut avoir soin de le remplacer par un œil neuf, car autrement du malaise et de l'inflammation pourraient se produire.

(1) Afin d'empêcher cet accident, le malade doit se pencher sur un coussin ou sur un mouchoir placé sur une table ou sur un lit.

CHAPITRE XVII

MALADIES DES PAUPIÈRES

I. — Œdème des paupières.

L'œdème des paupières accompagne très-souvent, comme nous l'avons vu, les formes les plus graves d'inflammation de la conjonctive, de la cornée et de l'iris. Cet état peut dépendre aussi de quelque perturbation de la santé générale, surtout chez les personnes faibles et délicates. Il est souvent dû à une affection du cœur ou des reins et, par conséquent, éveille toujours notre attention, et nous conduit à examiner s'il y a de l'albumine dans les urines ou de l'hydropisie générale. Le degré d'enflure œdémateuse des paupières est très-variable. Si l'œdème a des causes constitutionnelles, il est souvent peu considérable, produisant seulement une enflure et une bouffissure légère des paupières, qui est en général plus considérable dans la matinée et diminue pendant le jour. Généralement la bouffissure existe principalement à la paupière inférieure, où elle forme comme une petite poche ou sac qui est très-laide quand elle est considérable et si les veines sous-cutanées sont dilatées, ce qui donne à l'enflure une teinte bleuâtre. L'enflure produite par l'œdème est molle, pâle, douce, semi-transparente et ne résiste pas à la pression du doigt; la marque de cette pression persiste quelques instants.

Si l'œdème reconnaît des causes constitutionnelles, le traitement doit être surtout dirigé de façon à les alléger, car alors l'enflure des paupières diminuera bientôt. Quand l'enflure des paupières arrive spontanément chez des personnes faibles et délicates, on doit administrer des toniques et soigner la santé générale. Un bandage compresseur doit être appliqué, et je me suis très-bien trouvé de l'emploi de poches chaudes aromatiques (contenant des fleurs de camomille, du camphre, etc.), attachées fortement sur l'œil. Si l'œdème est obstiné et qu'il défigure beaucoup, on devra exciser un petit pli horizontal de la peau. Quand cet état dépend d'une autre maladie de l'œil, cette maladie doit être soignée, et quand elle disparaît l'enflure cesse bientôt.

Emphysème des paupières. — Cet état est dû à l'entrée de l'air dans le tissu aréolaire, et arrive généralement à la suite d'une fracture des os du nez ou des cellulaires frontales ou ethmoïdales et de la rupture de la membrane muqueuse. Quoique amené généralement par un coup ou une chute, l'emphysème peut arriver en se mouchant trop fort. L'enflure de la paupière est tendue et élastique, et l'on produit une crépitation distincte par la pression. La couleur de la peau reste cependant la même. Le traitement consiste dans l'application d'un bandage compresseur et dans l'usage de lotions légèrement stimulantes.

Érythème (hypérémie) de la paupière. — Dans les cas d'érythème, la peau est très-enflammée et a un aspect brillant d'un rouge écarlate, qui disparaît momentanément sous l'influence de la pression. Il n'y a cependant que peu ou point d'enflure de la paupière et pas de douleur, quoique le malade se plaigne d'une grande sensation de chaleur. La rougeur s'étend généralement jusque sur la joue, et la conjonctive palpébrale ou oculaire peut être injectée. Les veines de la peau sont aussi un peu dilatées. Cette affection est assez souvent due à l'exposition prolongée au soleil ou à une chaleur intense, et se rencontre aussi chez les personnes qui souffrent d'une irrégularité de la circulation générale. Des compresses imbibées d'eau froide ou d'une lotion de Goulard seront souvent appliquées, et une solution de nitrate d'argent (0^{gr},20 pour 32 grammes) appliquée avec un pinceau au côté extérieur des paupières. S'il y a beaucoup de vascularité de la conjonctive et un léger écoulement muco-purulent, un collyre faible de sulfate de zinc ou d'alun sera prescrit.

Une décoloration bleuâtre toute particulière des paupières, surtout de la paupière inférieure, se rencontre parfois chez les personnes d'une santé délicate et dont le teint est très-délicat et très-transparent. Cette teinte foncée est particulièrement marquée au-dessous de la paupière inférieure où elle produit un anneau semi-circulaire d'un bleu foncé. Cet aspect est dû à la dilatation des veines sous-cutanées qui sont plus visibles à cause de la délicatesse de la peau. Il est souvent très-difficile de guérir cette décoloration, surtout s'il existe en même temps un certain degré d'œdème de la paupière. Je me suis très-bien trouvé de l'emploi d'une solution de tannin (0^{gr},20 à 0^{gr},40 pour 32 grammes), avec laquelle on recouvre souvent le côté externe des paupières. Quand ce remède a été employé pendant quelque temps, on peut lui substituer une solution de nitrate d'argent ou d'acétate de plomb. On doit prendre garde que le nitrate d'argent ne décolore pas la paupière, ce qui peut facilemen arriver sur les points où elle est plissée. La santé générale doit être en même temps soignée, les irrégularités de la circulation, des fonctions digestives, surveillées, et l'abstention de toute espèce de plaisir recommandée.

II. — Inflammation des paupières.

Inflammation phlegmoneuse aiguë (abcès). — Dans cette forme, il y a beaucoup de rougeur, de chaleur et d'enflure des paupières, qui sont en même temps très-sensibles au toucher. La peau est très-rouge et, à mesure que la maladie avance, prend une teinte plus foncée et d'un rouge bronzé. La conjonctive aussi est injectée, et il y a souvent un degré considérable de chémosis. L'enflure est ferme, dure et pas œdémateuse ; elle s'étend souvent sur le sourcil et la joue, et peut devenir assez considérablepour que la paupière supérieure soit enflée jusqu'à atteindre le volume d'un œuf de pigeon ou même davantage. Cette dureté est d'abord limitée à un point spécial qui est un peu plus dur, et sur lequel on sent comme un nodule petit et circonscrit. Ce nodule augmente graduellement de volume, puis la dureté diminue, l'enflure devient plus molle, et l'on commence à sentir de la fluctuation. La peau s'amincit et devient jaunâtre et décolorée sur un point, elle cède, et il s'échappe une grande quantité de pus crémeux. Dans des cas plus rares, la perforation se produit à travers la conjonctive. Quand l'abcès se forme à l'angle interne de l'œil, près du sac lacrymal, on lui donne le nom d'*anchilops*, et il peut être confondu avec une inflammation aiguë du sac. S'il se perfore au canthus interne, on l'appelle *égilops*. Cependant il se trouve généralement dans la paupière supérieure qui, à cause de l'enflure, est immobile, en sorte que l'ouverture palpébrale est presque fermée. La douleur est très-vive et d'un caractère violent, elle s'étend au côté correspondant de la tête et de la face. Il y a souvent beaucoup de fièvre et de perturbation constitutionnelle. Cependant la maladie peut avoir un caractère plus chronique et tous les symptômes inflammatoires être moins aigus. L'abcès de la peau est presque toujours traumatique, produit par des coups ou des blessures de l'œil. Il peut cependant se développer spontanément ou survenir dans une inflammation grave de la conjonctive ou dans l'érysipèle des paupières.

Si l'on voit la maladie dès le début, on peut produire la résolution de l'enflure inflammatoire par l'application de compresses glacées, des sangsues, etc. Même si l'on ne peut pas réussir par ce moyen, il faudra avoir recours à des cataplasmes chauds ou à des fomentations sédatives, afin d'accélérer la formation du pus, et aussitôt que la fluctuation est perceptible, on fait une large incision dans l'enflure, incision parallèle au bord de la paupière, de façon à faciliter la sortie du pus. Car si l'on n'agit pas ainsi et qu'on laisse l'abcès s'ouvrir spontanément, les souffrances du malade seront prolongées et aggravées, l'ouverture sera insuffisante et,

par suite de la contraction de la cavité de l'abcès, il y aura une tendance
à la production d'un ectropion. Si la perforation a déjà eu lieu, on agran-
dira l'ouverture. Si elle est insuffisante pour donner issue à l'écoulement
des matières, et s'il existe plusieurs ouvertures à côté les unes des autres,
elles seront réunies en une large plaie. Après l'écoulement du pus on
appliquera des cataplasmes chauds, des pansements d'eau chaude et un
bandage compresseur, de façon à tenir la paupière en place et les cloisons de l'abcès en contact afin de hâter la réunion. On prescrira des
toniques et un régime fortifiant. Tout renversement ou mauvaise position
de la paupière ou du point devra être traité à une période plus avancée.

Érysipèle des paupières. — Dans l'érysipèle des paupières, l'enflure
n'est ni ferme, ni dure, ni d'un rouge bronzé, mais plus molle, plus rose,
semi-transparente et d'une teinte qui disparaît sous l'influence de la
pression. L'épiderme est souvent boursouflé et ressemble à de petits
vésicatoires, ce qui produit un épanchement de sérosité. L'enflure de la
paupière est souvent très-considérable, s'étendant sur le sourcil et la joue ;
la conjonctive est injectée et il y a plus ou moins de chémosis. Il y a, en
outre, de la perturbation constitutionnelle, le malade a de la fièvre, la
langue chargée, et il est extrêmement faible. La douleur n'est généralement pas considérable, il n'y a ni pulsation ni battement. Si le pus est
formé, l'enflure devient plus dure, plus résistante, la peau plus tendue
et d'une teinte rouge sombre, presque livide ; la douleur, la chaleur et le
battement augmentent. L'enflure devient plus molle et il y a une sensation
distincte de fluctuation ; alors, s'il est laissé à lui-même, l'abcès se perfore, et son contenu peut s'étendre librement dans le tissu conjonctival
et donner lieu à des eschares très-étendues. Cependant, l'érysipèle
peut amener des complications beaucoup plus considérables, car l'inflammation peut s'étendre au tissu cellulaire de l'orbite, causer des abcès
de ce dernier et un exophthalmos considérable, suivi parfois de la perforation de la cornée et de la perte de l'œil. L'inflammation peut encore
s'étendre en arrière de l'orbite, le long du nerf optique, jusqu'au cerveau,
et donner lieu à une méningite ou devenir diffuse et s'étendre à la face.
Ainsi que Mackenzie l'a fait remarquer, la matière purulente peut, en
outre, cheminer vers le sac lacrymal qui se remplit de pus par le dehors, sans que sa membrane soit pour rien dans cette production.

L'érysipèle des paupières peut être spontané, surtout chez un sujet
d'une santé délicate, amené par le froid, l'humidité, les privations ou
les plaisirs. Il a souvent une origine traumatique, comme des plaies,
des lésions, des paupières, etc., etc. Notre but principal dans le traitement doit être de fortifier le malade ; si l'estomac est dérangé, la langue
chargée, l'haleine fétide, un purgatif ou de l'émétique, seront tout de
suite administrés. Des toniques seront prescrits, et surtout la teinture

de fer ou les préparations de fer et de quinine. Le régime sera généreux et stimulant, le vin et l'eau-de-vie seront largement administrés. Des fomentations chaudes de laudanum ou de pavot seront appliquées sur les paupières, ou bien on les recouvrira de collodion. Si le pus se forme on fera tout de suite une large incision afin de le laisser s'échapper librement. Si le chémosis est ferme et considérable, et qu'il presse sur les vaisseaux qui nourrissent la cornée, et qu'il compromette ainsi sa nutrition, on incisera l'enflure chémotique sur différents points ; mais si la pression des paupières gonflées produit ce danger, le canthus externe sera divisé. Quand l'inflammation érysipélateuse s'est étendue aux tissus cellulaires de l'orbite et que l'œil est devenu protubérant par suite de la collection du pus ou de l'épanchement dans l'orbite, il faut pratiquer une incision profonde de façon à tout évacuer.

Les cas d'*anthrax des paupières* se produisent généralement chez les personnes âgées et d'une constitution faible et délicate. L'enflure inflammatoire est d'un rouge brun livide, elle est ferme, circonscrite, et il y a une grande tendance à l'ulcération. Des vésicules se forment sur la paupière et éclatent en laissant sortir une matières anieuse. La peau et le tissu aréolaire sont noirs et gangréneux ; ils se perforent et laissent une cavité plus ou moins profonde, qui, ensuite, devient granuleuse et se cicatrise. Une incision cruciale peut être faite dans l'enflure à une période peu avancée, de façon à permettre à la matière de s'échapper et à faciliter la séparation des eschares ; on applique ensuite des cataplasmes chauds. Les forces du malade doivent être soutenues par un régime tonique et par une certaine quantité de vin et d'eau-de-vie. Si la douleur est vive, de l'opium doit être prescrit, soit à l'intérieur, soit comme injection sous-cutanée.

Pustule maligne des paupières. — On prétend que cette affection est assez commune dans certaines parties de la France et du continent, mais je n'ai jamais entendu dire que le vrai type se soit rencontré en Angleterre. Suivant Mackenzie, cette affection est caractérisée par la formation d'une vésicule remplie de sérum sanguin, accompagnée d'une enflure considérable et dure des paupières dont la peau est rouge et bronzée. La base de la pustule est dure et noduleuse et devient bientôt une eschare où la gangrène se développe très-rapidement. Il y a des troubles constitutionnels graves, beaucoup de fièvre et une douleur très-intense. La maladie est presque toujours causée par le contact de cadavres d'animaux en putréfaction ou d'animaux atteints du farcin ; par conséquent, elle se rencontre surtout chez les tanneurs, les bouchers, les bouviers, etc. Cette affection est extrêmement dangereuse et peut amener la mort dans les vingt-quatre heures, l'inflammation s'étendant à la tête et au cou, et l'œil étant détruit tout de suite ou plus tard parce qu'il cesse d'être protégé par les paupières contre les irritants du dehors. Mackenzie dit que le meilleur traitement est une profonde incision cruciale de l'enflure, accompagnée de l'application immédiate du cautère. Des stimulants et des toniques doivent être largement administrés.

III. — Affections syphilitiques et exanthémateuses des paupières.

L'ulcération syphilitique de la paupière débute généralement sur son bord libre, le long duquel elle se développe rapidement, surtout vers la peau ; elle montre une plus grande tendance à s'étendre dans cette direction qu'en dedans vers la conjonctive. La paupière est plus enflammée et plus gonflée dans le voisinage de l'ulcère et d'un rouge livide. L'enflure est ferme et dure et l'on sent le nodule. L'ulcère a une base dure cartilagineuse, ses bords sont irréguliers, et le fond présente un aspect particulièrement sale et lardacé. Toute la surface de la paupière est souvent enflée et indurée et d'une teinte rouge brun, l'inflammation s'étendant généralement à la conjonctive et étant accompagnée par un écoulement muco-purulent.

Si la maladie n'est pas reconnue et judicieusement traitée, l'ulcère va augmenter rapidement, devenir profondément lacéré et bientôt peut-être cheminera à travers toute la substance, détruisant la peau, les cartilages et la conjonctive. En réalité les ravages peuvent être si grands que toute la paupière peut être détruite et la maladie s'étendre de là à l'autre paupière. Dans quelques cas plus rares, l'ulcère peut occuper la surface interne des paupières et se répandre sur une partie considérable de la conjonctive palpébrale sans paraître au dehors. Si l'ulcère est situé au canthus interne ou au bord interne de la paupière inférieure dans le voisinage du sac lacrymal, on peut le prendre à tort pour une fistule du sac. Il est souvent difficile de déterminer exactement la véritable nature de la maladie ou de faire le diagnostic différentiel entre l'ulcère syphilitique et les différentes formes de lupus et d'épithélioma. Le caractère syphilitique de l'ulcération devra cependant être soupçonné, si elle est très-obstinée et qu'au lieu de céder aux remèdes ordinaires elle s'exaspère de plus en plus. On devra alors rechercher soigneusement l'histoire du cas et voir s'il n'y a pas d'autres symptômes présents de syphilis, tels que des éruptions de la peau, des ulcérations de la gorge, ou si la maladie n'est pas due peut-être à une contagion directe. Car quoique ces ulcères soient presque toujours secondaires, un chancre dur et primitif de la paupière peut parfois se rencontrer. Les variétés plus molles paraissent cependant être rares. L'ulcération peut aussi s'étendre aux paupières, venant des parties voisines, telles que le nez, etc. Le traitement doit surtout consister à mettre le plus rapidement possible le malade sous l'influence du mercure, soit en l'administrant à l'intérieur, soit par bains. Le système doit être maintenu sous cette influence pendant quelque temps, autrement une rechute pourrait se produire et l'ulcère reparaîtrait. Cet ulcère doit être touché fréquemment avec du caustique, et quand il commence à se fermer il faut se servir d'onction au précipité rouge ou de solution noire pour activer la cicatrisation. Si l'ulcération est très-obstinée et résiste à l'action du mercure, on se trouve souvent bien de l'emploi d'une décoction de Zittmann qui excite l'action de la peau. Si l'on ne peut employer ce remède on prescrira des bains chauds dans le même but.

Chez les enfants, l'existence d'une syphilis congénitale se manifeste par l'apparence d'éruptions papuleuses ou pustuleuses sur la face, les mains, et autour de l'anus. Les paupières sont gonflées et emflammées; il y a un écoulement purulent, et chez les enfants très-faibles on peut craindre la perforation de la cornée et la perte de l'œil. De petites doses de calomel et d'opium devront être administrées, et un collyre astringent ou une onction de précipité rouge devront être appliqués.

J'ai déjà dit en parlant des affections exanthémateuse de la conjonctive que les paupières s'enflamment aussi très-facilement pendant les exanthèmes et surtout dans la petite vérole. L'eczéma des paupières se retrouve très-souvent dans l'eczéma de la face; il est dû aussi à une inflammation prolongée de la conjonctive ou de la cornée, surtout dans l'ophthalmie phlycténulaire, et est causé par l'irritation que produit l'écoulement constant de larmes chaudes sur le bord de la paupière. Le traitement de cette affection est décrit à la page 76.

IV. — Inflammation des bords des paupières (tinea arsi ophthalmia tarsi, blepharitis marginalis, etc).

Dans la forme la plus bénigne de cette maladie, il y a seulement un état hypérémique du bord des paupières qui sont rouges et douloureuses. Il y a en même temps une sensation de chaleur et de démangeaison dans les yeux, sensation qui augmente par l'exposition à une lumière éclatante, à une atmosphère enfumée ou par l'emploi prolongé des yeux pour des ouvrages délicats. En se réveillant le matin, le malade s'aperçoit que ses paupières sont collées en quelque sorte et que de petites croûtes se forment sur les cils, qui parfois sont réunis en petites boules, par suite du durcissement de l'écoulement qui a séché là. Les bords des paupières sont épaissis, hypertrophiés, et paraissent rouges, luisants et brillants. L'écoulement est aussi plus abondant et plus épais, et les croûtes plus fortes et plus consistantes. Si la maladie continue, de petites pustules blanches se forment çà et là aux racines des cils ; ceux-ci se projettent à travers ces pustules qui peuvent aussi être situées entre les cils. Ces petites pustules s'excorient bientôt et laissent échapper un écoulement jaunâtre muco-purulent. Elles saignent facilement si l'on frotte le bord de la paupière ou si les croûtes sont enlevées trop brusquement. Le bord de la paupière devient de plus en plus gonflé, lacéré, et les pustules peuvent l'envahir tout entière, de sorte qu'elle paraît à vif et ulcérée une fois que la croûte a été enlevée. Lorsque toute la substance de la paupière, le long du bord, est épaissie et durcie, cet état est appelé *tylosis*. La conjonctive participe généralement plus ou moins à l'inflammation, et cette circonstance, jointe à l'état d'inflammation et d'altération de la sécrétion de la glande de Meibomius, produit une sensation de sable et de roulement dans l'œil que l'on sent en outre chaud, sec et très-irrité. Cette démangeaison est surtout marquée si a paupière et les joues s'enflamment et s'excorient. S'il survient de la conjonctivite, il y a un accroissement de l'écoulement qui prend alors un caractère muco-purulent. Dans les cas les plus graves de blépharite marginale, la suppuration des follicules pileux se produit, et les pustules qui se forment à la base des cils peuvent atteindre un volume considérable ; si elles se rompent ou si on les presse, elles laissent échapper un écoulement muco-purulent épais, qui se sèche sur le bord de la paupière sous la forme d'une croûte dure et épaisse, derrière laquelle le bord de la paupière est ulcéré et parfois dentelé. Les cils deviennent lâches et se détachent, soit qu'ils tombent d'eux-mêmes, soit qu'ils soient enlevés avec les croûtes. Pendant quelque temps des cils nouveaux se forment, mais leur disposition et leur force ne sont pas normales ; ils sont faibles, entrecroisés, mal développés. Cependant si la maladie continue longtemps et qu'elle soit grave, les cils cessent de croître, et une partie plus ou moins considérable de la paupière en est complétement privée (madarose). Ou bien encore quelques cils clair-semés, minces, mal venus, sont épars le long du bord. La position des cils subit souvent une variation considérable, de sorte qu'on les voit renversés, entrecroisés et mal venus (trichiasis) ; ou bien encore un double rang de cils (distichiasis) peut se former, soit le long de la partie la plus longue de la paupière, soit principalement sur un point. Il y a aussi à craindre que la cicatrisation des ulcères ne conduise à l'oblitération et à la fermeture des glandes de Meibomius, de sorte que ces glandes soient recouvertes de peau ; la sécrétion de ces glandes est alors arrêtée, et si l'on presse sur le bord de la paupière on n'obtient plus aucun écoulement. Cet état et l'inflammation des glandes qui survient souvent augmentent encore l'intensité et l'obstination de la maladie. En réalité, quand les ouvertures du plus grand nombre des follicules de Meibomius sont oblitérées, le cas peut être incurable et l'on doit le regarder comme susceptible seulement d'adoucissement, au lieu que si ces conduits sont encore ouverts, on peut arriver à la guérison et la considérer même comme certaine, si l'on persévère dans le traitement, car il faut souvent des mois pour l'obtenir. A cause de l'épaississement et de l'hypertrophie du bord de la paupière, il y a généralement une tendance marquée au renversement, et alors le point lacrymal, au lieu d'être tourné en dedans vers le globe de l'œil, se redresse ou même se retourne, et les larmes ne pouvant plus y entrer coulent sur le bord de la paupière et tendent encore plus à entretenir et à aggraver l'inflammation. L'inflammation peut s'étendre au point et au canalicule et en causer l'oblitération. Le bord interne de la paupière perd sa forme angulaire, s'arrondit, se ramollit ou se durcit, et prend un aspect cuticulaire. La contraction de la peau qui suit la cicatrisation des paupières et de la joue excoriées augmente encore cette tendance à l'ectropion, de sorte qu'il peut se produire un lagophthalmos considérable.

La blépharite marginale est souvent produite par des formes variées de conjonctivite ou de cornéite, surtout si cette dernière maladie est accompagnée d'écoulement considérable de larmes brûlantes qui mouillent et excorient constamment les bords des paupières. Cet état se développe aussi comme maladie primitive, et dans ce cas on lui donne pour cause une exposition prolongée au vent, au froid, à l'éclat d'une lumière brillante ou à une atmosphère pleine de fumée ou viciée. Son intensité est beaucoup augmentée par la saleté et la misère, et par conséquent cette maladie se rencontre plus souvent parmi les classes les plus pauvres, et surtout chez les peuples qui n'ont pas l'habitude de la propreté. Elle existe surtout chez les enfants, cependant elle attaque aussi quelquefois les adultes, et, en pareil cas, ce sont les personnes faibles, délicates, d'une constitution scrofuleuse ou qui souffrent de mauvaises digestions, qui en sont atteintes. La maladie alors est très-tenace et les rechutes se succèdent. Le docteur McCall Anderson croit que cette maladie n'est ni plus ni moins qu'un eczéma pustuleux (impétigo), qui attaque le bord des paupières (1).

Dans le traitement de cette maladie on doit surtout tenir à une propreté scrupuleuse. Dans les cas les plus bénins, l'œil devra être souvent lavé avec de l'eau tiède, du lait ou de l'eau chaude, de façon à ramollir et à enlever les croûtes des cils. Une fois le lavage terminé, on applique à l'aide d'un petit pinceau de poils de chameau un peu d'onguent de nitrate de mercure, à doses peu élevées, sur la racine des cils. Si ce moyen est trop irritant, on diminue la force de l'onguent en y mêlant une ou deux parties d'axonge. Si les croûtes sont dures et épaisses et que les bords des paupières soient très-enflés et très-rouges, de simples ablutions d'eau

---

(1) *A practical Treatise upon Eczema*, par le docteur McCall Anderson, p. 107.

chaude ne pourront plus suffire, et il faudra appliquer des compresses
trempées dans l'eau chaude pendant une période de 10 à 20 minutes ;
ces compresses devront être changées très-souvent. Cette application
devra être répétée trois ou quatre fois dans la journée ; on pourra y substituer des cataplasmes de pain ou de farine de graine de lin. Ce traitement
diminue beaucoup l'inflammation, et les croûtes ramollies se détachent
spontanément ou peuvent être facilement enlevées sans inconvénient pour
les paupières. Les compresses chaudes et les cataplasmes sont surtout
utiles le matin, quand les croûtes sont épaisses et les paupières collées ensemble par l'écoulement de la nuit. Après l'enlèvement des croûtes on
peut laver les paupières avec de l'eau tiède et appliquer quelque solution
ou quelque onguent astringent. Avant de le faire ou aura soin d'enlever
les cils malades ou qui poussent mal avec des pinces à cils. En agissant
ainsi on favorise la pousse des nouveaux et l'on rend plus facile l'application
des remèdes topiques. En réalité, si la maladie est grave et qu'elle envahisse la plus grande partie de la paupière, il vaut mieux enlever la plus
grande partie des cils ou, comme M. Streatfeild, les couper tout près du
bord. Un grand nombre d'onguents et de lotions ont été recommandés
pour cette maladie, et dans les cas chroniques et très-obstinés il est à
propos de changer de temps en temps de remède.

Dans les formes bénignes, l'application matin et soir, d'un onguent
faible au nitrate de mercure ou au précipité rouge ou blanc peut suffire.

Si le bord de la peau est très-excorié, une solution de nitrate d'argent ($0^{gr},25$ à $0,^{gr}50$ pour 32 grammes) devra être légèrement étendue sur
la paupière tous les jours ; ou bien des tampons de charpie imbibés d'une
solution faible de nitrate d'argent ou de sulfate de zinc seront périodiquement appliqués. Si de petits ulcères ou pustules se sont formés, on
les touchera avec un crayon de sulfate de cuivre à pointe fine ou avec le
crayon mitigé de nitrate d'argent. Je me suis aussi très-bien trouvé de
l'emploi de l'onguent de Wecker, qui consiste en parties égales d'huile
de lin et d'emplâtre de plomb avec un peu de baume du Pérou. On étend
cet onguent sur un bourdonnet de charpie, et au moment de se mettre
au lit on le place sur la paupière où il reste toute la nuit. Le matin,
au moment où on l'enlève, on doit laver et éponger les yeux avec de
l'eau chaude ; alors le docteur McCall Anderson recommande fortement
l'usage d'une solution de potasse ($0^{gr},50$ pour 32 grammes d'eau), dont on
emploie très-peu chaque jour pour enduire la peau de la paupière à l'aide
d'un petit pinceau ; cette opération doit être faite par le chirurgien lui-
même. On doit avoir sous la main un grand pinceau trempé dans l'eau
froide, afin d'arrêter l'action du médicament quand on le désire. S'il y a
de la conjonctivite on appliquera, deux ou trois fois par jour, une ou deux
gouttes de collyre d'alun ou de sulfate de zinc. Les yeux seront aussi

protégés contre l'éclat de la lumière et contre le vent et le froid par une paire de lunettes bleues. En même temps que ce traitement local sera poursuivi, on surveillera attentivement la santé générale du malade. S'il est scrofuleux ou délicat, de l'huile de foie de morue, du fer ou de la quinine lui seront administrés; son régime devra être fortifiant, mais facile à digérer et tout excès, surtout les excès de boisson, devront être défendus. L'usage même modéré de stimulants ne peut pas être supporté par certains malades et peut amener une aggravation de la maladie ou une rechute. Dans les cas obstinés je me suis souvent bien trouvé de l'usage prolongé de l'arsenic.

Acné ciliaire. — Cette maladie est assez fréquente; on voit un ou deux nodules dus à l'inflammation des follicules sébacés ou pileux et situés près du bord des paupières qui sont plus ou moins enflées, rouges et enflammées. En réalité, si la maladie est grave, toute la paupière peut être œdématiée. Ces nodules se trouvent dans le tissu cellulaire sous-cutané et sont en quelque sorte mobiles; plusieurs cils peuvent même s'échapper du sommet des petites pustules. Celles-ci augmentent graduellement de volume, et, arrivées à une certaine grosseur, peuvent se résorber; mais généralement elles suppurent et le pus s'échappe, soit à travers le conduit du follicule, soit en cheminant à travers la peau extérieure. Dans d'autres cas le nodule se durcit, s'indure et peut rester ainsi pendant très-longtemps sans subir aucune altération.

Cette maladie se rencontre surtout chez les individus jeunes, et souvent d'une excellente santé, qui montrent seulement une disposition spéciale à de l'acné de la face. Elle peut aussi exister indépendamment de cette disposition si la sécrétion des follicules sébacés des paupières est altérée d'une manière quelconque, par suite d'une cause morbide; soit par excès dans la quantité, soit par endurcissement, elle se confine dans la glande et produit de l'inflammation à cause du volume plus grand et du nombre des follicules sébacés dans la paupière supérieure; c'est là qu'on trouve l'acné plutôt que dans la paupière inférieure. Les causes de l'acné ciliaire ressemblent à celles de l'acné en général, et de même que dans cette dernière affection le cours de la maladie est en général très-lent et il y a souvent des rechutes. Parmi les causes principales on peut mentionner les écarts de régime, l'usage des vins et des spiritueux, et toute espèce d'excès; chez les femmes il faut ajouter à ces causes le dérangement des fonctions utérines. L'exposition à la poussière, la saleté, le froid, le vent, une lumière éclatante, etc.; tout cela augmente la gravité, l'obstination de la maladie, et favorise la tendance aux rechutes. Si l'affection a duré pendant quelque temps et a été accompagnée d'une grande inflammation, elle peut se compliquer de blépharite marginale.

On doit faire une grande attention à la propreté des paupières, qui
devront être lavées souvent de façon que l'écoulement n'entre pas
entre les cils, et que s'il s'est encroûté sur les paupières il puisse en être
enlevé. Les cils malades et lâches devront être souvent arrachés. Si le
nodule et les parties voisines de la paupière sont rouges, enflés et douloureux, des compresses froides seront appliquées ; mais si l'on voit des
signes de suppuration, des cataplasmes chauds ou des fomentations y
seront substitués et la pustule ponctionnée afin de permettre à l'écoulement de sortir facilement. Dans la forme indurée, un onguent contenant
du mercure ou de l'iodure de potassium sera appliqué. Le régime et les
habitudes du malade seront réglés avec soin, et s'il est d'une constitution
faible et délicate les toniques seront prescrits.

La présence des poux (1) sur les cils peut faire diagnostiquer à tort le
tinea, cependant la croûte a une forme plus circonscrite et plus ronde.
La citrine ou onguent au précipité rouge sera appliqué deux fois par
jour, ce traitement tue généralement le parasite assez vite. Si ces animaux sont nombreux, il peut être nécessaire de couper les cils très-près
du bord.

V. — Éphidrose et chromidrose.

Une sécrétion excessive des glandes sudorifères des paupières, et particulièrement de la paupière, supérieure, existe parfois. La transpiration
sort si librement que la surface de la paupière est couverte d'une couche
mince de fluide qui va parfois presque jusqu'au bord de l'orbite ; cet état
est appelé éphidrose. Si l'on essuie la peau sèche avec un linge fin on voit
aisément (à l'aide d'un verre grossissant) que la moiteur sort de petits
pores innombrables, se réunissant en gouttes plus larges et à la fin couvre
la paupière d'une couche mince de fluide (de Graefe) (2). Bientôt la
conjonctive s'injecte et s'enflamme, les bords des paupières deviennent
douloureux et s'excorient (surtout aux angles de l'œil) par suite de l'irritation constante produite par la sueur, et il s'établit une blépharite marginale rebelle accompagnée d'un certain degré de conjonctivite. Le malade se plaint en même temps d'une démangeaison et d'une sensation
de morsure sur la paupière. L'affection est très-rebelle, très-lente, car
quoique les collyres et les lotions astringentes soient favorables dans l'inflammation de la conjonctive et du bord de la paupière, elles n'exercent
que peu ou point d'influence sur la sécrétion du fluide. Wecker recommande sa pommade antiblépharique (p. 713). La santé générale et surtout l'action de la peau et des reins doivent être surveillées.

(1) *R. L. O. H. Rep.*, II, 125.
(2) *A. f. O.*, IV, 2, 254.

Chromidrôsis (stearrhaea nigricans d'Erasmus Wilson). — Sous ce titre on a décrit un état très-particulier et pigmenté des paupières, caractérisé par une décoloration des paupières et surtout de la paupière inférieure; cette décoloration est surtout apparente dans les plis de la peau et n'atteint pas les cils. La paupière a une couleur d'un ton brun noir ou d'un noir brunâtre que l'on peut facilement faire disparaître avec de l'huile ou de la glycérine, mais non pas avec de l'eau. Cette affection se rencontre surtout chez les femmes, et principalement les femmes nerveuses et hystériques, et il est presque hors de doute que cet état est artificiel et dû à quelque peinture pigmentée que le malade emploie pour tromper son médecin et éveiller son intérêt ou sa compassion. Pour une description étendue de cet état, je renverrai le lecteur à la traduction française de Mackenzie, tome III, page 44, et aux mémoires du docteur Warlomont au congrès ophthalmologique de Heidelberg, 1864 (voy. *Klin. Monatsbl.*, 1864, p. 381).

VI. — Orgelet (compère loriot).

Cette maladie n'est pas, comme on l'a quelquefois supposé, une affection inflammatoire des glandes de Meibomius, mais une inflammation furonculaire du tissu connectif des paupières dont le siége est généralement dans le voisinage des follicules chevelus et près du bord de la paupière. Dans la plupart des cas il y a seulement un furoncle, dans d'autres il y en a plusieurs. Au début de la maladie on voit un petit bouton ou nodule circonscrit près du bord de la paupière, la peau restant au-dessus de lui. Dans les cas très-aigus, la paupière est souvent très-rouge, très-enflammée et œdématiée; quoique ces symptômes soient généralement limités au voisinage de l'orgelet, ils peuvent s'étendre cependant à la paupière tout entière. Si c'est la paupière supérieure, elle peut tomber en un pli massif et tout près de l'ouverture palpébrale; il peut y avoir en outre de la photophobie, du larmoiement. Le malade se plaint d'une douleur considérable, et l'enflure dans le voisinage du nodule est extrêmement tendre au toucher. Il y a aussi quelquefois de la fièvre et une perturbation constitutionnelle. Les souffrances du malade ne sont pas en rapport avec l'étendue de la maladie, celle-ci cependant peut avoir un cours chronique ou être moins aiguë. La proéminence produite par le nodule est très-apparente et a l'aspect d'une petite tumeur circonscrite du volume d'un pois, la peau de la paupière étant dans son voisinage d'un rouge vif et bronzé. Quelquefois plusieurs cils se projettent à travers le sommet de l'orgelet quand il est situé au bord de la paupière. S'il n'est pas visible, sa présence peut être aisément soupçonnée, si l'on passe l'extrémité du doigt sur la surface de la paupière. En renversant celle-ci on voit que la conjonctive est molle et n'est pas altérée, mais si l'orgelet pointe en dedans, le nodule circonscrit apparaît sur la surface interne de la paupière, la conjonctive étant rouge et enflammée au-dessus et autour. Le sommet du bouton est d'un jaune grisâtre, si la suppuration s'est établie et que la matière produise de petites pointes ; si la maladie est laissée à elle-même, elle peut quelquefois subir la résolution ; mais, règle générale, la suppuration s'établit, la perforation a lieu, une matière purulente s'échappe, en même temps qu'une substance gélatineuse d'un blanc grisâtre formée par un tissu connectif mal développé. Cet écoulement est rendu par petites boules. La maladie a une grande tendance aux rechutes, de sorte qu'elle peut se prolonger pendant plusieurs mois, ce qui a conduit quelques auteurs à la considérer comme le résultat d'une diathèse particulière. Elle se rencontre le plus souvent chez les individus jeunes, surtout s'ils sont d'une santé délicate, chez ceux qui ont des dispositions à l'acné ou qui sont adonnés à une vie de plaisir ou de dissipation. Si le cours de la maladie est long et surtout s'il y a des rechutes fréquentes, elle est assez souvent suivie de chalazion à cause des changements inflammatoires subis par les glandes de Meibomius, qui amènent la dégénérescence crayeuse ou graisseuse de leur contenu.

Au début de la maladie, s'il y a des symptômes inflammatoires considérables, il faut appliquer des compresses froides ; cependant, en règle générale, je préfère les cataplasmes chauds qu'on changera très-fréquemment, car en agissant ainsi on hâtera la formation du pus et la fin de la maladie. Quand la suppuration est établie et que la peau est amincie et jaune sur un point, une petite incision peut être faite pour faciliter la sortie du pus auquel est généralement mélangé un peu de substance gélatineuse de tissu connectif. La douleur est considérablement et immédiatement diminuée par l'incision. Quand la cicatrisation est faite, et afin d'éviter une rechute, je me suis bien trouvé de l'emploi d'un onguent faible au nitrate d'argent ($0^{gr},10$ à $0^{gr},20$ pour 32 grammes). Si le malade est faible et d'une mauvaise santé, on devra donner des toniques et régler les fonctions digestives.

VII. — Tumeurs des paupières.

Chalazion (tumeur tarsale, kyste tarsal.) — Cette affection est une tumeur due à des changements inflammatoires des glandes de Meibomius ou des conduits, changements qui produisent une altération et une rétention des sécrétions. Si l'inflammation a été aiguë ou s'il y a eu des exacerbations inflammatoires, la suppuration s'établit et le pus se forme.

Dans d'autres cas les contenus du kyste, au lieu d'être purulents ou muco-purulents, sont fluides, gélatineux, graisseux ou sébacés et caillés. La tumeur est généralement du volume d'un petit pois, mais elle peut augmenter et arriver jusqu'à celui d'un petit haricot. Elle est située à une certaine distance du bord libre de la paupière et est généralement plus visible sur la surface interne, se tenant tout près derrière la conjonctive qui est souvent considérablement amincie, et formant là une petite tumeur circonscrite bleuâtre ou d'un blanc jaunâtre qui surgit et est proéminente, surtout quand la paupière est bien retournée et que la conjonctive est bien tendue. Dans d'autres cas plus rares la tumeur pointe extérieurement et se tient tout près derrière la peau qui est souvent rougie, amincie au-dessus d'elle et tout autour. Ces tumeurs se trouvent plus fréquemment dans la paupière supérieure. Quelquefois elles existent dans les deux paupières et dans les deux yeux.

Si la tumeur est petite et dure et que sa formation ait été très-lente, on peut essayer de favoriser son absorption à l'aide de l'onguent au précipité rouge ou à l'iodure de potassium. Cependant, en général, ce moyen n'est pas efficace et il faut avoir généralement recours à une opération. Si la tumeur se présente sur la surface conjonctivale, les paupières devront être retournées complétement et la conjonctive bien étalée. Une large incision cruciale sera faite ensuite avec un couteau à cataracte ou avec un scalpel, de façon que la tumeur soit bien ouverte. Si le contenu est fluide ou muco-purulent, il s'échappe alors ; s'il n'en est pas ainsi et que la tumeur soit remplie d'une substance gélatineuse, on introduira une petite sonde que l'on tournera légèrement de façon à rompre et à retirer le contenu de la tumeur. S'il y a de petites parties de celle-ci qui adhèrent aux cloisons du kyste, on les excisera avec des ciseaux recourbés et posés à plat. Si la tumeur est située profondément et près de la surface extérieure, les incisions devront être proportionnellement profondes et s'étendre à travers le cartilage tarse, car il vaut mieux généralement ouvrir la tumeur du dedans : on évite ainsi de former une cicatrice dans la peau. On doit surtout faire attention à cette question de cicatrice si la tumeur est placée près du bord de la paupière et particulièrement près du point lacrymal. Mais si la tumeur se trouve à quelque distance du bord de la paupière et dans sa partie centrale extérieure, qu'elle soit très-près derrière la peau, et surtout si elle est flasque, l'incision peut être pratiquée par le dehors, car les plis de la peau relâchée cacheront la cicatrice et empêcheront la paupière de se retourner. L'enlèvement du contenu est généralement accompagné d'un saignement assez considérable, et à cause de cela la tumeur peut paraître à peine réduite comme volume ; cependant, au bout de quelques jours, l'inflammation adhésive qui suit l'opération cause une contraction du kyste qui disparaît rapidement en même temps que les éléments épaissis qui l'entourent. Cette inflammation adhésive peut être augmentée en touchant légèrement l'intérieur du kyste avec un crayon de nitrate d'argent à pointe très-fine.

Si la tumeur est dure et ferme, j'engage généralement le malade à employer des cataplasmes chauds pendant un ou deux jours avant l'incision. Ces cataplasmes accélèrent la tendance à la suppuration, adoucissent les contenus, en sorte qu'ils sont moins tenaces et s'enlèvent plus facilement. Comme les malades atteints de cette tumeur souffrent souvent d'irrégularités dans les fonctions digestives, on doit les surveiller avec le plus grand soin.

Les follicules de Meibomius sont quelquefois obstrués sans qu'il y ait aucune enflure ou dilatation des glandes. Ces obstructions sont dues à une accumulation de sécrétion dans les conduits, accumulation qui produit de petites concrétions d'un blanc jaunâtre qui sont semées irrégulièrement sur la surface conjonctivale molle, ou arrangées à la suite les unes des autres, semblables à de petites têtes d'épingles tout le long du conduit. Si ces concrétions sont très petites, peu nombreuses et qu'elles ne produisent ni inconvénient, ni irritation, on ne doit pas intervenir ; mais si elles sont nombreuses, que leur volume soit considérable et qu'elles produisent de l'irritation, il faudra les percer avec la pointe d'un couteau et extraire leur contenu durci. Cette opération peut être facilement faite à l'aide d'une sonde cannelée.

Milium. — Le milium est une petite tumeur blanche ayant à peu près le volume d'un grain de millet, ainsi que l'indique son nom. Cette tumeur est située sur le bord libre de la paupière ou tout près de ce bord. Elle est généralement seule, parfois cependant on la voit en nombre considérable, et dans ce cas les petites tumeurs sont réunies en masses. Les cils s'échappent entre ces petits nodules et souvent par leur centre. On peut percer ces petits grains et exprimer leur contenu qui est mou, semblable à de la graisse.

Molluscum ou tumeur albuminoïde. — Cette tumeur est de la même nature que la précédente, mais elle atteint un volume plus considérable ; elle est généralement située à quelque distance du bord de la paupière et est presque indolore. La peau qui la recouvre est généralement amincie, en sorte que sa couleur d'un blanc jaunâtre et la surface nodulée sont très-visibles. Au centre on aperçoit quelquefois une petite ouverture à travers laquelle s'échappe un peu de fluide, qui en séchant produit une petite croûte. Dans les cas nouveaux cette matière est contagieuse. Si la tumeur existe pendant longtemps, son attache à la peau peut être tirée et allongée de sorte qu'elle a un cou ou pédicule plus ou moins distinct qui la rend pendante. Cette tumeur n'est généralement pas limitée aux paupières, mais se voit en même temps sur la face et sur d'autres parties du corps. La croûte qui est au sommet peut être détachée avec des pinces, le nodule percé ou légèrement incisé et le contenu vidé à l'aide de la pression des ongles. S'il n'est pas vidé tout de suite on devra répéter la pression. Quand il existe plusieurs tumeurs de même genre sur la figure et sur les paupières, il vaut mieux les opérer toutes en une seule fois.

Tumeurs sébacées. — Ces tumeurs se rencontrent le plus souvent chez des enfants et ressemblent par leur nature à celles que nous venons de décrire, seulement leur volume est encore plus considérable et arrive à celui d'une aveline ou même d'une petite noisette. On les voit le plus souvent au bord supérieur et extérieur de l'orbite près du sourcil. La peau qui recouvre la tumeur garde généralement son apparence normale ou bien elle rougit. Le contenu de la tumeur est renfermé dans une cloison de kyste dont la partie postérieure est épaissie et hypertrophiée. Les substances qui la composent, sont sébacées et graisseuses, consistant en cellules épithéliales brisées en molécules de graisses et en poils. Dans d'autres cas, la tumeur est plus douce et son contenu plus huileux. Si elle est très-petite et ne cause aucun ennui au malade, on peut la laisser, mais s'il en est autrement on devra l'enlever à une période peu avancée. Comme afin d'en empêcher le retour il est nécessaire de l'enlever complétement, il vaut mieux ne pas la percer pour la vider ensuite, mais la disséquer tout autour si c'est possible sans arracher ou percer la cloison du kyste. Par conséquent une large incision devra être pratiquée à travers la peau avec un petit scalpel ou un couteau à cataracte et parallèlement aux bords de l'orbite. Quand la tumeur a un volume considérable, on peut faire une incision cruciale pour faciliter la dissection, mais généralement l'incision longitudinale devra suffire. La tumeur sera alors lentement et soigneusement disséquée, les adhésions entre les cloisons du kyste et le tissu cellulaire environnant étant délicatement rompues par la pointe du couteau ou détachées par une traction douce faite à l'aide du manche du canif. Un aide doit être à côté avec une éponge tout prêt à essuyer le sang pour que l'opérateur ait toujours devant lui l'état exact du contour de la tumeur et de ses adhérences. La cloison du kyste pourrait être facilement rompue, et son contenu blanc pultacé s'échappant augmenterait la difficulté de l'opération. Si la cloison du kyste n'a pas été complétement enlevée, les parties qui restent pourront être légèrement touchées avec du nitrate d'argent. Afin d'accélérer la réunion les bords de la plaie seront réunis avec des sutures fines et des compresses d'eau froide seront appliquées.

Fibroma. — Cette forme se rencontre dans les paupières sous la forme d'une tumeur dure, petite, circonscrite, qui est quelquefois congénitale et parfois très-sensible au toucher. Ces tumeurs prennent souvent un caractère cartilagineux (Wecker), et de Graefe (1) rapporte un cas de tumeur de ce genre qui se trouvait à l'angle externe de l'œil et qui avait atteint un volume égal à la moitié d'une noix. Elle était située dans le tissu connectif sous-cutané et, après l'excision, on vit qu'elle était formée par un véritable tissu osseux.

Le fibroma n'augmente que très-lentement de volume, c'est le trait distinctif entre cette tumeur et les tumeurs sarcomateuses, autrement elles ne peuvent être distinguées l'une de l'autre qu'à l'aide du microscope.

Sous le nom de *cylindrome*, de Graefe décrit une tumeur spéciale (2) d'une nature sarcomateuse, qui se rencontre dans le voisinage de l'œil, dans les paupières, dans l'orbite ou dans la tête. Elle se distingue particulièrement par ce fait, que, comme la tumeur sarcomateuse, elle présente des proéminences extérieures claviformes des capillaires et des veines (Recklinghausen) (3). La tumeur est très-douloureuse si on la presse fortement, mais la douleur spontanée est périodique. Il y a une tendance marquée à la récidive et il est très-difficile de l'extirper complétement.

Verrue ou poireau. — Ces excroissances se forment quelquefois sur la paupière ou tout près de son bord, et l'on peut alors les exciser avec des ciseaux ou les toucher avec un caustique ou de l'acide acétique. Si leur base est étroite on peut appliquer une ligature fine avec de la soie ou avec du crin, de manière à les étrangler. Avec ce procédé l'excroissance se détruit en quelques jours.

Tumeurs graisseuses. — Ces tumeurs ne sont pas fréquentes dans les paupières et elles se reconnaissent facilement à leur forme molle, circonscrite, lobulée; elles sont fermes et élastiques au toucher. Leur progrès est en général très-lent et il est très-facile de les enlever.

Cancer épithélial. — C'est là presque la seule tumeur maligne qui se trouve dans les paupières comme maladie primitive, car les autres formes cancéreuses telles que le squirrhe, le cancer médullaire, etc., n'y arrivent en général que secondairement.

Le cancer épithélial se trouve le plus souvent dans la paupière inférieure et près du canthus externe; il existe généralement chez les personnes d'environ quarante ans ou même plus âgées; il est rare qu'on le trouve chez de jeunes sujets. Au début, la maladie prend l'aspect d'une petite induration circonscrite légèrement, située sur le bord de la paupière ou tout près et ressemblant à une verrue, à une petite croûte épaissie.

(1) *Kl. Monatsblät.*, 1863, p. 23.
(2) *A. f. O.*, X, 1, 184.
(3) *Ib.*, 190.

Cette élevure est recouverte par une peau d'apparence saine et non enflammée et parfois de petits vaisseaux variqueux passent au-dessus ou à
côté. La surface du petit nodule est souvent rugueuse et écailleuse
comme si l'épiderme était épaissi. La maladie peut rester ainsi stationnaire pendant très-longtemps, il peut même s'écouler des années avant que
l'élevure augmente de volume ou s'ulcère. Pour ces motifs et à cause de
l'absence presque totale de douleur, la tumeur occupe très-peu le malade
qui la prend pour un simple poireau. Quand la maladie se développe dans
la peau sur le sac lacrymal on peut la prendre pour une dacryocystite.
Ainsi Mackenzie rapporte un cas dans lequel le malade demandait à ce
qu'on lui introduisît un stylet, et un autre dans lequel c'était déjà fait ;
mais tôt ou tard la maladie augmente graduellement et presque imperceptiblement de volume, elle s'étend le long du bord de la paupière et
prend une forme ovoïde et allongée. La surface se déchire, s'excorie et
un écoulement mince d'un jaune grisâtre s'établit, durcit sur la tumeur
sous la forme d'une croûte foncée et rugueuse. Alors l'ulcération commence, la tumeur augmente lentement en profondeur et en circonférence.
Les bords de l'ulcère sont élevés et semés parfois de quelques tubercules
d'un rouge pâle qui, si on les excise, se reforment rapidement. La peau
autour de la tumeur n'est qu'un peu épaissie, enflée ou décolorée, et
cet aspect distingue la maladie du lupus et aussi de l'ulcère syphilitique.
En outre la lenteur de la croissance et l'histoire du cas empêchent de
commettre une méprise. Quand l'ulcération est établie, la douleur augmente, mais non pas d'une façon considérable ; elle n'est pas aiguë ni
lancinante, cependant si quelques nerfs sont exposés par l'ulcération, les
souffrances du malade seront considérablement augmentées. L'écoulement est jaunâtre, d'une apparence saine et sans fétidité (1). Quelquefois
le cancer peut temporairement se cicatriser, soit complétement, soit en
partie, et paraître alors fermé pendant un certain temps. Mais bientôt la
surface se produit de nouveau et une ulcération nouvelle s'établit. Au
bout de quelque temps l'ulcère envahit de plus en plus la paupière,
s'étend le long de la surface et profondément dans la structure jusqu'à
ce qu'il ait cheminé à travers toute l'épaisseur et qu'il ait apparu sur
la surface conjonctivale, s'étendant parfois de là jusqu'à l'orbite. Si
les paupières sont détruites, le globe de l'œil sera exposé et il pourra
survenir une suppuration de la cornée, accompagnée de la perte de
la lentille et d'une portion considérable de l'humeur vitrée, et par suite
de l'atrophie du globe. Mackenzie (2) a été témoin de cas dans lesquels une douleur épouvantable était causée par suite de l'exposition du

____

(1) Voy. l'article remarquable du Dr Jacob sur cette maladie (*Dublin Hosp. Rep.*, IV, 1827).
(2) *Diseases of the Eye,* 4e édition, 137.

globe de l'œil ou de l'implication des nerfs sous-orbitaire et sus-orbitaire par l'ulcération. La maladie peut aussi s'étendre à la face et enfin s'ouvrir dans la bouche.

Les veines qui passent sur l'ulcère donnent souvent lieu, par suite de leur rupture, à une hémorrhagie considérable.

La cause de l'affection est souvent douteuse, cependant quelquefois on peut remonter distinctement à son origine : quelque blessure ou lésion, ou bien encore quelque source d'irritation longtemps prolongée.

Si la maladie est circonscrite et d'un volume moyen de façon que l'on puisse espérer de l'enlever complétement, le traitement par l'extirpation est je pense le meilleur en règle générale. On doit avoir soin de porter les incisions jusque dans les téguments sains de peur de laisser en arrière quelques tissus morbides. L'incision est généralement faite dans la forme d'un V et assez considérable pour inclure toutes les parties malades. Les bords de la plaie seront réunis par des sutures fines, ou, si la perte de substance est considérable, on pratiquera une opération plastique et la peau sera amenée de la tempe ou de la joue. Mackenzie préfère une incision semi-lunaire et laisse l'ouverture se fermer par une granulation; cependant il faut admettre que lorsque l'opération a été suivie d'une cicatrice résistante et que la maladie paraît être guérie, même alors au bout de quelque temps l'affection peut reparaître et c'est pour cela que le traitement par les escharotiques et autres agents a été fortement recommandé. De la potasse et de la pâte de chlorure de zinc ont été particulièrement employées comme caustique Mackenzie (1) recommande fortement le sulfate de zinc. L'eau s'étant évaporée pendant la cristallisation du sulfate de zinc et le résidu réduit en une poudre fine étant mélangé avec un peu de glycérine, de façon à former une pâte épaisse et tenace, il applique cette pâte sur l'ulcère et sur ses bords durcis à l'aide d'un morceau de bois pointu. Il recouvre ensuite la partie avec du linge sec. Ce traitement, répété deux ou trois fois, produit une cicatrice saine et résistante et en apparence une guérison complète.

Le docteur Broadbent a institué un traitement par injection d'acide acétique (une partie d'acide fort pour 4 parties d'eau), ce moyen peut être essayé, car il a très-bien réussi dans les mains de plusieurs chirurgiens distingués parmi lesquels il faut citer M. Power (2), M. Wecker (3), etc. Le traitement du docteur Althaus par l'électricité peut aussi être essayé puisqu'il est presque complétement exempt de

(1) *R. L. O. H. Rep.*, II, 5.
(2) M. Power, *On diseases of the Eye*, p. 103.
(3) Wecker, *Maladies des yeux*, 2e édition, I, 659.

douleur ou de gêne. M. Bergeron (1) recommande l'usage local et interne
du chlorate de potasse.

VIII. — Nævus maternel.

Cette maladie se rencontre parfois sur les paupières et son volume et
son aspect varient considérablement. La surface peut être molle ou gra-
nulée, et facile à diviser en deux ou trois portions distinctes. La couleur
varie aussi du rouge clair au pourpre ou au rouge bleuâtre. Le nævus
peut être superficiel et limité à la peau ou bien s'étendre plus profondément, impliquer le tissu sous-cutané, parfois même dans une étendue
considérable. Ces taches ont aussi été divisées en formes active ou artérielle et passive ou veineuse. Les premières sont fermes, elles ont une
pulsation distincte au toucher et ne peuvent pas être vidées, excepté
quand on comprime les vaisseaux qui les soutiennent (Mackenzie). Les
veineuses sont plus molles et plus élastiques et peuvent être facilement
vidées à l'aide de la pression. Quand le malade se penche, le nævus se
remplit rapidement et devient foncé et très-tendre.

La maladie est souvent congénitale et peut augmenter graduellement
jusqu'à un certain point ; arrivée là, elle peut rester presque stationnaire
ou même diminuer spontanément de volume et enfin disparaître sans
laisser aucune trace.

Des traitements variés ont été recommandés pour cette maladie ;
le meilleur est, je pense, l'application de fils imbibés de perchlorure
de fer, les formes variées de ligature et l'électrolyse. L'injection
de perchlorure de fer est extrêmement dangereuse et l'on a rapporté
plusieurs cas de mort instantanée provoqués par ce traitement. Il est donc
plus sage de traverser la tumeur dans plusieurs directions avec des fils
imbibés de perchlorure de fer que l'on maintient pendant quelques jours.
La ligature sous-cutanée, soit en forme de S, soit circulaire, est aussi
très-utile si la tumeur a un volume considérable et qu'elle puisse se diviser
en plusieurs parties : l'une de ces parties peut être prise d'abord et l'opération répétée sur les autres. Wecker (2) perfore la base de la petite
tumeur par deux aiguilles croisées à angle droit (+) et ensuite étrangle
fortement la base avec un fil passé derrière les aiguilles.

L'application de l'électricité me paraît être très-utile, le docteur
Althaus (3), auquel nous devons l'introduction de ce traitement, a très-bien
réussi par ce moyen et rapporte un cas dans lequel un nævus de la pau-

____

(1) *Ib.*, p. 659.
(2) *Loc. cit.*, 653.
(3) Voyez l'ouvrage du docteur Althaus sur l'électricité.

pière (chez un malade de M. White Cooper), fut rapidement guéri sans laisser aucune trace. Les grands avantages de l'électricité sont : que ce traitement ne procure ni douleur ni danger, qu'il ne laisse aucune cicatrice et qu'il ne défigure pas.

La galvanopuncture a été aussi recommandée.

IX. — Ptosis.

Dans cette affection la paupière supérieure tombe, de façon que l'ouverture palpébrale soit considérablement rétrécie et la cornée plus ou moins couverte ; le malade étant incapable de relever la paupière par un simple effort de la volonté. Dans le chapitre qui traite des affections paralytiques des muscles de l'œil, on a dit que le ptosis était un symptôme fréquent dans la paralysie du troisième nerf, parce que l'élévateur palpébral supérieur est nourri par ce nerf. Dans une paralysie complète du troisième nerf, on trouverait en outre du ptosis et, en soulevant la paupière supérieure, que l'œil est immobile dans toutes les directions, excepté en dehors, et que la pupille est dilatée et le pouvoir d'accommodation paralysé. Le ptosis peut être complet ou partiel ; dans le premier cas, la paupière supérieure peut encore être soulevée et ne retombe pas complétement. Dans le dernier elle pend presque immobile et ne peut être relevée qu'avec l'aide du doigt. L'ouverture palpébrale peut être élargie et la paupière supérieure légèrement soulevée par le relâchement de l'orbiculaire et la contraction du muscle frontal. Les causes de la paralysie du troisième nerf ont été déjà mentionnées à la page 589 et je ne les rappellerai pas ici. Il doit être ajouté cependant que dans certains cas rares la branche de l'élévateur palpébral peut être seule intéressée, ce qui est dû à la compression directe exercée par une exostose, une tumeur, etc., les autres branches du troisième nerf restant parfaitement intactes. Ou bien encore quelques lésions traumatiques s'attaquant au nerf ou au muscle lui-même peut causer cette affection. Le ptosis peut exister indépendamment de toute maladie paralytique et être dû à un manque de développement ou à une insuffisance congénitale de l'élévateur palpébral qui coexiste quelquefois avec de l'épicanthus. Ou bien encore être consécutif à une enflure considérable de la paupière et à une hypertrophie de la conjonctive accompagnée d'ophthalmie purulente ou granuleuse, l'élévateur n'étant pas assez fort pour supporter le poids. Un certain degré de ptosis est aussi quelquefois observé chez les gens âgés ; s'il y a une grande abondance de peau flasque et que l'élévateur soit faible.

Le traitement varie suivant la cause de l'affection ; si elle est paralytique on devra adopter le traitement indiqué dans le chapitre des affections paralytiques de l'œil (page 585). L'électricité est souvent très-utile. Cependant si la maladie résiste à tous les remèdes on devra avoir recours à l'intervention chirurgicale. Dans les cas où le ptosis est simplement dû à une surabondance ou à une hypertrophie de la peau, un pli horizontal de cette dernière parallèle au bord de la paupière devra être relevé avec une pince et excisé. Les bords de la plaie étant réunis par des sutures fines.

Bowman et de Graefe ont essayé de porter plus en avant l'insertion de l'élévateur palpébral, afin d'augmenter sa puissance, se basant sur le même principe que celui qu'on suit quand on porte plus en avant l'insertion de quelques-uns des muscles oculaires, mais les résultats ne furent pas favorables. De Graefe (1) a plus récemment conseillé l'opération suivante : une incision transversale est faite à travers la peau à deux lignes et demie environ de son bord libre, et s'étend sur toute la longueur de la paupière, l'incision étant pratiquée de manière à exercer une traction sur les bords, et à séparer avec le couteau, le tissu cellulaire sous-cutané.

Quand on a exposé ainsi une quantité suffisante de la surface orbiculaire, on la saisit avec des pinces et l'on excise une partie de 4 à 5 lignes de large en ayant soin de ne pas laisser la surface sous-jacente. L'incision est alors réunie par des sutures qui sont portées à travers la peau et les bords coupés de l'orbiculaire. L'effet de cette opération est un raccourcissement de la paupière supérieure, un affaiblissement de l'action de l'orbiculaire et une aide pour l'action de l'élévateur. Quand la longueur de la paupière se trouve augmentée, de Graefe, après avoir fini l'incision transversale, en fait une seconde dont la convexité se trouve au-dessous, de sorte qu'il peut combiner un raccourcissement de la peau avec le raccourcissement sous-cutané de la paupière.

X. — Paralysie du palpébral orbiculaire.

Dans cette affection, les paupières ne peuvent pas se fermer complétement parce que la paupière inférieure ne peut pas s'élever suffisamment, il existe donc un intervalle plus ou moins grand entre les deux paupières. Grâce à un grand effort, le malade peut (plus facilement si l'autre œil est fermé) réunir presque complétement les paupières par le relâchement de l'élévateur palpébral. L'ouverture béante des paupières donne au malade un aspect frappant et particulier, cet état est appelé *lagophthalmos.* Le lagophthalmos paralytique existe pendant le sommeil et résiste à l'action des irritants réflexes appliqués à la conjonctive. La paralysie de l'orbiculaire est bientôt suivie d'autres

____
(1) *A. f. O.*, IX, 2, 57.

symptômes. Il y a un épiphora marqué et les pleurs qui coulent constamment sur les joues produisent bientôt de l'irritation et de l'excoriation du bord des paupières, il survient du renversement et de l'épaississement. L'exposition de l'œil aux irritants externes (tels que les particules de poussière, etc.) produit bientôt de la conjonctivite et de la
cornéite superficielles, se terminant parfois par du pannus et de la
xérophthalmie.

L'affection de l'orbiculaire est due à la paralysie de la portion dure de la
7ᵉ paire. L'orbiculaire peut être seul atteint ou la paralysie peut s'étendre
à plusieurs ou même à toutes les branches de la portion dure. Cet état
se rencontre très-rarement avec l'hémiplégie. Les causes de la maladie
peuvent être centrales ou périphériques. Parmi les causes périphériques
l'exposition à l'air froid et à l'humidité est la plus fréquente. Elle peut
être aussi causée par la pression directe exercée par une tumeur, sur
une partie du nerf ou par des lésions de ce dernier. Parmi les causes cérébrales, il faut mentionner la pression des tumeurs, des exsudations syphilitiques, les épanchements hémorrhagiques ou purulents et les différentes
lésions situées à la base du cerveau. Si la maladie est due à la paralysie,
le traitement expliqué dans l'article sur les affections paralytiques des
muscles de l'œil doit être suivi.

XI. — Blépharospasme.

Cette affection varie beaucoup comme intensité ; à un degré peu considérable, il peut n'y avoir qu'un mouvement temporaire et une légère
contraction des paupières qui disparaît rapidement; dans les formes
graves, au contraire, le spasme de l'orbiculaire peut-être assez fort
pour que les paupières soient pressées l'une contre l'autre et qu'il
soit presque impossible au malade ou au chirurgien de les entr'ouvrir.
Si l'on essaie d'ouvrir l'œil de force on produit une douleur intense
et il peut même arriver que le malade tombe dans des convulsions
épileptiformes. Au début, la maladie est généralement modérée, mais
si les causes persistent ou si l'on n'adopte pas un traitement efficace,
elle augmente, devient plus intense, et le spasme qui d'abord était seulement périodique devient permanent, en sorte que le malade ne peut plus
ouvrir son œil du tout. L'autre œil peut alors devenir malade à son tour
de la même manière et les muscles de la face, du cou et même des extrémités peuvent subir des contractions spasmodiques (1).

La blépharospasme se rencontre souvent dans le cours des affections
inflammatoires de la cornée et de la conjonctive et si un corps étranger est

____

(1) *A. f. O.*, I, 1, 440.

logé dans les plis de cette dernière. En pareil cas, il est évidemment dû à une névrose réflexe qui dépend de quelque irritation des branches du cinquième nerf. Cette maladie en outre se développe dans les cas graves d'hyperesthésie de la rétine ; on l'observe aussi avec des névralgies du nerf orbiléral supérieur ou des autres branches de la cinquième paire. Le siége exact de ces affections reste parfois ignoré tant qu'on n'a pas trouvé un certain point sur lequel une pression exercée arrête le spasme immédiatement. On doit aussi mentionner que dans quelques cas une pression même directe exercée sur le nerf facial, à sa sortie à travers le foramen stylo-mastoïde, arrête le blépharospasme (Romberg).

Le traitement de cette maladie doit varier suivant sa cause et sa durée. Ainsi le blépharospasme grave, que l'on rencontre souvent dans le cours des affections de la cornée, disparaît souvent avec elles ou bien, s'il persiste encore, cède aux toniques, aux immersions de la tête dans l'eau froide, aux bains froids, aux bains de mer et aux injections sous-cutanées de morphine. En réalité ce dernier remède est souvent très-utile dans le traitement de ces affections spasmodiques. On emploie une injection de 1 à 2 centigrammes, et l'on a soin de diriger l'injection sur le point où la pression arrête le spasme ; cette opération doit être répétée plusieurs fois. Si cependant ce remède ne guérit pas le blépharospasme, et si la pression exercée sur le nerf orbital supérieur l'arrête et permet au malade d'ouvrir l'œil momentanément, ce nerf devra être divisé. Cette opération fut pratiquée pour la première fois par de Graefe, d'après le conseil de Romberg, dans un cas de blépharospasme intense qui s'était développé par suite de l'introduction d'un corps étranger dans les plis de la conjonctive. C'était évidemment un cas d'hyperesthésie de l'orbiculaire causée par une contusion, et Romberg croyait à un spasme réflexe dû à l'irritation pathologique des nerfs sensitifs. Il conseilla par conséquent la division du nerf superorbital dont les branches récurrentes sont probablement distribuées à l'orbiculaire. L'opération réussit parfaitement, et depuis elle a été souvent répétée par de Graefe et d'autres chirurgiens avec beaucoup de bonheur. Le nerf superorbital doit être divisé très-près de sa sortie dans le foramen superorbital, et, afin de faciliter cette opération, le sourcil doit être tiré fortement en haut de façon que la peau soit bien tendue. Si le nerf n'est pas complétement divisé, l'effet ne sera que temporaire, et l'on sera obligé de répéter l'opération. Comme cet insuccès est dû quelquefois à la réunion des extrémités divisées du nerf, quelques chirurgiens ont l'habitude de couper une partie de ce dernier. Après l'opération il doit y avoir un certain degré d'anesthésie, juste au-dessus de la partie divisée du nerf dans la paupière supérieure. L'opération doit être pratiquée avec l'aide du chloroforme, surtout chez les enfants. Avant l'opération le chirurgien doit essayer si la compression forte du nerf superorbital arrête le blépharospasme, car il n'y a qu'en pareil cas qu'on peut espérer de l'opération un bon résultat.

Nictitation. — Ce mouvement, convulsion involontaire des paupières, se rencontre à différents degrés et est dû généralement à une névrose réflexe qui produit une contraction spasmodique de l'orbiculaire. Ces tressaillements se suivent l'un l'autre rapidement. L'affection peut être limitée à un œil ou envahir les deux yeux, la paupière supérieure étant plus fréquemment atteinte que la paupière inférieure. Cet état est toujours augmenté d'une façon notable par l'agitation nerveuse de l'esprit, et on le rencontre fréquemment chez les personnes faibles, délicates et hystériques. Il peut aussi être causé par quelque irritation locale telle que le renversement des cils, une légère inflammation de la conjonctive, etc. On l'observe quelquefois dans les cas d'hypermétropie lorsque le sujet ne porte pas de lunettes, et quand la cause cesse, l'effet cesse naturellement. Chez les personnes nerveuses et délicates la santé générale doit être soignée et une lotion aromatique et légèrement stimulante doit être appliquée aux paupières ; la douche sur l'œil doit être employée aussi. Dans l'hypermétropie on ordonnera des lunettes convenables et le tressaillement disparaîtra bientôt.

XII. — Trichiasis et distichiasis.

Ces états sont caractérisés par une irrégularité considérable dans la pousse et la direction des cils qui sont plus ou moins renversés. Dans le distichiasis il y a deux rangs distincts de cils, le rang extérieur étant dans la direction ordinaire et le rang intérieur beaucoup plus en arrière et tourné en dedans. Ce double arrangement n'est parfois qu'apparent, et dans ce cas c'est un épaississement et un tiraillement du bord de la paupière qui produit une altération dans la direction des bulbes des poils et dans les cils. Le trichiasis et le distichiasis peuvent envahir tous les deux l'étendue entière de la paupière, ou bien être limités à une certaine portion de celle-ci, et, si la mauvaise position n'existe que pour quelques cils décolorés et minces, on peut facilement ne pas le reconnaître et maintenir et prolonger ainsi une irritation très-ennuyeuse de l'œil et des paupières.

Cette mauvaise position du cil est souvent accompagnée ou bientôt suivie d'un certain degré de renversement des paupières (entropion), et parfois d'un raccourcissement et d'une courbe du cartilage tarsal. Mais dans la maladie simple et réelle il n'en est pas ainsi, et la position de la paupière et l'état du cartilage sont dans un état parfaitement normal.

Les causes les plus fréquentes sont les inflammations graves et longtemps continuées de la conjonctive (ophthalmie purulente et granuleuse de la conjonctive, etc.) et du bord des paupières. Les follicules chevelus subissent des changements suppuratifs et inflammatoires, de sorte qu'ils sont détruits ou leur fonction sont troublées au point que la croissance des cils se trouve affaiblie ; ils deviennent maigres et tordus. Des ulcérés et de petits abcès de la racine des cils ou des lésions telles que brûlure, coupure du bord des paupières, peuvent aussi produire ces affections.

La croissance irrégulière et le renversement des cils, même lorsqu'il y en a fort peu, causent une irritation considérable de l'œil qui devient bientôt rouge, larmoyant, irritable, le malade se plaint d'une démangeaison constante comme s'il avait un grain de sable ou un petit corps étranger logé derrière la paupière. Si on laisse l'affection à elle-même, l'irritation augmente de gravité et il peut y avoir de la photophobie et du larmoiement. La contraction spasmodique constante des paupières produit un renversement du bord qui peut avec le temps devenir permanent, de sorte que l'ectropion s'ajoute au trichiasis. Au bout d'un certain temps le frottement continuel des cils renversés contre la cornée développe une cornéite superficielle et un degré plus ou moins considérable de pannus survient.

Le traitement du trichiasis et du distichiasis doit varier suivant la gravité et l'étendue de la maladie. S'il y a seulement quelques cils de déplacés l'épilation répétée peut parfois guérir l'affection. En enlevant fréquemment les cils on peut avec le temps causer une atrophie des bulbes chevelus et en arrêter ainsi la croissance. Plusieurs malades apprennent à se soigner eux-mêmes; en somme il suffit de se faire extraire des cils à des intervalles de quelques semaines par le médecin. Si le trichiasis est limité à quelques cils semés çà et là, ce traitement peut suffire. Mais l'épilation souvent répétée produit avec le temps un certain degré d'irritabilité de l'œil et peut devenir une source d'ennuis pour le malade. Quelquefois la destruction de follicules chevelus par l'application de la liqueur de potasse réussit très-bien quand il n'y a que quelques cils de malades. Une spatule de corne ayant été insérée derrière la paupière et le bord de celle-ci étant bien tiré et quelque peu renversé de manière à mettre les cils bien en vue, la pointe d'une aiguille plongée dans la liqueur de potasse est amenée jusque sur les racines des cils retournés, jusqu'à ce qu'elle atteigne leurs follicules, ou bien de la potasse liquéfiée est employée dans le même but ainsi que l'a proposé le docteur Williams (1). Ce procédé amène en général leur destruction. Quelques chirurgiens réussissent aussi au moyen de l'application d'une forte solution caustique (sulfure hydraté de calcium). Afin d'empêcher cette solution de s'étendre à la conjonctive ou sur la joue où elle déterminerait une inflammation considérable, on a soin d'enduire les parties environnantes

____

(1) *R. L. O. H. Rep.*, III, 219.

avec de l'huile, de renverser complétement les paupières et d'appliquer
la solution avec soin. Le calcium doit être lavé avec une éponge, au bout
de quatre à cinq minutes. Seulement si l'on agit de cette façon sur
une grande partie de la paupière, on obtiendra un aspect desséché
qui est très-laid. Par conséquent il est toujours plus sage, si une
grande partie de la paupière est intéressée, d'essayer d'une opération qui
procurera la guérison et cependant préservera les cils. Des opérations
très-nombreuses ont été proposées pour la cure du trichiasis, surtout
quand il est combiné, comme c'est en général le cas, avec de l'entropion.
Quelques-uns de ces procédés consistent dans l'excision complète d'une
partie des cils ou même des cils tout entiers. D'autres donnent à ceux-ci
des directions différentes, mais ne les détruisent pas. Quand il y a seulement un nombre limité de cils déplacés, le meilleur mode d'excision est
le suivant.

Si la paupière supérieure est le siége de la maladie, l'instrument de
Desmarres modifié par Snellen devra être employé (fig. 91). La lame inférieure sera insérée derrière la paupière supérieure et les deux lames
vissées en bas de façon à comprimer fortement la paupière et à contrôler

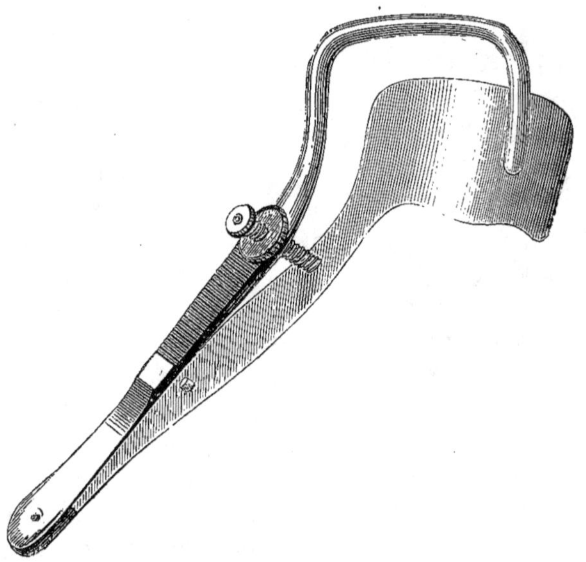

FIG. 91.

l'écoulement du sang. Dans les opérations pour un trichiasis léger et partiel, il n'est pas nécessaire d'employer cet instrument comme dans celles
où une partie considérable de la paupière est intéressée. Une incision est
alors faite avec un petit scalpel ou avec un large couteau à iridectomie
sur le bord de la paupière juste entre les cils déplacés et les ouvertures

des conduits de Meibomius, en sorte que les cils se trouvent inclus dans la partie antérieure de l'incision, celle-ci doit s'étendre au-dessus de 3 millimètres environ et son extrémité doit comprendre tous les cils tordus. Deux incisions sont alors pratiquées à travers le bord de la paupière et la peau; ces incisions se rencontrent au centre, de façon à former les deux côtés d'un triangle dont la base est formée par l'incision inférieure faite le long du bord de la paupière. Ce triangle qui comprend les bulbes des cils déplacés doit être enlevé. Les incisions latérales peuvent aussi être faites avec des ciseaux recourbés dont une pointe sera insérée aux angles de la plaie longitudinale. Les bords latéraux de l'incision seront réunis par de fines sutures.

Herzenstein a indiqué l'opération suivante pour le trichiasis. Cette opération paraît être surtout applicable aux formes partielles quand un petit nombre de cils se trouve impliqué. Elle consiste dans l'insertion d'un fil qui établit une irritation considérable et une suppuration qui cause la destruction des follicules des cils déplacés. Le docteur Herzenstein pratique l'opération de la manière suivante : il introduit une aiguille (fig. 92, N), armée d'une soie fine au bord de la paupière entre le cil et les ouvertures des canaux de Meibomius, en *a* (fig. 92). Il la passe dans l'espace sous-cutané, tout le long, dans une direction verticale, et la porte en dehors en *b* légèrement au-dessus du bord de la paupière. Le fil est alors tiré et l'aiguille de nouveau insérée à la même ouverture *b* d'où elle suit le tissu sous-cutané parallèlement au bord de la paupière, dans toute l'étendue des cils tordus en *c*.

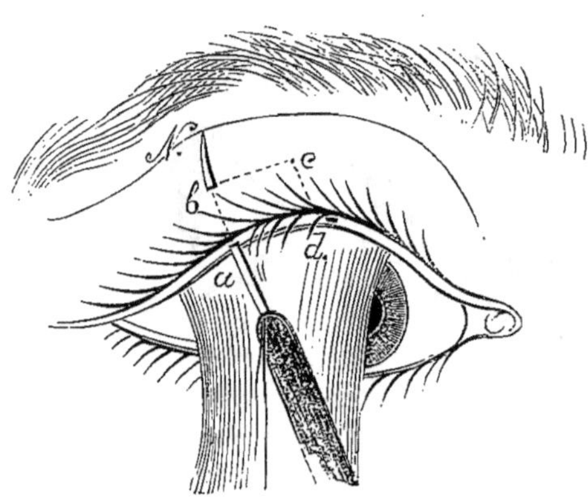

Fig. 92.

Le fil est alors tiré de nouveau et l'aiguille réinsérée au même orifice *c* d'où elle passe verticalement au point *d* entre les bords de la marge de la paupière. Les deux extrémités du fil sont alors nouées fortement et on les laisse cheminer au dehors. Des compresses froides sont ensuite appliquées. Si l'on voit paraître de nombreuses taches jaunâtres de suppuration, les fils devront être immédiatement enlevés. Cette opération a réussi aussi dans des cas où une quantité considérable de la paupière était impliquée.

Quand une partie considérable des cils est déplacée, il faut enlever une longue bande étroite du bord de la paupière dans laquelle se trouvent ces cils mal développés ou même scalper toute la paupière. L'instrument de Snellen ayant été appliqué, on fait une incision avec un scalpel ou couteau à cataracte le long du bord libre de la paupière entre les cils et l'ouverture des glandes de Meibomius, de manière à fendre le cartilage en deux assez profondément pour passer derrière les racines des cils. Une seconde incision est alors pratiquée sur la surface externe de la paupière et portée le long et parallèlement à son bord, juste en arrière du rang de cils, de façon que les deux incisions se rencontrent et que le lambeau de peau et le tégument contenant tous les cils mal arrangés et leur racine soient excisés. Cette opération peut être partielle ou s'étendre sur presque toute l'étendue de la paupière, suivant la situation des cils malades. En complétant l'excision on éponge les parties et le cartilage est examiné de près pour voir si aucun bulbe pileux, qui ressemble à de petits points noirs, n'a échappé ; car en pareil cas il faudra l'exciser, autrement le cil repousserait de nouveau. Des sutures ne doivent pas être employées, mais une compresse humide et froide doit être appliquée.

L'opération ci-dessus décrite est certainement efficace et réussit à guérir le trichiasis, mais elle laisse une apparence très-laide, surtout à la paupière supérieure, et l'absence complète des cils et de leur influence protectrice peut donner lieu à plusieurs inflammations par suite de l'exposition de l'œil aux irritants externes ; tels que la poussière, etc. Cependant chez les personnes qui ne tiennent pas à l'apparence extérieure et qui désirent vivement être guéries vite et bien, cette opération est très-bonne. Mais, dans les cas où il est important de conserver les cils et où l'on désire leur donner une direction différente et meilleure, de sorte qu'au lieu d'être tournés en dedans ils soient par exemple renversés en dehors, la transplantation est de beaucoup préférable. En réalité je la pratique généralement de préférence à l'autre, même lorsque l'aspect extérieur n'est pas pris en considération. Les deux opérations suivantes sont, je pense, les meilleures pour pratiquer la transplantation.

1° *Opération de Jaesche modifiée par Arlt.* Comme cette opération est fatiguante et douloureuse il faut chloroformiser le malade. Après avoir appliqué l'instrument de Snellen on fait une incision le long du bord libre de la paupière, entre les cils et les ouvertures des conduits de Meibomius, et on atteint une profondeur de 2 millimètres environ en ayant soin d'éviter de toucher le point lacrymal. De cette manière le bord libre de la paupière se trouve divisé en deux parties : la partie antérieure qui porte les téguments, les cils, leur bulbe, etc. ; et la partie postérieure qui contient le cartilage et les conduits afférents des glandes de Meibomius. Quand l'incision est complétée on en fait une seconde le long de la surface extérieure de la paupière à 1 millimètre et demi ou 2 millimètres au-dessus des cils et parallèlement à eux. Cette incision doit s'étendre à travers la peau et l'orbiculaire en dessous du cartilage et être assez longue pour passer à chaque extrémité un peu en arrière de la première

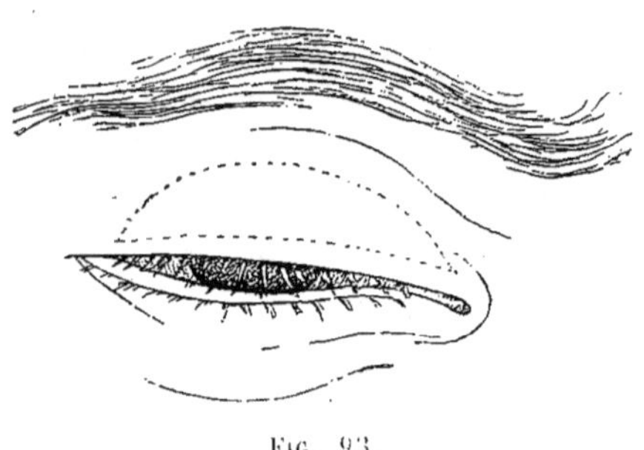

incision. Ensuite on fait une troisième incision semi-circulaire d'une extrémité à l'autre de la seconde incision, comme dans la figure 93, de sorte qu'une portion semi-circulaire de la peau se trouve comprise dans l'incision. Cette partie de la peau doit être alors disséquée avec soin en prenant garde de ne pas blesser l'orbiculaire. Le volume du lambeau

Fig. 93.

doit varier suivant le renversement qu'on désire; dans les cas simples de trichiasis sans entropion, il doit être peu considérable. Quand tout cela a été fait, les bords des incisions sont unis par des sutures fines, l'effet de ce raccourcissement de la peau de la paupière est le renversement du bord de la paupière et des cils, qui se produit d'autant mieux que le bord de la paupière a été partagé en deux et que la partie externe s'est trouvée considérablement dégagée.

J'ai vu généralement cette opération réussir, mais cependant il faut avouer qu'elle manque parfois de deux manières : 1° le changement dans la position des cils malades qui se trouvent près des extrémités de l'incision peut n'être pas suffisant ; 2° la nutrition du pont étroit qui contient les cils peut être çà et là diminuée, ce qui conduit à une eschare partielle et

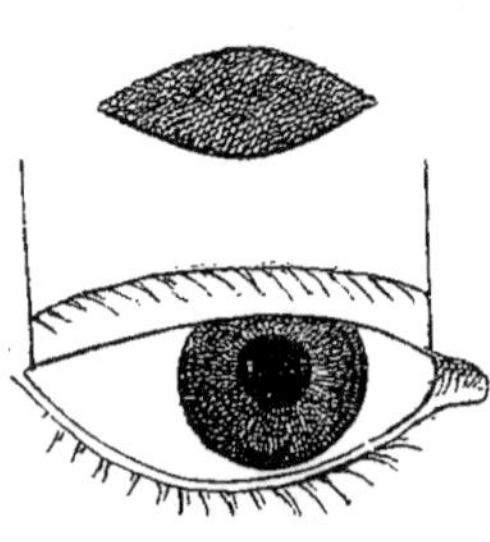

à la perte des cils sur ce point. Pour remédier à ces mauvais résultats et cependant conserver tous les avantages de ce mode opératoire, de Graefe a proposé les modifications suivantes :

2° *Opération de de Graefe* (voy. fig. 94). — De Graefe fait deux incisions verticales de 4''' de long qui passent au-dessus du bord antérieur de la paupière à travers la peau et l'orbiculaire et forment les bords latéraux de la partie de la paupière qui doit être transplantée. Si le tri-

Fig. 94.

chiasis est complet et s'étend à toute la longueur de la paupière, l'incision verticale externe sera à la commissure externe, les points lacrymaux inférieur et supérieur restant intacts. Ensuite on porte une incision le long du bord libre de la paupière entre les cils et les conduits de Meibomius tout à fait comme dans l'opération de Arlt. Les cils peuvent alors très-

<hr>

(1) A. f. O., XII, 1, 76.

bien se renverser, et afin d'aider à ce résultat et de les maintenir dans cette position une portion ovale de la peau peut être excisée (voy. fig. 94), ou bien on peut produire le même effet par l'application de deux ou trois sutures verticales sans excision.

XIII. — Entropion.

Dans cet état le bord libre de la paupière est plus ou moins renversé, de sorte que les cils sont retournés en dedans et frottent contre le globe de l'œil. L'entropion peut être, soit partiel, soit complet, limité à une paupière ou répandu sur les deux. On doit distinguer deux formes principales de cette maladie : 1° l'entropion spasmodique ou aigu ; 2° l'entropion causé par des changements inflammatoires dans la conjonctive et le cartilage.

L'entropion spasmodique à un caractère aigu et se rencontre surtout chez les personnes âgées ; de là vient qu'on l'appelle souvent l'entropion sénile ; il se produit aussi chez les individus dont la peau des paupières est très-lâche, parfois chez ceux qui ont porté des bandages sur l'œil, soit à cause d'une opération de l'œil, soit pour quelque affection inflammatoire. En réalité la photophobie et le spasme longtemps continué de la paupière qui la suit, peut donner lieu à l'entropion par suite des contractions spasmodiques de l'orbiculaire qui fait rouler en dedans le bord de la paupière, surtout quand la peau de celle-ci est lâche et abondante. Dans cette forme d'entropion spasmodique on observe que les cils se roulent en dedans vers le globe de l'œil, et sont presque complétement cachés, le bord de la paupière étant roulé sur lui-même et présentant comme dessus son bourrelet mou et arrondi. Si on tire la paupière doucement en arrière pour la ramener à sa position normale, on voit qu'elle paraît saine ou seulement légèrement rouge et gonflée ; cependant ses bords ne sont pas douloureux et les cils sont parfaitement réguliers, bien développés, ni tordus ni grêles. La paupière peut être temporairement maintenue dans la position naturelle mais bientôt elle se roule de nouveau surtout si le malade ferme l'œil. Cette forme d'entropion se trouve surtout dans la paupière inférieure ; cependant elle peut affecter aussi la paupière supérieure.

Dans l'entropion chronique les apparences sont très-différentes car si l'on retourne la paupière on la voit généralement enflammée, contractée, excoriée et dentelée. Les cils sont épars et ne poussant pas régulièrement ils montrent les caractères du distichiasis ou du trichiasis et sont rabougris et mal développés. La peau de la paupière, au lieu de présenter des plis lâches et abondants, est souvent raccourcie, fortement tendue le cartilage étant contracté et recourbé. Si l'on retourne la paupière (ce qui est parfois difficile), la conjonctive montre les restes d'une inflammation et souvent des changements cicatriciels profondément marqués. L'étendue de l'ouverture palpébrale d'un angle à l'autre est souvent considérablement diminuée comme volume, de sorte que l'œil paraît plus petit et rétréci. L'induration et la contraction du cartilage sont souvent très-marquées, et il peut même être raccourci horizontalement ou transversalement. Ces changements du cartilage s'observent particulièrement comme conséquence d'une ophthalmie granuleuse grave et d'ancienne date. Cette forme d'entropion est généralement causée par des inflammations de la conjonctive et du bord de la paupière, surtout s'il y a beaucoup de photophobie, et à cause de cela du blépharospasme. Le distichiasis et le trichiasis longtemps prolongés peuvent aussi, comme on l'a déjà, dit produire un certain degré d'entropion; cette maladie peut aussi se développer quand le globe de l'œil est atrophié ou rétréci, qu'il ne remplit plus l'orbite, ne soutient plus les paupières, qui naturellement ont une tendance à se rouler en dedans. L'entropion peut avoir aussi une origine traumatique ; ainsi les brûlures, les éclats de chaux, des coups sur la surface externe de l'œil, peuvent le produire en causant la destruction et la contraction cicatricielle des tissus conjonctif et sous-conjonctif. En pareils cas, il y a aussi du symblépharon.

L'entropion cause généralement une grande irritation de l'œil, de la photophobie, du larmoiement et du blépharospasme. Il survient consécutivement de la cornéite superficielle et il peut se former un pannus plus ou moins dense qui conduit à des complications encore plus graves, si l'on ne guérit pas le renversement de la paupière ; cependant, dans certains cas, l'entropion peut exister même à un degré considérable et pendant un certain temps sans produire beaucoup d'irritation.

Le traitement de l'entropion doit varier suivant la nature et l'étendue de la maladie. Dans les cas légers et récents d'entropion spasmodiques ou séniles (surtout de la paupière inférieure), il peut suffire de replacer la paupière dans sa position normale et ensuite d'enduire sa surface externe avec du collodion (1). Ce collodion séchera tout de suite, ce qui empêchera la paupière de se retourner.

Le collodion doit être réappliqué tous les deux ou trois jours. Cependant si l'entropion est trop considérable pour qu'on puisse adopter ce mode de traitement, on enlèvera un pli de la peau étroit et horizontal, suivant parallèlement et de très-près le bord de la paupière et aussi une partie de l'orbiculaire. Un pli de peau du volume requis ayant été saisi entre les

______

(1) Voyez l'article de M. Bowman (*Braithwaite Retrosp.*, 1851).

branches d'une pince à entropion, on l'excise à l'aide de quelques coups de ciseaux rapides et alors, si c'est nécessaire, on enlève aussi une partie de l'orbiculaire. Avant de commencer l'excision de la peau on doit voir quel effet produit sur la position de la paupière le pincement du pli de peau que l'on tient entre les pinces. Si cela ne suffit pas pour la renverser suffisamment, on prend un pli plus large, ou si, au contraire, l'effet est trop considérable, le volume du pli doit être diminué. Généralement on n'a besoin d'aucune suture, mais un léger bandage ou tampon doit être appliqué aussitôt que le sang a cessé de couler. On a aussi recommandé d'exciser une ou plusieurs petites parties ovales de tégument dans le sens vertical, les bords étant réunis par des sutures fines. L'enlèvement du pli horizontal de la peau me paraît préférable d'après ma propre expérience.

Comme l'ouverture palpébrale est souvent très-rétrécie dans les cas chroniques d'entropion, et que par conséquent l'œil est considérablement rapetissé, on se trouve bien souvent de séparer le canthus externe (canthoplastie). En réalité, dans certains cas, ce procédé peut suffire pour guérir renversement des paupières ; on peut encore combiner cette opération avec celle de l'entropion. Le canthus externe peut être divisé avec un bistouri ou avec de forts ciseaux. Dans le premier cas une sonde sera introduite derrière la commissure externe et celle-ci divisée avec le bistouri dans l'étendue requise, l'incision suivant une direction horizontale et se trouvant dans la prolongation de l'ouverture palpébrale. Si les ciseaux sont employés, on passe une lame derrière le canthus externe, l'autre en face, et la commissure est divisée d'un seul coup. Un aide doit alors tirer l'incision dans la direction verticale de manière à la rendre béante ; la surface conjonctivale de l'incision est alors unie à la peau sur un ou plusieurs points par une fine suture afin d'empêcher la réunion. Une suture doit être appliquée à l'angle supérieur, l'autre à l'angle inférieur, et, si cela est nécessaire, une troisième à l'extrémité extérieure de la plaie. Cette opération de canthoplastie est souvent aussi indiquée dans les cas d'ankyloblépharon ou de symblépharon.

De Graefe (1) recommande fortement l'opération suivante pour l'entropion spasmodique : il fait une incision horizontale (fig. 95) à travers la peau et parallèle au bord de la paupière à environ $1''' \frac{1}{2}$ de son bord antérieur, les extrémités de l'incision suivant à $1'''$ ou $2'''$ la ligne verticale qui passe à travers chaque com-

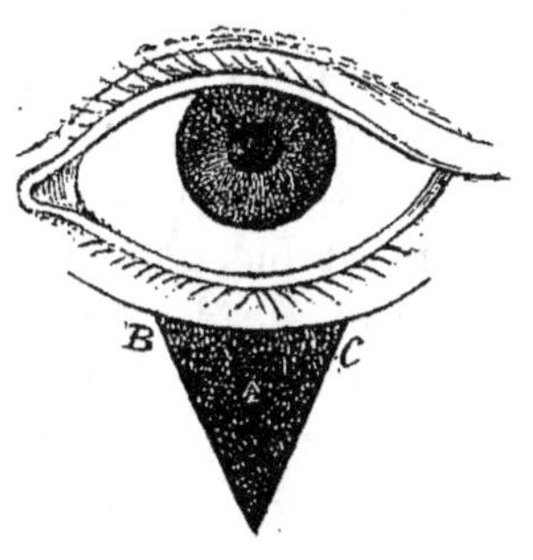

Fig. 95.

(1) *A. f. O.* X, 2, 222.

missure. Il enlève alors un lambeau de peau triangulaire (*a*) ; les deux lambeaux des côtés *b* et *c* sont disséqués et réunis par deux ou trois sutures fines horizontales. La plaie horizontale est laissée à elle-même pour se cicatriser. La hauteur et la largeur du triangle varient suivant le degré de relâchement de cette partie de la paupière. La différence de hauteur est peu considérable, mais pour la largeur elle peut aller de 3‴ à 5‴. Si l'on veut obtenir un effet plus considérable des incisions verticales pourront être faites dans la forme représentée par la figure 96.

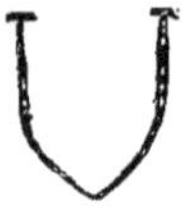

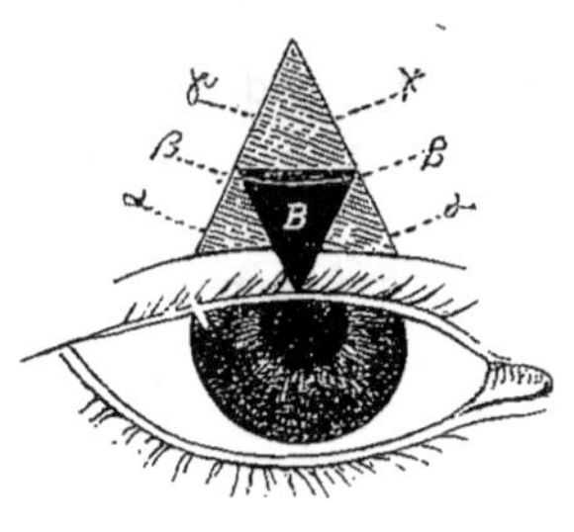
FIG 96.

S'il y a en même temps un entropion spasmodique de la paupière supérieure et que le cartilage soit contracté, de Graefe, après avoir fait l'incision horizontale et enlevé une portion triangulaire de peau (fig. 97), fait une nouvelle incision horizontale à travers les fibres du muscle orbiculaire près du bord de la paupière et les repousse en haut de façon à exposer la surface externe du cartilage. Une portion triangulaire du cartilage (*B*) est alors enlevée et la situation du triangle se trouve juste l'inverse de celle qu'il a dans la peau, de sorte que la base du triangle (dont l'étendue varie de 2‴ ½ à 3‴) atteint presque le bord supérieur du cartilage et que son sommet se trouve près du bord de la paupière. Toute l'épaisseur du cartilage est enlevée, en sorte qu'il ne reste plus que la conjonctive. La suture médiane (*BB*) passera à travers les bords de l'incision dans le cartilage. Il est généralement nécessaire de combiner la canthoplastie avec cette opération, car autrement le volume de l'ouverture palpébrale serait trop diminué.

FIG. 97.

Dans les cas d'entropion où le cartilage tarse n'est pas atteint, et quand il a conservé sa courbe normale, les opérations de transplantation de de Graefe ou d'Arlt (p. 734) seront très-utiles. Cependant, si l'entropion est considérable, on peut enlever plus de peau (avec quelques fibres de l'orbiculaire) que dans les cas de simple trichiasis.

L'opération suivante, pratiquée par Pagenstecher (1), sera aussi trouvée très-utile ; il commence par diviser la commissure externe des paupières dans une étendue assez considérable pour que la plaie dans la conjonctive soit de 2‴ à 3‴, et dans la peau de 3‴ à 4‴. En tirant modérément les bords de l'incision en bas, la plaie horizontale se change en une plaie verticale, et les surfaces opposées de la peau et de la conjonctive sont

____

(1) *Kl. Beobachtungen*, 1861, et aussi *Compte rendu du Congrès d'ophthalmologie*, 1862, p. 236.

réunies par des sutures. A l'aide de ce procédé l'ouverture palpébrale est agrandie, un léger entropion est produit et l'action de l'orbiculaire est diminuée par l'interposition de la conjonctive entre ses fibres. La paupière étant retournée, il insère ensuite plusieurs ligatures, surtout sur les points où les cils ont une mauvaise position. Pour remplir ce but, on réunit la peau flasque de la paupière et les fibres de l'orbiculaire en un pli horizontal que l'on saisit avec des pinces. On prend ensuite une aiguille courbe enfilée d'un fil ciré fort, et on la passe à travers la base du pli tout près de la surface externe du cartilage tarse. La pointe de l'aiguille est alors amenée au dehors, sur le bord de la paupière légèrement au côté externe des ouvertures des conduits de Meibomius. La ligature est fortement attachée et on la laisse suppurer, ce qui a lieu généralement en six ou dix jours. Règle générale, deux ou trois ligatures suffisent pour produire un renversement considérable du bord de la paupière. L'effet de chaque suture peut être calculé suivant la largeur du pli de la peau qui est soulevé. Les avantages que Pagenstecher trouve à cette opération sont : 1° que la pression que la paupière exerce sur le globe de l'œil est diminuée par l'agrandissement de l'ouverture palpébrale ; 2° qu'elle empêche les cils d'être en contact avec la cornée ; 3° que les cils sont conservés et leur pousse normale laissée à elle-même. Les petites eschares laissées par les sutures disparaissent bientôt sans laisser aucune trace (1). Des pansements à l'eau froide doivent être employés afin de diminuer l'inflammation qui est quelquefois considérable, et un bandage appliqué de façon à maintenir les parties immobiles ; dans de certains cas, on peut enlever les sutures avant qu'elles tombent.

Sneller recommande d'insérer une ligature de la manière suivante : Les paupières étant bien renversées, il passe deux aiguilles attachées à chaque bout d'un fil de soie de dedans en dehors à travers toute l'épaisseur de la paupière, de sorte qu'une aiguille perce la partie supérieure du cartilage tandis que l'autre passe un peu au-dessus de son bord. Les aiguilles sont alors réintroduites par le point où elles sont sorties : on les passe en bas, sur la surface antérieure du cartilage et le long de celui-ci derrière l'orbiculaire, derrière le bord de la paupière, et alors on les fait ressortir en face des cils près l'une de l'autre à 1 ou 2 millimètres de distance. Le bord supérieur du cartilage tarse se trouve ainsi pris en écharpe, et en attachant les fils près du bord ciliaire on renverse le bord de la paupière et on la tire en haut. Le fil peut être enlevé vers le troisième jour, et l'on a soin qu'il n'en reste aucun morceau, car autrement cela pourrait amener de la gangrène. On doit admettre en outre que les ligatures seules ne procurent qu'un résultat léger et temporaire.

____

(1) *Compte rendu du Congrès d'ophthalmologie*, 1862, p. 236.

Quand l'entropion existe en même temps que la contraction et la courbure du cartilage tarse, les opérations qui agissent seulement sur la position de la paupière, par l'enlèvement d'une partie de la peau et parfois de quelques fibres de l'orbiculaire, ne peuvent plus suffire. Il faut alors enlever une partie du cartilage de façon que la cicatrisation puisse causer une contraction de la partie externe du cartilage et ainsi combattre le renversement.

Dans ce but, M. Streatfeild (1) a préconisé le procédé qui consiste à enlever une portion du cartilage qui répond très-bien au besoin quand ce cartilage est simplement recourbé sans être contracté. Il opère ainsi : « la paupière étant maintenue avec les pinces de Desmarres, la plaque large passée sous la paupière et l'anneau fixé sur la peau de manière à la tendre et à exposer le bord de la paupière, une incision est alors pratiquée à l'aide d'un scalpel dans la longueur requise en intéressant seulement la peau le long du bord palpébral à la distance d'une ligne ou même moins, de façon à mettre à nu sans les diviser les racines des cils ; immédiatement au delà des cils l'incision est continuée jusqu'au cartilage, les extrémités de cette plaie étant inclinées vers le bord de la paupière. Une seconde incision plus loin du bord palpébral est faite d'abord en dessous du cartilage, dans une direction semblable à celle qu'on a suivie pour la première, et à une ou deux lignes plus loin; ces incisions se rejoignent aux deux extrémités. Elles sont continuées alors profondément dans le cartilage, dans une direction oblique l'une par rapport à l'autre. Avec des pinces on saisit le lambeau qui doit être excisé, et on le détache avec le scalpel.

J'ai réussi à guérir plusieurs cas d'entropion compliqués d'une courbure marquée du cartilage, en combinant les opérations d'Arlt et de Streatfeild. Les premiers temps de l'opération sont identiquement les mêmes que ceux d'Arlt (page 733), mais après l'enlèvement du lambeau de peau, je fais une incision longitudinale à travers les fibres de l'orbiculaire en dessous du cartilage. Ce dernier étant bien découvert, je fais deux incisions longitudinales s'inclinant l'une vers l'autre, presque au-dessous de sa surface interne. Les incisions doivent être inclinées de façon à se rencontrer près de la surface postérieure du cartilage, et à renfermer ainsi un lambeau en forme de croix dont la base est tournée vers la peau et le sommet vers la conjonctive. Ce lambeau de cartilage est ensuite excisé avec le scalpel. Le volume du lambeau dépend du degré et de l'étendue de la courbe et de la contraction du cartilage. Les bords de l'incision dans la peau sont ensuite soigneusement réunis par des sutures que l'on fait passer profondément de façon à comprendre une portion de l'orbiculaire, mais sans traverser le cartilage.

(1) R, L. O. H. Rep., I, 121.

XIV. — Ectropion.

Dans cette affection la paupière est plus ou moins renversée, et sa surface conjonctivale exposée. Le degré d'ectropion est très-variable ; quelquefois c'est à peine si le bord de la paupière est retourné, et d'autres fois le renversement de la paupière est si considérable que la membrane qui tapisse la paupière est apparente. On trouve souvent un peu d'ectropion chez les gens âgés, surtout s'ils sont atteints d'une affection chronique et d'un épaississement de la conjonctive et du bord des paupières. Cet état, mêlé à un certain degré d'atrophie et de relâchement de l'orbiculaire, produit le renversement du bord de la paupière, particulièrement de la paupière inférieure, de sorte que son bord n'est plus appliqué au globe de l'œil, mais s'éloigne de lui. A cause de cette légère inversion, le point lacrymal ne se trouve plus tourné vers le globe de l'œil, mais il est tout droit ou retourné. Les larmes, au lieu d'être portées à travers le canalicule, se réunissent à l'angle interne de l'œil, de sorte que l'œil paraît être toujours humide et nage dans les larmes qui coulent sur le bord de la paupière e tmaintiennent ainsi ou augmentent l'inflammation ou l'excoriation, si elle existe sur les bords. Des inflammations graves de la conjonctive, surtout l'ophthalmie granuleuse et purulente, causent souvent l'ectropion, surtout si ces inflammations sont accompagnées d'une grande enflure et d'hypertrophie de la conjonctive et d'un chémosis assez considérable pour qu'il y ait peut-être protrusion ; car, si l'infiltration et l'enflure œdémateuses des paupières cessent, mais que celles de la conjonctive persistent, la paupière peut se renverser par suite de l'action de l'orbiculaire aidée par l'hypertrophie de la conjonctive à laquelle la partie externe de la paupière ne peut pas servir de contre-poids et aussi par suite de chémosis. Si un pareil renversement se produit et qu'il ne soit pas guéri tout de suite, la compression du cartilage et de la partie supérieure de la paupière produira bientôt une strangulation considérable et une infiltration hémorrhagique et séreuse de la paupière, ce qui augmentera considérablement l'enflure. La tumeur, comme Mackensie le remarque, est causée dans une grande mesure par la strangulation comme l'enflure dans les cas de paraphimosis. On rencontre assez souvent des cas d'ectropion chez des enfants atteints d'ophthalmie purulente, et dont la paupière a été accidentellement renversée pendant l'application d'un remède local. Il arrive parfois qu'en pareil cas on attend quelques jours avant de faire replacer la paupière par un médecin, et ce retard suffit pour produire l'ectropion. La strangulation est généralement augmentée chez les enfants par leurs cris et leurs accès de pleurs. Dans les cas chroniques d'ophthalmie purulente et granuleuse, la conjonctive est non-seulement enflée et hypertrophiée, mais encore le cartilage se relâche et s'étale, de sorte qu'il ne conserve pas sa propre courbe et la position de la paupière, mais aide mécaniquement à la production de l'ectropion. En même temps la paupière s'allonge et l'ectropion existe à peine depuis quelque temps qu'il cause un accroissement souvent considérable dans la longueur de la paupière.

La paralysie de la portion dure cause aussi l'ectropion (surtout celui de la paupière inférieure) et le lagophthalmos. Les tumeurs intra-orbitaires les abcès de l'orbite, etc., etc., sont aussi des causes du renversement de la paupière par suite de l'exophthalmos auquel ils donnent lieu.

Cependant, la cause la plus fréquente de l'ectropion, c'est la présence des cicatrices, des excoriations, etc., dans le voisinage du bord des paupières, car par suite de leur contraction pendant la cicatrisation le bord de la paupière se retourne plus ou moins. Ainsi, dans les excoriations de longue durée ou dans les inflammations eczémateuses du bord de la paupière et des endroits voisins, on trouve qu'une contraction de la peau se produit et que la paupière se renverse. Ce fait peut souvent être observé dans les cas d'inflammation de la conjonctive et de la cornée suivis d'un larmoiement considérable. Le bord de la paupière s'enflamme, se gonfle, son bord s'arrondit, les cils se tirent et se déplacent, et le point se renverse et parfois s'oblitère. Des lésions variées de la surface externe des paupières ou des téguments voisins, telles que les brûlures, les coups, les plaies, qui produisent une perte de substance, peuvent donner lieu par leur cicatrisation à un ectropion plus ou moins considérable.

Les caries de l'orbite, et plus spécialement celles du bord extérieur et de l'inférieur, sont une source d'ectropion grave et obstiné ; car la carie est souvent accompagnée de la destruction d'une partie considérable de la substance de la paupière et du cartilage qui peut être impliqué dans la cicatrice et rendu adhérent à l'os. Ainsi on trouve quelquefois la surface molle de la paupière tirée presque sur un point dans une sorte de petite ouverture en forme d'entonnoir, qui s'étend profondément aussi loin que l'os auquel son sommet est adhérent. Des abcès du sinus frontal qui se perforent par une petite ouverture à travers la partie supérieure de la paupière peuvent être suivis d'une adhérence de la paupière à l'ouverture qui se trouve dans l'os et d'un ectropion étendu. Dans les cas d'ectropion de la paupière supérieure causé par de la carie, on peut souvent voir (ainsi que Mackensie l'a fait remarquer), l'action sympathique de la paupière inférieure qui se soulève en quelque sorte, de façon à se mettre en rapport avec la paupière supérieure.

L'ectropion cause généralement très-vite une inflammation chronique de la conjonctive et de la cornée, à cause de l'exposition de l'œil aux influences irritantes de l'atmosphère et des substances étrangères, telles que la poussière, la fumée, etc. Au bout de quelque temps la conjonctive s'épaissit, se gonfle, subit la dessiccation ; sa couche épithéliale est rugueuse et hypertrophiée, et à la fin il peut se produire de la xérophthalmie, la conjonctive et le cartilage subissant des changements atrophiques. La cornée s'enflamme, il survient du pannus, ou bien il se forme des ulcères profonds qui peuvent amener la perforation avec toutes ses conséquences dangereuses, telles que le staphylôme de la cornée ou même l'atrophie du globe de l'œil. On voit souvent cependant que l'effet de l'ectropion sur l'œil est peu considérable et qu'il ne donne lieu à aucune inflammation marquée de la conjonctive ou de la cornée. Cela vient de ce que le globe de l'œil roule en haut et est protégé ainsi par la paupière supérieure (la contraction et le plissement du sourcil aident souvent à ce résultat) contre les irritants extérieurs ; on trouve quelquefois des malades qui s'adressent au médecin, beaucoup moins pour être guéris de l'inflammation ou des autres affections que l'ectropion entraîne, que dans le but d'améliorer leur apparence extérieure, qui est en réalité très-altérée par suite de l'exposition de la conjonctive, rouge et charnue. Comme conséquence de l'ectropion et de la mauvaise position des points lacrymaux, les larmes cessent d'entrer et coulent sur les joues ; le sac lacrymal se trouvant parfaitement inutile et toujours vide peut, avec le temps, se plisser, et son volume diminuer d'une façon permanente (Weber) (1), tandis que ses cloisons sont en même temps amincies et atrophiées.

Dans le renversement qui est la conséquence de l'inflammation et de l'hypertrophie de la conjonctive, la paupière peut être *tout à coup* replacée, surtout si l'on est consulté assez tôt et que l'on puisse maintenir la paupière à l'aide d'un bandage compresseur. On devra aussi donner des instructions suffisantes dans les cas d'ophthalmie purulente, etc., surtout chez les enfants, pour que les individus qui les soignent replacent immédiatement la paupière si elle se retournait pendant l'application des médicaments topiques. Si ce traitement ne suffit pas et qu'il y ait de l'hypertrophie et de la prolifération de la conjonctive, on la touchera légèrement avec du nitrate d'argent mitigé dont on neutralisera tout de suite l'effet avec de l'eau salée. Il faudra de plus scarifier largement la conjonctive, ce qui produit généralement une diminution considérable dans le volume de la paupière. Dans certains cas, il est nécessaire d'exciser une portion plus ou moins considérable de la conjonctive enflée et hypertrophiée. Si ces moyens restent sans effet, il faudra alors avoir recours à une opération. Les opératious proposées et pratiquées à des époques différentes sont beaucoup trop nombreuses pour qu'on puisse les décrire ici, je me suis par conséquent contenté de citer les procé-

______
(1) *A. f. O.*, VIII, 1, 95.

dés qui ont été trouvés le plus utiles et dont le résultat est le plus
généralement heureux. Je dois dire en outre qu'on ne peut établir aucune règle précise au sujet de la méthode exacte d'opérer, car on rencontre constamment des cas d'ectropion si différents les uns des autres,
comme degré et comme étendue, que l'on est obligé de modifier et d'altérer le mode opératoire afin de l'adapter aux nécessités de chaque cas
individuel.

Dans la forme d'ectropion ci-dessus décrite, aussi bien que dans la
forme sénile, le meilleur traitement à suivre est la diminution de l'ouverture palpébrale par l'opération de la tarsorrhaphie, surtout si la paupière
a été un peu allongée. Avant de commencer l'opération, le chirurgien
doit prendre les bords extérieurs des paupières entre le pouce et l'index,
et les tirer un peu en dehors vers le canthus externe, et les rapprocher
l'un de l'autre sur ce point afin d'estimer exactement de combien il
faudra rétrécir l'ouverture palpébrale. L'effet que produit ce rétrécissement sur le bord de la paupière retournée doit être noté ; il faut regarder
si la paupière doit être un peu soulevée ou déprimée, afin d'être ramenée à sa position normale. Si les points lacrymaux sont droits ou retournés, on doit les fendre en haut de façon à faciliter l'entrée des larmes
dans le sac.

Tarsorrhaphie. — Cette opération, qui fut introduite par Walter, doit
être pratiquée de la manière suivante. L'opérateur ayant inséré entre les
paupières, au canthus externe, une spatule de corne ou d'ivoire, fait une
incision à travers la peau et le tissu connectif, incision parallèle au bord
de la paupière supérieure et à environ trois quarts de ligne de son bord.
Cette incision doit être recommencée au canthus externe et continuée le
long du bord de la paupière, à une distance de $1'''\frac{1}{2}$ à $3'''$. Elle est
ensuite portée verticalement en bas et à travers le bord antérieur de
la paupière. Cette partie de la paupière qui renferme le corps ciliaire
est alors complétement excisée de ce point au canthus externe, en ayant
soin d'enlever entièrement les follicules pileux et de ne pas les diviser
obliquement, car dans ce dernier cas ils repoussent. Le même procédé est
alors répété dans la paupière inférieure, de façon que les deux surfaces
vives des bords des paupières puissent être appliquées l'une contre
l'autre et réunies par deux ou trois sutures. Afin de faciliter encore leur
réunion et de donner aux cils une inclinaison plus favorable et plus parfaite, de Graefe (1) a modifié l'opération de la manière suivante : il
porte horizontalement la partie interne de l'incision verticale (qui a été
faite perpendiculairement à travers le bord de la paupière), dans une
étendue d'environ $1'''$ ou $1'''\frac{1}{2}$ vers le nez, le long du bord postérieur de

____

(1) *A. f. O.*, IV, 2, 201.

la marge de la paupière, et avive ce bord en enlevant un petit lambeau de conjonctive. Il agit ainsi sur chaque paupière, le corps ciliaire étant laissé à la partie extérieure de cet endroit de la paupière. Dans les cas où il y a un allongement considérable du bord de la paupière inférieure et aussi de son cartilage, une grosseur ou un pli très-laid peuvent se produire par suite des sutures à l'endroit du canthus externe. Pour obvier à cet inconvénient, on doit exciser près de la commissure externe une partie triangulaire de la substance de la paupière inférieure, la base du triangle étant tournée vers le bord de la paupière. L'opération de la tarsorrhaphie sera aussi trouvée très-utile dans le lagophthalmos causé par la paralysie de la portion dure, et aussi dans celle qu'on observe quelquefois après l'opération du strabisme.

Pour la forme sénile ou spasmodique d'ectropion, la tarsorrhaphie est de beaucoup préférable à l'opération d'Adam, qui consiste à enlever un morceau triangulaire en forme de V dans toute l'épaisseur de la paupière. La base triangulaire étant tournée vers la marge de la paupière et le sommet vers la joue. Les bords de la plaie sont ensuite amenés soigneusement ensemble et réunis par des sutures dont l'une doit être insérée tout près de la marge du tarse, de façon que sur ce point la plaie soit exactement réunie. Le principal désavantage de cette opération est que lorsqu'elle est faite près de la partie centrale de la paupière, elle en raccourcit le bord sans l'élever jusqu'au canthus externe, par conséquent elle presse fortement contre le globe de l'œil qui peut être irrité par le pli ou le bourrelet laissé par la cicatrice. Si cette opération est adoptée, elle devra par conséquent être faite près du canthus externe, ce qui tend à relever le bord de la paupière sur ce point.

Nous devons maintenant nous occuper de ces cas dans lesquels un ectropion partiel ou complet est produit par une cicatrice qui est placée à une petite distance du bord de la paupière et cause le renversement de celle-ci par traction.

Des procédés très-nombreux ont été proposés pour remédier à ce défaut : je citerai seulement ceux de Wharton Jones (appelés quelquefois aussi opération de Samson), de Dieffenbach et de de Graefe, car ils sont, je pense, les plus utiles et les plus généralement heureux.

L'opération de M. Wharton Jones doit être pratiquée de la manière suivante (1). La paupière est ouverte par des incisions faites de façon que lorsqu'elle est ramenée à sa position naturelle, l'ouverture puisse être fermée par le rapprochement des bords unis par une suture, ce qui produit une union immédiate. Contrairement à ce qui se passe dans l'opération de Celse, plus la cicatrice est étroite, plus le résultat est

____

(1) Voy. *Treatise on Ophthalmic Medicine and Surgery*, par M. Wharton Jones, p. 627.

assuré. Le lambeau de peau renfermé dans les incisions n'est pas séparé des parties sous-jacentes, mais si l'on tire parti de l'état lâche du tissu cellullaire sous-cutané, le lambeau est amené en bas, et ainsi la paupière se trouve libre (1). Le succès de cette opération dépend beaucoup de l'état de relâchement du tissu cellulaire. Pendant quelques jours avant l'opération on doit tirer la peau de haut en bas, afin de rendre le tissu cellulaire plus souple.

Dans les figures 98 et 99 le mode opératoire est représenté sur la paupière inférieure. Une spatlue de corne ayant été passée derrière la pau-

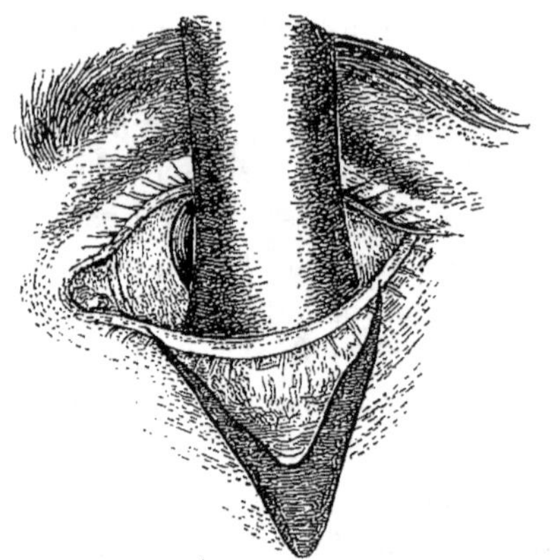

FIG. 98. — D'après Stellwag.

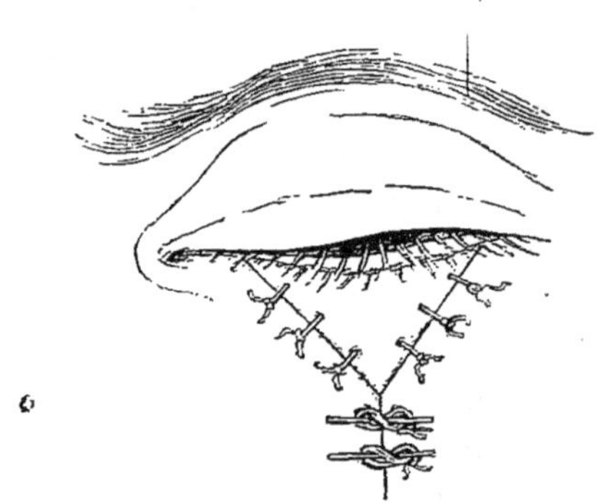

FIG. 99. — D'après Stellwag.

pière inférieure, de façon qu'elle soit bien tendue, deux incisions droite sont pratiquées depuis le bord de la paupière, de façon à converger l'une vers l'autre et à se rencontrer à une certaine distance en bas de la paupière, de sorte que la cicatrice se trouve complétement enfermée dans le lambeau triangulaire formé ainsi. Le lambeau est alors tiré en haut, de façon que la paupière reprenne sa position normale, et toutes les brides opposantes de tissu cellullaire sont divisées en ayant soin de ne pas disséquer le lambeau qui doit tenir aux parties sous-jacentes, excepté peut-être très-légèrement dans la périphérie. Les bords de la plaie qui se trouvent au-dessous du sommet du lambeau sont alors réunis par deux sutures ordinaires ou entortillées (fig. 99), et ensuite les deux bords du lambeau sont unis avec soin par d'autres sutures de chaque côté du bord opposé de la plaie. S'il est nécessaire de raccourcir le bord de la paupière, on peut combiner la tarsorrhaphie avec cette opération. La méthode opéra-

(1) M. Jones décrit ici la façon dont on doit pratiquer l'opération sur la paupière supérieure. Dans la paupière inférieure, le lambeau est pressé en haut, et ainsi la position naturelle du bord de la paupière se trouve rétablie.

toire décrite ci-dessus est surtout indiquée dans ces cas particuliers d'ectropion où la forme est peu modifiée, et où le bord surtout est allongé.

Dieffenbach conseille l'opération suivante pour le renversement de la paupière inférieure, dû à une cicatrice située à peu de distance : la cicatrice doit être renfermée dans un lambeau triangulaire dont la base est tournée vers le bord de la paupière et le sommet vers la joue. Cette portion triangulaire doit être enlevée, et l'incision qui figure la base du triangle prolongée un peu horizontalement sur chaque côté afin de faciliter le rapprochement des bords latéraux du triangle qui sera soulevé des parties sous-jacentes par quelques incisions faites avec un scalpel. Les deux incisions latérales du triangle seront alors réunies par des sutures fines, et l'incision horizontale de chaque côté de la base du triangle doit aussi être réunie par des sutures.

De Graefe a dernièrement introduit la méthode suivante pour opérer les cas les plus graves d'ectropion de la paupière inférieure, surtout ceux qui suivent l'affection blépharo-adénite chronique ; il fait une incision horizontale juste derrière le bord de la paupière dans l'espace intermarginal, du point inférieur au canthus externe. De l'extrémité de cette ligne (fig. 100) partent deux incisions qui descendent directement le long des joues dans une longueur de 8''' à 10'''. Le lambeau carré A est disséqué et un peu soulevé, si c'est nécessaire, dans la partie sous-cutanée, derrière les extrémités inférieures des incisions verticales. Le lambeau est alors saisi à sa partie supérieure par deux pinces larges, et tiré en haut fortement, et maintenu dans cette position par des sutures que l'on applique d'abord aux incisions verticales en commençant par leur extrémité inférieure. Les deux angles supérieurs qui se

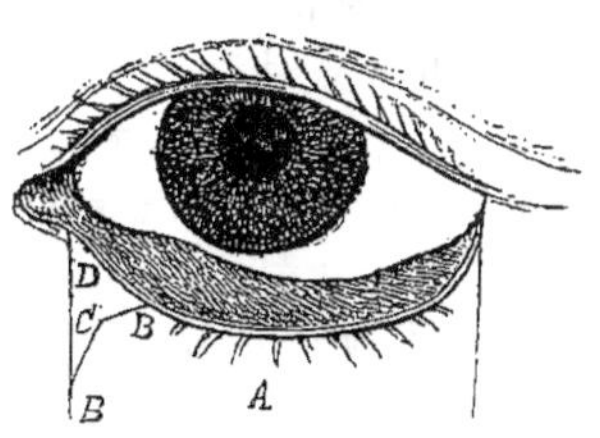

Fig. 100.

projettent alors d'une façon considérable au-dessus de la marge supérieure du bord opposé à la plaie sont ensuite suffisamment biaisés, ce qui se fait facilement à l'aide d'une incision en pente (*BB*) dont l'angle aigu *c* est ensuite tiré en haut et réuni à *D*. L'effet de cette incision en biais *BB* est double : elle raccourcit le bord de la paupière et elle relève le lambeau. Plus le point *c* est amené près du bord de la paupière et moins le lambeau est relevé, mais aussi plus le bord de la paupière est raccourci ; tandis que plus le point *c* est rapproché de l'incision verticale, plus le lambeau est relevé et moins le bord de la paupière est raccourci. Les mesures les plus exactes quant au volume des incisions et les autres détails précis ne peuvent être déterminées que pendant l'opération elle-même, et surtout en ce qui concerne l'adaptation du lambeau à sa nouvelle situation, car la forme doit être modifiée suivant les circonstances. En réalité c'est ce qui arrive dans toutes les opérations plastiques. A la fin la plaie horizontale doit être fermée avec des sutures, et de telle façon que de larges portions de peau s'y trouvent renfermées, tandis qu'il n'y a que d'étroites portions de la conjonctive. Elle est plus favorable pour fixer le lambeau plus tard, car les différents fils des sutures sont assez fortement fixés au front. Un bandage compresseur ferme doit être appliqué pendant les premières vingt-quatre heures. De Graefe a beaucoup mieux réussi avec cette opération qu'avec celle de Dieffenbach (1).

Dans les cas d'ectropion où des cicatrices très-étendues envahissent une partie considérable ou même toute l'épaisseur de la paupière, ainsi que cela arrive dans les caries ou nécrose des os, dans les cancers etc., il peut être nécessaire d'exciser complétement la partie malade et de remplir la plaie par la transplantation d'un lambeau emprunté au tégument adjacent. Cette formation d'une nouvelle paupière est appelée blépharoplastie, et plusieurs modifications ont été indiquées pour cette opération. Dieffenbach et Fricke ont été des premiers à la pratiquer. Le lambeau est quelquefois pris de la tempe et du front, d'autres fois c'est de la joue ou du côté du nez, le tout suivant le volume et la position de la cicatrice ou de l'excroissance qui doit être enlevée. Le lambeau a même été quelquefois pris sur le dos de la main (2). Je décrirai seulement quelques-uns des modes opératoires les plus importants et les plus généralement heureux, ce qui suffira pour montrer quels sont les principes qui doivent nous guider, les détails devant être modifiés suivant les exigences des cas particuliers. Il y a pourtant quelques points qui s'appliquent à tous les cas de blépharoplastie et auxquels on doit être très-fidèle, car en y faisant attention on augmente de beaucoup les chances heureuses. Le volume du lambeau doit toujours être plus considérable que la plaie dans laquelle il doit être appliqué afin qu'il puisse là remplir complétement et que les bords s'unissent avec ceux du lambeau sans qu'il y ait de tiraillement ; un certain degré de latitude doit être aussi laissé pour la contraction ou le plissement du lambeau. On doit avoir soin que la peau environnante ne soit pas trop tirée, lorsque le lambeau est fixé dans sa nouvelle situation, car s'il y a une tension trop considérable il faudra faire dans la peau quelques incisions superficielles près de la base du lambeau, de façon à le dégager. La base du lambeau devra être suffisamment large afin de maintenir la vitalité de la partie transplantée, qui autrement pourrait se gangréner. Cette vitalité peut aussi être affaiblie par

(1) *A. f. O.*, X, 2, 229.
(2) Voy. Wharton Jones, *loc. cit.*, p. 638.

suite du mauvais état de la peau dans laquelle on prend le lambeau, soit qu'elle soit pressée trop fortement contre l'os, par un bandage compresseur très-serré, soit qu'au contraire elle ne soit pas en contact assez intime. Le succès de l'opération est toujours plus grand quand

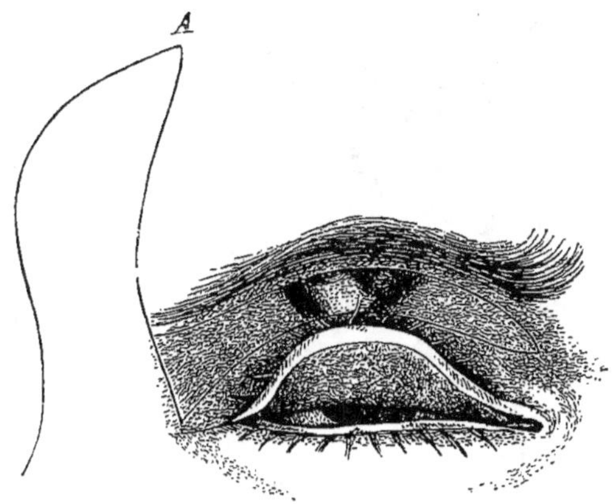

Fig. 101. — D'après Stellwag.

les téguments qui fournissent le lambeau sont sains et n'ont subi aucun changement cicatriciel ou inflammatoire.

Dans la figure 101 on voit le mode d'excision d'une large cicatrice qui

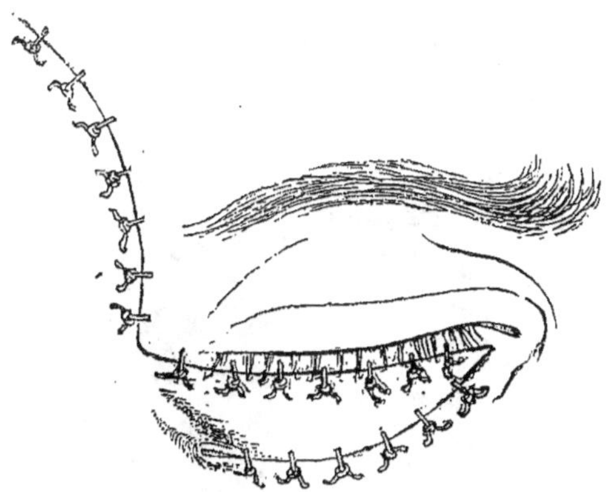

Fig. 102. — D'après Stellwag.

a produit un ectropion étendu. La cicatrice doit être renfermée dans deux incisions horizontales qui convergent l'une vers l'autre au côté interne (nasal), mais deviennent divergentes et descendent en quelque sorte vers la tempe. La partie malade de la paupière est alors disséquée avec soin du tissu sous-jacent de façon à dégager complétement la paupière qui est

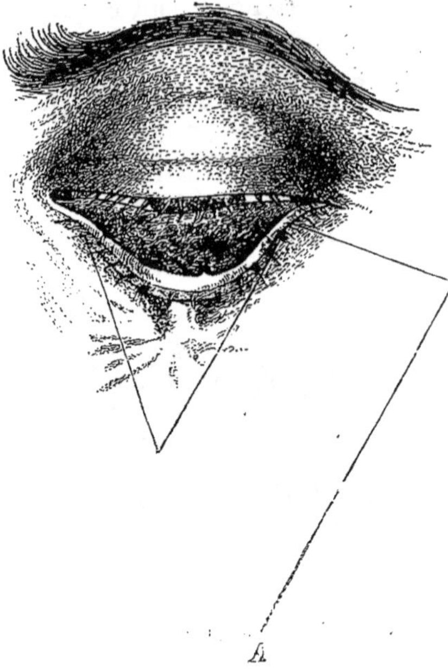

Fig. 103. — D'après Stellwag.

alors ramenée à la position normale. L'étendue et la forme de la plaie qui est ainsi faite sont estimées aussi bien que possible, et un lambeau corres-

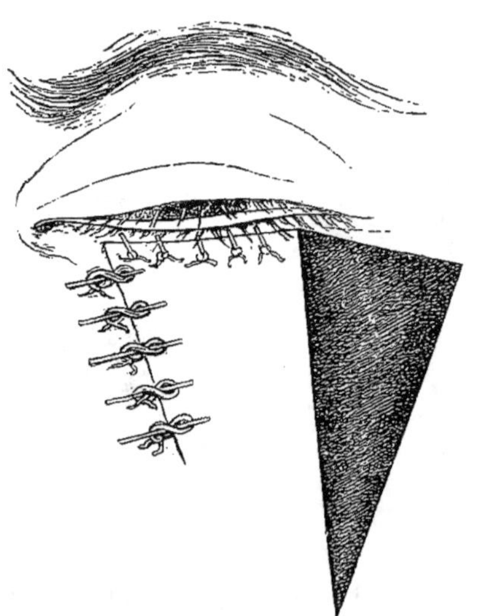

Fig. 104. — D'après Stellwag.

pondant est disséqué dans la peau de la tempe A, (fig. 104). Pour les raisons ci-dessus expliquées, le lambeau doit être plus grand que la plaie dans laquelle on va le placer. Quand le lambeau a été disséqué avec soin, de façon que sa base seulement reste attachée, on le retourne sur lui-même, on l'introduit sur la plaie et on l'attache soigneusement à l'aide de plusieurs sutures fines, les incisions de la tempe étant fermées de la même façon.

Dans la figure 102 on représente la manière d'attacher le lambeau, une fois qu'il a été disséqué dans la tempe, et de le placer dans la plaie de la paupière inférieure.

Dieffenbach fait trois incisions qui ·forment un triangle équilatéral et renferme la cicatrice. Une incision étant parallèle à la marge de la paupière inférieure et un peu au-dessous (fig. 103), il excise alors la partie renfermée dans le triangle et dissèque ensuite un lambeau de peau oblong (A, fig. 103) des parties immédiatement adjacentes à la plaie et le place latéralement dans cette dernière où il le retient par des sutures (fig. 104).

Si le bord de la paupière est impliqué dans la maladie, il doit aussi se trouver pris par la partie excisée, et l'incision supérieure horizontale du nouveau lambeau devra être un peu plus longue, de façon que cette partie du lambeau puisse former le bord de la paupière.

Knapp a décrit (1) une modification ingénieuse de la blépharoplastie pratiquée par lui dans un cas où une tumeur cancéreuse occupait les deux tiers internes de la paupière inférieure (bord inclus), s'étendait derrière l'angle de l'œil et envahissait la peau du nez dans une étendue de 2‴ à 3‴. Comme le lambeau est sujet à se contracter quand on le prend avec la base tournée en bas, et que cela peut conduire à de l'ectropion, le docteur Knapp, d'après les avis du docteur Fritz Pagenstecher, opéra de la manière suivante : Il eut soin d'inclure la tumeur entre des incisions droites (qui étaient portées dans le tissu sain). Après que l'excroissance morbide eut été complétement enlevée, il prolongea vers le nez les incisions horizontales et prépara un lambeau carré horizontal sur ce point. Il fit ensuite, dans la prolongation de l'ouverture palpébrale, une incision du canthus externe un peu en haut dans la peau de la tempe, et ensuite une seconde incision qui était d'abord la prolongation droite du bord inférieur de la plaie, mais qui se recourbait un peu en dedans vers la joue, la concavité regardant en bas. Le long lambeau étant ainsi fermé et sa base étant augmentée considérablement de largeur, il fut disséqué du tissus sous-jacent, tiré en bas, et son angle interne uni par des sutures entortillées·au bord vertical du lambeau nasal. Les deux lambeaux, quoique fortement tirés, couvraient entièrement la plaie et

(1) *A. f. O.*, XIII, 1, 183.

formaient une paupière artificielle très-bien réussie. Le quart externe qui était resté formait alors la partie la plus interne ; les bords de la plaie furent enfin réunis avec soin par des sutures nombreuses et un bandage compresseur appliqué pendant quarante-huit heures. Une parfaite réunion se produisit et le malade, au bout de vingt-quatre jours, était complétement guéri. L'ouverture palpébrale était légèrement diminuée de longueur, de 2''' environ, mais pouvait être facilement ouverte et fermée par l'action de la paupière supérieure. La paupière inférieure était parfaitement appliquée sur le globe, et Knapp dit que c'est un des cas les plus heureux de blépharoplastic qu'il ait jamais vu. Dans les cas où l'on unit les bords opposés de deux lambeaux, il faut avoir soin de donner une quantité suffisante de peau pour qu'il puisse se produire un certain degré de contraction et d'ouverture des bords des lambeaux pour le cas où ils ne se réuniraient pas par première intention, ce qui arrive quelquefois.

Dans les cas où des cicatrices ou des excroissances cancéreuses intéressent le canthus externe ou interne et une petite portion des bords opposés des deux paupières, le lambeau qui doit couvrir la plaie peut être pris dans la peau du nez ou de la tempe, suivant la place de la maladie. En pareil cas, l'opération suivante indiquée par Hasner sera trouvée très-utile. Si l'excroissance morbide est placée au canthus externe, et qu'elle implique dans une certaine étendue les bords de la paupière supérieure et inférieure, la tumeur doit être prise dessus et dessous entre deux incisions elliptiques qui seront portées dans les téguments sains. La ligne de jonction de ces deux incisions sera légèrement prolongée extérieurement, et un lambeau suffisamment large excisé de la tempe. L'extrémité supérieure de ce lambeau doit être bifurquée de façon à entrer facilement dans la plaie faite dans les bords de la paupière au canthus externe. Si la maladie est située au canthus interne, le lambeau sera pris du côté du nez.

Si les adhérences cicatricielles sont étroites et peu fermes, il peut suffire de les diviser sous la peau et de dégager ainsi la paupière, qui reprend sa position normale.

XV. — Blessures et lésions des paupières.

Ecchymose des paupières. — Cette affection est très-fréquente : c'est la conséquence d'une chute ou d'un coup sur l'œil, et on la rencontre souvent chez les individus adonnés au pugilat. Elle est causée par un épanchement sanguin dans le tissu aérolaire des paupières qui produit une décoloration foncée et livide appelée communément *œil poché*. Généralement l'ecchymose se produit quelques heures après l'accident. Cette affection peut cependant paraître tout de suite, la décoloration s'étendant des paupière jusqu'aux parties voisines. Ce fait distingue cette forme d'ecchymose de celle qu'on remarque dans les contre-fractures de l'orbite, car alors l'inverse se produit la décoloration n'apparaissant qu'après un intervalle beaucoup plus considérable et s'étendant graduellement aux paupières. En même temps que l'épanchement de sang dans le tissu aérolaire des paupières il y a beaucoup d'infiltration séreuse et d'enflure de celles-ci et des parties environnantes ; les paupières étant parfois tellement enflées que l'œil est complétement fermé, la décoloration est au début foncée et livide ; mais elle subit graduellement des changements de teinte et tourne du rouge au bleu, au vert et au jaune, etc. Cet état de l'œil disparaît généralement au bout de deux ou trois semaines, mais on peut accélérer l'absorption du sang par des remèdes variés et des applications locales. Aussitôt après le coup des compresses trempées dans de l'eau glacée peuvent être appliquées et maintenues par un bandage solide, on les changera très-souvent, cette application du froid limitant beaucoup l'épanchement du sang. L'absorption est aussi hâtée par l'application continue d'un bandage compresseur avec lequel on pourra employer une lotion évaporante. De ces deux moyens, le bandage est le plus utile, c'est lui qui rend le plus de services en accélérant l'absorption. La teinture d'arnica a eu pendant longtemps une réputation spéciale dans le traitement de ces blessures. On peut l'employer comme lotion :

> ℞ Teinture d'arnica...................... 3 grammes.
> Eau distillée ou mixture camphrée........ 9   —

On trempe dans cette lotion une compresse en toile que l'on applique sur les paupières à l'aide d'un bandage. La formule suivante recommandée par M. Lawson est aussi très-bonne :

> ℞ Teinture d'arnica...................... 4 grammes.
> Liqueur ammoniacale acétique 1   —
> Sirop rosa 4   —
> Mixture camphrée....................... 8   —

Mêlez.

Un cataplasme de racine de vigne noire a aussi une grande réputation parmi le public. Les parties gonflées ne devront jamais être percées ou ponctionnées, car en agissant ainsi on pourrait produire de la suppuration et de l'érysipèle.

Plaies des paupières. — La gravité de ces plaies varie beaucoup suivant leur étendue et suivant leur nature : si elles sont simplement incisées ou ponctionnées et accompagnées de contusion et d'ecchymose, si l'incision est horizontale et superficielle, si elle ne divise que la peau et quelques-unes des fibres de l'orbiculaire elle se cicatrisera bientôt par première intention, si l'on a soin de réunir les bords par des sutures et des bandes d'emplâtre, et il ne restera que peu ou point de cicatrice. Mais quand la plaie est étendue et qu'elle a pénétré profondément dans la paupière supérieure, si elle a gagné le cartilage et divisé les fibres de l'élévateur palpébral, ses conséquences sont beaucoup plus sérieuses. En effet, elle peut produire non-seulement un degré considérable, de ptosis, mais encore à cause de la suppuration qui peut se produire, de la contraction et du rétrécissement des téguments et par suite un ectropion grave et rebelle. Si la coupure est verticale elle peut diviser le bord tarsal de la paupière, le faire éclater et le laisser ouvert dans une étendue plus ou moins considérable, ce qui produit une ouverture très-laide ou colobome. Si la déchirure est placée près de l'angle interne de l'œil, elle peut diviser le canalicule et l'arracher loin du point lacrymal. Dans une petite plaie par ponction, le danger est très-léger ; il est limité à la paupière, ne s'étend pas dans l'orbite et n'a aucune mauvaise influence sur le globe de l'œil ; autrement il peut produire de la cellullite-orbitaire plus ou moins grave. Si au contraire le globe a été atteint, les conséquences les plus sérieuses sont à craindre et l'œil peut se perdre complétement. Si la plaie ou la déchirure de la paupière a été accompagnée par une contusion grave des parties on doit toujours redouter de voir la suppuration ou même la gangrène s'établir. Les plaies des paupières qui intéressent le nerf intra-orbitaire ont été citées comme pouvant produire une amaurose appelée sympathique. Mais les cas de ce genre que l'on a rapportés s'étaient produits avant la découverte de l'ophthalmoscope et lorsque le véritable état du fond oculaire n'était pas connu.

Les plaies de la peau des paupières doivent être rapprochées avec soin et réunies à l'aide de sutures et de bandes d'emplâtre et maintenues fraîches et immobiles à l'aide de compresses humides et d'un bandage. Même lorsque la plaie s'étend profondément dans le tissu de la paupière et qu'elle est accompagnée par un froissement considérable, il vaut mieux réunir ses bords par des sutures que de la laisser se fermer par des granulations parce que ces granulations amèneraient une perte plus ou moins considérable de substance, une contraction des téguments et probablement de l'ectropion. Si le bord tarsal a été divisé par une coupure verticale, les bords de l'ouverture devront être amenés l'un près de l'autre et maintenus dans une apposition exacte par une ou plusieurs sutures entortillées. Une suture sera toujours appliquée aussi près que possible du bord de la paupière de façon à ce que l'extrémité de celle-ci puisse s'unir exactement. Les bords de l'ouverture seront avivés si c'est nécessaire, l'aiguille devra être très-fine et insérée à travers le cartilage. Si le canalicule s'est trouvé divisé, on recherchera son ouverture, une sonde (fig. 85, p. 644) sera introduite, et le canalicule fendu dans le sac avec un couteau à cataracte.

Les paupières sont souvent aussi atteintes par des brûlures ou des éclats, soit d'un fluide chaud, soit de la flamme d'une bougie, d'une explosion de poudre, soit par l'action de fluides caustiques puissants. Si les bords des paupières sont gravement atteints, ils peuvent devenir adhérents et, si la conjonctive a aussi été atteinte, on trouve un anchylo-blépharon ou symblépharon plus ou moins étendu. En outre une forme d'ectropion très-grave et très-rebelle suit souvent les brûlures des paupières, à cause de la contraction et du rétrécissement de la peau qui suit et accompagne la cicatrisation. Ce dernier fait s'observe surtout dans la paupière inférieure. Si la plaie est assez étendue pour qu'il reste peu de chose de la paupière, en dehors du cartilage et de la conjonctive, l'ectropion et le lagophthalmos consécutifs sont si considérables qu'il se développe une inflammation de la cornée et des autres parties de l'œil, ce qui amène bientôt en général la destruction de cet organe.

Dans les cas légers de brûlures de la paupière et lorsque l'épiderme n'est pas détruit, des pansements à l'eau froide seront employés et constamment renouvelés pendant vingt-quatre ou trente-six heures. S'il se forme une ampoule on devra la percer, laisser le sérum s'échapper et réappliquer de nouveau le pansement à l'eau froide. Si la plaie a été assez considérable pour détruire la peau, un pansement au cérat devra être appliqué, on aura bien soin de maintenir la paupière tendue pendant la période de cicatrisation de façon que la nouvelle peau puisse se former et l'ectropion être évité. Un bandage est appliqué de façon à maintenir la paupière, et l'on doit défendre au malade de se servir de ses yeux jusqu'à ce qu'il y ait une cicatrisation complète.

Les paupières deviennent souvent très-enflammées et très-enflées par suite de piqûres d'insectes, telles que les abeilles, les guêpes, etc. En pareil cas on doit enlever le dard et prescrire des lotions évaporantes et des pansements d'eau froide.

Parmi les mauvaises conformations congénitales de l'œil on rencontre quelquefois de l'épicanthus et du coloboma de la paupière.

Épicanthus. — L'épicanthus est formé par un pli de peau en forme de croissant qui passe du nez au sourcil et cache le canthus interne dans une étendue plus ou moins considérable. Si ce pli est considérablement développé, son aspect est très-laid, et il peut être nécessaire d'en débarrasser le malade à l'aide d'une opération. Mais il faut attendre pour opérer que l'enfant soit plus âgé, car l'on voit souvent que cette difformité diminue et disparaît graduellement à mesure que les os du nez se développent davantage et que le nez est lui-même plus proéminent. Si cet effet ne se produit pas on devra exciser un pli de peau en forme d'ellipse dont le volume variera suivant l'effet qu'on veut produire. Ce pli de peau devra être enlevé à la partie supérieure du nez. Les bords de la plaie seront disséqués de façon à pouvoir les rapprocher facilement et les lèvres seront fermées par des sutures.

Colobome. — Le colobome ou fissure de la paupière est une difformité congénitale assez rare; on le voit quelquefois associé à la division du voile du palais, au bec de lièvre, au colobome de l'iris et de la choroïde et à d'autres arrêts de développement. La fissure peut exister dans une paupière ou dans les deux, il peut y avoir aussi une double division, les fissures étant très-près l'une de l'autre et réunies par un petit pont. Pour guérir cet état il faut aviver les bords du colobome et ensuite les réunir soigneusement par de fines sutures entortillées qui passent à travers le cartilage; on aura soin d'appliquer une suture tout près du bord libre de la paupière de façon à ce que les lèvres de la plaie se trouvent bien de niveau et exactement unies.

FIN.

TABLE DES MATIÈRES

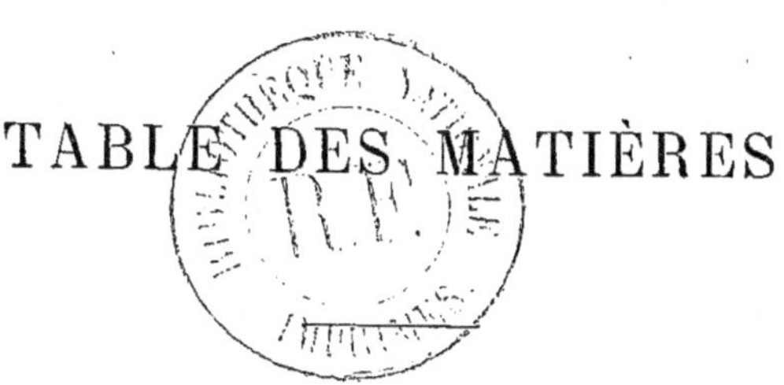

FIN DE LA TABLE DES MATIÈRES.

INDEX ALPHABÉTIQUE

FIN DE L'INDEX ALPHABÉTIQUE.

PARIS. — IMPRIMERIE DE E. MARTINET, RUE MIGNON, 2.